创伤麻醉学

Trauma Anesthesiology

主　编　米卫东　张铁铮　葛衡江
副主编　黄文起　刁玉刚　刘艳红　刘　宿

人民卫生出版社
·北　京·

图书在版编目（CIP）数据

创伤麻醉学 / 米卫东，张铁铮，葛衡江主编 . —北京：人民卫生出版社，2024.10
ISBN 978-7-117-35681-7

Ⅰ. ①创…　Ⅱ. ①米…②张…③葛…　Ⅲ. ①创伤 – 麻醉学　Ⅳ. ①R614

中国国家版本馆 CIP 数据核字（2023）第 232567 号

人卫智网	www.ipmph.com	医学教育、学术、考试、健康，购书智慧智能综合服务平台
人卫官网	www.pmph.com	人卫官方资讯发布平台

创伤麻醉学
Chuangshang Mazuixue

主　　编：米卫东　张铁铮　葛衡江
出版发行：人民卫生出版社（中继线 010-59780011）
地　　址：北京市朝阳区潘家园南里 19 号
邮　　编：100021
E - mail：pmph @ pmph.com
购书热线：010-59787592　010-59787584　010-65264830
印　　刷：北京盛通印刷股份有限公司
经　　销：新华书店
开　　本：889×1194　1/16　　印张：40
字　　数：1066 千字
版　　次：2024 年 10 月第 1 版
印　　次：2024 年 10 月第 1 次印刷
标准书号：ISBN 978-7-117-35681-7
定　　价：228.00 元

编委会名单

主 编

米卫东　张铁铮　葛衡江

副主编

黄文起　刁玉刚　刘艳红　刘 宿

编 委（以姓氏笔画为序）

刁玉刚	中国人民解放军北部战区总医院	许红霞	中国人民解放军陆军军医大学陆军特色医学中心
马 虹	中国医科大学附属第一医院	许周旸	中国人民解放军军事科学院军事医学研究院辐射医学研究所
王天龙	首都医科大学宣武医院		
王东信	北京大学第一医院	孙 立	中国人民解放军总医院第一医学中心
车向明	首都医科大学附属北京妇产医院	孙永海	中国人民解放军总医院第二医学中心
毛庆祥	中国人民解放军陆军军医大学陆军特色医学中心	李 林	中国人民解放军北部战区总医院
毛秉智	中国人民解放军军事科学院军事医学研究院辐射医学研究所	李天佐	首都医科大学附属北京世纪坛医院
		李双玲	北京大学第一医院
文 翠	中国人民解放军陆军军医大学陆军特色医学中心	李伟彦	中国人民解放军东部战区总医院
邓小明	中国人民解放军海军军医大学第一附属医院	杨天德	中国人民解放军陆军军医大学第二附属医院
邓晓明	中国医学科学院整形外科医院	杨贵荣	中国人民解放军总医院第三医学中心
艾山木	中国人民解放军陆军军医大学陆军特色医学中心	时文珠	中国人民解放军总医院第一医学中心
叶 茂	重庆医科大学附属儿童医院	邱昌明	中国人民解放军联勤保障部队第九二〇医院
朱 丹	中国人民解放军陆军军医大学第一附属医院	宋 青	中国人民解放军总医院海南医院
朱正华	中国人民解放军空军军医大学第一附属医院	张 涛	中山大学附属第一医院
朱海燕	中国人民解放军总医院第一医学中心	张旭宇	中山大学附属第一医院
刘 宿	中国人民解放军陆军军医大学陆军特色医学中心	张晓东	中国人民解放军陆军军医大学第二附属医院
刘克玄	南方医科大学南方医院	张铁铮	中国人民解放军北部战区总医院
刘艳红	中国人民解放军总医院第一医学中心	张鹄菲	南方医科大学南方医院
刘海洋	首都医科大学附属北京天坛医院	陈力勇	中国人民解放军陆军军医大学陆军特色医学中心
刘鹏飞	首都医科大学附属北京世纪坛医院	陈立英	秦皇岛市山海关人民医院
闫 红	中国人民解放军陆军军医大学陆军特色医学中心	陈肖华	中国人民解放军军事科学院军事医学研究院辐射医学研究所
米卫东	中国人民解放军总医院第一医学中心		

3

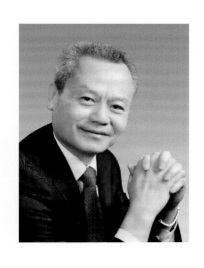

米卫东

1962 年 2 月出生。现任中国人民解放军总医院第一医学中心麻醉科主任、专业技术少将、主任医师、教授、博士研究生导师,享受国务院政府特殊津贴。中国医师协会常务理事、中国医师协会麻醉学医师分会第五任会长、中国人民解放军医学科学技术委员会麻醉与复苏专业委员会主任委员、北京医学会麻醉学分会前任主任委员。《麻醉安全与质控》主编,《中华麻醉学杂志》《临床麻醉学杂志》《北京医学》副总编辑及多家专业杂志编委或常务编委。

从事临床麻醉医疗工作 40 余年,不断开拓创新,主攻疑难危重症。在国内或院内率先引进开展了多项新技术和新业务,包括围手术期脑功能监测与调控技术,大大降低了围手术期中枢并发症的发生;复杂困难气道综合处理技术,包括喉罩气道技术和可视化技术,提高了困难气道处理成功率,保证了患者气道和呼吸安全;围手术期微创循环监测技术和目标导向液体治疗技术,为维护患者循环功能稳定创造基础;超声及神经刺激仪引导的神经阻滞麻醉技术,大大提高了阻滞成功率,减少了并发症。在保证手术患者安全,特别是超高龄、极幼小和心肺功能不全(包括脏器移植患者)以及创伤、急危重症患者的手术麻醉安全,维持其术中生命体征和内环境稳定方面,具有很强的能力。多次成功组织术中生命垂危甚至心脏骤停患者的救治并获得成功,技术水平得到国内同行高度认可。

先后承担国家重点研发计划项目、国家自然科学基金项目等,发表学术论文 400 余篇。主编《战创伤麻醉学》,获发明专利 4 项。研究成果获军队科学技术进步奖一等奖 1 项、军队科学技术进步奖二等奖 1 项、军队医疗成果奖二等奖 2 项。2008 年获卫生部等四部委"抗震救灾先进个人"称号。

主编简介

张铁铮

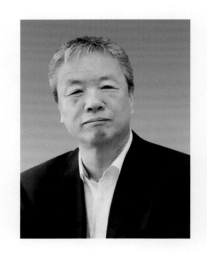

1961年11月出生。先后就读于原中国人民解放军第二军医大学和原中国人民解放军第四军医大学。现任中国人民解放军北部战区总医院麻醉科主任医师、教授、全军临床麻醉中心主任，享受国务院政府特殊津贴。兼任国家心血管病专家委员会麻醉专业委员会副主任委员、中国心胸血管麻醉学会心血管麻醉分会副主任委员、中国人民解放军医学科学技术委员会麻醉与复苏专业委员会副主任委员、辽宁省医学会麻醉学分会前任主任委员等职。曾任中国中西医结合学会麻醉专业委员会副主任委员、中国医师协会麻醉学医师分会常务委员、中华医学会麻醉学分会委员等学术职务。

担任《中国临床实用医学》副总编辑，《中华麻醉学杂志》《临床麻醉学杂志》*Anesthesiology*（中文版）及《麻醉安全与质控》等杂志常务编委或编委。为中国人民解放军空军军医大学、中国医科大学、大连医科大学等5所大学客座教授。

1986年始从事麻醉工作，科研方向为心血管手术麻醉及战创伤麻醉与救治。主持完成国家、军队和省部级课题47项，累计发表论文450余篇，执笔或作为负责人完成指南8部、专家共识3部。主编、副主编、参编专著46部，授权专利36项。多年研究成果获军队科学技术进步奖一等奖1项、军队科学技术进步奖二等奖4项、中华医学科技奖二等奖1项、辽宁省科学技术进步奖一等奖1项、辽宁省科学技术进步奖二等奖1项。

获评原沈阳军区"千人工程""名医名家工程""高层次科技人才"和"科技领军人才"培养对象，以及原沈阳军区联勤部十大科技创新人才。近年来，先后获得"国之名医·卓越建树""白求恩式好医生"和"中国杰出麻醉医师"等荣誉称号。

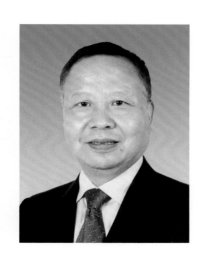

葛衡江

1956 年 10 月出生。原中国人民解放军第三军医大学第三附属医院（大坪医院）野战外科研究所麻醉科主任医师、教授、硕士研究生导师。

历任中华医学会麻醉学分会常务委员、中国医师协会麻醉学医师分会常务委员、中国人民解放军医学科学技术委员会麻醉与复苏专业委员会副主任委员、重庆市医学会理事、重庆市医学会疼痛专业委员会副主任委员、重庆市医学会麻醉学专业委员会主任委员等学术职务。

担任《中华麻醉学杂志》《临床麻醉学杂志》《国际麻醉与复苏杂志》、*Anesthesia & Analgesia*（中文版）、《重庆医学》《第三军医大学学报》等学术期刊的编委。主编《实用老年麻醉学》，参编《现代麻醉学》《创伤学》《创伤基础》《外科学与野战外科学》《现代麻醉诊断治疗学》等 22 部学术专著以及军队战创伤麻醉系列指南的编写工作。获军队科学技术进步奖二等奖 1 项，军队医疗成果奖二等奖 2 项。

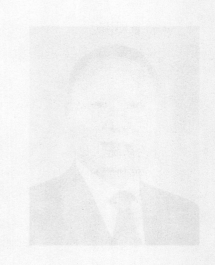

无论是国内还是国外，无论是战时还是平时，创伤都是致残、致死的重要原因之一。创伤的防控与救治是国家的重大需求，如何提高严重创伤救治能力和降低死亡率，是相关领域和专业密切关注的问题，也已有诸多优秀专业著作涌现。在这一大背景之下，《创伤麻醉学》一书的问世无疑是锦上添花。全书内容丰富、全面，书写规范，文字顺达，对从事创伤麻醉的医护人员来说，是一本很好的参考书，它不仅可用于平时，而且还可应用于战时救治。纵览全书的整体架构，从整体到局部、从基础到临床、从组织管理到专业技术，理论系统，层次分明。平时遇到的小儿创伤、老年创伤和妊娠期创伤；战时遇到的核辐射伤、生化武器伤以及平战时均可发生的烧伤，书中均有所介绍。此外，对救治体系建立与团队培训也作了阐述，这对年轻的医师会有很大的帮助。总之，这是一本很实用和系统全面的专著，值得推荐。

麻醉学早已从单纯的临床麻醉，发展成为集手术镇痛与麻醉、急救复苏、危重病监护治疗、疼痛诊疗为一体的围手术期医学专科。创伤麻醉学已经成为麻醉学领域亚专业的重要组成部分，实际上它也将成为创伤医学的重要分支。

中国工程院院士

2023 年 12 月于重庆

序　二

　　创伤是现代社会致死和致残的主要原因，未来也仍将是危害人类社会的重要公害之一。创伤患者的成功救治是多学科与多专业协同努力的结果，其中气道管理、通气、镇痛、心肺复苏、休克救治、止血和输血、器官功能维持等一系列问题中的任何一个环节的处置，都直接关系到伤员的预后，甚至生存，所以具有很大的挑战性。

　　科学技术的发展使创伤救治的成功率显著提高，其理论和技术已今非昔比。与此同时，麻醉学的发展与进步也日新月异，其学科范围也在进一步拓展。如何将现代麻醉理念和技术融入平时与战时的创伤救治之中，使其构成完整的知识结构与学科体系，无疑是所有参与创伤救治专业人员的期待。因此，基于麻醉科医师在创伤救治中的重大责任和创伤救治成功在一定程度上有赖于对创伤麻醉理论知识的理解和对救治技术的掌握，出版《创伤麻醉学》一书对从麻醉科医师的角度来讨论创伤救治具有重要意义。

　　本书由 35 章组成，涉及的重要内容包括严重创伤的损伤控制理念、创伤后低体温、严重创伤患者机械通气，以及经食管超声心动图（TEE）和超声技术在创伤患者中的应用等，既体现了现代战创伤麻醉新进展，也介绍了创伤救治训练方面，包括模拟训练和创伤救治体系等。此外，还特别涉及特殊伤员（包括战伤、老年人、妊娠妇女等）的麻醉等。其亮点章节包括四肢与骨盆、脊髓、心脏和大血管损伤以及烧伤的麻醉等，具有鲜明的特色。

　　这是一本具有重要价值的参考书。尽管编写目的是面向麻醉科医师，但同样也适用于所有相关专业的医务工作者。衷心希望该书能够为参与创伤救治的医务人员提供帮助，并在一定程度上推动我国战创伤救治技术的发展。

中国工程院院士

中华医学会创伤学分会名誉主任委员

2023 年 12 月于北京

得益于本书所有作者的辛勤付出，使我们的夙愿得以实现。我们相信，各位专家出色的工作将为关注创伤救治与麻醉的临床医师、医学生及相关的临床医务人员提供一部既通俗易懂，又颇具权威性的参考书。

不论是和平时期，还是灾害与战争环境，创伤都是人类健康与生命的主要威胁。创伤是以几乎没有特定规律可循的方式对机体造成伤害的一种特殊疾病。创伤患者救治和麻醉管理一直被看作麻醉医学的一个重要分支，涉及麻醉医学的所有亚专业。其处理特点除了与所涉及的机体部位或系统有关外，还与性别、年龄分层、伴发疾病及特殊机体状况（如妊娠）密切相关，也包括了危重症救治与疼痛治疗学等领域。创伤麻醉学从麻醉医学各个亚专业中脱颖而出，必将强化麻醉科医师在危重创伤患者救治方面的重要地位，加强其贯穿于创伤初期救治、手术干预、麻醉管理及后期康复全时程的整体作用，并切实优化创伤患者的救治效果，降低各类并发症的发生率和死亡率。

创伤麻醉学既是麻醉医学的亚专业，更是创伤医学的重要分支。随着麻醉医学向着围手术期医学纵深发展，创伤致机体损伤与防治的新观点和新理论不断更新，生命体征和机体内环境监测持续改进，各类新型救治药物和技术大量涌现，医疗救治器材与设备快速优化，以及越来越多训练有素的专业技术人员不断加入，使得我国创伤麻醉管理与救治水平快速提升。这些进步与提升，很好地顺应了中国社会发展的需求。在我国目前的社会、经济与环境条件下，各类创伤的发生率依然偏高，不论地处都市还是乡村，各级医疗机构都会面临批量和/或危重创伤患者的救治。缜密顺畅的救治体系，周全细致的救治预案，协调有序的救治团队，保障充分的硬件设施，规范熟练的救治技术，都是改善和提高创伤救治能力和水平所必需。麻醉学科作为临床医学的平台与枢纽，工作内容始终贯穿于创伤救治的每个层面与环节，并发挥着重要的支撑作用。这些都是本书作者极力想呈献和展示给读者的内容。希望本书能力促各级医疗机构的麻醉科医师密切关注创伤救治，并能够借力不断充实自己，承担起历史赋予我们的重要使命。

基于上述目的，本书采用文字叙述、图表归纳及图像显示等方法，尽可能向读者全面系统地介绍创伤麻醉的关键问题和主要进展。衷心期望本书能够成为各级医疗机构所有创伤救治人员的一本重要参考书。

　　感谢本书所有作者的努力与付出;感谢人民卫生出版社为本书策划与出版付出辛勤劳动的各位编辑和工作人员;特别感谢中国工程院王正国院士和付小兵院士所赐予的悉心指导!

米卫东　张铁铮　葛衡江

2023 年 12 月

目 录

世界卫生组织（World Health Organization，WHO）将影响人类健康的疾病分为三大类，即传染性疾病、非传染性疾病、伤害，创伤属于后者。与其他疾病相比较，创伤对人类的伤害表现得最无规律可循，突发性、复杂性十分显著。创伤是指人体受到外界某些物理性（如机械力、高热、电力、激光、强声等）、化学性（如强碱、强酸、糜烂性毒剂等）或生物性（如犬、蛇、昆虫咬蜇等）致伤因素作用后所造成的组织结构完整性的破坏或功能障碍。亘古至今，人类始终面临创伤的威胁，并且不懈地与之抗争以求更好生存。随着人类与社会的发展和进步，尤其是医学的迅速发展，在人类对许多威胁生命的疾病得以有效控制的同时，创伤对人类的危害程度则随着现代文明的发展而日益凸显。世界卫生组织统计资料表明，全球每年因创伤致死人数 500 余万，更多的人则因创伤而导致残疾。创伤成为继心血管疾病、肿瘤之后的人类第 3 位死亡因素，也是 45 岁以下年龄段人群死亡的首位原因。

创伤已经成为全球所面临的公共卫生问题。世界发达国家和地区对创伤救治的系统化建设已经走过了 50 余年的历程，创伤患者的救治理论与技术也变得日益成熟。尽管我国临床医学对创伤救治的关注历史悠久，但是在预防和紧急救治体系的建立和完善、人员培训、器材研发等方面与先进水平相比仍存在较大差距。2005 年 9 月全国伤害监测系统开始建立，2007 年 8 月卫生部公布的我国伤害预防报告资料表明：我国每年发生需要就医的各类伤害 6 200 多万人次，伤害死亡人数逾 75 万，占死亡总人数的 9% 以上，是继恶性肿瘤、脑血管疾病、呼吸系统疾病、心脏疾病之后的第 5 位死亡原因。随着交通事故、高空坠落、工伤、恐怖袭击、斗殴、战争冲突等致伤因素的增多，创伤人数还将增长。创伤救治不仅仅是医学，而且将成为整个社会众多领域共同关注和研究的重要问题。

第一节 创伤流行病学

创伤流行病学是创伤和流行病学的一个分支学科，人们期望通过研究能更好地描述和了解创伤发生强度及其分布特征，分析创伤的发生原因、危险因素和流行特征，制订预防创伤发生的策略和救治措施，以及评价防治效果。现就一些常见创伤的流行病学特征概述如下。

一、交通伤

交通伤包括道路、铁路、航空、水上交通等条件下发生的事故性损伤,其中绝大多数是道路交通事故伤。在我国,车祸已经成为男性和城市居民意外伤害致死的首要原因。

（一）道路交通事故伤

通常分为冲击型和碰撞型两种类型:①冲击型是指机动车辆与行人、自行车、非机动车冲撞而造成的人员伤害;②碰撞型是指机动车辆之间的相互碰撞,或机动车翻覆、坠落等造成车内人员的伤害。此外,依据致伤机制可分为:①减速伤:指车辆突然而快速的减速所致的机体伤害。如颅脑损伤、颈椎损伤、主动脉破裂、心脏及心包损伤,以及"方向盘胸"等。②撞击伤或压榨伤:由车辆碾压挫伤,或被变形车厢、车身或驾驶室挤压造成的伤害。由于道路交通事故与机动车肇事密切相关,因此交通伤通常被俗称为车祸。车祸的成因包括人、车、路、环境等多方面因素。多数情况下仅发生机动车辆的破坏,约25%会出现人员伤害,发生人员死亡的车祸约占1%。车祸因素如下:①人为因素:占致死性车祸的首位(>80%),尤其是机动车驾驶员,既是受害的主体,也是责任的主体。②车辆因素:如视野小、制动性或操控性差、照明装置不良等,占3%~6%。③道路因素:如交通标识不清、防护栏不完善、道路设计和照明条件存在缺陷等,约占0.3%。④环境因素:包括雨雪、浓雾、气温等,可对车辆和驾乘人员造成影响而引发事故。

车祸伤的特点为伤势重、变化快、死亡率高。随着车辆拥有数量和道路建设的快速增长,道路交通事故导致人员伤害的数量也在显著增加,加强公众交通安全意识和增加社会管理力度,将有助于交通事故发生率的下降。

（二）火车伤

火车运行中,与争抢通行的车辆或行人相撞,或者火车之间的碰撞、意外脱轨,卧轨被压等因素,均可导致车厢内或外部人体的撞击、碾压而造成严重创伤。

致伤原因包括直接、间接、集群三类:①直接伤:系指火车车体直接撞击、车轮碾压、车辆附件挂钩、车厢挤压等所致。②间接伤:指由车厢坠落或跳车触地跌撞,或躲避来车时跌倒所致。③集群性火车伤:指列车正面冲撞、被追尾、颠覆或与其他载人车辆相撞造成的伤害。

火车伤以撞击伤、碾压伤多见。直接伤约占33%,间接伤占60%。高速运行的火车发生的碰撞或颠覆所造成的人员伤害显然会比道路交通事故更为严重。

（三）航空交通伤

致伤危险因素主要为高速碰撞和突然减速时,因惯性作用使人体与机舱内壁及其部件相撞,或因身体未固定、安全带断裂、座椅松脱而被抛掷所致;其次是机舱发生火灾所致烧伤;或逃生通道和出口堵塞、有害气体吸入或缺氧窒息所致。

尽管航空交通伤发生概率较低,但是因为人员集中、突发性强、救援困难等特点,其对人员造成伤害的严重性极为突出。

（四）水运交通伤

主要指异常气候(如台风、浓雾)、航道隐患(如冰山、暗礁),或舰船设计与质量缺陷、人员操作失误、着火或爆炸等因素造成的人员损伤。

二、工业创伤

工业创伤与行业工种、劳动强度或持续时间、劳动体位、个人体质和防护条件等因素有关。不同职业所面临的创伤危险因素不尽一致，例如煤矿等各类矿井巷道或作业面、施工隧道等垮塌、爆炸，建筑工地或高空作业坠落，车间行车或吊车碰撞，钢水溅洒，连动皮带或齿轮装置的绞拽，粉尘与易燃物品的燃爆等各种因素所致的损伤。

工业创伤，除少量的意外事件外，大多数系管理缺陷、违章操作、设备设计和安全防护措施不当等原因所致。

三、运动伤

运动伤，亦称训练伤，指各类体育运动，如运动量或动作幅度超过机体承受限度或运动中操作意外产生的损伤。例如，军队士兵负重强行军训练中造成的肩关节、髋关节或足踝部损伤；足球和篮球运动员容易发生的半月板损伤；速跑竞技运动员发生的跟腱撕裂；铁饼运动员发生的腰部扭伤；木马、平衡木、吊环、单双杠、高台跳水等运动员发生的跌落或摔伤等。

四、灾害伤

任何能够导致设施破坏、经济严重受损、人员伤亡、公共健康及卫生服务状况恶化，且规模超出所在公共区域应对能力而必须对外寻求特定援助的事件，被 WHO 统称为灾害。广义上的灾害包括突发公共事件和战争。和平时期灾害主要指突然发生并造成重大人员伤亡、财产损失、生态环境破坏或严重社会危害的公共安全紧急事件。根据事件的发生过程、性质和机制，通常分为四类：①自然灾害：包括水灾、旱灾、地震、森林火灾等；②公共卫生事件：如传染病疫情、不明原因的群体性疾病等；③社会安全事件：如暴动、恐怖袭击等；④事故灾难：包括厂矿企业生产过程、公共设施、生态环境、交通运输（前文单独述及）等造成的人员伤害。其中自然灾害给人类造成的伤害尤为突出，发生频率高、突然性强、危害范围广、救援困难。

五、战创伤

战创伤是战争或军事冲突的必然结果，主要影响因素包括战争的规模、性质，使用武器的种类和性能，战斗方式，战场环境和时间等。例如，在传统作战条件下，进攻性战斗的伤亡一般会多于防御性战斗；白天战斗的伤亡通常多于夜间战斗；平原开阔地作战的伤亡多于山地丛林作战。防御工事、建筑物、山丘、涵洞等利于隐蔽的地形，适当的作战与行进姿势，头盔、护甲与防弹背心等可以减少参战人员体表暴露面积而降低伤亡程度。

随着高新技术武器装备和新式武器的发展，武器的杀伤性能和精准度大为增加，电子对抗技术与网络技术在战争中的应用使现代战争中伤病员发生情况和伤情类型出现了新的变化。①从单因素、单途径、单处杀伤向多因素、多途径、多处杀伤发展；②从体表和脏器杀伤向细胞与分子损伤发展，造成全身脏器衰竭和细胞受损而救治困难；③从硬杀伤向软杀伤发展，造成心理创伤和生理失能，在机体受到损伤的同时造成精神创伤；④从大范围大批量杀伤向精确目标杀伤发展。

战创伤救治由于受到战场敌方火力威胁、致伤严重程度、救援力量与时效因素的影响，伤病员的阶梯救治与后送原则是其显著特征。

第二节 创伤救治的基本问题

一、救治机构与创伤救治体系

完善和高效的救治体系是创伤患者成功救治和改善预后的基本保证。

国内多个地区的医疗急救系统统计资料表明,各类创伤的处理位居急救病种之首(25%),其次为脑血管病(16%)、心脏病(8%)。建立完善的创伤救治系统,力争在伤后早期按预定救治流程对患者实施确定性的救治已成为现代社会的迫切需要。

尽管我国创伤救治体系专业化进程起步较晚,但由于具备20世纪50年代在大中城市兴建的急救医疗网络基础,所以近20年来创伤救治体系的发展呈现良好趋势。在适当范围区域内,确立一家医院负责该区域创伤急救工作,即以现代化的设备和专业化的人员建立创伤救治中心并形成层次合理的网络化救治体系。以具备资质认证的综合医院为基础建立创伤中心作为创伤救治系统的核心机构,根据最佳响应时间与能力向周边地区辐射和覆盖,并通过若干救治中心形成地区乃至全国的创伤救治体系已经成为国内外现代创伤救治的基本组织形式。

构成创伤救治体系的医院可划分为三个层次,各级救治机构在结构编制、人员、设施、实验室、救治计划与抢救程序等方面均有相应评价和资质认证标准。①一级创伤中心:通常由城市地区的大型综合医院或医学院校的附属教学医院承担,这些医院专科设置齐全、诊疗设施完善、技术条件优良,开设住院医师培训和医师进修课程,有能力完成包括严重创伤患者在内的危重患者救治。②二级创伤中心:由城市郊区或乡镇地区获得资质认证的综合医院承担,主要负责伤病员的现场急救、紧急救治和复苏、稳定伤情与及时后送,或请求救援力量前移和会诊。③三级创伤中心:多为设置在交通不便、区域辽阔或人口稀疏地区的规模较小但通过资质认证的医院。主要承担创伤患者的初期处理,包括伤情评估、紧急情况处置与控制、有效地稳定伤情并及时向上级救治中心转送。

时间和空间是直接影响创伤患者救治效果的关键因素之一。理想的创伤救治体系应当是一个扁平化的网络系统,层次少、任务明、反应快、流程清。不论是幅员辽阔的乡村,还是人口稠密的城市;不论是距离偏远,还是交通便利;不论是平时,还是战时或灾难突发之际,创伤患者的救治都必须满足两个基本目标:"及时"和"有效"。因此,要求合理布局救治网络、缩短救治响应时间、采取有效救治措施,使伤病员无论出现在何时何地,均有可能得到最适宜的救治。

二、院前创伤急救的时效性

院前急救是严重创伤救治起始阶段,也是创伤救治链中的关键环节,是提高严重创伤救治成功率、降低病死率的根本保证。不论是平时还是战时,因创伤导致的死亡大多数发生于受伤现场,在数分钟内死亡的伤员可达50%之多,伤后数小时内死亡者约占30%。因此,严重创伤早期救治的时效性始终是提高创伤救治能力和水平的决定因素。在现代社会条件下,"时间就是生命"的概念很大程度上并非受到救援技术、设备等方面的限制,而是人们能否真正将创伤救治理念落实到行动上的问题。我国救护车反应时间(即被呼叫至到达现场的时间)目前在城市地区平均5~20min,但是在乡村、边远区域或者交通阻塞的城市并不能迅速抵达,以直升机为主导的救治体系尚未实现,现场急救技术与设施(如现场心肺复苏,心电、血压、脉搏、呼吸和血氧饱和度监测,除颤、气管插管、静脉输液通路,正确的伤口加压包扎、出血控制、伤病员搬动等)普及度,院前急救人员数量和规范化培训等方面依然存在明显不足。

创伤是一类与时间密切相关的疾病,尤其是严重创伤患者,能否及时得到有效的救治是影响预后的最主要因素。除了损伤程度、成批伤病员等因素外,对救治力量到达现场的反应时间和医疗机构的救治条件均具有严峻的挑战。现代创伤急救不仅仅是急诊值班人员或医护救助人员责任的体现,而且更多地表现为医疗机构技术水平和管理能力、院前救治体系、消防、交通和运输、政府相关职能部门、社会团体的合作,是一个涉及整个社会的公共卫生问题。

三、院内救治模块一体化建设

严重创伤的救治强调抢救先于诊断。由于伤情重、变化快、病死率高,整个过程要求争分夺秒,力争在尽可能短的时间内对伤情作出全面而准确的评估。有条件的综合医院应充分整合影像检查、实验室检查、重症监护室、手术室、急诊室等资源,制订模块化诊疗方案,建立快速反应的紧急救治"绿色通道"。尽可能做到"一次采血、一次影像、一次路径"完成对伤病员的早期实验室检查、全身影像学检查和基本全面的伤情评估,重视多发伤的全面诊断,最大程度减少漏诊率。必要时可在影像检查与介入治疗"一体化"手术室(hybrid operating room)展开对危重患者的救治。参与严重创伤救治的院内各个科室和部门之间应做到紧密合作、主动配合、无缝连接,免除一切不必要的时间延误。例如,伤病员信息的院内网络化传递,手术室或重症监护室的提前准备,输血科医师前移主动干预血液成分治疗等。

目前尚无固定的、统一的创伤救治院内模式,不同医疗机构应结合自身实际和特点进行建设和完善。究竟是把创伤分到各专科救治,还是由专业化的创伤急救医师救治,目前尚有争论。然而,不论采取何种模式,都必须达到两个目的:一是挽救伤病员生命,二是最大限度地恢复伤病员的生理功能。

四、全民创伤急救常识的普及

创伤急救是否成功以及最终预后既取决于创伤严重程度、救治时间早晚,也与救治人员和救治机构所掌握或具备的急救技术密切相关。尤其是严重创伤患者,其早期处理是否及时、有效和完善,是创伤急救成功的关键。

大量实践证明,现场目击者对创伤患者的抢救具有重要作用,能够显著影响抢救效果。因此,对全社会民众普及和推广创伤基本急救技术应成为创伤急救系统建设的根本任务之一。创伤救治中心或医院应通过各种途径或媒介向公众和社会宣教相关知识,定期对有关人员进行一定程度的专业知识培训,使伤病员能够在第一时间得到现场目击者的有效救助。例如维持呼吸道畅通、压迫止血或止血带使用,正确搬运患者以减少脊髓继发性损伤的发生,为后续专业救治赢得时间和创造条件。

同时,应当积极强调和宣传,将伤病员及时向就近的创伤救治中心而非任一医疗机构转运。因为受到医疗条件和专业训练的限制,并非任何医疗机构都具备必需的救治能力和技术水平。在交通不便利地区,应及时启动直升机等快捷运输工具接送或请求医疗救援力量前移参与严重伤病员的救治。

随着社会的发展和进步,布局合理、技术全面、理念先进、公众参与的创伤急救体系将逐渐形成和不断完善。创伤救治能力与水平将随之不断提升,创伤对人类的危害也将日趋得以遏制。

创伤的急救技术通常包括手术性和非手术性技术两部分,两者互为关联和支撑。维持呼吸道通畅、给氧、液体补充、输血、维持体温、心肺复苏等属于非手术性急救技术,目的在于维持循环和呼吸等生命体征平稳,为确定性的手术治疗创造条件和时机;紧急气道建立、胸腔引流、止血等手术性急救技术是创伤救治的决定性措施。常用的创伤急救技术如下。

(一) 开放气道和通气

舌后坠、颌面部和咽喉部的直接损伤、血液或分泌物、呕吐物等异物误吸均可导致完全性或部分性上呼吸道阻塞,重者可迅速窒息死亡。救治早期及时有效地解除梗阻、开放气道并给予通气是急救中最为关键的技术。常用技术包括口腔阻塞异物的清除和负压吸引,托起下颌或放置口咽、鼻咽通气道或喉罩,环甲膜穿刺或切开置管,气管插管,气管造口或切开等。

(二) 止血

创伤患者一般伴有不同程度的出血,大出血可能使伤病员迅速出现休克、血容量丢失而导致死亡。应根据出血部位、性质和程度采取不同的止血措施,以及时控制活动性出血。对出血性质的判断有助于止血方法的确定,如动脉出血表现为鲜红色、速度快,呈间歇性喷射状;静脉出血多表现为暗红色、持续涌出状;毛细血管损伤则多表现为鲜红色,由伤口缓慢渗出。止血方法可分为手术止血和非手术止血两大类。非手术止血方法主要有指压或手压法、加压包扎法、填塞法、旋压式止血带法等。

(三) 复苏

指对创伤患者生命体征的恢复,包括对心跳、呼吸骤停患者的急救,以及对创伤失血性休克患者的容量复苏治疗。除胸外心脏按压、口对口人工呼吸、电除颤外,复苏的常用措施还包括:①尽早建立有效的静脉通路,以便急救药物、输血、输液治疗;②尽早建立必要的监测项目,如心电图、脉搏氧饱和度、呼气末二氧化碳浓度、有创动脉血压、中心静脉压、血气分析、尿量等;③尽早恢复和稳定生命体征与内环境。

(四) 包扎

目的在于保护伤口、减少污染、压迫止血,固定骨折部位或关节以缓解疼痛,便于伤病员的搬运和转送。最常用的材料是制式绷带、三角巾或四头带。现场救治过程中若无此类物品,可以采用干净毛巾、包单、衣物等替代。包扎时注意敷料的着力点应位于受伤部位、松紧适宜,既要保持敷料不松脱和压迫止血,又要不影响局部或肢体的血液循环。包扎范围应尽可能超出伤口部位5~10cm。对于外露于伤口的骨折断端或腹腔脏器、脑组织等,不要进行还纳,可利用碗、盘等干净器皿覆盖支撑保护后再行包扎;对于眼部创伤,应使用制式眼罩或硬物覆盖眼眶上再行敷料包扎,避免使用敷料直接包扎造成对眼球的压迫损伤;对于伤口内的异物不要轻易拔除,以免出现难以控制的出血。

(五) 固定

对于伴有骨折的创伤患者,现场救治时的移动或搬运会加剧疼痛,或者造成继发性损伤,如脊髓压迫、血管或神经损伤等。因此对这类患者或疑似有骨折时都应给予妥善固定。固定技术包括内固定和外固定两类,前者仅限于手术条件下应用,后者是现场和院前救治中常用的急救技术。对疑似或确定颈椎受伤的伤病员,务必使用颈圈或头部固定器、平整硬质担架保持伤病员脊柱的轴向稳定。除了一些制式的夹板、固定架之外,在现场救治中可以利用木板、竹片、树枝、步枪或伤病员自身肢体作为固定材料进行临时固定,以便搬运与转送期间缓解创伤所致疼痛,避免骨折部位损伤加重和引起继发性损伤。固定范围应包括骨折处近端和远端的两个关节,确保牢靠稳定、松紧适宜。对伴有伤口出血者,先行止血包扎后再固定。固定的夹板等器材或代用品不宜和皮肤直接接触,尤其要注意两端突出部分不要造成对身体的摩擦或刺伤,应采用敷料或衣物做好衬垫保护。及时和妥善的固定对创伤患者的恢复极为有利。

（六）搬运

创伤患者在现场进行必要的初步处理之后，需要尽早地转运至就近创伤救治中心或具有救治能力和条件的医疗机构进一步检查和治疗。平时对公众进行急救培训时应特别强调，并非所有的"就近医院"都能够胜任创伤患者的救治。无论伤病员处于何种空间和环境，对创伤患者从现场急救开始就应注意正确的搬运方法，尽可能减轻伤病员痛苦，避免继发损伤。切忌慌乱之中的生拉硬扯，尤其是对可能存在脊柱损伤的伤病员，对颈椎、腰椎的保护极为重要，搬运中务必保持脊柱的轴向稳定，切勿弯曲和扭动，禁止徒手拉拽四肢或双手托抱。尽可能使用担架（如组合式担架）、门板等先垫在身体下方后再搬动患者。对出现昏迷的伤病员，等待转送期间或搬运过程中应将伤病员固定成侧卧或侧俯卧的"安全体位"，或将头偏向一侧，以保持呼吸道通畅。

第三节 创伤医学与创伤麻醉学

长期以来，创伤仅仅被视为外科学的一种疾病。随着创伤对人类与社会危害性的凸显，基础医学和临床医学的不断细分和对其认识的深化，创伤医学已成为一门独立的学科，即创伤学（traumatology）。创伤学是将创伤的预防、临床诊治与基础理论研究相结合，并与救援力量的组织、急救与康复器材的研制、生物力学和弹道学、社会医学等多种学科相互交叉而形成的综合性学科。

一、创伤医学的发展

创伤的出现和存在伴随着整个人类历史。纵观人类与创伤的斗争过程，医学尤其是外科学的发展始终与创伤治疗的发展密切相关。创伤的治疗历史源远流长，远古时代人类在为了生存猎取食物而与猛兽搏斗或部落之间冲突争斗之中就已经懂得使用草炭外敷伤口，或利用树叶、草茎包扎伤口进行止血。进入石器时代，人类已能使用石针、砭石等切开排脓治疗痈肿等。公元前 3000 年，古代医学史就记载了人类采用蜜、油脂、葡萄酒等治疗创伤，在诸多医学文献中详细介绍了对骨折、脱臼等创伤的徒手和手术复位方法。"医学之父"希波克拉底曾对脓肿的临床表现进行过描述，并指出哪里有脓液就在哪里引流的原则，一直流传至今。随着火药的发明以及在战争冲突中的应用，对战伤伤病员的救治使创伤外科和野战外科学得以发展，对火器伤的认识和救治疗效得以提高。16 世纪，布鲁瓦兹·帕雷指出，火器伤伤口化脓并非因铅中毒或火药毒性作用之故，而是由各种撕裂的粉碎组织和凝血块所致。19 世纪中叶，创伤治疗系列原则逐渐总结和形成，即广泛切开伤口并切除一切失去活力的组织，合理且良好的引流，延期缝合伤口以减轻感染和加快愈合。西方医学著作《麻醉导论》（1847）、《细胞病理学》（1858）、《消毒外科之发展》（1867）相继问世，对医学，特别是外科学的发展起到了重要的推动作用，也使长期困扰临床外科的疼痛、感染、出血三大难题的解决初现端倪。

20 世纪中叶以来，随着全球技术革命的兴起，新技术新材料不断涌现，推动了医学科学的不断进步。人们对疾病和创伤的认识也从早期的"自然哲学模式"和"生物医学模式"，转化为"生物-心理-社会医学模式"。在这个发展阶段中，创伤医学逐渐形成一门独立的学科。

创伤医学是将创伤的预防、临床诊治与基础理论研究相结合，并与其他学科相交叉的一门综合性学科。其主要内容是研究各种创伤的诊断和救治。既包括对各部位创伤及其并发症的诊断、治疗和防护特点的研究，也包括与创伤相关的感染学、免疫学、病理生理学、解剖学、分子生物学、生物化学、营养学等基础理论研究,以及创伤的救护组织、急救器材研发、创伤流行病学、创伤分类与严重度评分、创伤麻醉、创伤急救与复苏、创伤康复、创伤弹道学、创伤生物力学等临床相关理论与救治实践的研究。

二、创伤麻醉学的兴起

临床麻醉实践一直将创伤患者的救治和麻醉管理作为一个专门问题进行探讨。随着创伤医学和临床麻醉学的深入发展,近 10 年来,创伤麻醉学(trauma anesthesiology)和创伤麻醉科医师(trauma anesthesiologists)经常作为新型专业术语而出现,并引起广泛关注,这也是我们为本书命名的初始动力。

（一）创伤麻醉学

创伤麻醉学涉及麻醉学的所有亚专业,除了与人体各部位或系统相关外,还涉及不同性别、不同年龄段、不同伴发疾病或特殊情况(如妊娠)的患者的处理,也包括了危重救治、区域麻醉、疼痛治疗等领域。创伤麻醉学的脱颖而出,将成为麻醉学领域的重要亚专业,也必将成为创伤医学的重要分支。

创伤麻醉学作为麻醉学科的一门亚专业,突出了麻醉科医师在危重患者处理和创伤患者救治方面的重要性,强化了在创伤患者初期处理和后续确定性手术干预方面麻醉专业理论与技术贯穿始终的整体作用。麻醉处理和围手术期治疗在创伤复苏的关键阶段直接影响着患者的救治效果,甚至可能影响患者的死亡率和致残率。

对严重创伤患者的救治需要多学科密切合作,涉及麻醉学、急救医学、创伤和急救治疗外科、骨科、神经外科、眼科、耳鼻咽喉科、整形外科、普通外科、泌尿外科、危重症医学、放射医学、输血科、护理学等相关医学专业。

麻醉学专业在创伤救治中发挥了重要作用,这为创伤麻醉学的发展奠定了基础。

创伤麻醉学的内容和任务包括:①明确创伤麻醉学的科目,使其成为麻醉学整体实践的一部分;②明确创伤麻醉科医师在创伤救治体系中的作用与评估标准;③确定创伤麻醉学对麻醉学科和医学相关专业的重要影响;④开展创伤与麻醉相关研究;⑤评价创伤麻醉学的益处。

（二）创伤麻醉科医师

创伤患者通常需要紧急复苏、外科手术处理以及术中紧急抢救,以便暂时稳定病情或对损伤实施确定性手术治疗,麻醉科医师在其中发挥着必不可少的作用。事实上,麻醉科医师不仅仅是在急救中心或创伤救治中心,几乎在各级医疗机构均时刻面临任何类型、任何损伤程度的创伤患者,时刻要应对紧急救治和麻醉处理。

创伤患者具有突发性、复杂性、严重性、紧迫性等特征,通常还会存在未知或潜在的疾病,对原有并存疾病了解不详、处理不足在所难免。患者随时都有需要接受各类急症手术治疗的可能,甚至在资源匮乏或条件不足的情况下也要进行手术治疗。因此,创伤麻醉科医师必须对麻醉学和创伤学都具有充足的知识储备和广泛的了解,包括对创伤患者所特有的病理生理学变化过程和药理学改变特征的认知,以便提供快速有效的麻醉管理。

"创伤麻醉科医师"这一术语的出现在于强调经过专门培训或参与创伤救治体系的麻醉科医师的特殊性。创伤麻醉科医师将会面临因出血、呕吐或严重颌面部骨折等因素所致的困难气道处理,必须具备在严重出血或颅脑损伤所致病情不稳定的情况下提供气道管理和复苏的能力,能够熟练完成大量输血、液体复苏、凝血异常处理、血管通路建立、低体温防治、机械通气管理,以及与麻醉和镇痛相关的业务。

创伤麻醉科医师不仅应达到普通麻醉科医师所具备的业务水平,而且要能够利用对创伤医学的深入认识和理解,以及熟练的循环、呼吸管理技能参与创伤患者的综合救治。

创伤麻醉科医师的工作并不限于手术室内,一专多能的知识结构和临床技能,使创伤麻醉科医师在现场和院前救治、后送途中、急诊科、放射介入治疗室、病房、重症监护室等诊疗场所也发挥着紧急救治、镇静镇痛和麻醉管理的作用。

创伤麻醉科医师应深刻了解创伤后机体病理生理学变化对药物作用的影响。将任何麻醉药用于创伤患者均需谨慎,应用于健康患者的安全剂量对创伤患者则可能是致命的。根据病情需要合理选用麻醉药物,为保障患者在手术和医疗操作期间的舒适性,可能需要给予镇静药使患者处于半清醒状态(semi-conscious state);如果患者需要非常深的无意识状态(如深镇静或麻醉),就需要在专职麻醉科医师指导下使用丙泊酚等麻醉药,并准确把握与调控镇静或麻醉深度,以确保创伤患者诊疗安全。

近年来创伤麻醉科医师在急救医学和围手术期医学方面的地位更趋重要。在众多的国际创伤救治模式中,欧洲国家和地区的院前创伤救治体系都将麻醉科医师作为一线急救队伍成员。如英国医疗急救反应队配备 1 名医师、1 名护士、2 名急救医士,其中必须配备接受过麻醉基本技能培训的人员,能够为创伤患者提供气道管理、通气支持、镇痛和麻醉、环甲膜切开置管、胸腔闭式引流等紧急救治,这明显提高了颅脑、胸部创伤患者的存活率。美国空军的危重治疗空运队配备有重症医学医师、护士、呼吸治疗医师各 1 名,每次能够转送 3~6 名呼吸机通气支持的患者,这些患者通常都需要气管插管和应用镇静、镇痛、麻醉、肌松等药物。美国外科学会创伤委员会要求各级创伤救治中心应有经过创伤救治培训的麻醉科医师常驻值班,麻醉支持必须做到每周 7d,每天 24h 全时空保障。无论创伤患者何时抵达,麻醉科医师都应该随时出现在急诊科,以便尽早给予气道管理、初期精准复苏、有效镇痛镇静,并使患者在持续复苏的同时没有任何延误地向手术室无缝转移成为可能。

这些需要经过专门训练的创伤麻醉科医师提供的诊疗技术服务包括以下内容:①参与或指导现场和院前急救直至创伤救治平台、参与手术室和/或介入治疗室以及重症监护治疗病房(intensive care unit,ICU)内复苏;②有效的气道管理,建立合适的人工呼吸和通气支持;③循环复苏,包括建立静脉通路、合理输血,维护机体氧供和凝血机能正常;④针对失血性休克患者,适时启动和调控大量输血机制;⑤确定和建立必要的围手术期监测手段,包括有创监测,如有创动脉、中心静脉或肺动脉导管等特殊项目;⑥解读各类监测指标、术中诊断试验和实验室数据,包括经食管超声心动图、动脉血气、血栓弹力图、血小板功能测定等;⑦合理开展液体治疗,以改善终末器官灌注;⑧正确使用正性肌力药和血管活性药;⑨尽可能维护脑、脊髓灌注,以降低颅脑和脊髓损伤相关的神经并发症;⑩围手术期镇痛,包括全身用药、神经阻滞、区域麻醉、椎管内阻滞等;⑪数据管理、预后评估、质量改进、临床研究。

(三)创伤麻醉学对学科发展和临床救治的影响

创伤麻醉学的兴起对麻醉学科自身和创伤医学的影响,以及创伤麻醉科医师对创伤救治以及患者预后的影响尚未形成共识,有待进一步关注和深入研究。根据美国麻醉医师协会(American Society of Anesthesiologists,ASA)的资料,以多级创伤中心为核心框架的救治体系已被证明能够使创伤患者死亡率明显下降,并能够改善患者预后,其经济学价值已获认可。特别值得强调的是,在临时稳定病情和确定性损伤修复方面,经过创伤救治培训的专业麻醉科医师发挥着不可或缺的重要作用,能够保证有效的紧急复苏和急症手术治疗。当麻醉科医师作为创伤救治队伍的一部分时,气道管理、心肺复苏、液体治疗、合理输血、麻醉药物的安全应用等救治措施将会更为有效、合理与及时,将使创伤患者围手术期管理得到明显改善。麻醉科医师在围手术期对创伤患者重要生命功能的精准把握和调控,将使外科医师能够将注意力更集中于患者损伤的诊治。

不言而喻,创伤麻醉学一定会促进麻醉学科向着创伤医学和创伤患者救治的纵深领域拓展,也必将在创伤医学领域中发挥更加重要的作用。

综上所述,对创伤救治的关注,必然会集中于严重创伤救治。作为与创伤救治密切相关的麻醉科医师,对创伤问题的关注,可以概括为两个方面,即:①创伤患者的麻醉管理;②创伤患者的围手术期管理。前者侧重于麻醉专业自身,后者注重多学科之间的协调和创伤的综合救治能力。每一位麻醉科医师都有可能会面临创伤患者的救治,本书所有编者期望每一次救治都能够通过您所掌握的理论知识和专业技术给患者提供更多的生存机会。

(葛衡江　米卫东　张铁铮)

参 考 文 献

[1] TOBIN J M,VARON A J. Review article:update in trauma anesthesiology:perioperative resuscitation management [J]. Anesth Analg,2012,115(6):1326-1333.

[2] LOCKEY D J,CREWDSON K,DAVIES G,et al. AAGBI:Safer pre-hospital anaesthesia 2017:Association of anaesthetists of great britain and ireland [J]. Anaesthesia,2017,72(3):379-390.

[3] RAITT J,HUDGELL J,KNOTT H,et al. Key performance indicators for pre-hospital emergency Anaesthesia-a suggested approach for implementation [J]. Scand J Trauma Resusc Emerg Med,2019,27(1):42.

[4] 付小兵,王正国.创伤基础[M].武汉:湖北科学技术出版社,2016:1-70.

第 二 章

创伤患者的伤情评估

　　严重创伤患者的救治要求对伤情能够迅速判断并给予及时、恰当、有效的生命支持和确定性治疗。创伤患者获得确定性急救(即控制出血与复苏)的时间越短,生存机会越大。因为创伤对机体造成伤害的多样性、复杂性和严重性,对伤情的判断需要在充分临床经验积累的基础上通过直观和定性的评估方法而实现。遇到成批创伤患者需要同时救治时,早期还需要在伤情评估的同时依据损伤程度对患者进行分类以区别轻重缓急,以便按照优化的先后顺序更加有效地利用有限的医疗资源救治更多的伤病员。

　　严重创伤患者的伤情评估贯穿于整个救治过程,始于受伤现场,直至整个治疗过程结束的各个阶段。既有初期评估或初次评估(first evaluation),更有多次的再次评估(secondary evaluation),需要不断重复进行,以便尽早发现和控制伤情恶化、及时调整和完善治疗方案,使患者最终得以生存和功能恢复或重建。本章所述的伤情评估和评分方法反映了创伤救治过程的横向或纵向联系,在临床实际中多种方法常常是平行或同时存在的。当然,并不是每一个创伤患者都需要进行所有的步骤。

第一节　院前救治阶段

　　初次或初期评估应在现场早期急救与复苏治疗措施的同时开始进行,目的在于按照一定顺序对创伤患者进行快速检查和处理,正确识别需要立即给予处理的威胁生命的损伤。参与院前救治的机构和人员定期接受规范的专业培训对创伤救治水平的维持和提高极为重要。

　　院前救治阶段,重点关注维持通气、控制外出血和休克、合理固定伤病员并避免继发性损伤、安全迅速转运创伤患者至就近创伤救治中心或战地医院,尽量缩短在现场的停留时间,即:将合适的患者在合适的时间送到合适的医疗机构。当遇到成批创伤患者需要救治时,伤情评估的同时需要进行有效的检伤分类,以便确定伤病员救治顺序,合理与充分利用有限的救治资源。

一、现场"ABCDE"快速评估

　　在创伤急救中,"ABCDE"快速处理程序是救治现场或初期最为常用的伤情初期评估方法。

1. A(airway),保持气道畅通和颈椎的稳定　颌面部或气道损伤、昏迷等所致的窒息或呼吸道梗阻能使患者病情迅速恶化并危及生命。评估气道有无阻塞或是否面临阻塞风险是创伤救治中早期评估和急救的首要任务。必须尽快尽早明确患者是否存在口腔或气道内异物,是否伴有头与颌面部、咽部及气道损伤,是否具有呼吸道阻塞、舌后坠等危险因素;通常采用张开口腔查看或听说话声音或呼吸音等方法进行初步判断。患者说话发音清晰流畅或能够进行语言交流,通常提示呼吸道通畅,但必须根据伤情变化重新评估,尤其是对于合并意识障碍的患者更应密切观察和随时再评估和及时处理。对格拉斯哥昏迷量表(Glasgow coma scale,GCS)评分<8分、意识消失、自主呼吸减弱或缺失的患者应及时放置合适的人工气道(如口咽或鼻咽通气导管、喉罩、气管内导管、环甲膜穿刺置管等)并给予人工辅助通气。对所有的创伤患者都应在急救早期考虑和确定是否合并脊柱尤其是颈椎损伤。对已知或怀疑合并颈椎损伤的患者,应采取提颏法或托下颌的方法打开口腔,务必避免过度头后仰或搬动颈部等操作。

2. B(breathing),给氧和维持呼吸与通气　在确定气道通畅的情况下,观察患者胸廓起伏、两侧运动幅度对称情况、呼吸频率或节奏、气管居中或偏移等,进行胸部叩诊或听诊,有条件时应尽早给予脉搏血氧饱和度监测,确定是否具有足够的呼吸和通气,迅速排除或处理合并危及生命的胸部并发症(如张力性气胸、开放性气胸、大量血胸、连枷胸等)。

3. C(circulation),维持循环稳定　包括控制出血、胸外心脏按压等复苏措施。必须快速准确地进行失血量判断和血流动力学评估。现场救治时,可以依据患者意识状态、皮肤颜色和脉搏强弱等指标对失血性休克程度作出初步判断;对合并闭合性肢体骨折或体表软组织损伤和外出血的患者进行失血量快速评估,确定外出血部位和性质(如动脉出血、静脉出血、毛细血管出血),根据相应血管所在部位和走行及时实施准确和有效的压迫止血措施。手指压迫止血是最直接的止血方法,及时采用可以临时有效控制出血,然后再考虑使用确切措施(如绷带、止血带、钳夹等)进行替代。现场对创伤患者体腔内隐匿性出血(如胸部、腹部脏器损伤,腹膜后、骨盆等损伤)判断较为困难,应结合损伤部位、症状、胸部或腹部叩诊、穿刺等进行判断,有条件时可采用超声技术早期诊断(focused assessment with sonography for trauma,FAST)。非局部损伤因素所致的大动脉搏动消失是立即实施复苏的典型指征,迅速恢复血容量和维持有效心排血量。

4. D(disability),功能障碍　指对能力尤其是意识或神经支配功能(如肢体活动)障碍或丧失情况的评估,包括伤病员神志或意识状态、瞳孔大小和对光反射、眼球运动,脊髓损伤平面的检查,初步判断患者是否合并颅内损伤或是否需要神经外科手术干预。GCS是判断意识水平的简捷方法,对患者预后的评价也具有帮助(表2-1-1)。GCS评分≤8分的患者需要立即行气管插管以保持气道通畅,防止因呼吸抑制或缺氧造成继发性脑损伤。GCS评分<12分,有定位体征,或出现合并脑疝症状的患者应尽快后送并给予神经外科急诊处理。

5. E(exposure/environment control),暴露患者和周围环境控制　首先应对患者或救治人员所处环境是否会对救治人员或患者造成继发性伤害或生命威胁进行判断。早期检查患者时,尽可能将患者完全暴露或显露四肢与躯干,或者评估人员通过手抚摸颈后、胸部、背部、腰部、臀部等视线不能直达部位,查看有无伤口或血迹,进行全面检查以避免伤情遗漏;检查结束后及时给予患者保温措施以防发生低体温。

表 2-1-1 格拉斯哥昏迷量表

分值	睁眼反应	言语反应	运动反应
6			按指令运动
5		定位准确,能对答	刺痛时能定位
4	自主睁眼	含糊对答	刺痛时肢体回缩
3	呼之睁眼	胡言乱语,不能对答	刺痛时双上肢异常屈曲
2	刺痛睁眼	能发音,无语言	刺痛时四肢异常伸展
1	不能睁眼	无语言	无反应

受训人员通过"ABCDE"顺序检查法对创伤患者的初步评估通常只需一至数分钟即可完成,救治人员应接受定期严格培训,熟练记忆和掌握。

在现场或院前进行的初期评估,重点在于判断是否存在自主呼吸、有无脉搏、有无意识、有无语言反应,有无开放性创伤或活动性外出血等。对于明显干扰和影响通气和组织氧合的状况(如颌面、口咽等部位创伤或出血,分泌物或泥沙等异物堵塞呼吸道,或舌后坠等)应迅速识别和排除;对于活动性外出血、气胸等应给予及时处理,避免创伤患者的早期死亡。

二、"撞击计划"评估法

对多处伤或多发伤的漏诊容易导致救治延误而使伤情恶化,为使伤情判断和评估更为完善,国内外普遍采用"撞击计划"(CRASH PLAN)评估法帮助救治人员熟练记忆和理解伤病员早期评估。通过组成该词组的 9 个英文字母分别代表机体九个重要部位,以便对创伤患者进行迅速而全面的评估,避免忽略或漏诊危及生命体征的重要损伤。主要内容如下:

C(cardiac):心脏与循环状况。注意心率或脉搏、心音等变化;

R(respiration):肺部与呼吸状态。有无气促、胸闷、呼吸困难,听诊呼吸音,胸部叩诊,排除血气胸等;

A(abdomen):腹部情况。腹部有无疼痛、膨隆、移动性浊音,诊断性腹腔穿刺或超声检查;

S(spinal):脊柱状况。查看脊柱有无后突、侧弯或错位畸形,伤病员有无大小便失禁或肢体感觉和运动异常;

H(head):头部。神志或意识状况,瞳孔与对光反射的变化;

P(pelvis):骨盆。骨盆挤压和分离试验,有无畸形等;

L(limb):四肢状态。四肢有无畸形、关节脱位或活动异常、疼痛等;

A(arteries):动脉搏动状况。伤口有无搏动性出血,末梢动脉搏动状况等;

N(nerve):神经系统状况。有无肢体感觉和运动障碍。

三、院前指数

由 Kochler 等人于 1986 年提出,通过收缩压、脉搏、呼吸、意识等四项生理指标按照 0~5 分的标准进行评价(表 2-1-2)。各指标分值相加总分越高,伤情越重,0~3 分为轻伤,4~20 分为重伤。

表2-1-2 院前指数

分值	收缩压/mmHg	脉搏/(次·min⁻¹)	呼吸	意识
0	>100	51~119	正常	正常
1	86~100			
2	75~85			
3		>120	费力或浅	模糊或烦躁
5	0~74	<50	<10 次/min,或需要插管	言语不能被理解

四、CRAMS 评分法

该评分法 1982 年由 Gormican 等人提出,根据循环(circulation)、呼吸(respiration)、胸腹部(abdomen)状况、运动(motor)、语言(speech)(取每个单词第一个英文字母的缩写组成 CRAMS 评分法名称)等五个方面的临床表现及其变化程度,按照轻度、中度、重度分别计 2 分、1 分、0 分后计算总和(表2-1-3)。正常总分为 10 分,分值越低伤情越重,9~10 分为轻度,7~8 分为重度,≤6 分为极重度。

表2-1-3 CRAMS 评分法

计分	循环	呼吸	胸腹部状况	运动	言语
0	毛细血管不充盈或收缩压 <80mmHg	无自主呼吸	伴连枷胸或板状腹或深穿透伤	无反应	发音听不清,或不能发音
1	毛细血管充盈迟缓或收缩压 80~100mmHg	费力或浅或呼吸频率 >35 次/min	有压痛	只对疼痛刺激有反应	言语错乱,语无伦次
2	毛细血管充盈正常收缩压 >100mmHg	正常	无压痛	正常能按吩咐做动作	正常对答切题

五、创伤计分法与修正创伤计分法

1981 年 Champion 等人提出创伤计分法(trauma score,TS),根据呼吸频率和幅度、收缩压、毛细血管充盈状况、GCS 等 5 项指标计分(表2-1-4)。总分为 1~16 分,分值越低伤情越重,≤12 分视为重伤。

表2-1-4 创伤计分法

计分	呼吸/(次·min⁻¹)	呼吸幅度	收缩压/mmHg	毛细血管充盈	GCS
0	0	浅或困难	0	无	
1	<10	正常	<50	迟缓	3~4
2	>35		50~69	正常	5~7
3	20~35		70~90		8~10
4	10~24		>90		11~13
5					14~15

1989 年 TS 作者对上述计分方法和标准进行了调整,并删去呼吸幅度和夜间不易观察判断的毛细血管充盈状况等指标,形成修正创伤计分法(revised trauma score,RTS)(表 2-1-5),使评估更为简便快捷,易记实用。RTS 分值与预后呈负相关,总分为 0~12 分,>11 分为轻伤,≤11 分为重伤。

表 2-1-5　修正创伤计分法

计分	呼吸/(次·min^{-1})	收缩压/mmHg	GCS
0	0	0	3
1	1~5	1~49	4~5
2	6~9	50~75	6~8
3	10~29	76~89	9~12
4	>29	>89	13~15

六、批量创伤患者的现场检伤分类

检伤分类是合理高效利用医疗救治资源,提高救治效率和水平的基本措施,也是一种对创伤患者进行早期评估的特殊方式。按照损伤严重程度与现场和周围医疗资源对患者和伤情进行科学识别与合理分类,确定救治顺序和所需要的救治措施,确保重伤患者能够得到优先救治。尤其是在多个患者或成批患者需要同时救治时更需如此。

大范围的灾害救援现场,依据救援力量的分布,可同时设置多个现场检伤分类地点。参加检伤分类的人员应具备一定的创伤急救知识和经验,了解创伤患者的损伤机制和伤情变化特点与规律。

1. **检伤分类标志**　通常用以下颜色码区分:

(1)红色:最重的损伤。适用于需要立即手术和加强监护的患者。

(2)黄色:较重的损伤。需要手术和特殊处理,但可延迟进行。

(3)绿色:没有危及生命和肢体安全的损伤。

(4)黑色:死亡或有不可挽回的明显致命伤。

现场检伤分类有可能会出现两种情况,即过度评判和漏检。过度检伤分类可能增加有限资源的负担,影响重伤患者的充分救治;漏检则可能延迟有生命和肢体安全威胁的患者及时救治或被送到缺乏适当资源(即不恰当)的救治机构。当医疗资源相对充足的条件下,过度检伤分类对降低漏检率可能是有利的。

2. **常用的现场快速检伤分类步骤**　包括四个步骤,对其中符合 * 标记的情况应尽快后送创伤中心。

第一步:检查生命体征和意识水平。根据 GCS 评分、收缩压(systolic pressure,SBP)、呼吸频率(respiratory rate,RR)等指标检伤分类。

* GCS<13 分,或 SBP<90mmHg,RR<10 次/min 或 >20 次/min。

第二步:判断损伤部位。

* 头颈或胸腹部、腹股沟等处穿通伤,连枷胸;

* 两处以上长骨近端骨折,骨盆骨折,踝或腕以上肢体毁损或需截肢者;

* 合并烧伤面积 >15% 或面部、气道烧伤者;

* 出现肢体瘫痪者。

第三步:判断损伤机制。

* 交通事故时出现高速碰撞、翻滚,或从车辆中抛出,或高处坠落者;

* 同行人员中有死亡,或解救时间过长者;

第四步:了解伤前健康状况。

* 小儿或老年人,肥胖者;

* 患有心脏病、糖尿病、呼吸系统疾病者。

3. 患者的转送或后送 在不超过医疗机构收容和救治能力的前提下,同一事故中需后送的患者应尽可能送往同一创伤中心,以便快速有效地了解伤情和安排后续诊治措施。特殊患者(如烧伤、眼外伤等)应尽快直接送往具有救治能力的专科医院或创伤中心。

患者后送或转送过程中,昏迷患者应采取侧卧位(即安全体位),必须平卧时应使患者的头部偏向一侧,务必避免呕吐时将胃内容物误吸进入气管或肺内,或阻塞气管,或舌根后坠堵塞咽部造成窒息;脊柱伤患者从受伤救援开始就需要使用硬质担架、颈托或头部固定、轴向稳定搬运技术等保护措施,避免造成脊髓二次损伤。后送途中,需要接受过培训的人员负责生命体征监测,以及必要的镇痛治疗。

七、小儿创伤评分

1988 年 Tepas 等结合小儿生理解剖特点提出小儿创伤评分(pediatric trauma score,PTS),可提示损伤严重程度和死亡率的关系,临床应用效果可靠。该评分方法包括 6 项观察指标,各项分值相加为总分,最高为 12 分(表 2-1-6)。伤情愈重分值愈低,病死率愈高。临界分为 8 分,低于 8 分的小儿应尽快送往创伤中心救治。

表 2-1-6 小儿创伤评分

评分项目	+2 分	+1 分	−1 分
体重	>20kg	10~20kg	<10kg
气道	正常	需吸氧	需气管插管,或需环甲膜切开
意识	清醒	反应迟钝、意识丧失	昏迷、无反应
收缩压	>90mmHg 末梢循环好	50~90mmHg 颈、股动脉可触及	<50mmHg 脉搏微弱或不能触及
骨折	无	任何部位单一的闭合骨折	开放性或多处骨折
皮肤	无明显损伤	挫伤、擦伤、撕裂 <7cm,未穿透筋膜	任何枪弹伤致组织缺损,或刺伤穿透筋膜

八、病伤严重度指数

病伤严重度指数(illness injury severity index,IISI)系根据 8 项观察指标对患者进行评估(表 2-1-7),总分为每项评分相加值,年龄小于 2 岁或大于 60 岁者加 1 分。分值越高伤情愈重,0~6 分定为轻伤,7~13 分为重伤,14~24 分为极重伤;25 分及以上患者救治难度极大。IISI 也常用于其他疾病的紧急评估,分值在 0~3 分可不住院,4~6 分须住院治疗,7~11 分须监护或手术,12 分以上可能死亡。

表 2-1-7 病伤严重度指数

观察项目	分值				
	0	1	2	3	4
脉搏/(次·min⁻¹)	60~100	100~140	>140	无	
血压*(S/D)/mmHg	100~150/ 60~90	80~90/30~60 或 150~200/90~120	<80/30 或 >200/120	无	
肤色	正常	淡红	苍白(潮湿)	发绀	—
呼吸	12~19 次/min	≥20 次/min	<12 次/min 伴胸痛、费力	无自主呼吸	—
意识	能定向, 回答切题	语无伦次, 反应迟钝	嗜睡	丧失	—
出血	无	能止住	止血困难	止不住	—
受伤部位	—	四肢	背部	胸部	头颈腹
受伤类型	—	撕裂伤,挫伤	骨折	刺伤	钝伤,投射物伤

*:S/D,收缩压/舒张压。

九、MGAP 联合评分

院前救治中,将创伤患者及时正确地分类转送到合适的救治机构并获得合理的救治对大幅度提高患者的存活率极为重要。在创伤患者院前分类中接受度和应用范围最广的是 RTS,而在创伤患者结局(死亡率)预测方面应用较多的是损伤严重度评分(injury severity score,ISS,详见本章第二节)等。为了建立针对多发伤患者院前急救时更简捷、客观的分类,并能对死亡可能性进行预测的方法,2010 年 Sartorius 等以新数据源为基础并利用逻辑回归方法从患者院前变量中筛选出与死亡相关的损伤机制、GCS、年龄、动脉血压(即 mechanism,Glasgow coma scale,age,and arterial pressure,MGAP)等四个指标,根据回归系数赋予适当的分值建立了一种新型简化院前分拣评分方法,即 MGAP 评分,其较少的计算参数更有利于现场急救环境中使用,对严重多发伤患者后续救治决策的制订和预后的评估优于 RTS 方法。

采用四个变量在院前的第一次测定值并根据回归系数赋值(表 2-1-8),得出评分总和即为 MGAP 评分,最低为 3 分,最高为 29 分。分值越低,患者死亡的可能性越高。MGAP 评分为 23~29 分时死亡风险较低,18~22 分为中度死亡风险,低于 18 分死亡风险较高。

表 2-1-8 MGAP 评分

指标		分值
格拉斯哥昏迷量表评分	GCS 分值	3~15
收缩压	>120mmHg	5
	60~120mmHg	3
	<60mmHg	0
损伤机制	钝挫伤	4
	穿透伤	0
年龄	>60 岁	5
	≤60 岁	0

十、战伤伤病员评估与处置顺序

战创伤因致伤因素、损伤程度、救治条件等独有特点,上述平时创伤常用评估方法能否完全适用有待于在救治实践中验证,结合现代战争特点进行完善。例如针对现行简明损伤定级(abbreviated injury scale,AIS)评分系统缺乏反映战伤的编码进行补充,制订 AIS 2005-Military(定期更新版本),增加了穿通伤和爆炸相关战伤的编码。Lawniek 等人编写了军事创伤评分标准(military combat injury scale,MCIS)和军事战伤功能丧失评分(military functional incapacity scale,MFIS),并用于战伤救治实践,证实其对战伤的性质特点、严重程度、复杂性评价均优于 AIS 2008-Military。

(一)简易战伤计分

2006 版《战伤救治规则》基本沿用了平时创伤常用的 RTS 评分方法,推荐从团级救治机构开始,通过对伤病员呼吸次数、收缩压、神志状况 3 项生理指标的客观检查与观察,对伤病员基础生命状态进行战创伤评分(表2-1-9),并采用简易战伤计分结果作为伤病员伤势判断和确定救治先后顺序的参考依据。

表2-1-9 简易战伤计分表

A. 呼吸计分		B. 收缩压计分		C. 神志计分	
呼吸次数/(次·min⁻¹)	分值	收缩压/mmHg	分值	神志等级	分值
10~29	4	>89	4	13~15	4
>29	3	76~89	3	9~12	3
6~9	2	50~75	2	6~8	2
1~5	1	1~49	1	4~5	1
0	0	<1	0	3	0

注:1. 战伤总积分为表中 A+B+C 积分的总和。

2. 意识状况等级,按以下 3 项判定得分之和进行区分。

(1)睁眼动作:自动睁眼 4 分,呼唤睁眼 3 分,刺痛睁眼 2 分,不睁眼 1 分。

(2)语言反应:回答切题 5 分,回答不切题 4 分,答非所问 3 分,只能发音 2 分,不能言语 1 分。

(3)运动反应:按吩咐做动作 6 分,刺疼能定位 5 分,刺疼能躲避 4 分,刺疼后肢体能屈曲 3 分,刺疼后肢体能过度伸展 2 分,不能活动 1 分。

(二)伤势严重程度分级与战伤计分的关系

战伤伤病员伤势严重程度的判定,应当在把握伤病员损伤程度、损伤范围、活动能力等整体状况基础上,参考简易战伤计分结果进行综合判定,通常分为 4 级。

伤势严重程度与战伤计分总积分的参照关系如下:

1. **危重伤伤病员** 一般为战伤总积分 5 分及以下者;

2. **重伤伤病员** 一般为战伤总积分 6~9 分者;

3. **中度伤伤病员** 一般为战伤总积分 10~11 分者;

4. **轻伤伤病员** 一般为战伤总积分 12 分者。

(三)伤员救治顺序的分类

根据伤病员伤势严重程度及需要复苏和手术的紧急程度,将伤病员救治优先顺序区分为以下四类:

1. **紧急处置**　有危及生命的损伤,不能耐受任何延迟,需立即进行复苏和手术的伤病员;

2. **优先处置**　伤情虽不立即危及生命,但延迟处理可能发生严重的脏器并发症,需在6h内给予手术,或者同时需要复苏的伤病员;

3. **常规处置**　伤情比较稳定,不需要复苏,延迟手术不会影响生命和转归的伤病员;

4. **期待处置**　遭受致命性损伤,生命处于濒危状态,或者濒临死亡,继续进行抢救存活的机会仍非常小的伤病员,一般为危重伤病员。在同时有多名伤病员需要紧急处置,医疗资源有限的情况下,为保证伤病员整体救治时效,此类伤病员可作为期待处置。

机动性、阶梯性是战伤救治与平时创伤救治最主要的区别。伤病员在早期救治阶梯中通常停留时间短暂,救治人员也难以完成对伤病员整个救治过程的关注。因此,伤病员的快速评估,早期及时正确处置,稳定伤情后快速转送或后送的救治流程尤为重要。

第二节　院内救治阶段

创伤患者的救治重点在于对严重创伤患者的救治,这也是创伤救治水平提高和改善的重点。在现场和院前救治与初期评估的基础上,伤病员到达医疗机构后,应尽早进行再次评估,进一步判断病情,补充和完善初期诊断,稳定生命体征,正确且迅速展开后续治疗。

有多种伤情评估方法可用于伤病员院内救治的评估。

一、简明损伤定级

简明损伤定级(abbreviated injury scale,AIS)的构思是依据致伤能量损耗、对生命的威胁、持久的损害、治疗周期、发生率等基本参数编制的一系列以解剖学为基础的损伤描述,最早用于交通事故伤的救治。经过40多年的补充、更新和修订,AIS成为一种按严重程度对损伤进行分级的简易方法,适用于多种原因导致的损伤,只评定已发生的损伤本身,并非损伤造成的长期后果。AIS以其独特的编码系统对损伤描述更为精确。AIS将人体分为头部(颅和脑)、面部(包括眼和耳)、颈部、胸部、腹部和盆腔脏器、脊柱脊髓、上肢、下肢(含骨盆和臀部)、体表(皮肤)和其他损伤共9个部位,按组织器官解剖损伤程度,逐项记录每一处损伤(损伤分为6个等级序列,表2-2-1),分值越大越严重,AIS≥3分为重伤,6分相当于几乎不能救治的致死性损伤。生命威胁较小的器官损伤(如胃肠、膀胱等)分值≤4分。

为便于评分的标准化和计算机数据库建设与管理,以及临床研究和快捷应用,完整AIS编码的典型编排格式通常由以小数点分隔的左右两组数字构成,位于小数点左侧的6位数编码(称为点前编码),表示损伤的具体部位;小数点右侧通常有5位数字(也称点后编码),小数点后第1位数表示AIS严重程度(即表2-2-1提及的1~6分),紧随其后是两个二位数组成的损伤定位码(即L1和L2),L1表示损伤部位的方位,如左右、前后或上下等;L2则进一步表示损伤部位的特征或具体部位,例如01~07依次代表第1至第7颈椎,08~19依次代表第1至第12胸椎,31~42分别代表不同肋骨,43~50分

表2-2-1　AIS分值的含义

AIS分值	描述	
1	轻度	
2	中度	
3	较重	
4	重度	
5	危重	
6	极度	(目前不可救治)

别代表不同的牙齿。

举例："右额部头皮轻度浅表裂伤"的 AIS 编码：110602.11051

"右侧第三肋骨多处骨折"的 AIS 编码：450402.21533

"第 4 颈椎右侧椎板和小关节突骨折"的 AIS 编码：650217.20104

AIS 将失血量达到血容量的 20% 作为重度损伤的指标。通常而言,普通成年人失血 1 000ml 即等于血容量的 20%,并建议通过表 2-2-2 对不同体重的伤病员进行快速评估。

表 2-2-2　不同体重伤病员失血量快速评估

伤病员体重/kg	100	75	50	25	5
血容量 20%/ml	1 500	1 125	750	375	75

二、损伤严重度评分

损伤严重度评分(injury severity score,ISS)是 1974 年 Baker 在 AIS 的基础上,依然以解剖部位损伤为依据提出的更适合于评价多发伤严重程度与生存率之间相关性的评估方法。ISS 的一般计算规则是:将人体分为 6 个区域,即头颈(头皮、脑、颅骨和颈椎)、面(包括五官和面部骨骼)、胸(包括胸腔脏器、胸椎、膈肌和胸廓)、腹部和盆腔(包括腹腔和盆腔脏器)、四肢和骨盆(包括上下肢、肩胛骨、骨盆等)、体表(包括机械损伤、烧伤、冷伤、电击伤等);每个损伤部位损伤程度参照 AIS 标准进行评分,分值为 1~6 分;ISS 值为三个最严重损伤部位 AIS 值的平方和,即每个区域只取一个最高值,不超出三个区域。ISS 的分值范围为 1~75 分,>15 分为严重创伤(也有学者主张将 ISS≥20 分作为严重创伤的标准)。

三、多发伤评分方案

1980 年 Oestern 等提出的以解剖损伤为依据的多发伤评分方案(poly-trauma schlüssel),将身体分为 5 个区域:头、胸、腹、肢体、骨盆和脊柱,加上年龄因素,共 6 大类评估项目,应用方便(表 2-2-3)。多年临床实践认为在伤情评定和预测多发伤预后方面均与 ISS 类似。

四、休克程度的判断

根据创伤患者的临床表现,将创伤性休克粗略分为不同程度(表 2-2-4),以便早期对伤情进行初步判断,制订及时可行的治疗方案。创伤失血性休克伤病员临床表现的"5P"现象:皮肤苍白(pallor)、湿冷(perspiration)、虚脱(prostration)、脉搏细速(pulselessness)、气急(pulmonary deficiency)。此外,休克指数(即脉搏/收缩压的比值)对伤情评估也有帮助,正常值为 0.45。大于 1 时成年人失血量约 1 000ml,大于 2 时可达 2 000ml。对休克严重程度的精确判断,有待后续及时采用血流动力学和实验室全面检查。

五、创伤输血评估与治疗目标

创伤患者失血量大于正常血容量的 30% 即可危及生命。出血是创伤患者的最主要死亡原因之一,应及时判断失血量,有效控制出血,同时,积极补充血液成分,维持有效循环血容量和正常的血液成分,恢复血液的正常生理功能(表 2-2-5)。

表2-2-3　多发伤评分方案

部位	分值	部位	分值	部位	分值
1. 头部		**4. 肢体**		**5. 脊柱和骨盆**	
GCS 13~15 分	4	髋臼骨折-脱位	12	骨盆骨折	3
8~12 分	8	股骨骨折	8	不稳定骨盆骨折	9
3~7 分	12	股骨粉碎骨折	12	骨盆骨折和泌尿生殖系	12
颌面骨折	2	小腿骨折	4	损伤	
严重颌面骨折	4	膝韧带损伤、髌骨、踝关节	2	脊柱骨折	3
2. 胸部		骨折		截瘫或四肢瘫	3
胸骨或 1~3 根肋骨骨折	2	肱、肩胛骨折	4		
>3 根肋骨骨折	5	肘、前臂骨折	2	**6. 年龄/岁**	
双侧 >3 根肋骨骨折	10	肘或膝以上血管伤	8	0~39	0
血胸或/和气胸	2	肘或膝以下血管伤	4	40~49	1
肺挫伤	7	上臂或大腿离断	12	50~54	2
双侧肺挫伤	9	前臂或小腿离断	8	55~59	3
胸壁不稳定	3	Ⅱ 或 Ⅲ 度开放骨折	4	60~64	5
主动脉破裂	7	软组织大伤口	2	65~69	8
3. 腹部				70~74	13
脾破裂	9			≥75	21
肝脾破裂	13				
严重肝破裂	13				
肠、肠系膜、肾或胰腺损伤	9				

表2-2-4　休克程度的判断

休克程度	失血量（血容量占比）/%	收缩压/mmHg	脉率/（次·min⁻¹）	尿量/（ml·kg⁻¹·h⁻¹）	一般情况
代偿期	<15	正常或稍低	90 左右	开始减少	口渴，神志清楚，皮肤温度和色泽基本正常
轻度	20~29	80~90	100~110	减少，>0.5	口渴，面色苍白，肢端变冷
中度	30~39	60~70	100~120	<0.5	口渴，表情淡漠，四肢发凉，面色苍白
重度	40~49	<50	>120，快而弱	无尿	表情呆滞，皮肤发绀，四肢厥冷
极重度	>50	测不出	难以触及	无尿	神志模糊或昏迷，皮肤湿冷，重度发绀，潮式呼吸

表2-2-5　创伤患者的成分输血与治疗目标

失血量（血容量占比）/%	输注血液成分	治疗目标
<20	液体（晶体液、胶体液即代血浆）	血容量 100%
20~39	红细胞	血红蛋白≥100g/L 或 HCT≥0.35
40~59	红细胞+血浆	STP>52g/L
60~74	红细胞+血浆+凝血因子（或红细胞+新鲜冰冻血浆）	Ⅷ因子 >40% 或 PT、APTT< 正常值 1.5 倍
>75%	红细胞+血浆+凝血因子+血小板（或新鲜全血）	血小板 >50 × 10⁹/L

注：STP. 血清总蛋白；PT. 凝血酶原时间；APTT. 活化部分凝血活酶时间；HCT. 血细胞比容。

六、创伤患者气道风险的评估

通畅的气道、足够的氧供、误吸的预防是创伤患者气道管理的关键。气道阻塞是造成患者窒息或低氧血症而致死的主要原因,显然,对于患者气道的评估和管理是创伤救治中尤为重要的环节,尤其是对于高危气道风险的早期识别和干预。

恰当的气道管理取决于正确的伤情判断,对合并下列情况的患者应高度关注。

1. 面部骨折;

2. 口咽部或咽部有出血、呕吐、分泌物或异物;

3. 喉、声门或气管解剖结构破坏;

4. 颈椎损伤;

5. 张口受限,颈部肌肉挛缩;

6. 伤前疾病所致颈椎固定(如颈椎融合术);

7. 甲颏距离短,或下颌后缩,巨舌,肥胖等。

七、实验室与影像学检查

在创伤患者救治与伤情评估中,影像学检查的作用愈加重要,检查应用时机的前移对及时诊断危及生命的伤情(如气血胸、骨盆骨折、颈椎骨折或脱位、腹腔出血等)提供可靠依据。超声技术的早期应用(甚至在救治现场)成为趋势,如 FAST,对于心脏压塞、腹腔内出血、脏器损伤的早期诊断极为有利。此外,血管造影、尿路显影等技术对创伤的早期评估和及时介入治疗具有独特作用。

血气分析、凝血功能、血乳酸水平、肝肾功能等实验室检测结果,以及中心静脉压、有创动脉压、肺动脉压、心排血量、混合静脉血氧饱和度等血流动力学指标的监测在创伤患者的早期评估和指导治疗中发挥着不可或缺的作用。

育龄期妇女受伤后,应通过腹部触诊或超声,以及实验室检查(人绒毛膜促性腺素),以便及时识别或排除早期妊娠,有利于孕妇和胎儿的救治。

小 结

伤情评估是创伤救治措施正确有效实施的重要环节,始于创伤救治现场并贯穿于整个救治过程。初期快速评估的目的在于确定创伤患者救治的轻重缓急,使重伤患者能获得优先救治;由于创伤对机体损伤的复杂性、不确定性,因此对患者的评估应根据伤情发展进行再评估。

再评估是创伤患者救治过程中为避免初期评估的遗漏和及时发现伤情进行性变化所必需一次或多次实施的重要救治措施之一。目的在于补充和明确诊断,完善救治计划,避免并发症,提高生存率。对伤病员的初期评估与再评估,均应及时、完整地记录。

创伤患者的评估既包括根据临床经验的判断,也包括利用科学的量化指标评定患者损伤程度的方法。在创伤救治过程中及时准确评估和分析伤情,综合判断损伤严重程度及生存可能性,对于制订治疗决策、评价疗效和临床经验总结等具有重要作用。

(葛衡江 陈力勇)

参 考 文 献

［1］付小兵,王正国.创伤基础［M］.武汉:湖北科学技术出版社,2016.

［2］周继红.创伤评分学［M］.北京:科学出版社,2018.

［3］付小兵,王正国,李建贤.中华创伤医学［M］.北京:人民卫生出版社,2013.

［4］范士志,蒋耀光.现代创伤治疗学［M］.北京:人民军医出版社,2009.

第 三 章

创伤患者的病理生理学改变

创伤是临床工作中的常见急症,大部分创伤患者需行手术治疗。麻醉科医师承担着创伤患者早期的复苏治疗,所有操作及处理都会直接影响患者的预后。因此了解和掌握创伤急症后全身及各器官功能的病理生理变化,对创伤患者的复苏救治及围手术期管理十分重要。

第一节 创伤的全身反应

一、体温的变化

严重创伤后低体温事件时常发生,这是机体代谢降低、创伤后抑制期的常见现象,导致机体产生复杂的病理生理变化,也是预后不良的重要标志之一。

（一）导致低体温发生的原因

低体温发生的原因主要包括:①创伤所导致的低体温:其具体机制尚不明确,目前有两种假说,一为"休克代偿假说",认为由休克导致的低血压或低氧血症会使下丘脑体温调节中枢的调定点下移,抑制了一系列耗氧产热活动,为生理性的低体温,是机体对创伤的一种保护机制;而"代谢衰竭假说"则认为由于组织的低灌注、低氧血症等,使机体的代谢能力下降而不能产生足够的热量来维持体温。②麻醉对体温的影响:所有的麻醉药物均可影响机体自主神经的体温调节,以及在不同程度上扩张皮肤血管,增加散热。区域阻滞中,由于阻滞区域内肌肉松弛,热量生成减少,同时该区域内血管扩张,热量丢失增加而导致体温下降。而全身麻醉会导致体温调节阈值改变,冷反应及热反应阈间范围增大,在此范围内,体温随环境的变化而变化。③环境对体温的影响:室温对患者的体温影响较大,尤其是当室温低于21℃时,患者的散热明显增加。④手术及输血输液的影响:术前皮肤消毒,手术过程中使用冷液体冲洗腹腔、胸腔及术野面积大且长时间暴露等均可导致机体大量热量丢失。而术中大量的输血输液未经加温处理时,也将引起体温的下降。成人静脉输入每升常温液体或1U 4~8℃库血,可降低体温约0.25℃。⑤年龄和疾病的影响:老年患者、早产儿及低体重的新生儿、内分泌异常如甲状腺功能降低的患者、大面积烧伤、下丘脑损害的患者等都易发生低体温。

（二）低体温的临床分级

创伤救治的难点问题是"死亡三角"，即凝血障碍、代谢性酸中毒和低体温"死亡三联征"。低体温是创伤死亡的独立危险因素。对创伤患者来说，低体温的存在使其死亡率比普通患者的死亡率要高得多。一般情况下，体温低于 32℃，死亡率约为 21%；而在创伤情况下，体温低于 35℃时，死亡率为 25.5%；体温低于 32℃时，死亡率可达 39.9%~100%。因此，创伤患者低体温的临床分级不同于传统上对于低体温的程度分级，须对传统分级加以修正。创伤患者的低体温程度分级为：轻度低温（体核温度 34~35.9℃），患者自我感觉不舒适，当寒战出现时会加速氧消耗使病情不稳定而进入危险状态；中度低温（体核温度 32~33.9℃），患者生理功能下降，然而早期在数小时内，可通过某些干预措施使体温恢复；重度低温（体核温度低于 32℃），此时机体将完全丧失体温调节能力，只能被动地接受或丢失热量，是一种对生命极具威胁的状态。亦可依据低体温的临床体征，将其划分为 5 级，如表 3-1-1 所示。

表 3-1-1　低体温的临床分级

分级	临床体征	体核温度/℃
I	意识清醒，寒战	32~34.9
II	意识改变，无寒战	28~31.9
III	意识不清	24~27.9
IV	表观死亡状态（无生命体征）	15~23.9
V	因不可逆低温导致死亡	<15

（三）低体温对机体的影响

低体温可降低各器官的氧需氧耗，保护重要脏器，但给机体带来的不利影响，也不容忽视。

1. **对代谢的影响**　在无御寒反应的前提下，低体温可降低机体代谢率，体温每下降 1℃，机体代谢率下降约 5%。尽管低体温时机体对氧的需求降低，但低体温引起的氧输送能力下降及器官血流灌注的减少，均可导致机体组织缺氧、无氧代谢增加，以及乳酸等产物堆积，进一步危害机体的正常代谢。同时，由于酶活性受到低温的影响，还会使某些药物的药代动力学发生改变。

2. **对循环系统的影响**　心血管系统对低体温的早期反应由交感神经介导，表现为心率增快、血压上升。但体温继续下降时，可直接抑制窦房结功能，减慢传导，心肌收缩力下降，舒张功能受损，心率和心排血量下降。同时，由于传导功能异常，易发生心律失常，出现逸搏心率、室性期前收缩、房室传导阻滞等，严重者可发生心室颤动。

3. **对呼吸系统的影响**　随着体温的降低，呼吸频率和潮气量成比例地下降，最终导致呼吸停止。低体温可使支气管扩张，增加解剖无效腔，使氧离曲线左移，血红蛋白与氧的亲和力增高，不利于组织供氧。

4. **对血液系统的影响**　体温的降低导致血管的舒张与收缩变化，使毛细血管静水压升高，血管内液体向组织间隙转移，血浆容量减少，血液浓缩，血细胞比容增加，血流速度减慢，血液黏滞度增加，使血栓发生的可能性增加。另一方面低体温可使血小板、各种凝血因子及纤维蛋白原减少，抑制血小板功能，还能增加肥大细胞释放肝素样物质等，造成凝血功能的紊乱。

5. **对神经系统的影响**　低温可降低中枢神经系统的需氧量和氧耗量。体温每下降 1℃，脑血流量减少约 6.7%，颅内压和静脉压降低约 5.5%。体核温度在 33℃以上时，不影响脑功能；当降至 32℃时，脑电波波幅开始下降,随着体温的进一步降低,脑电波甚至呈一直线;低于28℃时,患者意识丧失;25℃以下时,瞳孔对光反射消失。低体温影响周围神经的传导,导致神经传导速度减慢,但动作电位反而增强,可出现肌张力增高等现象,如肌强直和阵发性肌痉挛。

6. 对内分泌系统的影响 低体温可使体内肾上腺素等儿茶酚胺水平逐渐升高,甲状腺素和促甲状腺素分泌增加,抑制胰岛素分泌,同时外源性的胰岛素的作用也明显受抑制,易导致血糖升高。

7. 对肝功能的影响 低体温时,肝代谢率及肝功能均降低,胆汁分泌减少,肝脏解毒功能降低,对葡萄糖、乳酸和枸橼酸等物质代谢减慢,同时,肝代谢率的降低可增加肝脏对缺氧的耐受能力。

8. 对肾功能的影响 低体温时,肾的有效血流量下降,肾小球滤过率减少,肾小管的分泌和重吸收功能也受到抑制。同时,低体温可延长肾循环的阻断时间,对肾缺血有保护作用。

低体温是创伤患者预后不良的重要标志之一,积极有效地防治低体温有助于提高创伤复苏的质量,改善患者的预后。低体温的治疗分为被动升温和主动升温两种。被动升温是指提供温暖的环境,覆盖暴露部位,使辐射和对流的散热降到最低,防止热量继续丢失,是通过自身的温度调节系统来提高体温。主动升温是指利用一些设施提供热量对流,如压缩空气风毯、循环水加热垫、加温液体、辐射加温等。而关于创伤患者体温管理的具体方案措施等,详见第七章。

二、体液的变化

体液是指以水为溶剂,以电解质和非电解质为溶质的液体。维持体液的电解质、渗透压及酸碱平衡是保持机体内环境相对稳定的重要条件。创伤后的早期反应有助于机体体液的保存,如交感神经兴奋和应激反应导致血管收缩,有利于减少血液的丢失,而疼痛、血压下降等刺激可通过下丘脑自主神经中枢,导致抗利尿激素、醛固酮、皮质醇等分泌增加,造成机体的水钠潴留,对维持创伤患者的血容量、组织液和细胞内液量等有积极的意义。但创伤后机体的体液分布会发生异常,主要表现为细胞外液的增加,并随创伤程度的加重或伴有感染而加重,这主要与创伤后细胞膜通透性增加有关,同时创伤使大量功能性细胞外液进入新形成的急性分隔性水肿间隙,即第三间隙。大量的功能性细胞外液转移成为非功能性细胞外液时,功能性细胞外液的减少导致有效循环血容量减少,可直接影响血流动力学的稳定。潴留的液体可存在于创伤局部的组织间隙、胸腹腔、肠管内及受伤失去功能的细胞等处,成分与细胞外液相近。因此,虽然水钠潴留,出现局部或全身的水肿,机体仍处于低血容量状态。但在创伤48h后,第三间隙的体液可被重吸收,此时补液量应作出适当的调整。

由于严重创伤的患者常伴有不同程度的失血或低血容量休克等,会严重影响机体通过有氧代谢途径获得能量来源,同时也会使肾脏对代谢废物的排泄及再生碳酸氢根离子的功能受损,机体常出现不同程度的代谢性酸中毒。

创伤导致大面积肌肉组织缺血缺氧坏死时,大量的钾离子会从细胞内溢出,肌细胞的破坏使细胞内的钾离子进入细胞外液,同时由于其通常伴有肾功能损害,导致排钾困难,升高的钾离子不能被排出体外,从而使血钾浓度迅速升高。

三、血糖的变化

机体创伤后常出现高血糖,其主要原因为机体的应激反应,也称为应激性高血糖。应激性高血糖发生的机制主要包括激素作用、细胞因子及胰岛素抵抗。当机体受到创伤,特别是严重多发伤时,大量的蛋白质丢失,能量消耗迅速增加。同时,由于有效循环血容量的降低和周围血管收缩,导致组织缺氧,耗能途径异常,机体多处于负氮平衡状态。为了满足机体的需要,下丘脑-垂体-肾上腺皮质系统和交感-肾上腺髓质系统被激活,使糖皮质激素、儿茶酚胺、生长激素、胰高血糖素等激素分泌明显增多,促进糖原分解,糖异生加强。同时,外周组织对糖的利用率下降,导致血糖升高。一些细胞因子的释放和胰岛素抵抗也是导致应激性高血糖的重要原因。研究显示,高血糖可以影响巨噬细胞和中性粒细胞的趋化性和吞噬功能,引起或加重患者的感染;高血糖也可造成机体的代谢功能和器官功能损害,而血糖的急剧升高还会导致酮症酸中毒或高渗性昏迷,加剧病情的恶化。创伤后血糖的升高与损伤的严重程度存在明显的相关性,对于创伤患者,伤后应监测血糖情况,重视血糖明显增高的患者,密切观察,及时恰当地治疗,以降低病死率。

四、蛋白质的变化

轻度创伤时蛋白质的分解率变化不大,但合成率下降。中至重度创伤时,蛋白质的合成率减慢,分解率明显加快,机体呈负氮平衡状态。创伤后机体的骨骼肌、胃肠肌等组织蛋白分解所释放出的氨基酸,一部分用于创伤组织的修复,一部分分解或氧化产热供能,其余进入肝脏,进行糖异生。而在创伤应激急性期,由于肝脏蛋白质的合成代谢,即使总蛋白和肌肉蛋白的合成率下降或分解率增高,也不一定影响白蛋白的合成率,甚至其合成率是升高的。

五、免疫的变化

创伤对机体的免疫影响存在两个阶段,早期为局部的炎症反应蔓延至全身炎症反应,即由于损伤组织、异物和感染等因素激活了补体系统、免疫细胞和其他基质细胞如血管上皮细胞,引发了局部组织修复、局部和全身的防御反应,在此过程中产生的细胞因子和代谢产物,可增强机体的抵抗力。但是,失控或过度激活的防御反应所释放的大量细胞因子等炎症介质,可引起强烈的全身性炎症反应,临床上称为全身炎症反应综合征(systemic inflammatory response syndrome,SIRS)。后期 SIRS 进一步发展,可导致多器官功能障碍综合征(multiple organ dysfunction syndrome,MODS),机体免疫功能受到抑制,易发生继发性感染和脓毒症,这也是创伤后期死亡的主要原因之一。

创伤所导致的非特异性免疫反应主要通过以下几种途径来实现。首先,创伤所导致的组织损伤等激活细胞膜磷脂酶 A_2,细胞膜磷脂在其作用下,生成前列腺素(prostaglandin,PG)、白三烯(leukotrienes,LT)、血小板激活因子(platelet-activating factor,PAF)等炎症介质。在这些趋化因子的作用下中性粒细胞和单核巨噬细胞会在病灶周围聚集活化。中性粒细胞可黏附于血管内皮细胞并与其相互作用,释放氧自由基、花生四烯酸代谢产物、蛋白酶和溶酶体酶等,引起微血栓、血管通透性增加和水肿。单核巨噬细胞既有免疫调节及抗炎作用,又有致炎作用,除产生上述炎症介质外,还释放出肿瘤坏死因子、白细胞介素-1(interleukin,IL-1)、IL-6、IL-8、干扰素、集落刺激因子等细胞因子,通过自分泌和旁分泌的形式作用于自身细胞和邻近细胞发挥生物学效应。这些细胞因子的适量释放对机体有利,如果产生过多则会引起过度的全身炎症反应,损伤机体的组织、细胞,降低免疫功能。同时,损伤的组织和病原微生物等可通过激活补体系统,产生细胞裂解和促进吞噬作用来抵抗微生物入侵。而在此过程中所产生的活性补体片段,也具有炎性介质的作用,可引起血管扩张、毛细血管通透性增加。创伤可导致局部损伤组织的炎症反应,炎性介质释放入血时则引起全身性的炎症反应。

创伤不仅会导致机体产生炎性介质,还可释放抗炎介质(IL-10)产生抗炎反应,有助于控制炎症,恢复内环境稳定。但其过量释放,则会引起免疫功能的降低,称为代偿性抗炎反应综合征。

当创伤合并或继发感染时,病原菌及其毒素还会激活由淋巴细胞介导的特异性免疫应答。创伤对于特异性免疫应答的影响主要表现为应激导致的原本完整的抗原呈递细胞与 T 细胞互相作用的中断,这会对单核细胞的监督功能及 T 细胞功能产生重大的影响。此外,创伤引起的广泛组织破坏、刺激等都可以导致单核细胞过度激活,单核细胞过度激活后迅速产生和释放一种强大的内源性促炎介质——前列腺素 E_2。前列腺素 E_2 会抑制 T 细胞的有丝分裂和 IL-2 的生成,对 IL-2 受体的表达和 B 细胞抗体合成数量有巨大的影响。同时,前列腺素 E_2 还是诱导 Th1 细胞向 Th2 细胞方向分化的重要辅助因子。

总之,创伤对患者免疫状态的影响并不是一成不变的,不同时间、不同程度的创伤对不同患者所造成的影响也不一样,且目前对创伤后免疫紊乱的发生机制及介导过程的认识还存在不足,还有待于进一步的研究及探索。

第二节　创伤后各系统的变化

一、中枢神经系统

创伤属于一种劣性应激,可引起中枢神经系统(central nervous system,CNS)出现神经传导、神经递质和神经内分泌等方面的持续性改变。临床研究发现,创伤患者下丘脑释放的促肾上腺皮质激素释放激素(corticotropin releasing hormone,CRH)水平升高。CRH 受体在大脑内表达十分丰富,分为 CRH_1 和 CRH_2 两种受体亚型,其中 CRH_1 在脑内表达丰富,主要分布在前额叶皮层、杏仁核、海马以及扣带回皮质。适当的 CRH 增多可促进适应,使机体兴奋或有愉悦感,但大量的 CRH 增加,特别是慢性持续增加则造成适应机制的障碍,出现焦虑、抑郁、食欲和性欲减退等。

创伤患者可出现血浆中皮质酮平均水平降低,淋巴细胞内糖皮质激素(glucocorticoid,GC)受体数目增加等。低皮质酮水平可以提高交感神经活动,促进学习能力,在创伤后增加了对创伤事件的记忆力,并且伴有强烈的主观痛苦感;而糖皮质激素的作用增加可以调节神经的可塑性、参与去甲肾上腺素(norepinephrine,NE)、5-羟色胺(5-hydroxytryptamine,5-HT)等神经递质之间的平衡,GC 的增高还能与 NE 能神经元的激活同时发生,可以增强情感性记忆的编码和巩固。

研究表明,创伤后患者大脑中单胺递质的水平明显异常。大脑中 5-HT 与 5-HT2A 受体结合可以引起焦虑,创伤引起的刺激可以致海马、杏仁核以及下丘脑 5-HT2A 受体表达升高,5-HT2A 受体拮抗剂在天敌应激模型中具有明显的改善效应。临床研究也显示,5-HT2A 受体拮抗剂对于创伤后应激障碍(post-traumatic stress disorder,PTSD)患者具有明显的改善作用。这些都表明在创伤后患者中,5-HT 递质发挥了重要的作用。脑干蓝斑区的去甲肾上腺素能神经元激活性和反应性增高,该脑区的酪氨酸羟化酶活性升高,使得下丘脑、杏仁体和海马区的去甲肾上腺素水平升高,进而导致焦虑、害怕和愤怒等情绪反应;PTSD 患者血浆中的多巴胺水平与疾病严重程度呈正相关,对 PTSD 患者的解剖学研究表明多巴胺 D_1 和 D_2 受体在杏仁核中均有高表达。

创伤后的应激状态可以导致机体交感神经系统兴奋,引起血浆中儿茶酚胺的含量上升。研究表明,动物反复经历休克后,酪氨酸羟化酶以及突触肾上腺素的含量均会增加,由于此类原因以及其他的适应性,反复应激的动物对以后的应激源表现出过度的儿茶酚胺反应性,这种过度的反应通常会在新的应激源刺激下产生。

谷氨酸是大脑内重要的兴奋性神经递质,可以引起脑内大部分兴奋过程的突触传递。谷氨酸在创伤后可以迅速释放,不但可以引起皮质和皮质下信息传递,对应激和危险产生相应的反应,而且还可以调节下丘脑-垂体-肾上腺皮质系统(HPA轴)并发挥其作用。谷氨酸受体亚型N-甲基-D-天(门)冬氨酸(N-Methyl-D-Aspartate,NMDA)受体的激活可以引起钙内流,导致突触后神经可塑性发生改变,谷氨酸水平的升高也可以引起海马结构的损伤,这些都是创伤后引起记忆巩固的分子机制。此外,谷氨酸能神经元过度激活能导致细胞内钙变化以及兴奋毒性,甚至细胞死亡,而调节性 γ-氨基丁酸的残留也会对组织造成损害。

上述神经递质及其受体长期的活性异常,将会导致PTSD。虽然确切机制尚无定论,但是大量的研究表明,PTSD与上述分子机制有关,是一种异常威胁或灾难性心理创伤导致的延迟性和长期存在的精神障碍。PTSD主要表现为易激惹、病理性重现、警觉性增高和回避,对患者的生理、心理造成严重影响,使其工作能力丧失、家庭及社会能力缺陷,甚至导致自杀,是创伤后对于中枢系统影响的重要方面。

创伤还会导致机体神经内分泌系统产生一系列改变,主要包括交感-肾上腺髓质系统和下丘脑-垂体-肾上腺皮质系统,从而导致机体产生功能代谢方面的变化。

首先,交感-肾上腺髓质系统的激活,是创伤后重要的机体反应之一。恐惧、损伤、疼痛以及失血等可引起交感神经的强烈兴奋,交感神经纤维末梢释放去甲肾上腺素增多,引起肾上腺髓质释放肾上腺素及去甲肾上腺素增多,从而在以下方面引起机体的变化:①引起心率增快、心肌收缩力增强以及外周阻力的增加,从而引起心排血量的增加和血压的增高;②皮肤、肾脏以及腹腔脏器等的血管收缩,而脑血管无明显变化,冠状动脉及骨骼肌血管扩张,造成循环血流重新分布,保证心、脑等重要器官的血液供给,使组织供血更合理;③使呼吸增快、支气管扩张,潮气量增大,有利于改善肺泡通气,以保证血液供氧充足;④促进糖原及脂肪分解,机体血糖和游离脂肪酸含量增多,使之满足机体组织增加的能量需要;⑤促进促肾上腺皮质激素、糖皮质激素、甲状腺素、胰高血糖素、生长激素以及肾素的分泌,抑制胰岛素分泌。上述作用能使机体处于紧急动员状态,有利于应对创伤引起的机体损伤,但是强烈的兴奋反而能造成机体能量的大量消耗和组织降解,引起血管痉挛、促进血小板聚集,导致重要器官比如心脏的缺血坏死以及致死性心律失常。

创伤后的恐惧、损伤、疼痛以及失血等刺激信号都可以通过传入神经系统引起下丘脑分泌大量的CRH,CRH能引起腺垂体分泌促肾上腺皮质激素(adrenocorticotropic hormone,ACTH)增加,从而使肾上腺皮质分泌糖皮质激素增加,而糖皮质激素可能通过以下机制在机体抵抗恶劣应激中发挥非常重要的作用:①促进脂肪和蛋白质的分解,增加糖异生,使血糖升高,以保证重要器官的能量供应;②保证儿茶酚胺、胰高血糖素和生长激素的正常作用,被称为GC的允许作用。使得代谢反应得以进行,以及保证正常血压和循环功能的维持;③稳定溶酶体膜,防止或减轻溶酶体酶对组织的损害;④抑制中性粒细胞的活化,抑制炎症介质和细胞因子的生成,从而减轻炎症反应,抑制免疫反应;⑤改善心血管系统功能、维持有效血容量、降低肾小球入球血管阻力从而增加肾小球滤过率。

但是GC的大量分泌也会引起机体的不良反应:①明显抑制机体免疫系统功能,易发生感染;②引起血脂升高、血糖升高,引起胰岛素抵抗;③抑制性腺轴及甲状腺轴,导致性功能减退及内分泌紊乱,尤其对儿童可导致生长发育的迟缓。

此外,创伤还可引起生长激素、抗利尿激素、β-内啡肽、甲状腺素、胰高血糖素和胰岛素以及肾素-血管紧张素-醛固酮系统(renin-angiotensin-aldosterone system,RAAS)的变化,引起一系列代谢、循环、免疫系统的改变。

二、心血管系统

创伤后,机体有效血容量下降,引发交感-肾上腺素反应,导致心率增快、心肌收缩力增加,心排血量和血压可以相对维持在正常水平。此外,机体还可以通过全身血液的重新分配,保证心、脑等重要器官的灌注。当创伤合并大出血时,由于血容量不能维持平衡,前负荷降低,心排血量减少。在麻醉期间,由于麻醉药物对心脏的抑制,加剧了心排血量的减少,这些都易增加患者发生休克的可能性,引发心力衰竭。产生的机制可能与下列因素有关:①交感神经兴奋引起心率加快,心室舒张期时间缩短,冠状动脉的灌注时间减少,使心肌供血不足;心肌收缩力增强引起心肌耗氧量增加,加重心肌缺氧,最终导致心肌收缩力下降引起心力衰竭;②创伤后引起的休克常常出现代谢性酸中毒和高钾血症,增多的 H^+ 影响心肌兴奋-收缩耦联使心肌收缩力减弱,高钾血症易引起严重的心律失常,导致心力衰竭;③炎症介质增多易引起心肌细胞的损伤;④细菌及内毒素移位造成内毒素血症,可以直接或者间接地损伤心肌细胞,抑制心脏收缩和舒张;⑤并发弥散性血管内凝血(disseminated intravascular coagulation,DIC)时,多发的微血栓可以导致局灶性坏死,加重心脏功能不全。此外,大量儿茶酚胺的释放可以通过钙超载、自由基释放增多以及降低室颤阈值等机制加重心脏和循环功能障碍,导致心力衰竭。

三、呼吸系统

创伤后机体交感神经兴奋,儿茶酚胺分泌增多,使得支气管扩张,呼吸增快,潮气量增大,从而改善肺泡通气,以代偿创伤后机体组织需氧量的增加以及由于循环血量下降导致的供氧不足。而严重创伤后还会引起全身炎症反应综合征,引起远隔器官损伤,而肺部损伤是创伤后常见的并发症之一,并且是 MODS 中通常最早受到损伤的器官之一。2005 年美国学者曾对 1 344 例创伤后可能并发 MODS 的患者进行前瞻性研究,发现发生 MODS 的患者中有 94% 发生了肺功能障碍,并且肺功能障碍的发生时间平均较其他器官出现得早。研究认为,肺功能的损害可能在促进炎症损害及 MODS 的发展过程中发挥了重要作用,其严重程度决定了心、肝、肾等器官功能障碍以及发生功能障碍的脏器系统数量。肺部之所以易受到损伤主要由于:①与体循环相比,肺循环属于低压系统,毛细血管灌注压低,分支少;②作为全身静脉的滤过器,全身组织所释放的代谢物质、活性物质都要经过肺,从而会被滞留于肺中。大量研究表明,创伤后急性肺损伤可能与 SIRS 中的炎症因子及炎症介质、缺血再灌注损伤以及肠道损害有关。

多形核中性粒细胞(polymorphonuclear neutrophils,PMNs)是创伤后急性肺损伤(acute lung injury,ALI)炎症反应中的重要介质。PMNs 是机体发挥正常免疫功能和防御机制的关键物质,在创伤的情况下,PMNs 可以通过趋化、游走渗入到受伤组织中,通过释放氧自由基和溶酶体酶杀伤病原体或清除坏死组织。当创伤严重时,机体释放大量的炎性细胞因子(包括 TNF-α、IL-1、IL-6 及 IL-8 等),刺激 PMNs 和血管内皮细胞表面黏附分子表达增加,并趋化白细胞大量聚集及活化,在表面黏附分子的作用下,白细胞滚动、贴壁、游走及渗出,并产生大量的过氧化物、水解酶及其他代谢产物损伤病原体及局部组织。正常情况下,PMNs 应通过选择素及整合素与受伤组织局部血管内皮进行选择性黏附。但在严重创伤过程中,PMNs 的选择性黏附出现紊乱,已被激活的白细胞被血流带到非炎症组织中,特别是肺中,与其内皮细胞发生黏附、游走,并进入组织中,通过释放大量的氧自由基、前列腺素等,损伤肺内微血管内皮细胞,使得毛细血管内皮完整性遭到破坏,血管通透性增加,引起组织肺泡水肿。而在血管外,PMNs释放组织蛋白酶以及弹性蛋白酶破坏肺泡表面活性物质,引起肺泡塌陷,顺应性降低,弥散功能障碍,肺泡通气/血流比例失调,引起血氧下降及呼吸困难。此外,PMNs的黏附可以引起血流减慢,继而聚集更多的白细胞,引起肺部微血管阻塞。以上均导致肺功能障碍,严重者可引起急性呼吸窘迫综合征(acute respiratory distress syndrome, ARDS)。

在创伤后特别是创伤性休克引起的全身血流重新分布时,脑与心脏、肌肉组织的血流不变或增加,肺部的血流相对减少,重新恢复血流时引起的缺血再灌注损伤也是创伤后急性肺损伤的重要机制。缺血再灌注过程中产生大量的氧自由基,同时,由于组织清除氧自由基的能力减弱,使得氧自由基迅速攻击生物细胞膜的脂类、糖、蛋白质等成分,以及溶酶体和核酸,使得细胞膜通透性增加、蛋白质变性、线粒体功能障碍,引起细胞坏死及凋亡,对肺损伤产生重要的影响。

研究表明,肠道在创伤后肺部损伤中起了非常重要的作用。肠内细菌移位和肠内毒素进入循环系统目前被认为是其主要机制之一。过去认为肠内细菌及炎症介质和毒素主要是经过门静脉系统进入体内,但是,曾有研究在创伤患者门静脉血中并未发现内毒素及细菌。后来,经过大量研究发现其损伤机制可能主要是细菌及毒素经过肠淋巴到达肺等远隔器官完成的,在结扎淋巴管后远隔器官肺损伤也相应减少,这些都说明肠道损伤及细菌和内毒素移位在肺损伤中有着重要的作用。

四、消化系统

肠道是对创伤最敏感的器官,在创伤失血后肠道是最早发生缺血而又最晚恢复的器官。不仅如此,肠道对缺血缺氧最为敏感,因此在创伤后胃肠道最容易受到损害。此外,肠道是体内最大的贮菌库,并且有丰富的肠道淋巴系统,是重要的免疫器官,因此肠道是MODS发生发展的中心器官。创伤后肠道的结构及功能受到损害,其中肠道黏膜屏障的损害尤为突出,主要机制如下:①缺血缺氧的损害:正常情况下,流经胃肠黏膜和肠绒毛的血流量分别占胃肠道血流的80%和60%,而小肠黏膜绒毛的微动静脉间存在逆流氧交换机制,其顶端血氧含量大大低于动脉血氧含量,创伤时,由于交感-肾上腺髓质系统兴奋及血容量不足,全身血流重新分布,胃肠道的血流明显减少,使得胃肠道黏膜的氧供进一步减少,肠黏膜上皮细胞的有氧代谢障碍,ATP生成减少,离子泵的功能减弱,造成细胞内水钠潴留,引起细胞水肿、坏死及脱落,从而形成肠黏膜糜烂甚至溃疡;此外,上皮细胞无氧酵解增强,局部酸性产物增多造成局部酸中毒,黏膜缺血使得产生的前列腺素和上皮生长因子减少,这些都引起并加重肠道黏膜屏障损害。②缺血-再灌注损伤:肠道是缺血最早而恢复最晚的器官,因此缺血时间长,在血流恢复时容易受到缺血-再灌注损害。而缺血-再灌注损伤的机制主要通过自由基的大量产生、钙超载以及白细胞大量聚集活化完成的。表现为广泛上皮与绒毛分离,大量中性粒细胞浸润,固有层破损,肠壁毛细血管通透性增高,肠黏膜损伤加重,肠壁出血及溃疡形成。③炎症细胞活化及炎症介质释放:创伤后,机体内炎症细胞大量激活,并引起包括TNF-α、IL、干扰素、二十烷炎症介质、血小板激活因子以及血管活性胺在内的炎症介质的大量释放,肠道拥有丰富的淋巴系统,创伤后由肠道免疫淋巴细胞释放出大量的炎症介质,其中血小板激活因子、肿瘤坏死因子及干扰素等都能引起肠道黏膜屏障损害,其中血小板激活因子能增加血管通透性,造成黏膜下层和固有层广泛水肿,激活中性粒细胞并介导其对肠黏膜造成损害,在炎症反应中发挥了重要的作用。④内毒素:内毒素是肠道革兰氏阴性菌细胞壁外膜上的一种复合物,其中脂多糖(lipopolysaccharide,LPS)是其主要的致病部分。创伤后,肠道内环境紊乱,LPS从细菌细胞壁上脱落下来,成为游离的LPS,在机体免疫力下降的情况下,大量的内毒素可以引起肠系膜血流量减少、黏膜下水肿、上皮细胞坏死、肠黏膜通透性增加,从而使肠黏膜破坏,并引起细菌及内毒素移位进入体循环中,引起SIRS及MODS。上述机制在创伤后不仅可以引起肠道机械性黏膜破坏,导致黏膜水肿、坏死及上皮细胞脱落,造成糜烂、溃疡,而且还造成肠道免疫功能紊乱,使得T细胞活性下降,分化繁殖能力降低,B细胞反应能力低下,巨噬细胞抗原递呈能力受损,分泌型IgA分泌减少,抑制细菌生长及移位的炎症介质和细胞因子分泌减弱。机械屏障和免疫屏障的减弱,引起肠腔内菌群失调,需氧菌及兼性需氧菌生长旺盛,释放大量内毒素,并且引起细菌及内毒素移位进入循环中,引起全身脓毒症及SIRS,并可引起T细胞、B细胞的全面抑制,严重者甚至引起休克和多器官功能衰竭综合征(multiple organ failure syndrome,MOFS)。上述机制、低钾血症以及交感神经兴奋等,可以抑制胃肠道平滑肌的收缩,引起腹胀、腹痛,更加重了细菌和内毒素移位,引起恶性循环。

创伤后肝脏会发生一系列的代谢反应和防御反应,抑制蛋白酶的作用、减轻组织损伤、抵抗致病微生物侵袭以及清除有害物质和促进损伤细胞修复。但肝脏在创伤后也非常容易受到损害并影响肝功能。创伤后全身血流重新分布,肝脏内的血流量减少,导致肝脏缺血缺氧,而肠黏膜屏障受损后,细菌及内毒素经过门静脉血流可流入到肝脏中,一方面造成肝实质细胞损害,引起肝细胞坏死及凋亡,加重肝脏损害;另一方面,影响肝库普弗细胞代谢,使库普弗细胞表达释放IL-1、TNF-α等炎性介质,进一步加重肝脏损伤,使得肝脏清除毒素的能力减弱,蛋白合成能力下降,这又导致机体免疫系统损害而进一步加重内毒素和细菌对肝脏及机体其他器官的损害,造成恶性循环。

五、泌尿系统

创伤后早期,肾小管上皮细胞并没有发生缺血性坏死,而由于多种因素,导致功能性肾功能不足。主要机制有:①血容量不足引起交感神经兴奋,循环儿茶酚胺增多,引起肾小动脉收缩,导致肾缺血以及肾小球滤过率降低。②肾缺血激活了RAAS,使得血管紧张素Ⅱ增加,血管紧张素Ⅱ作用于肾小动脉,使动脉收缩,肾血流量进一步减少,导致尿量减少。③醛固酮释放的增多以及抗利尿激素分泌的增高,使肾小管对钠水重吸收增加,尿量进一步减少。一般来说,尿量会由于创伤后的液体补给、高血糖症、高渗性药物的使用而增多,肾灌注如果及时恢复,可以使肾功能及时恢复,如果肾损害持续,就会导致肾小管缺血性坏死,引起器质性肾功能衰竭。

六、凝血与纤溶系统

创伤后,特别是严重创伤后,非控制性的出血往往是创伤后死亡的常见原因,也是入院后48h及手术后早期死亡的重要原因。创伤患者由于大出血、组织损伤、感染、应激等原因,导致机体凝血和纤溶系统的异常改变,引起凝血功能异常,引起创伤性凝血病,严重创伤后甚至还会引起DIC。创伤性凝血病的发病机制涉及多个因素,包含了凝血系统的各个方面,包括纤维蛋白生成的激活和/或功能障碍、血管内皮细胞损伤、血小板激活以及抗凝和纤溶途径对血凝块的稳定性的影响。相关机制主要是六个方面:组织损伤、酸中毒、休克、血液稀释、低体温以及炎症反应。

(一)组织损伤

组织损伤后,局部血管内皮破损,内皮下的Ⅲ型胶原蛋白和组织因子暴露,组织因子释放入血,和因子Ⅶa形成因子Ⅶa-组织因子复合物,激活因子Ⅹ生成因子Ⅹa,与血管性血友病因子(von Willebrand factor, vWF)、血小板和因子Ⅶa一起启动外源性凝血系统;血管内皮细胞破损,导致胶原纤维、糖蛋白或其他结缔组织成分激活凝血因子Ⅻ,继而启动内源性凝血系统。内外源凝血系统形成的凝血酶原复合物激活凝血酶原转化为凝血酶,使纤维蛋白原转变为纤维蛋白,加上血小板聚集黏附增多,共同介导止血作用。组织损伤和凝血系统的激活也激活了纤溶系统,组织型纤溶酶原激活物(tissue-type plasminogen activator,t-PA)释放增多,对纤溶酶原的亲和力增加,使得纤溶酶产生增多,纤溶酶对Ⅱ、Ⅴ、Ⅷ、Ⅹ等凝血因子降解作用增强,联合纤维蛋白降解产物的抗凝作用,使得机体多发性出血倾向增加,加之高凝状态消耗了大量的血小板和凝血因子,使得机体处于凝血障碍状态。

（二）酸中毒

创伤后患者处于组织低灌注状态,组织细胞由于供氧不足,无氧代谢较前明显增强,导致乳酸等代谢产物蓄积,导致代谢性酸中毒。酸中毒不仅可以损害蛋白酶的功能,而且还使各种凝血因子的活性降低,甚至酸中毒也促进了纤维蛋白原的降解,这都使机体处于低凝状态。

（三）休克

凝血病的发生程度和组织灌注不足所导致的休克严重程度之间存在明显的相关性,休克可能是诱发创伤早期凝血病的关键因素。休克时组织处于低灌注状态,内皮细胞释放血栓调节蛋白增多,与凝血酶结合抑制其凝血功能,同时激活蛋白C而抑制凝血因子Ⅴ、Ⅷ的功能,使机体抗凝活性增强。休克似乎可以使凝血系统转变成相对抗凝和纤溶亢进状态,凝血功能的紊乱进一步加重了患者多发性出血的倾向。

（四）血液稀释

凝血因子稀释是引起凝血病的一个主要原因。创伤性患者因出血及凝血消耗了大量的凝血因子和血小板,液体复苏时输注大量的晶体液、胶体液和其他血液制品导致余下的凝血因子和血小板稀释而加重凝血障碍。晶体液、胶体液以及浓缩红细胞都对凝血因子的稀释造成重要的影响。其中羟乙基淀粉溶液还具有干扰血小板功能和影响纤维蛋白交联的作用,通过对Ⅷ因子与vWF的相互作用影响内源性凝血系统,影响血小板的黏附和聚集。

（五）低体温

创伤患者由于失血、产热下降、肢体暴露、大量输注无加温液体、环境低温以及手术等多种内在或医源性因素引起低体温。低体温可以影响凝血过程:降低血小板活性,抑制血小板的激活和黏附,导致可逆性血小板在肝脾的聚集,还通过减少血栓素 B_2 的生成和血小板表面分子的表达直接影响血小板功能;减慢各种凝血因子酶的代谢率;影响纤溶系统,破坏纤溶酶原激活抑制剂等血凝块溶解抑制因子。

（六）炎症反应

凝血反应与炎症反应之间有着很强的内在联系,血管内皮细胞是炎症反应和凝血过程共同的介质。活化的凝血酶能通过细胞表面跨膜蛋白受体和补体的直接激活诱导炎症反应,脱颗粒的血小板也可以释放脂质介质产生免疫应答。炎症激活也可以导致凝血功能紊乱,炎症反应可以导致内皮细胞损伤,通过血栓调节蛋白-蛋白C通路等反应激活抗凝系统,导致机体凝血系统障碍。

凝血病的发生可以导致机体多发出血倾向,若不及时纠正,严重创伤下机体的持续凝血功能障碍将会导致DIC,引发多器官功能衰竭。

第三节　创伤后机体病理生理改变对麻醉的影响

一、血容量改变对麻醉的影响

对于严重创伤的患者身体多处外伤,或伴有内脏出血、穿孔等,使大量的细胞外液及血液积存于创伤部位或丢失,造成全身循环容量严重缺失,甚至导致机体出现低血容量休克,此时,患者常难以耐受麻醉药物对循环的抑制及对交感神经代偿作用的干扰,但同时,低血容量休克本身的病理生理改变又会显著地影响麻醉药物的药理作用及代谢。

对于吸入麻醉药物,低血容量休克的患者对其需要浓度降低,但摄取率却较正常人更快。这是由于心排血量的减少,使肺血流从肺泡中运走麻醉气体的速度减慢,而通气量却相对增加,能迅速使肺泡内药物的浓度取得平衡,从而更快地增加吸入麻醉药在肺泡内浓度上升的速度。而患者肌肉灌注血流的减少,会使血液中麻醉药物的浓度也更快地升高。此外,心排血量进入脑血管内血流的比例增高,相对地向脑组织提供更多的麻醉药物。

同样,由于血容量的不足,静脉麻醉药物的药效作用增强,在使用同一剂量的静脉麻醉药物时,更容易导致心肌功能的抑制,因为药物注入较少的循环血容量内,会产生较高的浓度,又因灌注至肌肉、肝及肾脏的血流减少,使血流再分布速度减慢及代谢率降低,使麻醉药物存留在血液中的浓度增高,时间延长。同时,当心排血量减少时脑血流仍能维持原状,使脑内麻醉药物剂量相对较高。因此,在使用静脉麻醉药物进行快速诱导时,更需要谨慎。依托咪酯通常用于血流动力学不稳定患者的诱导,因其对交感神经和压力感受器没有明显影响,但也需要注意其推注速度及剂量。氯胺酮具有循环兴奋作用,静脉注射后,大部分患者的动脉压均有不同程度的升高,但由于氯胺酮兴奋循环主要是通过兴奋交感神经作用,增加内源性儿茶酚胺,而对心脏本身有负性肌力作用,因此对于交感神经反应已经削弱的患者,会显示出循环抑制的效应。临床上已经有报道其用于低血容量休克的患者后,发生严重的循环抑制与心搏骤停,因此是否使用,也应根据患者的具体情况进行权衡。

在严重创伤患者的手术中,合理地使用肌松药,可以使麻醉保持在较浅的水平,从而减轻全身麻醉药物对循环的影响,且更利于术野的暴露,使手术顺利进行。在低血容量休克时,由于患者的循环功能受损,肝肾功能等都会受到一定程度的影响,而肌松药的选择和剂量也需要进行适当的调整。琥珀胆碱对循环影响小,是进行快诱导气管插管时常用的药物,但它会使钾离子从细胞内溢出,导致不同程度的血钾增高。对于大范围组织损伤、大块肌肉坏死变性、严重创伤合并肾功能不全的患者,应警惕高钾血症,对于已有高钾血症的患者,应避免使用琥珀胆碱。宜选用罗库溴铵、维库溴铵、顺式阿曲库铵等非去极化肌松药,这类药物不阻断交感神经节,不释放组胺,对心血管影响轻微,诱导和维持均可使用,但使用剂量应酌情减少。

二、体温改变对麻醉的影响

低体温在影响全身各重要器官功能的同时,也会影响麻醉药物的代谢,这主要是由于与药物代谢相关酶的活性对温度十分敏感。低体温可直接抑制肝酶的活性,使药物代谢减慢,依靠这些器官清除的药物可能会蓄积。如维库溴铵在34℃时的作用时间为37℃时的2倍,但浅低温不影响新斯的明对其的拮抗作用。顺式阿曲库铵对体核温度的依赖较少,体核温度下降3℃,作用时效仅增加60%。

低体温会降低静脉麻醉药物的清除率,如低体温能增加丙泊酚的血浆浓度,在持续泵注丙泊酚期间,体温降低 3℃的患者其血浆浓度比正常体温患者高约 30%,导致苏醒延迟。而温度每下降 1℃时,芬太尼稳态血浆浓度升高约 5%。

同时,低体温会增加吸入性麻醉药物的组织溶解度,在血中吸入麻醉药分压一定时,低于正常的体温会增加体内的麻醉药含量,使恢复时间延长。

在苏醒的过程中,随着麻醉药物作用的消除,患者的温度调节机制将逐渐恢复正常,但是,由于术中热负平衡的积累及残余麻醉药物的作用,轻度低体温的患者需要几个小时才能使温度恢复正常,而低体温会进一步导致药物的代谢变慢,从而使麻醉的恢复期明显延长。

必须指出,低体温还可损害创伤手术患者机体多个系统,如引起术后感染增加,凝血、纤溶系统失衡以及严重酸中毒等。

三、各重要生命器官功能受损对麻醉的影响

机体受到严重创伤时,由于创伤本身的影响或休克、感染等因素导致的各脏器功能障碍,如严重的颅脑损伤、心肺功能的损害、肝功能障碍、急性肾功能衰竭等,均会对麻醉方式的选择及管理造成一定的影响。颅脑、心肺功能损害患者麻醉注意事项详见本书第十二、十六、十七章,本章节着重阐述肝肾功能障碍对麻醉的影响。

肝脏是维持机体生命活动、进行物质代谢和能量代谢的重要器官,也是对有毒物质和药物进行生物转化和排泄的重要场所,创伤时肝脏的损伤、休克、感染等因素均可造成肝功能障碍。此类患者在麻醉过程中要特别注意肝功能的维护,须维持血流动力学稳定、尽可能保持有效的肝脏血流和保证氧供氧耗平衡,了解肝功能障碍时麻醉药物在体内代谢过程的改变,同时尽量避免麻醉药物及麻醉操作对肝脏功能造成影响,不进一步加重肝功能的损害。首先,在麻醉方式的选择上,应根据手术的类型、患者的全身情况以及肝功能的状况等进行全面考虑。由于麻醉药物不同程度地在肝脏完成分解代谢,所以肝功能损害的患者的麻醉应在满足手术要求的前提下,尽可能选择简单、对肝脏功能和循环干扰小的麻醉方法。而在麻醉药物的选择上,应尽可能选用肝毒性较低、非经肝脏代谢、作用时间短、苏醒快的短时效麻醉药物。酯类局部麻醉药的酯键水解需要血浆丁酰胆碱酯酶,肝功能损害的患者血浆丁酰胆碱酯酶的合成减少,而酰胺类局部麻醉药在肝微粒体内氧化代谢,该类患者更容易发生局部麻醉药中毒,在使用时应酌情减少剂量。常用的静脉麻醉药物中,丙泊酚不仅无明显的肝脏损害作用,且本身为一种外源性抗氧化药,对肝脏缺血再灌注损伤具有一定的保护作用。因此,丙泊酚可作为肝功能障碍患者手术麻醉诱导和维持的药物,但在使用中要注意其对血流动力学的影响而加重肝脏功能损害。吸入麻醉药,如异氟醚、七氟醚对肝脏几乎没有毒副作用,可考虑与静脉麻醉药物复合应用。而肌松药宜选择不经肝脏转化降解的顺式阿曲库铵。肝功能损害时,麻醉药代谢时间大多会延长,但由于分布体积和神经肌肉受体增加,肝功能损害患者显示对非去极化肌松药抵抗效应,但清除时间仍然延长,所给予诱导剂量可适当加大,但维持剂量仍然要降低。而琥珀胆碱由于其完全在血浆中由胆碱酯酶代谢,肝功能障碍会影响胆碱酯酶的生成,其作用时间也明显延长。

创伤时,由于血容量不足、肾血流量减少、坏死组织导致大量毒素释放等原因均可导致肾功能不全,甚至急性肾功能衰竭。而目前所使用的大多数麻醉药物的消除或多或少都依赖肾脏的排泄,且氮质血症时,由于药物蛋白结合减少、潴留毒素的协同作用及药物更易于穿透血脑屏障等原因,许多药物的药效均增强,因此,为防止药物与其活性代谢产物的蓄积需要适当地调整药物的用量。①静

脉麻醉药物：苯二氮䓬类药物在肝脏代谢后由肾脏清除，重复给药时其代谢产物易蓄积，而地西泮由于其半衰期长且代谢产物具有活性，使用时更需谨慎；丙泊酚、依托咪酯及巴比妥类药物虽然其在肾功能不全时药代动力学参数变化不大，但由于蛋白结合减少后血浆游离巴比妥酸盐增加及酸中毒和血脑屏障改变等因素的影响，肾功能不全患者对其作用敏感，应适当减少其初始诱导剂量；阿片类镇痛药经肝脏代谢，其中一些代谢产物经尿液排出。瑞芬太尼在血浆中经酯酶迅速水解，药代动力学不受肾功能影响。而吗啡、哌替啶由于其代谢产物具有活性导致药物作用时间延长，且去甲哌替啶的蓄积可引起惊厥。②吸入麻醉药：吸入麻醉药物由于其不依赖肾脏消除、对肾血流影响小，是肾功能不全患者麻醉的理想药物。但考虑到吸入麻醉药物代谢过程中氟化物的蓄积及与钠石灰作用时产生的复合物 A 可能会对肾功能造成一定的影响，应尽量避免低流量及长时间的使用。③肌肉松弛药物：琥珀胆碱在高钾血症或者血钾水平不明的情况下应避免使用，改用非去极化肌松药；顺式阿曲库铵与阿曲库铵的代谢途径为血浆酯酶水解与非酶的霍夫曼消除，因此为肾功能障碍患者适宜的肌松药；维库溴铵主要经肝脏代谢，但有 20% 以上经肾脏排出，大剂量（大于 0.1mg/kg）使用时，会导致肌松效应延长；罗库溴铵主要在肝脏消除，但也有在严重肾功能障碍患者中肌松效应延长的报道；肌松拮抗药物新斯的明主要消除途径为经肾脏排泄，其在肾功能受损患者中的半衰期明显延长，且比上述肌松药的药效延长更明显，因此，当给予足够剂量的抗胆碱酯酶药物后，仍出现神经肌肉阻滞拮抗不全时，应考虑与其他因素相关。

四、其他系统

创伤引发的机体其他系统的变化亦会对麻醉产生明显的不利影响。例如创伤会导致胃肠道活动减弱，胃排空延迟，加之创伤患者多为饱胃，将显著增加创伤手术患者在围手术期的呕吐以及误吸的可能。此外，烧伤患者体液的大量渗出导致的低蛋白血症将使酸性药物的游离部分增加，但由于烧伤患者血浆中纤维蛋白原和 α_1-酸性糖蛋白含量的增加，局部麻醉药和肌松药的游离部分反而减少，将影响这些药物的起效和消除，以上这些情况都应关注并加以对应处理。

（刘克玄　张旭宇　张鹤菲）

参 考 文 献

［1］LORD J M, MIDWINTER M J, CHEN Y F, et al. The systemic immune response to trauma: an overview of pathophysiology and treatment［J］. Lancet, 2014, 384（9952）: 1455-1465.

［2］MCBRIDE M A, OWEN A M, STOTHERS C L, et al. The metabolic basis of immune dysfunction following sepsis and trauma［J］. Front Immunol, 2020, 11: 1043.

［3］KARASU E, NILSSON B, KÖHL J, et al. Targeting complement pathways in polytrauma- and sepsis-induced multiple-organ dysfunction［J］. Front Immunol, 2019, 10: 543.

［4］SIMMONS J W, POWELL M F. Acute traumatic coagulopathy: pathophysiology and resuscitation［J］. Br J Anaesth, 2016, 117（suppl 3）: iii31-iii43.

第 四 章

创伤患者手术与麻醉前的准备

创伤患者围手术期的风险主要来源于患者、手术和麻醉三方面。患者因素包括伤情严重度及其对麻醉手术的耐受度；手术因素主要为手术的复杂程度及对机体的干扰程度；而麻醉因素则为麻醉方式和麻醉药物的综合影响，三者缺一不可，并互相影响。创伤患者因其病情突发、危重、紧急等特点，给医护人员救治带来一定的挑战和难度，为提高救治成功率，充分的手术前及麻醉前准备必不可少。

第一节 创伤对麻醉实施与管理的影响

尽管创伤原因众多，但机体对于外伤的生理反应是基本一致的，这些反应被统称为"创伤性疾病"。了解和认识创伤的机制和不同部位创伤的特点对选择优先救治措施和治疗重点至关重要。为确保救治成功，创伤对麻醉实施与管理的影响需要高度重视并加以认真防范，其影响集中体现在以下几个方面。

一、呼吸道梗阻与气道显露困难

严重创伤或多发（处）伤患者早期救治期间，为了确保呼吸道通畅，预防缺氧误吸，或在实施外科手术时，通常需要行气管内插管以给予呼吸支持和气道管理。多数情况下，气管内插管的操作均能顺利实施。但是，当遇到颌面部、口咽、颈部创伤、呼吸道吸入性损伤、某些解剖异常（如张口受限、咬合畸形）时，声门的正常显露可能会因为喉镜置入困难、口腔与咽喉部位黏膜或软组织肿胀、解剖结构异常、出血或分泌物等因素的干扰而产生困难，使气道管理成为棘手问题。

创伤患者救治初期即应对呼吸道通畅情况进行及时和正确的评估，患者能正常讲话提示气道通畅，但对昏迷患者需要注意观察有无鼾声、喘鸣和反常呼吸。创伤患者随时间的延长，创面局部肿胀将使呼吸道的管理变得愈加复杂和困难。因此，在早期除了鼻导管、面罩给氧及口鼻咽通气道等措施外，应常规按照困难气道管理流程准备相关设备、器具和应对措施，尽早建立安全可靠的稳定气道。

二、颈椎损伤

颈椎损伤对麻醉期间气管插管操作影响最大,不加注意可能使患者伤情加剧。对清醒患者,若无颈部疼痛或触痛、并能够按医嘱进行常规活动,则可以排除颈椎损伤。若出现:①颈部疼痛;②严重的放射痛;③神经系统症状和体征;④昏迷或一过性意识消失等任何一种情况就应考虑存在颈椎损伤的可能。胸部以上无明显外伤的创伤患者约2%可能伴有颈椎损伤,而在严重颅脑伤的患者则可能高达10%合并颈椎损伤。为避免气管插管时颈部过度后仰造成颈椎或脊髓继发性损伤,应确保颈椎固定,可采取人工保持轴线稳定(manual in-line stabilization,MILS)手法,双人或三人合作,将头部固定于中位而避免旋转动作。尽可能采用纤维镜引导等可视化插管技术实施气管内插管。

三、气胸与血气胸

单侧气胸/血气胸可出现同侧肺萎陷并导致严重通气/血流比例失调和缺氧。体格检查时常可发现患侧胸壁叩诊呈过清音或鼓音,呼吸音减弱或消失,胸片及肺超声可明确诊断,且肺部超声与胸部 X 线片相比,操作便捷,诊断迅速且灵敏度更高。张力性气胸可导致全肺塌陷、纵隔和气管偏向对侧、静脉回流受阻及健侧肺通气受限,严重者可能导致心跳呼吸骤停。对于气胸患者,麻醉前需明确诊断,放置胸腔闭式引流管,以免正压通气使病情恶化。气胸患者不宜采用氧化亚氮麻醉。

四、失血与低血容量

创伤患者常伴随大量失血,失血性休克的麻醉处理难度在于患者对药物作用的耐受能力下降或微循环障碍造成药效受影响。麻醉诱导和维持时药物应分次、小剂量应用,并辅助血管活性药物及液体复苏,密切观察生命体征的变化。椎管内麻醉可导致阻滞区域血管扩张,使回心血量减少,不宜用于休克患者。

五、意识障碍

昏迷患者易发生呼吸道梗阻,应尽早给予气管插管以维持呼吸道通畅并进行呼吸支持。麻醉前应判断四肢活动状况、肌力、病理反射,瞳孔与眼球运动,有无中枢定位性病变。对伴有颅底骨折的患者,尽量避免经鼻气管插管。麻醉苏醒期注意对比麻醉前后肢体活动与肌力的变化,以及时发现围手术期脑血管意外。

六、颅内压改变

创伤后颅内压增高将急剧降低脑血流量,加重脑缺血和脑水肿,甚至可致脑疝而危及生命。临床上也常有术前神经学检查无明显异常的创伤患者,术后出现脑功能异常。对于创伤患者,尤其是头部可能受到冲击的患者均需要在麻醉前进行双侧瞳孔检查、基本的神经学检查、头颅 CT 及 GCS 等,以对颅内压变化形成初步判断。对于合并闭合性脑外伤的患者,有条件时术中应对颅内压进行监测。麻醉期间合理选用药物与控制输液,合理应用甘露醇和利尿剂,适度过度通气($PaCO_2 \approx 35mmHg$)有助于降低颅内压。

七、饱胃、呕吐与反流

由于创伤、紧张、焦虑、疼痛及意识障碍等因素,创伤患者都可能发生胃排空延迟,因此均需按饱胃患者处理。有条件时,行超声检查判断胃内容量及胃内容物形态,对临床具有很好的指导意义。饱胃最大的风险在于手术或麻醉期间出现呕吐或胃内容反流,造成呼吸道梗阻或吸入性肺炎。尤其是当误吸胃液pH<2.5,吸入量 >25ml 时,将会造成严重的肺部化学损伤。

八、体位限制

创伤患者因骨折(尤其是脊柱骨折)、疼痛或异物贯穿躯体等多种原因可能出现体位受限情况,例如颈椎骨折的患者颈部制动而妨碍气管插管操作;此外,有些患者可能不能在正常体位下实施麻醉诱导和气管插管,或有些手术需要采取俯卧位或坐位等特殊体位,麻醉管理可能不便,需予以注意。

九、穿刺部位损伤与感染

创伤患者围手术期因液体治疗、麻醉实施及监测等方面需要进行多项有创性穿刺操作,当这些部位受到损伤或合并感染将会对相关的诊疗操作造成影响,如外周或中心静脉通路的建立(颈内静脉、锁骨下静脉、股静脉等)、有创动脉血压监测的通道(桡动脉、股动脉、足背动脉等)、椎管内麻醉穿刺(尤其是脊髓麻醉)及神经阻滞(颈部、腰部、腹部、四肢等),有时需要考虑采取其他替代方法。

第二节　手术与麻醉前的准备

创伤患者手术与麻醉前准备建立在对患者进行充分病情评估的基础上,目的为制订、调整及优化治疗方案,使患者在各方面均处于可能达到的最佳状态,以增强患者对麻醉手术的耐受能力,避免意外或不良事件的发生,提高救治成功率。

一、伤情判断与再评估

1. **了解伤情**　创伤患者病情紧急,多数需紧急手术,术前正确判断伤情是抢救成功的关键。主要通过患者自身或目击者描述而了解,但诊疗严重创伤患者时较为困难,需了解致伤因素、受伤经过或事故现场等信息,还要对受伤部位、范围、程度及失血量等进行了解和判断。

患者伤情可能很单一,如心脏刀刺伤、单纯肝脾破裂、长骨骨折、骨盆骨折等;也可能很复杂,如多发创伤,颅脑、颌面部及胸腹脏器联合损伤。多发伤易被漏诊,如张力性气胸及心脏压塞等,手术过程中病情可能进一步恶化。此外,在复合伤患者中要兼顾各种致伤因素,如爆震伤要注意肺挫裂伤和吸入性损伤等。

在创伤救治的临床实践中,许多情况下既往病史、系统体检、鉴别诊断、治疗计划等一系列常规工作可能需要适当取舍或简化,或需结合新的诊疗条件加以优化。例如,许多有条件的创伤救治机构,对多发伤或严重创伤患者采取影像学全身性一次扫描检查进行早期诊断和评估,并通过信息网络传递图片以节约诊疗时间。创伤重点超声评估(focused assessment with sonography for trauma,FAST)是对创伤患者一种快速超声检查评估法,重点对腹腔出血、胸腔(血气胸)、心包积液等进行快速评价,以快速筛查须紧急处理的伤者,加快创伤处理流程。取舍或简化的基本原则是:首先确定和纠正最有生命威胁的问题,确保创伤患者生命体征的稳定,为获得更好的预后争取更多时间。

2. **了解进食和药物服用情况**　应在救治过程开始后向有关人员继续询问和了解,并根据生命体征监测和实验室检查结果再评估,以便使后续治疗有的放矢。虽然创伤患者均应视为"饱胃"并予以防范,但麻醉前仍有必要仔细询问最后进食的具体时间和种类,以便采取更合适的预防措施。

受伤前患者自行服用精神兴奋药和饮酒是创伤患者救治中的一个特殊问题。受伤后仔细询问可能发现有异常用药情况。应注意表4-2-1所列部分药品长期滥用史或急性药物中毒导致对麻醉药的不正常反应。

表4-2-1　对麻醉可能产生影响的药物

药物	并发症
酒精	慢性酗酒者麻醉用量明显增加;急性中毒者可使麻醉药效增强或易致过量,有条件可测定血药浓度予以证实。患者苏醒期常见震颤性谵妄,可用苯二氮䓬类药予以镇静
吗啡	长期滥用者可有药物耐受,需要提高吗啡用量。患者常伴有严重感染,静脉通路建立困难;患者可能会成为病毒性疾病传染源
可卡因	慢性滥用者有类偏执狂妄想,血压不稳定,极度高血压,建立静脉通路困难;急性中毒易产生伤害倾向,猝死
大麻	常与酒精合用。长期滥用者可伴发支气管炎,急性中毒者心率增快、血压下降、注射部位硬化及产生幻觉

3. **术前检查**　创伤患者的术前检查包括体检和辅助检查两个方面。

(1)体格检查:按照"ABCDE"法(即气道、呼吸、循环、功能、暴露)或按头颅、颈、胸、腹、四肢顺序检查以避免漏诊、误诊。日常应加强顺序检查的培训,既可节约评估时间,又可避免遗漏。对呼吸、循环、神经系统状态要进行重点评估,中枢神经系统状态包括意识水平、瞳孔大小和对光反应、四肢运动功能评估(表4-2-2)。有必要对所有创伤患者进行张口度、口咽显露、颈部活动、受伤情况及是否采用颈部固定护具等进行评估,以了解是否存在潜在的困难气管插管等问题。应检查患者有无血气胸、心肌挫伤、心脏压塞、隐性失血及失血性休克等。对闭合性损伤的患者,不要忽视对内部脏器损伤程度的判断。对容易发生致命性出血的常见部位(如胸腔、腹腔和腹膜后等)进行重点检查。

表4-2-2　术前检查重点评估项目与要点

项目	评估要点
气道(固定颈椎)	① 观察有无胸壁活动、反常呼吸和鼻翼翕动 ② 听诊呼吸音,有无喘鸣音和阻塞性通气音 ③ 观察呼吸动度、呼吸通畅程度
通气(供氧)	① 判定通气是否足够 ② 胸部检查排除开放性气胸、吸入性肺部损伤或连枷胸 ③ 对比双侧呼吸音 ④ 对通气困难患者提供辅助通气
循环(建立静脉通路)	① 检查外周血管搏动、毛细血管充盈时间 ② 测量血压 ③ 监测心电图 ④ 通过生命体征评估休克程度
中枢神经系统	① 意识和神经精神状态 ② 肢体运动和肌张力情况 ③ 警觉/反应状态 ④ 言语刺激反应 ⑤ 痛刺激反应

（2）辅助检查：包括实验室检查及影像检查。如颈部 X 线片、胸（腹）部 X 线片、心电图、动脉血气、血常规、凝血指标、血糖、尿素氮、肌酐和电解质等。

4. 麻醉前再评估

（1）病情与麻醉耐受力评估：通常采用美国麻醉医师协会（American Society of Anesthesiologists，ASA）制定的 5 级分类法和既往有学者提出的 2 类 4 级评价标准（表 4-2-3）。对创伤较为局限或麻醉耐受力良好的患者，术前一般不需特殊处理，可接受各种类型的手术和麻醉。对创伤程度重或合并中重度休克的患者，除一般性准备外，必须根据病情对全身情况和脏器功能状况进行评估与调整，必要时应遵循损伤控制救治原则，采取分期手术。

表 4-2-3 手术患者全身情况分级评价标准

分类	分级	全身情况	外科病变	重要生命器官	麻醉耐受能力
Ⅰ类	1 级	良好	局限，不影响或仅有轻微全身影响	无器质性病变	良好
	2 级	较好	对全身有一定影响，但容易纠正	有早期病变，但功能仍处于代偿期	较好
Ⅱ类	1 级	较差	对全身已造成明显影响	有明显器质性病变，功能接近失代偿或已有早期失代偿	差
	2 级	很差	对全身已有严重影响	有严重器质性病变，功能已失代偿，需经常内科支持治疗	很差

对麻醉耐受力良好的Ⅰ类 1 级患者，术前一般不需特殊处理，可以接受各种类型的手术和麻醉。对Ⅰ类 2 级的患者，麻醉前准备的目的在于调整全身情况及重要生命器官功能，增强患者对手术和麻醉的耐受能力；对Ⅱ类患者，除一般性准备外，必须根据病情对患者全身情况和脏器功能状况进行调整、维护等特殊准备，方能实施麻醉。必要时应采取分期手术，先做简单的紧急手术处理（如气管切开或造口、止血、闭式引流、减压、坏死肠袢旷置等），待全身情况得到改善或伤情稳定后再做进一步手术治疗。

（2）呼吸道评估与控制：创伤后患者可因气道梗阻引起严重缺氧而导致死亡。从现场救治开始至手术前，气道管理始终是创伤患者管理的重点之一。应给予及时正确的评估，积极建立通畅并稳定的呼吸通道，确保氧疗、通气及呼吸支持，务必杜绝患者在院内救治期间因呼吸道梗阻或窒息所致严重缺氧而导致心搏骤停甚至死亡等不良事件。

气道评估与风险分析方面，要遵循困难气道处理的原则和方法，随时判断创伤患者是否存在影响气道的危险因素：①创伤后意识丧失或昏迷患者舌后坠造成的气道梗阻；②呕吐物、异物、血液凝块、口咽分泌物或其他组织碎块等所致的误吸或直接堵塞气道；③颌面部外伤（如双侧下颌骨骨折）所致的急性软组织水肿或出血引起的呼吸道阻塞；④颈部和气管损伤或血肿、软组织肿胀造成气管压迫或移位；⑤张口受限或口咽显露困难（Mallampati 试验）。

紧急呼吸道处理的控制措施，应迅速采取各种徒手或简易口咽通气器具维持上呼吸道的畅通，例如：①清除口腔异物、血凝块或呕吐物，结扎口腔内活动出血血管。②头部后仰或托起下颌。③放置声门上气道工具，如口、鼻咽通气道或喉罩。④气管内插管术，适用于无自主呼吸、昏迷或不能长时间维持气道通畅的创伤患者，对于提高肺气体交换以及防止患者误吸均极为有利。当尝试行经口气管插管时，除非直接喉镜能看到清晰的声门结构，不要轻易尝试用较小口径的气管内导管去进行盲探，否则极易引起口咽部黏膜肿胀而加重呼吸道梗阻。操作前仔细检查通气状况以便预知如果患者插管失败时进一步维持通气的替代方案。⑤气管切开或环甲膜穿刺置管术,用于不能经口行气管内插管或操作尝试失败的患者,例如穿通伤造成口底大面积破坏、喉或颈部气管破坏、气管变形、水肿、口内手术等,均为急诊气管切开的指征。紧急气管穿刺或切开通常选择在环甲膜处,可用粗针头或经皮环甲膜穿刺套组进行穿刺。

口、鼻咽通气道等不稳定性气道并不能保证创伤患者呼吸道长时间或持续通畅,一般仅作为气管内插管前的过渡,喉罩能为困难插管的创伤患者提供一种快速建立通气的方法,但应用不当可能存在一定隐患,使用时应密切观察通气效果。近年来一些新型喉罩应用于临床,如插管型喉罩,可以通过喉罩引导置入气管内导管。此外,气管-食管联合导管对于伴困难气道的创伤患者也极为有效。对重症创伤患者,从患者救治初期就应采用气管插管或外科气道获得稳定的人工气道。

临床工作中只要密切观察患者的病情及进展,掌握预防性处理时机,需要紧急气管切开的机会甚少。对具有气管切开适应证的创伤患者,若存在因呼吸抑制所致缺氧和二氧化碳潴留,或颈部手术操作过程中难以维持患者正常呼吸的情况,为安全起见,应尽可能在先行气管插管的基础上再进行气管切开操作。在气管内插管前通过面罩或呼吸皮囊辅助呼吸以提高氧合,是创伤患者困难气道管理的一个重要步骤。对胸廓机械运动紊乱、肺内通气/灌注失常等呼吸功能障碍而致明显的缺氧的患者,气管插管期间极易出现严重心律失常,导致病情恶化。

（3）失血量或休克程度的评估:创伤后失血或体内出血造成的低血容量对麻醉药物作用能产生很大影响,在麻醉前应根据创伤患者的临床表现、休克程度、骨折部位、创面大小和深度以及胸腹部 X 线片等情况进行判断(参阅本书第二章),确定术前和术中容量补充和输血治疗计划。

（4）麻醉前再评估:严重创伤患者伤情的变化常具有隐匿性发展或渐进性加重的特点,就诊初期有些症状或伤情并不一定全部表现出来,需要在救治过程中根据生命体征等情况及时对伤情作出进一步的再判断。多次再评估是创伤救治与麻醉管理的主要特点之一,除伤情的反复评估和完善之外,也体现在对手术和麻醉必需的准备(器材、药品、血液成分等)、手术和麻醉计划、可能的风险及预防措施等多方面。

二、手术室的准备

创伤患者到达医疗机构后,院内相关科室应形成反应迅速、流程快捷、沟通顺畅的救治链。各级创伤救治中心或创伤患者收治任务较多的医疗机构应常规备有应急手术间和相应人员,严重创伤救治手术和麻醉所需的各种器械、仪器设备、耗材、药品等随时保持备用状态,定位放置,确保随时取用。

1. **手术间环境温度与保温设施**　严重创伤者多数伴有体温降低、失血与代谢下降。诊治过程中,身体裸露、手术野热量丧失、创口或体腔冲洗等因素会使体温进一步下降。因此,手术室室温控制应当高于其他择期手术患者,一般推荐调控在 26~28℃ 为宜。同时,手术室应备有:①液体加温柜(或恒温水浴箱)并贮存足量液体供静脉输注或体腔、伤口冲洗之用;②水循环或电加热式调温垫毯,或充气式保温毯;③输血输液加温装置;④室温升温设施,如电炉或电热器、暖风机等。

2. **紧急救治手术相关设备**　需配备例如血液回收机、快速输血输液设备(包括容量输注泵、加压输液器、精密输液器)、心脏除颤起搏器等。

3. **麻醉与监测相关设备**　如气管插管及辅助用具、纤维支气管镜或可视喉镜、麻醉机/呼吸机、多功能监护仪(含呼气末二氧化碳浓度、混合静脉血氧饱和度、体温、有创血压、麻醉深度、打印记录模块等)、微量注射泵、中心静脉导管和测压装置、尿量监测仪、床旁检验设备(如血气分析仪、生化测定仪、凝血功能和血栓弹力仪、血红蛋白和血细胞比容、血糖、血乳酸、电解质与渗透压测定仪等)。推荐常备一套带有加压抗凝冲洗液的有创压力测定传感器装置,以备不时之需,为创伤患者紧急救治争取更多的时间。

4. 科室之间沟通与信息传递　现代医学使创伤患者的实验室与影像学等院内资料能够通过网络快速传递,手术、麻醉或重症医学医师能够在患者进入手术室或监护室之前就获得相关信息,因此手术和麻醉前的准备工作能够更加充分和及时。输血科与手术室、监护室、麻醉科之间信息沟通也将更加便利,血液制品取送可以实现专人供应或自动传输。当用量接近大量输血标准时,输血科医师应主动启动并参与和指导创伤患者救治。

三、血管通道的建立

1. 静脉通路　可靠的静脉通路是创伤救治时液体复苏、治疗用药和麻醉药物输入的关键。为了确保输注通畅,从救治初期起,应尽可能选择容易显露并且穿刺方便的粗大外周静脉(如肘静脉)或中心静脉(如颈内静脉、股静脉等)并留置 16G 以上软质套管针或导管,以确保血液制品或代血浆等黏滞度较大液体的输注。目前临床普及的穿刺器材方便实用,必要时可用超声定位引导,穿刺成功率极高,传统的静脉切开技术几乎被淘汰。

手术期间,通常需要建立 2~3 条以上静脉通路,分别供血液制品、麻醉药品、血管活性药物及液体治疗所用。对大量输血的患者可能需要增加通路,也可采用两腔或三腔的中心静脉导管。加压输血适用于严重创伤和紧急大出血的救治,实施的关键为选用并留置足够内径(16G 以上)的穿刺针或导管辅以加压输注技术或装置。常见的输血加压技术有直接挤压输血器管壁、充气加压袋及对输血器管道快速驱动的输注泵等。

中心静脉通路的建立还可以为心脏漂浮导管的置入以监测心脏功能和血流动力学指标、血液透析治疗等提供条件;也可作为危重患者静脉血实验室检查标本的采集通道。静脉通路的妥善留置对于手术和麻醉后的后续治疗与肠外营养支持极有帮助。

当患者存在或疑似盆腔、腹腔脏器或血管创伤,或手术部位在这些区域时,不要选择下肢静脉通路,以避免所输注血液制品或液体在创伤或手术部位丧失,达不到补充有效循环血容量或休克救治的目的。

2. 动脉通道　主要用途:①手术期间直接动脉血压的监测;②动脉血气分析标本采集;③血流动力学指标监测(PiCCO,Vigileo 技术)等。常选用的穿刺部位:桡动脉(首选非利手)、肱动脉、足背动脉及股动脉(PiCCO 首选)等。

四、早期镇痛

疼痛是一种与组织损伤或潜在组织损伤有关的主观感受。创伤引起的疼痛不但增加伤员的痛苦,而且能使机体产生强烈的应激反应,影响患者的正常生理功能和心理状态,如情绪紧张、兴奋不安、失眠、剧烈的血压波动和脉搏改变、呼吸加快和幅度变浅、咳嗽无力等,不利于患者术后的恢复。因此,自受伤之后,对伤员的疼痛治疗就应给予关注,尤其是那些需要等候后续救援或转送的伤员,应当采取适当且有效的方法给予镇痛治疗。

常用的镇痛药包括吗啡、哌替啶、芬太尼、舒芬太尼和羟考酮等阿片类药物,以及利多卡因、丁卡因、布比卡因、罗哌卡因等局部麻醉药。可以通过口服、含服、肌内注射或静脉注射、局部与区域阻滞等方法给药(参阅本书第八章)。

五、麻醉前用药

创伤患者的麻醉前用药应根据其全身情况、创伤种类及转运期间是否用过相关药物、手术方式等综合决定。某些患者在后送过程中可能已经应用了止痛药等。考虑这类患者的循环状态,一般不主张术前应用镇静药。术前可应用 M 胆碱受体阻滞剂以减少呼吸道分泌物;应用组胺 H_2 受体阻滞剂或抑酸药(质子泵抑制剂)保护胃黏膜以降低应激性溃疡的发生率;应用止吐药以预防呕吐;抗酸药以增加胃内容物 pH 值预防误吸时肺损伤;给予激素以抗炎、抗过敏等。

六、麻醉知情告知

术前访视与麻醉前评估的最终目的在于为手术患者选择和制订一个合适的麻醉方案或计划(包括对可能风险的预估和防范),当患者具有自主能力和治疗时间允许时,患者或其亲属及委托人有权利和义务参与其中并获得知情。

1. 知情告知的形式　所有具有自主能力的创伤患者都有权利知晓救治方案,同意或拒绝接受治疗和检查。救治人员有义务给患者提供整个过程的治疗信息和必要的说明,以便患者本人作出合适的决定。患者的同意与否,可以是自愿配合,也可以是以书面或口头的形式进行表达。当采用口头形式时,应注意吸纳更多有关人员作为旁证,避免不必要的责任风险。

对于缺乏自主能力(如昏迷、阿尔茨海默病、儿童等)或沟通困难(如听力障碍、语言不通)的创伤患者,救治人员有义务向其法定委托代理人或亲属进行告知,并取得知情同意。

对严重创伤或危重患者紧急救治时,救治人员有权决定采取最合适的救治方案。

2. 患者应当获得的信息　①与将要进行的诊疗过程相关的描述或说明、解释。②其他可能的备选方案。无论选择何种麻醉方法和诊疗操作,术前都有必要取得患者及其亲属的全身麻醉知情同意,以便在其他麻醉方法效果不确切时改行全身麻醉。③可能发生的并发症(尤其是常见或严重的风险)及其发生概率的说明;除了风险的发生率外,必须使患者明白诊疗措施造成风险的可能严重程度;患者原先存在的某些合并疾病可能使某些风险发生机会明显增加,术前必须予以特别说明。④诊疗或救治方案的利益与风险的相关说明。

3. 知情告知的原则与要点　医护人员必须明白,在平时择期手术诊疗过程中,任何未取得患者同意的操作都可能被认为是职业失误。术前访视的目的不仅仅在于了解病情,取得知情同意,还要注重在相互理解和信任的基础上建立良好的医患沟通关系。

知情告知在创伤患者有一定的特殊性,但基本原则仍不应忽略,告知的目的在于让具有自主能力的患者获得足够的信息以便作出合理的判断和选择,但又必须避免使其产生困惑、犹豫甚至恐惧而放弃必要的治疗。尽可能用相互能理解或通俗易懂的方式进行沟通与交流,避免产生歧义和误解,或各执一词而留下纠纷隐患。对不具备自主能力的创伤患者,医护人员也应当将各项诊疗行为限定在合理合法的范围内。

第三节　麻醉方案的制订

创伤是一种需要具有较丰富理论知识与临床经验的资深医师参与救治的外科疾病。麻醉科医师应根据创伤患者的病情评估,制订详细的麻醉方案,合理选择麻醉方式及麻醉用药。完善、可行和具有个性化的麻醉计划源于麻醉科医师麻醉前对创伤患者伤情评估、体格检查、实验室检查结果、手术治疗方案或创伤救治预案与诊疗常规的知晓程度和实践经验。

一、手术与麻醉时机的确定

在充分了解并正确评估创伤患者伤情的基础上,应在对患者实行有效监测的同时,进行必要的手术前准备。采取必要的早期治疗和处理措施,以使患者的生命体征尽可能趋于稳定。

创伤患者因失血、休克、重要脏器或系统功能障碍并存而使病情复杂化,在有限的时间内需处理和调整的环节较多。如何正确地掌握手术和麻醉时机十分重要,既要避免盲目追求尽早手术,不顾患者内环境紊乱及承受能力低弱等风险,又要避免过于强调实际上难以实现的所谓机体平衡或生命体征的平稳而延误手术时机。对于中重度创伤患者而言,由于活动性出血和休克随时间延长而逐渐加重,内环境或生命体征的平稳在手术干预之前通常难以实现,手术医师和麻醉科医师应具备在两者之间权衡利弊和娴熟应对的临床经验和理论基础。

有学者将受伤至"致死三联征"(酸中毒、低体温、凝血异常)出现之前的救治阶段称为"黄金时间",应当力争在此时期内对患者尽早给予手术干预及相关治疗。

对于创伤患者,有效的气道建立后,麻醉药物对呼吸抑制的影响基本可以排除,主要风险在于药物对循环稳定的影响。应尽可能选择对心肌抑制和颅内压影响轻微的麻醉药物,在不产生深度低血压的情况下达到并维持所需要的麻醉效果。临床观察结果表明:在中、重度创伤患者中,许多情况下少量的静脉用药就能达到满意的药效,这与创伤或失血性休克后机体药物代谢动力学改变有关,但对于快速起效的肌松药仍需给予正常剂量方可满足气管内插管所必需的肌松程度。考虑到血流灌注降低对肝、肾功能的不良影响,可能使药物的清除时间延长,手术期间肌松药的维持用量仍需要酌情减量。

二、麻醉方法的选择

(一) 麻醉方法的分类

1. **全身麻醉** 包括吸入麻醉、静脉麻醉、复合麻醉(静吸复合,也包括全身与椎管内麻醉或神经阻滞之间的联合实施)。全身麻醉可以通过药物调控患者镇静镇痛深度,适用于各类手术和诊疗操作的麻醉。需要专用设备、器材,要求实施人员熟练掌握药物对机体循环和呼吸以及中枢神经系统的作用。

2. **椎管内麻醉** 包括硬膜外腔阻滞、蛛网膜下腔阻滞和腰-硬联合阻滞。根据阻滞节段能满足一定部位的手术,主要适用于下腹部和下肢手术。上腹部手术因牵拉反应强而所需阻滞节段偏高,由此带来的风险也增加,限制了其使用。目前主要用于下腹部、泌尿外科和会阴部、下肢手术的麻醉。由于脊神经阻滞可引起相应区域内血管扩张而造成严重低血压或加重休克,因此对于失血或腹腔内出血等伴有低血容量的创伤患者不宜采用椎管内麻醉。

3. **神经阻滞** 臂丛、颈丛、腰丛、股神经、坐骨神经阻滞等。适用于上肢、下肢手术的麻醉,近年来神经刺激定位与超声引导技术的应用,使神经阻滞更为精确、用药量下降、安全性更高,临床应用逐渐增多,特别是躯干神经阻滞,已成为与全身麻醉复合的重要元素。尤其是伴有心肺疾患的老年人的肢体手术的麻醉,对全身干扰轻微,术后恢复更加平稳。

4. **局部麻醉** 包括表面麻醉、局部浸润麻醉等。适用于手术部位局限且表浅、神经支配单一、短小手术的麻醉,多数情况下由术者自行实施。

5. **监护麻醉** 监护麻醉(monitored anesthesia care,MAC)是指麻醉科医师参与监测和指导用药的中深度镇静麻醉。适用于各类短小手术、内镜诊疗操作期间的镇静和镇痛,或椎管内麻醉和神经阻滞的辅助措施。

(二)确定麻醉方法的基本原则

各类麻醉方法具有本身特定的适应证,各有利弊。对于创伤患者,因其伤情与受伤部位的多样性,脏器功能和全身状况受影响程度不尽一致,麻醉方法的选择和确定需要综合考虑,必要时可以两种方法联合应用,达到增强效果、降低风险的目的。

全身麻醉仍是创伤患者的首选,但实施全身麻醉前气胸、饱胃患者呕吐反流误吸等都需提前评估及处理。麻醉药物的选择原则以不抑制循环功能为主,对循环不稳的患者,静脉及吸入麻醉药均应酌情减量,在麻醉诱导和维持过程中辅助应用血管活性药物。

麻醉方法的选择应遵循:①能满足手术需要(包括手术部位、切口、体位、手术可能持续时间以及手术对麻醉的特殊要求)和刺激强度的要求,提供足够的镇痛与镇静;②便于麻醉操作和术中呼吸与循环管理,保证患者的安全;③对患者循环与呼吸等重要脏器干扰最小;④对手术和麻醉期间可能出现的问题与困难具有一定的预见、应对经验和能力;⑤麻醉科医师对所选的方法、药品、设备有充分的了解并能熟练应用;⑥有利于患者术后苏醒与创伤恢复;⑦患者知情同意,因为麻醉方法选择不当,或者因选择了麻醉科医师所不熟悉的麻醉方法(包括药物、器具和设备)而引发的意外在临床中绝非罕见。

三、围手术期监测

围手术期监测的目的在于:①判断麻醉深度与效果;②动态了解创伤患者基本生命体征和重要器官功能的变化;③调整和完善麻醉与治疗方案。

为了维持创伤患者手术期间生命体征的稳定,不论实施麻醉的地点是在急诊室、诊疗室、放射室、手术室或重症监护室,都必须对患者进行最基本的监测,有条件时应当采用必要的有创监测(表 4-3-1),以更准确地获取患者对治疗手段的反应,客观地评价救治效果,调整治疗措施。

表 4-3-1 创伤患者的监测项目选择

分类	监测项目
无创监测	基本项目:心电图,无创血压,呼吸,体温,脉搏氧饱和度,呼气末 CO_2 监测
	备选项目:麻醉深度,麻醉气体浓度,脑电图
有创监测	基本项目:尿量,有创动脉血压,中心静脉压 血常规,血生化,电解质
	备选项目:胃液 pH(胃管),动脉血气分析,凝血与纤溶功能,血栓弹力图,经食管超声心动图,漂浮导管,PiCCO 或 Vigileo 技术,混合静脉血氧饱和度,肝功能

1. **基本监测** 目前市售各型多功能监测仪能够满足创伤患者手术和麻醉期间生命体征的监测(包括部分有创监测项目)。麻醉科医师应根据病情和麻醉方法合理选择监测项目,并记录患者的各项指标和数据及其变化趋势。

2. **特殊监测** 这类监测项目主要包括两种情况:①并非所有手术患者必备,结合部分创伤患者病情救治的特殊需求而选择的监测项目;②手术间及床旁不能测定的项目;③需要特殊监测装置实施的项目。

有关创伤患者围手术期监测的具体介绍请参阅本书第十一章。

四、完善必要的医疗文件

医疗文件是创伤患者病情发展和变化过程与救治过程的真实记录,也是医疗纠纷诉讼过程中最基本的客观资料。尽管创伤患者的救治过程十分紧迫,但仍需对必要的医疗文书给予高度重视。

1. 麻醉术前记录　描述术前评估的所有内容(病史、体格检查、实验室检查、ASA 分级与病情评估、各专科会诊意见等),麻醉计划,签署知情同意书。

2. 术中麻醉记录　麻醉记录十分重要,不仅可以反映术中麻醉实施的管理细节和患者生命体征的动态变化,还可以为患者再次手术麻醉时提供参考,或作为麻醉质量分析的基本依据。麻醉记录应客观、准确,涵盖和在手术室接受麻醉的全过程,即:①麻醉诱导前对患者进行的监测和再评估;②新收到的实验室检查结果和会诊意见;③术中用药的时间、剂量、给药途径;④术中所有监测项目(包括实验室检查、失血量、尿量等);⑤术中静脉输液和输注血液制品的情况;⑥所有操作过程(如气管插管、放置胃管、有创监测等);⑦常规使用的方法和特殊技术(如机械通气模式与参数,控制性降压、低温、单肺通气、高频喷射通气、血液回收、体外循环等);⑧手术和麻醉的重要步骤的时间和过程(如麻醉诱导、摆放体位、手术切皮、手术结束、气管导管拔管、进入和离开麻醉恢复室等);⑨特殊事件和并发症。

使用自动麻醉信息记录系统时,对系统不能自动采集的特殊或意外事件的记录需要及时补充。无论手工记录还是系统自动记录,对于同时存在的多份记录(如麻醉记录、手术记录、护理记录等)要避免不必要的重复及数据或时间方面的差异,以及重大事件或异常情况的遗漏等问题。这些缺陷往往成为医疗纠纷处理过程的不利因素,不完全、不准确、字迹模糊或涂改的麻醉记录都可能使医师面临承担不必要法律责任的风险。

3. 术后随访记录　麻醉科医师对患者的责任应持续到患者从麻醉药作用中彻底恢复之后才算结束。将手术后的患者送至麻醉恢复室之后,麻醉科医师应继续关注患者直至生命体征恢复正常、病情稳定。患者离开恢复室时,应确定和记录患者的恢复状态、有无明显的麻醉并发症、患者的去向(重症监护室或普通病房、门诊观察室、回家)。对住院患者,应在麻醉后 6h 内进行一次随访,对转入重症监护室或病情尚不稳定以及出现异常情况的患者,48h 内至少对患者再进行一次随访并记录相关情况。

五、麻醉科医师的任务与作用

麻醉科医师擅长呼吸循环管理的优势,决定了其在创伤患者早期救治中能发挥重要作用,包括:①术前急救、生命体征的维持与伤情的评估;②根据患者情况及手术要求选择适当的麻醉方法与用药;③麻醉监测与紧急处理;④术后复苏或重症监测治疗;⑤院前急救和危重患者转运;⑥疼痛治疗。

现代条件下,创伤救治已经具备十分先进的理念和日趋完善的治疗体系。快速救援反应、现场早期救治、专科诊疗前移、快速转运后送并获得确定治疗等,极大地改善和提高了创伤患者的救治水平。

创伤救治中心的麻醉科医师应当在关注外科诊疗的同时,重点为患者提供包括建立可靠的气道、保障通气、循环支持和必要的镇静、镇痛、麻醉等围手术期治疗手段。麻醉科医师的工作范围不但在手术室、急诊室或重症监护室,而且也可能在野外或急救现场;工作职责也不仅限于术中麻醉,而且也参与院前救治以及患者转运后送途中生命体征的监控与维持。在非创伤中心医院工作的麻醉科医师,也会因为其对呼吸循环管理和危重患者监测调控的经验,在创伤患者的救治中发挥积极的作用。

（时文珠　孙　立　葛衡江）

参 考 文 献

[1] KOVACS G,SOWERS N. Airway management in trauma [J]. Emerg Med Clin North Am,2018,36(1):61-84.

[2] CHANG R,HOLCOMB J B. Optimal fluid therapy for traumatic hemorrhagic shock [J]. Crit Care Clin,2017,33(1):15-36.

[3] GONDEK S,SCHROEDER M E,SARANI B. Assessment and resuscitation in trauma management [J]. Surg Clin North Am,2017,97(5):985-998.

[4] LEE C,BALK D,SCHAFER J,et al. Accuracy of Focused Assessment with Sonography for Trauma(FAST)in Disaster Settings:A Meta-Analysis and Systematic Review [J]. Disaster Med Public Health Prep,2019,13(5):1059-1064.

[5] 刘良明. 战创伤休克的研究进展与趋势[J]. 第三军医大学学报,2013,35:2001-2004.

[6] 尹文. 创伤失血性休克早期复苏的几个关键问题[J]. 创伤外科杂志,2013,15:485-488.

[7] 吴恒义. 创伤治疗中几个不容忽视的理念[J]. 创伤外科杂志,2011,13:97-99.

[8] CURRY N,DAVIS P W. What's new in resuscitation strategies for the patient with multiple trauma [J]. Injury,2012,43(7):1021-1028.

[9] LIN Y K,LIU K T,CHEN C W,et al. How to effectively obtain informedconsent in trauma patients:A systematic review [J]. BMC Medical Ethics,2019,20(8):1-15.

[10] FORT A C,ZACK-GUASP R A. Anesthesia for patients with extensive trauma [J]. Anesthesiol Clin,2020,38(1):135-148.

第 五 章

创伤患者的气道管理

气道梗阻是导致创伤患者死亡的最主要原因之一。早期的气道保护和人工气道建立不仅是患者抢救成功的关键,也是创伤患者实施临床麻醉的必要前提。有效的气道管理包括院前现场和转运途中的紧急处理,以及到达医院后的快速评估和迅速处理。创伤患者的气道处理不仅存在多种类型的困难气道,同时还伴有气道解剖结构的破坏和影响各种插管工具正常使用的干扰因素。颈部的钝性伤和穿透伤患者多数还需要进行颈椎轴向固定,进一步加大了气管插管的难度。此外,创伤患者在紧急情况下很难实施详细的气道检查和评估,气管插管的准备工作也不易完善,气管插管设备不够齐全,使临床上创伤气道的处理面临巨大的挑战。

第一节　呼吸道的解剖结构

呼吸道包括鼻、口腔、咽、喉、气管和各级支气管。临床上通常以声门为界,将鼻、咽和喉称为上呼吸道,将气管和各级支气管称为下呼吸道。

一、鼻

鼻是呼吸道的起始部,也是嗅觉器官。由外鼻、鼻腔和鼻旁窦三部分组成。外鼻由鼻根、鼻背、鼻尖、鼻翼和鼻唇沟组成。

鼻腔以骨和软骨为基础,内面覆以黏膜和皮肤。鼻腔被鼻中隔分为左、右两腔,鼻腔向前经鼻孔通外界,向后经鼻后孔通鼻咽。鼻腔前下方鼻翼内面较宽大的部分为鼻前庭,内衬以皮肤,有鼻毛,借以滤过、净化空气。鼻前庭起于鼻孔,止于鼻阈。鼻阈是皮肤与鼻黏膜的分界标志。

鼻中隔由犁骨、筛骨垂直板和鼻中隔软骨等覆以黏膜而成。是左右鼻腔的共同内侧壁,垂直居正中者较少,往往偏向一侧。鼻中隔前下部有一易出血区(Little 区),此区血管丰富而表浅,受外伤(如经鼻腔气管内插管)或干燥空气刺激,血管易破裂出血,约 90% 的鼻出血发生于此区。

鼻腔外侧壁的形态复杂,自上而下有三个鼻甲突向鼻腔,分别称上鼻甲、中鼻甲和下鼻甲。三个鼻甲的下方各有一裂隙,分别称上鼻道、中鼻道和下鼻道。在上鼻甲的后上方与鼻腔顶壁间有一凹陷称蝶筛隐窝。上、中鼻道及蝶筛隐窝分别有鼻旁窦的开口,下鼻道前部有鼻泪管的开口。

鼻旁窦由骨性鼻旁窦衬以黏膜而成,能调节吸入空气的温度、湿度,对发音起共鸣作用。鼻旁窦共4对,即上颌窦、额窦、筛窦和蝶窦,分别位于同名的颅骨内。上颌窦、额窦、前筛窦和中筛窦都开口于中鼻道;后筛窦开口于上鼻道;蝶窦开口于蝶筛隐窝。

二、口腔

口腔,前面以唇为界,后部与口咽相延续。舌在前部及前外侧与下颌骨的联合部附着、在后外侧及后部分别与茎突舌骨突和舌骨附着。舌的后界与舌骨的位置相符。舌是含体液的不可压缩结构,在常规喉镜下,舌移至下颌空间中,允许直视下显露咽部,便于插管。如果下颌空间与舌的尺寸比例相对较小(如下颌骨发育不良、血管水肿引起的舌水肿、舌血肿等),能见到的咽部范围可能会受到影响。

三、咽

咽是一个 U 形的纤维肌肉管道,从颅底部延伸至环状软骨下界,在第 6 颈椎水平与食管相连续。其前部开口于鼻腔(鼻咽部)、口腔(口咽部)及喉部(喉咽或下咽部),后方是颈椎前肌肉和筋膜。

四、喉

喉位于颈前中部,上接甲状舌骨膜与舌骨相连,下接气管。

喉软骨构成喉的支架,包括单块的甲状软骨、环状软骨、会厌软骨和成对的杓状软骨等。喉韧带与膜是连接喉部软骨与周围组织的结构,也称为喉的连接。

喉肌属横纹肌,按功能可分为两群。一群作用于环甲关节,使声带紧张或松弛;另一群作用于环杓关节,使声门裂或喉口开大或缩小,因此喉肌的运动可控制发音的强弱和调节音调的高低。

喉腔向上经喉口通喉咽,向下通气管。喉腔黏膜亦与咽和气管的黏膜相延续。喉口朝向后上方。由会厌上缘、杓状会厌襞和杓间切迹围成。

喉腔中部有两对自外侧壁突入腔内,呈前后方向的黏膜皱襞,上方一对黏膜皱襞称前庭襞,呈粉红色,与发音无直接关系,左右前庭襞间的裂隙称前庭裂。下方一对黏膜皱襞称声襞,颜色较白,比前庭襞更为突向喉腔。左右声襞及杓状软骨基底部之间的裂隙,称声门裂。声门裂是喉腔最狭窄的部位。声门裂位于两侧声襞游离缘之间,称膜间部;而在杓状软骨之间,称软骨间部。通常所称的声带是由声襞及其襞内的声韧带和声带肌构成。

五、气管与支气管

(一) 气管

气管位于食管前方,上接环状软骨,经颈部正中,下行入胸腔,在胸骨角平面(平对第 4 胸椎椎体下缘)分为左、右主支气管,分叉处称气管杈,在气管杈内面有一个向上凸的半月状嵴,称气管隆嵴,是支气管镜检查的定位标志。

气管由 16~20 个 C 形的气管软骨环以及连接各环之间的平滑肌和结缔组织构成,气管内面衬有黏膜。气管环后壁缺口由纤维组织膜封闭,称膜壁。根据气管的行程与位置,可分为颈部和胸部。环状软骨可作为向下检查气管软骨环的标志,临床遇急性喉阻塞时,常在第 3~5 气管软骨环处进行气管切开术。

（二）支气管

支气管指由气管分出的各级分支,由气管分出的一级支气管,即左、右主支气管。

左主支气管细而长,平均长 4~5cm,与气管中线的延长线形成 35°~36°的角,走行较倾斜,经左肺门入左肺。右主支气管粗而短,平均长 2~3cm,与气管中线的延长线形成 22°~25°的角,走行较陡直,经右肺门入右肺。故临床上气管内异物多坠入右主支气管。

第二节　创伤对呼吸道的影响

创伤可以对呼吸道产生直接和间接的影响,直接损伤可以导致气道解剖结构的破坏和连续性中断,而创伤导致的出血、水肿和严重气肿也可以引起严重的呼吸障碍和窒息。此外,颈椎损伤后的固定还会进一步增加气道处理的难度。

一、气道的直接损伤

气道的直接损伤包括钝性伤和穿透伤,气道损伤可以发生在一个或多个水平,颌面部创伤可以危及上呼吸道,颈部的直接损伤可以危及咽喉和气管,而胸部的损伤可以影响到气管下段、主支气管和次级支气管。

（一）颈部损伤

由利器、枪击或其他武器造成的颈部穿透伤可直接导致喉、气管损伤。对颈部的直接暴力,特别是颈部过伸时的损伤,如紧急刹车突然转向可造成颈椎骨折。严重的扭转或伸展可造成颈部韧带撕裂和气管损伤。加速或减速的剪切力作用于气管、支气管固定处(环状软骨和隆突),可造成该部位的撕裂伤。也可因喉、气管受到直接压迫,或挤压其后的颈椎椎体造成挤压伤。颈部损伤可能累及环状软骨、喉支撑组织和喉返神经,这些损伤的临床表现可能并不明显,但后果十分严重。直接喉损伤可造成程度不等的黏膜下水肿或血肿,出现缓慢或急速进展的气道损伤和气道梗阻症状。由颈部钝挫伤引起的部分或完全气道横断通常发生在环状软骨和气管隆突交接处,但也可能发生在喉、气管通路的任何部位。

喉及气管损伤主要通过受伤史、伴随情况、查体以及影像学检查和气道直视技术诊断。喉及气管损伤的患者可能存在局部触痛、声音改变、咳嗽、咯血、皮下气肿或部分乃至完全气道阻塞的临床表现。对所有可能受到气道损伤的患者,只要时间允许,均应拍摄颈胸部平片,有条件可行 CT 及磁共振成像检查。椎骨前或气管旁软组织中有气体提示有气道损伤。颈胸部平片可能显示出皮下气肿、纵隔气肿和血/气胸,这些表现可能在受伤后一开始就存在,也可以在正压通气后才出现。在放置胸腔闭式引流后,如有肺不张或气胸持续存在,应考虑存在气道损伤的可能。

颈部穿透伤可分为三个区域进行分类,1 区从锁骨到环状软骨,2 区从环状软骨到下颌角连线,3 区为下颌角以上区域。1 区损伤相对较少,但常与大血管和肺尖损伤有关,常需要紧急气道处理;2 区损伤较为多见,其中约 1/3 需紧急气道处理,其余患者多数也需要气管插管。该区域损伤影响气道的最常见原因是血管损伤的出血和气道直接损伤所致的气道扭曲变形;3 区的穿透伤也相对较少,对气道的影响主要是出血进入气道。

（二）颌面损伤

颌面损伤多由钝性或穿透伤引起。由于解剖结构被破坏,气道失去组织支持,或出血、水肿、异物吸入

(牙齿),常常会影响到气道的通气功能。35% 颌面损伤患者在到达医院的几个小时内需要进行紧急气道处理。因此,对于急症或急诊监护医师,及时了解气道解剖及其损伤后的病理改变尤为重要。

在评价损伤程度和是否存在附加损伤时,应重视对受伤机制的了解。致伤力度轻时,如一般运动或与人冲突引起的损伤,大部分是鼻骨和颧弓损伤。鼻骨骨折主要可引起鼻出血及血液误吸,对气道本身的影响较小。致伤力度较大时,如车祸等高速撞击伤或高速武器伤,可能会引起下颌骨或上颌骨骨折,对气道影响较大,且可并存脑外伤或颈部外伤。大力度损伤并存上颌骨骨折患者的死亡率可高达 12%,但这些患者不一定直接死于上颌骨骨折,而是死于气道梗阻或其他复合伤。

1. **下颌骨骨折**　下颌骨骨折是颌面部损伤中除鼻骨、颧骨外最易发生骨折的面部骨骼。下颌骨是管状骨,发生骨折的部位常与解剖结构有关,有些部位在结构和力学上属于薄弱区域,如正中联合部、颏孔区、下颌角及髁突颈部均是骨折的好发区,以颏部最高。由于下颌骨呈马靴形,在受到钝性损伤后,经常会有两处骨折点。下颌骨骨折一般不影响呼吸道,但下颌骨联合处骨折和双侧下颌骨骨折由于受到舌骨肌的牵拉,骨折片被拉向咽部,容易造成上呼吸道梗阻,甚至有发生窒息的危险。下颌骨髁部骨折常常影响患者张口程度。

2. **上颌骨骨折**　上颌骨骨折也是颌面部最常见的骨折类型之一,少于下颌骨骨折。临床普遍采用 LeFort 进行分类。LeFort Ⅰ 型骨折是一种水平低位骨折,将腭和上牙槽与面部其他结构分离,这型骨折可造成大量出血和血肿形成,但与其他类型的 LeFort 骨折相比,较少造成气道损伤。LeFort Ⅱ 型骨折的骨折线将上颌与正中眶从颧弓扣颅骨上分离,这种骨折常并发颅骨基底骨折和硬脑膜撕裂,在建立人工气道时经鼻途径是相对的禁忌证。LeFort Ⅲ 型骨折的骨折线从侧眶延至颧弓、翼骨,将中面部结构与头盖骨分离,这型骨折也常合并颅骨基底骨折和硬脑膜撕裂,筛骨筛板也常被破坏,气道处理时经鼻途径也是相对禁忌证。如面部骨朝咽部向下移位,中面部的不稳定会造成软组织阻塞气道。

3. **颧骨、颧弓骨折**　颧骨及颧弓是面部比较突出的部分,易受撞击而发生骨折,其中以颧弓骨折居多。颧骨、颧弓骨折后常出现颧面部塌陷畸形、张口受限、疼痛,重者眶周皮下淤血,移位者可出现复视。直接引起气道损伤的程度较小。

二、颈椎损伤

颈椎损伤通常发生在高速行驶的过程中,如机动车的剧烈相撞。此外,坠落伤和运动性损伤也是常见的原因。当颈椎出现不稳定损伤时,任何气道的操作都可能引起或加重脊髓的二次损伤。处理钝性伤患者时,首先要假定患者存在颈椎的损伤,直到假设排除为止。有条件的患者在气道干预前最好完成颈椎的 X 线片或 CT 扫描,需要强调的是影像学的阳性结果才有意义,但阴性结果并不能排除颈椎的损伤。

颈椎损伤患者实施气道管理时,必须严格注意颈椎的制动。通常情况下,通过助手用手法固定颈椎,操作简单方便,制动效果可靠。尽管气管插管时患者常常带有颈圈,但颈圈并不能确保可以减少气管插管操作的颈椎活动,不能作为手法固定的替代。此外,颈圈还伸展到患者的下颏以上,限制了张口。

三、胸部损伤

胸部的钝性伤和穿透伤均可造成呼吸和氧合的损害,胸壁受到挤压时,胸腔前、后径迅速缩小,而左、右径急速增加,使气管、支气管树向两侧"张开",易导致气管膜部撕裂。在声门闭合而胸腔内压急速增加时,相同的机制会造成气管膜部破裂。这些损伤通常发生在距隆突 2.5cm 范围内。穿透性创伤的损害变化多样,主要取决于使用的器具、受伤的位置。胸部的高速枪伤会造成大血管、主支气管或心脏的破裂,威胁患者生命;气胸在胸部损伤中较为常见,特别是张力性气胸可威胁患者生命,需早期发现和识别,应尽可能早期完成 X 线胸片检查并及时处理。胸部的钝性伤趋向于更加弥散,常发生肺挫伤、胸壁破裂伴肋骨骨折、血气胸等。

第三节　创伤患者的气道处理原则

创伤患者的气道管理不仅要面对气道结构的损伤与破坏,还伴有其他系统和器官的功能受损。此外,气道周围的血肿、气肿和组织水肿还可能出现迅速加重的致命性气道情况恶化。在一些视觉冲击力较强的创伤患者,如开放性骨折、大出血、刺入的异物容易分散抢救人员对气道的注意力,延迟和错过气道处理的最佳时机,威胁患者的生命安全。因此,创伤患者的早期气道干预和气道保护十分重要,对气道处理过程中可能出现的各种困难要有充分的认识,作出快速评估,并制订相应的气道处理计划。

一、创伤气道的急症处理

(一)喉、气管损伤的气道处理

喉及气管损伤的气道处理基本原则是通过安全、便利的手段保证患者气道通畅。处理颈部受伤和可疑颈椎损伤患者时,通常可以采用抬下颌或推下颌、吸引及放置口鼻咽通气道等方法初期处理。可以通过使用直接喉镜或视频喉镜、纤维支气管镜(fiberoptic bronchoscope,FOB)等可视工具完成插管,或经鼻盲探插管。插管时需要采用人工直线轴向稳定技术将颈置于中立位,避免出现颈椎的二次损伤。存在喉损伤时,通常选择声门下的气道开放技术。

怀疑有气管损伤的患者,建议在 FOB 直视下完成气管插管,以确保气管导管能顺利通过受损气管段的远端,防止出现气管导管通过受损部位进入软组织的情况。气管导管插入气管时应有足够深度,确保套囊完全位于气管损伤位置远端,保护损伤气管段免受气管内和胸内压的影响,减少气管进一步的损伤破坏和解剖变形。如 FOB 插管失败,建议在局部麻醉下行经皮气管穿刺置管或外科行气管切开术。通过 FOB发现气管断裂或远侧断端回缩入纵隔的患者,应及时行颈部切开探查或上胸骨劈开探查术,暴露远侧气管,放置气管内导管。紧急情况下也可通过气道破口直接插管或置入健侧主支气管行单肺通气。气管损伤严重难以插管时,也可借助体外循环膜肺通气保证插管困难患者的氧合。

(二)颌面部损伤的气道处理

解剖结构破坏或大出血的颌面部严重创伤需要立即行气管插管保护气道。在颌面部损伤并发出血,但生命体征稳定、气道反射存在的患者,只需将患者从仰卧位转为侧卧位,使血液或分泌物从口咽排出,固定松动的牙齿,即可保护气道,改善自主通气,防止血液误吸。大量的鼻咽出血可通过鼻部填塞或放置尖端带气囊的导管进行控制。中面部损伤的患者面罩通气困难,正压通气还可能使气体进入面部软组织。上颌骨 LeFort Ⅱ、Ⅲ型骨折者应避免经鼻建立人工气道。下颌骨髁部骨折引起张口受限时,可采用保留自主呼吸、充分表面麻醉后实施经鼻清醒盲插或通过 FOB 引导气管导管。当下颌骨骨折导致气道阻塞时,紧急情况下可以通过患者侧卧、人工牵引骨折段、悬吊舌体等方法解除梗阻。

颌面部损伤患者的气道处理,必须保证吸引装置的正常使用,快速有效吸出血液和分泌物。为保证气道通畅,应当在组织水肿和血肿形成前早期进行处理。所采用的技术根据患者伤情而定,包括清醒经口/鼻气管插管、逆行气管插管技术和 FOB 引导插管、环甲膜穿刺或切开、经气管喷射通气等多种技术。

二、气管插管决策

急性创伤患者是否实施气管插管是最重要的复苏决定,也常是决策者最难的决定。创伤患者的抢救有着许多不可预知性,尽管不实施气管插管存在加重和恶化的风险,并使随后的气道处理更加紧急和困难,但每种气道的干预措施同样也存在自身的风险。如循环波动、眼内压和颅内压升高,药物的不良反应等。因此,需要根据患者的伤情制订一个可行方案,对患者是否需要气管插管和是否存在困难气管插管进行全面评估。

通常情况下,是否实施紧急气管插管基于以下三项临床评估:①是否存在气道不能维持或气道保护失败？②是否存在氧合或通气不足？③临床的预期进程如何？

(一) 是否存在气道不能维持或气道保护失败

临床上,气道通畅情况的判断较为容易。气道保护能力的丧失主要出现在脑部创伤、低血容量休克、吸毒酗酒等意识丧失患者。清醒患者可以通过气道的肌肉组织和各种保护性反射来保护气道,防止异物、胃内容物、分泌物进入气道,而创伤特别是严重创伤患者常出现气道受阻,气道保护机制减弱或丧失,威胁患者的生命安全。如果患者的气道不能维持通畅,需要采用口咽通气道、鼻咽通气道、喉罩及喉管等声门上装置建立人工气道,但这些方法不能有效和长时间保护气道、防止误吸发生。因此,对需要建立人工气道又需要气道保护的患者应及时完成气管插管。

气道保护能力的最佳检测方法是评估患者的发音能力,发音需要通畅的上呼吸道和执行复杂、协调动作的能力。吞咽及控制分泌物能力的评估对气道保护的判断可能是一种较好的选择,吞咽是一个复杂的反射,需要一系列复杂协调的肌肉运动,指导咽腔物体或分泌物越过关闭的气道进入食管。尽管此概念还缺乏充分的研究,但受意识支配的吞咽运动比用呕吐反射来判断气道保护能力可能更好。呕吐反射曾被认为是判断气道保护反射的可靠方法,但这一概念并没有经过严格论证,呕吐反射消失作为气道保护反射消失的指标既不敏感也不特异。呕吐反射存在也并不提示气道保护反射的确存在。而且,对反应迟钝患者测试呕吐反射还可能导致呕吐和误吸。

(二) 是否存在氧合或通气不足

确保重要器官的氧合能力是维持患者生命和保证恢复的重要组成部分,只要患者出现不能有效通气或氧合发生问题,就应该接受高流量氧气,并迅速查明原因,一旦确定为非可逆性病因,必须尽早实施气管插管。通常情况下,使用脉搏血氧饱和度测定和二氧化碳监测仪及时评估患者维持氧合和通气的能力,再结合患者呼吸能力和创伤的具体情况即可作出准确的判断。虽然动脉血气测定可以早期发现严重休克以及代谢方面的问题,但对于创伤患者气管插管的决定作用有限。实际上,大多数的多发伤患者低氧血症和通气不足都与多种因素有关,单一的干预措施往往效果欠佳。

(三) 临床的预期进程如何

由于多数创伤患者能够维持气道的通畅,也能维持充分的氧合和通气,此时是否需要实施气管插管就取决于患者的临床预期进程,也是临床医师面临的最困难、最复杂和最重要的决策。

患者初始气道评估时病情稳定,但根据其创伤的特点预测病情会逐渐加重和恶化,也是气管插管的指征。如颈部刀刺伤患者,颈部可见血肿,初诊时患者有良好的气道维持和气道保护,通气氧合正常。但需要准确判断血肿的状态和性质,一旦明确血肿为血管损伤所致的活动性出血,不管是否表现为血肿逐渐加大,均要实施气管插管。颈部的活动性出血可以沿颈部深层组织下行,体表看不到血肿的加大和组织的明显变化,当内部的血肿扩大到一定程度后,可以导致气道的解剖变形,进而出现气道梗阻,威胁患者生命安全。而此时的气道已经发生了明显的受压变形,进一步加大了紧急气管插管的难度。此外,密闭空间内烧伤并吸入大量浓烟的患者,早期也同样不一定出现气道异常,但吸入的毒性气体或热损伤可以导致气道出现进行性损伤,错过处理的最佳时期后有可能带来灾难性后果。因此,对可预见出现气道恶化的创伤患者应尽早完成气管插管。

存在多发伤如多发骨折、气胸、休克、脑外伤等情况需要进一步治疗的患者,虽然患者的气道能够较好地维持和保护,也不存在通气和氧合的问题,但气管插管能为这些患者的进一步继续治疗提供良好条件和更大的安全系数,是这些创伤患者治疗的重要组成部分。此外,需要长时间进行有创操作和较长时间转运的创伤患者,及时气管插管可以减轻患者痛苦,提高安全系数。

创伤气道管理中出现的多数问题和严重并发症,主要与气管插管指征出现时没有及时实施气管插管有关,而与气管插管操作本身所导致的意外事件关系不大,即延迟气管插管往往是导致不良后果发生的最主要原因。创伤患者可适当放宽早期气管插管的指征,避免因错误判断为患者氧合通气良好而错失气管插管的最佳时机。

三、躁动患者的管理

创伤患者特别是醉酒或头部受伤患者就诊时,常常表现为激动和躁动。导致创伤患者激动和躁动的原因较多,包括头部受伤、药物或酒精中毒、休克、惊吓、焦虑、低氧血症等,也可能是多因素所致。对激动患者要进行早期评估,找出可能病因,尽早查明和发现潜在危及生命的因素并予以纠正。

首先要尝试安慰和劝说患者,打消患者疑虑,帮助患者适应就诊环境。用清晰、坚定、克制和安慰的语言与患者交流。由于躁动的原因较多,通常需要用物理约束和药物方式才能达到目的,其中物理约束至多是一种争取时间的拖延办法。

采用镇静还是气管插管的方法进行行为控制取决于患者的总体伤情,伤情较重患者应尽早实施气管插管。全身情况稳定时,躁动行为本身并不是气管插管的指征,药物控制是更好的方法。反复使用氟哌啶醇可以控制患者,又不明显干扰呼吸和神经检查。苯二氮䓬类药物也是经常使用的镇静药,但易引起呼吸抑制。

四、误吸的预防

创伤发生时患者通常处于饱胃状态,头面部受伤还可能有血液流入上呼吸道,而此时的多数患者已经失去了气道保护能力。因此,创伤患者误吸的风险较高。创伤患者进行气道操作时,必须重点预防误吸发生,特别是胃内容物的误吸。通常可以通过快速顺序诱导插管和清醒气管插管来建立人工气道,使用清醒插管技术时,可以使用直接喉镜也可使用各种可视插管工具,其中可视软镜的刺激相对较小,患者的接受程度较好。清醒插管期间需要有良好的表面麻醉和必要的镇静深度,减轻患者的对抗和各种不良反应,特别是预防恶心呕吐的发生。有出血情况时,要及时吸引清理呼吸道的血液和分泌物。

快速顺序诱导插管（rapid sequence intubation, RSI）是创伤患者使用较多的麻醉诱导技术，通过充分地预氧合，在使用药物和气管插管的呼吸暂停期，不实施辅助通气，可以避免胃扩张，降低反流误吸的风险。困难气管插管是 RSI 技术的相对禁忌证，但在完成充分准备和制订详细计划后，确保在插管不成功时能够维持有效通气的基础上，可以尝试进行一次经口气管插管。RSI 技术可以被看作是一系列独立的步骤，共 7 个程序，即 7P 程序：①术前准备（preoperative preparation）；②预吸氧（preoxygenation）；③预处理（pretreatment）；④麻醉诱导（paralysis with induction）；⑤保护和定位（protection and positioning）；⑥确认插管到位（placement with proof）；⑦插管后处理（postintubation management）。

麻醉诱导和气管插管过程中及时恰当地使用 Sellick 手法，可以有效减少和预防胃内容物的反流。临床研究证实，在完全松弛的患者实施气囊-面罩通气时，使用 Sellick 手法可以使每次呼吸进入食管的气体量仅有 1~2ml。

五、院前气道处理

院前的气道处理具有较大的挑战性，主要表现在院前的医疗条件简陋，缺少医院内充足的医疗资源和强大的后备支持。此外，救治的环境条件尴尬，如住宅、街道、楼梯间和损坏的汽车座椅等各种环境，操作不便、体位限制、光线昏暗、辅助配合人员少，进一步加大了气道处理的难度。

（一）院前气道处理的原则

院前气道处理的原则与院内基本一致，首先要对患者的气道情况进行迅速评估，如气道情况较好则保持气道通畅，充分通气给氧，一般不在院前进行气管插管。通常基础救治人员往往限于简单的上呼吸道辅助处理，如采用伸展头部（压额）、抬颏、推下颌等手法以及口鼻咽通道来开放气道，需要时可以使用简易呼吸球囊-面罩进行人工通气；中间的救治人员可以使用各种声门上气道装置，如喉罩通气道、喉管等，并使用简易呼吸器进行人工通气。由于呼吸系统的重要性和脆弱性，气道的问题往往在较短时间内危及患者的生命。在出现气道保护和维持失败，不能维持充分氧合时仍然需要实施气管插管。而现场是否实施气管插管还需要综合考虑以下因素：①医疗人员的技术熟练程度（辅助医务人员、急诊科医师、麻醉科医师）；②所需的人员和气道设备能否立即获得；③基层医疗机构的条件和转运情况（到达有条件医院的途径、患者的转运方式和转运时间、到达医院是否有急诊科室等）；④患者的损伤部位和病情危重情况；⑤其他因素（现场是否对急救人员有危险，大型突发事件时医疗资源情况等）。

（二）院前气道处理的技术

由于气管内插管的通气最可靠，气道安全性最高，是目前公认的气道管理"金标准"，但气管插管有一定的难度，需要一定的条件。除气管插管外，院前的其他的气道管理技术使用也十分广泛，随着声门上气道设备的不断开发、完善，院前急救时可选择的气道设备也越来越多，气道管理的效果也越来越好。现场使用气道管理的方法和技术通常取决于现有的设备、操作人员的训练和专业水平以及患者的损伤情况。

1. 呼吸球囊-面罩通气 具有单向通气活瓣的简易呼吸器体积小、携带方便、操作简单，是院前实施呼吸球囊-面罩通气最常用的通气工具。该方法通气成功的关键取决于气道开放和可靠的面罩密闭，通过手法和口鼻咽通道开放气道可以减少阻力，防止胃膨胀。选用合适的面罩和正确的操作手法可以保证面罩密闭。使用呼吸球囊-面罩通气时，容易出现咽部高压和胃膨胀，特别是存在气道梗阻时，其原因主要与通气的潮气量过大以及压力过大和吸入气流过快有关，当气道压力超过 15~18cmH$_2$O 时，食管开放，气体进入胃内。此外,动物研究提示,心跳停搏时,食管下端括约肌的张力迅速下降至小于 5cmH$_2$O。食管下端括约肌的张力的下降不仅增加胃膨胀的发生,也增加了胃反流和吸入性肺炎的风险。急诊状态下减少胃膨胀的常用方法包括:①由助手行手法环状软骨加压(Sellick 手法);②减慢吸入气流速度(每次吸气时间超过 1.0~1.5s);③控制潮气量,观察到胸廓起伏即可;④纠正气道梗阻。

2. **喉罩通气道** 喉罩通气道(laryngeal mask airway,LMA)是介于面罩和气管内插管之间的保持上呼吸道通畅的气道装置,是气道管理的革命性发明。在气道管理和气管插管出现困难时,喉罩通气道往往是最方便、最简单和最有效的通气工具。喉罩通气道置入容易、操作简单、经过简单培训后非专业人员的置入成功率较高,适用于各种特殊环境下的快速气道建立。与面罩相比,喉罩通气道能更好地保持呼吸道通畅,解放急救医师双手并减少疲劳,为患者提供快速的氧合和通气,为现场急救提供了新的选择。由于喉罩通气道与气管之间通过端-端连接,不能提供完全可靠的气道保护,在气道阻力和顺应性异常时,通气的效果也难以保证。因此,喉罩通气道是一种过渡性通气道,不能完全替代气管插管,也不能作为创伤等急诊患者的长期维持气道使用。

近年来,随着喉罩技术的快速发展,各种新型喉罩大量应用。插管型喉罩是可以引导气管插管的喉罩,包括 Fastrach、air-Q、Ambu 以及鸣人等插管型喉罩。喉罩置入后既可以像普通喉罩一样确保气道的通畅,还可以经插管型喉罩通过盲探和 FOB 引导完成气管插管,其中 FOB 可以经喉罩导气管直接到达声门开口处,气管插管的难度较小,成功率较高。插管型喉罩作为一种常用的急救装置,被推荐用于院前的高级气道管理。Proseal 喉罩是双管喉罩,是在普通喉罩的基础上增加了一个并列的导管,用于放置胃管引流胃液,降低胃内压力。在密封罩背面还增加了一个小气囊,用以提高喉罩的气道密封压。使用双管喉罩能够较好地使用机械通气,降低胃反流风险。

3. **食管-气管联合气道** 食管-气管联合导气管(图 5-3-1)是一种紧急气道装置,在常规通气方式失败时的一种易于插入的高效替代气道,它具有食管封闭式导气管和常规气管内插管的联合功能。它是一种由食管腔及气道腔并行排列组成的双腔管,食管腔是一盲端,但在管中部正对喉咽部水平有许多开孔。而气道腔在远端开放,两个腔互不相通。在咽部水平有一较大套囊,充气后密闭口、鼻腔,远端有一套囊可密封食管或气管。使用时将联合管直接从口腔向下送,直至导管预定刻度处到达门齿,然后将口咽套囊充气 100ml,远端套囊充气 5~15ml。盲插时,联合管多数进入食管,因此先通过食管腔(蓝色长管)通气。由于口、鼻及食管已被套囊密封,气体从联合管咽部开孔通过声门进入气管,加压通气时胃部听诊无吹气声,而导管通畅肺部通气良好,可继续通过该管通气;如果双肺听不到呼吸音,而胃内有充气音,说明联合管置入气管内,这时仅改变通气途径到联合管的气道腔(透明的短管),再听诊确诊后,放掉口咽套囊的气体,通过气道腔通气。

4. **喉管** 喉管(laryngeal tube,LT)由通气管、充气管和两个套囊(咽套囊和食管套囊)三个部分组成,通气管呈 J 形,前端为盲端,后端为标准 15mm 接头,两个套囊之间有两个向前的通气开口,两侧边各有 2~3 个侧孔,确保主通气孔堵塞时的通气效果。由于只有一个充气管,充气时上下套囊同时充气。引流型喉管(laryngeal tube suction,LTS)是在通气管的后面增加第二个食管引流管,用于放置胃管释放胃内压力和吸引胃内容物(图 5-3-2)。喉管共有 7 种型号供不同年龄段小儿和成人使用(表 5-3-1),采用沿舌正中线盲插方式置入,将喉管的尖端抵住硬腭向下推进至下咽部出现阻力,表明尖端到达食管。充气时借助测压表将套囊的压力调节到 60cmH$_2$O,时间紧急或无专用工具时可用注射器直接将套囊充气。

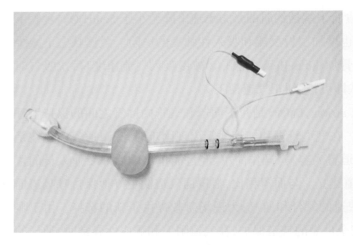

图5-3-1 食管-气道联合导气管

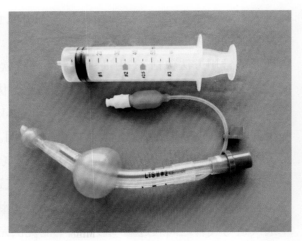

图5-3-2 喉管 从上到下:专用注射器,喉管

表5-3-1 喉管的常用型号

型号	使用范围	颜色	最大套囊容积/ml
0	<5kg 新生儿	透明	10
1	5~12kg 婴儿	白色	20
2	13~25kg 小儿	绿色	35
2.5	125~155cm 小儿	橙色	45
3	<155cm 成人	黄色	60
4	155~180cm 成人	红色	80
5	>180cm 成人	紫色	90

第四节 创伤患者气道处理的主要方法

创伤患者的气道处理方法与患者的受伤部位、伤情严重程度,以及是否有合并症密切相关。伤情较轻,呼吸道正常的患者可以选用简单手法和使用各种声门上通气工具来保持呼吸道通畅。伤情较重并影响到患者通气功能时,必须果断实施气管插管或使用有创方法迅速建立人工气道。由于创伤患者伤情复杂,常伴有呼吸道同时受伤的情况,气道处理时要面对各种类型的困难气道,单纯使用直接喉镜完成气管插管的难度较大。近年来,随着各种可视化技术的快速发展,很多解决困难气管插管的新技术新方法为创伤患者的气道处理提供了新的选择。

一、创伤气道常规准备的设备和工具

创伤气道抢救常用设备和工具见表5-4-1。

表 5-4-1　创伤气道抢救常用设备和工具

分类	各类紧急气道抢救装置
氧气	氧气吸入管道和氧源
通气	连接氧源的球囊-活瓣-面罩通气装置 鼻咽通气道 口咽通气道 环甲膜穿刺针和经气管喷射通气装置 喉罩通气道（LMA）和插管型喉罩 食管-气管联合导管或喉管
插管工具	喉镜和处于工作状态的电池 Miller 镜片 Macintosh 镜片 各种型号的气管导管和塑形管芯 气管插管引导工具（弹性探条，半硬质管芯，通气型交换导管和光棒） 视频喉镜（成人和儿童） 可视硬镜和可视插管软镜 逆行气管插管装置 牙垫和固定导管的胶带
吸引工具	Yankauer 吸引头，气管导管内吸引管
监测装置	呼气末二氧化碳监测仪，脉搏血氧饱和度监测仪，食管探测装置
药物	静脉麻醉诱导药物和肌松药 表面麻醉剂 抢救复苏药物（肾上腺素、阿托品等）
其他工具	用于表面麻醉的喷雾器，各种型号注射器，针头，三通和静脉连接导管

（一）氧源

无论是在院外还是创伤病房内，创伤患者接诊后应立即给予吸氧，并且持续在整个创伤评价和治疗过程中。在采取气道管理措施之前，应吸入 100% 氧气 3~5min，以延长麻醉诱导后呼吸暂停期间维持血氧浓度的时间。对于接受快速诱导插管的患者，预氧合措施尤其重要。通常情况下，患者耐受缺氧的时间与机体的功能残气量密切相关，与机体的氧耗量成反比（正常 70kg 成人的氧耗量为 250ml/min）。健康成人在安静状态下采用预氧合措施可以耐受长达 10min 的呼吸暂停时间，而吸入室内空气，耐受缺氧的时间仅为 2min。由于创伤患者常合并有气胸、血胸、肋骨骨折、膈疝、腹部损伤，以及腹腔出血等病理因素导致功能残气量降低，耐受缺氧时间显著缩短。此外，肺水肿，肺炎或肺挫伤所致呼吸衰竭的患者，还会出现机体氧耗量增加、通气血流比失调、右向左分流增加和功能残气量降低等多种因素影响，早期出现缺氧症状。

（二）通气和气管插管工具

应准备好麻醉机、呼吸机、简易呼吸器、呼吸回路、各种型号的面罩等。

提前检查面罩的密封状态，以确保进行正压通气。在不具备持续供氧的条件下可使用简易呼吸器。

准备好各种型号的口咽和鼻咽通气道，各种型号的气管插管以及插管塑形管芯。在选择的合适型号气管导管内放置管芯，管芯末端短于导管末端 5~10mm。此外，还要准备偏小型号的气管导管，用于声门口狭窄和/或困难气道患者。准备各种型号的喉管、喉罩和插管型喉罩。

配有不同型号镜片的直接喉镜仍是气管插管的主要工具之一。喉镜镜柄应保持洁净,电路接头无腐蚀和损坏。常规准备两个型号喉镜片:2#、3# 的 Miller 镜片和 3#、4# 的 Macintosh 镜片。有条件的情况下可准备各种可视喉镜、可视硬镜和/或可视软镜,以及环甲膜穿刺或环甲膜切开装置。

（三）负压吸引系统

创伤患者口咽腔常有黏稠的血性分泌物,同时可能会潴留反流物。因此,为了提高喉镜暴露视野,降低反流误吸的危险,创伤患者在气管插管前通常需要进行负压吸引清理气道。

吸引装置应该保证有持续有效的负压吸引力,以便能够快速清除口咽腔的分泌物和呕吐物。较大的 Yankauer 扁桃体型吸引接头适用于清除口咽腔分泌物。插管成功后气管和支气管内的分泌物和误吸物则可采用长而柔软的气管内吸引管清除。此外,使用 FOB 可在直视下将各个肺段水平的吸入物和分泌物吸引排出。

（四）静脉通路

紧急情况下通过静脉通路可以输液,给予心血管活性药物和其他抢救治疗药物。因此,创伤患者在面罩吸氧、完成评估气道后,只要条件允许,尽量在气道操作前建立静脉通路,确保循环支持的顺利实施。如果不能建立有效的外周静脉通路,则应尝试建立中心静脉通路。需要强调的是,所有用于心脏高级生命支持的药物,除钙剂、碳酸氢盐和镁剂之外,均可以通过气管插管途径给药。此外,特殊情况下亦可选择使用骨髓腔内通路。

（五）监测设备

气道创伤患者在气管插管操作前应常规监测脉搏血氧饱和度、无创血压和连续心电图。插管后应监测呼气末二氧化碳,通过对呼气末二氧化碳的监测,可以明确气管插管的位置和持续通气的准确性。对于低心排或无心排血量的患者,可采用食管探测装置确认气管插管的位置。

（六）血管活性药物

创伤和重症患者通常会伴有低血压,这些患者在给予麻醉剂,或采用正压通气模式时还会诱发或加重低血压的程度,而并存其他并发症的老年或重症患者,插管后通常也会出现低血压。因此,应准备好多种血管活性药物。

由于创伤气道需要快速处理,而使用的设备和物品较多,临时准备容易出现遗忘和缺失。因此,平时应将常用的抢救设备和工具储存于便携式工具箱内,方便随时使用。

二、创伤气道管理的术前评估

（一）困难气道

对于任何清醒、合作的患者,均应详细询问既往气管插管和面罩通气成功或失败的情况。在时间允许的情况下,主管医师还应详细查阅患者的病历,获取气管插管的细节,以及可能导致气管插管困难的合并症;观察了解患者颌面骨的发育情况、张口情况;对夜间睡眠状态下,需要持续经鼻正压通气的肥胖患者,提示很可能会存在面罩通气和/或气管插管困难。创伤患者的困难气道可以使用柠檬（LEMON）法则进行快速评估,只要确认患者有一个或多个困难气道特征,就应按困难气道流程管理患者（表 5-4-2）。

（二）创伤气道患者气道综合情况评估

创伤患者面颈部的血肿、异物和面部骨折等病理因素均可导致自主呼吸困难、面罩通气困难和气管插管困难。存在颈椎骨折风险的患者,头颈部制动还会加重气管插管困难。烧伤和炎性病变所致的气道黏膜水肿使得喉镜视野更加狭窄。而颈部穿透伤或挫裂伤患者并发颈部血肿或气道梗阻的风险明显增加。

表 5-4-2　快速评估困难气道的 LEMON 法则

法则要点	观察征象
观察外表 （look externally）	描述患者的最初完整印象,有一条规律较为适用:如果看上去困难,那就是困难,但看上去不困难,也有可能出现困难。检查时还可以通过面部破损、牙缺损、上呼吸道出血、气道断裂、反应性气道疾病、络腮胡须、肥胖以及其他多种特征确定患者是否存在面罩通气困难和环甲膜切开困难
3-3-2 法则评估 （evaluate）	最大张口度达到三横指;下颌骨颏突到舌骨距离大于三横指;舌骨到甲状软骨切迹距离大于二横指
马氏评分 （Mallampati score）	Ⅰ、Ⅱ级无困难,Ⅲ级中度困难,Ⅳ级重度困难
气道梗阻 （obstruction）	如果梗阻已经明确位于上呼吸道,特别是直接创伤所致,可以预见插管困难。出现喘鸣、声音改变、皮下气肿、颈部血肿、颈部穿透伤或钝性伤均提示出现气道梗阻的可能性
颈部活动度 （neck mobility）	颈椎后仰程度

三、创伤患者气道处理的麻醉技术

创伤患者的气道处理需要采用不同的麻醉技术,昏迷和意识丧失患者可直接进行气管插管,意识清醒患者根据患者的伤情、配合能力、是否饱胃、是否存在困难气道等情况综合判断后选用不同的麻醉方法。

（一）快速顺序诱导插管技术

需要行紧急气管插管的急诊患者通常不能充分禁食,反流误吸的风险增加。采用 RSI 技术可降低发生反流和误吸的风险。快速麻醉诱导前吸入 100% 氧气 5min,然后配合环状软骨加压手法（Sellick 手法）进行诱导插管。一般采用起效迅速的肌松药（例如琥珀胆碱 1~2mg/kg,或罗库溴铵 1.2mg/kg）,患者气道反射消失后采用直接喉镜进行插管。插管过程中,应持续保持环状软骨加压,直至气管插管成功。Sellick 手法通过在颈部环状软骨水平向下加压,压迫食管,从而降低了胃内容物反流误吸的危险。但 Sellick 手法可能会影响喉镜视野。与 Sellick 手法不同,喉部加压操作通过对甲状软骨向上、向后加压,有助于将声门口进入至喉镜视野内,从而提高插管成功率。此外,使用硬质管芯亦可提高插管成功率。在插管操作过程中,应常规监测脉搏血氧饱和度、心率、血压和心电图。如果插管操作时间大于 30s,或脉搏血氧饱和度降至 90% 以下,应立即停止插管操作,改用球囊面罩通气装置通气给氧。如果插管失败,出现不能进行有效通气给氧的情况,则应考虑采用喉罩通气道辅助通气和插管。

早期观点认为,保持肌肉的张力可以对潜在的颈椎损伤提供有益的支持作用,这在一定程度上限制了肌松药在创伤患者的使用。近年来,更多的学者认为,与肌松药消除肌紧张相比,气管插管操作时出现的呛咳、恶心等动作的肌收缩对颈椎损伤的风险更大,使用肌松药并辅助手法稳定颈椎的气管插管方法安全可靠。

（二）保留自主呼吸的清醒镇静气管插管技术

对于伴有喘鸣的部分呼吸道梗阻和气管支气管撕裂伤的患者,麻醉诱导后可能发生通气困难,正压通气则有可能将部分撕裂的气道转变为完全气道撕裂。这些患者选用保留自主呼吸清醒镇静的麻醉方式实施气管插管较为合适。心脏压塞患者不能耐受正压通气所致的血流动力学改变,同样应该选择保留自主呼吸的麻醉诱导方案。在不能合作的困难气道患者,应该给予小剂量镇静药物,使患者处于保留自主呼吸的镇静状态,经插管型喉罩和FOB引导进行气管插管。值得注意的是使用镇静药物时,要注意控制药物的剂量,既要满足气道操作的镇静深度,又不能导致呼吸抑制和呼吸暂停。由于患者体重、创伤程度、失液量和已经使用的药物等多种因素的影响,不同患者所需镇静药的剂量亦不同,最好采用遗忘镇痛慢诱导插管技术,小剂量分次用药的方式逐渐增加药物用量。此外,良好的呼吸道表面麻醉和患者的主动配合也是插管成功的重要组成部分。

在一些使用镇静药物存在较大气道风险的特殊患者,如果患者处于病情稳定、能够维持自主通气的合作状态,在时间允许的情况下,可采用完全清醒气管插管的方法。在进行气道操作之前,要与患者进行充分的沟通,让患者做好必要的心理和身体准备,以便能够更好地配合表面麻醉和插管操作。FOB引导清醒气管插管技术通常适用于病情稳定的创伤患者。对于已经准备实施外科气道的患者,仍建议在常规气管切开之前,尽可能先尝试采用FOB清醒气管插管技术建立气道保护措施。

四、困难气管插管的常用方法

(一) 经鼻盲探气管插管

经鼻盲探插管是张口受限患者常用的插管方法,先选择患者通气较好的鼻孔,滴入麻黄素使鼻黏膜血管收缩,清醒插管还应滴入局部麻醉药。可先放入小一号的鼻咽通气道扩张鼻道,并对整个鼻道实施充分的表面麻醉。用热水加温导管使其变软或选用质地柔软的专用鼻插管(PORTEX),并充分润滑,减少气管导管推送的阻力。导管从选定的鼻孔插入时,与面部平面垂直,导管在鼻咽后壁处遇到阻力时,应在头后仰状态下轻轻推送导管,严禁使用暴力。如还不能通过,可先退出导管放入管芯,把导管弯曲成半圆形,帮助导管尖端通过鼻咽弯曲部,然后拔出管芯;也可先将弹性探条放入口咽部,气管导管经弹性探条引导通过鼻咽弯曲部。

盲探插管时患者保持自主呼吸,以呼吸声引导导管接近声门。常用方法是当导管尖端通过鼻后孔以后,插管者便缓缓推进导管,用耳靠近导管口倾听呼吸气流声,根据气流的大小来判断导管前端的方向及位置;一手持导管调整导管的进出及左右旋转,另一手托住患者的枕部调整头位;导管尖偏向一侧时可感到阻力,并能从颈部看到该侧皮下隆起。可稍退导管后旋转调节导管前端方向,逆时针旋转导管尖端向左侧移动,顺时针旋转导管尖端向右侧移动;如果导管尖端置入会厌上间隙,能从颈正中甲状软骨上方看到皮下隆起,可少许后退导管,保持头后仰,再推送导管。良好的表面麻醉,特别是经环甲膜穿刺气管内表面麻醉对插管顺利完成至关重要。此外,适量的镇静镇痛药物对减轻患者痛苦、提高插管成功率也有明显作用。当气管导管通过鼻通道进入声门口附近时,呼吸音加重。当呼吸音最为清晰时,嘱患者做深呼吸,使声门口尽量开放,然后在患者吸气时送入气管导管。

经鼻盲探插管技术的禁忌证包括烦躁不配合患者、颅内压增高、喘鸣、气道解剖异常、伴筛板骨折的颌面创伤、鼻出血以及凝血功能障碍。由于经鼻盲探插管需要时间较长,成功率偏低,颈椎不稳定患者必须避免头部的活动,在创伤患者的使用已逐渐减少。

(二) 直接喉镜下经口盲探插管技术

在喉头显露Ⅱ级和Ⅲ级的困难插管患者,用直接喉镜暴露会厌后,如经颈前加压仍不能窥视声门,可根据口咽结构用管芯将导管塑形成相应弧度,将导管尖端置于会厌下进行插管。在保留自主呼吸时,可根据气流声判断导管是否到达声门口,由于该方法不需要特殊设备,简单实用,在积累一定经验后能解决大多数的轻中度困难插管,是目前临床使用最广泛的方法。此外,操作时选择软硬度适中的管芯对顺利完成

气管插管较为重要。直接喉镜下改善声门暴露的常用方法包括:

1. 颈前加压　直接喉镜下声门暴露不理想时,插管操作者可用右手在患者的甲状软骨前向上、向后加压,寻找到声门暴露的最佳位置后,改由助手帮助实施操作。使用该手法后可使 Cormack-Lehane Ⅲ级的发生率从 9% 下降到 1.3%~5.4%,使困难插管的发生率大幅下降。

2. 经左侧磨牙暴露声门　在唇腭裂和门齿脱落的患者,喉镜置入后容易进入裂隙以及常规喉镜暴露不理想时,可将喉镜从左侧磨牙处置入。笔者对 280 例患者的观察证实,该方法能明显改善声门的暴露效果,使困难插管的发生率下降大约 50%。如与颈前加压联合应用,效果更加理想。由于喉镜直接置于舌面上,有部分舌体膨出在口腔内,对视野有部分干扰,但并不影响气管插管的操作。

（三）弹性探条引导插管法

弹性探条(bougie)引导插管法即在直接喉镜声门暴露欠佳时,先将弹性橡胶导引管沿会厌下放入气管内,然后沿弹性橡胶导引管将气管导管插入气管内。由于弹性橡胶导引管有一定的柔软度和弹性,在气管内移动经过气管环时有明显的停顿感,操作者容易确定其是否进入气管内。该方法简单、实用、成功率高,是目前临床上解决困难气管插管有效方法之一。

（四）光棒技术

光棒(light wand)实质上是一根可弯曲的管芯,前端装有灯泡,后端连接配有电池和开关的把柄。将气管导管套在光棒上,光棒头端弯曲的角度早期为 90°,但研究提示 45°~60° 的弯曲角度,气管插管的操作更加容易,时间更短。笔者的观察也证实 60° 的弯曲度有利于插管的操作和推送导管,在声门位置明显偏高的婴幼儿使用可以选用 80° 的弯曲度。插管时患者平卧,头后仰,光棒经口正中或口角向下朝着喉头进入,观察环甲膜,当颈前部出现明亮光斑时,表明光棒的前端正位于声门开口处,此时保持光棒在原位并推送气管导管进入气管内,确诊导管进入声门后退出光棒。近年来,改进型光棒(trachlight)和红光光棒相继用于临床,型号齐全,能够满足所有年龄段的使用。Trachlight 有独特的内置管芯,在寻找到颈前光点后,将管芯后退 6~10cm,继续向下推送光棒,可看见光点在颈前继续向下移动,既可以帮助确认气管导管是否进入气管内,还能减少和避免咽喉部的损伤。光棒技术可用于正常气管插管和困难气管插管,尤其适用于张口受限和口内有出血的患者。

（五）逆行性引导气管插管法

逆行性引导气管插管法是一种安全、有效、快速的气管插管方法,对器械和设备的要求较低,在常规方法插管不成功时可考虑使用。操作时患者头后仰位,适当镇静后,在环甲膜处皮肤浸润麻醉,并穿刺注药实施气管内表面麻醉。经典方法是用 17 号勺状针在环甲膜处穿刺,进入气管后置入带芯的硬膜外导管,出声门后从口腔或鼻腔引出硬膜外导管。现在改良方法是用套管针穿刺,用导丝及导丝外套管作引导,改良方法的优点是对气管创伤小,导丝容易控制方向,较易穿出口腔或鼻腔,一般用 18 号套管针垂直穿透环甲膜,确认回抽有气后,套管针向头端倾斜推进并拔出针芯,导丝的 J 端送入套管,直到从口腔出来,然后退出套管。用止血钳夹住颈外的导丝,从口外导丝端套入引导管。引导管可以使用纤维支气管镜、鼻胃管、吸痰管等,把引导管从口腔沿导丝送入气管内环甲膜处,然后再把气管导管套入导丝外引导管,送入气管内,最后抽出导丝及引导管。

（六）可视喉镜插管技术

可视喉镜是利用光学折射、纤维光导传输以及微摄像技术等图像传输原理制作的一类新型插管喉镜,可将操作者的观察视野从口外前移到喉镜叶片的前端,即增加了声门周围的显露范围,又解决了人肉眼视野的局限。同时符合人体咽喉部解剖角度的喉镜片不仅方便操作,还使声门暴露更加容易,大幅度降低了气管插管的难度,声门暴露时不需要用力上提喉镜追求口、咽、喉三轴线的重合,减少了对喉周软组织的损伤,成为目前解决困难气管插管的最常用方法。

可视喉镜的种类繁多,有多种分类方法。根据图像采集方式可分为摄像头、光学和光纤三种类型。根据镜片类型可分为 Macintosh 镜片和成角镜片。根据有无导管引导槽分为不带导管引导槽和带导管引导槽两种类型。目前国内使用较为广泛的可视喉镜主要有 GlideScope、McGrath S5、Tosight、UE 以及 Airtraq 和 King Vision 等多种可视喉镜。可视喉镜的显示屏可位于喉镜柄上,也可通过电缆线或无线传输方式单独显示。

1. 大角度可视喉镜　大角度可视喉镜是目前广泛应用于气管插管和困难气管插管的新型喉镜,常用的包括 Tosight、GlideScope 以及 McGrath 视频喉镜等。此类喉镜由镜片前端的摄像头采集图像,经电缆线传导并放大到显示器上,喉镜片前端角度比普通喉镜片明显加大,使困难气管插管患者声门的显露更加清晰容易。由于喉镜片前端角度较大,操作时必须使用管芯辅助才能完成气管插管。此外,眼手的协调也是成功使用视频喉镜的重要组成部分。将带管芯的气管导管从喉镜片右侧进入口腔,在导管前端进入声门后,助手拔出管芯,操作者推送气管导管进入声门下合适距离,右手固定导管,左手退出喉镜。

2. 带引导丝可视喉镜　Tosight 视频喉镜的 A 型或 AB 型镜片有专用气管插管引导丝槽和专用的气管插管引导丝,声门暴露满意后,先在直视下将引导丝送入气管内,然后将气管导管套入引导丝,沿引导丝将气管导管在直视下送入气管内。

3. 带引导槽可视喉镜　Airtraq 和 King Vision 是目前使用较为广泛的带引导槽可视喉镜,由左右两个部分构成,镜片右侧部分为气管导管的引导槽,可以放置包括普通导管等多种类型的气管导管,左侧包括光源和图像传输系统。其中 Airtraq 由光学系统传输图像,King Vision 采用电子摄像技术。

插管前根据患者的性别、年龄和体重挑选合适型号的喉镜和合适的气管导管,在润滑气管导管和引导槽后将导管放入引导槽内。操作时从正中置入口内,并将声门调整到喉镜视野的中央,将导管向下推入声门,在气管导管的套囊通过声门后,将气管导管从引导槽的右侧缺口处分离,并退出镜片。在喉镜进入口腔出现困难时,可以采用反转操控方法,先将 Airtraq 喉镜镜片在与标准插管位置成 90°~180° 的方向置入口中,然后通过旋转回到常规插管位置。

（七）可视软镜和可视硬镜气管插管技术

1. 可视软镜技术　可视软镜包括 FOB 和电子软镜,可视软镜是目前解决困难气管插管最可靠和最有效的工具之一,具有前端调节角度大、直视以及直接引导插管等特点。临床应用刺激小、损伤轻、成功率高,使一些极度困难的气管插管成为可能。掌握可视软镜引导插管技术有一定的技巧和难度,需经过一段时间的专业培训和练习。可视软镜引导插管技术可经口和经鼻使用,由于鼻咽部弧度使可视软镜或气管导管自然朝向声门,不管是选用先将气管导管推送至声门附近,再使用可视软镜引导插管的方法,还是直接将可视软镜放入气管后,再推送气管导管的方法均较易获得成功。而经口插管时,由于口咽部与气管之间存在一定角度,又缺少对可视软镜的支撑结构,采用可视软镜直接引导插管时难度明显增加,需要较长时间的专业训练。临床上可使用专用的口咽通气道帮助可视软镜引导气管插管,减少插管的难度。此外,通过 Cookgas、Ambu 等插管型喉罩引导插管,既能保证插管成功前的气道通畅,又能大幅度降低可视软镜引导气管插管的难度,明显提高困难气管插管的成功率,是解决困难气管插管最有效的方法之一。

应用 FOB 和电子软镜前先调好焦距,检查图像清晰度,润滑镜干,将挑选好的气管导管套入镜干,并固定于镜干的上端,镜头涂以防雾剂。通过镜干的工作通道持续给氧气,有利于避免分泌物附着镜头。可视软镜进入口腔或鼻腔内一定位置后,调节可视软镜前端的方向寻找会厌和声门,找到声门后推送可视软镜接近并进入声门内,进入气管后可见明显的气管环,见隆突后将套在镜干外的气管导管推入声门。操作时,由助手托起下颌,既有利于保持呼吸道的通畅,还能使会厌离开咽后壁,保持一定的咽腔空间,便于可视软镜寻找会厌和声门。使用单向(逆时针)旋转气管导管的方法或使用专用的气管导管,可解决和避免出现推送气管导管的困难。

2. 可视硬镜　使用可视硬镜进行困难气管插管,较软镜有两大优点:一是可以起到管芯的作用,将喉镜和插管的步骤合二为一;二是在口外操作就可以使镜干头端在喉咽部按所需方向任意移动进退,容易寻找和进入声门,提高成功率,缩短插管时间。使用可视硬镜可选用直接寻找声门插管的方法,也可在常规喉镜暴露的情况下,在直视下将可视硬镜放到会厌附近,再通过寻找声门并送入气管导管的方法。目前国内常用的可视硬镜包括视可尼、Levitan 以及 Bonfils 等纤维光导硬镜。近年来,大量的电子可视硬镜也相继用于临床,图像更清晰,使用更方便。

使用可视硬镜前检查图像清晰度,润滑镜干,将挑选的合适气管导管套入镜干,气管导管的前端超出镜干约 0.5~1cm。采用直接寻找声门插管时,应由助手托起下颌,以保证呼吸道通畅和一定的咽喉部空间,及时清除口腔分泌物是保证有良好视野的前提条件。使用直接喉镜联合可视硬镜的方法时,在寻找到声门后可由助手帮助推送气管导管,也可由助手帮助固定直接喉镜,由操作者推送气管导管。

由于可视硬镜与光棒在结构上极为相近,在常规方法出现困难时也可以借助光棒的定位方法完成气管插管。通常情况下,在颈前寻找到明亮的光斑,提示硬镜的前端已经抵达声门或声门附近,可以在镜下寻找声门并进入声门下,推送气管导管完成插管。需要强调的是,硬镜使用透光法插管,不必像光棒一样反复对比寻找颈前的最亮光点,减少硬镜对喉周软组织的损伤。

(八)喉罩通气道引导插管法

LMA 是近年来用于临床的新型气道维持方式,具有置入容易、操作简单、创伤小、循环反应轻等优点。临床麻醉时既可以用于气道的维持,还可以协助完成困难气管插管。特别是插管型喉罩通气道的研究和应用,使其在解决困难插管方面的作用更加突出,应用范围增加,插管成功率大幅度提高,并能够同时解决困难插管患者的气道维持和气管插管两大难题,成为目前解决困难气管插管最有效和最理想的方法之一。

1. 普通喉罩通气道　置入喉罩通气道并确定气道通畅后,可经喉罩通气管置入合适的气管导管(ID 6.0mm)。当 LMA 位置正确时,通常喉罩内通气管开口与声门裂的对应关系较好,可采用下列方式进行气管插管:①选择适当大小的气管导管,在充分润滑后直接通过喉罩向前推进,部分患者的气管导管能顺利滑入气管内;②有些患者的声门位置高于喉罩内通气管开口,经 LMA 直接插管不能成功。可先将前端上翘的弹性探条经 LMA 盲探置入气管内。此时,可在喉罩内直接经弹性探条将气管导管引入气管内。也可在退出 LMA 后,再经弹性探条将合适的气管导管引入气管内;③通过喉罩使用发光的软质导芯,在颈前通过光点帮助定位和引导完成插管;④将带有套囊的气管导管套在纤维支气管镜干上,经 LMA 置入纤维支气管镜,在直视下把纤维支气管镜插入气管内,再置入气管导管。使用普通喉罩引导插管时,使用的气管导管偏细,可以通过弹性探条、气管导管交换芯、Aintree 等工具更换导管。由于小儿型号的喉罩通气管相对较粗,对气管导管的限制较小。因此,经普通喉罩实施气管插管在小儿使用较为广泛(表 5-4-3)。

2. 气管插管型喉罩通气道　气管插管型喉罩通气道(intubating laryngeal mask airway, ILMA)是一种专门为引导盲探气管插管而特殊设计的改良型喉罩通气道,包括标准通气罩,预塑形的金属通气管和金

表5-4-3　适用于不同型号喉罩的气管导管和纤支镜的型号

喉罩种类	型号	患者体重/kg	喉罩内径/mm	套囊容量/ml	最粗气管插管内径/mm	最粗的FOB/mm
经典喉罩	1	<6.5	5.25	2~5	3.5	2.7
经典喉罩	2	6.5~20	7.0	7~10	4.5	3.5
经典喉罩	2.5	20~30	8.4	10~15	5.0	4.0
经典喉罩	3	30~70	10	15~20	6.0	5.0
经典喉罩	4	>70	10	25~30	6.0	5.0
经典喉罩	5	>90	11.5	25~30	7.0	6.5
Cookgas 喉罩	2.5	20~50	10	20~25	6.5	6.5
Cookgas 喉罩	3.5	50~70	12	25~30	7.5	6.5
Cookgas 喉罩	4.5	>70	14	25~30	8.5	6.5

属手柄。与普通 LMA 相比,其通气管内径较粗较短,可通过常用的成人气管导管并便于退出。其通气管为金属制成,带有金属手柄,便于调节喉罩的位置,使其开口与声门开口对合。通气罩内有一个类似三角形可活动的抬会厌板,在气管导管通过时,推动其上抬移开会厌便于气管导管进入气管内。由于 ILMA 为硬质通气导管,临床应用时有可能发生牙齿和咽喉部损伤,使用特制的专用气管导管增加了应用的成本,而喉罩开口处的抬会厌板也在一定程度上增加了可视软镜的操作难度。Daniel Cook 医师在普通喉罩和 ILMA 的基础上研制了一种新型气管插管型喉罩通气道(cookgas intubating laryngeal airway,CILA)。该喉罩材质柔韧、构造简单,与咽喉部解剖曲线一致的弯曲角度有利于其顺利进入咽腔。临床应用具有操作简单、容易、盲探引导插管成功率高等优点,还能直接使用普通气管导管进行插管。临床观察证实,在正常和困难气管插管患者使用 CILA,均有较高的盲探插管成功率,合并使用 FOB 时,还能降低 FOB 的使用难度,进一步提高气管插管的成功率。CILA 型号全,有专用的退喉罩工具,特别是近年来一次性喉罩 Air-Q 的临床应用,可以解决从婴儿到成人各个年龄段的气管插管和困难气管插管。由于 CILA 为软通气管,有一定的变形能力,与硬质纤维镜联合应用,也有较好的临床效果。整形外科医院多年的临床经验已经证实,CILA 联合 FOB 是解决困难气管插管的理想方法之一。此外,Ambu 喉罩和鸣人喉罩均为双管喉罩,具有常规使用和引导插管两项功能,喉罩的材质柔软,弯曲角度大,管壁还具有牙垫功能,也可以快捷方便地用于引导完成各种困难气管插管。近年来,各种可视喉罩相继用于临床,既可以随时观察喉罩的对位情况以及喉罩开口与声门的关系,还可以在直视下直接完成气管插管,使喉罩与气管导管之间的变换更加方便快捷。

五、外科气道

创伤患者常规方法气管插管失败,出现不能氧合不能插管时;出现快速发展的血肿、气肿,气道断裂伤以及气管黏膜进行性水肿等危急情况时,需要果断决定,迅速建立紧急外科气道。

1. 经气管喷射通气　经气管喷射通气(transtracheal jet ventilation,TTJV)在不能插管不能氧合的情况下,TTJV 是能够进行紧急通气的一种急救方法,是一种临时的通气手段。

实施 TTJV 时,首先要体表定位环甲膜,然后将 14 号套管针沿正中线、针尾与皮肤夹角呈 30°~45°进针。与套管针连接的注射器能够抽出气体后表明套管针已经进入气管内。然后取下注射器,将套管针尾与高压喷射通气系统的螺纹接头相连接。喷射通气系统的气体压力应该维持在172.4kPa~344.7kPa范围内。

喷射通气要求在呼气期维持气道的通畅,气道梗阻的患者需要辅助提下颌。TTJV可维持40min以上的通气和氧合,为后续的气道操作提供了时间和机会。一旦经FOB或电子软镜完成气管插管,或实施了气管切开,即可停止TTJV。

TTJV尤其适用于声门或声门水平以下的通气梗阻。声门和远端气管支气管树之间的气道撕裂伤,是TTJV的绝对禁忌证。在这种情况下使用TTJV可导致气胸或纵隔气肿,或者将部分气道撕裂伤转变为完全气道撕裂伤。

2. **经皮环甲膜切开术**　与TTJV相似,经皮环甲膜切开同样是将管壁较薄的14号套管针或更粗的针头置入气管。然后将引导导丝通过针头放入气管内,留置数厘米。然后将穿刺部位扩张后置入环甲膜导管,确认导管位于气管内后,将导管固定。近年来,手术刀法环甲膜切开术成为解决插管失败后气道管理的标准方法,操作步骤包括:①操作者左手示指确认环甲膜后,右手持手术刀,刀刃朝向操作者,横向刺入皮肤和环甲膜;②保持手术刀垂直于皮肤,旋转90°,使得刀刃指向尾端;③换手,用左手把持手术刀;④向操作者一侧轻柔牵拉手术刀;⑤右手拿起引导管芯,将引导管芯的折弯端下滑进入气管,轻柔推进8~10cm;⑥移除手术刀;⑦沿着引导管芯插入润滑过的6.0号带套囊气管导管,旋转推送气管导管,避免插入过深,防止发生支气管插管;⑧拔除引导管芯;⑨连接呼吸装置,进行通气确认;⑩给气管导管套囊充气,用二氧化碳波形图再次确认通气;固定气管导管。

与气管切开相比,环甲膜切开出血较少,而其解剖定位清晰,操作简捷。但是由于环甲膜切开容易导致声门下狭窄,因此在条件和时间允许的情况下,气管切开建立外科气道仍是首选。

3. **气管切开**　紧急气道情况下,气管切开并不是最佳选择。气管切开的最佳切口是沿正中位置的横行切口。但是对于年轻医师,在紧急情况下沿正中部位采用纵行切口,可减少出血,并可避开颈前静脉。暴露气管环后,在第一个和第二个气管环之间做横向切口,然后在支气管镜直视引导下放置气管导管。

(邓晓明　魏灵欣　隋静湖)

参 考 文 献

[1] HAGBERG C A. 气道管理学[M]. 2版. 北京:人民卫生出版社,2009.

[2] SMITH C E. Trauma anesthesia[M]. New York:Cambrige University Press,2008.

[3] 史忠. 创伤气道的急诊处理[J]. 重庆医学,2010,39(15):1937-1938.

[4] WALLS R M,MURPHY M F,LUTEN R C,et al. 急诊气道管理手册[M]. 北京:人民卫生出版社,2008.

[5] BOWMAN F P,MENEGAZZI J J,CHECK B D,et al. Lower esophageal sphincter pressure during prolonged cardiac arrest and resuscitation[J]. Ann Emerg Med,1995,26(2):216-219.

[6] 李芳,王烨,邓晓明. 视频喉镜的临床进展[J]. 医学综述,2017,23(3):544-548.

[7] 邓晓明,米卫东. 经喉罩和插管型喉罩完成困难气管插管[J]. 北京医学,2016,38(6):501-503.

[8] FRERK C,MITCHELL V S,MCNARRY A F,et al. Difficult airway society 2015 guidelines for management of unanticipated difficult intubation in adults[J]. Br J Anaesth,2015,115(6):827-848.

[9] 米卫东,时文珠. 科学实施麻醉诱导气管插管[J]. 临床麻醉学杂志,2022,38(2):117-118.

第 六 章

创伤患者的血管通路建立

在严重创伤和出血性休克患者救治初期,基于容量复苏、药物治疗和血流动力学监测所需,必须尽快建立静脉输血输液与动脉有创监测通路。对于创伤患者而言,血管通路的建立既是初期救治与容量复苏的基础,又是救治过程中药物治疗、器官功能监测、血液检测标本采集的便利途径。本章将重点介绍创伤患者建立静脉与动脉等通路的相关操作与处理。

第一节 血管通路的种类和临床应用

血管通路是利用穿刺或手术切开的方式在机体循环系统的外周血管部位建立的用于不同诊疗目的人工血管通路,可分为静脉通路、动脉通路、骨髓腔通路等。

一、静脉通路

鉴于其血管内压力较低、位置相对表浅、对机体干扰和损伤轻微等因素,在临床应用最为常见。通过外周浅表静脉或深部静脉穿刺和/或留置导管建立的静脉通路,除用于常规的输血、输液、药物输注治疗外,还常用于献血员采血、实验室检查、标本采集、血液透析、血管内滤网置入或血栓清除、心脏介入手术治疗(如房间隔或室间隔封堵术)、外周中心静脉导管(peripherally inserted central catheter,PICC)进行化疗或营养治疗等。当置入静脉的专用导管和传感器(如 Swan-Ganz 气囊漂浮导管)接近或到达腔静脉或右心时,可进行一系列血流动力学和生理生化指标的监测,如中心静脉压(central venous pressure,CVP)、右心房(室)压、肺动脉压(pulmonary artery pressure,PAP)、肺毛细血管楔压(pulmonary capillary wedge pressure,PCWP)、心排血量(cardiac output,CO)、体核温度(core temperature,CT)、混合静脉血氧饱和度(mixed venous oxygen saturation,SvO_2)等,及时和动态反映心脏功能和机体组织氧供氧耗的平衡状态,精准指导临床治疗。

创伤患者常合并失血性休克,早期静脉通路的建立为患者开通血管通路,可及时予以液体复苏及药物治疗,将为患者的生命支持治疗赢得时机。

二、动脉通路

动脉通路常用于即时和连续动态测量患者动脉血压,如桡动脉或足背动脉穿刺置管行有创血压测定(invasive blood pressure,IBP),或通过动脉血管内留置导管便捷地采集血液标本进行血气分析等生化指标检测或动态监测治疗效果,既能减少多次穿刺带给患者的损伤和痛苦,又能为患者的治疗提供可靠、及时的参考依据。

随着现代监测技术与设备的改进,可通过桡动脉或股动脉穿刺置管与中心静脉导管的联合应用,取代传统的肺动脉导管(即Swan-Ganz气囊漂浮导管)技术快捷,连续地动态监测心排血量、血管外肺水含量等血流动力学和氧合指标(如PiCCO、Vigileo)技术。

动脉通路还常用于心脏手术时体外循环的建立,或用于抢救危重患者的临时人工替代肺功能的体外膜氧合(extracorporeal membrane oxygenation,ECMO)技术。

动脉通路在血管介入治疗方面发挥着更为重要的作用,例如广泛用于心脑血管疾病(如冠心病、脑出血或脑梗死、主动脉血管瘤)、肝肾等脏器肿瘤的各类血管内支架,弹簧圈和封堵器置入,或药物精准注射,动脉血管造影等临床诊疗技术。

三、骨髓腔通路

骨髓腔通路作为一种采集骨髓血液标本和输液给药通路的临床尝试已经有相当长的历程。人体骨髓腔中有很多高度分化的非塌陷的静脉网,在任何情况下都与体循环保持直接而又完整的连接。经过骨髓腔建立的血管通道实际是静脉血管通路的一种特殊形式。许多学者认为,因创伤而大量失血或休克导致外周静脉血管塌陷或关闭的情况下,通过骨髓腔内因骨骼支撑不致塌陷的静脉网输注液体可达到外周血管的复苏效果。在战地救护初期即推荐采取这种通路用于战伤伤病员救治。在紧急救治中,若外周静脉通路建立遇到困难时可以首先考虑使用骨髓腔穿刺置管。实践资料表明,建立骨髓腔通路的时间平均为77s,高约1m的重力滴注条件下液体输注速度可达15~30ml/min,使用加压袋情况下能达到125ml/min;若使用注射器直接推注,则可能达到150ml/min。有些欧美国家将建立骨髓腔内血管通路作为抢救心脏骤停患者的标准方法之一。2010年美国心脏病协会(American Heart Association,AHA)的心肺复苏指南就再次强调:如果不能成功建立静脉通路,则应尽早考虑建立骨髓腔通路(Ⅱa级),并认为其优于气管内给药通路。

骨髓腔内的血管压力约为25~35mmHg,相当于体循环平均动脉压的三分之一。骨髓腔内丰富的微小静脉网络可像海绵一样能快速吸收灌注到其周围的液体,并通过骨内静脉窦将其快速转运到体循环之中。虽然随着年龄增长,人体骨髓腔内黄骨髓比例增加,但临床观察结果表明:灌注到骨髓腔内的液体或药物,不管是通过红骨髓还是黄骨髓均可快速抵达体循环中。

通常情况下,小儿患者骨髓腔通路输注选择的部位主要在胫骨的近端或远端、股骨的远端。成年患者骨髓腔通路输注部位则多选胫骨、肱骨或胸骨柄。穿刺位点的选择应充分考虑患者的年龄、身体状况、穿刺装置和操作者的经验等因素,骨髓腔大小及骨髓腔通路输液针的直径会对输液速度有一定影响。

在开放血管操作中应尽可能减少出血,避免反复穿刺造成血管损伤,必须遵循严格的无菌技术,防止引起血源性感染而对机体造成更大危害。

第二节 静脉通路的建立

静脉通路在临床应用最为常见,是创伤患者救治期间容量补充、药物应用、生化指标测定以及血流动力学监测之必需。根据静脉所在位置及其与体表的关系,静脉通路可分为外周和深部静脉通路两大类。前者主要指分布于四肢、颈部和头皮的浅表静脉血管;后者是指所处位置距体表较深和距上下腔静脉和心脏较近的静脉血管,也被称为中心静脉。建立外周静脉通路的穿刺点位于目标血管,而中心静脉穿刺点除目标深静脉外,也可选择适当的外周静脉血管穿刺后置入加长的特制导管而实现。

一、外周静脉通路

(一)时机

不论在现场或院前救治,还是在送往医院的途中或到达医院行确定性治疗之前,应尽可能早地对创伤患者建立血管通路。强调尽早建立血管通路的时机,以便于在创伤患者救治过程中及时应用各类救治药物及适当补充、维持基本血容量与生命体征。建立静脉通路的时机与容量治疗或复苏时机是两个不同的概念,不宜混为一谈。建立血管通路的时机,并不意味着一定是大量输血输液或积极容量复苏时机的开始。

创伤患者在到达医院急诊室之前,通常可能由院前救治人员在现场已建立外周静脉(peripheral intravenous,PIV)通路并实施静脉输液治疗。到达医院后,医护人员应对静脉通路的状况进行评估,包括穿刺部位、导管口径、通道数量、畅通情况等。若因现场使用的金属"头皮针"或留置的穿刺针口径偏小、血管渗漏,或穿刺部位、流速状态等因素不能满足救治需求,则需要尽早放弃原有通路另行穿刺,或增加另外的静脉通路。创伤救治临床实践中,在考虑是否实施中心静脉导管置入或静脉切开之前,快捷而有效的方法是首选置入两个大口径(16G 或更大)的外周静脉留置导管。受伤后送达医院的创伤患者可能因为严重失血导致循环血容量不足而造成静脉塌陷或充盈不佳、受伤后烦躁或躁动而难以配合或肢体创伤等因素,有时难以找到合适的外周静脉进行穿刺置管,或血管穿刺容易失败,有时可能血液检验标本的采集都会面临困难。

为了确保紧急救治药物的应用,在新通路未成功建立前,对尚能利用的静脉通路不要随意撤除。通常建议如先前未曾进行过穿刺置管,应首选上肢外周静脉并采用 14G 或 16G 留置针穿刺,如肘静脉或较粗的前臂静脉。

(二)途径

可供选择的外周静脉较多,如颈外静脉、上肢或下肢浅静脉、头皮静脉,后者多用于小儿患者。创伤患者除需考虑避开创伤受损处之外,在未明确排除或怀疑腹腔脏器或血管损伤的可能时,应尽可能优先选择上肢血管及口径较粗的血管,如肘正中静脉、颈外静脉等。

1. 肘正中静脉 是上肢口径较大的浅静脉,连接颅底静脉和头静脉。斜向内上方注入贵要静脉,在肘窝中部与深部静脉之间有恒定的交通支相连。因其位于相对靠近手臂的表面,当施加压力时变得突出,位于肱二头肌腱膜前的肘窝。该静脉位置比较固定,临床上常经此进行静脉穿刺取血或置管。肘正中静脉有较多变异。

2. 颈外静脉 是颈部最大的浅静脉,由下颌后静脉的后支、耳后静脉和枕静脉汇合而成。沿胸锁乳突肌表面下行至其下端后方穿颈深筋膜注入锁骨下静脉。颈外静脉位置表浅，在皮下可见到，在儿科常作为注射、输液、抽血的部位。成年患者救治期间，当颈内静脉穿刺不顺利或遇到困难时，可通过颈外静脉置入留置针或中心静脉导管建立输液通道。

如外周静脉穿刺置管多次尝试未能成功时，应当放弃而及时选择合适的深静脉建立静脉通路。首选的深静脉穿刺部位取决于患者受伤部位和范围，表 6-2-1 介绍了紧急静脉通路建立的选择顺序。

表 6-2-1　紧急静脉通路建立部位选择的推荐顺序

紧急静脉通路建立部位选择的推荐顺序	紧急静脉通路建立部位选择的推荐顺序
大口径的肘正中静脉或贵要静脉（16G 以上）	股静脉
其他大口径的外周静脉	颈内静脉
锁骨下静脉	骨髓腔内（胫骨或股骨远端）

静脉通路建立时，要注意选择合适口径的留置针进行穿刺。根据 Poiseuille 定律，通过导管的流量与导管半径四次方成正比而与导管长度成反比。因此，导管的口径是决定流速的主要因素，同样重要的是所采用的穿刺和留置器材，包括接头或三通接头以及输注装置，均应做到在所有连接点具有较大或至少一致的口径，尽可能减少出现湍流。

一旦穿刺和置管成功，应当根据患者对液体治疗的反应及时将外周静脉与高容（流）量输液加温装置或输液泵等快速输液装置相连。

（三）器材

静脉留置针（14~16G 为宜）、压脉带、消毒棉球、敷料、胶带等。

（四）建立方法

在所选择的静脉上方（近心端）扎好压脉带，暴露选择的静脉，用消毒棉球仔细消毒，左手拇指固定穿刺静脉远端，右手持静脉留置针沿静脉刺入皮肤，并与静脉成约 20° 角刺入静脉，针干与静脉走行保持一致，一旦针尖刺入静脉，即可在针尾见到回血，将针稍微放平，再进针 4~5mm，确保针芯及外套管均在静脉内，小心退出部分针芯，将外套管送入静脉内，然后退出全部针芯，穿刺完成，用敷料及胶带妥善固定。

（五）注意事项

穿刺前应严格消毒，注意无菌操作。穿刺过程中，将留置针针头斜面朝下，便于置管，可提高成功率。穿刺完成后，连接静脉液体，注意观察穿刺针留置导管有无打折或受压，补液是否通畅，穿刺部位是否有硬结或液体血管外渗出，及时发现问题并处理。

二、中心静脉通路

创伤患者建立深静脉或中心静脉通路的并发症风险可能大于普通患者。严重并发症（如血肿压迫、感染、血栓等）可使病情加重，对于其安全性临床一直存在争论。然而，因为创伤患者中心静脉通路不仅能为大容量输液提供更大口径和更可靠的输液通路，便于紧急救治时药物的快速输注与疗效发挥，为某些不适合经外周静脉应用的药物治疗提供保证，也可用来行中心静脉压和心脏血流动力学指标的监测，指导输液和血液成分治疗等。因此，其在创伤和危重患者救治中的作用十分重要。临床应用和管理得当，并发症发生率或对患者的不利作用并不高于其他非急症患者。

（一）时机

创伤救治早期外周静脉通路建立困难，或患者药物应用（如高浓度电解质补充、高渗营养液输注、血管活性药治疗）和监测（中心静脉压、心功能、血生化等）需要。

表6-2-1所列举的深静脉通路选择顺序中，锁骨下静脉优先于颈内静脉是基于创伤患者锁骨下静脉受损伤机会相对较少的临床特点。股静脉穿刺成功率虽然较高，但股静脉部位的穿刺置管容易发生感染、静脉血栓等并发症，而且在合并腹腔脏器或血管损伤时不适用。通常认为，在确定没有腹腔脏器或血管损伤的情况下，严重创伤患者救治期间股静脉作为短期通路建立安全可行，导管留置期间需重视相关并发症尤其是深静脉血栓形成的预防措施（如物理按摩、穿戴弹力袜、应用充气蠕动泵等）与定期监测（如超声检查）。

（二）途径

临床常用途径有直接进入的颈内静脉、锁骨下静脉、股静脉穿刺途径，也包括经颈外静脉、肘静脉等外周静脉间接进入的途径。需要强调，不论颈内静脉或股静脉穿刺，若采用较短留置套管（导管），或者置入导管前端并未到达上、下腔静脉右心房入口处或右心房内时，严格意义上应称其为深静脉穿刺置管，并不能正确地进行中心静脉压力测定。

表6-2-2对各种途径穿刺建立的中心静脉通路优缺点进行了比较，可供临床借鉴参考。

表6-2-2　常用中心静脉通路优缺点比较

通路模式	优点	缺点	禁忌证
所有	当外周静脉不适用时 输注液体容量较大时 中心静脉压监测之需	血肿 感染 导管脱落 空气栓塞 导管血栓形成	凝血异常 局部损伤或感染 穿刺部位肿瘤
股静脉	适用于心肺复苏术 未合并腹部创伤者 便于压迫	血栓形成发生率高 股动脉损伤	下肢损伤范围大 （烧伤或创伤） 腹部血管或脏器损伤
颈内静脉	操作方便 便于肺动脉导管转换	气胸、血胸 心律失常 心肌损伤 心脏压塞 颈动脉损伤	颈部脊椎损伤 戴有颈部固定环
锁骨下静脉	操作较容易 便于肺动脉导管转换 休克患者的首选方式 导管固定稳妥 颈圈固定时容易接近	气胸、血胸 心律失常 心肌损伤 心脏压塞 锁骨下动脉损伤	锁骨损伤 脊柱后凸侧弯

1. 颈内静脉　颈部口径最大的静脉，上于颈静脉孔处与颅内乙状窦相续，与颈内动脉和颈总动脉同行在颈动脉鞘内，位于胸锁乳突肌后方下行至胸锁关节后方与锁骨下静脉汇合成头臂静脉。颈内静脉沿颈动脉鞘走行部分较为表浅，经皮穿刺容易成功实施。以乳突尖和下颌角连线中点至胸锁关节中点的连线作为颈内静脉的体表投影。甲状软骨上缘水平以上为上段，甲状软骨上缘水平以下再分成中、下段。颈

内静脉上、中、下段的外径分别为12.0mm、13.0mm和14.6mm。胸锁乳突肌位置通常恒定,其前缘与颈内静脉上、中、下段的中点的距离分别为1.0mm、7.0mm和13.3mm,后缘与颈内静脉上、中、下段的中点的距离分别为19.4mm、12.7mm和9.3mm。颈内静脉末端膨大,其内有一对静脉瓣,可防止头臂静脉中的血液逆流。

右侧颈内静脉较粗且与头臂静脉、上腔静脉几乎成一直线,穿刺置管容易成功,通常首选右侧颈内静脉穿刺置管为宜。

理论上颈内静脉各段均可穿刺,但其上段与颈总动脉、颈内动脉距离较近,且有部分重叠,尤其颈动脉窦在该段位置变化较大,因此一般不主张选择该段进行穿刺;下段位置较深,穿刺有一定难度,但表面标志清楚,其位置在胸锁乳突肌胸骨头与锁骨上缘形成的小三角内(锁骨上小凹)。中段位置较表浅,操作视野暴露充分,穿刺时可避开一些重要的毗邻器官,操作较安全,可选此段穿刺。

2. 锁骨下静脉　系位于颈根部的短静脉干,自第1肋骨外缘由腋静脉延续而成。向内行于胸锁关节后方与颈内静脉汇合成头臂静脉。其汇合处向外上方形成的角被称为静脉角。该静脉口径较大,位置恒定表浅,常作为深静脉首选穿刺部位。

锁骨下静脉前上方为锁骨,下方为第一肋骨,后方为锁骨下动脉,内后方为胸膜顶。动、静脉之间隔有厚约5mm的前斜角肌,锁骨下静脉下后壁与胸膜相距仅约5mm。锁骨下静脉因管壁与周围筋膜、骨膜组织结构相连而不易发生移位,位置较恒定,便于穿刺。由于管壁不易回缩,在患者自主呼吸(尤其是伴有深大呼吸)时,或者使用不具备密闭条件的穿刺器具时,穿刺过程中受胸廓内负压因素的影响容易引起空气吸入而造成空气栓塞。

3. 股静脉　股静脉在收肌腱裂孔处续腘静脉,行经收肌管,至股三角尖时位于股动脉后方,往上渐斜向内,随之位于股动脉的内侧,并包在股鞘内。

股静脉被认为是创伤患者救治时最接近下腔静脉和最容易迅速穿刺置管的部位,并且没有血胸或气胸、心律失常等潜在风险。该部位穿刺还适用于受伤后安有颈部固定装置(如颈托、颈圈等)而不便于采取颈内静脉穿刺的患者,或者正在接受胸外心脏按压的心肺复苏救治中的患者。此外,该部位穿刺,一旦出现血肿也更容易压迫止血。

股静脉通路不适用于大范围下肢损伤或明确合并腹部创伤的患者,后者可能出现下腔静脉破损或断裂。

4. 外周静脉　经外周静脉穿刺向中心静脉置入导管也是临床常用技术。可见于中心静脉直接穿刺技术不熟练或穿刺困难而失败,或缺乏器材等情况,也见于治疗所需或期望长时间留置导管之便利。如化疗药物或深静脉营养治疗时常用PICC技术,置管途径选择较多,如贵要静脉(首选)、肘正中静脉、头静脉等。颈外静脉位置表浅,向外下方移行汇入锁骨下静脉,常被用作颈部深静脉穿刺不顺利时的一种替代途径。

贵要静脉起于手背静脉网的尺侧,上行逐渐转至前臂的掌侧面,在肘窝处接受肘正中静脉与头静脉相交通,贵要静脉本干则沿肱二头肌内侧缘继续上行,注入腋静脉。

(三)器材

1. 中心静脉导管　分单腔、双腔、三腔、四腔多种型号,口径为14G、16G、18G、20G或4Fr、5Fr、7Fr、8Fr等多种规格;根据输注速度和药物用量等治疗需求进行适当选择,既考虑管腔口径利于快速输液输血,又考虑满足同时治疗药物的输注。

2. 经外周血管置入的导管　因行进距离所需这类导管一般较长,如 PICC 导管。

(四) 操作流程

1. 穿刺前准备　患者平卧位,穿刺侧手臂外展,穿刺部位备皮、消毒、铺巾;导管置入前用肝素抗凝液冲洗导管管腔;将注射器抽少量生理盐水并与"防逆瓣"针连接后穿刺血管,可防止逆血及空气栓塞。

2. 穿刺血管　左手固定皮肤,右手持针穿刺,边进针边回抽,直至抽取至顺畅的静脉血;见回血后,将测试针头置入侧孔或引导钢丝置入孔,停留约 1s 并观察血液流出状态(若误入动脉可见血液呈搏动状喷出)。

3. 置入导丝　确认成功进入静脉血管后,左手固定好注射器,右手用导丝助推器将 J 形导丝从针的尾端孔或侧孔插入,推进深度一般应超过穿刺针长度的 5~10cm;导丝送到预定刻度深度后,左手压迫穿刺针前端即导丝经过的血管;右手将穿刺针、注射器和导丝助推架一同退出,注意切勿将导丝拔出或被穿刺针带出。

4. 扩张皮肤与置入导管　将扩皮鞘沿导丝送入扩大表皮穿刺点并原路退回,然后经导丝插入导管,待导丝从导管尾端露出后一手握紧导丝尾端,一手在靠近皮肤的位置抓紧导管,轻轻扭动将导管推进。根据导管表面的刻度和预定置管深度将导管沿导丝推入血管。

5. 拔出导丝与固定导管　退导丝时注意一手固定导管以免滑出,并检查导丝前端 J 形弯头是否完整无缺。记录导管置入长度,用充有肝素冲洗液的注射器抽吸查看回血情况以确定导管位置;排出管腔内空气,然后用肝素冲洗液充盈导管、用导管配套的卡锁固定导管。留置时间较长或不配合的患者(如小儿)可采用缝线固定。

导管置入流程结束后,连接输液、输血管路或注射泵管路开始使用,或用滑动夹夹闭导管并戴上保护帽备用。

三、不同部位的中心静脉穿刺置管要点

(一) 颈内静脉

1. 优点　穿刺和置管均易成功,与锁骨下静脉穿刺比较,损伤胸膜和动脉的概率小,因而相对安全。

2. 缺点　穿刺时体位要求严格,对于颈椎有可疑外伤患者不适宜,对心衰、肺水肿、哮喘等不能平卧患者不适宜。左侧颈内静脉置管损伤胸导管的概率较高,一般优先选择右侧行颈内静脉穿刺。

3. 途径　颈内静脉穿刺入路的方法有很多种,常用路径有前、中、后入路。

各种穿刺入路的主要操作要点是:

(1) 前路:穿刺点位于胸锁乳突肌前缘中点(锁骨上方 5cm 处),用示指和中指扪到颈动脉搏动并将其向内推开,在示指与中指间进针,与皮肤呈 30° 左右的夹角,针尖指向同侧乳头或锁骨中内 1/3 交界处。

(2) 中路:由于颈内静脉下段位于胸锁乳突肌胸骨头、锁骨头及锁骨内 1/3 之间的三角间隙内,解剖标志明显,且在颈总动脉的前外侧下行,穿刺时不易损伤动脉,故此处是穿刺置管的最佳部位。以三角间隙的顶点(锁骨上缘上方 3.5~4cm 处)穿刺进针点,针尖指向同侧乳头,与皮肤呈 25°~30° 夹角,紧靠胸锁乳突肌锁骨头内侧缘进针。

(3) 后路:在胸锁乳突肌后缘中点(锁骨上方 5cm 处,或颈外静脉跨过胸锁乳突肌后缘的交点上方)进针,针尖指向骶尾部,针尾与颈纵轴呈 30°~45° 夹角,与皮肤呈 25°~30° 夹角。

4. 注意事项　①颈内静脉穿刺一般患者进针 1.5~3cm 即可进入血管,肥胖者可达 3~4cm。若进针大

于 4cm 仍未抽到回血,可能是进针方向或角度不合适;或因静脉张力过低,被操作者手指或穿刺针压迫塌陷而使穿刺针贯穿血管却未见回血,此时不宜继续进针。太深容易损伤胸膜顶引起气胸,或穿入其他血管,例如穿破锁骨下动脉引起血胸或纵隔血肿。若认为穿刺方向正确,则建议略放松压迫穿刺部位的手指同时边缓慢退针边回抽,有时当针尖回到血管后壁内时可能见到回血。若回血通畅,可尝试送入针套;若针套插入困难或局部形成血肿,则应拔出穿刺针,压迫止血数分钟;若退至皮下仍未见回血,则调整方向或角度后再进针。②导丝或导管插管过深可进入右心房甚或右心室,容易引起心律失常,或使测压结果不准确。一般认为成年人从穿刺点到右心房的距离约为 15~20cm,身材矮小、颈短者距离更短些。临床上常用的有些产品配有专用心电连接线可使导管前端准确定位,特别适用于小儿和需要监测中心静脉压力的患者,而且对于减少导管刺激心脏引发心律失常等并发症极有帮助。③深静脉穿刺、置管过程中应避免空气进入,尤其是中心静脉压很低或伴有深大呼吸的患者,吸气时可能因胸腔负压增大而容易使空气经过敞开的穿刺针或导管外口进入血管,引起气栓。此外,在输血输液期间,使用注射器冲洗管腔、更换输液管路、监测 CVP 后等环节也需要密切注意排气操作。

（二）锁骨下静脉

1. **优点**　穿刺导管容易固定,不影响患者头颈活动,舒适度较好,易于清洁和导管护理,感染发生率较低。

2. **缺点**　损伤胸膜顶引起气胸的可能性较大,穿刺过深时易误伤锁骨下动脉且不易压迫,形成血肿。

3. **途径**　①经锁骨上路穿刺:患者取仰卧头低位,右肩部垫高,头偏向对侧,使锁骨上窝显露充分。在胸锁乳突肌锁骨头的外侧缘,锁骨上缘约 1.0cm 处进针,针与身体正中线或与锁骨成 45° 角,与冠状面保持水平或稍向前 15°,针尖指向胸锁关节,缓慢向前推进;②经锁骨下路穿刺:患者取仰卧位,右上肢垂于体侧,略向上提肩,使锁骨与第一肋间的间隙张开便于进针。右肩部可略垫高,头低位约 15°~30°。从锁骨中内 1/3 的交界处,锁骨下缘约 1~1.5cm 进针。针尖指向胸骨上窝,针体与胸壁皮肤的夹角小于 10°,紧靠胸锁内下缘徐徐推进。

4. **注意事项**　①患者去枕平卧,上肢平放于体侧,头转向对侧,可在两肩胛之间脊柱正中垫一小柱形枕,使穿刺侧肩关节尽量下垂,上臂外展,达到锁骨下静脉向前突出、扩大管径的目的,以利于穿刺时静脉回流;②穿刺针进到锁骨深面后,须立即调整角度,使针尾与胸廓皮肤夹角小于 30°,边进针边回抽,不可垂直刺入或进针角度过大,以免刺破胸膜引起气胸,若进针 5cm 左右仍未穿刺到静脉,应将穿刺针退至皮下调整角度和方向再进针;③在清醒患者穿刺中若回抽到气体,或患者出现呛咳、胸部刺痛、气紧等症状,提示有胸膜肺损伤,应立即停止穿刺,必要时摄胸片了解肺压缩情况或行胸腔闭式引流;④锁骨下动脉位于锁骨下静脉的后上方,穿刺针角度过大可能穿入动脉,应尽量避免。万一穿破,术者可将拇指和其余四指分开分别在锁骨的上、下缘加垫压迫,持续压迫 5min 以上始能松开。由于受锁骨的限制,压迫止血的方法常不易奏效,往往在颈根部形成血肿,轻者可不影响呼吸,但使同侧再穿刺困难,可改行对侧穿刺。

5. **穿刺困难的原因及处理**　锁骨下静脉穿刺时穿刺困难的发生率约为 3%~5%,初学者可能更高,而在颈内静脉和股静脉穿刺时却极少发生。这主要与锁骨下静脉及其周围的解剖结构特点有关,其次也取决于操作者的技术熟练程度。操作者对进针深度的掌握应注意:①进针浅,穿刺针尖刚过静脉壁,针的斜面尚未完全进入,虽亦能抽到回血,但在置导丝过程中,针尖会滑出血管,因而不能顺利置导丝入血管;②进针较深,受锁骨和骨性胸廓的限制,穿刺针与锁骨下静脉之间有一交角,刺入过深可致导丝置入时阻力大,不易继续置入。

（三）股静脉

1. **优点**　在没有合并腹腔脏器和血管损伤但又需要行紧急手术的患者,或者需要实施心肺复苏的患者,股静脉穿刺因操作容易、需时短、不受颈部制动影响,无发生气胸、血胸、心律失常之风险,常被作为首选的深静脉通路建立途径。

2. **缺点**　股静脉置管容易受污染,导管护理难度大,下肢深静脉血栓形成风险增加,不宜长时间留置导管及静脉营养治疗。不适用于腹部严重创伤或下肢广泛损伤的患者。

3. **方法**　取仰卧位,膝关节微屈,臀部稍垫高,髋关节伸直并稍外展外旋。以腹股沟韧带下方3~4cm,股动脉搏动的内侧0.5~1cm处作为穿刺进针点。穿刺针轴与大腿纵轴一致,与皮肤夹角30°~40°,针尖指向剑突,进针2~4cm能穿到静脉。

4. **注意事项**　①穿刺针深度不宜超过腹股沟韧带;②引导钢丝进入血管的长度应超过扩张导管长度;③小腿是否成90°并不关键,如遇到肥胖或体位不理想者,适当加大穿刺角度或将穿刺点更靠近腹股沟韧带可增加成功率。

（四）外周中心静脉导管（PICC）置管

1. **优点**　穿刺过程迅速,穿刺成功率高,可避免反复穿刺静脉给患者造成痛苦,使静脉输液全程"一针疗法",安全可靠,无威胁患者生命的并发症。

2. **缺点**　输液速度较慢,不利于抢救患者的输液治疗,不利于大量的输血治疗。穿刺部位有损伤或穿刺侧肢体创伤者应列为禁忌。表6-2-3将PICC置管与中心静脉导管（central venous catheter,CVC）置管进行了比较。

表6-2-3　PICC与CVC的比较

	PICC置管	CVC置管
途径	外周静脉	锁骨下静脉、颈内静脉、股静脉
风险	并发症少,成功率高	并发症较多
留置	外周留置 感染率低 留置时间长	躯干部位留置 感染率高 留置时间较短
用途	长期输液	急重症、大手术、短期留置

3. **方法**　①选定血管和穿刺点,将患者臂与穿刺点成90°角,测量穿刺部位到上腔静脉的长度即穿刺点至胸锁关节以后向下至第三肋间之间的距离;②皮肤消毒,戴无菌手套,患者臂下铺无菌治疗巾;③更换无菌手套,用生理盐水预冲导管、连接器、肝素帽及穿刺针,导管浸入生理盐水中;④铺孔巾,暴露预定穿刺部位,由助手在距离预定穿刺点12cm左右扎止血带,以充盈血管;⑤更换针套,穿刺静脉,见回血,向前推进插管鞘,使之进入血管;⑥将导管插入插管鞘,缓慢推进导管至所需长度;⑦回撤插管鞘,注入生理盐水,患者诉无不适,固定导管;⑧行胸部X线检查,以确认导管位置。

4. **注意事项**　①在抽取导丝时禁止暴力,以免损坏导管或导丝的完整性;②退出针芯前,务必先松开止血带,套管尖端加压后再撤出针芯;③穿刺置管完成后,回抽血液时用>10ml注射器,以免小的注射器产生高压使导管破裂。

四、并发症与防治

（一）感染

1. 原因　导管消毒不彻底,穿刺过程中无菌操作不严格,术后护理不当,导管留置过久。

2. 防治　严格无菌操作,在病情允许的情况下留置时间越短越好;若病情需要,最长 7~10d 应该拔除或重新穿刺置管。

（二）出血与血肿

1. 原因　由于穿刺方法不当、反复多次穿刺,导致血管分支或周围组织毛细血管损伤,误穿周围的动脉特别是损伤不易压迫止血的动脉,或患者存在凝血功能障碍,可导致局部出血或血肿,颈部的血肿还可能压迫气管和神经。

2. 防治　股静脉穿刺发生的出血和血肿一般压迫可得到有效处理,而严重的颈部血肿或锁骨下血肿则须外科手术止血和切开引流。

（三）气胸

1. 原因　锁骨下入路进针时,针干与皮肤角度太大使针尖离开锁骨下缘,很易穿破胸膜和肺。颈内静脉穿刺时,为避开颈总动脉而针尖指向过于偏外,往往会穿破胸膜顶和肺尖。

2. 防治　如果仅为一针眼产生少量气胸,通常不需做特殊处理,可自行吸收。如果针尖在深部改变方向使破口扩大再加上正压机械通气,气胸会急剧加重甚至形成张力性气胸,应予以胸腔闭式引流,必要时需行胸腔镜手术或开胸手术处理肺部破口。

（四）血胸

1. 原因　锁骨下入路穿刺时,进针过深,易误伤锁骨下动脉。

2. 防治　误伤锁骨下动脉后应立即撤针并从锁骨上压迫止血,若同时穿破胸膜通常会引起血胸。此时应改换穿刺点或穿刺路径。颈内静脉穿刺尤其易损伤动脉,凝血功能正常者只要及时退针局部压迫 3~5min 即可止血,不至于造成严重后果。

（五）气体栓塞

1. 原因　穿刺前未使患者头低位,或患者处于低血容量状态(中心静脉压低),或患者伴有深大呼吸等情况下,当穿刺针进入静脉后一旦撤掉注射器与大气相通,由于心脏的舒张可将空气吸入心脏。正常人少量空气进入可能不至于引起严重后果,但对于伴有心内分流的先天性心脏病患者(尤其是右向左分流的紫绀患者)可能引起严重后果,穿刺时应注意避免。

2. 防治　置管过程中在可能与大气相通的操作步骤前应先务必使导管密闭,防止空气进入,例如采用带有活瓣的穿刺针,或抽出导丝同时操作者用拇指迅速封堵导管末端开口等。若发生气体栓塞,应立即头低脚高左侧卧位,可以从中心静脉导管回抽血液,吸氧或高压氧治疗。

（六）血栓

1. 原因　当患者存在高凝状态、静脉压高、卧床时间过长,以及留置导管导致血流减缓或形成湍流、导管长时间留置等情况时均易导致深静脉血栓形成,严重者可能引起血管回流受阻致肢体肿胀、颈静脉怒张,或血栓脱落导致肺栓塞等。

2. 防治　高危患者可预防性应用抗凝药物。深静脉血栓形成应积极抗凝治疗,出现肺栓塞时应视病情给予相应紧急治疗。严格、规范的导管护理技术,合理留置时间等措施有助于中心静脉导管相关性血栓形成的预防。

（七）神经损伤

1. **原因**　颈内静脉穿刺进针太偏外侧,损伤臂丛神经。

2. **防治**　穿刺者应规范操作,穿刺过程中注意穿刺方向和深度。

（八）其他

如心肌穿孔,系导管质地硬且送管过深直至右心房或右心室,因心脏收缩与导管尖端反复摩擦而穿破心房壁或心室壁所致。临床表现为心脏压塞,在心脏直视手术中切开心包即可及时发现和妥善处理;若为非心脏手术或抢救危重患者时发生,则需要临床医护人员结合病情变化及时判断,尤其是对穿刺置管后或导管留置期间患者突然出现的心跳加快、血压下降、心音遥远、颈静脉怒张等症状时应当考虑到,及时通过超声或心包穿刺等方法作出正确诊断和紧急处理,否则,后果十分严重,死亡率很高。心包穿刺既是诊断方法,也是心脏压塞的急救措施之一,在稳定病情后可采取必要的开胸手术探查和修补。

第三节　动脉通路的建立

一、途径

动脉穿刺途径较多,一般优先选择外周较小的动脉,如桡动脉、足背动脉等。在创伤患者休克的情况下,可能因外周动脉搏动较弱,穿刺成功率低,也可能出现某些部位有创伤不宜行穿刺操作等情况时,也可选择较大的血管,如肱动脉、腋动脉、股动脉等。

二、器材

动脉穿刺针（24~20G）、肝素注射液、无菌手套、消毒器具、局部麻醉药、三通、动脉压监测传感器及监测仪。

动脉穿刺针多采用聚四氯乙烯套管针,成人用20G、儿童用22G、新生儿用24G。股动脉等深部动脉可用18G长穿刺针或带引导钢丝的导管针。专用于动脉穿刺的留置针设计十分精巧,通常配有开关和引导钢丝,穿刺针进入血管后可以通过开关封闭血管,避免血液因动脉搏动而喷出;向血管内推入引导钢丝后便于留置套管进入动脉血管,增加成功机会。特制动脉穿刺针所配套的注射器推杆较光滑,当穿刺针针尖刚刚进入动脉血管后即可见少量血流返回并推动注射器推杆滑动,便于操作人员及时发现;有些穿刺针在针芯上特地预留连串的细微孔隙,操作者可通过透明留置套管清晰看到血液随着动脉压力迅速流经这些空隙并渗入针芯和套管之间,及时判断是否穿刺成功。

三、穿刺置管方法

（一）经皮穿刺置管

1. **操作前准备**　患者仰卧,若取桡动脉作为穿刺部位,则通常选择患者的非优势侧。穿刺侧上肢外展于托手架上,腕部垫一纱布卷使桡动脉更容易触及。左利手的患者建议选择右手桡动脉。对穿刺部位皮肤消毒、铺巾,清醒患者可在动脉搏动表面和周围用少量局部麻醉药浸润麻醉。

2. **穿刺置管**　操作者戴无菌手套,左手示指和中指触摸动脉搏动位置,右手持套管针,针干与皮肤呈

30°~45°角,针尖刺入动脉后可见鲜红血液经针芯涌入针尾空腔,倾斜或压低针干与皮肤呈 10°角,将外套管置入血管腔内约 2.5~3.5cm(留置套管与针尾结合部应显露在穿刺点之外不少于 0.5cm 为宜)。此时拔除针芯,可见明显搏动性血流自导管喷出,证实穿刺成功,左手示指和中指分别适度压迫留置套管前端及开口处,以便控制血流不继续外溢和避免套管针被无意脱出,同时连接测压导管和测压装置及传感器等。建议使用带有旋锁接口的测压导管,在测压管适当部位安置相同管径的三通,便于采血、冲洗和排除气泡等。

3. 注意事项　①若穿刺针已穿透动脉后壁,可拔除针芯,缓慢向外退出留置套管,退至出现血液喷出处,沿血管方向再推进留置套管一般可以将套管滑入血管内,可见血流喷出通畅则连接测压导管和装置。②若遇动脉搏动弱或未明显触及或小儿等穿刺困难时,可以在超声引导下进行穿刺。

（二）直视穿刺插管

适用于经皮血管触及不清或穿刺不成功,缺乏超声引导设备,或者缺乏制式留置导管穿刺针等情况。操作方法:①消毒铺巾,局部麻醉下于选择部位动脉搏动明显处作约 1cm 长的纵切口;②显露动脉后在动脉血管下安置一根丝线,作为远端血流阻断和牵引用;③直接用留置套管穿刺针穿刺或经血管小切口置入准备好的口径合适的医用硅胶导管;④移除牵引线(不得将血管与导管结扎,以免妨碍动脉远端血液灌注),缝合皮肤。

四、注意事项

（一）基本要求

外周动脉穿刺或留置导管是创伤和危重患者救治期间常用的诊疗技术,应遵循严格的无菌操作规则。选择桡动脉穿刺置管前应询问患者是否为左利手,并且进行 Allen 试验。阳性者应避免桡动脉穿刺置管。

（二）及时处理并发症

局部血肿、血栓形成或动脉栓塞是常见并发症。

1. 常见原因　①穿刺困难而同一部位反复穿刺,或操作方法不当、动作粗暴等损伤血管;②操作时间过长,或导丝及鞘管刺激导致血管痉挛;③血管本身存在狭窄、硬化、扭曲等;④空气进入血管内形成气泡;⑤留置套管口径较大,血流通过滞缓或受阻;⑥患者血液高凝状态,侧支循环不良或血管内膜粥样斑块脱落等。这些因素可导致穿刺针内、导丝及鞘管表面形成血栓而妨碍相应组织血供,或因血栓脱落后随血流到达动脉远端引起栓塞,造成组织缺血坏死。

2. 处理措施　①操作前对肢体远端循环状况进行必要评估,选择口径较小的留置针进行穿刺。②避免同一部位反复操作。③测压装置连接血管前应充分预充肝素冲洗液,排尽管路内气泡。④每次通过管路采集血标本后要及时抗凝盐水冲洗,避免导管存留血液而凝结、堵塞。⑤发现血管不通畅只能回吸而不得强行向血管内推注冲洗液,以免将管路内血凝块推入血管造成栓塞;穿刺针不能恢复通畅或发现血栓形成,或远端肢体有缺血表现(如发绀或苍白,搏动消失等)时,须立即拔除测压导管,必要时可手术探查或血管介入治疗,取出血块。⑥动脉血管导管拔出后,对穿刺部位应采取妥善方法给予足够时间和力度的压迫,避免在局部形成血肿或大量出血。

第四节　骨髓腔输注通路的建立

在救治创伤患者时,迅速建立输液通道以确保救治药物和液体或血液成分能及时输入至关重要。当患者出现全身状况恶化时,尤其在小儿患者中,外周静脉和/或中心静脉等作为输液通路常不易成功建立,可作为用药通路的气管内所使用的药物有限。此时,骨髓腔内输液通路的建立应该作为可选方法尽早考虑,液体及复苏药物均可通过骨髓腔内静脉网迅速进入体循环,实际上,骨髓腔通路液体流速与外周静脉的流速基本相同。

一、途径

骨髓腔输注的穿刺部位有股骨远端、胫骨近端、胸骨、桡骨、锁骨、内踝或外踝、髂骨嵴、肱骨近端和跟骨。其中胫骨近端和股骨远端为最常用的部位,因为解剖标志明显,易于暴露,穿刺成功率高。

穿刺部位骨折、蜂窝组织炎、烧伤或烫伤、骨形成不良或骨质疏松、骨盆骨折、下腹部外伤等禁止穿刺,明显肥胖的患者可能会因穿刺针长度不足以达到骨髓腔而输注效果不佳。

二、器材

关节固定器、骨髓腔内穿刺置管套件、局部麻醉药、注射器、消毒液、无菌纱布、生理盐水、加压袋。

三、建立方法

准备骨髓腔内穿刺置管套件,选择穿刺部位,安置体位,常规消毒、铺巾、局部麻醉。若采用电动驱动器穿刺,则将带针芯的特制骨内针与手提式电钻相连接;若使用手动装置,则去除保护帽,手掌心握住穿刺针柄。将穿刺针与穿刺部位成 90° 角钻入或手握针柄加压旋入长骨骨髓腔内或胸骨内。钻入预定深度后去除电钻或针柄,有落空感后拔出针芯,注射器回抽见回血后,用生理盐水冲洗(成人 10ml,小儿 5ml)穿刺针管,固定连接器,连接输液管路。

四、注意事项

严格执行无菌操作规程,避免对穿刺器具和穿刺部位的污染而造成感染并发症。骨髓腔穿刺时用力适度,到位后及时连接输液装置和管路,防止空气进入。确定穿刺针进入骨髓腔后方可连接输液管路,以避免液体渗漏,引起穿刺部位肿胀。定时观察穿刺部位远端血供及局部软组织改变情况,注意观察局部组织有无渗出、皮肤有无变色等异常现象。

避免在同侧胫骨多次穿刺,药液有可能经上次穿刺孔漏出。

输注高渗药物与液体时,建议稀释后再输注;为使药物尽快进入体循环,可在给药后用适量生理盐水快速冲洗和滴注。

导管留置时间一般不超过 24h。当更确切的血管通路建立或病情得到改善后尽早撤除。

第五节　与血管通路相关的常用辅助装置

一、加压器(袋)

当静脉输液管路或穿刺针口径偏小或患者发生急性失血时,常需要加快输注速度。临床实践中加快输液输血速度的方法,除手工挤压或利用三通和注射器手工推注之外,还包括传统的手动或电动旋转蠕动泵、快速输液泵等装置。加压袋是临床应用最为普遍的一种快速输注方式,其携带和使用便利,有压力监测,透明材质制作的能清晰观察液体输注量,安全可靠,是战场、野外及临床紧急救治之必备品。

除用于快速输液之外,加压袋在血管介入治疗、血流动力学监测(如有创动脉血压测定、漂浮导管置入)等诊疗中常用作管路冲洗、抗凝之必需。

二、输液输血加温器

该类装置通过不同方式调节输注液体温度,具有多种输液安全监护及输注压力监测显示功能,能更安全地用于临床各类液体和血液成分的输注,避免机体因输入液体温度低而引起体温下降的风险,对于创伤和危重患者、儿童的治疗十分重要。许多装置设计为加压加温一体化,可在快速输液的同时能够保证液体适宜的温度。

三、动脉血管穿刺压迫止血装置

随着血管介入治疗的普及,动脉血管穿刺置管部位在治疗后出血并发症的防范也引起重视。动脉压迫止血器就是应用于血管介入手术后或有创动脉血压监测后的止血装置。主要通过机械压迫力从体外对动脉穿刺部位进行压迫,促进穿刺口止血愈合,避免人工手法压迫力度不足或时间不足等因素造成局部出血或血肿形成等不良事件。

动脉压迫止血器的研发源于临床通常采用的手法压迫、沙袋压迫等习惯方法。通常口径较小的桡动脉穿刺后手法压迫 10~15min 后再用敷料加压包扎即可达到止血效果。当患者止血或凝血功能异常,或者穿刺针口径较大的股动脉拔管后,单纯的人工按压是不够的。以往传统的做法是再使用约 0.5kg 的沙袋置于穿刺部位持续 6h 以上,同时需要制动患者穿刺血管的肢体至少 24h。

由于人工和沙袋压迫方法受影响因素多,且费时费力、患者不适、制动时间过长等,因此相继研制多种特制止血装置用于临床,包括充气式、支架式、旋压式等。例如常用的股动脉压迫止血器就由与大腿接触和固定支撑用的底板、支架、压迫杆三部分组成。止血器通过固定绑带将下肢相对固定,与压迫杆上的塑料压迫头形成对应作用力。借助支架的杠杆原理调节两者之间距离即可形成足够并且适当(保持微弱的足背动脉搏动)的压力压迫于动脉穿刺部位上以防止出血。用于桡动脉的压迫止血器较为简便。

四、超声诊断仪

随着超声诊断设备在医院诊室或治疗室普遍应用,超声技术除传统的影像诊断之外,在超声引导下的各种临床治疗技术的应用得到迅速发展和普及。

彩色多普勒超声既具有二维超声结构图像的优点,又同时提供血流动力学的丰富信息。其主要优点为:①能快速直观显示血流的二维平面分布状态;②可显示血流的运行方向,了解血流的时相和速度;③有利于辨别动脉和静脉;④有利于识别血管病变和非血管病变;⑤能可靠地发现分流和反流;⑥能对血流束的起源、宽度、长度、面积进行定量分析。

静脉或动脉血管的穿刺和置管技术通过超声引导变得更为精准、便利、快捷。例如中心静脉置管可实时地观察目标血管走向、穿刺针行进路线,可在直视下调整穿刺针的角度及深度,减少穿刺次数,使穿刺针准确到达穿刺部位,同时防止穿刺针贯穿血管,使穿刺造成的损伤能降低到最小。

在多普勒超声引导下对相邻的动静脉更易辨识,有效避免盲穿过程中常见的误入动脉所致的血肿、血胸或气胸等并发症。超声引导下,还可观察和调整引导钢丝进入血管的深度和方向,提高穿刺成功率,例如锁骨下静脉穿刺时可避免或有意使导管逆行进入颈内静脉,PICC 置管位置的引导和判断等。

　　总之,严重创伤患者救治过程中,根据容量治疗、监测、血管介入或外科手术、麻醉处理等诊疗需求,通常需建立多条静脉通路或动脉血管通路。尤其是对严重创伤患者的救治,医疗机构应建立行之有效的预案和流程,并定期改进和完善,培训医护人员熟练掌握。这些流程应包括首选穿刺部位、穿刺针类型与口径、人员分工、穿刺困难的应对措施,有创监测通路、血液标本检验项目(如血常规、生化、凝血、脏器功能、特殊感染等)的合理组合,尽可能通过最少的血管穿刺次数而获得。

(周　婷　徐世元)

参 考 文 献

[1] 田玉科. 小儿麻醉[M]. 北京:人民卫生出版社,2013.

[2] 陈晓波,王玉玲. 超声引导下中心静脉置管术救治危重患者的临床价值[J]. 中国急救复苏与灾害医学杂志,2014,4:371-372.

[3] JOANNE G,STEPHEN P,SUSAN S. Intraosseous vascular access in critically ill adults [J]. Nurs Crit Care,2016,21(3):167-177.

[4] LEE P M,LEE C,RATTNER P,et al. Intraosseous versus central venous catheter utilization and performance during inpatient medical emergencies [J]. Crit Care Med,2015,43:1233.

第 七 章

创伤患者的体温管理

在创伤状态下,机体出现低体温十分常见,低体温是创伤的严重并发症之一。它可出现在创伤救治链的任一个环节,需要引起麻醉科医师的重视。麻醉科医师在创伤患者存活链中扮演了重要的角色。在有些医疗机构中,麻醉科医师的工作范围仅限于围手术期治疗;而在另一些医疗机构中,麻醉科医师可能充当着院前急救医师、院内创伤急救小组成员和危重病救治医师等多项角色。不论何种模式中,麻醉科医师都有很多机会接触到创伤患者的救治,只是在创伤救治链所处的前移位置不同而已。

众所周知,低体温对患者是有害的。但在临床实践中,对创伤患者所出现的低体温,我们在预防或及时控制方面依然存在许多疏忽。

第一节　温度调节与温度管理

一、人体温度调节

大脑对温度的感知来源于特异性和非特异性受体如温或热感应器,定位于皮肤和黏膜。人类对周围环境温度的变化有很大的适应性,通过行为和自动反应能够使机体的体核温度维持在一个较窄的稳态水平(表7-1-1)。一般认为,皮肤温度在30℃时会引起冷感,35℃时产生热感,热信号由无髓鞘的C纤维传入,冷信号由Aδ纤维传入。皮肤感受到热刺激时,热感应器会增加放电;相反,当皮肤受到冷刺激时,冷感应器亦会增加放电。神经纤维把这些感应信号传输到人的体温调节中枢下丘脑,它能通过自主神经和脑垂体来协调人的新陈代谢和一系列的分泌过程。

当下丘脑的细胞核接收到热感应器传来的信息时,便调整皮肤毛细血管舒张和汗腺分泌,促使人类散热,防止体温过快上升。当下丘脑接受到冷感应器传来的信息时,它又控制皮肤毛细血管收缩,并使新陈代谢加快,增加身体产热。因此,在体温调节中枢下丘脑的控制下,人体热量得失始终处于动态平衡状态。

表 7-1-1　温度调节：行为和自动反应

系统	举例
行为调节	增减衣物
	改变环境温度（如加热、空调）
	有意识活动及调整运动时间
自动调节	血管舒张，取决于环境温度，增加热量丢失或减少热量储存
	血管收缩，在寒冷温度里，皮下血流下降至几乎为零
	心率调节，在任何加温过程中，脉搏经常加快，通过血管竖毛反应以增加热量转移；提高绝缘，减慢热交换
	增加机体脂肪，脂肪传导热量仅为其他组织的 1/3
	寒战，当皮肤或机体寒冷时，通过寒战反应增加机体热量产生
	"非寒战"的生热反应，不是通过肌肉的运动增加热量的产生，在新生儿，最重要是通过肝脏、肾脏及大脑的棕色脂肪组织产生热量
	蒸发，增加出汗增加热量散出

　　除了体温中枢以外，另外两个重要体温调节机制在稳定体核温度中起到了重要的作用：即寒战增加产热及出汗散热。从代谢观点来看，这两个自动调节机制对于机体体温调节均非常重要。快速而有效的温度调节反应是机体的行为调节，例如对周围环境温度的改变，人们会有意识或无意识地采取适当措施去避免体核温度增高或下降，包括增减衣服、寻找庇护所等；机体通过改变血管张力调控动静脉分流，继而控制热量从皮肤丢失以达到减少或增加热量的效果，是一种极为有效的体温调节反应。

　　机体的形态和年龄会影响体温调节反应和能力，如肥胖与消瘦，老年与小儿等因素。与成年人相比，婴儿和儿童虽然代谢产热快，但是他们的体表面积相对于体重比成人大，容易出现体温的下降；但反之，体外加温对于儿童则非常有效。有报道随着年龄的增加，血管收缩阈值下降，因此老年人体温自身调节能力较差，在相同的状态下，易出现低体温。此外，合并慢性疾病的患者也更容易出现低体温。

二、麻醉和手术对围手术期体温的影响

1. 麻醉的影响

（1）全身麻醉药：除了氯胺酮以外，几乎所有全身麻醉药都会影响体温调节反应，只是影响程度不尽相同。吸入麻醉药直接扩张血管、抑制调节温度的血管收缩功能和使代谢率降低 20%~30%。麻醉导致低体温在不同时期表现不同，全身麻醉诱导会导致体核温度的快速下降，即术中低体温的第一个时期是由于麻醉药引起的血管扩张而致热量分布到外周室。在麻醉第 1 小时体核温度的快速下降值达 1~1.5℃，紧接着体温缓慢下降至平台值。大剂量吗啡可抑制下丘脑，引起周围血管扩张，血液淤滞，散热增加而体温下降；肌肉松弛剂使肌肉丧失产热功能，易导致体温下降。体核温度仅代表一部分组织的温度，如躯干和头颅，并高于外周温度 2~4℃。全身麻醉下体核温度可向四周传递，所以开始就表现为体核温度的急剧下降，称为再分布性低温。3~4h 后，体核温度达稳定状态，表明散热和代谢产热相平衡。

（2）椎管内麻醉：硬膜外和蛛网膜下腔阻滞同样会影响外周和中枢体温调节。在清醒患者，一开始的血管舒张反应会引起患者感觉温暖，但是紧随着温度下降会出现不可避免的寒战反应。尽管局部阻滞和全身麻醉相比体温调节失衡机制更加复杂，但其结局是一样的，即体核温度下降会引发危险情况发生。硬

膜外和蛛网膜下腔阻滞降低血管收缩和寒战的阈值,因而降低寒战的最大强度。除对中枢影响外,局部麻醉药对外周的影响主要是阻滞温度感受器特别是冷感受器信号向中枢的传送。

（3）其他药物:局部麻醉时常常需用一些辅助药。除咪达唑仑外,大多数镇静镇痛药如阿芬太尼、哌替啶均可降低血管收缩和寒战的阈值。同样,丙泊酚减少冷反应阈值,在老年患者或原有疾病基础上,以上影响可加重。

2. 室温的影响 手术间的温度常在18~25℃间,麻醉下的患者长期暴露于手术室,通过传导、辐射、对流等形式使体温下降,据统计温度下降可达0.6~1.7℃,一般在手术1h左右下降最快,所以对患者的保温非常重要。

3. 患者本身的影响 老年人或婴幼儿的体温自身调节能力较差,相同环境下更易发生体温改变。久病体弱或皮下脂肪很少的患者也易发生体温改变。

4. 手术操作的影响 在外科手术尤其是胸腔或腹腔开放手术过程中,机体大部分体表面积和内脏长时间暴露会增加机体低温的风险。大量未经加温的液体冲洗胸腹腔,或应用冷的或未经加温的静脉输注液体或库存血,会明显降低机体温度。输注液体的温度和体核温度的差别梯度越大,机体平均体温下降得越大。同样的,相对于机体体重液体输注量越大,平均体温下降可能性越大。

三、围手术期低体温的副作用

低体温会产生全身系统反应,包括抑制中枢神经系统功能甚至最终导致死亡。中度低体温会产生全身多个系统的临床副作用,围手术期创伤相关低体温对患者的预后有明显的影响。

尽管对于低体温的普遍定义是体核温度低于35℃,体温轻度低于正常温度仍然会增加外科患者的并发症发生率和死亡率(表7-1-2)。例如,围手术期体温下降至34~36℃会明显增加围手术期的并发症如寒战、围手术期伤口感染、围手术期出血和输血增加、心血管不良事件诸如心肌缺血、室性心动过速,同样会延长住院时间。体核温度减少2℃时,维库溴铵作用时间延长2倍多;丙泊酚持续输注期间,体核温度减少3℃时,丙泊酚血浆浓度比正常体温时增加30%;低体温时患者吸入麻醉药的肺泡最低有效浓度(minimum alveolar concentration, MAC)也随之降低。

1. 低体温对心血管系统的影响 轻度低体温由于兴奋机体的交感神经系统,儿茶酚胺物质释放增加,出现外周血管收缩和心动过速,心排血量增加和血压轻微升高;外周血管收缩引发外周血管阻力增加,血液黏滞度增加。温度继续下降,则低温直接抑制窦房结功能、减慢传导,心率、心排血量随体温下降而降低,循环时间延长,心肌耗氧量减少。当体温降至28℃以下时可产生严重心律失常,如结性逸搏、室性期前收缩、房室传导阻滞等,严重者发生室颤。低温室颤在温度上升前做电除颤一般无效,这是因为中度以上的低体温儿茶酚胺释放减少,全身血管阻力下降,机体对缩血管物质产生抵抗,导致机体在创伤引起的低血压和休克状态时对容量和药物复苏效果不佳;其他机制可能与心脏应激性增加、窦房结抑制、不应期延长及酸碱、电解质改变等多因素有关。

2. 低体温对呼吸系统的影响 低体温由于脑干呼吸中枢受到抑制,呼吸节律随体温下降而变慢变深直至呼吸停止,表现为呼吸频率和分钟通气量减少,并降低呼吸中枢对低氧和二氧化碳的通气反应;另外,由于交感神经系统兴奋引发强烈的血管收缩和血红蛋白氧离曲线左移,不利于氧的释放,容易导致机体缺氧;$PaCO_2$增加;支气管扩张,生理无效腔和解剖无效腔均增加。严重低体温导致支气管分泌物增加和支气管痉挛,加重机体氧供不足。肺的顺应性只有在极低温10℃时才降低。

表 7-1-2　围手术期创伤相关低体温的病理改变及并发症

系统影响	病理改变及并发症
心肺功能抑制	心血管抑制
	心肌缺血
	心律失常
	外周血管收缩,组织氧供和增加组织氧耗
	儿茶酚胺反应迟钝
	增加血液黏滞性
	酸中毒
	血红蛋白氧离曲线左移
凝血功能抑制	降低凝血因子功能
	血小板功能抑制
肝肾功能受损及降低药物清除	降低肝脏血流
	降低乳酸清除
	降低肝脏药物代谢
	降低肾血流
	低温诱导利尿
对感染抵抗力下降(肺炎、脓毒症、伤口感染)和伤口修复功能抑制	血管收缩引起皮下组织灌注下降
	抗炎作用和免疫抑制,包括 T 细胞介导的抗体产生下降及非特异性的中性粒细胞氧化杀伤作用下降
	抗原沉积下降

3. **低体温对中枢神经系统的影响**　低体温可降低中枢神经系统的氧耗和氧需,减少脑血流量。即机体体核温度每下降 1℃,脑血流量下降 6%~7%,降低颅内压,但动静脉氧分压差不变。体核温度在 33℃ 不影响脑功能,但患者可以出现判断力减退、意识错乱和意识模糊的临床表现,反射功能减弱。28℃以下意识丧失,瞳孔对光反射和腱反射消失甚至死亡。25℃以上时呕吐反射、缩瞳反射、单突触反射等仍保留。在外周低温可阻断神经纤维的兴奋性和传导功能,特别是粗大的和有髓鞘的 As 纤维,比 C 纤维和交感神经更易阻断,传导功能降低同时肌张力增高,常出现肌强直和阵发性肌痉挛,脑电波抑制,波幅下降,当体核温度在 33℃或以上时,体感或听觉诱发电位已经不能反映脑电波的活动情况。

4. **低体温对泌尿系统的影响**　在所有内脏器官中,低体温时肾脏血流量下降最为明显。在 18~37℃ 时,肾动静脉氧含量差不变,提示肾血流下降主要是氧需要量减少所致。尿量在低温早期由于交感神经兴奋、血压增高等原因可能会增加,但随后就减少。尽管低温时肾血流量下降,肾小球滤过率减少,但复温后仍能保持良好的肾功能。

5. **低体温对血液系统的影响**　低温时影响血小板的黏附和聚集反应,影响凝血因子酶活性引发凝血功能减弱,另外低温刺激纤溶过程,同时低温继发的肝脏代谢功能降低引发肝脏来源的凝血因子合成减少。以上因素促发了机体凝血功能障碍。研究报道体核温度下降 1℃,会使机体出血量增加 16%,同时使异体输血危险增加 22%。低温会引起机体血容量下降,血细胞比容增高,血液黏滞度增高,甚至引发广泛微血栓引起器官功能障碍。

6. **低体温对消化内分泌和肝脏的影响**　低体温可引起胃肠动力减弱,甚至可以出现肠梗阻。另外低体温后肝脏血流量减少,非蛋白氮增多,肝糖原减少,胰岛素分泌降低,葡萄糖的利用率下降,出现高血糖。

另外低温影响肝脏代谢功能,酶活性下降,影响麻醉药物代谢诱发麻醉苏醒延迟;肝脏功能下降使参与凝血的蛋白和酶的合成减少,进一步影响凝血功能。

7. 低体温对酸碱平衡和电解质的影响 严重低体温时由于血红蛋白氧离曲线左移,机体释放氧障碍导致缺氧;低体温时由于激活交感神经系统,儿茶酚胺分泌增加,引发组织血管收缩并增加了外周血管阻力,组织供血不足产生乳酸;另外低温诱发寒战也会明显增加乳酸生成,且低体温时由于肝脏对乳酸的清除率下降,导致乳酸中毒。不可逆的严重酸中毒、凝血功能障碍和低体温是引发患者死亡的"死亡三联征"。对机体进行保温有利于增强外周血管床的扩张,增加组织的灌注和微血管床的血流量,减轻机体低温和创伤继发酸中毒和低氧血症的发生。

8. 低体温对伤口感染的影响 创伤后发生伤口感染(surgical site infection,SSI)的概率为 9%~32%。SSI 的发生除了和患者年龄、空腔脏器的损伤、严重创伤、出血性休克和血液输注外,还和围手术期低体温密切相关。和正常体温患者相比,围手术期体温低至 35℃,围手术期 SSI 的发生率可增加两倍。SSI 不仅会延长重症监护室的停留时间和住院时间,还将增加患者住院费用甚至增加了术后病死率。低体温激活了交感神经系统的活性,导致血浆去甲肾上腺素水平增高,引发皮肤和皮下组织外周血管收缩,降低手术部位氧输送,产生手术部位氧分压下降和低氧血症。削弱了机体的免疫防御功能,包括降低对细菌等微生物识别的免疫防御反应,降低吞噬细胞和杀伤性中性粒细胞对细菌等的吞噬和杀伤能力,抑制氧自由基的产生。另外,低体温还降低对炎症介质如肿瘤坏死因子 α 和白介素-6 的清除能力,增加了伤口感染的机会。

第二节 体温监测与复温设备

可靠的体温监测部位是食管远端、鼻咽、鼓膜、肺动脉等。这些部位的温度比较接近且能反映核心部位温度。其他部位如舌下、直肠、膀胱温度可以合理估计核心部位温度,由于热传导需要在一定时间内完成,因此在温度剧烈波动时可能会滞后于体核温度。

体温监测的滞后性与监测部位血流灌注不足或传感器放置不正确密切相关。

一、体温监测常用部位

1. 远端食管 由于接近心脏,远端食管温度高度准确,监测温度的热敏电阻包含在食管听诊器中,置于心音最响的位置或更深处。在全身麻醉气管插管患者常规用于监测心脏和肺的声音。如果探头没有正确放在食管远端,温度读数便不正确。远端食管温度探头的放置位置正确与否通常通过听诊心音强度来确认。通过鼻胃管的持续吸引会降低食管温度。

2. 鼻咽 这个部位的温度监测和其他体核温度的监测相关性好。在心肺转流复温患者,鼻咽部温度优于鼓膜温度的监测。这个部位温度监测并发症是存在鼻咽出血的风险。在严重中面部损伤或颅底骨折合并筛板损伤患者,鼻咽温度监测是相对禁忌证。

3. 肺动脉 肺动脉导管的末端探头经常用来监测心脏充盈压、每搏量、混合静脉血氧饱和度、心排血量及其他血流动力学参数。假如单独应用这个部位进行体温监测,其操作创伤性太大。心肺转流患者假如没有监测肺动脉血流,肺动脉温度监测并不合适。

4. 鼓膜 鼓膜距离下丘脑有 3.5cm 长,由颈内动脉供应血液。应用绝缘的热电偶探头放置于接近鼓膜位置,可以稳定监测温度。外耳道耵聍或血液会引起体温反应滞后性。在合并有脑脊液鼻漏、患者活动及患者转运过程中,由于热电偶探头容易移位,鼓膜探头的应用是相对禁忌的。假如患者耳朵寒冷或者存在耳科疾病会影响鼓膜温度监测的准确性。因此将鼓膜探头正确放置于耳道是非常重要的。尽管非常容易获得鼓膜温度的数据且在院前应用可行,红外线耳道温度监测在麻醉和重症监护中并不合适。研究显示在心肺转流冷却过程中,红外温度监测方法并不是非常准确。

5. **舌下** 舌下温度比体核温度大约低 0.5℃,正确放置舌下温度探头非常重要。舌下温度监测的优点是便捷、适用于家庭式应用及无创性。其缺点是由于患者不配合及快速口腔呼吸易导致读数不正确。

6. **直肠** 长时间以来直肠温度对于估计体核温度(特别在儿童患者)一直都被认为是"金标准",其比体核温度大约高 0.1℃。其监测优点是便捷、低成本及读数准确。因为直肠是一个空腔,因此较其他地方更能长时间储存热量。但患者的温度快速上升或下降时,直肠监测到的实际温度会滞后约 1h。这可能是因为直肠并没有感受温度的受体,因此加热或冷却效果受控于下丘脑,而不是对于冷或热本身的反应。影响直肠温度的正确读数的其他可能因素有直肠里大便及大肠杆菌产生的热量。

7. **膀胱** 应用内含热敏电阻的导尿管可以监测膀胱温度。和体核温度相比,尿量减少会降低这个部位监测到的温度(如休克、肾衰竭)。合并盆腔开放性损伤或下腹部创伤会降低这个部位的温度读数。

二、保温的方法和设备

机体热交换非常重要的四种经典方式:即对流、传导、辐射和蒸发。前面三种机制是重要的热量丢失形式,在低温患者复温过程中这三种机制同样非常重要。

临床所有加温和冷却装备都需要应用到这些机制。对流即热交换是通过机体接触空气实现的,其有效性决定于空气的交换速率。热的传导定义为两个物体或相同特征的物体直接接触产生热交换。从一个物体到液体的热交换速率是空气的 32 倍,因此冷的或加温的静脉输注液体对于患者的降温或复温非常有效。辐射组成热交换是由于物体有温度梯度存在引发的,而蒸发引发热交换发生在液体转变成气体状态。

1. **被动空气加温** 足够的证据证明被动空气加温装置对于围手术期预防和治疗低温及寒战是有效和安全的。假如机体体表面积被空气加温装置足够覆盖,这种装置不仅通过机体体表面积交换热量,而且机体微环境的改变也可有助于保持体核温度。血管收缩反应的体温调节,独立并限制了外周皮肤和中央室温度的热交换,限制了被动空气加温的复温速率。

2. **其他加温机制** 应用电阻加温毯加热,或者应用红外线辐射加温,在围手术期都是重要的加温方法。对于意外低温的患者或者暴露在寒冷环境的创伤复苏患者,这些方法具有重要作用。循环水毯是临床常用的另一类有效的加温装置,特别在平卧位身体与水毯接触面较大的患者,效果更好。

3. **液体和血液加温** 在需要输血和输液复苏的患者中,输注加温液体或血液有利于减少热量的进一步丢失,同时有利于转移大部分热量至体核温度。例如,10L 加温至 40℃ 的液体输注至 32℃ 的患者可以提供 80kcal 的热量,这样,可以使一个 70kg 的患者体核温度提高 1.4℃。输注大剂量室温晶体和胶体液,或者没有充分加温的血液和血制品会导致不可避免的机体温度降低。输注液体和机体体核温度的温差梯度越大,机体温度下降越明显;相对于体重比例液体输注量越大,机体温度下降得越明显。

目前,还不能建议单独使用一种加温方法而不采用其他加温方法来获得有效的加温效果。然而,从所采用的复温技术的实用性和安全性来看,被动式的充气加温是一种合理选择。持续监测体核温度非常重要,可以预防不可控制的温度下降及评估复温的有效性。复温过程中,由于外周血管扩张及寒冷的血液回流至中央循环,容易诱发心律失常和低血压。因此,复温过程中,必须强调静脉加温输液的重要性。

第三节　意 外 低 温

温度代偿调节能力在不同年龄、不同健康状态及摄入不同药物或酒精的个体都不同。暴露在同样寒冷环境中,人的体温调节能力取决于体温调定点的设定或者患者是否维持在"冷应激状态"(如感觉寒冷、寒战、血管收缩以及机体温度高于35℃)。

一、意外低温的定义和生理影响

意外低温是指无意识的体核温度低于35℃。传统定义意外低温仍然采用轻度意外低温(32~35℃)、中度意外低温(28~31.9℃)和严重意外低温(<28℃)的三阶段划分方法。国际复苏联络委员会(International Liaison Committee on Resuscitation,ILCOR)、欧洲复苏委员会(European Resuscitation Council,ERC)和美国心脏协会(American Heart Association,AHA)的最新指南指出,机体温度低于30℃即作为严重意外低温的拐点。

即使在温暖或炎热气候中,长时间暴露在低于体核温度的环境中也会引起意外低温的发生。因此,意外低温不能简单认为是在寒冷地区或野外环境中才会发生。而且,健康人暴露在周围通风、有降水降雪或寒冷刺激环境中,即使有初级的隔离措施和机体自身体温调节代偿机制(增加热量的产生)正常,也可以发生意外低温,浸入或淹没在冰水中加快意外低温的发生。在反应迟钝或虚脱患者中,意外低温不容易被发现,只有通过体温计监测到体核温度下降才能诊断。

从治疗角度来看,区分轻中度意外低温或严重意外低温,是否合并循环抑制,是否合并窒息,对意外低温患者非常重要。严重意外低温患者,首先是出现心动过缓和室上性心律失常,紧接着出现室颤,甚至最后出现心搏骤停。合并瞳孔散大、呼吸频率明显减慢及意识不清的患者,意味着可能出现死亡。因此,临床上区分死亡患者和严重意外低温患者非常困难。普遍认为在合并意外低温患者没有宣告死亡前,应该保证患者是"温暖的",故对于严重意外低温患者宣告死亡前强烈推荐实施复温。理论上,对于严重意外低温的治疗包括延长 CPR 时间和应用心肺转流(cardiopulmonary bypass,CPB),但有学者认为这些措施复杂而又过多耗费医疗资源,其应用价值有待大样本临床研究来佐证。

二、意外低温的处理

(一) 存在自主循环的意外低温患者

应根据患者合并意外低温的程度,来决定具体的复温措施。

1. 轻度意外低温　将患者从寒冷的环境转移至温暖的环境,除去湿冷衣服,擦干机体表面皮肤,采用毯子覆盖皮肤,这些措施对于大部分病例已经足够。在这种情况下,机体自身产热会逆转低体温。若患者感觉不适且不能自发逆转低体温,便要采取积极的复温方法。

2. 中度意外低温　建议采用主动加温措施。充气加温装置被认为是最有效而可操作性强的加温方法。其他的复温方法包括温水浴、加温毯、加温包裹等,输注加温液体也非常重要。此外,中度和严重意外低温患者还可使用温水进行胃、膀胱、腹腔和胸腔灌洗。

3. 严重意外低温　临床表现为脉搏减慢，心律不规律，心排血量下降，及血压难以测得。对于这些患者，必须马上采取紧急气管内插管及其他复苏措施。在转运患者到医院的过程中或到达医院后可能会出现室颤，因此综合全面的处理措施非常重要。假如生命迹象存在，如触摸到颈动脉搏动，心电监护上出现复杂的 QRS 波形，至少持续 1min 的自主呼吸等，必须马上联合应用各种复温措施。面罩吸入加温湿化氧气，静脉输注加温液体，以代偿复温过程中的血管床扩张，补充意外低温发生过程中出现的液体丢失。同样，气道保护非常重要。除了室颤外，其他心律失常会在机体恢复正常体温时自发逆转。没有合并严重心肺基础疾病的患者，发生意外低温后预后较好。在循环状况良好的中度或严重意外低温患者，其预后主要取决于其合并的基础疾病严重程度及引起意外低温的原因。有报道表明，中度或严重意外低温患者住院期间死亡率在 10%~40% 不等，而合并有严重心肺基础疾病的患者死亡率接近 50%。

意外低温患者常合并有四肢损伤，并易出现局部寒冷导致的肢体冻伤，冻伤可以表现为表面损伤（清亮水疱）和深部损伤（出血性水疱）。假若不存在再结冰问题，在转运过程中必须马上采取局部复温，但应避免摩擦以免加重组织损伤。进一步的处理包括快速应用温水洗浴复温，必要时需要延长住院时间及重复外科手术。

（二）无窒息史的心搏骤停患者

在意外低温心搏骤停患者，应采取和正常体温患者一样的通气和按压频率行 CPR。由于全身僵硬使 CPR 的实施变得异常困难，救援者将面临复杂的复苏过程。临床上普遍认为，当体核温度低于 30℃时，正性肌力药物和电除颤难以奏效，此时应暂停使用肾上腺素和其他药物如胺碘酮，直至体核温度高于 30℃。最近新版的国际复苏指南指出，当体核温度高于 30℃时，如患者出现持续性室速或室颤，应反复交替使用正性肌力药物和电除颤，以便快速有效地预防及逆转室颤。建议对合并心血管抑制的意外低温患者行气管插管，不仅可以保证气道通气，还可以应用湿润的加温氧气/空气（最大 42℃），有利于机体复温。

有报道在体核温度 <20℃的严重意外低温患者，经过数小时的 CPR 和数周的后续治疗后仍可存活。在没有明显的致命损伤或没有完全冻僵的个体，仍有机会实行 CPR。患者在转运过程中必须持续施行 CPR 直至到达医院，并可通过应用 CPB 提供快速有效的复温。实施 CPB 需要各类专家包括心胸外科医师、灌注师、心脏麻醉医师和重症医学科医师的密切合作。要预防和避免实施 CPB 中出现的问题，包括组织低灌注、缺血再灌注损伤和微循环障碍等。

意外低温患者的预后，不仅取决于开始复苏时的体温，还取决于引起意外低温的原因和患者的基础疾病；对于合并心血管抑制的意外低温患者，采用 CPB 复温时，其预后还取决于出现意外低温时是否合并窒息。

（三）合并窒息史的心搏骤停患者

救治前合并了窒息的意外低温患者预后不良。由于患者到达医院前的临床状况难以确定，因此所有救治措施，包括立刻和充分的 CPR 必须马上实施，这对于溺水患者尤其重要。在专业人员到达现场前，现场同伴或其他非急救人员进行即使简单不完善的 CPR，也有可能避免患者死亡。淹溺患者情况较为复杂，普遍认为心搏骤停合并意外低温患者预后很差；但如果淹溺发生在冰水里，由于大脑快速降温，状况则又不尽相同。

淹溺意味着整个身体浸在水下,而浸入仅仅意味着身体部分被水或液体覆盖。意外低温在淹溺或浸入水中的患者均可以发生。在没有窒息的溺水患者,合并了心脏抑制和意外低温,必须实施 CPR 和高级生命支持治疗。复苏后的昏迷幸存者,应维持适度低体温,并保持机械通气最少 24h。

雪崩遇难者是一个特殊的群体。超过 1/3 的雪崩患者死亡原因是钝性伤,而且早期即可以出现窒息,意外低温并非主要致死原因。被雪掩埋的患者,如携带有氧气袋,可在掩埋早期阶段维持呼吸,这是决定雪崩患者是否死亡的重要因素。伤员的分类和野外处理非常困难,在最初的半小时内,必须集中力量快速救出患者,并对无生命迹象患者快速进行气道处理和 CRP 以消除窒息。长时间掩埋的患者处理意外低温非常重要,必须对救出患者立刻进行心电图和体核温度监测,对于无生命迹象的患者应该进行气管插管;如果患者体核温度低于 32℃,携带有氧气袋,并且气道通畅,应该在转运同时实行 CPR,到达医院后马上进行积极复温。

第四节　创伤相关低体温

创伤患者的低体温仍然是一个常见的问题,且在早期便可以出现。创伤患者的低体温增加了出血的风险,并可导致免疫抑制。

一、创伤相关低体温的概述

1. 创伤相关低体温的定义　在创伤患者,低体温程度的界定阈值被重新定义。与普通人群的低体温程度划分不同,创伤患者定义轻度低体温为体核温度 34~35.9℃;中度低体温为体核温度 32~33.9℃;而严重低体温则为体核温度低于 32℃。

创伤患者的体温保护一直以来是临床关注和讨论的重点话题,较为公认的观点是持续进展性低体温对创伤机体有害。目前的争论点是:究竟低体温是休克低灌注引起代谢下降和热量产生减少的一种结果,还是低体温为患者出现休克等并发症及不良预后的一个风险因素。还有研究认为低体温是创伤患者非常难以控制的病理生理状态。

2. 创伤相关低体温的预测　对创伤相关低体温的预测可以从两个方面进行,即温度调节功能受损及热量产生减少和热量丢失增加(表 7-4-1)。针对创伤患者,应用何种治疗方法和复温技术可更好地改善预后,目前尚缺乏充分系统的对照性研究。创伤患者低体温事件的发生率不同,其具体原因是:①创伤发生机制和人群不同(钝性伤或穿通伤,乡村或城市);②温度的监测时间不同(入院前或急诊科、手术室、重症监护室);③温度的监测方法不同(体核温度或体表温度,热敏电阻或红外线装置);④创伤复温策略的差别(是否采用预防低体温的方法,是否输注加温液体,是立刻还是延迟进行液体复苏)。

有临床数据显示,创伤患者出现低体温的几率可达 50% 以上,年龄大于 65 岁是低体温的高危因素。不过值得注意的是,创伤患者出现低体温时,却极少出现寒战等临床征象。创伤后,可能是由于创伤患者的体温调节功能受损,缺乏寒战反应来抵抗机体体核温度的下降。动物研究发现,正常对照组动物出现寒战的温度阈值为 34.8~36.4℃;而创伤后出现寒战阈值下降,即使体核温度为 31℃也没有出现寒战。创伤后血管收缩阈值同样受到伤害,其可能机制包括休克患者组织供氧下降,中枢肾上腺素能抵抗,中枢性低血压,及压力感受器输入至中枢的信息减少等。

3. 创伤相关低体温发生时机　创伤现场及转运过程是低体温发生最重要的时段,如果通过院前干预

表 7-4-1　创伤相关低体温的预测因素

机制	原因
1）温度调节功能受损及热量产生减少	① 药物：如酒精、全身麻醉药物和局部麻醉药、三环类抗抑郁药、吩噻嗪类药、退热药
	② 神经系统受损和合并症：如大脑受损、中风、脊髓损伤、严重创伤、休克
	③ 高龄
	④ 自主神经调节功能障碍
	⑤ 低代谢特征的慢性疾病：如心力衰竭、甲状腺功能低下、肾上腺疾病、糖尿病、营养不良
	⑥ 严重脓毒症（细菌毒素）
2）热量丢失增加	① 新生儿和婴幼儿：机体的体表面积大
	② 寒冷环境温度
	③ 暴露在潮湿和通风气候，如溺水和水淹
	④ 社会经济状态不佳
	⑤ 烧伤
	⑥ 大量出血
	⑦ 腹腔和胸腔内容物大面积暴露
	⑧ 全身麻醉和椎管内麻醉
	⑨ 老年患者
	⑩ 体形消瘦
	⑪ 创伤前患者皮肤温度低

来降低热量丢失，即使转运时间长达数小时，低体温的发生率也可明显降低。

急诊创伤患者普遍存在有低体温现象。在医院里早期出现的低体温，与创伤严重程度、血制品需要量、到达医院和急诊室所花费时间等相关。即使按照传统低体温的定义，即体温 ≤ 35℃作为低体温阈值，在早期手术患者围手术期低体温的发生率也可达 50%；低体温创伤患者致命并发症发生率增加了 3 倍。严重创伤患者，即使到达医院时没有出现低体温，在急诊室或手术室体温仍然会进一步降低和恶化。分析其病因学预测因素和病理生理变化，发现合并低体温的创伤患者与其他大手术患者一样，在最初的复苏和外科手术阶段，由于患者身体暴露、肢体制动，以及麻醉实施和麻醉药物应用，会使患者很快出现低体温。尽管临床对于创伤相关低体温采取了多种复温措施，但创伤相关低体温的处理仍然不尽如人意。

二、创伤相关低体温的临床意义及防治

1. 创伤相关低体温对机体的不良影响　创伤相关低体温的危害前文已作描述，特别是凝血功能障碍及免疫抑制。体核温度低于 34℃时出现凝血功能障碍，在这个体温水平的凝血酶活性和血小板功能明显下降。既往研究显示，创伤患者体核温度低于 32℃时几乎未见存活报道。尽管近期某些数据并不支持这个观点，但严重低体温患者的预后确实并不乐观。

预防患者低体温比治疗低体温更加重要，包括患者在医院内及转运至医院过程中。有数据显示，难治性低体温、大量输血、严重酸中毒、持续低血压等均与创伤患者不良预后相关。而有效实施患者保温复温、改善凝血功能及损伤控制性手术均可增加救治成功率。术前低体温、到达 ICU 即刻或在 ICU 第 1 小时内低体温，通常被认为是患者处于危险状态的信号。有研究对两个北美国家创伤数据库进行回顾性分析发

现,在校正了年龄、性别、致伤因素和创伤严重程度后,患者到达急诊室时体核温度 <35℃是死亡的独立风险因素,而且低体温患者的感染、肺炎、肾功能衰竭及急性呼吸窘迫综合征发生率明显升高。总之,众多研究均提示了进展性低体温对于严重创伤患者所具有的危害性。因此,包括到达医院前和到达医院后,均必须采取各种积极有效的方法防止创伤患者体温下降。

2. 创伤相关低体温的防治措施 院前干预对于维持创伤患者体温具有重要意义,应用化学加温裹毯(chemical hot packs)可维护转运过程中机体温度。主动保温、辐射保温毯(reflective insulation blanket)及静脉输注液体加温都能增加机体温度。尽管这些研究样本较少,但研究结果仍然认为创伤相关低体温对于患者是有害的,因此应该进一步研究院前体温管理。

创伤患者转运过程中,充气加温装置、电阻加温毯和棉被几项措施之间相比较,充气加温装置具有最好的加温效果;而与棉被相比,电阻加温毯在救护车转运创伤患者身上应用可使患者更加舒适,维持温度效果更好。故推荐这些加温装置在所有救护车上常规配置。此外,预防院前早期低体温,还应再次强调加温液体输注的重要性,临床常见有未经加温的液体静脉输入而导致的严重低体温。

在医院里,这些加温装置在很多场合都可以广泛使用,包括急诊室、手术室、ICU 和麻醉恢复室。如果患者体表能被充分覆盖,这些加温装置可以有效维持体核温度。但在急诊室,由于需要充分暴露患者皮肤进行检查处理,很难充分应用这些加温装置。在手术室,特别是合并有多发伤患者,全身仅剩下非常少体表面积可以应用覆盖充气加温毯。在这种情况下,在身体底下使用被动空气加温、循环水毯或电阻加温毯加温非常有效,它们可以通过辐射产生热量。此外,对伤口、术野或体腔应使用加温液体冲洗,避免人为造成体温的进一步下降。

创伤患者也可以应用其他复温方法,如加温及湿化的呼吸回路气体可以预防呼吸气体相关热丢失,且能给患者增加热量。给予加温和湿化气体能每小时增加患者体核温度 0.5~0.65℃,可以联合应用该方法及其他方法来预防和治疗低体温患者。

创伤相关低体温患者应用大部分主动和中心复温方法,加上体表加温可以快速恢复机体温度,可使心排血量及心电图更加快速地恢复至正常,降低创伤相关低体温和复温后休克的风险,普遍运用于严重低体温患者。

CPB 是对严重低体温患者有效的复温方法,但需要全身肝素化。CPB 的相对禁忌证包括合并窒息、严重创伤伴有出血风险及血钾水平的明显升高(>10mmol/L)。应用加温晶体液以 6L/min 的交换速度对腹腔和胸腔进行灌注,每小时可以提高体核温度 2~3℃;而且临床资料显示,应用该方法对于低体温患者内环境稳定具有有利影响。

其他加温装备还有持续动-静脉复温系统(continuous arteriovenous rewarming,CAVR),血液流经加温装置并通过大孔径静脉管道回流,轻度低体温患者可以快速复温。有研究报道对于首次应用 CAVR 复温的 16 位患者,在 38min 内将体核温度提高至 34℃,66min 内将体核温度进一步提高至 36℃。CAVR 的优点包括不需要肝素化,能快速逆转低体温和降低总液体的需要量,降低器官功能衰竭发生率和缩短 ICU 停留时间。CAVR 装置不仅可持续输注热量至低体温患者,同时可使收缩压稳定在 80mmHg 以上。CAVR 的风险主要是经皮血管置管的相关问题。

三、创伤相关低体温的防治

1. 重视术前评估和准备 鉴别和评估患者存在创伤相关低体温的危险因素,从院前急救过程、转运过程及急诊室和围手术期管理过程,提前给予监测和主动加温。

2. 创伤患者围手术期低体温的防范和纠正措施

（1）控制环境温度和湿度:一般手术室的室温控制在24~25℃;对于新生儿和早产儿,手术室室温维持在27~29℃,相对湿度40%~50%。

（2）加强体核温度监测:尤其是预计手术时间大于1h及入室前存在低体温的患者。

（3）积极采用被动隔离方法保温:如覆盖隔热物品如被子、手术布巾、塑料膜等可以减少围手术期热量丢失;根据低体温程度和加温条件联合主动加温措施,如充气加温装置、电阻加温毯、液体输注加温系统、温热液体胸腹腔灌洗、CAVR等,对患者进行有效加温。

（4）重视气道加热和湿化:手术中使用麻醉机加温加湿器持续气道加热与湿化,辅助使用"人工鼻"使麻醉回路中的大量湿气和热量保留在呼吸道内,也是有效维护体温的方法之一。

（5）简化手术:危重病患者应实施损伤控制性手术(详细见下述)和控制手术时长,尽量缩短手术和麻醉时间。

四、损伤控制性手术和重症监测治疗

在创伤患者的整个救治过程中,存在有严重创伤、出血性休克、大量的液体和血制品复苏、凝血功能障碍及低体温等问题。在某些环节很难区分是创伤反应还是治疗反应,更为重要的是休克和低体温对于血流动力学和凝血功能的影响是叠加的,这便引出了损伤控制性手术的概念。同时存在低于34℃的低体温、酸中毒($pH<7.10$）及凝血功能障碍被称为"死亡三联征"。这些标准现在被用于规范患者耐受手术的界限及决定控制性手术的程度。而创伤患者经过止血处理或治疗手术转运至ICU后,仍强调要继续进行复温,维持血流动力学稳定和纠正凝血功能障碍。

创伤患者的凝血功能障碍与严重创伤、低体温、酸中毒及血液稀释相关,可表现为黏膜、浆膜、伤口表面和血管床广泛渗血。许多患者到达急诊室时由于相关组织损伤和释放不同组织因子,会出现明显的凝血功能障碍。创伤严重度评分增高,增加了凝血功能障碍的发生率和患者病死率。推荐合并多发伤患者到达急诊室时,早期进行凝血功能检测。需强调的是,应关注体温及体温动态变化对凝血功能的显著影响,一是在低体温患者,实验室条件下的凝血功能指标数据,并不代表体内凝血系统的实际功能;二是正常体温患者的凝血功能,随着体温的降低,也会发生相应显著变化。特别是体温低于34℃时,凝血酶活力及血小板功能会出现陡然下降。

Hardy等最近研究大量输血和凝血功能障碍的关系,得出结论是维持正常体温和纠正低血红蛋白是避免进一步出血的最基本、简单和有效的措施,故干预渗血状态的首要措施是复温。在渗血状态下,只有维持血红蛋白浓度为90~100g/L,血小板计数>（75~100）×10^9/L,凝血酶原时间<1.5倍正常值,国际标准化比值<1.5,纤维蛋白原水平>80~100mg/ml,才能促使凝血块形成。重组活化因子Ⅶ（rFⅦa）已被普遍应用于严重出血状态,rFⅦa应用的有效性依赖于pH>7.1,而在低体温时它仍保留了正常活性。

小　结

面对创伤患者合并的威胁生命的低体温,包括麻醉科医师在内的整个救治团队和救治链条,均面临着诸多挑战,而且具体环节的处理非常复杂并且困难重重。

早期控制出血和预防进一步的热量丢失是避免致死性低体温、酸中毒和凝血功能障碍"死亡三联征"的关键因素。在创伤救治过程中,麻醉科医师利用自身大手术的管理经验,应密切关注创伤患者的低体温,并对其发生发展进行有效防治。

（黑子清　周少丽　娄景盛）

第 八 章

战创伤镇痛

疼痛是战创伤最主要的症状。剧烈疼痛可给伤病员带来生理、精神双重伤害，直接影响救治效果，产生多种并发症。疼痛是人类生存的重要保护性反应，促使患者寻求治疗，使患者制动，减少进一步损伤。疼痛刺激直接启动应激反应，使机体处于一种唤起状态应对可能发生的威胁。但急性创伤和手术后疼痛过强或持续时间过长可引起应激综合征、痛觉的中枢敏化和慢性疼痛形成。因此，务必重视战创伤镇痛。

第一节　镇痛理念变化和战创伤镇痛特点

疼痛不仅可造成机体的生理性伤害，同时也可造成患者的心理伤害。目前有关镇痛理念主要有以下变化。

一、多模式镇痛

多模式镇痛是联合应用不同作用机制的镇痛药物或采用机制不同的多种镇痛措施，达到更好的镇痛效果，同时将不良反应降至最低。

首先，非甾体抗炎药和阿片类镇痛药联合用于战创伤的镇痛效应优于单独用药方案，同时降低术后恶心呕吐、镇静、呼吸抑制的发生率，有利于患者术后恢复。

其次，全身性应用非甾体抗炎药和/或阿片类镇痛药联合创口或切口浸润或区域阻滞或神经干阻滞：①联合局部浸润或阻滞，与单独系统应用非甾体抗炎药和/或阿片类镇痛药比较，能明显降低疼痛评分或镇痛药的需求量；②上腹部手术患者切口注射罗哌卡因能增强硬膜外罗哌卡因和吗啡的镇痛作用；③硬膜外应用局部麻醉药和阿片类镇痛药能获得良好镇痛效果，且呕吐和过度镇静的发生率明显降低；④在创伤较大的手术中，硬膜外或蛛网膜下腔局部麻醉药加吗啡，联合系统应用阿片类镇痛药或非甾体抗炎药，较单纯应用这些技术能获得更好的镇痛效果。

二、预防性镇痛

有研究者认为防止中枢敏化的唯一办法是从切皮到创伤完全愈合的整个过程中,完全阻断来自手术创伤的疼痛和伤害性信号传入,即预防性镇痛。此概念关注镇痛措施的实施质量和持续时间,而不限定干预的时机,其关注点是减轻整个过程中伤害刺激的影响,从而降低外周和中枢敏化,降低术后疼痛强度,减少镇痛药需求。比如将阿片类镇痛药与 NMDA 受体拮抗剂或小剂量阿片受体拮抗剂联合应用于动物可以干预急性阿片耐受和阿片导致的痛觉过敏。

战创伤疼痛发生早、症状重、个体差异大,单一镇痛药物和镇痛方法难以解决所有问题,在镇痛同时应避免干扰创伤患者的意识、呼吸及循环。因此,需要做到个体化镇痛和全程镇痛。遵循多模式镇痛理念,合理应用各类镇痛药物和方法,早期干预,减轻战创伤所致急性疼痛,降低创伤后慢性疼痛综合征发生率。

第二节　创伤镇痛实施

一、创伤疼痛评估

创伤急性疼痛评估是制订治疗方案的关键环节,首先判断疼痛发生部位、范围、演变过程、强度,进一步要明确疼痛性质,以往疼痛治疗效果和潜在病因分析。只有清晰正确的诊断才能指导正确的疼痛治疗。

（一）疼痛部位判断

创伤疼痛部位一般是损伤部位或邻近部位。评估疼痛波及范围时,首先由患者指出疼痛部位,并画出自己疼痛的相关区域,如放射痛。同时要分析疼痛部位与创伤原发部位的关系,如在疼痛局部能够复制症状,则局部为原发病变部位。亦可根据患者主诉、伴随症状来定位疼痛起源部位。在镇痛时要考虑创伤部位的差别,如上腹部和胸部可能较其他部位疼痛程度严重。头部外伤者要慎重应用阿片类镇痛药,因阿片可导致瞳孔缩小和镇静效应,阻碍观察疾病的进展。

（二）疼痛程度评估

视觉模拟评分法（visual analogue scale,VAS）和数字分级评分法（numerical rating score,NRS）是目前常用的疼痛程度评估工具。因为疼痛记忆是不精确的,而且容易被相关因素所修饰,因此 VAS 和 NRS 最好用于即刻疼痛的评估,而且仅适合于 8 岁以上患者。在急性疼痛评估过程中,有几点值得注意:①评估静息痛的同时,更要注意运动疼痛评估,因为术后制动是慢性痛觉敏化发生的风险因素,解除运动疼痛可改善术后的远期治疗效果;②应用镇痛药物之前,要评估患者基础疼痛,以便评估该药物治疗效果;③注意区分创伤疼痛中的神经病理性疼痛成分。在患者无法自己表述时,血压、心率、瞳孔、排汗量、呼吸频率改变均有助于正确判断疼痛程度。

（三）疼痛性质评估

主要靠患者主诉来完成。评估中既要充分相信患者主诉,也要注意仔细审核,剔除主诉中的修饰成分。可根据疼痛性质判断是神经病理性疼痛还是组织损伤性疼痛,如烧灼样痛常见于外周神经卡压。

（四）有效镇痛要求

不仅能达到静息时无痛,还应当在功能恢复和促进活动方面起到积极的作用。疼痛评估应当定时反复进行,创伤后 48h 内每 2h 评估 1 次,并且以疼痛记录等书面形式记录在案。如有疼痛加剧等意外情况发生,应对患者进行细致病史采集和体格检查。

创伤初期的治疗重在创伤的评估以及维持呼吸和循环的稳定。患者生理状态稳定后,医师应采集更详尽的病史,以做出更完整和慎重的诊疗计划。在急性疼痛治疗过程中,根据患者临床症候修正疼痛治疗方案。

(五) 小儿创伤疼痛评估

小儿创伤疼痛评估是一个难点问题。小儿患者无法准确表达疼痛性质甚至部位,使疼痛评估变得困难。婴幼儿疼痛评估与成人相比也缺乏一贯性。面部表情评估非常适合 3~8 岁儿童,在 1 岁以内婴幼儿也较敏感。对年龄更大(>8 岁)的儿童,则可使用 VAS 评分。

二、阿片类镇痛药治疗

阿片类镇痛药可在外周、脊髓、脊髓上水平起到镇痛作用,这是控制中度、重度疼痛的基础药。传统给药途径为口服、直肠给药、静脉注射、肌内注射、皮下注射。新的给药途径包括外周给药和椎管内给药,如蛛网膜下腔给药和硬膜外腔给药,可使用患者自控镇痛装置;也有黏膜给药、鼻内给药、创伤局部给药等方法。

(一) 常用阿片类镇痛药

1. **吗啡**　吗啡是水溶性、纯 μ 阿片受体激动剂,其主要药理作用是激活 μ 阿片受体实现镇痛。生物利用度为 19%~47%,在体内经过葡萄糖醛酸化过程以 2∶1 比例生成吗啡-3-葡萄糖醛酸(morphine-3-glucuronide,M3G)和吗啡-6-葡萄糖醛酸(morphine-6-glucuronide,M6G)。M6G 镇痛效能更高,但亲水性较高而不易透过血脑屏障。M6G 的累积可导致恶心、呕吐、镇静和呼吸抑制。M3G 没有镇痛特征,神经毒性与吗啡高敏反应有关。吗啡镇痛的主要缺点是 M6G 和 M3G 在肾功能损害和肾衰竭的患者产生蓄积,可导致严重副作用。

吗啡对躯体和内脏疼痛均有镇痛效果,对持续性钝痛效果优于间断性锐痛,还可消除疼痛引起的焦虑、紧张情绪。对神经病理性疼痛或运动活动引起的疼痛效果差。主要用于严重创伤、战伤、烧伤和术后等急性疼痛,以及晚期癌痛。静脉注射后约 20min 产生最大效应,吗啡用于急性疼痛患者,成人常用剂量为 8~10mg,皮下或肌内注射。口服吗啡初始剂量 20~30mg(未服用阿片患者)或 40~60mg(已服用阿片患者);胃肠外途径吗啡用量为口服剂量的 1/3,根据镇痛效果逐步增加或减少 25%~50% 调整到合适剂量。

2. **芬太尼家族**　芬太尼家族为人工合成苯基哌啶类麻醉性镇痛药,为 μ 阿片受体激动剂。目前不仅是复合全身麻醉中常用药物,临床上还通过硬膜外或静脉给药广泛用于术后疼痛、创伤急性疼痛和分娩镇痛,常用剂量 0.1~0.3mg。芬太尼的镇痛强度约为吗啡的 100 倍,起效快,持续作用时间约 30min。一般不良反应为眩晕、视物模糊、恶心、呕吐、胆道括约肌痉挛。严重不良反应为呼吸抑制、窒息、肌肉强直及心动过缓。对芬太尼及其衍生物过敏、支气管哮喘、呼吸抑制、重症肌无力、使用单胺氧化酶抑制剂患者禁用。芬太尼代谢产物无药理活性,因此可用于肾功能损害患者。芬太尼透皮贴剂因效应达峰时间近 17h,故不适合于创伤镇痛。目前芬太尼口腔(舌下)黏膜贴片已取代吗啡成为外军伤病员标准用药,非常适宜急救自救。

舒芬太尼属于选择性 μ 阿片受体激动剂,镇痛强度为芬太尼的 7~10 倍。舒芬太尼脂溶性高(约为芬太尼的 2 倍),输注 240min 后时量相关半衰期为 33.9min,消除半衰期为 160min(芬太尼为 200min),在组织中无明显蓄积现象,没有持续的镇静作用。镇痛过程中对血流动力学影响轻微是其突出特点,使用安全范围大(分为小剂量 0.1~2μg/kg,中剂量 2~10μg/kg 和大剂量 10~20μg/kg),可通过鞘内和静脉等多种途径给药,非常适用于创伤镇痛。

瑞芬太尼属于纯μ阿片受体激动剂,为超短效麻醉镇痛药,被红细胞和组织中的非特异性酯酶代谢降解,注射后起效迅速,药效消失快,其独特的药代动力学特点是使瑞芬太尼成为全凭静脉麻醉重要组成部分,常用输注速度 $0.05\sim0.5\mu g/(kg\cdot min)$,血浆靶控浓度 $2\sim6ng/ml$。缺点是耐药产生迅速,还可诱发痛觉敏化。

(二)阿片类镇痛药的应用

阿片类镇痛药的应用原则是:选择合适的药物、合适的给药途径、合适的给药剂量、合适的用药间隔,以及恰当的疼痛治疗效果和副作用的评估。

1. **口服** 如果患者胃肠道功能正常,如微小创伤,宜选择口服用药。

2. **肌内注射或皮下注射** 如果存在病理情况下的血管收缩、低血容量或低体温,会导致外周组织灌注不良而影响药物吸收,这种情况下肌内注射或皮下注射的镇痛效果会降低;而当灌注恢复正常时,药物的延迟吸收又将产生一系列的问题。

3. **静脉给药** 静脉给药起效迅速、效果确切,但需要细致的观察和特殊护理。

4. **患者自控镇痛**(patient-controlled analgesia,PCA) 是通过特殊注射泵这类装置,根据患者自身对疼痛的感觉程度,按个体需求控制药物用量的一种镇痛技术。给药途径包括静脉、皮下、硬膜外阻滞或神经阻滞后留置导管等。通过较小的背景剂量持续给药维持镇痛作用,结合患者可自控的单次注射剂量追加用药以满足不同个体或活动刺激对镇痛的需求。单次给药剂量可以预先设定,并通过设定锁定时间避免患者过量追加。该技术能根据患者需求实施个体化用药,明显减轻了血浆药物浓度剧烈波动,将血浆药物浓度控制在治疗窗水平,从而达到有效镇痛。

以吗啡 PCA 静脉应用为例,常用参数:单次给药剂量 $1\sim2mg$,锁定时间 $5\sim15min$,每小时输注速率应定为预期每小时阿片需要量的 1/4,大手术后第一个 24h 的吗啡需要量(mg)=100-年龄。

患者自控镇痛推荐剂量见下表 8-2-1。

表 8-2-1　患者自控镇痛(PCA)推荐剂量

药物名称	PCA 剂量	锁定时间	1h 限制	基本速率
吗啡(1mg/ml)	$0.5\sim3mg$	$5\sim10min$	$10\sim20mg$	$0.5\sim2mg/h$
氢吗啡酮(0.2mg/ml)	$0.1\sim0.5mg$	$5\sim10min$	$1\sim2mg$	$0.1\sim0.2mg/h$
芬太尼	$25\sim50\mu g$	$5\sim10min$	$250\mu g$	$25\sim50\mu g/h$
舒芬太尼	$3\sim15\mu g$	$3\sim10min$	$25\sim40\mu g$	$4\sim30\mu g/h$

(三)阿片类镇痛药导致的呼吸抑制

阿片药物副作用包括:呼吸抑制、低氧血症、烦躁、过度镇静、皮肤瘙痒、恶心、呕吐、胃肠排空延迟和便秘及尿潴留等。阿片药物大部分副作用呈剂量相关性,会随用药剂量减少而有所减轻,并随用药时间延长而逐步耐受。但对危及生命的并发症,必须注意预防,同时迅速进行适当处置。长效阿片药物和大剂量应用更容易导致呼吸抑制。

对阿片药物呼吸抑制敏感的患者群体主要包括:上腹部大手术、胸部手术、电解质紊乱、低血容量、肝肾功能不全、颅内高压、病态肥胖和阻塞性睡眠呼吸暂停综合征等患者。阿片类镇痛药导致一过性低氧血症,除了通气功能降低外,还可因上呼吸道梗阻所致。推荐大手术患者或老年及高危患者,术后或创伤后

2~3d 内进行氧疗。

呼吸抑制致低氧血症程度评定标准：①血氧饱和度低于 94% 为轻度低氧血症；②血氧饱和度低于 90% 为中度低氧血症；③血氧饱和度低于 85%、时间超过 6min 为重度低氧血症。阿片药物使用过程中，呼吸频率低于 8 次/min 表明有严重呼吸抑制。

阿片药物呼吸抑制的作用源于 μ 阿片受体，呼吸抑制时所需阿片受体占有率远高于镇痛时的阿片受体占有率，因此可通过纳洛酮逐步滴定拮抗呼吸抑制而不影响镇痛效果。同时，要熟悉纳洛酮和被拮抗阿片药物的药代药效动力学。推荐纳洛酮持续输注，以达到既能维持通气又能保持镇痛的效果，推荐输注速度为 2~4μg/(kg·h)。呼吸抑制严重者需建立人工气道，并行机械通气。静脉注射纳洛酮，参考剂量为每次 0.1~0.2mg，少量多次，一般单次给药≤0.4mg。

（四）辅助镇痛药物

1. 对乙酰氨基酚类　对乙酰氨基酚及其代谢前体物质非那西汀（phenacetin）通过对环氧合酶（cyclooxygenase，COX）抑制达到止痛的作用，是最常用的止痛和退热药物。对乙酰氨基酚中枢和外周作用机制如下：①通过去甲肾上腺素和 5-羟色胺能系统发挥中枢性作用；②通过调节强啡肽释放和 κ-受体作用，直接和间接地影响阿片能系统；③通过抑制 COX-2，直接抑制脊髓前列腺素 E_2 释放；④清除摄取的自由基，降低 COX-1 的活性；⑤抑制一氧化氮产生，减少 NMDA 的释放。对乙酰氨基酚的优点：①其为非酸性苯酚衍生物，可以顺利透过血脑屏障；②血浆蛋白结合率低（10%~25%）；③治疗剂量时在胃肠道、肾脏、造血系统累积少；④与其他抗炎药物相比，安全性高。对乙酰氨基酚也可以通过胃肠外途径给药，在急性疼痛处置方案中，多用于中度疼痛的创伤；也可作为非甾体抗炎药物的替代品，用于治疗老年患者和肾脏疾病、高血压、充血性心功能不全等患者的轻中度疼痛。

难以口服或术后要求快速止痛的患者，对乙酰氨基酚可以采用静脉注射，推荐起始注射剂量为 1g。对乙酰氨基酚是创伤镇痛的重要辅助药物，能够降低阿片消耗量和减少阿片副作用。对乙酰氨基酚的止痛作用在口服剂量为 1g，或静脉注射剂量 5mg/kg 时达到封顶效应。因在治疗剂量时肝脏毒性也可发生，引起急性肝小叶中心坏死是多因素综合作用的结果，推荐营养不良患者的每日总剂量低于 2g，特别是那些长期饥饿、服用细胞色素 P450 酶诱导药物的患者。肝脏疾患和葡萄糖-6-磷酸脱氢酶缺乏为其禁忌证。

对乙酰氨基酚直肠给药的生物利用度约是口服的 1/2，要达到 10μg/ml 的血浆药物浓度需要 40mg/kg 的负荷剂量。有直肠和肛门急性炎症、感染风险高的患者要禁止直肠应用。不过对不合作儿童、静脉通路不畅、胃排空延迟、创伤后禁食禁水患者是一种较合适的替代选择。

2. 非甾体抗炎药（non-steroidal anti-inflammatory drugs，NSAIDs）　非选择性 NSAIDs 是 COX 强效抑制剂，在中枢和外周都抑制前列腺素的合成，常作为临床疼痛一线用药。其对胃肠道、肾脏、血小板功能的影响，以及延缓创口和骨折愈合等缺点，限制了它们的应用。

COX-2 选择性抑制剂既能提供非选择性 NSAIDs 的镇痛作用，又能减少胃肠道副作用的发生，同时通过预防中枢敏化而减少术后疼痛进展。COX-2 选择性抑制剂可以在创伤前后即时应用，用于预防创伤疼痛发生外周敏化和中枢敏化，即理论上的预防镇痛，但在创伤环境中很难做到这一点。

COX-2 选择性抑制剂和对乙酰氨基酚应用时呈现协同作用，塞来昔布和对乙酰氨基酚联合应用可明显减少芬太尼用量，并且显著提高患者满意度。要注意的是应激反应和 NSAIDs 对胃肠黏膜的联合作用，因为创伤患者经常伴有血流动力学紊乱或感染，有可能加剧应激性溃疡和肾功能衰竭。一些研究还显示长期应用 NSAIDs 可升高心血管事件发生率。因此创伤应用 NSAIDs 镇痛时，建议预防性给予质子泵抑制药,尤其是年龄大于 75 岁、长期应用 COX-2 选择性抑制剂、溃疡出血高风险患者。H₂ 受体阻断剂不能预防 NSAIDs 的胃肠道副作用,相反可能掩盖症状。对于本身存在血小板功能障碍、酗酒、术中大出血、胃肠道手术以及合并使用抗凝药患者,应尽量避免长时间使用 NSAIDs 镇痛。

3. 氯胺酮 氯胺酮是非竞争性 N-甲基-D-天冬氨酸(NMDA)受体拮抗剂。围手术期应用既可实现遗忘和镇痛,又能保持呼吸和维持血流动力学稳定,同时能够减少阿片药物用量,抑制阿片药物诱导的痛觉敏化。氯胺酮和丙泊酚采用 50:50 比例混合在创伤微小手术中提供极佳镇痛镇静效果。尤其是在缺乏气道保护设备的条件下,适用于烧伤和微小手术,经静脉给药时,不良反应呈现剂量依赖性的恶心、心动过速、高血压、分泌物过多、颅内压和眼内压升高及幻觉等边缘系统激活表现。因此,在头部外伤患者要谨慎应用。该药限制因素是治疗窗狭小,口服应用也可引起记忆力减退、幻觉、共济失调和运动性动作失调。大多数情况下,缓解疼痛的剂量可致幻觉效应,但口服应用与静脉用药相比,症状相对减轻。在口服之前,可以先静脉输注 0.25mg/kg 以下剂量作为试验剂量,输注时间大于 20min,于用药前后进行疼痛评估,再确定负荷药物剂量。

4. 曲马多 主要抑制去甲肾上腺素和 5-羟色胺的再摄取而产生镇痛,有弱阿片受体作用。经肝脏代谢,90% 经肾脏和粪便排出。其代谢产物去甲曲马多与 μ 阿片受体亲和力是曲马多的 300~400 倍,同时还抑制去甲肾上腺素的再吸收。曲马多的消除半衰期为 5~6h,而去甲曲马多是 8h。在肝硬化的患者,消除半衰期可增加 2.5 倍。即释型曲马多的起始剂量 25~50mg,每日 4~6 次;控释型曲马多 50~100mg,每日 2次;日最大剂量 400mg。曲马多用于治疗糖尿病性神经痛、纤维肌痛、骨骼肌痛和开颅术后疼痛。优点是呼吸抑制少,对 Oddi 括约肌影响小。

抑制曲马多的代谢可减弱其镇痛作用,如昂丹司琼竞争性抑制细胞色素 P450 2D6 酶活性,减弱其镇痛效果;与卡马西平联合应用镇痛作用也降低。曲马多和三环类抗抑郁药合用增加癫痫的风险。在肾功能不全和细胞色素 P450 2D6 基因缺乏的患者禁用。静脉输注副作用为恶心、呕吐、便秘、头晕和困倦,症状呈现剂量依赖性,一般通过减缓输注速度可避免或减轻。胃肠道反应可通过缓慢滴入以及预防性使用甲氧氯普胺(胃复安)所缓解。

三、区域神经阻滞镇痛

(一) 神经阻滞概述

周围神经阻滞可为患者提供良好的镇痛,并且有利于患者早期恢复体力活动。尤其是肢体创伤和高危患者。局部麻醉仅有少数绝对禁忌证。

1. 神经阻滞用于创伤镇痛的优点包括 ①在休息、运动和咳嗽时均能达到良好镇痛;②部分技术可降低术后并发症并提高预后效果;③大部分阻滞简单、快速、有效;④置管可延长作用时间;⑤按照推荐剂量可减少全身副作用;⑥避免阿片类镇痛药和非甾体抗炎药的副作用。

2. 神经阻滞用于创伤镇痛的缺点包括 ①注射可能不被患者所接受;②局部麻醉药的作用时间短暂因此可能需要置管;③局部麻醉药的感觉阻滞可能导致外伤,运动阻滞可能会引起患者不适;④完全镇痛可能掩盖以疼痛为征象的并发症,如腹膜炎或绞痛;⑤椎旁神经阻滞可能抑制交感神经而致低血压;⑥神经损伤。

如果考虑神经阻滞技术用于镇痛,应当在术前与患者及术者进行良好沟通。患者拒绝、不理解、注射部位有感染或脓毒症以及严重凝血障碍为其禁忌证。以前存在的神经损伤应当进行仔细评估,单次给药可提供数小时的镇痛,留置导管重复或持续注入局部麻醉药可延长镇痛时间。

(二)局部麻醉药临床药理学

局部麻醉药临床药理需关注的要点包括:①局部麻醉药能够阻滞神经冲动的产生和传导,其主要作用位点是神经细胞膜上的电压门控钠离子通道,通过降低细胞膜对钠离子的通透性而阻断神经传导;②由于局部麻醉药分子的阳离子形式只能在钠通道处于激活状态时通过小孔而进入结合位点,故其阻断作用具有频率依赖性和电压依赖性;③一般较细的神经纤维对局部麻醉药反应比粗大神经更加敏感;④局部麻醉药对中枢抑制性神经元的选择性抑制,是局部麻醉药中毒早期中枢兴奋现象的主要机制;⑤随着局部麻醉药血药浓度的增加,出现心血管系统毒性反应,达到较高血药浓度时,局部麻醉药会抑制心脏起搏细胞并诱发心室纤颤,导致心血管系统衰竭。

目前,罗哌卡因是周围神经阻滞中应用最广泛的长效局部麻醉药,中枢神经系统和心血管系统毒性低,运动阻滞的程度也较低。推荐选用单一类型和浓度的药物来获得预期神经阻滞效应;局部麻醉药中添加肾上腺素时,浓度宜限制在 1∶300 000 之内;周围神经阻滞局部麻醉药中,不推荐加入阿片药物或其他佐剂。推荐罗哌卡因单次注射浓度 0.5%,容量为 15~20ml,镇痛时间约为 8~12h。罗哌卡因连续输注首剂量为 0.2% 浓度、15~20ml,背景输注速率 4ml/h。

(三)常用神经阻滞技术选择

1. 颈部 颈浅丛神经阻滞。

2. 肩部及上肢 肌间沟臂丛神经阻滞(肩部)、锁骨上和锁骨下神经阻滞、腋部臂丛神经阻滞(臂下部、肘部、前臂和手)。

3. 胸壁 肋间神经阻滞、前锯肌阻滞、竖脊肌阻滞和椎旁神经阻滞。

4. 腹部 胸腰椎旁神经阻滞(范围 T_9~L_1)、竖脊肌阻滞、腰方肌阻滞、腹横筋膜阻滞及腹直肌鞘阻滞。

5. 髋及下肢 腰丛神经阻滞和股神经阻滞(腹股沟、髋、膝的部分区域)、坐骨神经阻滞(完善膝以下小腿阻滞,可联合隐神经)、腘窝坐骨神经阻滞和踝关节阻滞(小腿、踝关节、足)。

6. 技术要求 准确神经定位,注射过程中稳定固定穿刺针,避免高压、大容量快速注射。

(四)超声引导下神经阻滞

在超声实时引导下可行臂丛、坐骨神经、腰丛神经等神经阻滞,能够有效控制肢体创伤引起的运动疼痛,而且对运动功能影响小,健侧肢体可维持正常的感觉和运动功能,不会加重患者休克或引起呼吸抑制,同时进行抗休克和麻醉手术,可以提高抢救效率。对于胸腹部创伤,在超声引导下实施椎旁阻滞麻醉,可以将药物精确注射到相应神经根周围,阻断痛觉后再进行简单的现场处理。超声还可以引导在靶神经旁边留置导管,行连续神经阻滞,为术后伤病员的转运和持续治疗提供较为安全的镇痛。同时还可分析肌肉、肌腱、器官的损伤等进行辅助诊断。

利用超声显像可直观地分辨出局部组织结构,发现局部解剖变异。并在实时引导下可将穿刺针准确地置于靶神经旁,直观地观察到神经、周围组织以及药物的扩散,使局部麻醉药充分地浸润神经。理论上对于能在超声仪上成像的各类外周神经(直径 >2mm)均可在超声引导下进行阻滞,可有效避免阻滞失败,减少局部麻醉药用量,降低药物不良反应发生率。

(五)硬膜外阻滞

选择硬膜外镇痛适应证多为:开胸手术、主动脉瘤修补或下肢大血管手术、全膝关节置换、下肢截肢手术、上腹部大手术(如胰腺切除术,肝部分切除术)、下腹部大手术、伴肋骨骨折的胸部外伤、老年呼吸系统疾病和冠心病患者等。为使脊神经阻滞范围集中于切口,穿刺点应选支配切口中心低一个间隙;为使运动阻滞减少到最低程度,局部麻醉药宜选用罗哌卡因;用于硬膜外镇痛的常用药物浓度为罗哌卡因(0.05%~0.2%)、布比卡因(0.062 5%~0.25%);硬膜外输注速度常用为 4~10ml/h。硬膜外吗啡镇痛尤其对创伤及其术后患者的治疗有益,硬膜外吗啡成人单次用量为 1~2mg,时效可持续 18~24h;蛛网膜下腔吗啡剂量为 0.3~0.5mg。硬膜外导管置入部位见表 8-2-2。

表 8-2-2 硬膜外导管置入部位

脊髓节段	目标手术	脊椎骨位置	体表标志
上胸段	胸部手术	T_3	肩胛冈底部
下胸段	上腹部手术	T_6	肩胛骨下角
腰骶段	下腹部手术	$T_{11~12}$	T_{12} 棘突
	膝以上下肢手术	$L_{1~2}$	$L_{1~2}$ 棘突间隙
	会阴手术	$L_{3~4}$	Tuffier 线
	膝以下下肢手术	$L_{3~4}$	Tuffier 线
		$L_{4~5}$	$L_{4~5}$ 棘突间隙

四、战创伤镇痛体系和管理流程

（一）战创伤镇痛体系

镇痛治疗涉及战场自救互救镇痛,战术、战役、战略后方各救治阶梯,应根据伤病员特点,结合救治任务建立必要的治疗预案,配备必要的器材与药物,以不影响战创伤救治时效和转归为前提,采用简单、实用、有效技术,确保各阶梯伤病员疼痛得到有效缓解,促进伤病员早期康复、减少并发症发生。

（二）战创伤镇痛管理流程

1. **院前救治** 所有疼痛的伤病员都应给予镇痛。自救互救时,可以应用随身携带的口服或含服药、贴剂类镇痛药或预充药物的自动注射器。镇痛药物的类型和给药途径取决于伤者意识状态、是否能继续作业、是否已建立静脉通路等因素。意识清醒、可继续参战或工作的伤病员,根据疼痛强度采用口服非甾体抗炎药(塞来昔布、依托考昔、美洛昔康等)、中枢性镇痛药(曲马多、吗啡)或两者联合(氨酚曲马多、氨酚羟考酮)为主。疼痛剧烈、无法继续作战的伤病员可经肌内注射或静脉注射给予强效阿片类镇痛药(吗啡、哌替啶)或麻醉药(氯胺酮、S-氯胺酮)后及时撤离和后送。药物应用后应密切监测伤病员呼吸,出现阿片药物过量时,可使用纳洛酮拮抗。

2. **转运救治** 转运前应充分包扎固定,避免搬运造成再次损伤和疼痛加重。具备条件时可在前期镇痛基础上使用阿片类镇痛药(吗啡、芬太尼、舒芬太尼)静脉镇痛或自控镇痛。对于四肢伤,可在神经刺激仪定位或超声引导下使用长效局部麻醉药(罗哌卡因、布比卡因等)进行神经阻滞镇痛;胸腹部外伤,可行筋膜间隙神经阻滞。静脉通路建立困难者,可经骨髓腔内给药。转运过程中应密切监测伤病员生命体征和伤情变化,记录相应镇痛药物的用法、用量及不良反应,为后续治疗提供帮助。

3. **院内救治** 强调预防性镇痛和多模式镇痛。

三个救治阶梯的镇痛并不是孤立的,而是在前者基础上的逐渐补充和完善。鉴于药物作用持续和蓄积,各阶梯治疗时务必重视对前序用药情况的了解,并进行适当调整。

第三节　创伤后慢性疼痛预防

一、创伤后慢性疼痛概述

慢性疼痛是指疼痛持续 1 个月,超过一般急性病的进展,或超过伤口愈合的合理时间,或与引起持续疼痛的慢性病理过程有关,或经过数月乃至数年的间隔时间疼痛复发。临床症状常与自主神经功能表现相关,或与忧虑、疲乏、精神因素,以及对社会不适应有关。慢性疼痛已经超出了疼痛本身的意义,可以和损伤没有直接联系。

慢性疼痛非常难以治疗,因此创伤后慢性疼痛的预防就显得格外重要。首先应严格控制手术适应证,也可以优化手术操作,如改为微创手术;另外在创伤发生后,采取积极的镇痛措施,如使用区域神经阻滞,可减少高强度疼痛刺激传入;在开胸手术、开腹手术和截肢手术后使用硬膜外镇痛,在乳房切除术后进行外周神经阻滞如椎旁神经阻滞,甚至手术或创伤部位局部麻醉药的局部浸润,均可以有效防止创伤后疼痛的局部外周敏化形成,进一步预防中枢敏化形成。然而,由于创伤类型、损伤程度,以及持续时间方面的难预计性,目前难以设计出最优的治疗方案。

中枢敏化是一种复杂的疼痛现象,包括多种机制,如神经细胞膜兴奋性的增加、突触兴奋性的易化、中枢下行抑制系统功能下降和神经重塑等,一旦形成,很难逆转。氯胺酮、加巴喷丁及普瑞巴林对抑制中枢敏化具有一定作用,但确定的使用方案和使用时间等,尚缺乏系统全面的研究数据。众多研究显示,术前单次使用普瑞巴林未见明显预防作用,另外此药只有口服剂型,也限制了其应用。然而,在围手术期持续 2 周用药,则可以降低全膝关节置换术后 3~6 个月神经病理性疼痛的发病率。因此术后要根据疼痛产生机制采取相应镇痛措施,并做到全程镇痛,对中枢敏化和慢性疼痛的预防可能发挥一定的作用。

二、创伤后慢性疼痛评估

慢性疼痛患者要作整体评估,从躯体症状到心理因素分析,进一步分析社会角色的变化,通过病史、认知、期望值、社会关系、个性特征为患者提供最恰当的治疗措施。常用评估工具为 McGill 疼痛调查表、多维疼痛测量表、应对策略调查表。同时需要完整详细的病史和查体。

三、创伤后慢性疼痛预测因素

1. **遗传倾向**　与疼痛易感性相关。尽管在基因方面获得了一些进展,但没有任何一项遗传学因素可以作为评价术后慢性痛发展的特异性指标。

2. **性别和年龄**　女性和年轻患者术后持续性疼痛的风险更大。

3. **术前疼痛**　一直被认为是持续性术后疼痛的一项预测指标,可能是一个独立的危险因素。

4. **术中相关风险因素**　包括手术操作和麻醉技术。严格手术适应证,宜采用神经损伤风险小的手术入路,尽量采用微创技术。

5. **术后 7d 急性疼痛的程度**　与术后重度疼痛的持续时间也相关。对于这些危险因素,可能的解释是术后有急性疼痛的患者敏化发生更多,从而更可能发展为持续性术后疼痛。

四、常见创伤后疼痛综合征

（一）复杂区域疼痛综合征

复杂区域疼痛综合征（complex regional pain syndrome，CRPS），以前称为反射性交感神经营养不良综合征，是一种发生于伤害性事件（如外伤）后的疼痛综合征，表现为区域性疼痛、感觉变化（如异常疼痛）、皮肤温度异常、皮肤泌汗功能异常、水肿和皮肤颜色异常以及骨骼营养性改变等。CRPS 通常发生于手或足部，但也可发生于或扩展至身体其他部位。从命名可看出其特征：complex 提示炎症、自主神经征、皮肤运动和营养不良改变等临床特征复杂多变；regional 反映多数累及躯体某一特定区域，疼痛可超出原发损伤范围；pain 是诊断的必要条件，可为自发痛（异常疼痛）或激发痛（痛觉过敏）；syndrome 表明有一系列明显相关的症状及体征。CRPS 的首要治疗目标是控制疼痛，从而促进功能康复。

（二）肌筋膜疼痛综合征

肌筋膜疼痛综合征（myofascial pain syndrome，MPS）是由一个或多个扳机点引起，以局部痛和牵涉痛、感觉、运动及自主神经症状和体征为特点的一种综合征。肌筋膜痛的主要组成包括：扳机点、压痛点、肌紧张带、肌肉痉挛/短缩。扳机点是周围伤害性感受器敏化的动态刺激病灶，可以启动、放大及维持中枢敏化，从脊髓节段的感觉部分蔓延到运动和骨骼区，以及相应脊髓节段支配的内脏区，即皮节、肌节、骨节、内脏节和交感神经过度活动，形成脊髓节段性敏感（spinal segmental sensitivity，SSS）。脊髓处于一种过度活动的易化状态，临床表现为痛觉过敏、触物感痛、牵涉痛、运动和自主神经功能障碍。周围敏化可以启动并驱动中枢敏化，后者一旦形成，由于脊髓内突触性和功能性改变而持续存在，同时同一节段水平的 SSS 和外周刺激点彼此间相互增强敏化，从而形成恶性循环。随着疼痛的慢性化，单个 SSS 可能会使邻近节段发生敏化，导致多节段水平的 SSS，同时随肌节扩散到较远部位并发展成弥漫性疼痛。

（三）神经病理性疼痛

原发于或原发病灶引发的外周或中枢神经系统功能障碍引起的疼痛称为神经病理性疼痛。症状表现为自发性持续烧灼痛、间歇性电击样或刀割样疼痛、感觉过敏、感觉迟钝、触物痛感及感觉异常；创伤神经损伤多为外周神经损伤，外周神经损伤后引起神经兴奋性异常和传导异常，导致自发性剧烈疼痛，会持续几分钟或几小时不等；可迅速形成痛觉敏化，典型特征是异源性突触异化导致的触物痛感。LANSS 评估量表可用于鉴别神经病理性疼痛与伤害感受性疼痛，临床评估的重点在于查找神经病理性疼痛的病因。积极的病因治疗和神经损伤初期的充分镇痛是预防的关键。

（四）创伤后应激障碍

创伤后应激障碍（post traumatic stress disorder，PTSD）是个体对异乎寻常的威胁性或灾难性应激事件或情境的延迟或长期持续的心理反应。创伤后应激障碍的临床表现：①反复重现创伤性体验，有驱之不去的闯入性回忆痛苦梦境，即闪回（flashback）；②持续性回避，在创伤事件后，患者对创伤相关的刺激存在持续的回避，回避的对象包括具体的场景与情境，有关的想法、感受及话题，患者不愿提及有关事件，避免有关的交谈；③持续性焦虑和警觉水平增高，表现为自发性高度警觉状态，如难以入睡、易受惊吓、做事无法专心，并常有自主神经症状，如心慌。

五、创伤后慢性疼痛的治疗

尽管慢性疼痛治疗的目的是最大程度地提高生活质量，但仍需尽可能查找疾病的根本原因，分析疾病的发展过程,分步骤多元化治疗疼痛。

（一）眼动脱敏再加工技术

眼动脱敏再加工技术（eye movement desensitization reprocessing,EMDR）是对创伤后应激障碍最有效的治疗方法之一。基本的 EMDR 治疗程序如下:①指导个体识别并将注意力集中在一个创伤性情境或记忆上,治疗师引导出关于创伤性记忆的负性认知和信念,指导个体使用 11 点量表评估这些记忆和负性认知,然后治疗师帮助个体呈现与该记忆相联系的积极认知。在开始进入 EMDR 脱敏阶段时,治疗师指导个体同时进行后续四个行为;②注视这段创伤记忆;③重新体验负性认知;④集中注意,聚焦在身体某部位的表现;⑤追随治疗师移动的手指,这时治疗师在离个体面部 30~50cm 的地方快速平移手指,大概每秒 2 个来回。24 个来回后,询问个体此时的记忆并让他深呼吸。随后,让个体再次回忆创伤性记忆和负性认知,评估困扰水平,如此往复,直到困扰水平降低到 1 或 0 为止。

（二）神经松解术

周围神经痛来源于三种病因:神经瘤、神经压迫、神经病变。多年研究表明:痛性神经瘤可以祛除;瘢痕也可以从受压的神经上切除;对解剖部位狭窄引起的神经压迫症状,可通过解除压迫恢复感觉、减轻疼痛等相关症状。复杂区域疼痛综合征的患者可能存在原发伤引起的神经损伤、手术后引起的神经损伤、关节或韧带损伤引起的神经卡压征。因此,对神经减压治疗也是一种可行的治疗方法。治疗步骤是先通过神经阻滞术确定引起疼痛的关键神经,确定引起神经卡压的部位。然后通过手术切除关节内的疼痛神经或解除神经所受到的卡压。

（三）节段性神经肌肉疗法

节段性神经肌肉疗法（segmental neuromuscular therapy,SNMT）是基于 SSS 的诊断和治疗疼痛的系统处理方法。它通过使受累脊髓节段脱敏和消除外周敏感致痛源的技术来减轻和消除中枢敏化,从而产生疼痛缓解的即刻效应和长期效应。SNMT 技术细节如下:

1. 椎旁阻滞脱敏　在确诊的 SSS 水平的棘突和棘肌间沟注射 1% 利多卡因。针刺和浸润棘上/棘间韧带,目的是消除脊髓敏感节段水平的韧带压痛点和扳机点。

2. 注射前阻滞　穿刺浸润的疼痛敏感区,阻断局部激惹病灶、压痛点/触发点的感觉传入,从而使得随后的针刺浸润能够在相对无痛的情况下进行。

3. 针刺和浸润压痛点和扳机点及肌紧张带　对疼痛长期缓解是必要的。其主要目的是破坏中央触发点的收缩硬节或伤害性感受器的敏化机制,以及化解长期存在的肌紧张带中的纤维核。对受累节段进行物理治疗,通过电刺激、加热垫和放松训练可加强针刺和浸润效果。

SNMT 疗法适用于肌肉的原发性扳机点或者中枢敏化和临床 SSS 所导致的继发性扳机点的治疗,每周 1 次,持续 3~4 周。如果使用 SNMT 治疗后,疼痛和 SSS 体征持续存在,这时应该重新评估与所治疗的脊髓节段相邻的其他 SSS 节段。

（四）交感神经阻滞疗法

通过交感神经阻滞能在改善血液循环障碍、促进脏器功能恢复、充分发挥机体抵御疾病能力,以及提高维护自身内环境平衡能力等方面发挥积极作用。交感神经阻滞应强调用药单一,以局部麻醉药或神经毁损药为主的原则。因为所拟阻滞的交感神经干、节等部位,本身并没有炎性病变,目的在于临时或永久性地阻止其神经传导功能,以解除相关支配区域的血管痉挛与疼痛等。

根据疼痛部位及性状的不同,结合神经走行采取相应的神经阻滞。头面部:以星状神经节阻滞为主。

上肢：星状神经节阻滞、胸交感神经节阻滞，对于支配上肢交感神经有变异者，进行臂丛神经阻滞。胸腔：星状神经节阻滞、胸交感神经节阻滞。腹腔：腹腔神经丛阻滞、上腹下神经丛阻滞、内脏大、小神经阻滞。盆腔：上腹下神经丛阻滞、奇神经节阻滞。下肢：腰交感神经节阻滞。星状神经节阻滞是应用最广泛的交感神经阻滞，在治疗面神经麻痹、面肌痉挛、失眠、难治性眩晕、神经源性头痛、青少年枕项线综合征、复杂区域疼痛综合征、颈源性头痛、椎动脉型颈椎病、急性冠脉综合征等方面都取得了满意疗效。

（五）药物治疗

各种治疗神经性疼痛的药物均可选用，包括非甾体抗炎药、抗抑郁剂、抗癫痫药、糖皮质激素、局部麻醉药或阿片类镇痛药等。

（六）康复治疗

各种创伤的术后康复值得关注，关节松动术、关节活动度训练、等张肌力训练以及有氧训练等方法对慢性疼痛很有意义，如脊柱定点旋转复位法通过调整受累椎体位置，恢复脊柱平衡，进而治愈脊柱退变损伤的疼痛综合征。

创伤疼痛管理仍然面临诸多挑战，急需建立完整全面立体的疼痛管理体系。方法上应融合多学科和多模式，融合先进的科学技术，从战略层面进行机构重组和改革。

（孙永海　陈立英　刁玉刚）

参 考 文 献

［1］CHAO P K,CHANG H F,OU L C,et al. Convallotoxin enhance the ligand-induced mu-opioid receptor endocytosis and attenuate morphine antinociceptive tolerance in mice［J］. Sci Rep,2019,9（1）:2405.

［2］POGATZKI-ZAHN E M,SEGELCKE D,STEPHAN A. Postoperative pain from mechanisms to treatment［J］. Pain Rep,2017,2（2）:e588.

［3］HYLAND S J,BROCKHAUS K K,VINCENT W R,et al. Perioperative pain management and opioid stewardship:a practical guide［J］. Healthcare（Basel）,2021,9（3）:333.

［4］MIAN P,ALLEGAERT K,SPRIET I,et al. Paracetamol in older people:towards evidence-based dosing［J］. Drugs Aging,2018,35:603-624.

［5］SOLMAZ F A,KOVALAK E. Comparison of tramadol/acetaminophen fixed-dose combination,tramadol,and acetaminophen in patients undergoing ambulatory arthroscopic meniscectomy［J］. Acta Orthop Traumatol Turc,2018,52:222-225.

［6］JANG Y,KIM M,HWANG S W. Molecular mechanisms underlying the actions of arachidonic acid-derived prostaglandins on peripheral nociception［J］. J Neuroinflammation,2020,17:30.

［7］ROJAS A,CHEN D,GANESH T,et al. The COX-2/prostanoid signaling cascades in seizure disorders［J］. Expert Opin Ther Targets,2019,23（1）:1-13.

［8］JIANG M,DENG H,CHEN X,et al. The efficacy and safety of selective COX-2 inhibitors for postoperative pain management in patients after total knee/hip arthroplasty:a meta-analysis［J］. J Orthop Surg Res,2020,15:1-12.

［9］SAHYOUN C,CANTAIS A,Gervaix A,et al. Pediatric procedural sedation and analgesia in the emergency department:surveying the current European practice［J］. Eur J Pediatr,2021,180:1799-1813.

［10］DOLEMAN B,LEONARDI-BEE J,HEININK T P,et al. Pre-emptive and preventive opioids for postoperative pain in adults undergoing all types of surgery（Review）［J］. Cochrane Database Syst Rev,2018,12:1-79.

第 九 章

创伤患者的液体治疗

　　创伤损伤的脏器既涉及头颅、胸腔器官、腹部器官及躯干四肢等局部脏器或组织,还包括烧伤等导致的全身器官损伤。因此,创伤手术种类几乎涵盖所有手术种类。创伤手术的特点是术式不定型和过程复杂。于是,创伤手术的麻醉处理需要更细致的监测和有针对性的、个体化的策略。特别是液体治疗,更是麻醉管理中极其重要和特殊的环节。其处理的最基本原则是既要关注循环容量超负荷造成的组织水肿,又要避免循环容量不足带来的组织低灌注,这两者均是患者不良预后的重要原因。

第一节　液体治疗的基础知识

一、人体液体分布

　　围手术期液体治疗是维持循环稳定的重要环节。人体体液组成中,成人男性平均总体液量(total body water,TBW)为体重的 60%,女性为 50%,身体总体液由细胞内液(intracellular fluid,ICF)和细胞外液(extracellular fluid,ECF)组成。细胞外液则由组织间液(interstitial fluid,ISF)和血浆(blood plasma,BP)组成(表 9-1-1)。人体的总体液及各成分比值,均随年龄增加有一定变化(表 9-1-2)。

表 9-1-1　成人的体液组成(以 70kg 男性为例)

		占身体重量/%	体液容量/L
总体液量	TBW	60	42
细胞内液	ICF	40	28
细胞外液	ECF	20	14
组织间液	ISF	16	11
血浆	BP	4	3

表9-1-2　不同年龄儿童的体液组成

	足月儿	6个月婴儿	2~14岁
总体液量（占身体重量/%）	80	80	70
细胞内液（占身体重量/%）	35	40	40
细胞外液（占身体重量/%）	45	40	30
组织间液（占身体重量/%）		34.5	25
血浆（占身体重量/%）		5.5	5
全血容量/（ml·kg^{-1}）	85	80	80

1. **细胞内液**　细胞膜的保护调整作用使细胞内液的容量和成分得以稳定。细胞膜上的 Na^+-K^+-ATP 泵可调节细胞内外的电解质浓度。细胞内液以 K^+ 离子为主，K^+ 离子是组成细胞内液渗透压（285mOsm/L）的主要物质。在缺血或缺氧状况下，会影响细胞膜上的 Na^+-K^+-ATP 泵，导致进行性细胞肿胀。

2. **细胞外液**　细胞外液包括组织间液和血管内液体，主要功能是维持细胞营养和为电解质提供载体。细胞外液以钠离子为主，Na^+ 离子是形成细胞外液渗透压的主要物质（270mOsm/L），而白蛋白是维持细胞外液胶体渗透压的主要物质（18~22mOsm/L）。

（1）组织间液：分布于血管与细胞之间，机体代谢产物可在其间进行交换，过多的组织间液将通过淋巴管汇流入血管内。正常血管内皮允许水分子和小分子物质（如 Na^+ 和 Cl^-）自由通过，但限制大分子物质（如白蛋白或人工合成胶体）的通过，从而使其保留在血管内。

液体在全身的分布可通过 Starling-Lardis 公式表示：

$$Jv=KhA\left[\left(P_{MV}-P_T\right)-\delta\left(COP_{MV}-COP_T\right)\right]$$

Jv 代表单位时间通过毛细血管壁的净液体量；

Kh 代表水的液压传导率，即毛细血管壁对液体的通透性，普通毛细血管动脉端的 Kh 值较静脉端高4倍；

A 为毛细血管表面积；

P_{MV} 代表毛细血管静水压；

P_T 为组织静水压；

δ 为血浆蛋白反应系数，当δ为0时，血浆蛋白分子可自由通过细胞膜，当δ为1时，血浆蛋白分子不能通过细胞膜。在大多数器官中，血浆蛋白在微血管中的δ值超过0.9并保持稳定，但在低氧血症、炎症和组织损伤等病理生理状态下明显降低；

COP_{MV} 代表毛细血管内胶体渗透压；

COP_T 为组织中的胶体渗透压。

（2）血液：由60%的血浆和40%的红细胞、白细胞和血小板组成。血液的15%分布于动脉系统，85%分布于静脉系统。血浆中含有无机离子（主要是 Na^+ 和 Cl^-）和溶于水的大分子有机物（主要是白蛋白、球蛋白、葡萄糖和尿素），白蛋白是维持细胞外液胶体渗透压和血管内血浆容量的主要物质。

掌握人体体液的正常分布有助于制订术中液体治疗的正确方案。维持正常的细胞外液容量，尤其是有效循环血容量，是液体治疗的关键。绝大多数手术患者细胞外液的丧失大于细胞内液体丢失，手术期间应合理补充细胞外液。

二、临床麻醉常用溶液

麻醉期间可供选择的治疗液体分为晶体液和胶体液。输液的成分将影响液体的分布,如 5% 葡萄糖液经静脉输入后仅有 1/14 可保留在血管内,因此临床很少将葡萄糖溶液作为容量补充的液体,除非有补充葡萄糖的适应证。

1. 晶体溶液 含有小分子离子,可包含或不包含葡萄糖(表 9-1-3)。晶体液的溶质小于 1nm,常用的晶体溶液的主要成分见表 9-1-3。

表 9-1-3 常用晶体液的成分

溶液	渗透压/ (mOsm·L^{-1})	Na$^+$/ (mmol·L^{-1})	Cl$^-$/ (mmol·L^{-1})	K$^+$/ (mmol·L^{-1})	Ca^{2+}/ (mmol·L^{-1})	Mg^{2+}/ (mmol·L^{-1})	葡萄糖/ (g·L^{-1})	乳酸/ (mmol·L^{-1})	HCO$_3^-$/ (mmol·L^{-1})
0.9% 氯化钠溶液	等渗 (308)	154	154						
5% 葡萄糖氯化钠溶液	高渗 (586)	154	154				50		
5% 葡萄糖溶液	高渗 (432)	77	77				50		
乳酸林格液	等渗 (273)	130	109	4	3			23	
醋酸复方电解质溶液	等渗 (294)	140	98	5	1.5	27			
0.45% 氯化钠溶液	低渗 (154)	77	77						
3% 氯化钠溶液	高渗 (1026)	513	513						
5% 氯化钠溶液	高渗 (1710)	855	855						

晶体溶液也称电解质溶液。电解质溶液经静脉输入后大部分将分布到组织间液,仅有 1/5 留在血管内。晶体溶液在血管内半衰期为 20~30min,扩容效果不如胶体溶液。临床上,需根据治疗需要选择相应适量的晶体溶液。患者仅丢失水分,则选择低渗晶体溶液。患者同时丢失水分和电解质,或合并电解质缺少,则选择等渗甚至高渗晶体溶液。

生理盐水(normal saline,NS):即 0.9% 氯化钠溶液,Na$^+$ 和 Cl$^-$ 浓度均为 154mmol/L。其渗透压与人体血液近似,Na$^+$ 离子浓度也与血液相近,但 Cl$^-$ 离子浓度却明显高于血液内浓度。故如需大量使用时,需注意高氯血症的问题。

(1)5% 葡萄糖溶液:适应于补充纯水分丢失或限制补液量患者的液体维持。某些溶液中葡萄糖可在初阶段维持一定张力,也可以提供一定能量,尤其适合于麻醉期间低血糖患者。研究表明,儿童禁食 4~8h 可能导致低血糖。女性患者相比男性更容易发生低血糖。

(2)乳酸林格液(lactated Ringer solution,LR):乳酸林格液是目前临床液体治疗使用较多的晶体溶液,渗透压略偏低,乳酸在肝脏代谢转化为碳酸氢根。乳酸林格液电解质浓度与血浆相近,pH 值仅 6.5,渗透压为 273mOsm/L。当乳酸盐不能完全离子化时,其渗透压仅为 255mOsm/L,成为更为低渗的液体。故对严重颅脑损伤、脑水肿和严重肝脏功能受损患者不宜选用,可用醋酸林格液替代。

（3）醋酸复方电解质溶液:pH 7.4,最接近生理 pH 值,渗透压 294mOsm/L。临床上大量使用不会导致酸中毒或高氯血症,是麻醉期间较为理想的等渗晶体溶液。

（4）高张氯化钠溶液（hypertonic saline solution,HTS）:高张氯化钠溶液的 Na$^+$ 浓度在 250~1 200mmol 范围内,通过渗透梯度使水分从血管外间隙向血管内移动,减少细胞内水分,从而减轻水肿的形成,适用于烧伤和水中毒等患者。使用量通常不能超过（7.5%）4ml/kg,过量使用会引发高渗透性溶血。3%~7.5% 氯化钠溶液主要用于严重低钠和低血容量休克患者。快速输入会导致溶血,需注意输注速度。尽管理论上其高渗特性适用于颅脑外伤患者,但其疗效尚未得以确定。

2. 胶体溶液　胶体溶液的溶质是大分子物质,如蛋白、羟乙基淀粉或明胶等,输入后为机体维持血浆胶体渗透压的主要成分,在血管内保留时间较长,对维持有效循环血容量具有重要作用。胶体液溶质的直径为 1~100nm。

人工胶体溶液主要有三种:即右旋糖酐、明胶和羟乙基淀粉。目前临床常用的是明胶和羟乙基淀粉。

（1）明胶:由牛胶原水解而制成。目前的改良明胶具有较好的扩容效能,血浆半衰期 2~3h。国内常用 4% 明胶,分为琥珀明胶和尿联明胶两种制剂。其对凝血功能和肾功能影响较小,应注意可能引起的过敏反应。

（2）羟乙基淀粉:是通过对支链淀粉经羟乙基化后制成。羟乙基淀粉的平均分子量、取代级、C2/C6 比这三项参数直接影响羟乙基淀粉的容量治疗效力。小分子羟乙基淀粉（<60kD）可经肾脏排泄。羟乙基淀粉 130/0.4 氯化钠注射液（万汶）输入后平均分子量为 70~80kD,具有较长时间的扩容作用。每日最大剂量为 50ml/kg,在组织沉积较少,输注后凝血功能障碍发生率低,过敏反应发生率低于明胶,是目前唯一能够用于儿童的人工胶体液。尽管已有报道输注羟乙基淀粉不利于脓毒症患者的预后,未有证据表明其在创伤和烧伤中使用具有明显的不良作用,故目前仍然是该类患者常用的胶体液类型。

（3）右旋糖酐:由蔗糖酶解后合成,最终降解产物为葡萄糖。根据平均分子量的大小分为右旋糖酐 40 和右旋糖酐 70,后者扩容治疗效果优于前者。右旋糖酐 40 可明显降低血液黏稠度,增加毛细血管的血流速度,达到改善微循环的目的。由于较高的过敏反应发生率,右旋糖酐已很少用于容量治疗。目前仅用于血管外科手术以防止血栓形成。

胶体溶液在血管内半衰期为 3~6h,扩充血容量的治疗效果优于晶体溶液,应当重视人工胶体溶液的药理特性和在创伤手术麻醉中的应用。目前临床上主要用于:①有效血容量严重不足的患者;②严重低蛋白血症或大量蛋白丢失（如烧伤）患者的补充治疗。

非严重脓毒症患者,麻醉期间合理采用羟乙基淀粉、琥珀明胶等人工胶体是有益的液体治疗。不推荐有肾功能损害的患者使用羟乙基淀粉。许多胶体溶液是用大分子物质溶解于生理盐水,大量应用会导致高氯血症。

第二节　创伤患者液体治疗期间监测方法

目前临床上尚无直接、准确监测血容量的方法,因此需对手术患者进行综合监测及评估,以作出正确的判断。

一、无创监测指标

1. **心率（heart rate，HR）**　麻醉手术期间患者心率突然或逐渐加快，可能是低血容量的早期表现，但需与手术刺激、麻醉偏浅、血管活性药物作用和心脏功能异常等其他原因进行鉴别。

2. **无创血压（non-invasive blood pressure，NIBP）**　血压监测通常采用无创袖带血压，低血容量的情况下会出现低血压和不稳定循环变化。

3. **尿量、颈静脉充盈度、四肢皮肤色泽和温度**　①尿量：反映肾灌注和微循环灌注状况的有效指标，术中尿量应维持在 $1.0ml/(kg \cdot h)$ 以上，但麻醉手术期间抗利尿激素分泌增加，可影响机体排尿，故尿量并不能及时反映血容量的变化；②颈静脉充盈度、四肢皮肤色泽和温度：也是术中判断血容量的有效指标。

4. **脉搏血氧饱和度（pulse oxygen saturation，SpO_2）**　SpO_2 是围手术期的重要监测项目，在组织血流灌注良好的情况下，SpO_2 波形随呼吸明显变化则提示患者血容量不足。但 SpO_2 波形不随呼吸变化，不能完全除外患者血容量不足。

5. **超声心动图**　超声心动图如经食管超声（trans-esophageal echocardiography，TEE）已逐步成为术中常用的监测项目，可有效评估心脏充盈的程度。及时观察下腔静脉塌陷指数，分析创伤患者的容量状况。

二、有创监测指标

1. **中心静脉压（central venous pressure，CVP）**　CVP 是术中判断与心血管功能匹配的血管内容量的常用监测指标，重症患者和复杂手术中应建立连续 CVP 监测。通常平卧位时压力传感器需放置在右第四肋间、腋中线水平，侧卧位时则应放置于右第四肋间、胸骨右缘水平，并在呼气末（无论自主呼吸或正压通气）记录。麻醉期间应重视 CVP 的动态变化，必要时可进行液体负荷试验，若出现 CVP 升高幅度持续 $<3mmHg$，应高度关注右心功能。由于右心血容量与 CVP 呈动态曲线关系，故须强调在复杂手术中建立连续 CVP 监测。

2. **有创动脉血压（invasive artery blood pressure，IABP）**　有创动脉血压是可靠的循环监测指标。连续动脉血压波形与呼吸运动的相关变化可有效指导液体治疗。若脉压随呼吸波动，变异值 $>13\%$，则高度提示血容量不足。

3. **肺毛细血管楔压（pulmonary capillary wedge pressure，PCWP）**　PCWP 是反映左心功能和左心容量的有效指标，PCWP 升高是左心室功能失调的表现之一。

4. **心室舒张末期容量（end-diastolic volume，EDV）**　是目前临床判断心脏容量的有效指标，EDV=每搏量（SV）/射血分数（EF），左心 EDV 测定采用超声心动图，右心 EDV 测定采用漂浮导管。肺动脉漂浮导管还可间断或连续监测心排血量（cardiac output，CO）。

5. **每搏量变异（stroke volume variation，SVV）**　通过超声技术或微创及无创的脉搏波分析技术，可连续测得每搏量，并可通过计算获得每搏量随机械通气呼吸周期的变异。SVV 是临床监测血容量或预测输液治疗反应的有效指标。

重症和复杂手术的患者还需使用有创监测技术，监测血流动力学的变化。创伤复杂大手术的麻醉期间推荐连续有创血压监测。麻醉手术期间连续中心静脉压监测是合理的，应重视其动态的变化。心脏手术和心脏创伤患者麻醉手术期间 CO 监测是有益的。

三、相关实验室检测指标

监测循环血容量和组织灌注情况时,动脉血气(氧分压、二氧化碳分压、血 pH 值)、电解质、血糖、胃黏膜 pH(pHi)及血乳酸(lactic acid)的检测会提供有力依据。pH 对于维持细胞生存的内环境稳定具有重要意义,二氧化碳分压是反映呼吸性酸碱平衡的重要指标。二氧化碳结合力是指血浆中以化学及物理形式存在的二氧化碳总量。标准碳酸氢盐(SB)和实际碳酸氢盐(AB)是反映代谢性酸碱平衡的指标,两者的差值可反映呼吸对 $[HCO_3^-]$ 的影响程度,如 SB>AB,表示 CO_2 排出增加;AB>SB,表示 CO_2 潴留。碱剩余是反映代谢性酸碱平衡的指标。电解质、血糖和肾功能指标如尿素氮、肌酐等的变化也需及时检测。血乳酸和胃黏膜 CO_2(或 pHi)监测是评估全身以及内脏组织灌注的有效指标,对麻醉手术期间患者的液体治疗具有重要指导作用。应重视术中动脉血气的常规检测,及时了解电解质、酸碱平衡、血糖和血乳酸水平动态变化。创伤患者容量治疗期间及时监测凝血指标有益于危重患者的针对性管理。中心静脉血氧饱和度监测或检测,对于了解机体氧供需平衡情况具有较高的参考价值。

四、血压维持目标和影响因素

欧洲创伤指南建议创伤出血患者动脉收缩压不应超过 80~100mmHg,但合并有中枢神经系统损伤、冠心病和高血压患者除外。低于正常水平的血压,可促进创伤患者出血部位凝血过程并减少再出血,直到手术控制出血。脓毒症或脓毒症休克患者维持平均动脉压(mean arterial pressure,MAP)>65mmHg;心脏缺血患者维持舒张血压 >50mmHg;脑部损伤患者维持脑灌注压(cerebral perfusion pressure,CPP)>60mmHg,术中部分患者需要 CPP>70mmHg;高风险肾损害患者控制平均动脉压 >60~80mmHg。

影响平均动脉压的三个主要因素为:①心肌收缩力;②前负荷;③后负荷。根据欧姆定律(Ohm's law):

$$MAP=CO \times SVR+CVP$$

注:MAP. 平均动脉压;CO. 心排血量;SVR. 体循环阻力;CVP. 中心静脉压。

这个公式给临床医师提供了保持循环稳定的清晰思路:维持正常范围中心静脉压的前提下,平均动脉压的稳定主要依靠心排血量和全身血管阻力。短时间增加中心静脉压而明显增高平均动脉压是危险的处理,而且效果不确切。临床麻醉的处理是首先应维持正常范围的中心静脉压。其次通过机体或血管活性药物维持或增加 CO,以代偿因麻醉等因素导致的交感神经阻滞和血管张力下降。因此麻醉期间可以在维持 CO 一定正常范围之后,酌情使用儿茶酚胺受体激动剂类的血管活性药(如麻黄素、去甲肾上腺素或苯肾上腺素)。

第三节　创伤患者麻醉手术期间的液体治疗

创伤手术患者在麻醉手术期间的液体治疗应有针对性,个体化才可达到较为有效治疗效果。针对人体的液体变化特点,麻醉手术期间的液体治疗可分为五方面:①手术出血;②麻醉导致血管扩张;③手术期间每天生理需要量,见表 9-3-1;④术前体液丢失;⑤液体的渗出。

表 9-3-1　人体每日生理需要量

体重	液体容量/(ml·kg^{-1}·d^{-1})	输入速度/(ml·kg^{-1}·h^{-1})
第一个 10kg	100	4
第二个 10kg	50	2
以后每个 10kg	20~25	1

一、麻醉手术期间失血

手术失血的针对性处理主要包括三方面：①红细胞丢失及对症处理；②凝血因子丢失及对症处理；③血容量减少及对症处理。

1. 红细胞丢失及对症处理　麻醉手术期间患者体液改变的原因之一是手术出血。监测手术期间出血状况并估计出血量是麻醉科医师的重要工作任务之一。应及时观察术中手术操作过程以及熟悉手术操作步骤，使麻醉处理更有针对性。目前术中出血量的测量是测定吸引瓶中的出血量加上观察测定手术敷料（纱布和夹纱）吸附的血液。精确测定手术敷料所吸附血液量的方法，是称出纱布和夹纱吸附血液之后的重量，取其与使用之前的重量之差（尤其是小儿手术过程出血量的监测）。应注意术中冲洗液的使用，避免引起估计出血的偏差。术中患者血红蛋白和血细胞比容值可以反映患者红细胞的浓度，术中快速输液也会影响其变化。在估计出血量出现困难时，可在一段时间多次监测血细胞比容作为参考指标。

人体对失血有一定代偿能力，当红细胞下降到一定程度时则需要给予补充。大多数患者要维持血红蛋白（Hb）70g/L 或血细胞比容（hematocrit，HCT）21% 以上。因为个体差异，每个患者所需输血的阈值可能不同，应以避免由于血液携氧能力不足导致组织器官缺氧为原则。需强调的是，要以 Hb 的实际值作为输血阈值的参考指标。目前，临床普遍接受的输血阈值为 Hb 60g/L（HCT 18%~21%）；而在冠心病、脑动脉硬化等缺血性疾病患者，Hb 应维持在 100g/L 以上。

麻醉手术期间允许失血量范围可以通过下列方法测算：①估算患者全身血容量（表 9-3-2）；②测定术前患者的红细胞容量，通过术前 HCT 乘以全身血容量计算；③计算患者安全范围红细胞容量，即 HCT 30% 时的红细胞容量，通过 30%× 全身血容量计算；④计算患者术前红细胞容量与安全范围红细胞容量的差值，除以 HCT 得出允许失血量。

表 9-3-2　不同年龄平均血容量

新生儿	早产儿	95ml/kg
	足月儿	85ml/kg
小儿		80ml/kg
成人	男性	75ml/kg
	女性	65ml/kg

例：创伤患者男性 70kg，术前 HCT 为 37%，全身血容量为 70kg×75ml/kg=5 250ml，术前红细胞容量为 5 250ml×37%=1 943ml，到安全 HCT 30% 时红细胞容量为 5 250×30%=1 575ml。估算至 HCT 30% 时红细胞丢失为 1 943ml–1 575ml=368ml，因此允许失血量为 368ml×3=1 104ml。

临床工作可用下述公式大约测算浓缩红细胞（packed red blood cell，PRBC）补充量。

浓缩红细胞补充量=（HCT 预计值×55×体重−HCT 实际观察值×55×体重)/0.60

例：60kg患者，术中监测HCT为20%，预定该患者达到HCT为30%时需要多少浓缩红细胞（60%~70%红细胞)？大约需要PRBC为550ml。

$$需要 PRBC=\frac{30\% \times 55 \times 60-20\% \times 55 \times 60}{0.6}=550ml$$

2. 凝血因子丢失以及对症处理　目前主要临床处理方法是补充输注新鲜冰冻血浆（fresh frozen plasma，FFP）、浓缩血小板和冷沉淀。研究表明北美洲、欧洲的白种人维持不稳定凝血因子浓度30%就可以达到正常凝血状态。但亚洲黄种人尚无这方面资料，因此需要根据术中监测结果及时对症处理。

3. 麻醉手术麻醉期间失血导致血容量减少的对症处理　若需要输血和补充输注新鲜冰冻血浆，则应及时补充。但部分患者不需要血制品，而失血导致血容量减少部分可以采用人工血浆代用品补充。

二、麻醉导致的血管扩张

目前常用的麻醉药物和麻醉方法（椎管内阻滞或全身麻醉等)均会引起血管扩张，导致有效循环血容量减少。目前建议的处理方法是血管活性药物与液体输注相结合，液体选择则遵循个体化原则，输注晶体液或胶体液，以维持有效循环血容量。

三、人体每天生理需要量

如表9-3-1所列，按照体重分三步计算，即"4-2-1"规则。例：70kg患者每日基础生理需要量，100ml/kg×10kg+50ml/kg×10kg+25ml/kg×50kg=2 750ml，每小时补充速度：约为110ml/h［4ml/（kg·h）×10kg+2ml/（kg·h）×10kg+1ml/（kg·h）×50kg］。围手术期生理需要量应从禁食时间开始计算，直至手术结束时间。围手术期生理需要成分应按照麻醉手术期间患者血液电解质、酸碱平衡、血糖结果予以相应调整。

四、术前禁食禁饮

部分创伤手术患者在麻醉前禁食和禁饮存在一定程度的体液缺少，或非正常的体液丢失：如术前呕吐、利尿。麻醉前还要注意一些非显性失液例如过度通气、发热、出汗。以上均属于术前液体丢失量。麻醉手术前体液的丢失都应在麻醉前或麻醉开始初期给予补充，并应采用近似丢失的体液成分的晶体溶液进行补充。由于每日基础生理需要量、禁食后液体缺少量和额外体液需要量是机体新陈代谢或体内再分布所需要的，因此补充液体应选择晶体溶液，并根据监测结果调节 Na^+、K^+、Mg^{2+}、Ca^{2+}、HCO_3^- 的输入剂量。

这部分缺少量的估计，可以根据术前禁食的时间来估算。术前禁食后的液体缺少量的估算方法，可采用人体每天生理需要量来估算（表9-3-1)。例：50kg的患者，禁食8h后的液体缺少量，约为4×10+2×10+1×30ml/h×8h=720ml。由于肾脏功能对水的调节作用，实际缺少量可能会少于此数量。

五、创伤手术的特点

创伤本身以及接受手术治疗的过程中，每天生理需要量和术前体液丢失量与其他手术方式一样，至少应包括：①麻醉手术期间的正常基础生理需要量；②术前禁食后液体缺少量和患者术前非正常的体液丢失量;③体液在麻醉手术期间的再分布。以上三部分液体的补充应采用晶体溶液。

创伤手术创面蒸发及组织创伤导致体液再分布所需要的额外液体量应根据手术创伤的大小进行补充,额外液体需要量约4~10ml/(kg·h)(表9-3-3)。麻醉手术期间存在体内的液体再分布,血管内部分液体的转移可导致血管内容量明显减少。手术操作可引起血浆、细胞外液和淋巴液丢失;炎症、应激、创伤状态下大量液体渗出至浆膜表面或转移至细胞间隙,一般为肠腔、腹腔、腹膜后腔和胸膜腔(通常量不多),这部分进入细胞间隙非功能区域内的液体将加重血容量丧失和组织水肿。术中缺氧可引起细胞肿胀,导致细胞内液容量增加,均须正确评估和对症处理。术中的液体再分布量需要采用晶体溶液进行补充。麻醉手术采用等渗透压晶体液治疗是合理的。高渗晶体溶液在烧伤患者的早期复苏中有较好的效果。不推荐对肾功能损伤患者使用高渗晶体溶液治疗。

表9-3-3　额外丢失量的补液

组织创伤程度	液体额外需要量/($ml \cdot kg^{-1} \cdot h^{-1}$)
重(如腹腔肠道切除术)	4~8
极重(如主动脉手术)	8~10

研究表明,对腹部创伤手术患者给予足够的容量治疗可以明显减少术后的恶心和呕吐,尤其是对恶心和呕吐发生率高的患者,例如妇科患者等。创伤手术患者麻醉手术期间给予足够的容量,可使患者舒适度明显提高,并有助于恢复。

第四节　创伤重症患者和大出血输液处理

一、创伤重症患者和复杂手术患者的液体治疗

创伤重症患者的液体治疗的目的是维持机体脏器组织的血液灌注和脏器组织氧供,以提高其救治率。创伤死亡的患者中有1/3死于出血和低血压。术中输液不足导致有效循环血容量减少,组织灌注不足,器官功能受损,而过量输液则可引起组织水肿,损害患者的心、肺等脏器功能。液体治疗的目标是维持与患者心血管功能状态匹配的循环容量,获取最佳心排血量、组织灌注和器官功能。

1. 采用损伤控制性复苏(damage control resuscitation,DCR)有助于创伤患者的有效治疗。部分学者提出采用早期限制性液体复苏,亦称低血压性液体复苏或延迟液体复苏。大量输液会增加稀释性凝血功能紊乱和间质水肿的危险,并损害微循环,使得氧合能力下降。未有效控制患者大量出血之前对患者进行大剂量液体复苏,不利于患者的远期预后。抢救早期通过控制晶体平衡液体输入的速度和总量,使机体血压维持在一个较低水平的范围内,直至出血完全被控制。但在烧伤患者的液体治疗中,充分的液体复苏更为重要。

容量复苏治疗应避免过量补充晶体液和大量输血,以免加重血液内凝血因子和血小板稀释导致凝血障碍,加重出血症状的恶性循环。同时应积极纠正治疗凝血功能障碍,并对症治疗酸中毒、低体温等机体低灌注并发症。

应首先判定患者的病理生理特点,综合动态监测的结果,选用适当种类的液体,针对术中液体的实际需要量进行积极治疗。重症患者麻醉手术期间应该采用目标导向液体治疗。严重脓毒症患者推荐6h内

及时有效的液体治疗,不推荐采用羟乙基淀粉液体容量治疗。

2. 创伤重症患者采用目标导向液体治疗复合 α_1-肾上腺素受体激动剂是有效的方案。创伤治疗期间机体的容量变化是血容量减少,导致低血压、酸中毒、脏器功能损害。早期目标导向液体治疗能更有效地纠正容量不足。同时由于体循环血压受血管张力的影响,及时使用血管活性药物,尤其是 α_1-肾上腺素受体激动剂有助于创伤患者的循环稳定。

二、大量输血的处理

大量输血(massive blood transfusion,MBT)的定义为 3h 内输入相当于全身血容量 50% 以上的血制品或每分钟输血 150ml,常见于严重创伤、复杂心血管创伤手术、产科急诊手术以及原位肝移植手术等危重情况。大量输血可导致凝血功能异常、低体温、严重酸中毒。大量输血时,应积极维持正常血容量,维持 Hb>70g/L,确保患者的组织氧供正常,并及时补充新鲜冰冻血浆、浓缩血小板或冷沉淀,注意补充 Ca^{2+},维持正常的凝血机制。麻醉手术前应建立口径足够大的静脉通路,必要时放置快速输液系统(rapid infusion system,RIS)。20G 留置针允许的最大流量只有 50~60ml/min,18G 留置针允许的最大流量为 98~100ml/min。而 16G 留置针允许的最大流量为 200~210ml/min,14G 留置针允许的最大流量为 340~360ml/min。成年创伤手术患者在麻醉手术期至少应放置 18G 或 16G 外周静脉留置针,中心静脉留置导管可考虑采用 14G 单腔导管、7Fr 以上双腔导管。创伤大出血的患者,可建立 RIS,其输液速度可达 1 000~1 500ml/min。快速输注的液体须加温,以避免术中低体温,同时还应预防空气栓塞。

创伤患者容量治疗的最终目的是避免输液不足引起的低血容量和组织低灌注,以及输液过多引起的心功能不全和外周组织水肿。必须保证满意的血容量和适宜的麻醉深度,减轻手术创伤可能引起的损害,维护良好的组织灌注和器官功能。

三、临床救治案例分析

50kg 中年女性患者,因肺纵隔挫伤拟行急诊手术。术前无禁食,术中采用全身麻醉。麻醉前急查 HCT 为 37%,无凝血因子缺乏,术中手术视野凝血状况无异常。麻醉手术时间 6h,术中失血 600ml,该创伤患者麻醉手术期间的补液为:

(1)围手术期生理需要量为(4×10+2×10+1×30)ml/h×6h 为 540ml;由于纵隔挫伤存在额外补充量,但肺部手术需要限制入量,故该患者第三间隙为 50×2(采用 4ml/h 的一半)×6=600ml;共为 540+600=1 140ml,推荐围手术期生理需要量采用晶体溶液,并依据患者的电解质和葡萄糖需要使用 RL、GNS(葡萄糖盐溶液)。

(2)麻醉手术期间失血和血管扩张补充量。术中失血 600ml,对于此患者不需要输血,原因如下。该患者全身血容量 50kg×65ml/kg=3 250ml(表 9-3-2)。术前红细胞为 3 250ml×37%=1 203ml。估计失血到安全范围 HCT 30% 时红细胞为 3 250ml×30%=975ml,估计红细胞丢失 1 203ml−975ml=228ml,该患者允许失血 228×3=684ml。因此该患者失血 600ml 不需要输血。凝血状况好,也不需要输含丰富凝血因子的血制品。麻醉因素引起血管扩张血容量约为 50×6ml/kg=300ml。麻醉手术期间失血和因血管扩张补充血容量推荐采用胶体溶液,故该病例麻醉手术期间使用人工血浆代用品 600ml+300ml=900ml。

(3)该病例麻醉手术期间总输液约为 900ml+1 140ml=2 040ml。其中晶体溶液 1 140ml,人工血浆代用品溶液 900ml。基于人工血浆代用品溶液的药代动力学特点,患者返回原病区后仍需要继续补充液体,以利于术后维持稳定的血容量。

（黄文起　张　涛）

参 考 文 献

［1］SEMER M W,SELF W H,WANDERER J P,et al. Balanced Crystalloids versus Saline in critically ill adult［J］. N Eng J Med, 2018,378（9）:819-828.

［2］WALDRON N H,MILLER T E,THACKER J K,et al. A prospective comparison of a noninvasive cardiac output monitor versus esophageal Doppler monitor for goal-directed fluid therapy in colorectal surgery patients［J］. Anesth Analg,2014,118（5）: 966-975.

［3］WILMS H,MITTAL A,HAYDOCK M D,et al. A systematic review of goal directed fluid therapy:rating of evidence for goals and monitoring methods［J］. J Crit Care,2014,29（2）:204-209.

［4］ZARYCHANSKI R,ABOU-SETTA A M,TURGEON A F,et al. Association of hydroxyethyl starch administration with mortality and acute kidney injury in critically ill patients requiring volume resuscitation:a systematic review and meta-analysis［J］. JAMA,2013,309（7）:678-688.

［5］JOOSTEN A,DELAPORTE A,LCKX B,et al. Crystalloid versus Colloid for Intraoperative Goal-directed Fluid Therapy Using a Closed-loop System. A Randomized,Double-blinded,Controlled Trial in Major Abdominal Surgery［J］. Anesthesiology,2018, 128（1）:55-66.

［6］GUILABERT P,USÚA G,MARTÍN N,et al. Fluid resuscitation management in patients with burns:update［J］. Br J Anaesth, 2016,117（3）:284-296.

［7］ELLEKJAER K L,PERNER A,JENSEN M M,et al. Lactate versus acetate buffered intravenous crystalloid solutions:a scoping review［J］. Br J Anaesth,2020,125（5）:693-703.

［8］FUTIER E,GAROT M,GODET T,et al. Effect of Hydroxyethyl Starch vs Saline for Volume Replacement Therapy on Death or Postoperative Complications Among High-Risk Patients Undergoing Major Abdominal Surgery:The FLASH Randomized Clinical Trial［J］. JAMA,2020,323（3）:225-236.

［9］MUKAI A,SUEHIRO K,WATANABE R,et al. Impact of intraoperative goal-directed fluid therapy on major morbidity and mortality after transthoracic oesophagectomy:a multicentre,randomised controlled trial［J］. Br J Anaesth,2020,125（6）: 953-961.

［10］MYLES P S,BELLOMO R,CORCORAN T,et al. Restrictive versus Liberal Fluid Therapy for Major Abdominal Surgery［J］. N Engl J Med,2018,378（24）:2263-2274.

创伤患者的输血治疗

非外科性活动性出血依然是早期创伤性死亡的主要原因之一。研究表明,多达 34% 的创伤患者在送往医院之前或者途中,以及在使用血液制品或晶体液复苏之前就存在凝血功能障碍,随后血液稀释、低体温和酸中毒进一步使机体的凝血功能恶化。凝血功能异常引起的难控制性出血,加之创伤损伤出血,最终会导致患者大量出血死亡。

早期快速诊断控制出血及纠正凝血功能障碍,可使创伤相关性死亡率降低近 20%。因此,对潜在凝血功能障碍的及时诊断,并尽早、积极、快速地进行干预,对于防治难控制性出血、减少大规模输血的需求至关重要。

第一节　创伤性凝血病

创伤性凝血病(trauma-induced coagulopathy,TIC)是严重创伤后机体出现的凝血功能障碍综合征,与多因素、多机制相互作用有关,目前确切的机制尚不明确。

早期创伤性凝血病机制的始动因素是创伤导致组织内皮细胞损伤后释放大量的Ⅲ型胶原和组织因子,引起外源性凝血级联反应并增强机体纤溶活性。创伤患者休克或者低灌注引起内皮细胞表达血栓调节蛋白增加,血栓调节蛋白与凝血酶形成复合物激活蛋白 C 从而抑制凝血因子Ⅴa、Ⅷa 和纤溶酶原激活物抑制物-1 的功能,最终导致 D-二聚体的升高,机体抗凝活性增强。创伤患者大出血和创面形成广泛微血栓可在短时间内消耗大量的凝血底物,加之血小板功能受损、机体纤溶亢进,以及医源性凝血功能障碍等可共同导致 TIC。其他可致 TIC 的机制有糖萼脱落、中性粒细胞弹性蛋白酶释放、组蛋白和 DNA 释放物等。

TIC 是一个复杂的临床问题,它可能因创伤的类型、程度和出血部位不同而表现不同,如肝损伤伴有腹腔大量血凝块的患者与下肢挤压伤造成的动脉出血而无大量内脏血凝块的患者会有不同的病理生理反应。TIC 具有潜在的致死结局,需要快速干预。

第二节 损伤控制性复苏

损伤控制性复苏（damage control resuscitation，DCR）是严重创伤患者救治中损伤控制策略的主要组成部分。

一、限制性液体复苏

在失血性休克的情况下，输液是改善灌注的主要治疗手段，但大量输液会增加稀释性凝血功能紊乱和间质水肿的危险，并损害微循环，使得氧合能力下降。有研究调查显示，在急诊患者中，入院前输入大量（>3L）晶体液或者胶体液与凝血功能下降有独立相关性。来自德国创伤登记中心的数据显示，同等条件下，与院前接受较少液体复苏的患者相比，院前接受大容量液体复苏的患者凝血状态明显较差，且需要更多的血液制品，器官衰竭发生率也相应增加。

注入大量的晶体液会导致凝血因子、凝血酶抑制剂和血小板的非特异性稀释。此外，人工胶体液能使某些凝血因子如凝血因子Ⅷ发生改变，引起原发性或继发性凝血功能障碍。非控制性失血性休克患者在创伤后短时内（90min）输注液体量应控制在 1 500~2 000ml。以低渗或等渗氯化钠及乳酸林格液等晶体液为主（合并严重颅脑损伤者应避免使用乳酸林格液）。

二、低压复苏

允许性低血压是采用限制输液量或者使用血管活性药物的方法控制患者血压直到外科手术或者介入治疗达到止血目的的一种策略。研究证明，与升高血压组相比较，维持较低血压时可以提高其生存率。欧洲创伤指南建议创伤出血患者动脉收缩压不应超过 80~100mmHg（合并有脑损伤的患者除外），这样可以减少晶体和/或胶体液的输入，从而降低稀释性凝血病的风险。此外，在活动性出血控制之前使得机体适应低血压生理。目前缺乏脑外伤合并有大出血的患者的预期结果的数据。

三、止血性复苏

传统的复苏观念以晶体液扩容为中心，同时用库存红细胞代替血液，这种策略虽有助于缓解休克状态，但不能纠正凝血异常，反而会因为凝血因子被稀释而加重。止血性复苏是积极输入血液制品补充循环血容量，主要目的是改善创伤后低灌注和防止急性凝血病，当前主要使用预定比例的血小板、新鲜冰冻血浆和红细胞，同时限制晶体液的输入来达到补充丢失血容量的目的。目前推荐红细胞、新鲜冷冻血浆和血小板以 1∶1∶1 的比例使用，这也是大量输血方案的一部分，见表 10-2-1。目前没有明确有益于创伤患者的最佳的预定比例。一项对城市居民的回顾性研究结果显示，当提高血浆和血小板的比例时，可以减少机体出血，提高生存率，缩短 ICU 住院时间，减少机械通气天数，同时可减少住院时间。证实多器官功能衰竭和急性呼吸窘迫综合征与大量输入血浆和血小板相关。在对 245 家Ⅰ~Ⅲ级的创伤中心调查发现，这些创伤中心更多地选择使用 1∶1∶1 的比例进行大量输血。

表 10-2-1 创伤患者大量输血预案

包装编号	红细胞/U	FFP/U	血小板/U	冷沉淀/U
1	6	6	—	—
2	6	6	1	—
3	6	6	—	20
4	6	6	1	—
5	6	6	—	10
6	6	6	1	—
7	6	6	—	10

注:FFP. 新鲜冰冻血浆。

四、损伤控制性手术

损伤控制性手术(damage control surgery,DCS)是指为了避免创伤患者发生低体温、酸中毒和凝血功能障碍等危及生命的生理功能紊乱而采取的分阶段外科策略。

DCS 采用分阶段策略,将手术时间控制在 1h 以内,控制活动性出血而挽救生命,主要分为 3 个阶段:①快速控制出血和清除污染源,无法有效止血时应果断采用填塞或包裹法控制出血。切口可以采取暂时性关闭的方法避免腹腔间室综合征(abdominal compartment syndrome,ACS)的发生。②复苏重点在于纠正紊乱的生理状态、支持重要脏器功能和发现遗漏的损伤;如已经发生 TIC,则需要纠正酸中毒、恢复体温以及合理补充血液成分从而逆转 TIC 的继续恶化,包括提高环境温度、躯体保温、避免长时间的剖腹、剖胸手术和加温输注液体以及纠正组织低灌注、提高血液携氧能力、改善细胞代谢和限制含氯液体入量等措施;初次手术后的患者在 ICU 充分复苏后才计划再次手术。③再次手术去除填塞物、修复损伤脏器和恢复生理解剖等,多为初次手术后 48~72h、机体病理生理变化得到初步恢复后进行:pH 正常、血红蛋白 70~90g/L、凝血酶原时间(prothrombin time,PT)及活化部分凝血活酶时间(activated partial thromboplastin time,APTT)在正常范围 1.5 倍以内、纤维蛋白原 1.5~2.0g/L。DCS 认为高质量的创伤预后是建立在生理参数恢复的基础上,而不是即刻全面的解剖复位。研究表明对伴有内脏和主要血管损伤的穿透性腹部创伤患者进行损伤控制性手术,其死亡率可降低至原来的 1/7。

诊断不明确的患者使用损伤控制性复苏有一定困难。低血压、心动过速和容易判断的失血患者可直接启动损伤控制性复苏;而青壮年的创伤患者由于生理储备强大,不会表现出失血性休克时所有典型生理参数的变化,除观察生理参数外,应结合病情及时采用损伤控制性复苏。

第三节 血液成分与临床应用

据研究报道,约 1/3 的创伤患者在送往医院之前或者途中,而且在使用血液制品或晶体液复苏之前就存在凝血功能障碍,而逆转或降低 TIC 的关键是及时输血以提高携氧能力以及补充凝血成分,同时也补充血容量。

一、输血指征

高级创伤生命支持指南建议失血性休克患者在输入 40~60ml/kg 晶体液后仍不能维持正常生命体征时应该输入血液制品。当可以进行实验室检测时，通常血红蛋白（hemoglobin，Hb）低于 70g/L 或者血细胞比容（hematocrit，HCT）小于 21% 时考虑输血。

此外，混合静脉血氧饱和度、氧摄取率（oxygen extraction ratio）、近红外光谱测量局部脑氧浓度和脑组织氧合也可用于输血的判断。

二、大量失血的判断与大量输血的启动

大量失血（massive blood loss）是指 24h 内丢失一个自身血容量或者 3h 内丢失 50% 自身血容量，或成年人出血速度达到 150ml/min，或出血速度达到 1.5ml/（kg·min）持续超过 20min。目前，难以控制的大出血仍然是外科和麻醉领域面临的主要挑战之一。失血可以分为四个等级，第一级：出血量小于总血容量 15%；第二级：出血量为总血容量 15%~30%；第三级：出血量为总血容量 30%~40%；第四级：出血量大于总血容量的 40%。身体素质较好的年轻人可以代偿机体血容量 50% 的失血量，但超过了生理耐受范围或机体进一步代偿机制失调，就会出现循环系统衰竭。相比之下，老年人，尤其是合并复杂合并症的患者，对失血更为敏感。

大量输血（massive blood transfusion，MBT）指伴有严重活动性出血患者在 1h 内输注血液制品 >50% 自身血容量，或输血速度 >1.5ml/（kg·min），或输注血液制品超过患者自身血容量的 1~1.5 倍。

对于严重创伤合并大出血的患者，需要紧急启动大量输血策略（massive transfusion protocol，MTP）。其目的是要建立一个可重复的制度体系，从而能够有效地从血库输送血液制品到临床。它包含了红细胞、血小板、血浆及冷沉淀等的使用量及时间，表 10-2-1 给出了创伤患者大量输血时的预案。处理多发伤的机构必须有由创伤小组和血库服务中心制订的大量输血策略，通常要求是按照一定顺序使用预先包装好的血液制品，直到获得实验室检测结果后指导进一步输血。这样可以缩短严重创伤患者预定血液、准备血液的时间，同时也可以减少晶体液的输入，降低稀释性凝血病的发生。如何快速准确预判创伤患者是否存在需要大量输血，及时启动大量输血策略，给患者输入预定比例的血液制品，这对防治创伤性凝血病和挽救创伤大出血患者生命具有积极作用。其研究已经定义了一些可以用来识别创伤后患者是否存在需要大量输血风险的临床预测指标，通常包括：贫血、低血压、心动过速、代谢性酸中毒和高危损伤，如骨盆或长骨骨折等，见表 10-3-1。

表 10-3-1　预测创伤患者需要大量输血的临床评估工具

指标	ABC 评分	TASH 评分	McLaughli 评分
血压	收缩压≤90mmHg	收缩压（<100mmHg）	收缩压 <90~110mHg
心率	心率≥120 次/min	心率≥120 次/min	心率 >105 次/min
FAST 检查	+	+	−
受伤类型	穿透伤	复杂长骨或骨盆骨折	−

续表

指标	ABC 评分	TASH 评分	McLaughli 评分
性别	–	男性	–
实验室检查	–	血红蛋白（<70g/L） 碱剩余值（<–10mmol/L）	血细胞比容 <32%；pH<7.25

注：ABC. 血容量消耗评估；TASH. 创伤相关的严重出血；FAST. 创伤超声重点评估。

三、血液成分

（一）红细胞

自从抗凝和人体血液制品成分储存问世以来，异体红细胞输注成为现代医学最常见的治疗方法之一。红细胞输注能够快速提高创伤失血患者血液的携氧能力，改善机体缺氧状态，增加组织氧合作用。因此，红细胞制品在创伤大出血患者的救治中占有举足轻重的地位。

1. **悬浮红细胞（suspended red blood cells，SRCs）** 悬浮红细胞是采用离心方法将全血中 90% 的血浆分离出去，再加入适量的红细胞添加剂后制成。一般保存在 $4℃ ± 2℃$ 条件下。适用于急性失血患者。

2. **浓缩红细胞（red blood cell concentrate，RCC）** 浓缩红细胞是在全血的有效期内分离制备而成。含有全血中全部红细胞、白细胞、大部分血小板和部分血浆。具有与全血同样的携氧能力。输注浓缩红细胞可降低大量输血后循环超负荷的风险，且可减少抗原或抗体引起的发热或过敏反应。

3. **冰冻红细胞（frozen red blood cell，FRBC）** 冰冻红细胞有两种制备方法，一种是高浓度甘油慢冻法，即将终浓度为 40% 的甘油于 15~20min 内加入红细胞内，室温平衡 30min 后，置于 –80℃低温冰箱内贮存；另一种是低浓度甘油速冻法，即将终浓度为 20% 的甘油加入红细胞中，快速冰冻后保存在液氮中。如今，世界各地的许多军事和非军事医疗机构已成功地利用甘油来冻存红细胞。冰冻红细胞用于军队已经长达 30 多年。目前，在 –80℃存储达 10 年的冰冻红细胞已经获得可使用批准。

4. **洗涤红细胞（washed red blood cell，WRC）** 全血经离心去除血浆和白细胞，用无菌生理盐水反复洗涤 3~4 次，所得红细胞制品即为洗涤红细胞。洗涤后的红细胞均应保存在 $2℃ ± 6℃$ 环境中并在 24h 内输注。洗涤红细胞中钠、钾、枸橼酸盐及乳酸等基本被去除，对于心、肝、肾疾病的患者尤为适用。此外，洗涤红细胞去除了几乎所有的血浆、大部分的白细胞和血小板，这极大地降低了输血不良反应的风险。洗涤红细胞缺乏同种抗 A、抗 B 凝集素，因此，洗涤的 O 型红细胞可输给任何 ABO 血型患者，这在战创伤条件下紧急输血尤为重要。

5. **少白细胞的红细胞（leukocyte-reduced red blood cells，LRRC）** 据报道，每 200ml 全血中含有 $1 × 10^9 ~ 1.5 × 10^9$ 个白细胞，不宜用于人类白细胞抗原（human leukocyte antigen，HLA）的同种免疫反应人群及需要长期反复输血的患者。将红细胞制品经过白细胞滤器，利用吸附或阻挡白细胞等原理，去除大量白细胞，即可得到少白细胞的红细胞。适用于多次输血后产生白细胞抗体者以及需要长期或者反复输血者。

（二）血浆

血浆占总血容量的 55%，它由溶解蛋白（dissolved proteins）、凝血因子、电解质、激素、二氧化碳和葡萄糖组成。1918 年，Gordon Ward 上尉在《英国医学杂志》上发表了关于血浆可能的治疗效益的文章。从此，开启了血浆临床应用的里程碑。在严峻环境下救治大出血患者时,止血药物和血液制品应当同时应用,而血液制品输注是创伤出血管理的基石,血浆输注是这一策略的核心,血浆可以提供凝血因子,能逆转因急性创伤性凝血功能障碍(acute traumatic coagulopathy,ATC)或者TIC引起的凝血障碍,此外,血浆可以改善创伤患者内皮损伤,并且能够提高在没有红细胞输入情况下患者的生存率。目前,冻干血浆使得远程作战包括在战场上运用血浆治疗成为可能。

1. **新鲜冰冻血浆(fresh frozen plasma,FFP)**　新鲜冰冻血浆是新鲜抗凝全血采集后8h内分离获得,然后在-20℃条件下冻结和保存。FFP可以储存长达1年。1个单位FFP体积大约是300ml,并且几乎包含了接近正常水平的大多数血浆蛋白。这些蛋白包含促凝血蛋白、抗凝血蛋白、白蛋白、免疫球蛋白和多种急性时相反应蛋白。此外,FFP还含有脂肪、碳水化合物以及与采集血液时捐献者循环内相似含量的矿物质。不同国家对凝血因子含量的质量控制要求不同,主要包括凝血因子Ⅷ水平的测定,许多欧洲国家有此要求,但在美国没有明确的规定。对于有严重活动性出血的创伤或者手术患者,应当增加FFP的输注量。几项针对严重出血情况(往往与凝血功能异常相关)的研究表明,血管外科和创伤患者中更早或更多地使用FFP可能与患者良好的预后相关。但与新鲜血浆相比,FFP解冻需要30~40分钟,这使得它很难尽快用于创伤急救患者的紧急复苏。

2. **液体血浆(liquid plasma,LQP)**　从技术上讲,新鲜液体血浆可以从全血(whole blood,WB)储存的任何时间分离,在全血保质期后还可以在1~6℃的条件下储存5d,相当于在全血采集加入柠檬酸磷酸盐-葡萄糖抗凝剂后21d。但液体血浆不常在临床使用,所以关于液体血浆与患者预后的相关数据较少。

3. **普通冰冻血浆(frozen plasma,FP)**　普通冰冻血浆是从全血的有效期内分离出来的血浆。新鲜冰冻血浆在-20℃以下保存期超过1年可转为普通冰冻血浆。在-18℃(有的文献是-20℃)以下可保存5年。普通冰冻血浆主要有3种来源,一是从保存已超过6~8h的全血中分离出来的血浆;二是在全血的有效期以内分离出来的血浆;三是保存期超过一年的新鲜冰冻血浆。与新鲜冰冻血浆相比较,普通冰冻血浆是缺乏凝血因子Ⅴ、Ⅷ等不稳定因子,但普通冰冻血浆储存期更长。

(三) 血小板

目前临床上可供选择的血小板有常规浓缩血小板、单采血小板和照射血小板。

1. **常规浓缩血小板**　在室温条件下将血小板从采集后的新鲜全血中分离出来,并悬浮于一定量的血浆内。每200ml全血中含血小板数≥2.0×10^{10}个。

2. **单采血小板**　使用血细胞分离机在全封闭的条件下自动将符合要求的献血者血液中的血小板分离并悬浮于一定量血浆内的单采成分血,血小板数约(2.5×10^{11}~3×10^{11})/袋。

3. **照射血小板**　指照射灭活血小板中的淋巴细胞,可以防止输血相关移植物抗宿主病(transfusion associated-graft versus host disease,TA-GVHD)。

血小板(platelets,PLT)必须存放在22~24℃(通常称其为"室温")温度下,在持续振荡的条件下最多可以保存5d。将血小板保存在室温的条件下最主要的原因是能使得血小板输注后的存活率和功能最大化。但是,由于在常温下血小板容易被细菌污染,细菌产物会引起威胁生命的脓毒症。因此,输注室温保存下的血小板也会带来一定的风险。为了解决这个问题,人们将血小板储存在2~6℃温度下,这样可以减少细菌污染的风险,且可以降低血小板的代谢及其功能的下降。多项研究表明,评价血小板减少患者、阿司匹林治疗者以及再生障碍性血小板减少者输注血小板后短时间内的止血效果时,4℃储存的血小板功能优于常温储存的血小板。但它们对于创伤患者或者大出血患者的止血效果有待进一步研究评估。

对于严重出血的创伤患者来说，由于血液的大量丢失及凝血功能的紊乱，早期会出现创伤性凝血病的表现，因此及早输入血小板对纠正其凝血功能紊乱有积极的作用。目前大多数输血指南推荐的血小板计数应维持至少 $50 \times 10^9/L$ 以上。国外学者对 467 名大量输血患者调查研究发现，与接受低比例（<1：2）输注血小板及红细胞的患者相比较，接受较高比例（≥1：2）输注血小板及红细胞的患者 30d 生存率更高。

（四）冷沉淀（cryoprecipitate，Cryo）

将保存期内的新鲜冰冻血浆于 0~4℃融化后，分离出大部分的血浆，将剩余的不溶解物质在 1h 内速冻呈固态的成分血为冷沉淀，富含丰富的凝血因子Ⅲ、Ⅷ、ⅩⅢ、血管性血友病因子以及纤维蛋白原等。

冷沉淀输注适应证：①先天性凝血因子缺乏者、甲型血友病和血管性假血友病患者；②获得性凝血因子缺乏、弥散性血管内凝血、严重肝病、尿毒症患者；③纤维蛋白原量降低的患者。

研究发现，输入 1U/kg 的冷沉淀可以提高血浆纤维蛋白原 0.5g/L，对创伤严重出血患者的低纤维蛋白原血症具有良好的效果。但是，冷沉淀用于创伤救治尚缺乏更有利的证据。

（五）全血

全血输入很早就应用于临床外科手术中，450ml 新鲜全血中加入 63ml 柠檬酸磷酸盐-葡萄糖抗凝剂混合可保存 21d。500ml 新鲜全血大约含有血红蛋白 130~140g/L，血小板（1.5×10^5~4.0×10^5）/μl，1 500mg 纤维蛋白原，以及所有的活性凝血因子。全血中最不稳定的凝血因子Ⅷ，其活性在第一个 24h 内会下降大约 50%，但随后，其活性下降的速率会减慢；凝血因子Ⅴ的活性可以保持大约 1 周的时间；通常情况下凝血因子Ⅱ、Ⅶ、Ⅸ、Ⅹ、Ⅻ、ⅩⅢ和纤维蛋白原的活性可以维持 35d。

理论上讲，全血似乎是包含所有血液成分理想的血制品，它可以纠正失血带来的如内皮损伤、凝血功能障碍，以及缺氧等，医疗机构的人员还不需承受搬运所有类型血液产品的负担，因此被广泛用于军队输血当中。有研究认为在创伤性失血性休克患者的管理中，输入全血可能比成分输血更有益。回顾性研究表明，与成分血复苏比较，全血复苏更能提高战创伤患者生存率。血小板浓缩物的缺乏和成分血数量的限制使得军队通常需要储存全血。目前，对于许多军队海外作战时，新鲜全血是血小板的唯一来源。而全血是血液治疗的合理选择，它对于纠正失血性休克更有效。战场上有两种全血输血策略，其一是预先收集并储存供以后使用；其二是士兵受伤后，由未受伤的战士捐献，并立即输入。

四、现场血库与移动血库

（一）现场血库

现场血库指预先采集全血，然后将其送至战场，立即给战创伤患者使用。血液通常从低受伤风险、非直接参战人员中采集得到，然后保存在 4~6℃环境当中，也被称作为"冷藏全血"（cold whole blood，CWB）。CWB 放置于等温容器中被运输至战场，这种装置能够有效地运输袋装血，包括高温、空投、海上巡逻等极端的条件下的运输。CWB 可以通过血小板过滤器去除白细胞，这样，在战士受伤时就可以立即获得全血。目前美国和挪威军队采取这种做法。

这种方法的主要问题是需要充足的献血员补给血库，特别是那些士兵较少的远程任务尤为严重。法国法律规定同一献血者两次献血时间必须大于 8 周，在军队部署或者有医嘱的情况下可以适当减少其间隔时间，但是在几个月时间内由一小部分献血者定期且频繁地献血是不可取的。

（二）移动血库（walking blood bank）

移动血库是指当士兵受伤需要输血时，从没有受伤的士兵或随行人员（即"移动献血员"，walking donator）中抽血并立即输入。这种方法只限于在战场上紧急情况下采取，其优势在于总有新鲜全血供应。由于这种新鲜全血（fresh whole blood，FWB）可以维持在37℃且不需要冷藏储备装置或者其他的设备，尤其适用于战场急救，对于一些要求轻装徒步或者远行的军事行动同样适用。众所周知，低体温是创伤患者"致死三联征"的一部分，且是导致重大创伤患者死亡率升高的独立危险因素，而新鲜温暖全血的输入有助于控制伤病员体温过低，有利于创伤患者的救治。

在战场上，献血是否会影响士兵继续执行军事任务，挪威海军特种作战突击队曾对该问题作出了研究，结果提示，对于训练有素的士兵，在抽取450ml鲜血之后，虽然最大耗氧量（maximal oxygen consumption，VO$_{2max}$）有所下降，但是，与没有献血士兵相比较，其耐力或射击技能方面并没有下降。当然，这些数据结果仅针对挪威海军特种作战突击队训练有素的战士，并不适用于大众人口，甚至所有的士兵。

另一问题是当一名士兵受伤需要输血时，是否有合适的供血者在身边呢？在挪威海军特种作战突击队里，血型兼容的战士会被分配到一组，这样就可以解决供血者的问题了。

对于来不及做血型鉴定和交叉配血实验的患者，应当输入O型红细胞和AB型血浆；生育年龄妇女应当输入O型、Rh阴性红细胞，直到可以进行血型特异性交叉配血实验。在战场严峻的条件下，经常是没有时间去做ABO交叉配血分析的，标准血液交叉配型检测不能进行时，ABO血型的快速检测可以帮助降低输血的风险。最近，美国军队研发了一种可以快速且准确无误地检测血型及Rh类型的精密血型检测仪，它只有信用卡大小，能在30s内精准地检测出血型及Rh类型，且只需要一滴血作为标本即可。这是首台不需要冷藏标本和辅助设备的仪器，它在密闭的环境中进行检测分析，避免了血标本和试剂的污染，此外，它在使用后可以随意处理。快速准确的ABO血型检测使得战场上FWB的输入更安全。

五、自体输血

自体输血（autologous blood transfusion）或称自身输血（autotransfusion）是收集患者自身的血液后在需要时进行回输的一种输血方法。目前主要有3种自体输血方式，即预存式自体输血、稀释式自体输血和回收式自体输血。对于严重创伤大出血的患者来说，自体失血的回收和再输入是非常重要的。

创伤大出血患者在紧急复苏时输注库存血往往效果不佳，因为库存血质量欠佳或者因测定血型和交叉配型需要时间太久。因此，自体失血回输对于需要迅速恢复循环血容量的创伤大出血患者是较为合适的选择。有报道认为，在创伤急救中心，血胸是自体失血回输的常用指征，经第5或者第6肋间置入导管，将患者流失的血液自胸腔快速引流，进行回收、抗凝、滤过、洗涤等处理后再回输给患者。

自体失血回输用于创伤患者有以下几方面的优势：①避免大量输入库存血并发症的发生。②可提供浓缩的红细胞。③避免配血、取血所耗费的时间，为患者紧急复苏争取了一定的时间。但对于肝肾功能不全、创伤超过4h、癌症患者以及有胃肠道、食管严重污染的创伤患者不适宜应用自体输血。

第四节　减少出血的药物

一、凝血酶原复合物

凝血酶原复合物（prothrombin complex concentrate，PCC）是从健康人血浆中提取的维生素 K 依赖性凝血因子Ⅱ、Ⅶ、Ⅸ和Ⅹ的浓缩物，属于血浆蛋白制剂。此外，一些 PCC 还含有少量的抗凝剂，比如蛋白 C、蛋白 S 和肝素，不同的 PCC 与其凝血因子的浓度和其他成分含量有关（如肝素、蛋白 C、蛋白 S 和抗凝血酶），3-因子 PCCs 含有少量的凝血因子Ⅶ，然而 4-因子 PCCs 含有治疗剂量的凝血因子Ⅶ。

对于创伤大出血的患者，PCC 可以快速补充丢失的凝血因子且可以有效替代 FFP。回顾性研究发现，PCC 可以减少创伤患者的出血量和输液总量，降低死亡率。PCC 不需要配型，因此节约了很多时间，且使用 PCC 止血带来的风险，如疾病传染、输液相关性肺损伤及容量负荷过重均较少。PCC 最初被批准用于 B 型血友病的治疗，如今已经被推荐为逆转维生素 K 缺乏引起出血的一线药物。

二、纤维蛋白原

纤维蛋白原（fibrinogen concentrate，FC）是一种糖蛋白，它能在血凝块形成过程中转化为纤维蛋白，因此在止血中起着至关重要的作用。纤维蛋白原是严重创伤后首先下降的促凝因子。导致创伤患者低纤维蛋白原血症的机制包括纤溶亢进、酸中毒引起纤维蛋白原降解、液体复苏中的稀释、出血引起纤维蛋白原丢失以及低体温条件下肝脏合成纤维蛋白原减少。

现行欧洲创伤指南指出当创伤出血患者血浆纤维蛋白原浓度在 1.5~2.0g/L 范围的临界值时建议使用纤维蛋白原。FFP 和冷沉淀可作为纤维蛋白原的来源，但 FFP 中纤维蛋白原含量低（小于 2.5g/L），需要大量输入才能提高创伤严重出血患者的纤维蛋白原浓度。此外，FFP 还存在其他的不足之处，如需要解冻、需要血型匹配、有输血急性肺损伤的风险以及病毒传播的风险。

与 FFP 相比较，冷沉淀中含有较高浓度的纤维蛋白原，但其中的纤维蛋白原含量不是标准化的，每个单位中含量不同。冷沉淀和 FFP 一样也需要解冻和血型匹配，并有疾病传播的风险。由于冷沉淀存在许多重大的安全问题，它在欧洲许多国家已经被停用。

近年来，市场上已经有各种冻干 FC 产品，由高度纯化的人混合血浆制备。与 FFP 和冷沉淀相比，FC 具备一些明显的优势，FC 可以快速输入，对于急诊大出血患者来说，少量液体输入即可提供高浓度的纤维蛋白原。有报道称 FC 在 1~2min 内可以提供 6g 纤维蛋白原。此外，FC 还具有不需要解冻，不需要血型匹配以及降低了疾病传播的风险等优势。FC 被美国食品药品监督管理局（Food and Drug Administration，FDA）批准为仅用于先天性纤维蛋白原缺乏症患者的药物，所以在美国它用于 TIC 的治疗被认为是超说明书范围使用。而在欧洲 FC 却被广泛应用，特别是因克罗伊茨费尔特-雅各布病广泛传播造成冷沉淀缺乏的西欧国家。事实上，一些欧洲医师已单独使用 PCC 和 FC 替代了 FFP。

2016 年《严重创伤出血和凝血病处理欧洲指南》建议在纤维蛋白原不足或者血浆纤维蛋白原水平少于 1.5~2.0g/L 伴有显著大出血时使用 3~4g 的 FC 或者 50mg/kg 的冷沉淀治疗。如果需要重复用药，可通过血栓弹力图和其他实验室检查评估纤维蛋白原水平后进行。

三、重组活化凝血因子Ⅶ

重组活化凝血因子Ⅶ（recombinant activated factor Ⅶ, rFⅦa）是一种重组生物制剂,主要通过两条通路发挥止血作用:一条通路是组织损伤时,激活组织凝血活酶(因子Ⅲ),从而发挥止血作用;另一条通路是rFⅦa与活化血小板表面的因子Ⅹ直接结合,产生凝血活酶,激活凝血酶原转化为凝血酶,凝血酶可募集更多的血小板聚集,该途径不受组织因子的影响。

rFⅦa最早用于治疗存在因子Ⅷ和因子Ⅸ抗体的先天性血友病和继发性血友病患者、先天性因子Ⅶ缺乏症患者、具有血小板糖蛋白Ⅱb-Ⅲa抗体和/或HLA抗体和既往或现在对血小板输注无效或疗效不佳的血小板无力症患者的紧急、自发或者手术出血的治疗和预防。随着医学的发展,rFⅦa在肝脏疾病、外伤、过度抗凝等引起出血的治疗方面也具有积极的作用。

rFⅦa用于治疗TIC患者始于战场,早期研究发现rFⅦa的应用可减少血制品的使用以及缩短凝血酶原时间（prothrombin time, PT）和活化部分凝血活酶时间（activated partial thromboplasting time, APTT）。但对于创伤患者来说,应用rFⅦa具有一定的局限性。静脉使用rFⅦa存在剂量效应相关的线性药代动力学关系,且其半衰期较短,只有2~3h,对于创伤患者来说,未进行凝血功能监测使用rFⅦa可能有潜在大出血的危险。值得注意的是,rFⅦa可能会使创伤性脑损伤患者的预后恶化,应尽量避免使用。此外,pH和血小板数量对rFⅦa具有一定的影响,因此,在使用rFⅦa时,需要纠正酸中毒（pH≤7.2）和血小板减少症（血小板计数≤100×10^9/L）,这样rFⅦa才能发挥更好的功效。

鉴于现代创伤管理的进步,当权衡rFⅦa治疗TIC的潜在风险和经济风险时,它的使用也许是不切实际的。2016年《严重创伤出血和凝血病处理欧洲指南》建议只在患者手术治疗时出现难以控制的出血时使用,最好是用血液制品,同时纠正低体温、低钙血症、酸中毒以及抗纤溶治疗。2017年欧洲麻醉学会《欧洲围手术期严重出血管理指南》中不建议预防性使用重组活化凝血因子Ⅶ。

第五节　凝血功能监测与指导输血治疗

传统的凝血测试如凝血酶原时间、国际标准化比值（international normalized ratio, INR）、活化部分凝血活酶时间单从外源性和内源性方面反映凝血是否正常,不能准确地描述TIC的复杂性质,虽然标准凝血实验广泛应用于创伤性凝血病的检测,但近年来这些实验的价值受到了挑战,这引起了人们对替代方法的兴趣,如血栓弹力图,为诊断TIC以及成分输血提供了基础。

一、血栓弹性检测用于创伤性凝血病的诊断

血栓弹性检测方法,如血栓弹力图（thromboelastography, TEG）和旋转血栓弹力图（rotation thromboelastometry, ROTEM）,可以通过测量全血中血凝块形成的黏度来展现凝血过程,对创伤性凝血病的评价越来越有价值,目前已经成为评估患者凝血状况更为快速和敏感的指标。TEG的R值表示被检样品开始凝固的时间,K值和α角反映血凝块形成的速率,MA反映已形成的血凝块的最大强度或硬度,LY30代表纤溶活性。ROTEM采用凝血时间、α角、最大凝块强度和30min溶解指数为指标。依靠ROTEM,如果5min内血凝块振幅<35mm,就能够诊断TIC,血栓弹力图中血凝块强度的持续下降可以作为TIC的广义定义。

二、血栓弹性检测指导成分输血

TEG 的异常指标可以帮助指导成分输血。R 值延长可作为需要使用新鲜冰冻血浆或凝血酶原复合物的依据，α 角减少或 K 值升高提示需要输入冷沉淀或纤维蛋白原，凝血功能受损或 MA 值降低可能要加强血小板的输注，LY30 升高可以输注氨甲环酸（tranexamic acid，TXA）。一些回顾性研究发现，与固定比例大量输入血制品相比，当用以上一系列指标指导治疗时可以减少血制品的输入，其中一些研究甚至表明采用 TEG 指导成分输血治疗后患者死亡率有所下降。

三、血栓弹性检测的优势

与传统的凝血试验相比，血栓弹性检测使用全血（非血浆）作为标本，这样可以评估血小板及纤维蛋白原对血凝块动力学的影响。此外，血栓弹性检测可以在患者床旁进行，因此节约了时间，为早期诊断 TIC 提供了条件。血栓弹性检测不仅能及时地检测凝血过程的发生，还能对血栓形成过程和最大血栓强度进行评估，血栓弹性检测是诊断导致死亡重要因素的血栓过早溶解的金标准。2016 年《严重创伤出血和凝血病处理欧洲指南》提出除了用常规凝血试验（PT、APTT、纤维蛋白原、血小板）之外，推荐应用血栓弹性检测试验诊断创伤后凝血病，在一些欧洲的创伤中心，血栓弹性检测试验已经成功用于指导创伤后出血治疗。

（文　翠　刘　宿）

参 考 文 献

［1］COHEN M J，CHRISTIE S A. Coagulopathy of Trauma［J］. Crit Care Clin，2017，33（1）：1-118.

［2］ABDELFATTAH K，CRIPPS M W. Thromboelastography and rotational thromboelastometry in trauma［J］. Int J Surg，2016，33（pt B）：196-201.

［3］SIMMONS J W，POWELL M F. Acute traumatic coagulopathy：pathophysiology and resuscitation［J］. Br J Anaesth，2016，117（suppl 3）：iii31-iii43.

［4］YÜCEL N，LEFERING R，MAEGELE M，et al. Trauma Associated Severe Hemorrhage（TASH）-Score：probability of mass transfusion as surrogate for life threatening hemorrhage after multiple trauma［J］. J Trauma，2006，60（6）：1228-1237.

［5］SALINAS D. Viscoelastic Studies：Effective Tools for Trauma and Surgical Resuscitation Efforts［J］. AORN J，2017，105（4）：370-383.

［6］ZIELINSKI M D，STUBBS J R，BERNS K S，et al. Prehospital blood transfusion programs：Capabilities and lessons learned［J］. J Trauma Acute Care Surg，2017，82（6 Suppl 1）：S70-S78.

［7］GIORDANO S，SPIEZIA L，CAMPELLO E，et al. The current understanding of trauma-induced coagulopathy（TIC）：a focused review on pathophysiology［J］. Intern Emerg Med，2017，12（7）：981-991.

［8］ROSSAINT R，BOUILLON B，CERNY V，et al. The European guideline on management of major bleeding and coagulopathy following trauma：fourth edition［J］.Crit Care，2016，20：100.

［9］KOZEK-LANGENECKER S A，AHMED A B，AFSHARI A，et al. Management of severe perioperative bleeding：guidelines from the European Society of Anaesthesiology：First update 2016［J］. Eur J Anaesthesiol，2017，34（6）：332-395.

［10］WATERS J H. Cell salvage in trauma［J］. Curr Opin Anaesthesiol，2021；34（4）：503-506.

第十一章

创伤患者的监测

充分而合理的监测是麻醉管理的基本要素,可客观指导临床干预措施的优化,保障患者安全和改善预后,这一点在创伤患者显得尤为重要。即使在极端环境下,对于创伤患者的救治亦应尽可能使用可获得的监测手段指导救治。基本监测包括氧合、通气、循环、神经系统和体温等生理指标。氧合可以通过氧饱和度、吸入和呼出气体成分测量以及血气分析来进行评估。通气状况可以通过观察患者胸廓运动和呼吸频率,以及监测呼气末二氧化碳、听诊患者呼吸音和监测潮气量来确定。循环方面,通过心电图来评估心率、心律以及有无心肌缺血表现等;血压测量采用无创或是有创监测;循环也可以通过超声心动图和肺动脉导管等来监测;通过尿量可评估组织灌注情况,因此也是循环的另一有效监测途径。体温监测可以在鼻咽、食管、鼓膜或直肠部位测量。神经系统监测也需要应用于创伤患者,神经系统功能恢复是良好临床转归的重要条件。

第一节 监测的分类

国际主要的权威机构制订的监测标准非常相似。美国麻醉医师协会(American Society of Anesthesiologists,ASA)于1986年首先确定了麻醉基本监测标准。英国皇家学院增加了一些原则,诸如患者身份确认、生命支持设备可用性以及合理的医疗记录和设备报警系统的功能。进一步升级监测设备能够更好地保证患者安全和良好预后。目前,围手术期监测标准使用效果以及确切性的随机、前瞻性研究并不多见,大部分是使用新的监测设备前、后的数据分析。澳大利亚突发事件监测研究机构分析了监测仪器在全身麻醉患者发生危重情况时所起的作用,50%的案例中监测仪早于临床观察手段发现机体突发状况,所以一定的监测对于创伤患者十分必要。我国麻醉专业人士结合国内外临床实际,经过十余年的不断完善,2019年由中华医学会麻醉学分会更新发布了《临床麻醉监测指南》,进一步强化和规范了围手术期监测。表11-1-1所列监测项目分为基本监测和扩展监测两部分内容,基本监测项目适用于每一例手术麻醉患者,是麻醉管理的组成部分,根据机体生理变化定期评估氧合、通气、循环、体温等基本生命体征,基本监测项目不得随意疏忽或省略。扩展监测项目对于包括创伤患者在内的危重患者救治十分必要。

表 11-1-1　临床麻醉监测项目分类与要求

项目分类	实施方法
基本监测项目	氧合、通气、循环、体温指标应得到连续监测评估
氧合	观察患者皮肤和黏膜色泽，要求适当暴露和足够光照 监测脉搏血氧饱和度、呼吸环路中氧浓度 注意低氧浓度报警、脉搏血氧饱和度测定仪音调变化
通气	观察胸廓运动、储气囊活动度、肺部听诊呼吸音 监测呼气末二氧化碳，分析可听见的报警 注意呼吸机管路断开的报警声音
循环	持续心电图显示，连续无创血压和心率 监测间隔时间不超过 5min 注意脉搏触诊、脉搏波搏动、心脏听诊
体温	当预期有显著的临床变化时监测，创伤患者应尽早监测
扩展监测项目	可根据情况选择 尿量、中心静脉压、有创动脉压 呼吸力学、血液生化、血气分析、凝血功能 肌松、脑功能和麻醉深度 肺动脉压、心排血量、混合静脉血氧饱和度

　　监测各脏器功能时可根据需要选择不同的监测技术组合，见表 11-1-2。不管应用何种监测技术方法，麻醉科医师敏锐的洞察力、高度的责任感和优秀的临床技能更为重要。

表 11-1-2　机体重要脏器监测技术

监测的脏器	监测技术	监测的脏器	监测技术
肺脏	动脉血气	肝脏和肠	乳酸
	脉搏血氧饱和度		胃内压
	混合静脉血氧饱和度	肾脏	尿量
	二氧化碳波形		尿素氮
脑	颅内压监测仪		肌酐
	经颅多普勒		肌酐清除率
	脑电图		钠和肌酐排泄
	脑电双频指数	血液	血红蛋白
	脑氧饱和度		血细胞比容
	颈静脉血氧饱和度		凝血试验（PT、APTT、INR）
脑和脊柱	听觉诱发电位		血小板数量和功能
	运动诱发电位		血栓弹力图
心脏	心电图		纤维蛋白原
	动脉波形分析		
	超声心动图		
	中心静脉压		
	肺动脉导管		

　　注：混合静脉血氧饱和度是对机体氧气供给和消耗的监测。PT. 凝血酶原时间；APTT. 活化部分凝血活酶时间；INR. 国际标准化比值。

第二节　氧合功能监测

一、脉搏血氧饱和度监测

最早市售的脉搏血氧饱和度测定仪于1974年开始使用,直到80年代末才广泛应用于临床。它应用简便,无需特殊培训,对患者没有副作用和风险,因此很快成为常用监测手段。脉搏血氧饱和度测定仪应用两种波长的光:红光光谱(660nm)和红外光光谱(940nm)。其原理是光从组织一侧传输到对侧的光电探测器。氧合血红蛋白和还原血红蛋白对两种波长的光吸收率不同,通过比较两种蛋白对两种光的吸收度,运用脉搏搏动和静止时吸光度计算出一个比值。波长吸光度的比值换算成氧饱和度。

$$R=(AC660/DC660) \div (AC940/DC940)$$

氧饱和度正常值≥95%;在90%~94%之间为氧失饱和状态;<90%为低氧血症,可能伴有呼吸道梗阻、通气不足、肺内分流增加及循环功能障碍等问题。有关围手术期常用监测的一项随机试验观察了2万多例患者,排除神经外科和心外科手术,患者随机分入有/无脉搏血氧饱和度监测组。有脉搏血氧饱和度监测的患者在手术室和术后监护室能更及时地发现较多的呼吸不良事件;无脉搏血氧饱和度监测的患者心绞痛和心电图ST段改变等心肌缺血事件发生率更高。一项儿科研究显示,如果麻醉中不监测脉搏血氧饱和度,患者更易出现缺氧状况(氧饱和度到85%及以下)。

氧输送到组织需要充分的心排血量和携氧能力。血红蛋白是机体主要的携氧载体,只有很少量氧气溶解在血液中。临床上非氧合血红蛋白会干扰氧合血红蛋白的测量。在一氧化碳中毒患者体内,高铁血红蛋白和/或碳氧血红蛋白会显著增高。碳氧血红蛋白高的患者,氧饱和度在脉搏血氧饱和度测定仪上显示的数值很高,但机体正常氧合血红蛋白含量却是偏低,因为大部分血红蛋白被一氧化碳结合。高铁血红蛋白含量高的患者,同样显示高于实际的氧饱和度数值。在这些情况下,必须进行动脉血气分析。综合八种波长光源的新型脉搏血氧饱和度测定仪可同时测量碳氧血红蛋白、高铁血红蛋白和氧饱和度,这种脉搏血氧饱和度测定仪适用于怀疑有碳氧血红蛋白和高铁血红蛋白症的患者。

除了氧饱和度,此监测还可提供一些其他有用信息。脉搏血氧饱和度测定仪可以提供心率和脉搏脉冲的体积描记。心率音调与氧饱和度的变化相对应,因此麻醉科医师可以通过心率和氧饱和度的音调变化观察判断病情。在创伤患者接受手术治疗时,测定仪的音调要调高到足以盖过手术室内其他活动的声音。测定仪描记的图像也可以提示组织灌注情况,扁平图像反映低组织灌注;曲线波幅和波峰切迹会因血管张力不同而不同。传感器通常放在手指、脚趾和耳垂等部位,也可放置在鼻子和前额部位。波动伪影会干扰氧饱和度测定仪的读取。其他干扰因素还包括深色指甲油、静脉造影、碳氧血红蛋白、高铁血红蛋白和深色肤色。

二、血气分析

尽管脉搏血氧饱和度测定仪能够提供反映患者氧合状况的即时信息,但其也有一定的局限性。总体来讲测定仪有2.5%的误差,而ASA分级Ⅳ级以上、虚弱以及创伤患者容易发生低灌注,其误差率上升到7.2%。创伤患者常合并红细胞生成障碍,影响脉搏血氧饱和度测定仪的准确性。血气分析是测量氧合更敏感的方法。血气分析也提供了关于通气($PaCO_2$)、组织灌注(pH值、乳酸)、贫血状况(血红蛋白/血细胞比容)和电解质(钾、钠、氯)的信息。混合静脉血气分析在创伤复苏时具有重要指导价值。

连续动脉内血气监测是一种实时监测动脉 PaO_2、$PaCO_2$、pH 值和温度的方法。Paratrend 7 装置由一系列光纤和感应电极组成,可连续监测 PaO_2、$PaCO_2$、pH 值和温度。该装置传感器置入之前需先体外校正,肝素化后通过股动脉或者桡动脉穿刺置管连接动脉循环,置入深度离管尖端 4~7cm。置入恰当位置后传感器可以提供连续即时的动脉血气,其血气结果与实验室血气监测仪的测定结果相关性良好。该设备可提供即时数据而不需等待实验室血气监测仪结果,麻醉科医师能够更及时地发现内环境的变化,并采取治疗手段予以纠正。但有研究发现置入传感器会干扰动脉压的波形,有待进一步优化。

三、组织和黏膜二氧化碳和 pH 值监测

失血性休克时,内脏血流减少,可导致组织缺氧、无氧酵解和代谢性酸中毒。胃肠道在休克时的反映为胃肠黏膜组织内 H^+ 和二氧化碳浓度增高,是最早受影响和最后恢复的器官之一。胃黏膜内 pH 值(胃 pHi 值)在常规的全身氧代谢指标如血气分析未改变之前就发生了明显变化,当机体缺氧状态改善时,胃肠道黏膜的缺氧在最后才缓解,所以胃肠道 pH 值不仅能反映局部器官氧合状态,也可间接反映整个机体组织的氧合程度。

一般认为 pHi 值正常值为 7.38 ± 0.03,一般以 pHi 值 7.35 作为正常低限,临床以 pHi 值 <7.32 诊断为黏膜有酸血症。胃黏膜内 pH 值作为可反映是否存在组织黏膜缺血、缺氧和低灌注的指标,其早期发现休克的敏感性高于乳酸。pHi 值诊断胃肠道急性缺氧的敏感性为 95%,特异性为 100%。胃 pHi 值的监测在早期评估预后和指导治疗、判断复苏和循环治疗是否彻底和完全、预测并发症等方面有重要的临床应用价值。在创伤、休克、脓毒症、大手术等缺血缺氧低灌注的应激状态下,胃肠道最易受累,测量 pHi 值可辅助及早干预,改善预后。

尽管从理论上讲,此类监测在创伤患者救治中具有极其重要的价值,但目前在临床尚未得以广泛应用。究其原因,监测技术本身的抗干扰性和稳定性,以及监测成本的降低,均是需要解决的问题。

四、吸入和呼出气体监测

监测标准指出了确认呼吸环路中氧浓度的重要性。在麻醉机应用于全身麻醉的过程中,必须有低氧浓度的听觉和视觉报警来使麻醉科医师提高警惕。大多数麻醉药物传输系统能分析吸入气体氧浓度。极谱分析仪应用于麻醉机中,气体通过具备透气性的膜在电解质溶液中到达金属阴极,电解质还原氧气产生电荷,电流流量和样本中氧含量呈一定相关性。其他安全措施比如麻醉机上氧监测仪气体测量、控制氧气和氧化亚氮比值的系统、呼吸机最低氧流量保护装置、低氧压力报警和备用氧气装置等,能够最大程度降低传输低氧性混合气体带来的灾难性后果。

第三节　通气功能监测

一、呼气末二氧化碳监测

常规监测机体代谢产物二氧化碳评估患者的通气状况。通气效能可以由呼气末二氧化碳和二氧化碳曲线图进行评估。动脉血二氧化碳、肺泡二氧化碳与呼气末二氧化碳通常各自存在 3~5mmHg 的衰减值,

这归因于生理分流和通气/血流（$\dot{V}/\dot{Q}$）比值失调。在全身麻醉中这个差值可高达 5~10mmHg。呼气末二氧化碳正常为 35~45mmHg。

呼气末二氧化碳浓度通过红外光谱测定仪进行测量。波长 4.28μm 光的吸收率和样本二氧化碳浓度成正比。穿透样本的红外辐射波通过光电监测仪测量并且转化成电子信号和曲线。气体从侧流环路采样（大约 150ml/min）或者通过在主流环路中安置传感器测量二氧化碳浓度。对于机械通气患者，在气管导管近端取样。有自主呼吸的患者的呼气末二氧化碳，可以通过鼻导管上装置来测量。

二氧化碳监测仪显示的图形称为二氧化碳波形图。尽管二氧化碳监测仪仅显示 CO_2 的数值，但其也可提供患者心肺功能相关信息。通过测定呼气末二氧化碳来确认气管插管位置的方法被广泛应用。在吸氧患者中单纯的脉搏血氧饱和度不能有效发现通气不足/高碳酸血症，于整个手术过程中监测呼气末二氧化碳能够确保机械通气的有效进行，保持患者呼气末二氧化碳在生理范围或者治疗范围内，比如在颅内压增高的创伤患者，治疗性降低呼气末二氧化碳。在有二氧化碳监测的情况下，可及时发现患者存在的潜在风险，包括恶性高热、意外脱管和支气管内插管等。

CO_2 的生成和排出在患者个体间存有不同变化。慢阻肺患者二氧化碳波形图显示倾斜的平台期，提示二氧化碳潴留。二氧化碳生成正常的患者如果存在大量的通气死腔量（肺栓塞）或者肺的血流量下降（严重低血压、休克）也会出现低呼气末二氧化碳。事实上，呼气末二氧化碳的突然下降也可能提示即将发生循环衰竭。二氧化碳波形还可以提供直观的呼吸频率变化，特别是在患者盖着外科铺单的情况下，如眼科手术。

呼气末二氧化碳的监测被应用于预测体外循环脱机后的心排血量和心搏骤停复苏的预后。呼气末二氧化碳浓度与心排血量相关。自主循环恢复时呼气末二氧化碳迅速上升。因此，如果肺泡通气和二氧化碳产生处于持续状态，呼气末二氧化碳可以用来监测肺灌注和心排血量，但是心排血量和呼气末二氧化碳并非呈线性关系。在失血性休克低灌注阶段，机体二氧化碳生成减少是呼气末二氧化碳降低的主要原因；在休克或心搏骤停复苏阶段，随着心排血量的增加，组织中残留的二氧化碳被洗出后，通气量则成为呼气末二氧化碳变化的主要调控因素。在这种情况下，呼气末二氧化碳能够为机械通气是否合适和充分提供有效信息，减少通气/灌注比失调。

呼气末二氧化碳浓度增高与二氧化碳产出增加相关，如高热、肿瘤、烧伤、脓毒症等，也与消除减慢有关，如气道痉挛、慢阻肺及通气不足等。术中松开止血带或主动脉环夹钳，输注碳酸氢盐和腹腔镜手术二氧化碳气腹，以及呼吸机原因，如重复吸入和钠石灰耗尽等均可增加呼气末二氧化碳水平。

呼气末二氧化碳浓度降低与二氧化碳产出减少相关，如麻醉状态、瘫痪麻痹、低体温、昏迷等；也与消除加快相关，如过度通气、焦虑；另外，术中食管插管、气道阻塞、呼吸机部分或全部断开、低血压、休克和肺动脉栓塞时呼气末二氧化碳水平也减低。

二、中心静脉血氧饱和度的应用

血液在肺内的氧合程度、血液携氧能力、CO 及组织利用氧的能力决定了组织氧供（oxygen delivery, DO_2）。中心静脉血氧饱和度（central venous oxygen saturation, $ScvO_2$）也可以用来测量重症患者的组织灌注。随着组织灌注的下降，更多的氧气从血液中释放出来，导致回心血的氧饱和度下降。在复苏过程中，来自肺动脉导管的混合静脉血氧饱和度比 $ScvO_2$ 更常使用。机体的氧耗增加只有通过提高 DO_2 或者降低氧耗来维持两者平衡。当氧供指数（oxygen delivery index, DO_2I）低于临界值，氧的供需失衡，表现为组织缺氧。FloTrac/Vigileo 系统直接测定 $ScvO_2$，评估患者的组织氧供及氧耗状态。Oyama 等应用 FloTrac/Vigileo 系统对感染性休克的患者持续监测 $ScvO_2$，并有针对性地处理，有效防止了感染性休克患者多脏器功能衰竭。术后 $ScvO_2$ 降低较为常见，与术后并发症发生率相关。

三、麻醉呼吸机的设定和报警设置

麻醉呼吸机是一个复杂的系统，麻醉前需要检查设置使之与患者的状况和手术需要相匹配。某些报警提示了患者的生理状况变化和一些其他机器功能障碍，例如最低氧浓度、低每分通气量以及压力报警。压力低提示呼吸机或者呼吸环路有漏气，如管路断开等。高压报警倾向于患者的原因比如肺顺应性下降、气管插管内分泌物和人机对抗等。麻醉机的一个重要安全特点是低气道压报警，以提示麻醉科医师注意气体供应是否有障碍。所有的呼吸机需配置报警设置来确保患者安全。

第四节　循环功能监测

一、心电图

手术室中所有的创伤患者都必须连接心电导联。手术室中获取的心电图数据理论上应该与术前心电图相比较，用以确定术中心电图异常是否为新的病理改变。

用于术中的多导生理监护仪，大多有五个心电电极（四个肢体导联，一个胸导联），可同时记录六个标准肢体导联和一个胸导联。经典的胸导联位置在腋前线第五肋间 V_5 导联的位置。这种方法的优点是可以同时监测 Ⅱ 导联和 V_5 导联，能够监测出 90% 以上心肌缺血的发生。Ⅱ 导联对房性和室性心律失常的监测很重要。传统心电图电极通过具有黏合性的电极片来放置，这种电极片增加了电信号从心脏到皮肤的传导。在一些皮肤烧伤患者中，导联可以通过放置针式电极来建立。

创伤患者可有复杂多变的心电图变化，这可能源于出血、复苏、心脏自身结构性损伤以及中枢神经损伤后的代谢性紊乱。此外，某些特殊状况时，有心电图信号并不代表有有效的组织灌注，比如无脉电活动。无脉电活动，指存在心脏的电活动但无有效心肌收缩。创伤患者无脉电活动有多种原因，包括心脏压塞、张力性气胸、低血容量、高钾或低钾血症、肺栓塞、冠状动脉栓塞、低体温或药物过量等因素。

患者在失血、高浓度儿茶酚胺和/或伴有基础冠心病时有心肌缺血的风险。伴有电解质紊乱的患者容易有心电图的变化。创伤患者救治复苏时，常使用静脉液体和血制品。血制品含有枸橼酸盐，可以和钙离子结合。因此，血制品的容量复苏通常导致低钙血症，心电图与此相关的表现包括 QT 间期延长和 ST 段改变。创伤患者经常伴有钾离子浓度异常，高钾血症患者伴有 T 波高尖、QT 间期缩短、P 波消失和束支传导阻滞。低钾血症患者伴有宽大的 QRS 波、ST 段压低、T 波低平和出现 U 波。创伤患者经常伴有低体温，心电图的变化包括窦性心动过缓、出现 J 波和 QT 间期延长。

创伤引起的心脏挫伤也会引起心电图变化，包括心律失常和非特异性 ST 段和 T 波改变（较心律失常更多见）。心包积液患者可以看到低电压心电图。脑外伤患者通常也有心电图变化。蛛网膜下腔出血患者有多种心电图变化，包括 ST 段和 T 波改变，以及心律失常，更多见的是 QT 间期延长和宽大的 T 波倒置。心电图的正确诊断是创伤患者安全管理的基本要求。

二、血压

围手术期或麻醉期间血压至少每隔 5min 测量 1 次,可以通过无创袖带测量或动脉内置管直接连续测量。麻醉记录单通常记录动脉血压 3 个测量数值:收缩压、舒张压以及平均动脉压。随着血液从左心室强有力射出,一个连续的压力波和流量波就产生了。这个压力波形以 10m/s 的速度运动并且传导至整个动脉血管系统。通过有创或者无创的方法测量压力波幅从而得出动脉压。距离主动脉越远的外周动脉测出的收缩压越高。动脉血压可以根据血管阻力和心排血量计算得出。多种因素影响血管阻力和 CO,包括心率、每搏量(stroke volume,SV)、血容量、血管弹性和交感神经活性。

(一) 无创血压监测

无创血压监测是先对绑在肢体上的袖带充气到大于收缩压,然后随着袖带放气,通过听诊柯氏音或者源于动脉搏动的袖带内空气震荡得出。自动的袖带测压仪已广泛应用于手术室。目前,市售的多功能监测仪可以无创地持续监测动脉血压。这类技术多基于动脉张力原理,将传感器放置在动脉上,可通过传感器测出动脉搏动并且显示持续的动脉波形。研究发现,此类连续测量的方法有 94% 的测量数值与经典方法测得数值的差值在 15mmHg 内。无创连续血压监测设备的优点是不需要有创动脉置管就可连续测得血压,避免了医护人员穿刺针损伤和患者血管内置管引起的血管损伤、血液污染和出血风险。但是它也有一定的局限性。首先,被测量肢体的运动显著影响血压测量数值,意味着该设备仅适用于麻醉中或深度镇静的患者;第二,传感器在动脉上合适的位置和动脉壁上足够的压力对测量脉搏波动非常重要;第三,操作者不能通过该无创设备来获得血样。

(二) 有创血压监测

测量有创血压需要外周动脉置管,通常选择桡动脉或者肱动脉,通过充满液体的硬质连接管与压力传感器相连。心室射血的压力波通过管道里液体传导至传感器,传感器通过换能器将变化的电流和电阻转化为压力波形。压力换能器大部分放在平右心房的位置与大气相通后调零,也可以放在平脑 Willis 动脉环的位置来估算脑灌注。有创动脉压力监测可实时监测动脉血压变化,有助于了解心脏收缩力和外周血管张力,通常用于监测创伤患者大量失血后复苏时迅速变化的血压。心、胸和颅脑损伤时,有创动脉置管更易于进行各种病理生理变化的检测和实验室检查,以此来评估通气、氧合和复苏状况。

(三) 动脉波形轮廓分析

当机体失血量 <20% 时,平均动脉压(mean arterial pressure,MAP)仍可保持稳定。组织低灌注常早于低血压的出现,因此 MAP 不能预测输液的反应性。此外,对于出血性创伤患者,氧供与收缩压(systolic blood pressure,SBP)之间并无必然联系。换言之,单纯监测 HR 和收缩压无法及时反映低容量,反而可能掩盖低灌注状态。创伤患者在复苏过程中的容量评估非常关键,因为许多患者存在循环不稳定以及多种原因引起的低血压(表 11-4-1)。创伤患者经常采用有创动脉置管,动脉波形轮廓分析能够以脉压变异(pulse pressure variation,PPV)和收缩压变异(systolic pressure variation,SPV)来提供有用的信息。

Frank-Starling 曲线表述心排血量与前负荷之间的关系。它们之间是一种曲线关系。前负荷依赖状态下,前负荷增加引起心排血量增加,反映在曲线的上升部分。如果心室在曲线平坦位置,前负荷增加不会引起相应的心排血量增加。如果患者心室处于曲线上升部分,认为增加容量有反应;如果心室处于曲线平坦位置,认为没有反应。动脉波形轮廓分析可以确定患者心室处于曲线的哪一部分,从而指导容量治疗。

表 11-4-1　创伤患者中低血压的鉴别诊断

休克类型	病因和临床表现
低血容量休克	未感知的血液丢失、再分布至血管外腔、胃肠道丢失、肾丢失、过度的静脉舒张
梗阻性休克	张力性气胸、心脏压塞、大量胸膜渗出、血胸、腹腔间隔综合征、怀孕所致下腔静脉压迫、静脉栓塞和心房栓塞(气栓、血栓、瘤栓)
心源性休克	钝性心源性损伤、心肌挫伤和室性失常,已存在疾病(如心肌病、瓣膜性心脏病)、心肌梗死
血管舒张性休克	脊髓损伤、过敏性休克、肾上腺功能不全、动静脉瘘、脓毒症、全身炎性反应综合征和肝功能衰竭
其他因素	酸中毒、低体温、低钙血症

动脉波形轮廓变化源于呼吸周期中前负荷的变化。患者必须在机械通气和窦性心律情况下才能提供有意义数据。当胸膜和肺内压升高时,静脉回流受限,右心室充盈减少,右心室后负荷增加,因此,右心射血迅速下降。在吸气相时,胸内压力上升,右心 SV 下降,结果是左心室前负荷下降。周期性的呼吸节律改变引起的左心室 SV 的变化可以在动脉压波形上观察到。当左心室的功能在 Frank-Starling 曲线陡直的部分时,前负荷极小的变化即可引起 SV 很大的变化,也即出现较大的每搏量变异(stroke volume variation,SVV),也即反映机体处于容量相对缺乏的状况。输注一定量的液体,可以得到更高的心脏射血量。

1. 收缩压变异率　是指一个呼吸周期中,最低和最高收缩压的差值。SPV 是通过主动脉的跨壁压和壁外压力的变化而产生,例如胸内压力变化,它可以由下面的方程计算出。

$$SPV(\%)=100\times(SBP_{max}-SBP_{min})/[(SBP_{max}+SBP_{min})/2]$$

SPV 被分成两部分,即 Δup 和 $\Delta down$。这些代表着一个呼吸周期中收缩压最大和最小差值的数值和参考值作对比,变化代表了左心室 SV 的改变。SPV≥12mmHg 被认为是输液有无反应的临界值。$\Delta down$ 比作为整体的 SPV 对输液反应有更重要的预测意义,5mmHg 即是临界值。

2. 脉压变异　是收缩压和舒张压差值的变化,在单个呼吸周期中,由一个波峰和波谷计算得出:
$PPV(\%)=100\times(PP_{max}-PP_{min})/[(PP_{max}+PP_{min})/2]$。

动脉脉压取决于主动脉跨壁压,与 SV 正相关,与主动脉顺应性是负相关。在一个呼吸周期中,主动脉顺应性基本保持恒定,此时脉压的数值基本由 SV 所决定。如前所述,既然 SVV 能较客观地反映机体的容量状况或液体反应性,PPV 也可作为预测液体反应性的准确指标。关于其预测阈值,尽管不同的研究得出的结果不完全相同,但较为公认的是,在机械通气潮气量为 8~10ml/kg 时,PPV 预测机体液体反应性的阈值为 11%~13%。

在创伤患者的容量状态评估方面,SPV 和 PPV 是很有价值的指标。同样,大量的临床研究显示在脓毒症患者,两者也具有相似的准确性。在创伤患者中,PPV 和 SPV 有一个独特的优点,即它是一个连续的、动态性评估容量状态的指标。在这类患者中失血迅速发生并且程度严重,而静态性容量测量方法,如中心静脉压(central venous pressure,CVP)和肺毛细血管楔压(pulmonary capillary wedge pressure,PCWP)需要花费更长的时间反映这个变化。使用动脉波形分析作为创伤患者液体复苏指导,另一突出优点是相对安全,几乎没有并发症,而且较放置中心静脉导管和肺动脉导管更快。众多的临床研究显示,在临床探索中的各个容量状态监测的技术手段中,PPV 可能是一个可信度较高的动态性血流动力学预测性指标。当联合血气分析和尿量监测时,PPV 可给予麻醉科医师更多的容量复苏指导。

三、中心静脉压

麻醉科医师多选择颈内静脉作为中心静脉通路,其他包括锁骨下静脉和股静脉。当导管尖端放置在上腔静脉和右心房交界处时,可以测量上腔静脉压。CVP 正常值为 4~12cmH$_2$O。一般认为 CVP 可以提示前负荷,右心房压力反映右心室容量,进而循环入左心系统。通过动态监测 CVP 的变化趋势,可以更好地评估容量状态。CVP 应该在呼气末测量,因为胸内压力可传导至静脉系统。心脏状况可以在 CVP 波形上有所反映,各种各样的血流动力学异常可通过分析 CVP 波形来发现。例如,心脏压塞时,出现均一性增高的舒张期充盈压;三尖瓣关闭不全时,无效的瓣膜引起右心房异常收缩期充盈,从而产生了带压力波形的切迹;在室性期前收缩过程中,CVP 波形上可以看到大的 A 波,这是由于右心房收缩抵抗三尖瓣关闭所引起;房室不同步(房室分离或交界性心律)也会引起大的 A 波。因为肺血管阻力、气道压和死腔量通气的改变,肺挫伤患者 CVP 比 PCWP 能更准确地评估心脏前负荷。

中心静脉穿刺在创伤患者中的临床应用主要是复苏和监测,同时创伤患者面临较长的住院和康复时间,中心静脉通路也可用于临床抽血以及特殊液体的输注,如血管活性药物和静脉营养液的输入。创伤患者中心静脉通路在手术室外还有比较长期的实用性。

脓毒症患者复苏的目标导向治疗是使 CVP 维持在 8~12cmH$_2$O 之间以满足组织灌注。但是应用中心静脉压来指导液体治疗尚有争议,因为其转归结果不一定更好。此外,众多研究指出血流动力学的压力与容量变化并不一致,甚至在健康人中也未发现压力和容量负荷指数以及心功能变量之间有可预测性的关系。尽管如此,CVP 的变化趋势经常用于指导液体治疗。其他一些评估容量状态的方法也被经常使用,比如动脉波形分析、PCWP、尿量、毛细血管充盈和直接可视的超声心动图。

ScvO$_2$ 也可以用来测量重症患者的组织灌注。随着组织灌注的减少,更多的氧气从血液中释放出来,导致回心血中的氧饱和度下降。

四、肺动脉导管

肺动脉导管应用于危重患者的心血管功能监测已近半个世纪,可以测量右心室压力或者肺动脉压力、PCWP 和 CO,并且可采集混合静脉血。所有的监测对创伤患者的管理均有一定益处。近十年来,超声心动图作为一种更好地评估心源性或其他原因休克患者的方法正在取代肺动脉导管。

肺动脉导管通过中心静脉内的引导管置入。最常见的置入位置是穿刺路径短而直的右侧颈内静脉或右侧锁骨下静脉。导管尖端有一个气囊,可以定向漂到肺动脉。导管尖端必须放在肺动脉内以获得精确的血压和血氧测量数值。创伤患者的右心房、中心静脉压和右心室的压力波形是非常有用的信息。波形和压力的测量结果对创伤患者潜在危及生命的心脏病理改变的预判通常是可靠线索。失血性休克患者会有较低的体循环和心腔内压力,并且经常存在减弱的肺动脉波幅。

创伤患者可能存在心脏压塞,甚至心包内 50ml 的血液就会非常显著地影响心室充盈,导致低心排和低血压。心脏压塞时,经常发生窦性心动过速、伴有 CVP 升高的低血压。因为右心室在舒张期不能充盈,CVP 波形也会发生相应改变。在创伤患者,心律失常也很常见,源于电解质紊乱、心脏挫伤、血容量不足等各类因素。

PCWP 是从肺动脉导管获得的另一有用数据。当套囊充气后,肺动脉的分支被堵塞,导管尖端没有血液流过,肺动脉和左心房之间没有瓣膜,因此,当套囊充气时压力传感器所测得的压力即左心房压力。这个压力与舒张期二尖瓣开放时左室舒张末期压相当,这个压力被用于代表左室舒张末的容量,因此可作为容量复苏的指导指标。例如,PCWP 为 10mmHg 倾向提示低左室舒张末期容量,因此,需给予液体扩容治疗;反之,PCWP 大于 18mmHg 提示容量超负荷。很多临床医师使用 PCWP 指导容量治疗以最大程度地增加 CO 和脏器灌注。使用 PCWP 作为左心舒张末期容量测量方法的缺点是,当左室顺应性变化时,压力需要随之变化。例如,左室重度肥大和舒张功能受损的患者,在舒张期需要更高的压力充盈,有时需要大于 18mmHg 的 PCWP 来满足心室充盈和 CO。

肺动脉导管也可以用来测量 CO。大多数肺动脉导管使用热稀释法来计算右心室 CO。排除任何心室内分流,右心 CO 大约等于左心 CO。热稀释测量 CO 是通过肺动脉管的中心静脉开口注入已知温度的定量生理盐水,导管尖端的热敏电阻可测量注入生理盐水后血液温度的变化。由室温生理盐水引起的血液温度变化与 CO 成反比。生理盐水应该在呼气末注射,以尽可能减小呼吸对静脉回流的影响。测量过程中可能存有某些难以避免的误差,如注射液偏多或偏少,以及注射得太快或太慢都会影响数据的正确性。三尖瓣或者肺动脉瓣的反流也会产生错误数据。

随着肺动脉导管工艺技术改进,通过置入加热导丝而使血温改变,能够连续测定 CO,可代替传统手工注射方法而实现连续心排出量监测。SvO_2 也可以由肺动脉导管测出。血样可从肺动脉导管间断抽取。SvO_2 与氧输送相关,因此 CO 作为菲克方程中的一个变量是:

$$SvO_2 = SaO_2 - VO_2/(13.9 \times CO \times Hgb)$$

SvO_2 可反映机体氧供和氧耗平衡情况。创伤患者存在低血容量所致的低心排和由创伤性失血引起的贫血,这些患者 SvO_2 较低。SvO_2 提高可作为全身氧输送提高的标志,用以指导临床。很多因素会干扰 SvO_2 的准确性。如果患者存在严重的二尖瓣反流,取自远端的血样会含有经肺氧合的血,这样就会增加了血样的氧饱和度,从而错误地评估了 CO 和脏器灌注。心内或外周的左向右分流如动静脉瘘,以及全身性的分流状态如脓毒症也会错误地得出增高的 SvO_2。SvO_2 的降低常提示组织氧供出现障碍,患者可能存在低心排血量(低血容量、左室衰竭)、低血红蛋白(出血或血红蛋白功能异常)、低氧饱和度(肺功能不全)或高氧耗。SvO_2 降低的程度常提示组织缺氧水平,这有助于麻醉科医师对创伤患者缺氧情况早期诊断并进行干预处理。

肺动脉导管的并发症多数源于中心静脉穿刺置管。其他肺动脉导管本身特殊的并发症包括:医源性心律失常、放置肺动脉导管引起的右束支传导阻滞、漂浮套囊过度充气引起的肺动脉导管破裂以及套囊充气膨胀时间过长引起的肺梗死。

许多研究评估了治疗中肺动脉导管的使用,指出对患者死亡率和住院时间并没有改善。也有结果显示,在创伤患者复苏治疗的后期,可以从肺动脉导管获得状况改善的数据,比如心脏指数和 SvO_2。还有研究表明,肺动脉导管在严重创伤患者中的使用,确实降低了死亡率,特别是老年患者和那些正处于重症监护的严重休克患者。

肺动脉导管可以为临床医师提供大量关于患者生理状况的有用信息,这些信息利于临床医师有的放矢地救治来改善预后。肺动脉导管的使用确实也有它的缺点,如果临床医师没有相关的知识和经验就会受到误导。

五、新型血流动力学监测仪

(一) PiCCO 的测量方法和特点

PiCCO(pulse index continuous cardiac output)是一项全新的脉搏轮廓连续心排血量与经肺温度稀释心

排血量联合应用的技术,具有创伤与危险性小、操作简单、置管时间长、便于观察护理的特点。静息状态下正常 CO 为 4~6L/min,PiCCO 系统测得的 CO 与 Swan-Ganz 导管测得的 CO 具有很好的相关性,证明了该方法的准确性。

临床上使用的 PiCCO 监测仪(Pulsion,Germany)需要置一个特殊的动脉导管(一般用股动脉)及一个中心静脉导管(一般用颈内或锁骨下静脉),测量方法为从中心静脉注入一定量的温度指示剂,常用低温生理盐水(0~24℃),经上腔静脉—右心房—右心室—肺动脉—肺毛细血管—肺静脉—左心房—左心室—升主动脉—腹主动脉—股动脉,到达 PiCCO 动脉导管尖端。其热敏电阻测量温度的变化,描绘出热稀释曲线并进行计算,并结合 PiCCO 动脉端导管压力传感器测得的压力波形得出一系列血流动力学参数,主要有反映即刻心功能的指标,如脉搏连续心排血量(pulse continuous cardiac output,PCCO)、SV、心脏功能指数(cardiac function index,CFI)、全心射血分数(global ejection fraction,GEF);反映心脏前负荷的参数如全心舒张末期容积(global end-diastolic volume,GEDV)、胸腔内血容积(intra-thoracic blood volume,ITBV);反映血管张力的指标如系统血管阻力(system vascular resistance,SVR),并能进行每搏指数(stroke volume index,SVI)、有创血压(invasive blood pressure,IBP)等的连续测量监测;还可以通过 SVV、PPV 等指标预测患者液体治疗的反应,更能够通过血管外肺水(extra-vascular lung water,EVLW)和肺血管通透性指数(pulmonary vascular permeability index,PVPI)监测,对肺水肿患者的病情分析和病因诊断提供重要参考,有很高的临床应用价值。

PiCCO 无须置管到肺动脉及肺小动脉,减少和避免了肺动脉导管的肺动脉并发症,留置时间可延长至 10d,更适用于儿科患者。PiCCO 采用了新的监测指标可克服肺动脉导管技术的某些缺点。肺动脉导管通过监测肺动脉压、肺毛细血管楔压及中心静脉压来评价血管容量和心脏前负荷的状况,但易受到血管壁顺应性、心内瓣膜功能、胸腔内压力等因素的影响。PiCCO 引入 ITBV 和 EVLW 这两个指标,能够更准确、及时地反映体内液体的变化。但是 PiCCO 需要进行大动脉的穿刺,对于凝血功能严重异常者,应权衡利弊,可能会引起严重的出血及血肿。另外,PiCCO 数据的准确性须经过低温盐水的校正后方可实现,在出血量比较大的手术中,如不能及时校准,数据会出现误差。

（二）FloTrac/Vigileo™ 心排血量监测系统

又称为动脉波形分析心排血量(arterial pressure-based cardiac output,APCO),是通过分析外周动脉压力波形信息连续计算 CO、CI、SV、SVV 等血流动力学指标,操作简便,创伤性小,并发症少,使用安全并且不需要通过其他方法来校准。FloTrac/Vigileo™ 心排血量监测系统是基于动脉压力波形监测 CO 的微创技术,由主机、光学模块和 FloTrac 传感器等组成。通过连接患者桡动脉或股动脉产生的压力信号,输入患者的身高、体重、年龄、性别等一般资料,连续计算出 CO、SVV 等以上指标。SVV 是应用 FloTrac/Vigileo 系统监测循环相关指标中的一项重要指标。SVV=[最大每搏量(SVmax)−最小每搏量(SVmin)]/每分钟平均每搏量(SVmean)。SVV 在反映患者前负荷状态的同时,还可通过及时、准确地预测液体治疗反应,成为功能性血流动力学监测的重要指标之一。此方法测得的 SVV 在容量监测中可预测容量反应性。

FloTrac/Vigileo™ 系统的局限性包括:①不能提供右房压、肺动脉压和 PCWP 等参数,在评价患者右心功能上有限制性;②SVV 监测只可应用于控制性机械通气的患者,并且只能反映患者在一定范围内的血容量变化;③对于严重心律失常、开胸状态及使用主动脉球囊反搏的患者,FloTrac 数据不具有可信度。

（三）脉搏变异指数

Masimo Radical 7 脉搏血氧测定仪,通过一种新算法计算出脉搏血氧饱和度波形振幅的变化率,能够自动获取灌注指数(perfusion index,PI),计算出脉搏变异指数(pulse variation index,PVI)。与 SVV 或 PPV 监测容量状况的机制相似,PVI 也可以较好地预测液体治疗的反应性。较早时期有部分研究 PVI 用于预测输液反应的文献,显示其在某些条件下的准确性及实用性。作为一个无创连续监测方法,PVI 具有继续研究开发以使其更适用于临床实用的潜力。但目前的临床实践显示,PVI 测定过程中,极易受到各种因素的干扰,使得测得数值的解读较为困难,影响了它在临床的广泛应用。

（四）经食管超声心动图

经食管超声心动图(transesophageal echocardiography,TEE)是监测心室活动和容量状态的优良技术。由于心室前负荷对维持血压稳定特别重要,因此创伤患者应该测量血容量和液体负荷。TEE 比肺动脉导管更能准确地评估心室前负荷,可有效评估心脏充盈程度。在 TEE 指导下,液体治疗使 SV 达最大,可明显减少液体治疗的并发症并改善临床预后,这在老年和脏器功能障碍患者尤显益处。TEE 在创伤患者其他的临床应用包括评估心室功能、室壁运动异常、瓣膜疾病、心包积液、心脏压塞、主动脉损伤、房内分流和肺栓塞。因为存在加重食管破裂的可能性,明确或者怀疑食管损伤的患者不能放置 TEE。

（五）无创连续血红蛋白监测仪

围手术期贫血是引起死亡的一个重要原因,不输血或延迟输血比起输血相关并发症更容易导致死亡。为了不盲目进行输血治疗,临床上常以血红蛋白浓度及其变化趋势作为输血治疗的可靠证据。同时,补液不当可导致患者出现稀释性低血红蛋白血症,对患者的生命及预后造成严重的影响。因此,应及时掌握患者血红蛋白含量水平,尤其是创伤患者,了解其实际失血情况,指导围手术期输血补液。

传统的血红蛋白检测方法常采用动静脉穿刺采血,不仅对患者造成痛苦,而且在创伤抢救中耗时费力,增加医源性感染的风险。随着血红蛋白检测技术的不断发展,无创连续血红蛋白监测技术得到实现,例如 Masimo Radical 7 脉搏血氧测定仪采用多波长光谱分析法,可连续地、无创地监测脉搏血红蛋白(SPHb®)浓度。SPHb® 可反映任何时刻的血红蛋白值,以及血红蛋白变化趋势,众多研究已证实 SPHb® 与传统血红蛋白测量方法有良好的相关性和一致性。无创连续血红蛋白监测仪对 ICU、急诊、创伤、儿童、贫血等患者有重要的应用价值。

第五节　神经系统监测

外伤性颅脑损伤的转归应包括神经系统功能的恢复。在创伤患者的高端监测设备中,除了颅内压监测外其余并不常用。医师可通过全身系统性监测来防治低血压和低氧血症引起的颅脑继发性损伤,进而改善预后。

一、颅内压

颅腔内包含脑组织、血液和脑脊液。自我调节功能使大脑在一定的血压范围内(平均动脉压在 50~150mmHg)保证相对稳定的脑血流。对于颅脑损伤患者,自我调节功能被破坏,脑血流变化快,这归因于颅脑的继发性损伤、全身性创伤相关的低血压和低血氧引起的细胞毒性和血管源性脑水肿。全身系统性监测可帮助临床医师及时防治低血压和低氧血症的发生。

通过测量颅内压,麻醉科医师可以算出脑灌注压(cerebral perfusion pressure,CPP)(脑灌注压=平均动脉压-颅内压)进而优化脑灌注。综合性调控例如提高血压、减少脑脊液容量(引流或通过药物减少脑脊液产生)、降低脑水肿(渗透性利尿、激素)和提高头位可以增加脑灌注。尽管有人主张将15mmHg作为颅内高压处理的阈值,但多数人建议应该为20mmHg。CPP的目标大概是60mmHg,低于50mmHg易导致不良预后。

颅内压通常是在幕上通过脑室造瘘或者颅内螺栓微创测量。侧脑室造瘘是在侧脑室内置管,这根管连接充满液体的压力传感器。可以通过这根管引流脑脊液、注入药物和测量颅内压。因此,脑室造瘘术既是治疗手段,也是监测手段。颅内螺栓微创测量法,是将一空心螺栓放置在蛛网膜下腔,连接压力传感器而测得颅内压。螺栓较脑室造瘘术有较低的感染率并且容易放置。有研究认为脑室引流管是最精确、最便宜和最可信的颅内压监测的方法。

二、脑电图

脑电监测仪记录大脑皮质自发的电活动。电极以标准模式放在头皮上。波形特征为不同的频率和波幅,也与接收信号电极的位置相关。四种基本的频率有:δ波(0~4Hz),θ波(4~8Hz),α波(8~13Hz),β波(>13Hz)。δ波是慢波、同步的波,在深麻醉或睡眠状态下可见,也可发生在缺血或严重的代谢紊乱时。清醒患者通常是无序、更加繁杂的波,如β波。

脑电图监测仪经常用于发现癫痫灶。手术中,脑电图经常用于监测颈动脉阻断患者行颈动脉手术时的脑缺血状况;在神经外科监护室,用于颅脑外伤患者的监测。脑电图可用于监测亚临床性癫痫活动,并且帮助预测创伤性颅脑损伤患者的预后。脑电图研究显示,颅脑损伤可增加癫痫的风险,特别是在老年和有基础癫痫症的患者。

三、脑电双频指数

脑电双频指数(bispectral index,BIS)监测仪利用成熟的运算法则将脑电信号转化为可反映患者意识水平的数据,临床可以利用该数据来指导药物治疗和判断麻醉深度。专用的BIS电极片贴在患者前额,并与相应的仪器相连。电极片必须紧贴患者,因为阻抗会降低信号的质量。患者需要在肌松状态下才会获得可信数据信息,因为肌肉活动会干扰脑电信号的判读。

在脑外伤患者,BIS数值可能与脑损伤程度具有相关性。一些研究尝试把GCS分值与BIS数值相对应,发现GCS与BIS之间存在相关度,即GCS越高,BIS值越高。

四、诱发电位

诱发电位是由一个刺激诱发的神经系统电活动。诱发电位以波幅、潜伏期和形态的方式描记。在手术室最常见的诱发电位是感觉和运动诱发电位。诱发电位在创伤患者手术中不常用,但在创伤患者术后伤情恢复过程中可以使用诱发电位仪判断恢复情况。因为麻醉药物会影响诱发电位,一些操作方案可提供优化信号强度的手段和对监测结果更加合理的解释。

(一)体感诱发电位

体感诱发电位(somatosensory evoked potential,SEP)的体感系统从外周到中枢神经系统传递震动、本体感觉和轻触觉信息。给予外周神经(通常是正中神经、尺神经、腓总神经和胫后神经)刺激后,信号沿着神经传到大脑皮层,通过头皮电极来测定大脑皮层水平诱发电位。通过反复刺激获取信号得到临床有用的波形。SEP 信号大部分通过脊髓背侧传递,因此 SEP 可能记录不到脊髓前束的损伤。SEP 多用于脊柱手术和胸主动脉瘤修复手术的监测。需注意,麻醉药物对信号有多种影响。SEP 的麻醉方案包括术前给予 1~2mg 咪达唑仑,0.5MAC 异氟醚、七氟醚、地氟醚加上 50% 氧化亚氮,持续输注瑞芬太尼,给予临床所需的肌松药。

(二)运动诱发电位

运动诱发电位(motor evoked potential,MEPs)是指经颅或者脊髓电刺激产生的下传信号,可以在脊髓、外周神经和肌肉上记录到。不能被 SSEPs 鉴别的脊髓前侧传导束(运动束)损伤可以被 MEPs 识别。MEPs 对吸入麻醉药物敏感,复合肌松药的全凭静脉麻醉可以满足监测需求,同时避免出现明显体动。MEPs 的麻醉方案是静脉给予咪达唑仑、避免使用吸入麻醉药(如七氟醚、地氟醚),可使用 50%~70% 氧化亚氮,持续输注瑞芬太尼,单剂量肌松药插管。

五、脑氧饱和度

近些年来,脑氧饱和度监测的重要性逐渐被临床所认识。脑氧饱和度既可以通过无创的近红外光谱测量,也可以通过在颈静脉球置管所测得的颈静脉球血氧饱和度来判断。来自脑的静脉血汇入位于颅脑基底部的颈静脉球,通过颈内静脉套管放入一个导管到达颅脑基底部的颈静脉球位置,导管内有一个血氧探头可实时测量脑静脉血的饱和度。在脑外伤患者监测脑氧饱和度,可指导临床采用有针对性的措施,以改善脑的氧供需平衡。策略包括提高脑血流,如应用甘露醇或过度通气等降低颅内压,或者通过容量治疗及血管活性药增加灌注压。

应用颈静脉球氧饱和度监测也有许多局限性,有与中心静脉穿刺相关的风险,如损伤颈动脉、血肿和气胸,同时也存在感染和血栓的风险。并且导管必须合适地放在颈静脉球的位置,否则血样里既包含颅内回流的静脉血也包含颅外回流的静脉血,这会对结果产生显著影响。一项研究指出颈静脉球监测并不能显著地改善脑外伤患者的临床管理。现在许多医院更多地使用无创的近红外光谱取代颈静脉球置管来评估脑氧饱和度。

区域性脑氧饱和度仪采用类似脉搏血氧饱和度仪的近红外光谱测量组织氧饱和度,脑氧饱和度仪使用放置在前额表皮的贴片无创测量。区域性脑灌注的变化引起局部脑氧饱和度改变,传感器可以连续动态地测量这些变化。脑氧饱和度监测经常用于心脏手术患者。一项综合性的研究指出测量脑氧饱和度并且采取措施使饱和度维持在 70% 以上时,患者围手术期脑卒中发生率、重要脏器并发症和死亡率均有所改善。脑氧饱和度可以通过增加 CO、吸入气体氧浓度、血细胞比容或 $PaCO_2$ 来提高。

脑氧饱和度仪技术在创伤患者中同样很有价值。脑血流量取决于 CPP,颅脑外伤患者的治疗应以提高 CPP 为导向,并需关注在颅内高压时如何改善脑灌注。过去许多脑外伤患者需要置入有创的 ICP 监测仪来确定 CPP,现逐渐被脑氧饱和度监测所取代。临床研究显示,CPP 和脑氧饱和度之间存在相关性,大于 75% 的脑氧饱和度提示 CPP 与代谢需求相适应,而低于 55% 的脑氧饱和度提示 CPP 不能满足脑灌注需求。后续研究结果证明 GCS 较低并脑氧饱和度低于 60% 的患者,头部 CT 扫描得分也较低,同时伴有较低的存活率。这些结果提示,脑氧饱和度监测可为创伤患者临床管理提供益处,采用无创的手段即可了解脑灌注状况。对于脑外伤患者,将脑氧饱和度作为有效干预的客观指标,可最大可能地改善脑灌注。

第六节 其 他 监 测

一、尿量

经典复苏标准把尿量作为复苏终点。在围手术期,理想的尿量是 0.5ml/(kg·h)或以上。创伤患者应该常规监测尿量。围手术期尿量的影响因素包括抗利尿激素的产生、儿茶酚胺增多、药物作用和组织间隙液体渗出等。

尿量代表着肾脏及内脏器官灌注情况,因此尿量充足提示肾实质获得了充分的灌注。但需注意尿量只是粗略的评估方法,并不能完全反映肾脏灌注状态。现临床正在寻找更加客观准确监测肾脏灌注平衡状况的方法,以期改善创伤患者的预后。另外,创伤患者救治中,辨别少尿的原因很关键,尿素氮、肌酐、尿比重和尿钠排泄指数的测量可帮助查找少尿的原因。

二、体温

创伤患者的保温是一项特殊的挑战。大量液体复苏和患者身体暴露较多时,低体温可迅速发生。创伤患者救治中,需要避免低体温,因其可引起凝血异常、心律失常和过度利尿。低体温还可延长药物代谢时间,增加感染的风险。控制性低体温作为一项技术,选择性地应用于中枢神经系统损伤和体外循环下的心胸创伤手术。

体温评估的第一步不是测量患者体温而是测定手术室的温度,手术室需要加温(>28℃)以避免创伤患者体温进一步降低。食管听诊器不但能听诊心脏和呼吸音,因其配有体温感受器还可测量体温。值得注意的是,胃管吸引会人为地降低食管内的温度。相对于鼓膜、肺动脉和鼻咽而言,食管远端被认为是中心体温测量的最佳位置。鼓膜温度反映脑温,经常在深低温停循环手术时使用。中等精确测量体温的位置是膀胱、直肠、口腔和腋窝。体表温度因其仅反映了外界温度和皮肤浅表血管收缩,对体温评估几乎没有帮助。

小 结

呼吸与循环监测、听诊心音和呼吸音以及保证静脉通路是创伤患者麻醉的基础。标准监测包括心电图、无创血压、脉搏氧饱和度和呼气末二氧化碳监测以及利用心前区或食管听诊器进行心音、呼吸音和中心体温监测。外周神经刺激仪用于评估神经肌肉阻滞程度。有创监测,包括有创动脉血压和中心静脉压监测,常规用于严重创伤的患者。动脉波形轮廓分析可以评估对容量输液的反应。创伤患者需要监测意识水平,许多患者因为血流动力学不稳定而无法耐受足量的麻醉药物。

提倡麻醉科医师使用熟悉的方法监测和评估患者。超声心动图是一种快速评估心功能和容量状态的监测手段。用于血管定位和评估脑血流的多普勒超声,是另一种用于创伤患者的监测技术。无创连续动脉血压监测和脉搏波形分析评估心排血量是两种应用于临床但还没有被广泛接受的技术。

监测是为了改善创伤患者的预后,而不仅仅是增加大量的需要麻醉科医师分析整合的信息。在越来越现代化的手术室内,潜在的注意力分散、假阴性表象和机器故障仍然存在,而临床所见的麻醉设备故障,多为使用者错误操作所致。最需强调的是,复杂而先进的设备监测并不能替代体格检查,视诊、触诊、叩诊、听诊同样十分重要。创伤患者救治过程中,适宜的监测技术能够帮助临床优化医疗管理策略,改善患者预后。

（傅　强　米卫东）

参 考 文 献

［1］ CHECKETTS M R,ALLADI R,FERGUSON K,et al. Recommendations for standards of monitoring during anaesthesia and recovery 2015:Association of Anaesthetists of Great Britain and Ireland［J］. Anaesthesia,2016,71（1）:85-93.

［2］ OYAMA Y,GOTO K,YAMAMOTO S,et al. Early goal-directed therapy（EDGT）using continuous central venous oxygen saturation monitoring in a patient with septic shock［J］. Masui,2008,57（4）:443-446.

［3］ MANDEL J E. Recent advances in respiratory monitory in nonoperating room anesthesia［J］. Curr Opin Anaesthesiol,2018,31（4）: 448-452.

［4］ SANDERS R D,GASKELL A,SLEIGH J. Can use of frontal EEG monitoring increase intraoperative connected consciousness? ［J］. Br J Anaesth,2018,121（1）:191-193.

［5］ WOODHAM V,RAILTON K L. End-tidal carbon dioxide monitoring during paediatric general anaesthesia［J］. Anaesthesia, 2018,73（5）:646-647.

［6］ KOBE J,MISHRA N,ARYA V K,et al. Cardiac output monitoring:Technology and choice［J］. Ann Card Anaesth,2019,22（1）: 6-17.

［7］ ODE K,SELVARAJ S,SMITH A F. Monitoring regional blockade［J］. Anaesthesia,2017,72 Suppl 1:70-75.

［8］ FU Q,ZHAO F,MI W,et al. Stroke volume variation fail to predict fluid responsiveness in patients undergoing pulmonary lobectomy with one-lung ventilation using thoracotomy［J］. BioScience Trends,2014,8（1）:59-63.

［9］ SHANDER A,LOBEL G P,MATHEWS D M. Brain Monitoring and the Depth of Anesthesia:Another Goldilocks Dilemma［J］. Anesth Analg,2018,126（2）:705-709.

［10］ NUNES R R,BERSOT C D A,GARRITANO J G. Intraoperative neurophysiological monitoring in neuroanesthesia［J］. Curr Opin Anaesthesiol,2018,31（5）:532-538.

［11］ MOHANDAS B S,JAGADEESH A M,VIKRAM S B. Impact of monitoring cerebral oxygen saturation on the outcome of patients undergoing open heart surgery［J］. Ann Card Anaesth,2013,16（2）:102-106.

［12］ YAO F S,TSENG C C,HO C Y,et al. Cerebral oxygen desaturation is associated with early postoperative neuropsychological dysfunction in patients undergoing cardiac surgery［J］. J Cardiothorac Vasc Anesth,2004,18（5）:552-558.

第十二章

创伤性颅脑损伤患者的麻醉管理

创伤性颅脑损伤（traumatic brain injury，TBI）是指头部遭受撞击或贯穿伤，引起脑功能障碍。在所有创伤中，TBI 往往是最严重和危及生命的，是导致小儿和成年人残疾和死亡的首要原因。TBI 特别是重型 TBI 救治过程涉及院前急救、院内急诊科、神经外科、麻醉科、重症医学科、康复治疗科等众多学科团队的合作，临床救治复杂。

麻醉学专业医师作为 TBI 救治团队的重要组成部分，需要掌握 TBI 的创伤机制、病理生理学特点、围手术期麻醉管理、神经系统监护和神经重症处理。TBI 麻醉管理的主要目标是改善脑灌注及氧合，避免继发性损伤并提供满意的手术条件（"松弛大脑"）。如果麻醉药或麻醉方法使用不当，会使现有的颅内病理生理状态恶化甚至产生新的继发损害。有些麻醉药或麻醉方法可能有助于保护脑代谢，甚至能减轻大脑的损害。因此，了解正常和病理条件下麻醉药和麻醉技术对脑血流（cerebral blood flow，CBF）、脑代谢率（cerebral metabolic rate，CMR）和颅内压（intracranial pressure，ICP）的影响非常重要。同时，麻醉科医师应保证患者呼吸道通畅并维护良好的通气和循环稳定。

本章重点阐述神经外科麻醉有关麻醉药物和其他药物对 CBF、CMR 和 ICP 的影响，TBI 的创伤机制、病理生理学特点、围手术期麻醉管理、神经系统监护和神经重症处理，以期提高麻醉科医师的救治水平，最终改善 TBI 患者的转归。

第一节　创伤性颅脑损伤概述

一、流行病学

TBI 日益成为严重危害人类健康和威胁生命的疾病之一。近年报道，TBI 是所有创伤中的首位致死原因，占所有创伤死亡人数的 30%~50%。流行病学调查研究显示，目前我国每年 TBI 的发病率约为 100/10 万人口，其中重型者占 18%~20%，经救治后总的病死率为 7%~12%，重型者病死率为 30%~50%。

在战争时期 TBI 占战伤的第 2 位，但占死亡原因的第 1 位。其发生主要由各种枪弹、炸弹等高速飞射物体的撞击,并常伴以高热和高压气浪的冲击波冲击,以及被倒塌的建筑物、掩体等砸伤所引起。虽在近代的战争中由于防护设备的改进,伤亡人员有所减少,但仍为战时 TBI 的主要原因,其中开放伤所占的比例较大,且伤亡严重。

在和平时期,随着科学技术进步和工业的迅猛发展,交通事故频发,在有些国家和地区,尤其是在发展中国家,仍呈不断上升的趋势。虽然各国情况有所不同,但绝大多数国家报道的 TBI 的主要致伤原因是交通伤,由道路交通事故引起者约占 TBI 原因的 60%,也是道路交通伤的主要死亡原因,占 50%~70%。

鉴于颅脑火器伤和道路交通伤为致伤的两大主要原因,故战时加强防护,平时加强交通安全管制措施(如限速、酒后驾驶、疲劳驾驶管控),提高人群安全意识(如使用安全气囊和安全带)是预防和减少 TBI 发生及不断改进救治方法的重要措施。

TBI 目前已成为全球性的公共健康问题。但在发展中国家 TBI 方面的有关数据统计较为有限。通常来说,发展中地区的 TBI 发病率较发达地区偏高。为了提高有关 TBI 的公共健康重要性方面的意识和促进一些有利的预防措施的实施,国家或地区的公共卫生管理机构有必要提高 TBI 数据质量。预防重点应放在 TBI 的高危因素上,如交通伤、跌落伤以及暴力伤。另外,应加强 TBI 的自然病程,包括急性期的病程、康复治疗等资料的收集。总之,应建立有效的 TBI 监控系统,采用简便而全面的干预措施,遵从国际安全标准、制定高质量政策,鼓励建立专业化、系统化的 TBI 救治康复体系,尽可能减轻 TBI 带来的危害。

二、损伤机制

造成 TBI 的机制比较复杂,大多数是多种机制混合存在,如骑自行车被汽车撞倒,先是头部受到冲撞造成加速运动,然后又摔倒在地上形成减速运动。当头部受到外力作用时,头颅所处的位置是固定的还是可自由活动的,与颅脑所受的作用力及创伤性质和程度密切相关。创伤程度一般与暴力着头部位、大小、致伤物体的速度和方向、钝或利、质量等呈正相关。

当头部遭到暴力作用后,由于脑组织被封闭于颅腔内,又因颅骨和脑组织的质量和软硬度不同,故运动速度、弹性度和变形度均不相同,加之不同部位脑组织结构的不同,虽然受力点处的脑组织会遭到损害,但其合力作用可通过其他部位的脑组织,使非直接着力点处脑组织同时受到一定的损害。因此,当暴力作用于头部时,最初是脑组织向对冲部位运动撞击颅骨和不平坦的颅底,其后因头颅运动突然停止,在反作用力的作用下脑组织又向相反方向运动,在对冲部位的颅腔内形成负压从而使硬膜从颅骨内板上剥脱并撕断血管而出血。由于颅前窝及颅中窝底凹凸不平及蝶骨嵴等锐利硬性生理结构,而且额颞叶可活动度较大,因此临床上常常因暴力作用于顶枕部后,其对冲部位的额颞极和底部发生挫裂伤和硬膜下出血的概率很大。反之,顶叶后部及枕叶因有大脑镰和小脑幕的光滑组织分隔,其移动度也较小,故在头颅前部遭受暴力后其对冲部位顶枕叶遭受创伤的概率明显减少。

通常将作用于头部的暴力伤分为直接暴力伤、间接暴力伤和挤压伤三种形式。

1. 直接暴力伤　暴力直接作用于头部时所造成的颅部及其内脑组织的损伤为直接暴力伤,此种暴力形式可产生加速伤,也可同时产生加速和减速伤。当加速性暴力直接作用于静止状态的头颅前部时,如为钝器所致脑组织损伤主要发生于冲击点处,对冲部位的损伤较小;如为高速飞行物体致伤(如子弹等),冲击点处及飞行物穿过脑组织的部位均可有创伤,而对冲部位子弹出口处损伤则较重。但当暴力作用于静止状态的头颅后部时,如为钝器伤则除冲击点处造成脑创伤外其对冲部的脑损伤较为严重。当头部在运动状态下突然撞到静止的物体时,产生的损伤为减速伤,其损伤部位、方向及病理生理改变与加速性暴力所致的损伤大致相同。

2. **间接暴力伤** 此种 TBI 并非外力直接作用于头部,而是作用于身体的其他部位间接引起的 TBI。当爆炸引起的巨大的高压气浪冲击波压迫、建筑物等倒塌,重物压于胸腹部可致胸腹压力增高,致颅内静脉回流受阻发生脑组织缺血、缺氧最终导致脑水肿引起 ICP 增高,脑组织可发生弥漫性点状出血。在外力作用于躯体时,由于惯性的作用及头部与躯体运动的不一致常引起颅颈交界部位的骨折、脱位、韧带撕伤,导致高颈段脊髓及延髓损伤,即挥鞭样损伤。当外力作用于颈前部及侧部时,可引起颈动脉、静脉损伤,因血栓形成而导致脑血液循环障碍,造成缺血、缺氧性脑损害。间接暴力创伤还可发生于直立状态时,由高处向下坠落,两足或臀部先着地或电梯等失灵时高速向下滑落突然停止于梯井底部,均为外力作用于足及臀部所致的 TBI,外力通过脊柱向上传导,造成颅颈交界部骨折及脑干损伤。

3. **挤压伤** 直接损伤可因加速、减速、挤压于静止或运动的头部所造成,TBI 的部位及程度可因暴力大小、性质、方向不同而异。当多个暴力同时作用于静止的头部不同的部位时,可导致挤压伤。TBI 主要发生于着力点处或可因头颅变形、牵拉致血管破裂出血,例如头颅被碾压及产伤等所致的损伤。

三、分类与分级

TBI 的分类以创伤部位和损伤的病理形态改变为基础。首先,根据损伤部位分为颅伤和脑伤两部分,二者又分为开放性和闭合性损伤。TBI 依据硬脑膜是否完整,分为开放性 TBI 和闭合性 TBI。前者的诊断主要依据硬脑膜破裂、脑脊液外流,颅腔与外界交通。颅底骨折合并脑脊液漏者又称为大脑内开放性 TBI。闭合性 TBI 又可以分为原发性和继发性两类。原发性 TBI 是由于外力在数毫秒内作用于颅骨和脑的结果,目前还没有预防措施。继发性 TBI 发生于伤后数分钟、数小时或几天后,表现为起源于原发性损伤的一系列复杂过程,如缺血、脑肿胀和水肿、颅内出血、ICP 升高和脑疝等,最常见为脑缺血和缺氧,加重损伤的因素包括缺氧、高碳酸血症、低血压、贫血和高血糖,这些因素都是可预防的。伤后数小时或数天若出现癫痫、感染和脓毒症会进一步加重 TBI,须及时防治。临床应用分型只能对 TBI 患者的受伤部位和病理类型做出诊断和分型,而无法对患者病情的轻重进行判断。

TBI 分级系统的目的在于确定创伤后损伤严重程度以及损伤后的长期结局(预后评分)。不同的分级系统满足不同的需要,可以使抢救分级、治疗和研究更加便捷,在疾病的诊治过程反复使用评判病情变化,同时为专业人员提供容易交流的工具。但是目前尚无任何完美的分级系统,专业评估人员需要进行培训以确保评分的一致性和准确性。以下就目前使用的 TBI 分级系统进行介绍。

1. **GCS 系统** 是由 Glasgow 大学的两位神经外科教授 Graham Teasdale 与 Bryan J. Jennett 原创设计并于 1974 年发表,描述的是 TBI 后意识的评分,包括睁眼反应、语言反应和运动反应三个方面。昏迷程度根据三方面分数总和来评估,总分值 15 分,得分值越高,提示意识状态越好。8 分以下表示昏迷,提示需建立人工气道,小于 3 分提示脑死亡或预后不良。选择评判时的最好反应计分。注意运动评分,左侧右侧可能不同,用较高的分数进行评分。根据总分将 TBI 分为轻度(13~15 分)、中度(9~12 分)、重度(3~8 分)三种类型。GCS 的动态变化比单一时点检查结果更加有意义。尽管最近有争议认为中度 TBI 的 GCS 为 9~13 分和轻度 TBI 的 GCS 为 14~15 分,但 GCS 系统运动评分和预后的相关性最强,因 GCS 和死亡的高度相关性成为最为广泛使用的评分系统,见表 12-1-1。

表 12-1-1　GCS 系统

检查项目	反应	得分
睁眼反应	自发睁眼	4
	语言吩咐睁眼	3
	疼痛刺激睁眼	2
	无睁眼	1
运动反应	按吩咐动作	6
	疼痛刺激定位	5
	疼痛刺激肢体回缩	4
	疼痛刺激肢体弯曲(去皮质强直)	3
	疼痛刺激肢体伸直(去大脑强直)	2
	无反应	1
语言反应	定向力存在(时间、地点、人物)	5
	言语错乱但连贯	4
	只能说出单词	3
	只能发音	2
	无发音	1

GCS 系统的不足之处在于其存在重要评估内容的缺失,如瞳孔反应、半侧肢体运动和脑干反射,以及运动评分在评分总和中的权重和测试对象受试时的可靠性。人工气道建立、使用肌肉松弛药、镇静药物后难以给予患者语言恰当评分。另外,酒精可使人反应迟钝,对光、声刺激反应时间延长,反射动作的时间也相应延长,感觉器官和运动器官如眼、手、脚之间的配合功能发生障碍等,在进行 GCS 判定时影响其准确性。要注意询问 TBI 患者有无饮酒,如果有饮酒需要标注,以排除酒精的影响。TBI 患者如果伴发癫痫发作特别是癫痫持续状态时,在发作的间歇期仍然呈昏迷状态,应注意与原发病所致昏迷相鉴别。

如果患者在 TBI 的基础上合并胸部损伤、骨折、脏器破裂等,患者可出现低血压,严重时也可出现意识障碍。因此,在评估患者时应注意有无合并伤,其程度如何,以排除对 GCS 的影响。在病情发展的过程中,有些患者可出现血糖过高或过低、电解质紊乱、呼吸道感染等,这些情况同样可出现意识的改变,应注意结合其他症状、体征、化验检查等予以鉴别。

以下情况不宜进行 GCS:①手术患者麻醉作用尚未消失;②有各种睁眼障碍;③带气管插管者;④经医师判定已处于植物生存状态者。处于以上状态时所得到的分值已不能代表意识障碍的准确性,即不应再进行 GCS 评估。

2. 中国 TBI 分级方案　我国神经外科医师于 1960 年制订了一个轻、中、重三级的分级方案,后于 1978 年又修订为轻、中、重、严重四级的分级方案。其标准如下:

(1) Ⅰ级(轻型):相当于单纯的脑震荡,无颅骨骨折。昏迷时间不超过 0.5h,有轻度头痛、头昏等自觉症状。神经系统检查和脑脊液检查均正常。

(2) Ⅱ级(中型):相当于轻的脑挫裂伤,有或无颅骨骨折,蛛网膜下腔出血(subarachnoid hemorrhage,

SAH），无脑受压征象。昏迷时间不超过 12h，有轻度神经系统病理体征，体温、脉搏、呼吸及血压有轻度改变。

（3）Ⅲ级（重型）：相当于广泛的脑挫裂伤，脑干损伤或急性颅内血肿。深昏迷或昏迷在 12h 以上，或出现再次昏迷。有明显神经系统病理体征，如瘫痪、脑疝综合征、去大脑强直征等。有明显的体温、脉搏、呼吸和血压的变化。

（4）Ⅳ级（严重型）：病理情况与Ⅲ级相似，但病情的发展极快，伤后立即出现深昏迷，去大脑强直征，或伴有其他脏器损伤、休克等。迅速出现脑疝，双瞳散大，生命体征严重紊乱甚至呼吸停止。

3. **TBI 的预后分级系统**　TBI 的预后分级系统是研究的活跃领域。传统的预后分级采用格拉斯哥预后评分（Glasgow outcome scale，GOS）系统，见表 12-1-2。尽管 5 分制 GOS 评分被指责缺乏敏感性和存在最高限度问题，但其仍是目前最广泛使用的 TBI 预后评估系统。GOS 评分经多次修正，目前为 8 分制评分，见表 12-1-3，即格拉斯哥预后扩展评分（Glasgow outcome score extended，GOSe），改善了它的局限性。

表 12-1-2　格拉斯哥预后评分（GOS）

评分	描述
5	恢复良好：重返正常生活，可能遗留轻微的神经或心理障碍，评价效果应包括社会功能
4	中度伤残（可以自理）：日常生活可自理。患者可使用公共交通工具出行，能够在残疾智力障碍福利场所工作。伤残包括不同程度的失语、偏瘫、共济失调、智力或记忆力障碍、人格改变等
3	严重伤残（有意识但不能自理）：患者因身心功能受限，依赖日常护理
2	持续植物生存状态：患者对外界刺激无应答、无言语、持续数周至数月
1	死亡

表 12-1-3　格拉斯哥预后扩展评分（GOSe）

评分	描述	评分	描述
8	高度恢复良好	4	高度严重伤残
7	低度恢复良好	3	低度严重伤残
6	高度中度伤残	2	植物生存状态
5	低度中度伤残	1	死亡

TBI 的预后受多种因素影响，需要通过多种途径评估。预后和损伤的严重性、合并疾患、伤前状态、社会因素和年龄相关。需要强调的是，TBI 后预后是多方面的，最好使用多学科评估体系进行分类，包括神经心理学工具和神经行为功能量表评估患者社会功能。GOS 和 GOSe 评分也和残疾、精神状态、行为能力相关。推荐 GOS 和健康调查量表 36（36-item short form health survey，SF-36）评分用于多发性损伤后生活质量的评估。

四、手术治疗方法

脑实质的原发性损伤或生物力学创伤包括脑震荡、挫裂伤和血肿。多数 TBI 都存在脑水肿和脑挫伤，突发脑循环阻塞或充血可引起弥漫性脑肿胀，但并不是所有的严重 TBI 患者都需要手术治疗。脑水肿的非手术治疗包括过度通气、甘露醇或呋塞米、巴比妥类药物和 ICP 监测。

TBI 的手术治疗包括颅骨钻孔引流、清创与骨折复位、开颅血肿清除、脑切除减压术等。凹陷性颅骨骨折、急性硬膜外、硬膜下和脑内血肿通常需要开颅手术。慢性硬膜下血肿往往通过颅骨钻孔引流。

1. 凹陷性颅骨骨折给予复位并在 24h 内清创,以尽量减少感染的风险。在急诊室不要处理碎骨片和贯穿物,因为它们可能引起静脉窦或硬脑膜窦填塞。

2. 外伤性硬膜外血肿通常由车祸引起。原发性创伤撕裂脑膜中动静脉或硬脑膜窦,可导致昏迷。患者可重新恢复意识,在接下来的几个小时血管再次出血,特别是动脉出血时,病情会迅速恶化,应立即开始治疗,常需要紧急清除血肿。静脉出血性的硬膜外血肿发展相对比较缓慢。

3. 急性硬膜下血肿临床表现差异较大,轻者无明显临床表现,重者出现昏迷、偏瘫、去大脑状态和瞳孔放大。硬膜下血肿的最常见原因是创伤,但也可源于凝血障碍、动脉瘤和肿瘤。若 72h 内出现症状称为急性,3d 至 3 周者为亚急性,3 周后为慢性。亚急性或慢性硬膜下血肿多见于 50 岁以上患者,有可能没有头部外伤史。这些患者临床上可表现为局部脑功能障碍、意识障碍或器质性脑综合征,急性硬膜下血肿多伴有 ICP 升高。在血肿清除前后都需要积极治疗以纠正 ICP 升高和控制脑水肿。

4. 脑内血肿患者轻者无明显症状,重者可深度昏迷,大的孤立性血肿应及时清除。新鲜出血引起延迟性神经功能障碍者也应清除,但有可能预后不佳。根据 TBI 的程度,脑内血肿患者需要积极治疗以控制颅内高压和脑水肿。撞击伤和对冲伤通常会导致脑挫伤和脑出血,一般情况下不需切除挫伤脑组织,但偶尔会切除挫伤的额叶或颞叶的脑组织以控制水肿和预防脑疝。

5. 穿入伤通常进行浅表清创术和硬脑膜闭合术来防止脑脊液漏。小的入口伤可通过简单闭合来治疗。积极清创和清除深部异物(如骨片或弹片)并未显示能有效预防迟发感染。在这种情况下,一般预防性使用广谱抗生素,降低感染率。

经过其他治疗后还表现为弥漫性脑肿胀的患者应实施脑切除减压术以控制 ICP,可通过降低容量限制来降低 ICP,手术方式有额颞双侧开颅、硬膜切开和硬膜成形术。虽然去骨瓣减压术可降低 ICP,但它可能无助于改善转归,因此对它还存在争议。目前在欧洲和澳大利亚有两项正在进行中的随机对照临床试验评价手术减压对难治性 ICP 升高的治疗效果,以确定去骨瓣减压是否比药物治疗更能改善成年人 TBI 的转归。

TBI 后急性硬膜外血肿、硬膜下血肿、脑内血肿和脑挫伤最好在伤后 4h 内实施手术。这些患者进入手术室时,麻醉前评估的时间往往很紧迫,手术前需了解受伤时间、意识障碍、持续时间、通气和氧合、循环状态、合并创伤、神经功能、合并慢性疾病及相关药物服用情况。麻醉管理包括初级复苏的延续,包括气道管理、水电解质和 ICP 控制。

第二节 创伤性颅脑损伤的病理生理学特点

TBI 的共同特点是发病急骤;随着时间的推移病情不断变化;依据暴力的大小及创伤部位的不同,伤后可出现不同的症状和体征;对于严重创伤或救治不及时者,可因脑水肿和血肿占位使 ICP 增高,最终形成脑疝而死亡。临床上主要表现为头痛、头晕、恶心呕吐、眼底水肿、烦躁不安、嗜睡和癫痫发作等症状;体征可有生命体征、意识、瞳孔、肢体运动、反射等变化。

一、原发性颅脑损伤

1. **脑震荡（brain concussion）**　头部受到暴力作用后，可发生短时的一过性意识丧失，醒后可有逆行性遗忘，头痛、头晕、恶心、呕吐。神经系统检查无局限体征，腰椎穿刺检测正常。以往常认为只是短暂性神经功能障碍，但最近的研究发现在脑干的网状结构有轻度神经元的损害，诱发电位检查波形及潜伏期的改变也支持上述研究结果；在脑组织内亦可发现散在的小的点状出血灶及神经细胞破坏。因此，伤后头痛、头晕等症状可持续一段时间，多数患者经休息和对症治疗2~4周后症状可消失，恢复良好，仅有少数病例遗有神经衰弱综合征。

2. **脑挫裂伤（brain contusion）**　较大的暴力可致脑挫伤，局部脑肿胀及淤血，但很少单独存在，多同时伴脑裂伤及SAH，故临床上多为脑挫裂伤。脑组织除淤血、水肿外还有程度不同的断裂和小的出血灶。临床上轻度挫裂伤可有嗜睡、头痛、呕吐及相应的体征变化，重者伤后昏迷且渐进性加重，并有瞳孔和肢体病理征等改变，ICP逐渐增高。值得重视的是，严重的脑挫裂伤常伴有脑实质内或硬膜下血肿和脑水肿，可于伤后数小时或数日内病情渐进性加重，昏迷加深，GCS降低，ICP增高，瞳孔散大，生命体征恶化。遇此情况应及时复查CT，如有中线结构明显移位，须即刻开颅行血肿清除或去骨瓣减压术。但常因脑其他部位同时存在挫裂伤或由于暴力导致头部对冲伤，在减压后常因颅内填塞作用的消失，使有些病例可于术后数小时或数日再度出现对侧瞳孔散大等新的体征，发生手术对侧迟发性脑血肿。因此，对于较严重的脑挫裂伤患者，手术减压前后应密切观察意识、瞳孔、生命体征、ICP等变化及动态CT检查，以防脑水肿加重及迟发性血肿形成导致脑疝，如处理不及时患者将预后不良。严重脑挫裂伤伴硬膜下或脑内血肿者病死率高，幸存者后遗症也较严重。

3. **脑干损伤及弥漫性轴索损伤（diffuse axonal injury，DAI）**　脑干损伤分为原发性和继发性两种。脑干本身可直接遭受暴力的创伤，如伤时脑干撞击斜坡、扭转或直接穿刺伤引起的脑干出血、挫伤、肿胀称为原发性脑干损伤，但其极少单独存在，多伴有其他部位的脑损伤。其特点是伤后立即昏迷且较深，持续时间较长，双眼球固定或分离及辐辏，瞳孔等大、中度散大或针尖样缩小、时有不圆，对光反应迟钝或消失，四肢伸直，肌张力增高，腱反射亢进，病理征阳性，高热，生命体征不稳，数日后可有消化道出血的并发症。

脑干损伤后的早期，常由于水肿逐渐加重其功能及反射平面会因此而发生改变，脑干功能演变的规律是沿损伤平面的纵轴由上向下延伸，而在水肿消退的恢复期又自下向上进行。脑干功能平面的检查须通过脑干反射加以确定。多数学者主张于伤后24h病情稳定时，开始施行动态检查以判断病情的轻重程度和发展趋势，并认为脑干损害的平面越低，且向下发展，预后越差；而恢复期则损害平面向上恢复，且其进展越快，预后越好。

CT及MRI检查可见脑干肿胀，环池变窄或封闭，脑干内可见高或低密度影（出血或梗死）。本病恢复较慢，预后较差，病死率为40%~71%，近期报道已降至25%左右。

因幕上颅内血肿、脑水肿、脑挫裂伤导致脑受压移位，形成脑疝使脑干被推移向对侧而受小脑幕切迹之压迫，导致脑干挫伤、肿胀及缺血，出现一系列的脑干损伤症状和体征为继发性脑干损伤，其严重程度及后果并不亚于原发性脑干损伤。疾病的中期可发生消化道出血、肺感染、水电解质平衡紊乱、肾功能衰竭、褥疮以及营养不良等严重并发症。

近二十年来，有人将创伤后沿脑中线纵轴如小脑、脑干、大脑脚及胼胝体周围、皮质下发生的挫伤点状出血称为弥漫性轴索损伤，是指伤后发生的神经轴索水肿、断裂，以致造成神经冲动传导功能障碍。这种病理性改变可能在伤后普遍存在于不同部位及不同程度的神经轴索中,因此弥漫性轴索损伤的含义较为广泛,目前仍在进一步的研究中。

二、脑水肿及颅内压增高

较大暴力引起的头部创伤均可产生不同程度的脑水肿及 ICP 增高。

脑水肿分为血管源性、细胞毒性、渗透压性及间质性 4 大类,其形成机制十分复杂,目前已在细胞分子水平进行研究,并摸索出了一些新的形成因素。其主要改变是血脑屏障(blood brain barrier,BBB)的破坏及神经细胞膜正常功能损害,以及细胞缺氧导致细胞内线粒体 ATP 生成减少,使细胞钠泵失灵,大量自由基生成损害细胞膜致使 Na^+ 潴留于细胞内,同时 Ca^{2+} 流向细胞内,所有这些均可使细胞内渗透压增高,水分子从血管内进入细胞外间隙而后进入细胞内。实验证明,TBI 后脑水肿主要是脑微血管血脑屏障的损害使紧密连接部开放等一系列变化,水分子经由损坏的血脑屏障进入细胞间隙,而后到达细胞内形成血管源性水肿,由于缺氧同时也发生细胞毒性水肿使 ICP 升高。

临床上严重的脑挫裂伤或多发性脑内血肿、硬膜下血肿及大面积脑梗死,多同时伴有较为严重的脑水肿。对脑水肿高颅压的处理主要采用脱水降低 ICP 的药物治疗,抬高床头 30°,控制液体入量及速度,脑室外引流,甚至开颅行去骨瓣减压术。

三、脑疝

TBI 后由于颅内血肿的占位及脑水肿,均可致 ICP 增高,如超过颅内代偿限度时即可发生致命性脑疝。临床上最常见的脑疝有两种:

1. 颞叶钩回疝(海马疝)　在幕上一侧发生的血肿或严重脑挫裂伤脑水肿致 ICP 增高时,可导致同侧的脑组织向对侧移位,使颞叶海马钩回被挤入小脑幕裂孔而压迫脑干,脑组织缺血及神经功能障碍。临床表现为昏迷,往往进行性加深,病变同侧瞳孔散大,对光反应迟钝或消失,对侧肢体偏瘫,ICP 监护可见压力不断上升,生命体征呈两慢一高表现(脉搏及呼吸变慢,血压升高)。因此,在临床观察中应早期发现这种变化并及时复查 CT,如有血肿扩大、水肿加重、中线结构移位明显,应紧急施行开颅清除血肿及减压术,以缓解其对生命的威胁。如处理不及时病情必将进一步恶化进入脑疝晚期,表现为昏迷更深,双瞳孔散大,光反射消失,刺激肢体无或仅有微弱反应,生命体征发生紊乱,最终导致呼吸、循环功能衰竭而死亡。晚期脑疝即使施行手术治疗其预后也极为不佳。凡是已发生幕上脑疝并经手术处理的患者,应在术后行动态 CT 检查并严密观察体征变化,适当给予血管扩张剂,以防止因脑干移位压迫大脑后动脉及其分支血管,使脑干及枕叶供血不足甚至可发生闭塞引起枕叶或大面积脑梗死,此情况在临床上时有所见,其必然加重病情,影响预后。

2. 枕骨大孔疝(小脑扁桃体疝)　由于创伤引起小脑、第四脑室及下脑干挫裂伤、水肿及出血或形成血肿和颅后窝硬膜外血肿等,造成颅后窝压力增高,将小脑扁桃体挤压入枕骨大孔内而压迫延髓背侧的生命中枢使之缺血所致。临床表现为 ICP 增高,烦躁或昏迷加深,生命体征紊乱,呼吸变慢,患者常可呼吸、心跳同时突然停止,或呼吸越来越慢直至停止,而心跳仍可维持数分钟后停止。此种情况进展极其突然,即使及时行气管插管人工辅助呼吸,虽可维持心跳数日,但呼吸鲜有恢复者。

因此,颅后窝创伤后有较重脑挫裂伤水肿、出血或血肿时,应积极行颅后窝开颅清除血肿和无生机的碎脑组织,并将寰椎椎板咬除,扩大颅后窝骨窗,必要时切除部分小脑半球,进行充分减压,放置侧脑室外引流及 ICP 监护并加强脱水降颅压药的输入。

第三节 创伤性颅脑损伤麻醉相关的影像学基础

TBI 为神经外科常见疾病,及时诊断与正确治疗对于降低病死率、减少并发症起着重要作用。20 世纪 60 年代,TBI 的影像学诊断方法主要为头颅 X 线片。自 20 世纪 70 年代计算机断层扫描(computed tomography,CT)应用以来,取得了放射学检查的重大突破。CT 能及时而准确地判明颅内血肿的部位、大小和范围,并可诊断脑挫裂伤、颅内各部位血肿及脑室内出血。手术后 CT 复查还可发现迟发性颅内血肿及观察颅内血肿吸收的演变过程。20 世纪 80 年代磁共振成像(magnetic resonance imaging,MRI)应用于临床,作为 CT 检查的重要补充手段,可提供颅骨结构、脑膜、脑实质、神经系统血液供应和脑脊液(cerebrospinal fluid,CSF)的信息,从而有助于评估颅内出血(intracranial hemorrhage,ICH)、骨折和其他组织损伤。MRI 能较好地显示颅内深部病变,特别对脑干损伤、颅后窝损伤、弥漫性轴索损伤等的诊断明显优于 CT。但由于 MRI 成像时间较长,加上急症危重患者抢救设备不能接近磁共振仪器,因而影响了 MRI 的广泛应用。参与 TBI 救治的麻醉科医师应熟悉 TBI 的基本影像学特点。本节重点概述评估 TBI 的重要成像方法,并讨论有代表性的 TBI 神经影像学特点。

一、评估颅脑损伤的神经影像学成像方法

1. **X 线片** 普通 X 线摄影技术在评估骨质的完整性和排列时便捷准确、价格低廉,但在评估相关的颅内或脊髓内损伤时并不敏感,因此 CT 技术的出现降低了普通 X 线摄影评估中枢神经系统疾病(如 TBI)的临床实用性。

2. **计算机体层扫描** 由于 CT 应用广泛、迅速、无创、安全,在初步评估许多颅脑损伤时,CT 是首选的成像技术。对需快速鉴别潜在的损伤如急性出血导致的占位效应和急性脑积水、情绪激动或不稳定的患者,急诊 CT 很有帮助,有助于立即进行早期外科干预,从而改善预后。现代化 CT 扫描仪通过三维重建成像来提高其评估颅内和脊髓内结构的能力。CT 主要的缺点是电离射线照射和不能评估后颅窝和中颅窝底等深部损伤。

3. **磁共振成像** MRI 是基于氢核的弛豫特性成像的。不同的成像方式可能会改变直观解剖结构的软组织对比度。在 T1 加权成像时,脂肪呈高信号,充满水的结构如脑脊液则呈低信号。在 T2 加权成像时,脂肪为中等信号、呈灰色,而水和脑脊液则呈高信号。骨皮质由相对固定的质子组成,不产生信号。流动的血液不产生信号(即导致所谓的信号缺失)。一般来说,病灶通常含自由水量过多,因此在 T1 加权像呈低信号,而在 T2 加权像呈高信号。使用 MRI 顺磁性造影剂如钆喷酸葡胺[gadolinium(Gd)-DTPA(diethylenetraminepenta-acetic acid)],使血管和颅内、椎管内病理损伤的显影更清晰,表现为 T1 加权像的显影增强区域。

使用许多不同的 MRI 序列可更好地显示中枢神经系统的特征。在有助于评估中枢神经系统病理学的 MRI 序列中,液体衰减反转恢复(fluid-attenuated inversion recovery,FLAIR)序列和梯度回波脉冲(gradient recalled echo,GRE)序列尤为常用。FLAIR 成像通过消除(或"调零")脑脊液高信号来使异常高 T2 信号病灶的显影增强。因此,高信号的灰质异常(如挫伤)和白质异常(如剪切伤)更易与邻近的脑脊液暗区相鉴别。而且,矢状位和冠状位 FLAIR 成像尤其有助于评估累及穹窿和胼胝体的弥散性轴索损

伤,这两个区域的 DAI 在常规 T2 加权成像中很难与邻近的脑脊液鉴别。FLAIR 序列也提高了检测急性或亚急性蛛网膜下腔出血(subarachnoid hemorrhage,SAH)的敏感性,表现为脑沟和脑回内高信号。GRE T2 加权成像对检测颅内出血非常敏感。

MRI 禁忌证包括心脏起搏器、眼内金属碎片、植入的机械装置(如人工耳蜗、药物输注泵和用于深部脑刺激的神经刺激器)和铁磁性动脉瘤夹(而非铁磁性或弱铁磁性的夹子如钛合金及商业上的纯钛可行 MRI 检查,是安全的)。这些物质和类似铁磁性的物质有引起不良反应的风险。其次,铁磁性材料可产生伪像,因而降低了 MRI 成像质量。

4. 灌注 CT 成像　功能性(或生理性)成像提供了结构成像的补充信息,从而有助于更好地显示中枢神经系统病理学特征。实际上,脑功能成像或许能说明神经元损伤早期的病理生理过程,评估治疗效果,并可指导进一步治疗的计划和执行,以逆转或预防神经元损伤。

在多室示踪动力模型的基础上,通过监测单次注射的碘造影剂首次通过脑循环来完成动态灌注 CT(perfusion CT,PCT)。因为增强 CT 值的变化与造影剂的浓度成比例,故基于以下中心容积定律,运用数学计算法则,对密度-时间曲线上的每个像素的变化用重叠法计算出灌注参数:

(1)平均通过时间(mean transit time,MTT):指动脉流入和静脉流出的时间差。

(2)单次注射达峰时间(time to peak,TTP):指从开始注射造影剂到目标区域造影剂浓度达到峰值的时间。

(3)脑血容量(cerebral blood volume,CBV):指每单位脑组织的血容量(灰质血容量的正常范围是 4~6ml/100g)。

(4)脑血流量(cerebral blood flow,CBF):指每单位脑组织每分钟的血流量,灰质 CBF 正常范围是 50~60ml/(100g·min)。

CBF 与 CBV 之间的关系用如下公式表示:

$$CBF = \frac{CBV}{MTT}$$

PCT 主要的优点是应用广泛、定量准确。主要的局限性是无法全脑成像,因为每次注射只限于 2~3cm 脑组织断层。256 排及 320 排 CT 的引进可提供全脑信息,可能在不久的将来克服这些局限性。

二、颅脑损伤的影像学特点

创伤性脑损伤通常简单地分为两种类型:①原发损伤(如大脑皮质挫伤、颅骨骨折和白质剪切伤),是初始机械性损伤的结果;②继发(延迟的)脑损伤(如水肿、缺氧、颅内高压和血管痉挛),是初始损伤的后遗症。该分类在临床上很重要,因为早期的医疗干预可以改善继发损伤所引起的伤害效应。此外,脑外伤也可根据损伤部位(即脑内与脑外)、临床严重程度(极轻度、轻度、中度和重度)和损伤机制(穿透伤与钝伤/闭合伤)来分类。多数脑外伤是轻度的,10%~20% 为中到重度。

原发创伤性脑损伤分为轴内损伤和轴外损伤。

1. 轴外损伤　轴外损伤包括颅骨骨折、硬膜外、硬膜下、蛛网膜下腔及脑室内出血。在评估颅骨骨折时,CT 是首选的方法,因为有助于鉴别相关的脑损伤(如脑内或脑外出血、脑脊液漏),而这些在普通 X 线片上并不明显。颅底骨折可合并颅神经(如纵向和横向颞骨骨折可分别合并面神经轻瘫和感觉神经性耳聋)和血管(颅底附近血管)损伤,脑膜损伤可导致硬膜下、硬膜外或脑脊液间隙出血(SAH 和脑室内出血)。

这些骨折的诊断需要薄层 CT 扫描和 3D 多维重建。颅骨骨折可导致脑脊液漏。放射性核素脑池显像、增强 CT 脑池显像和高分辨率 CT 已用于脑脊液漏的检测。

硬膜外血肿并不常见（约占头部外伤患者 1%~4%），总体死亡率为 5%。硬膜外血肿指脑外血液在硬膜和颅骨内板间的潜在腔隙聚积，在由颅骨骨折引起的脑膜中动脉（90%）或硬脑膜静脉窦（10%）破裂的患者中，有 85%~95% 继发硬膜外血肿。硬膜外血肿的典型临床表现为在所谓的"中间清醒期"后迅速出现神经功能恶化；这一"中间清醒期"归因于没有潜在的脑损伤，随后硬膜外血肿扩大，导致进行性神经功能恶化。但是只有 20% 的患者出现典型的"中间清醒期"表现。硬膜外血肿表现为透镜形或双面凸出高密度影，多数发生在颞顶区。枕叶和颅后窝之间的顶枕区的额极硬膜外血肿则不常见，这些常是静脉来源的，发生在大的静脉窦破裂时（上矢状窦撕裂的矢状旁区；蝶顶窦或脑膜中静脉损伤的中颅窝；横窦或乙状窦破裂的后颅窝或枕区）。硬膜外血肿通常不会跨越中线和骨缝（矢状缝例外）。它们从幕上间隙向幕下间隙扩张，而硬膜下血肿（subdural hematoma，SDH）则受幕的限制。在高密度硬膜外血肿中若出现低密度区域（"漩涡征"）可能表示活动性出血区域。

硬膜下血肿较常见，占头部外伤患者的 10%~20%，死亡率高（50%~85%）。典型的硬膜外血肿位于受伤处，而急性硬膜下血肿则是对侧损伤，发生机制通常是导致外伤性桥静脉破裂的减速机制。硬膜下血肿在影像学上有特殊的表现：呈新月形，通常为半球形；能跨越骨缝，并沿幕和大脑镰扩展；通常不从幕上间隙扩展到幕下间隙。硬膜下血肿常见的部位包括大脑凸面、大脑镰和小脑幕。虽然硬膜下血肿常见的病因是外伤，但也常有其他原因，如快速脑室减压和自发性硬膜下血肿（常发生在服用抗凝药的患者，常为老年人或合并凝血障碍）。

SAH 可以是外伤性的或自发性的（自发性或原发性 SAH 常由动脉瘤破裂所致）。脚间池和大脑外侧裂是蛛网膜下腔血液聚积的两个常见部位。CT 和 MRI 的 FLAIR 序列在检测 SAH 时同样敏感。蛛网膜下腔血液可导致穿过蛛网膜下腔的动脉痉挛，也可干扰正常的脑脊液吸收，从而导致交通性脑积水。

外伤性脑室内出血的发生方式有以下三种：脑实质出血向周边蔓延、沿脑室间隔走行的室管膜下静脉损伤、SAH 经第四脑室孔反流。这些方式可以是独立的，但也常合并浅表性挫伤和 SAH。轻微脑室内出血可从侧脑室后角相关的液-液水平层面的表现来鉴别（所谓的血细胞比容效应），这是由于脑脊液中的纤溶激活物质可抑制血液凝固。在一些病例中，血液在脉络丛凝固，形成脑室铸型或瘤样血凝块。大量的脑室内血液可妨碍脑脊液流动，导致非交通性脑积水。

2. 轴内损伤　轴内损伤包括出血性和非出血性挫伤、脑实质血肿和弥漫性轴索损伤。

脑皮质挫伤相对常见，在钝性创伤的患者中，发生率为 40%。它们是外周性损伤，累及脑回嵴，尤其是那些接触不规则颅骨突起的区域（如眶顶、蝶骨嵴和岩嵴）。术语"创伤"和"对冲伤"常用于描述大脑皮质挫伤，它是由脑实质在碰撞部位（创伤）或碰撞的对侧（对冲伤）撞击内板所致。在非增强 CT 上，若没有出血，则挫伤表现为低密度灶；若有出血，则表现为高密度灶。非出血性挫伤初期在 CT 上常不易发现，但随时间的推移会越来越明显，这是因为挫伤组织内水肿、病情进展而呈逐渐明显的低密度影。在早先的非出血性损伤内也可发生迟发性出血。因此，建议多次行 CT 检查。

如果 CT 是评估急性挫伤的最佳选择，那么评估亚急性或慢性大脑皮质挫伤时则 MRI 更好。在 CT 呈非出血性表现者在 MRI 上常表现为有出血征象，从而印证了血液成分 MRI 信号会随时间发生变化。挫伤在 GRE 成像中特别明显。随时间推移，挫伤缩小为胶质瘢痕。陈旧的挫伤表现为周围脑软化的楔形区域,楔形尖端指向中心,而宽的基底朝向颅骨的不规则表面。在慢性期,这种三角形状很像远端缺血性梗死。出血征象在 MRI 上能显示数年(而在 CT 上是数周)。

弥散性轴索损伤或剪切伤,通常继发于突然的加速力或减速力导致轻微轴索损伤,最先损伤深部白质或灰、白质交界处。病理学上,轻微轴索损伤的特征常累及皮层下白质、胼胝体(尤其是带状结构)和背外侧的脑干。早期、准确鉴别轴索损伤程度是诊断学的主要挑战,因为这些损伤很少能在 CT 或常规 MRI 序列中可见。使用先进的 MRI 技术如 GRE、弥散加权成像(diffusion weighted imaging,DWI)和弥散张量成像(diffusion tensor imaging,DTI),检测这些剪切伤的能力已大大提高。出血性弥散性轴索损伤有时可通过 CT 或常规 T1 或 T2 加权像来诊断,但通常需要 GRE 序列。非出血性弥散性轴索损伤常仅在 DWI 或 DTI 上可见。

第四节　创伤性颅脑损伤麻醉相关的生理与药理学基础

一、神经外科麻醉相关的生理和药理因素

1. 与神经功能变化有关的 CBF 和代谢改变　在生理条件下,神经元活动数秒内就会引起脑血管直径的改变,并即刻影响代谢需求。虽然神经元活动和脑血管反应之间耦联的细胞学机制尚未完全确定,但可能有两种局部 CBF 调控方式,短暂性神经元活动介导的相位反应和局部星形胶质细胞介导的补体激活,支持后者机制的依据是星形胶质细胞控制血管张力并根据神经元代谢需要提供能量。相位性(快速和短暂性)血管调控是通过神经细胞释放多种物质进行调节的,包括一氧化氮(nitric oxide,NO)、血管活性肠肽和钾离子(K^+),而张力性(慢而持久)血管调控是由星形胶质细胞中花生四烯酸的代谢产物调控的,包括 20-羟酸、前列腺素 E2 和环氧二十碳三酸(epoxyeicosatrienoic acid)。20-羟酸使脑血管收缩,而前列腺素 E_2 和环氧二十碳三酸使脑血管扩张。神经元释放谷氨酸,触发星形胶质细胞钙离子(Ca^{2+})生成这些代谢产物。然而,特定条件下,星形胶质细胞功能与血管收缩有关还是与血管扩张有关仍然不得而知。

脑的活动引起葡萄糖的消耗量远大于耗氧量。"星形胶质细胞-神经元乳酸穿梭假说"可以解释这种现象,即神经元释放谷氨酸激活星形胶质细胞,再刺激星形胶质细胞摄取葡萄糖;葡萄糖经糖酵解过程释放的乳酸作为神经元能量的基础。这种穿梭系统引起的代谢改变是如何影响脑血管张力的还有待阐明。

麻醉药引起中枢神经系统功能及代谢变化。在一般情况下,静脉麻醉药使 CMR 和 CBF 平行降低,而大多数吸入性麻醉药降低 CMR 的同时增加 CBF。静脉麻醉药维持了 CMR 和 CBF 的耦联关系,而吸入麻醉下特定脑组织结构中 CMR 和 CBF 也存在很强的相关性。此外,在麻醉过程中,癫痫发作或伤害性刺激引起 CBF 和 CMR 平行增加。由于麻醉药对 CBF 的净效应是麻醉药对脑血管的直接作用和 CMR 变化引起间接作用之间的平衡,因此,麻醉药维持了 CMR 和 CBF 的耦联关系,但麻醉药物对血管张力的直接作用使这种关系又发生改变。

2. 与脑灌注压和动脉血二氧化碳相关的血流改变　脑灌注压(cerebral perfusion pressure,CPP)和动脉血二氧化碳分压(carbon dioxide tension in the arterial blood,PaCO$_2$)是影响 CBF 的重要因素。CPP 是指平均动脉压(mean arterial blood pressure,MABP)和 ICP 或 CVP 的差值。CPP 在较大范围内(50~150mmHg)波动时依赖于自动调节机制可使 CBF 维持在生理范围。随着流量测量技术的进步,已证实了 beat-to-beat 流量变化和表观零流量压力,即血流停止概念。有学者提出把表观零流量压力作为重要闭合压力的估计

值,可以更好地估计 CPP。

二氧化碳可使脑血管阻力(cerebrovascular resistance,CVR)和 CBF 发生显著的变化。$PaCO_2$ 范围超出 20~80mmHg,每增加或减少 1mmHg,CBF 增加或减少 2%~4%。细胞外氢离子(hydrogen ion,H^+)浓度、NO、前列腺素、环核苷酸、细胞内钙离子及钾离子通道活性是脑血管对 CO_2 反应性的调节因子。与成年人相比,小儿脑血管对 CO_2 浓度变化的反应性较小。这种差异是否和小儿前列腺素和环磷酸鸟苷在调节血管张力中占主导地位有关还有待确定。

3. 病理情况下 CBF 和 ICP 调节的改变　神经外科手术患者表现出各种类型的颅内病变,还可能伴有很多全身性疾病,他们对麻醉药的反应可能与正常人不同。脑组织缺氧、酸中毒和水肿是大多数脑部疾病的主要病理生理结果。脑血管麻痹的同时,CBF 与 CMR 之间的耦联机制也受损,这种情况下,自动调节和对 CO_2 的反应性也出现异常。因此,必须严格控制血压和做好气道管理。

发生局部脑缺血时,高碳酸血症可以使正常脑区的血管扩张,但对缺血损伤区的血管没有扩张作用,因此,血流从缺血区向正常脑区分流(脑盗血)。反之,低碳酸血症可以使血流从正常脑区流向缺血区(逆向盗血,或称"Robbins 效应")。过度通气是否有害,或对预后是否有益,目前尚缺乏证据,因此,过度通气不推荐用于 TBI 患者。

虽然每一种麻醉药的效果并不确定,但动物实验数据表明,从药理学角度讲,麻醉药也可能诱发颅内盗血或逆向盗血。

麻醉是通过改变脑血容量(cerebral blood volume,CBV)来影响 ICP。尽管 CBV 和 CBF 之间的相互关系并不总是呈现固定关系,但通常情况下两者的变化是成比例的。因此 CBF 的增加导致 CBV 增加,于是 ICP 也增高。血压的升高,尤其是自动调节功能受损时,也会使 CBV 增加。患者体位和呼吸模式(影响胸内压)也会影响 ICP。患者活动时肌肉的收缩会使 CVP 和 ICP 升高。麻醉药物还通过改变脑脊液(cerebrospinal fluid,CSF)的生成和重吸收的速率来影响 ICP。麻醉科医师迅速控制 ICP 升高的最重要的手段就是控制 CBV。事实上,过度通气可以迅速控制颅内高压。然而,脑创伤患者严重的低碳酸血症会导致 CBF 的显著下降。紧急情况下只能进行短暂的轻到中度的过度通气(低碳酸血症),控制严重的颅内高压还需应用其他药物或手术干预。

二、麻醉药和其他药物对脑血流、脑代谢和颅内压的作用

1. 吸入性麻醉药　所有的吸入麻醉药都是脑血管扩张剂,具有升高 ICP 的特点。吸入麻醉药除氧化亚氮(nitrous oxide,N_2O)外,通常对代谢均具有抑制作用。尽管 CBF 和脑氧代谢率(cerebral metabolic rate for oxygen,$CMRO_2$)关系不一致,但脑血管扩张幅度的变化似乎与脑组织代谢水平有关。表 12-4-1 总结了常用麻醉药对 CBF、CMR 和 ICP 的影响。

(1)氧化亚氮:N_2O 能否用于神经外科手术的麻醉仍然存在争议,因为一直认为它对 CBF、CMR 和 ICP 有影响。经典的临床研究证实 N_2O 对 CBF 的影响并不显著,尽管它可以降低 $CMRO_2$,但这个结果可能受术前用药、麻醉诱导用药或体温的影响。现在普遍认为 N_2O 使 CBF、$CMRO_2$ 和 ICP 增加。单独使用 N_2O 或与其他小剂量基础麻醉药合用时,CBF 和 ICP 显著升高。N_2O 没有直接的血管扩张作用。N_2O 可能同时具备神经保护和神经毒性作用。N_2O 有增加气体容积的作用,因此它在颅内或血管内可能会存在空气的患者中使用受到了限制。而且,N_2O 麻醉后恶心呕吐的发生率较高,这一点也限制了其在神经外科手术中的应用。

表 12-4-1　常用麻醉药对脑生理学的影响

	EEG	CMR	CBF/CMRO$_2$	CBF	CBV	ICP	CO$_2$反应性	SEP	MEP
异氟醚	↓↓↓ 爆发抑制	↓↓↓	↑	0-↑	0-↑	0-↑	0-↑	↓	↓↓↓
地氟醚	↓↓↓ 爆发抑制	↓↓↓	↑	0-↑	0-↑↑	0-↑↑	0-↑	↓	↓↓↓
七氟醚	↓↓↓ 爆发抑制	↓↓↓	↑	0-↑	0-↑	0-↑	0-↑	↓	↓↓↓
巴比妥类药	↓↓↓ 爆发抑制	↓↓↓	0	↓↓↓	↓↓↓	↓↓	0	0	↓↓
丙泊酚	↓↓↓ 爆发抑制	↓↓↓	0	↓↓↓	↓↓↓	↓↓	0	0	↓↓
依托咪酯	↓↓↓ 爆发抑制	↓↓↓	0	↓↓↓	↓↓↓	↓↓	0	0	0-↓
阿片镇痛药	↓	0-↓	0	0	0	0	0	0	0-↓
苯二氮䓬类	↓	0-↓	0	0-↓	0-↓	0-↓	0	0	↓↓
阿曲库铵	0	0	0	↑	↑	↑	0	0	0
维库溴铵	0	0	0	↑	0	0-↑	0	0	0
罗库溴铵	0	0	0	0	0	0	0	0	0

（2）异氟醚：很多动物实验表明，异氟醚增加 CBF 的同时伴有 CVR 和 CMRO$_2$ 的降低，但在低浓度时没有上述效应。已经证实，在丙泊酚诱发等电位 EEG 时，0.5 MAC 的氟醚、异氟醚和地氟醚使人体大脑中动脉血流速度（velocity of middle cerebral artery，Vmca）的增加大致相同，1.5 MAC 时，异氟醚和地氟醚的扩血管作用较氟醚强。异氟醚扩张血管的特点不能用单一的机制完全解释。有些研究者推测异氟醚扩张脑血管可能与 NO 相关，也可能由平滑肌的直接作用介导。在动物研究中，异氟醚呈剂量依赖性降低 CMRO$_2$，直到 EEG 出现平直（2 MAC）；此后，即使异氟醚浓度增加到 4MAC，CMRO$_2$ 也不再继续下降。在临床中，异氟醚也能降低 CMRO$_2$。异氟醚使正常人和颅高压患者的 ICP 轻度升高，而异氟醚和 N$_2$O 联合应用时 ICP 会显著升高。由于异氟醚具有很强的 CMR 抑制作用，很多基础研究强烈支持异氟醚可能具有脑保护作用，尽管这种作用在临床上还未得到证实。然而，异氟醚可能是很多神经外科手术的理想麻醉药，包括颈动脉内膜剥脱术。

（3）七氟醚：研究表明七氟醚使 CMR 降低，但它对 CBF 的作用较异氟醚轻微。应用七氟醚后，Vmca 降低、不变或增加（变化的幅度较异氟醚小）。脑血管疾病的患者应用七氟醚和 33% N$_2$O 麻醉，CBF 和 CMRO$_2$ 降低。PET 研究也证实了相似的结果，七氟醚麻醉时全脑 CBF 出现降低或无变化。七氟醚不引起 CBF 的增加或降低，这是 CMR 的抑制使 CBF 下降的结果。七氟醚复合或不复合 N$_2$O 麻醉，动物或人的 ICP 无变化或轻度升高。过度通气可以抑制这种 ICP 的升高。七氟醚和异氟醚、地氟醚相比，动物中 ICP 升高的程度排列顺序为：地氟醚 > 异氟醚 > 七氟醚。到目前为止，七氟醚的神经保护作用尽管还未得出定论，但如果有保护作用，也类似于异氟醚。七氟醚的缺点是它的生物降解性，并且在高浓度时其代谢产物可能具有毒性。尽管主要降解产物复合物 A 具有肾毒性，但临床使用七氟醚中还未见报道，但神经外科手术麻醉时间较长,这种毒性产物可能增多,尤其是术前有肾病的患者应引起注意。低流量回路中不建议使用七氟醚。

(4)地氟醚:由于地氟醚的血/气分配系数(0.42)低于其他的挥发性麻醉药,因此其麻醉和苏醒迅速,有利于早期对神经系统功能进行评估。和异氟醚相似,应用地氟醚麻醉产生剂量依赖性 CBF 的增加,而 $CMRO_2$ 或脑糖代谢率(cerebral metabolic rate for glucose,CMRgl)降低,地氟醚保留了脑血管对 $PaCO_2$ 变化的反应性。1 MAC 的地氟醚使 $CMRO_2$ 下降一半,CMRgl 下降 35%,CBF 下降 22%,并且不损害脑血管对 CO_2 的反应性。对于中线偏移的幕上占位病变的患者,即使低碳酸血症,1 MAC(7%)地氟醚仍可使脑脊液压力(cerebro-spinal fluid pressure,CSFP)升高,但对于中线没有移位的患者,不会升高 ICP,但 1 MAC 异氟醚无论何种情况均不改变 CSFP 或 ICP。在临床上,对开颅手术患者静脉应用去氧肾上腺素使血压保持不变,当地氟醚的浓度由 3% 升到 9% 时,脑组织氧分压上升。总之,地氟醚的神经保护作用和异氟醚相似,但与异氟醚或七氟醚相比,由于地氟醚可能有轻度升高 ICP 的作用,所以对于 ICP 不稳定的患者应慎用地氟醚。

(5)氙气:吸入 70% 氙气达到稳定状态的大鼠,心血管循环状态稳定时,和清醒状态下的对照组相比,CBF 和 CMRgl 的平均值没有改变,但如果短时间内吸入 70% 的氙气,CBF 增加 40%~50%。在对猪的研究中,和全凭静脉麻醉相比,79% 的氙气使局部 CBF(regional CBF,rCBF)增加约 40%。对人类的PET 研究表明,吸入 1 MAC 的氙气使大脑灰质的 rCBF 降低 11%,而白质的增高 22%,小脑(35%)、丘脑(23%)和皮质区(9%)都减少。灰质 rCBF 的降低可能是 CMR 降低的结果,因为相应脑区 CMRgl 下降。尽管 CMR 的下降没有已有研究的挥发性麻醉药显著,但是氙气对代谢的影响和挥发性麻醉药相似,而与 N_2O 不同。氙气对于颅脑损伤患者的作用是不同的,ICP 可以增加 7mmHg,也可没有改变。应注意,氙气的 MAC 存在种属差异(人类是 71%,猪 119%,兔 85%,大鼠 161%),这种差异可以解释不同种属间出现不同的结果。目前对于人类,氙气对 CMR 似乎有轻度的抑制作用,对 CBF 和 ICP 的影响也较轻。

由于氙气是 NMDA 受体拮抗剂,所以可能具有神经保护作用。实际上,体外和活体模型都证实了在损伤前吸入氙气具有神经保护作用,甚至新生大鼠缺氧缺血性损伤后经治疗,还能观察到这种保护作用。同样的模型,氙气复合低温治疗(35℃)或联合应用 α_2-肾上腺素能受体激动剂右美托咪啶,氙气也表现出神经保护作用。还有报道,用 70% 的氙气进行预处理,可以减轻缺血缺氧性新生大鼠的脑损伤。随后的研究证明,缺血缺氧性脑损伤的新生大鼠模型应用 50% 的氙气具有长期的神经保护作用,并且当复合中度低温(32℃)时该保护作用更加显著。

氙气的血/气分配系数较低,为 0.115,氙气在神经外科麻醉方面可能具有优势,有利于紧急阶段后进行早期神经系统功能检查。然而,当氙气复合其他麻醉药时,其作用还需进一步研究。

2. 静脉麻醉药　通常静脉麻醉药会引起 CBF 和 $CMRO_2$ 的降低,但严格来说,这些麻醉药物可能不是血管收缩剂,例如,巴比妥类药在离体实验中是扩张脑血管的。大多数静脉麻醉药引起的 CBF 的减少可能是脑功能抑制引起继发性 CMR 减低的结果。在静脉麻醉药中,氯胺酮可能是唯一不同的,它使 CBF 和 $CMRO_2$ 都升高。静脉麻醉药对 CBF、CMR 和 ICP 的影响见表 12-4-1。

(1)巴比妥类药物:巴比妥类药物呈剂量依赖性降低 CBF 和 $CMRO_2$,直至 EEG 变成直线,在 EEG 出现等电位时,即使巴比妥类药物剂量再增加,$CMRO_2$ 也不再下降。硫喷妥钠引起爆发性抑制的剂量可以使 CBF 和 $CMRO_2$ 较患者清醒时下降约 40%(接近最大抑制率)。因此,应用巴比妥类药物,脑功能抑制时可能同时伴有 CBF 和 $CMRO_2$ 的下降。巴比妥类药物可能是通过降低 CBF 和 CBV 而使 ICP 降低的。巴比妥类药物对 CBV 的降低比使用其他吸入性麻醉药显著。巴比妥类药物对于局部缺血的神经保护作用是已经反复被证实的。巴比妥类药物降低 ICP 的作用和可能的神经保护作用,在保证心血管系统稳定的情况下,已成为神经外科麻醉备受青睐的药物。但应该注意,长时间使用巴比妥类药物,由于代谢缓慢可以产生蓄积作用。其他静脉麻醉药,尤其是丙泊酚,由于相似的脑血流动力学作用和较短的持续输注半衰期,可能更适于神经外科麻醉。

（2）依托咪酯:依托咪酯不产生心血管方面的不良反应。和巴比妥类药物相似,依托咪酯可使 $CMRO_2$ 进行性降低直到 EEG 出现等电位线。依托咪酯引起血管收缩的机制(可能是直接作用)和巴比妥类药物不同。ICP 和 CBF 是平行下降的。在人体,依托咪酯诱导的 CBF 和 $CMRO_2$ 几乎平行下降。使用临床剂量的依托咪酯,CBF 和 $CMRO_2$ 下降约 30%~50%。依托咪酯麻醉中,大脑对 CO_2 的反应性保留。依托咪酯是否具有神经保护作用还需进一步研究。依托咪酯的不良反应包括肾上腺皮质功能抑制、肌肉不自主抽动和癫痫发作。有癫痫病史的患者应慎用。依托咪酯的溶剂是丙二醇,会引起很多不良反应,包括注射痛、血栓性静脉炎和组胺释放,而脂质乳状制剂则没有上述不良反应。

（3）丙泊酚:丙泊酚产生剂量依赖性 CBF 和 $CMRO_2$ 下降,最小 $CMRO_2$ 是对照值的 40%~60%。在 PET 研究中,可以观察到 rCBF 不同程度地降低;苏醒调节、投射功能和自主神经控制的脑区会显著下降。和巴比妥类药物相似,丙泊酚引起的 CBF 的下降是由于它对代谢抑制的作用。然而,有些研究证实,应用丙泊酚引起 CBF 降低的程度比 $CMRO_2$ 显著,这说明丙泊酚可能直接引起脑血管收缩。丙泊酚的血管收缩作用适用于颈动脉内膜剥脱术和烟雾病的血管重建术,因为丙泊酚可以防止发生脑内盗血现象。

有报道,脑肿瘤中线偏移小于 10mm 的患者,使用丙泊酚麻醉与异氟醚或七氟醚相比,ICP 较低而 CPP 较高。然而,在大多数情况下丙泊酚使 MAP 下降。因此,用丙泊酚治疗颅内高压时,和其他药物一样应该注意维持 MAP（CPP）。丙泊酚不影响脑对 CO_2 的反应性,因此,丙泊酚麻醉时可以应用过度通气降低 ICP。但是过度通气过程中,颈静脉球部氧饱和度（jugular bulb venous oxygen saturation,$SjvO_2$）低于 50% 的发生率很高(表明脑灌注不足),因此,丙泊酚麻醉的患者应慎用过度通气。

研究证实了达到爆发性抑制剂量的丙泊酚具有神经保护作用。神经保护机制可能包括 CMR 减低、抗氧化剂活性、GABA 受体的活化、谷氨酸介导的兴奋毒性的减弱、防止线粒体肿胀以及内源性大麻素系统的相互作用。即使在丙泊酚浅麻醉下(非爆发性抑制剂量),甚至缺血损伤后应用丙泊酚,都观察到了其保护作用。尽管还没有临床证据表明急性脑损伤患者应用丙泊酚能够改善神经功能预后,但丙泊酚起效和失效都很迅速,并且对电生理监测(包括运动诱发电位)影响很小,因此对于很多类型的神经外科手术,丙泊酚似乎是较理想的麻醉药。

（4）氯胺酮:氯胺酮可以引起 CBF 和 $CMRO_2$ 增高,但对全脑 $CMRO_2$ 的影响不一致。额部和顶枕区 rCBF 的增加显著,可能和氯胺酮特有的致幻作用有关。在人体,PET 研究表明亚麻醉剂量的氯胺酮使 rCBF 和局部 CMRgl 增加,而局部 $CMRO_2$ 没变化;扣带前回、丘脑、壳核和额叶皮层的 rCBF 明显增高,而丘脑、额叶和顶叶皮层的局部 CMRgl 增加最显著。氯胺酮具有血管扩张作用,部分原因是代谢刺激的作用、直接扩张血管以及胆碱能的机制。氯胺酮可以使 ICP 显著增高。然而,对颅脑损伤患者应用丙泊酚镇静时,使用氯胺酮可以降低 ICP。对于幕上肿瘤的患者应用异氟醚（0.3%~0.4%）/N_2O 50% 麻醉时,氯胺酮（1mg/kg）不会显著升高 ICP。最近研究表明,无论是严重脑创伤的患者还是动脉瘤 SAH 的患者,氯胺酮和芬太尼相比并不引起 ICP 的升高。氯胺酮确切的神经保护作用还需在临床中进一步证实。综上,氯胺酮并不是神经外科麻醉的首选药物,尤其对于 ICP 升高或颅内顺应性减低的患者。

（5）苯二氮䓬类药物：地西泮降低动物的 CBF，$CMRO_2$ 也降低。在正常人，地西泮辅以芬太尼、N_2O 会使 CBF 和 $CMRO_2$ 平行下降。对于脑损伤患者，地西泮使 CBF 和 $CMRO_2$ 下降 25%。通常认为，由于地西泮使 CBF 下降，ICP 也会下降，但实际相反，地西泮（0.25mg/kg）对 ICP 没有影响。咪达唑仑和地西泮相似，使 CBF 和 $CMRO_2$ 平行降低。随着剂量的增加，该效应达到平台期，这很可能反映了苯二氮䓬类受体达到了饱和。咪达唑仑的作用可以被特异性苯二氮䓬类受体拮抗剂氟马西尼完全拮抗。人体 PET 研究表明，咪达唑仑使和觉醒、注意力和记忆力有关脑区的 rCBF 下降，例如岛叶、扣带回、额叶前部皮质、丘脑和颞顶部的联系区。咪达唑仑既可以降低 ICP，也可以对其无影响，可能与给药之前 ICP 是否正常有关。有研究表明，咪达唑仑对维持血流动力学的稳定好于硫喷妥钠，但危重患者使用该药可能引起 CPP 降低，应慎用。咪达唑仑可能对脑缺氧或脑缺血有保护作用；这种保护作用与巴比妥类药物相似或略弱。

由于苯二氮䓬类药物有特异性受体拮抗剂，所以其衍生物在神经外科手术中可用于麻醉诱导或作为辅助用药。然而，氟马西尼是竞争性受体拮抗剂，也对抗咪达唑仑对 CBF、$CMRO_2$ 和 ICP 的影响，因此对于颅内顺应性损害的患者需逆转苯二氮䓬类诱发的镇静作用时，应慎用该药。

3. 合成的阿片类镇痛药　合成的阿片类镇痛药对 CBF、$CMRO_2$ 和 ICP 有不同的影响，这种差异与背景麻醉有关。当使用具有血管扩张作用的药物进行背景麻醉时，阿片类镇痛药使脑血管收缩；相反，当应用血管收缩剂作为背景麻醉或不给麻醉药物时，阿片类镇痛药对 CBF 无影响或使 CBF 增加。当和 N_2O 合用时，大多数阿片类镇痛药使 $CMRO_2$ 下降。阿片类镇痛药对 ICP 的不同影响还取决于不同的背景麻醉和系统血压的自主调节状态。

临床剂量的绝大多数阿片类镇痛药对 CBF 和 $CMRO_2$ 都有轻到中度的抑制作用。在阿片类镇痛药诱发癫痫的动物，CBF 和 $CMRO_2$（CMRgl）都增加，但是人体未见到这种现象。如果肺泡通气使 $PaCO_2$（和 PaO_2）维持在正常范围内，并能防止肌肉强直，那么临床剂量的阿片类镇痛药对 ICP 的影响很小或可以忽略不计。任何时候使用阿片类镇痛药，都应缓慢给药并谨慎维持 MAP。瑞芬太尼和丙泊酚或右旋美托咪啶合用可以用于各种神经外科手术中，包括微创手术。

4. 肌松药　根据药物作用机制分为去极化、非去极化两大类。

（1）去极化肌松药：目前临床应用的去极化肌松药为琥珀胆碱（司可林）。很多研究证明，无论是否存在颅内占位性病变，琥珀胆碱均可使动物和人的 ICP 升高。琥珀胆碱引起 ICP 升高伴有肌肉纤颤，肌梭传入性电活动增强，EEG 处于觉醒状态，CBF 增加。颈部肌肉的纤颤引起颈静脉淤滞，这也可能是琥珀胆碱引起 ICP 增高的因素。预先给予非去极化肌松药可以预防或减轻 ICP 的增高。SAH 患者应用琥珀胆碱诱发的血清 K^+ 的增加须引起注意。目前琥珀胆碱在临床神经外科麻醉中应用得越来越少。

（2）非去极化肌松药：是目前临床最常用、品种最多的一类肌松药。有些非去极化肌松药或其代谢产物可能通过释放组胺影响脑循环。临床剂量的阿曲库铵对 CBF、$CMRO_2$ 或 ICP 没有明显影响。然而，大剂量的阿曲库铵有释放组胺的能力。组胺引起 CPP 下降的原因是脑血管扩张和 MAP 下降导致 ICP 增高。有报道，阿曲库铵的代谢产物劳丹素（laudanosine）可以很容易穿过血-脑脊液屏障并引起癫痫。但应用临床剂量的阿曲库铵，血浆中劳丹素的水平不会引起不良反应。应用阿曲库铵、泮库溴铵和维库溴铵的猫，对于应用利多卡因治疗的癫痫阈值没有明显区别。顺式阿曲库铵是一种中效的肌松药，生成和释放的劳丹素和组胺比阿曲库铵少。顺式阿曲库铵对脑的影响和阿曲库铵相似，或稍弱于阿曲库铵。

泮库溴铵、维库溴铵、罗库溴铵和哌库溴铵对 CBF、$CMRO_2$ 或 ICP 几乎没有影响或影响轻微。泮库溴铵使血压升高和心率加快，对某些患者可能不利，如高血压患者，尤其是自动调节功能受损的患者。这些患者可能发生 ICP 的增高。维库溴铵不引起组胺的释放,也不引起血压或心率的改变。罗库溴铵,因为和其他非去极化肌松药相比,其起效迅速并且没有组胺释放的不良反应,所以其较琥珀胆碱更适于麻醉快速诱导。

综上所述,如果应用琥珀胆碱,应预先给予小剂量的非去极化肌松药或利多卡因,还要维持足够的麻醉深度。就使用非去极化肌松药而言,如果呼吸控制良好并且避免 $PaCO_2$ 增高,绝大多数情况下引起 CBF 和 ICP 的变化很小。

5. 其他药物

(1)利多卡因:利多卡因具有独特的中枢神经系统作用,取决于血药浓度;低浓度时产生镇静作用,但在高浓度时会引起癫痫。非惊厥剂量的利多卡因引起剂量相关性的 $CMRO_2$ 和 CBF 下降。当利多卡因引起惊厥时,$CMRO_2$ 和 CBF 都升高。在气管插管、气管内吸引或在上头架或切开皮肤时,静脉给予利多卡因 1.5mg/kg 可以有效避免血流动力学的波动和 ICP 的升高。很多研究证明钠通道阻断剂可能具有神经保护作用。尽管在一些前脑区缺血的研究中未能证实利多卡因的保护作用,但对短暂性局部脑缺血有保护作用。利多卡因的给药方案应根据临床,调整其保护机制可能与保护线粒体功能以及抑制凋亡有关。一项小规模的临床研究表明,临床剂量的利多卡因对于有长期(6 个月)神经系统疾病而进行心脏手术的患者有保护作用。目前还没有大规模的研究。

(2)α_2-肾上腺素能受体激动剂:α_2-肾上腺素能受体激动剂有较强的收缩脑血管的作用。大多数的动物研究表明,如果 α_2-肾上腺素能激动剂对 $CMRO_2$ 有影响的话,也是轻度降低 CBF,这种对脑血管的影响作用取决于背景麻醉。在人体,右美托咪啶呈剂量依赖性降低 Vmca,催眠剂量时最大降幅达 25%。右美托咪啶还能同时降低 rCBF 和全脑 CBF。至于对代谢的影响,与动物研究中得到的数据相反,在健康志愿者中右美托咪啶以剂量依赖性方式同步降低 CMR。小剂量的右美托咪啶使 MABP 和 ICP 都下降,大剂量时对 ICP 没有影响。很多在体和离体模型证实了 α_2-肾上腺素能受体激动剂具有神经保护作用,尤其是右美托咪啶,但右美托咪啶的神经保护机制仍然不清楚。还没有临床证据显示右美托咪啶的确切的神经保护作用。当然,由于右美托咪啶起效和失效迅速、可有效镇静并且无呼吸抑制作用,因此用于清醒开颅术可能具有优势。

三、麻醉状态下的脑血流、脑代谢和颅内压相互作用

麻醉药物对 CBF 自动调节功能和脑血管对 CO_2 反应性的改变非常重要,因为这些改变能够导致手术条件不满意以及产生不良预后,手术应激和麻醉时间长短引起的麻醉药物间的相互作用也很重要。

1. 麻醉状态下的 CBF 自动调节功能 静脉麻醉药物、巴比妥类药物、丙泊酚和芬太尼,不论单独用药还是联合应用,即使大剂量应用,CBF 自动调节功能亦可保持。吸入麻醉药,尤其是高浓度时,自动调节功能都会损害。即使麻醉深度减低后,自动调节功能的损害也会持续一段时间。这些发现表明,诱导低血压后血压快速恢复正常可能使 CBF 显著增加,应该避免。有报道,1~2 MAC 的异氟醚使自动调节功能部分保留。1.5% 七氟醚,复合或不复合 N_2O,慢性脑血管疾病患者的自动调节功能都保留。单独应用 N_2O 或联合应用吗啡,自动调节功能不受影响。

不仅麻醉药物本身影响自动调节功能,$PaCO_2$ 的水平也对其有影响。当应用血管扩张性麻醉药物或患者存在高碳酸血症时,自动调节功能比低碳酸血症时以及应用血管收缩性麻醉药(包括静脉麻醉药)更容易受损。

颅内占位病变的患者,CBF 自动调节功能通常受损。当自动调节功能受损或丧失时,血压的突然改变会引起脑缺血或脑水肿,因此,这类患者一定避免深度吸入麻醉和高碳酸血症。手术切开皮肤过程中和拔除气管导管后,可以观察到 CBF 增加与 MABP 升高有关。所以,对颅内病变的患者密切监测血压至关重要。

2. 脑血管对二氧化碳的反应性　脑血管对 CO_2 的反应性是通过调控细胞外 H^+ 浓度的变化实现的。NO、前列腺素、环核苷酸、细胞内钙离子和钾通道活性介导 pH 值,这些介导因素对成人和新生儿的影响程度有些差别。麻醉药物可能作用于这些因素并影响脑血管对 CO_2 的反应性,但影响过程还不完全清楚。

在临床麻醉水平,吸入麻醉药和静脉麻醉药都应用时,脑血管对 $PaCO_2$ 的反应性是保留的,但不同的药物和麻醉深度反应的强度不同。在人体,巴比妥类药物产生爆发性抑制的浓度可以维持脑对 CO_2 的反应性。一般情况下,应用血管扩张性麻醉药,脑血管对 CO_2 的反应性大于应用缩血管性麻醉药。

有证据显示,颅内占位性病变患者麻醉时脑血管对 CO_2 的反应性是存在的。鉴于这一原因,对于 ICP 增高或颅内顺应性减低的患者推荐使用过度通气。然而,无论是脑损伤患者还是缺血性脑血管疾病的患者,过度通气都可能引起脑缺血,因此,应避免长时间过度通气。在烟雾病中,低碳酸血症和高碳酸血症都可以引起 CBF 的下降。不同脑区对 CO_2 的反应性也不同。糖尿病和周围血管病患者麻醉期间,这种反应性可能减弱。

尽管在多中心的术中低温动脉瘤手术试验(intraoperative hypothermia for aneurysm surgery trial,IHAST)中并没有证明动脉瘤手术中轻度低温(33℃)具有明显的保护作用,但是很多神经外科手术都在轻到中度的低温条件下进行,因为温度下降具有神经保护作用。中度低温条件下,可保留脑血管对 CO_2 的反应性。

3. 手术刺激对 CBF、$CMRO_2$ 和 ICP 的影响　应该引起重视。吗啡麻醉(0.5mg/kg 和 1.5mg/kg 剂量,复合或不复合 N_2O)下,神经刺激使 CBF 和 $CMRO_2$ 几乎平行增加,并伴有 EEG 的去同步化。硫喷妥钠深度麻醉时,刺激不会引起 CBF 和 $CMRO_2$ 的增加,但浅麻醉时 CBF 和 $CMRO_2$ 都增加。因此,硫喷妥钠麻醉时,无论麻醉的深度,CBF、$CMRO_2$ 和 EEG 的改变与手术刺激具有密切关系,而与麻醉深度无关。这些结果表明,具有脑血管扩张作用的麻醉药能够减弱刺激引起的这种血流和代谢之间的耦联关系,高浓度下可以干扰这种关系。

一项研究显示 1MAC 和 2MAC 的异氟醚麻醉下手术刺激引起了脑部 Vmca 的增加。这种 Vmca 的增加不是血压变化引起的。这些数据表明手术刺激引起 CBF 增加,很可能是由于脑部功能性活动变化引起的。有研究报道,手术刺激引起 CBF 的改变取决于 $PaCO_2$ 的水平。应用 1.7% 七氟醚和 60%N_2O 麻醉的患者,即使 $PaCO_2$ 在一定范围内,低碳酸血症时可以减弱 Vmca 的增加,高碳酸血症时 Vmca 明显增加。

4. 随时间变化的相互作用　很多动物研究表明,由挥发性麻醉药引起的脑充血随麻醉时间的延长而减轻。这种 CBF 逐步恢复到麻醉前水平的机制还不清楚。预先给予 α- 和 β- 受体阻滞剂不能改变这种现象。另外,这种 CBF 的变化与自动调节或 CSF pH 的变化没有时间相关性。由于吸入性麻醉药引起的脑充血部分是由于 NO 生成增加造成的,长时间的麻醉过程中 NO 的持续生成可能会阻止 CBF 的逐渐下降。长时间暴露于吸入麻醉药,需进一步研究 NO 对 CBF 的影响。

第五节　创伤性颅脑损伤的院前急救和紧急治疗

TBI 患者救治的重点是稳定病情,避免引起继发性损伤的全身和颅内因素,全身因素如低氧血症、低血压、贫血、低碳酸血症、高碳酸血症、发热、低钠血症、低血糖症、高血糖症等，以及颅内因素如血肿、ICP升高、癫痫、感染、脑血管痉挛等。继发性脑损伤加重病情，严重影响预后。随着 TBI 救治指南的制订、急救人员培训方面的进步，对 TBI 患者的救治能力得到提高。急救治疗的目标是防治各种继发性损伤以改善患者预后。

一、院前急救处理

在事故现场和移动救护车内就应开始急救治疗，根据 TBI 院前治疗指南，急救人员应遵循 TBI 评估和治疗原则，优先开始初级复苏"ABC"（气道、呼吸和循环），维持呼吸和循环稳定。在转运患者之前急救人员应进行迅速病情评估，并及时采取各种措施稳定病情，对于重型 TBI 患者（GCS 3~8 分）建议直接运送至具备全天放射学检查、手术室、能够进行迅速规范治疗的综合医院或创伤救治中心，最好能在伤后 2~4h 内行血肿清除术。

美国脑创伤基金会在 2002 年和 2008 年发表的院前急救管理指南已经被院前急救人员和急诊医师广泛接受。在指南首次发表后，几项研究结果对其能否改善预后提出了质疑。这些研究支持将患者直接转运到具备救治能力的综合医院或创伤救治中心，但对于在创伤发生地或转运途中紧急插管能否改善转归持有异议。目前在澳大利亚和其他一些国家正在进行随机、对照研究以检验在事故现场由非医务人员实施救治能否降低重型 TBI 患者的死亡率和致残率。

二、急诊处理

所有 TBI 患者都应在急诊室进行充分的神经系统评估、病史和神经功能检查。有两项研究结果提出了轻型 TBI 患者是否接受 CT 扫描的指征。加拿大轻型 TBI CT 扫描指征包括：年龄≥65 岁；伤后呕吐≥2 次以上；伤后 2h GCS<15 分；遗忘时间 >30min；怀疑开放或凹陷性颅骨骨折，或颅底骨折体征。新奥尔良轻型 TBI CT 扫描的指征包括：年龄 >60 岁；头痛、呕吐；凝血障碍；体检有锁骨以上创伤的证据；药物或酒精中毒；短期记忆障碍；癫痫。另外，重型 TBI 和可能合并高位颈椎损伤的患者应行螺旋 CT 检查。

急诊室就诊的 TBI 患者大部分为轻型（GCS 13~15 分），这些患者大多迅速恢复且不会遗留神经系统后遗症。如果没有一过性意识丧失、恶心或遗忘过程、神经学检查正常、帽状腱膜下肿胀较轻，这些患者可在他人监护下回家观察，也有少数 GCS 在 13~15 分之间的患者需要接受开颅手术。轻型 TBI 患者中的高危人群，中型 TBI 患者（GCS 9~12 分）即使初始的 CT 扫描正常也可能出现病情迅速恶化，此类患者可能需要紧急 CT 扫描和全身神经功能检查。重型 TBI 患者（GCS 3~8 分）多需手术治疗，需要充分行高级创伤生命支持和头颈部 CT 扫描。

三、重型颅脑损伤的紧急治疗

TBI 患者的紧急处理目标是防治继发性神经功能损伤，见表 12-5-1。过去 30 年里，由于对继发性神经功能缺损原因的病理生理和早期治疗目标的了解，已显著降低了严重 TBI 患者的死亡率，从 50% 降为 25%~30%。

继发性神经功能损伤是 TBI 患者预后的重要决定因素。引起继发性神经功能损伤的因素包括低氧血症、高碳酸血症、低血压、颅内高压以及小脑幕切迹疝或小脑扁桃体疝。低血压（收缩压≤90mmHg）、低氧血症（SaO_2≤90%）以及发热（体温≥38℃）持续的时间与 TBI 后的死亡率高度相关。许多病因是可以治疗的。Rose 等发现 116 例患者,54% 在死亡前存在一种可避免的因素,如低氧血症、低血压及迟发性颅内血肿。MAP>90mmHg 提示预后较好,而 CPP<50mmHg 是 TBI 后预后不良的独立危险因素。

重型 TBI 患者在确保呼吸道通畅及呼吸支持后应立即稳定心血管系统功能,TBI 后常有短暂的低血压,如持续低血压多提示伴有其他部位出血,应采取积极的输液和输血治疗,必要时应用心血管活性药。

表 12-5-1　TBI 患者紧急处理的目标

防止低氧血症	维持 PaO_2>60mmHg 或 SaO_2>90%: 增加吸入氧浓度 治疗肺部疾病 使用呼气末正压通气(10cmH_2O 或更小)
优化血压管理	维持血管内有效循环血量——达到等容状态 积极防治低血压——维持收缩压 >90mmHg 谨慎治疗高血压——降低交感神经系统兴奋性、降低 ICP、避免麻醉过浅
降低 ICP	适度头高位 15°~30° 谨慎使用过度通气 高渗治疗 镇静 低温 巴比妥疗法 手术引流 CSF 和清除血肿

液体复苏时应避免加重脑水肿,动物实验证明血浆总渗透压是影响脑水肿形成的关键因素。当血浆渗透压下降时,无论是正常还是异常脑组织都会出现水肿,这主要是因为 Na^+ 不能通过血脑屏障。输入低于血浆 Na^+ 浓度的含钠液会使水进入脑组织,增加脑水含量,因此,与生理盐水相比,0.45% 盐水和乳酸林格液更容易引起脑水肿。使用大量等渗晶体液进行液体复苏时可引起胶体渗透压下降,导致外周组织水肿,然而在这方面脑和其他组织表现不同,动物实验发现在正常脑组织和某些 TBI 模型中即使血浆胶体渗透压大幅下降也不会引起脑水肿。由于血脑屏障的独特结构,胶体渗透压对于脑水移动的影响小于总渗透压。但是临床上也应该避免胶体渗透压的过度降低。等渗胶体液,如 5% 白蛋白、6% 羟乙基淀粉、明胶类制剂被推荐用于维持胶体渗透压和血管内容量。

TBI 患者常表现为高血压、心动过速和心排血量增加,还有心电图异常和致命性心律失常的报道。TBI 后肾上腺素水平的剧烈升高可能是引起循环高动力学反应和心电图改变的主要原因,可使用拉贝洛尔和艾司洛尔控制高血压和心动过速。在一些闭合性 TBI 患者中,严重的 ICP 升高会引起高血压和心动过缓,称为 Cushing 三联征,如果出现低血压则会使 CPP 降低,进一步加重脑缺血。对于 ICP 升高的患者,一定要谨慎采取降低血压治疗以免加重脑缺血。在此情况下,降低 ICP 可能会抑制 Cushing 反射。

在管理 TBI 患者呼吸道和血压的同时,应开始积极控制 ICP。ICP 管理十分重要,因为 CPP 与 MAP 和 ICP 直接相关。处理急性 ICP 升高的方法包括:①头部处于中立位,并抬高 15° 以利于颅内静脉血和 CSF 回流。②静脉输注甘露醇 0.25~1g/kg 可快速降低 ICP,也可考虑使用高渗盐水。③插管后给予肌松药,通过机械通气使 $PaCO_2$ 维持在 35mmHg;如有脑疝临床表现应使 $PaCO_2$ 降到 30mmHg 以快速降低 ICP;如其他方法均无效,可考虑将 $PaCO_2$ 短暂降低到 30mmHg 以下、巴比妥治疗和 CSF 引流。④合理监测,避免低血压。

第六节 创伤性颅脑损伤的麻醉前评估

一、神经系统评估

GCS 用于快速评估 TBI 患者神经功能状态（见前述），评估患者的语言功能、运动功能以及睁眼情况。该评分体系简便易用，观察者之间有很好的一致性，有助于诊断和治疗，并提示预后。无论何种原因引起的 TBI，致残率和死亡率与首次 GCS 具有密切关系。另一个预测 TBI 程度的因素是年龄，小儿患者的预后可能更好些。

在首次神经功能检查时，还应评估呼吸、脉搏、血压、瞳孔对光反应和咽反射。如果患者处于昏迷状态（如不能睁眼，无言语反应，不能遵从指令），评估中脑和脑干反射（如瞳孔反应，角膜反射，眼球运动和咽反射）有助于对病变进行定位。对于急性患者，检查瞳孔大小和对光反应十分重要。瞳孔散大、无对光反应，提示同侧的钩回疝，即颞叶内侧面（钩回）突向小脑幕，压迫中脑和动眼神经核。瞳孔不等大也和脑的代偿机制有关。双侧瞳孔散大可能发生双侧钩回疝或重型 TBI（缺血或代谢障碍）。没有 TBI 的情况下，局部眼外伤或者压迫动眼神经也可能导致瞳孔扩大，光反应消失。收缩压大于 60mmHg 的 TBI 患者，临床出现小脑幕疝或上位脑干受损的征象，表明可能存在机械压迫。但如果收缩压低于 60mmHg 或心跳停止，瞳孔变化不能作为反映机械压迫的可靠指标。

神经功能评估和初步制动后，应进行 CT 等影像学检查以助确诊。如果患者因合并腹腔或胸腔活动性出血而出现血流动力学不稳定，应延缓头颅 CT 扫描，大出血停止后再检查。颅内大的占位性病变需要紧急外科治疗的，如硬膜外、硬膜下血肿或大的颅内血肿，CT 扫描可以证实。CT 还可以发现脑水肿和出血性脑挫裂伤。TBI 后可以出现弥漫性脑肿胀，尤以小儿患者多见。TBI 的程度与中线移位的幅度和基底池压迫程度有关。一项研究表明，GCS 6~8 分的患者最初 CT 显示基底池缺失或受压，其不良预后的危险性较基底池正常者高 4 倍。由于患者经常会出现迟发性神经功能加重的表现，因此症状加重时需要重新进行 CT 扫描。轻微 TBI 患者如果出现神经症状加重，80% 存在严重病变，可能需要手术治疗。相反，严重 TBI 患者症状加重时，多数是由于脑肿胀所致。

二、呼吸系统评估

患者到达急诊室后应尽快进行胸部 X 线检查。很多患者 TBI 后出现低氧血症、肺内分流增加，提示神经系统功能预后差。气道梗阻、TBI 后通气不足、肺不张、误吸、气胸或肺挫裂伤均可引起低氧血症。少数严重损伤患者还可能出现神经源性肺水肿（neurogenic pulmonary edema，NPE）。NPE 是指在没有心、肺、肾等原发病情况下，由各种中枢神经系统损伤所致的突发性 ICP 增高而引起的急性肺水肿，也称中枢性肺水肿。1874 年 Nathnagel 首次报道实验动物中枢神经系统损伤后可发生肺水肿，是中枢神经系统损伤后可能发生的一种严重肺部并发症，起病急骤，治疗困难，死亡率极高。尸检发生率 11%~70%。其发生机制目前尚未完全清楚，有冲击伤理论（blast theory）和渗透缺陷理论（permeability defect theory）两种见解。临床表现是继发性、以急性呼吸困难和低氧血症为特征的综合征，包括：原发病变如急性 TBI、SAH、脑室内手术等原因造成急性 ICP 增高；急性肺水肿和呼吸困难两大方面。主要诊断依据为：①患者出现意识障碍、恶心呕吐、瞳孔改变、视乳头水肿等 ICP 增高症状；②TBI 后突然出现呼吸窘迫、发绀和/或粉红色泡沫痰;③两肺布满湿性啰音;④早期胸片轻度间质性改变或肺纹理增粗,晚期大片云雾状阴影;⑤发病过程中无过量、过速输液,也无原发性心、肺疾病;⑥血气分析:动脉血氧分压 <60mmHg,动脉血二氧化碳分压 >52.5mmHg。治疗原则应同时兼治肺水肿和原发病,强调降低 ICP 和抑制交感神经过度兴奋。

三、心血管系统评估

严重的 TBI 激活自主神经系统,引起高动力性心血管反应,表现为高血压、心动过速、心排血量增加和心电图类似心肌缺血性改变。还可以发生 Cushing 反射,即高血压、心动过缓。发生 Cushing 反应的原因是显著的颅内高压引起延髓缺血,使 CPP 下降和脑干扭曲,导致延髓交感和迷走中枢兴奋。虽然典型的 Cushing 反应是心动过缓伴高血压,但出现相对的心动过速伴瞳孔扩大,提示患者血容量不足。如果患者出现低血压,还要注意寻找其他失血的原因(如盆腔、胸腔和腹腔损伤)。孤立的 TBI 通常与低血压无关,因为成年人 TBI 的失血一般不足以引起低血压。

四、肌肉骨骼系统评估

存活的 TBI 患者中,1%~3% 的成年人和 0.5% 的小儿合并有颈椎损伤。跌倒时头部首先着地或高速机动车辆事故的伤者中 10% 或更高概率可能伴有颈椎骨折。所有 TBI 合并颈椎损伤高危患者应立即检查颈椎侧位片(cervical spine,C-spine)。颈部侧位片可以显示大约 80% 的颈椎骨折,还可以显示致命伤,如寰枕分离。一般侧位放射线检查对于颈椎骨折漏诊率可达 20%,因此推荐同时前后位和齿状突位检查,有报道可使骨折漏诊率降至 7%。在没能经 X 线检查排除颈椎骨折的情况下,紧急气管内插管时应注意保持颈椎中立位。TBI 完全评估后,再检查其他椎体,确定是否存在损伤。许多 TBI 患者同时伴有长骨或骨盆骨折,可以引起严重失血或脂肪栓塞。

五、胃肠系统评估

每一位神经外科急症患者都应被视为饱胃和具有误吸风险的患者。急性 TBI 患者还可能并存腹腔内损伤。严重 TBI 后,胃排空延迟可能持续数周。约 50% 的 TBI 患者血液酒精浓度明显升高。

六、其他系统评估

由于脑内促凝血酶原激酶的释放,TBI 患者还可以出现弥散性血管内凝血,如果病情继续发展,预后很差。TBI 患者纤维蛋白降解产物增加,提示患者处于成人型呼吸窘迫综合征的高风险状态,因此在急诊室,应测定凝血状态,必要时积极输注血小板和凝血因子。多发创伤,包括 TBI 患者和自发性颅内血肿患者,提倡使用重组凝血因子Ⅶ,但由于容易引起血栓栓塞事件,所以不推荐预防性治疗没有急性出血的患者。

由于应激和创伤反应,患者可以出现低钾血症和高血糖。肾上腺素激活 β 肾上腺素能受体,使 K^+ 进入细胞内,引起低钾血症。同样,给 TBI 患者过度通气降低 ICP 时,pH 值上升,K^+ 进入细胞内,氢离子释放出细胞外。急性过度通气和应激反应引起的低钾血症无需治疗,因为机体总的钾含量没变,但利尿剂引起的肾性失钾必须补充,避免出现急性细胞内缺钾的并发症,如神经肌肉阻滞增强和心律失常。TBI 患者低钾血症的原因有很多,何时开始治疗取决于主要的临床表现。

颅底骨折或严重 TBI 累及下丘脑或垂体后叶时,可以出现尿崩症。抗利尿激素(antidiuretic hormone,

ADH）在下丘脑合成，由垂体后叶分泌，ADH 增加肾远曲小管和集合管对游离 H_2O 的通透性。尿崩症患者丢失大量低渗尿液，引起血钠和渗透压显著增高。

第七节　创伤性颅脑损伤的麻醉管理要点

TBI 患者麻醉管理的目标是改善脑灌注及组织氧合，避免各种继发性损伤并提供满意的手术条件，改善患者预后。

一、气道管理

GCS≤8 分或发生脑疝的患者，在急诊室应该进行气管内插管。气管内插管可保护呼吸道、防止误吸、保证足够的通气、避免缺氧、低碳酸血症和高碳酸血症。对于需要做 CT 或其他影像学检查的患者，如果不能合作需要镇静时，也应给予气管内插管。在没能经 X 线检查排除颈椎骨折的情况下，一定要把外伤的患者当作颈椎损伤的患者看待，紧急气管内插管时应注意保持颈椎中立位。

在气管内插管前，要迅速评估患者的气道和血流动力学状态。如果是困难气道，建立有效通气之前，避免应用镇静药和肌松药，通常给予少量镇静药即可使用直接喉镜插管。新型的气道设备，如可视或视频喉镜，以及视可尼硬镜可以提高气管插管的成功率，但纤维支气管镜仍然是处理困难气道的最佳选择，尤其怀疑伴有颈椎损伤时。部分患者，需要进行环甲膜切开。

面部骨折和软组织水肿可影响声门暴露，可考虑使用纤维支气管镜、光棒或插管型喉罩进行气管内插管，严重面部和/或喉部损伤时考虑气管切开。在怀疑颅底骨折、严重面部骨折和出血倾向时要避免经鼻插管。出现耳腔出血、耳漏、乳突和眼周瘀斑，强烈怀疑颅底骨折时应尽量避免经鼻腔插管。

所有 TBI 患者都应视为饱胃。最简单快捷的麻醉诱导插管方法为快速序贯诱导（rapid sequence intubation，RSI），诱导前充分预吸氧，插管过程中保持压迫环状软骨和头部中立位。根据患者的心血管系统功能状况，几乎所有静脉麻醉药都可用来麻醉诱导。神经外科患者紧急插管时肌松药的选择一直是多年来争议的问题，琥珀胆碱可以增加 ICP，目前起效迅速的非去极化肌松药罗库溴铵（0.6~1.2mg/kg）可用于饱胃患者快速序贯诱导插管。

如果麻醉科医师评估气道正常，进一步评估患者的血流动力学，选择适当的麻醉诱导药物，抑制气管内插管时引起的 ICP 增高，其主要目的是降低 ICP 的同时，通过确保血流动力学稳定，维持充足的 CPP。给予肌松药可以增加声门暴露和减少呛咳，可以避免气管内插管时发生 ICP 的剧烈升高。阿片类镇痛药和/或利多卡因（1.0~1.5mg/kg）可以降低由于气管刺激引起的血压和 ICP 增高。对于血压升高患者，麻醉诱导前不需积极纠正，必要时应用阿片类镇痛药、抗高血压药，或二者联合使用防止气管内插管时血压升高。

二、防治低氧血症

由于低氧血症与继发性脑损伤密切相关，加重神经功能损伤，增加死亡率，必须积极防治低氧血症。Stocchetti 等报道 TBI 患者低氧血症的发生率为 55%，与不良预后密切相关。根据美国创伤昏迷数据库（Traumatic Coma Data Bank）中 717 例患者的研究表明，严重 TBI 患者低氧血症的发生率为 22.4%，并与致残率和死亡率密切相关。

对每一位 TBI 患者，都应遵循创伤治疗的"ABC"原则，即首先要提供充分的气道、呼吸/通气管理。无论 GCS 高低，所有的 TBI 患者都应给予吸氧。尽可能通过脉搏血氧饱和度仪或动脉血气分析监测氧合。TBI 患者氧合的最低标准是维持 $SaO_2 \geqslant 90\%$ 或 $PaO_2 \geqslant 60mmHg$。重型 TBI 患者应在接诊第一时间进行气管内插管，100% 的氧气维持通气，直至充分氧合。

由于呼气末正压通气（positive end-expiratory pressure，PEEP）可以通过降低脑静脉流出而增加脑静脉容量，所以 PEEP 可能增加 TBI 患者的 ICP。然而，最近很多研究建议采用 PEEP 以提高氧合，尤其对肺顺应性差的患者以及合并神经源性肺水肿的患者。

三、过度通气

过度通气引起的低碳酸血症通过引起细胞外碱中毒和脑血管收缩可以使 ICP 立即下降，传统方法常规采用过度通气使 $PaCO_2$ 达到 25~30mmHg，但可能会增加脑缺血的风险。多数 TBI 患者在创伤后最初几小时乃至数天内全脑 CBF 和局部 CBF 都会明显降低，甚至不到正常 CBF 的 50%。TBI 患者在伤后 24h 内处于脑缺血高危状态，过度通气可进一步减少 CBF 和加重脑缺血。一项重型 TBI 患者预防性过度通气治疗 5d 的随机对照研究表明，过度通气组的患者预后较差，低碳酸血症引起的血管收缩加重了 TBI 患者的脑缺血。

TBI 救治指南中已经不再推荐应用过度通气使 $PaCO_2$ 达到 25~30mmHg 作为第一阶梯治疗，建议避免在重型 TBI 后最初 24h 内进行预防性过度通气（$PaCO_2 \leqslant 35mmHg$）。当应用过度通气控制 ICP 时，$PaCO_2$ 应维持在 30~35mmHg 范围内以降低脑缺血相关风险。只有在二线治疗难治性 ICP 时才考虑将 $PaCO_2$ 降至 30mmHg 以下，但同时建议在过度通气时应连续监测 $SjvO_2$ 或 CBF 以指导治疗。在紧急情况下，如脑疝影响患者生命、控制 ICP 是首要目标时可持续进行过度通气，但当患者临床情况不再需要或已有脑缺血的表现时，应及时将 $PaCO_2$ 恢复正常。

过度通气还会通过降低静脉回流、减少心排血量而降低血压，导致氧离曲线左移，动静脉氧合张力降低。低碳酸血症抑制低氧性肺血管收缩，引起支气管收缩。过度通气的患者还可以出现肺内分流增加。

综上所述，TBI 的患者，通常应将 $PaCO_2$ 维持在正常水平。根据 TBI 救治指南，如果考虑实施过度通气，应放置颈静脉球部导管监测 $SjvO_2$。在 TBI 和外伤性颅内出血后，$SjvO_2$ 显著降低很常见，过度通气后会明显加重。$SjvO_2$ 低于 50% 是 CBF 明显下降的指标，可能导致脑缺血，需要避免。

四、优化血压管理

TBI 患者即使入院前记录到单次低血压也与高致残率和死亡率相关。此外，在低血压基础上若再复合缺氧则进一步加重损害，见表 12-7-1。重症监护患者，低血压（收缩压 <90mmHg）持续时间与 GCS 降低以及死亡率的增加密切相关。因此，TBI 患者必须监测血压，在维护有效血容量的基础上优化血压管理。

TBI 合并复合伤患者常因创伤失血、甘露醇和呋塞米脱水利尿以及严格限制液体入量导致低血容量。颅内出血的患者，血压接近正常低限（收缩压 100~120mmHg），或者心动过速（心率 >100 次/min），除非证实有其他原因，否则应按低血容量考虑。当骨瓣移除，硬膜切开脑部减压后，随着 ICP 的急剧下降，交感神经张力和全身血管阻力下降，进一步导致有效循环容量不足，未纠正的低血容量表现为严重的低血压，甚至心脏骤停。因此，应在硬膜切开前充分补充血容量的基础上合理使用血管活性药升高血压。血管活性药优先选择去氧肾上腺素、去甲肾上腺素和多巴胺，避免使用麻黄碱。

表 12-7-1　缺氧和低血压对重型 TBI 患者（GCS≤8）预后的影响

继发性损伤	例数		转归患者（%）	
总例数	699	43	21	37
无缺氧或低血压	456	51	22	27
缺氧（PaO$_2$<60mmHg）	78	45	22	33
低血压（SBP<90mmHg）	113	26	14	60
缺氧和低血压	52	6	19	75

　　TBI 后脑血管自动调节功能受损，高血压可以引起脑充血，发生血管源性水肿，使 ICP 进一步增高。但是，在使用降压药物治疗高血压之前，应首先排除 ICP 增高、麻醉过浅等导致高血压的因素。在保证氧合与通气的情况下，将头部稍微抬高，保持正中位，防止呛咳，或给予麻醉药物和镇痛药，有助于降低 ICP 并且加深麻醉。对于有高血压病史或存在严重高血流动力学的患者，也可以应用 β-肾上腺素能受体阻滞剂控制高血压。预防性使用 β-肾上腺素受体阻滞剂，还有助于降低与严重 TBI 有关的室上性心动过速、ST 段和 T 波改变以及心肌坏死的发生率。避免使用血管扩张药如硝普钠、硝酸甘油和肼苯哒嗪，因其可能增高 ICP。

五、液体复苏

　　TBI 患者围麻醉期液体复苏的目标是维护循环血容量和血浆渗透压、避免渗透压明显下降。由于出血、呕吐、甘露醇等脱水利尿剂的使用，TBI 患者往往存在不同程度的低血容量。然而创伤应激引起交感神经活性亢进，全身血管收缩，可掩盖其血容量不足。手术前应尽可能准确评估循环血容量，通过临床表现，如低血压、心动过速、中心静脉压可以评估低血容量状态。与静态指标相比，动态血流动力学参数对血容量评估、预测液体治疗效果具有更好的指导意义。正压通气时收缩压下降超过 10mmHg 是血容量减少10% 的敏感指标。每搏量变异度（stroke volume variation，SVV）是指在一个呼吸周期中 SV 的变异程度。机械通气患者可以通过 SVV 评估患者容量状态，预测心脏对容量负荷的反应性。SVV 预测值的研究表明 SVV 判断血容量不足的阈值范围是 14%~15%。

　　TBI 液体复苏时，是选用晶体液还是胶体液仍存有争议。目前推荐避免使用含糖液和低渗的乳酸林格液，使用等渗晶体液（如生理盐水、醋酸钠林格液）恢复血容量。在一项生理盐水与白蛋白液体评估（saline versus albumin fluid evaluation，SAFE）的研究中，对 460 例进行初期液体复苏的 TBI 患者，随机给予白蛋白或生理盐水，结果显示白蛋白组患者 TBI 后 24 个月的神经功能预后较差（52.7% vs. 39.4%），死亡率较高（33.2% vs. 20.4%）。重型 TBI 患者白蛋白组致残率和死亡率明显高于生理盐水组。白蛋白影响 TBI 患者预后的机制尚不清楚，但有假设认为白蛋白穿透损伤的 BBB，加重了脑水肿。

　　6% 羟乙基淀粉（hydroxyethyl starch，HES）130/0.4 恢复循环血容量的能力优于乳酸钠林格液，同时有利于维持脑氧供需平衡。尽管如此，TBI 患者围手术期使用人工胶体进行容量复苏前，必须考虑到其可能产生的不良影响，如过敏反应、肾功能损伤、影响凝血功能等。Myburgh 等进行的大型 CHEST 研究共纳入了 7 000 名 ICU 患者，分别使用 6% HES 及生理盐水对患者进行容量治疗，最终 HES 组中接受肾脏替代治疗患者的比例明显多于生理盐水组（7.0% vs. 5.8%；RR=1.21；95% CI：1.00~1.45）。2013 年更新的 Cochrane 系统评价共纳入 78 个随机对照试验，分析结果表明，与晶体液相比，使用胶体液进行液体治疗不降低患者死亡率,反而使用羟乙基淀粉会增加患者的死亡风险(RR=1.10,95%CI:1.02~1.19)。目前尚无TBI患者使用6%羟乙基淀粉130/0.4的随机对照研究,但是对于重型TBI患者反复使用甘露醇脱水治疗会增加肾功能损害应引起重视。

高张盐水(hypertonic saline,HS)对脑组织可产生与其他高渗溶液如甘露醇相似的渗透性脱水作用,由于具有降低脑的水含量和ICP、稳定血压的作用,因此,在TBI患者的低容量复苏治疗中优于其他溶液。在某些情况下,如难治性ICP升高、提供脑松弛和维持血管内容量方面,高渗盐水可能优于其他利尿药。使用高渗盐水的顾虑是血浆渗透压升高引起的生理紊乱,如意识障碍和惊厥等,需要进一步的研究以确定其剂量-效应关系和安全性。抗利尿激素分泌失调综合征(syndrome of inappropriate secretion of antidiuretic hormone secretion,SIADH)的患者持续应用HS后,由于液体潴留可以引起严重的低钠血症,所以HS不作为一线治疗,只有在限制水和应用利尿剂后方能使用。

总之,0.9%的盐水仍然是TBI患者液体复苏的较好选择,也可以选用其他等渗液体如醋酸林格氏液,使用时要监测血浆电解质。对于大量失血等造成的血容量丢失,胶体液扩容能力强,血管内停留时间长,达到同样复苏目标所需液体量少,可作为液体复苏中血容量补充的液体。

六、血糖控制

在急性脑损伤的患者中,因为急性的应激状态可以引起血糖浓度的升高,在没有糖尿病的患者当中,这种血糖浓度的升高被称为"应激性高血糖"。这种应激性高血糖因为输注糖皮质激素更为常见。血糖浓度的增加会对中枢神经系统产生不利的影响,尤其是对脑缺血、SAH或TBI等神经外科患者。高血糖最初被认为是危重患者的生理反应,然而,有很多实验表明高血糖影响患者的长期预后,增加术后并发症的发生率,延长患者在ICU的停留时间,以及增加死亡率。目前高血糖引起神经损伤的机制尚不完全清楚。

Van den Berghe等进行了两项针对强化胰岛素疗法(intensive insulin therapy,IIT)的跨时代的研究,研究中目标血糖水平是4.4~6.1mmol/L,这个血糖水平随后在神经重症监护病房中被广泛使用。第一项研究IIT降低了患者死亡率(IIT组4.6%,常规组8%,P<0.004),这种益处在ICU内大于5d的患者中更为明显。第二项研究评估了该疗法对患者预后的影响,结果表明,虽然IIT成功地降低了患者的发病率和ICU的停留时间,但长期的死亡率并没有得到改善,而且更值得关注的是,使用IIT后在ICU停留时间较短的患者的长期预后反而更差。在IIT组有39名患者发生了低血糖(血糖浓度<2.22mmol/L),常规组只有2名,而且低血糖后来被证实与较差的预后相关。

Bilotta等针对IIT在神经外科重症患者中使用的安全性和有效性进行了研究。在这项研究中,483名需要接受择期或急诊神经外科手术的患者被随机分为了两组,一组接受IIT(241名患者),将血糖水平维持在4.44~6.11mmol/L,一组接受常规的胰岛素疗法(242名患者),将血糖水平维持在11.94mmol/L以下。研究表明,IIT在神经外科患者中的使用确实可以减少感染率和缩短ICU的停留时间,但是却增加了医源性低血糖的发生率。Bilotta建立了更为个体化的治疗方案,使得IIT的目的从有效性(试图证明更好的长期神经预后)到安全性(IIT是否会增加医源性低血糖的风险)发生了转变。

总之,神经外科患者高血糖和低血糖都会产生严重的不良影响,必须进行严格的血糖监测,维持在生理范围内十分必要,血糖浓度的任何异常必须马上纠正。同高血糖一样,低血糖也会导致神经系统的损伤,预防与低血糖有关的神经损伤尤为重要。应避免低血糖,一旦发生,应早期诊断和及时治疗。目前证据表明,为了最大限度地减少发生严重低血糖的风险,避免加重已有的神经损害,建议血糖浓度控制的目标范围是 4.4~7.0mmol/L。在糖尿病控制不佳的患者中,该浓度范围可放宽至 5.0~8.7mmol/L,减少低血糖和高血糖的风险,从而避免医源性神经损伤的发生。

七、体温控制

体温增高(>38℃)对 TBI 患者极为不利,与神经系统预后不良有明显相关性,而且增加重型 TBI、SAH 和卒中患者的死亡率。因此,应避免 TBI 患者出现高体温。入院时低体温的 TBI 患者积极复温治疗极为有害,因此一定要谨慎输注加温液体,尤其在手术过程中避免出现低血容量和出血时,同时应考虑到高体温的危害。

经多年实验研究证实,亚低温通过多种机制减轻了继发性 TBI,可作为一种有效的神经保护手段。急性 TBI 患者降温治疗的措施包括可采用体外设备如降温毯,也可采用血液降温方法,如静脉输入冷盐水、血管内降温等。目前没有数据表明哪一种治疗方法最适合于急性 TBI 患者。从生理学角度讲,TBI 患者的低体温具有降低脑氧代谢率的潜在益处。但是,亚低温作为脑保护措施用于临床尚存争议。亚低温疗法可有效减轻心脏骤停后继发性 TBI,但尚未证实其对临床 TBI 患者的有效性。

因此,目前没有充分证据推荐对重度 TBI 患者常规采用亚低温疗法治疗。事实上,采取亚低温疗法需要重视低温带来的感染增加、心律失常等并发症,更要重视复温过程引起的神经功能损害。虽然低温治疗的神经保护作用尚未得到证实,但可明确高温会加重神经功能损害。

八、糖皮质激素使用

一项关于重型 TBI 后使用糖皮质激素的国际性的随机、安慰剂对照研究(corticosteroid randomization after significant head injury,CRASH),观察了 10 008 例损伤在 8h 内的成人 TBI 患者,随机分配接受早期输注 48h 甲泼尼龙或安慰剂输液治疗对预后的影响,其结果分别于 2004 年和 2005 年在 *Lancet* 发表,结果显示接受糖皮质激素组 TBI 后 2 周、6 个月的死亡率和致残率都显著高于对照组,由此 TBI 患者不常规推荐糖皮质激素治疗,除非合并急性脊髓损伤。

九、颅内压增高的紧急治疗

ICP 增高是重度 TBI 的主要并发症。ICP 持续增高会影响 CPP、CBF,出现脑缺血、脑疝,进而导致死亡。ICP 治疗的目的是维持全脑和局部 CBF,以满足受损脑组织代谢需要,避免由于低灌注导致的继发性脑损害。传统观点为目标控制优化 ICP 管理,目前更多提倡 ICP 增高的个体化或"水平化"管理。采用 CPP 为目标的治疗模式。TBI 救治指南推荐 CPP 应维持在 50~70mmHg,同时 ICP<20mmHg。TBI 患者紧急治疗的主要目标是降低 ICP,这可以通过改变头位、过度通气、应用高渗溶液和利尿剂、巴比妥类药物等多种方式解决。TBI 患者的床旁监测工具包括 ICP、CPP、SjvO$_2$ 和脑组织氧合。

1. 体位 如果 CSF 通路通畅,应采取轻度头高位(头部向上抬高 30°),颈部保持中立,可以促进脑静脉引流,并且降低 ICP。头部向一侧扭转、气管内导管或者气管切开导管紧贴颈部、或头低脚高位体位,限制脑部静脉回流,可以明显增高 ICP。低血容量患者过度抬高头部,如果降低了 MAP,就可能引起脑灌注减少,发生脑缺血,并增加术中空气栓塞风险。

2. 高渗治疗 甘露醇被认为是高渗治疗的常用方法并建议作为处理 ICP 升高的第一阶梯疗法。甘露醇的常用剂量为 0.25~1.0g/kg。小剂量的甘露醇可以有效快速降低 ICP,且较少引起电解质紊乱,但必须反复多次输入。快速输入甘露醇可以显著降低 ICP，但血压也暂时下降，使血管内容量和 CBV 明显增加。然而，一项 2007 年 Cochrane 系统评价发现"推荐甘露醇用于 TBI 患者管理的证据不足"。这一综述发表后，一项包括 18 篇文献的荟萃分析研究了甘露醇和 ICP 的量效关系，发现使用甘露醇后，初始 ICP 高于 30mmHg 的患者 ICP 降低的程度大于初始 ICP 低于 30mmHg 者，但没能提供甘露醇剂量-效应曲线的具体信息，两者只表现出很弱的线性关系，这可能是由于各研究之间的标准不同造成，也说明对于这个重要问题需要设计更完善的研究。

高张盐水对于脑部的作用机制类似于甘露醇。无论是否存在 SAH 的开颅手术患者，或降低 TBI 患者的 ICP 时，等渗透剂量的 HS 和甘露醇减轻脑组织水肿的作用相似，但 HS 不会像甘露醇那样引起明显的利尿作用和负性的液体平衡。因此，血流动力学不稳定、低血容量患者或者心脏病患者，可以给予 HS。首次剂量的 HS 需要静脉输入超过 15~20min。没有明确推荐给予 HS 的确切浓度和容量。给予 5ml/kg 的 3% HS 产生的渗透作用与 1g/kg 的 20% 甘露醇相当。

有报道，单纯使用大剂量呋塞米（1mg/kg）或联合应用小剂量甘露醇，可以降低 ICP 和脑水含量。呋塞米降低 ICP 的作用机制不明，与其利尿作用无关。呋塞米可以减少 CSF 的生成，降低水和离子通过 BBB 的能力。呋塞米还可以通过维持甘露醇引起的血浆的高渗透压状态，增强甘露醇的作用，低剂量的呋塞米（5~20mg）联合应用低剂量的甘露醇（0.25~1.0g/kg），可以有效减轻脑肿胀，作用更强、更持久。但是，联合应用时可以导致低钠、低钾和低氯血症、高渗状态。

3. 巴比妥疗法 巴比妥类药物可以降低 CMR、CBF、CBV 和 ICP。TBI 患者紧急治疗时，巴比妥类药物可以有效减轻大脑对有害刺激的反应，如气管内插管、气管内吸引以及手术操作刺激。巴比妥类药物还可以迅速减轻术中脑肿胀。大剂量的巴比妥类药物可以有效降低对其他治疗无效的 TBI 患者的 ICP，并被认为是难治性颅内高压患者镇静的较好选择。也有建议用丙泊酚进行镇静和控制 ICP。与巴比妥类药物相似，丙泊酚也会引起血压下降，但丙泊酚最大的优点是恢复迅速，利于进行神经系统功能评估。丙泊酚引起爆发性抑制的剂量很高[约 200μg/(kg·h)]，因此会增加患者脂质的摄入量。应用丙泊酚镇静时，若丙泊酚剂量 >5mg/(kg·h) 或输注时间 >48h，有发生致命性丙泊酚输注综合征的风险，本病特点是发生代谢性酸中毒、横纹肌溶解、肾功能衰竭、乳糜血、肝脏脂肪堆积以及致命性心衰，已证实与神经系统疾病密切相关，尤其是创伤性 TBI 患者，因此，对于重症监护室的患者要慎重选择镇静药。

十、麻醉策略

TBI 麻醉管理的主要目标是改善脑灌注及氧合，避免继发性损伤并提供满意的手术条件。要根据患者的全身及颅内情况选择麻醉药。在血流动力学稳定的严重颅内高压患者，可使用丙泊酚 [1.5~2.5mg/(kg·h)]、阿片类镇痛药、非去极化肌肉松弛药，吸入混合氧气和空气维持麻醉，在 ICP 较低的患者，可使用丙泊酚、低于 1MAC 的吸入麻醉药、阿片类镇痛药维持麻醉，麻醉中要避免继发性 TBI。避免失血或麻醉药物引起的低血压，进行适当的容量治疗。因为创伤后最初 24h 内脑组织往往是低灌注的，应避免过度通气和可加重脑缺血的药物。丙泊酚降低 CBF 的程度超过 CMR，在某些情况下可造成缺血，特别是在过度通气期间。麻醉科医师在术中应通过维持组织氧输送（血细胞比容 30%~35% 和正常心排血量）、稳定血糖（建议 4.4~8.3mmol/L）、电解质平衡和温度等改善脑生理状态。

脑肿胀或手术部位脑膨出会影响手术，这可能是由于患者体位不当、合并对侧血肿、静脉回流障碍和脑室出血引起的急性脑积水等引起，应该给予相应处理。这时必须判断过度通气的效应。肺泡和动脉之

间可能存在较大的 CO_2 梯度,使得呼气末 CO_2 可能不能反映动脉 CO_2 分压。检查呼吸回路和设备以确保正常吸气和呼气峰压。张力性气胸、腹内压升高、气管导管或呼气管道打折、呼气活瓣阻塞等可使吸气或呼气压力明显升高,引起低氧血症和高碳酸血症。出现脑肿胀时必须重新评估水电解质平衡状态。甘露醇的效应仅能维持 1~3h,需要提高渗透压时应再次追加。容量超负荷和低钠血症也可能会导致脑肿胀,必须予以纠正。如果脑肿胀持续存在,应改为全凭静脉麻醉和维持中浓度氧。目前国内硫喷妥钠极少使用。为了避免静脉麻醉引起的心肌抑制和低血压,可能需要增加前负荷,并使用心血管活性药如去氧肾上腺素。急性脑肿胀时需要切除部分脑组织、减张缝合硬脑膜以使关颅后 ICP 降低。

创伤性 TBI 患者苏醒期常保留气管插管、机械通气及麻醉镇静状态,将患者转运到重症监护室。即使没有并发症的血肿清除术也推荐在术后继续机械通气一段时间,因为脑肿胀在伤后 12~72h 达到高峰。应尽量避免高血压、咳嗽或气管导管引起的屏气导致颅内出血,可选用拉贝洛尔或艾司洛尔控制高血压,巴比妥类药有助于患者镇静。

综上所述,TBI 患者救治的重点是稳定病情,避免引起继发性损伤的全身和颅内因素,全身因素包括低氧血症、低血压、贫血、低碳酸血症、高碳酸血症、发热、低钠血症、低血糖症、高血糖症等,以及颅内因素如血肿、ICP 升高、癫痫、感染、脑血管痉挛等。继发性脑损伤加重病情,严重影响预后。TBI 患者麻醉的主要目标是预防和/或尽可能减少继发性脑损伤,并优化紊乱的各种生理参数,同时处理继发的心、肺、感染和其他各种并发症。随着 TBI 救治指南的制订、多学科团队培训方面的进步,对 TBI 患者的救治能力会逐步得到提高。随着新信息的获取,TBI 救治指南会不断更新。目前一些建议只是基于二级或三级的证据,而且不是所有建议在实施后都起到了改善转归的结果,因此,需要大型的多中心随机试验解决这些悬而未决的临床问题,降低围手术期风险和预防继发性损伤,改善转归,从而减少 TBI 患者的死亡率和致残率。

第八节　小儿创伤性颅脑损伤患者的麻醉管理

在小儿创伤性颅脑损伤围手术期管理的各个阶段,即术前、术中和术后管理中,都应以患儿的生长发育特点为基础。本节重点在于强调不同年龄小儿生长发育特点及其对颅脑损伤围手术期管理的影响。

一、不同年龄小儿生长发育特点

婴幼儿及小儿的脑血管生理和颅骨的发育与年龄有关,与成人有明显差异。CBF 与 CMR 紧密耦联,出生后 CBF 和 CMR 均成比例地增加。Wintermark 等提出了年龄对 CBF 的影响,通过脑灌注 CT 技术,CBF 在 2~4 岁时达到峰值,7~8 岁时达到稳定状态,这些变化与神经解剖学的改变是一致的。正常新生儿血压自动调节的范围是 20~60mmHg,反映了围产期的脑代谢率和血压相对较低,更重要的是,自动调节曲线的斜率在曲线的下限和上限范围内,下降和上升均很显著,CBF 的自动调节范围很窄。因此,新生儿特别容易发生脑缺血和脑室内出血。

健康足月新生儿的脑循环有自动调节的能力,而早产儿不具备这种能力。Tsuji 等指出,早产新生儿的 CBF 与血压呈线性相关。未足月、低体重和低血压的早产新生儿的 CBF 变化模式为血压依赖性。因此,必须严格控制新生儿的血压,使脑缺血和脑出血的可能性降至最低。Vavilala 等指出较小儿和较大儿的 CBF 自动调节的低限是相同的,而小于 2 岁的小儿由于基础血压相对较低,其自动调节的储备能力较差,所以发生脑缺血的风险较大。

成人和婴儿的 CBF 占心排血量的比例不同。小于 6 个月龄婴儿的 CBF 占心排血量的 10%~20%,2~4 岁时达到峰值,为 55%。7~8 岁时 CBF 占心排血量的 15%,达到成人的水平。婴儿和小儿头部的体表面积和血容量占全身的比例相对较大,因此,小儿的神经外科手术中容易发生血流动力学的不稳定。

婴儿的颅骨也是不稳定的,囟门和未闭合的颅缝使颅腔具有一定的顺应性。生长缓慢的肿瘤或慢性出血时,可以通过囟门和颅缝扩张,使颅内体积代偿性增加,因此占位效应往往被掩盖。但是,颅内大量出血或脑室梗阻引起颅内容积的急剧增加,则同成人一样,未成熟的颅骨无法代偿,可以引起致命的颅内高压。

新生儿和婴儿的脏器功能还不成熟。新生儿肾脏的特点是肾小球滤过率和浓缩尿的能力降低,导致盐和水的排出减少,对水和电解质变化的代偿能力降低,经肾脏排泄的药物的半衰期延长。新生儿的肝脏功能也不成熟,由于肝酶活性降低,使药物的代谢延迟。早产儿的总水含量占体重的 85%,成人期降至 65%;早产儿的脂肪含量占体重的 1%,婴儿期增至 15%,成人期为 35%;血总蛋白水平的变化趋势与此类似。因此,在婴儿,亲水性药物有较多的结合位点,疏水性药物的结合位点较少。由于这些因素,临床医师在给新生儿用药时需根据体重调节药量,减少用药次数。

二、小儿创伤性颅脑损伤特点

小儿颅脑外伤的处理应考虑全身多器官的功能状态。小儿受伤时头部往往是撞击点,其他器官也可能受到损害。伤后应立即实施基本生命支持,确保气道通畅,维持充足的呼吸和循环功能。由于婴幼儿的头部比例较大,小儿常发生加速-减速损伤,引起弥漫性脑和上颈髓损伤。为避免继发性脊髓损伤,除非影像学证实除外了颈椎损伤,在气道操作、置入喉镜时需颈椎制动。头部外伤时常并发腹部闭合性损伤和四肢长骨骨折,是引起大出血的主要原因。手术期间为确保组织的灌注,应输入晶体液或血制品恢复患儿的血容量。持续出血会导致凝血功能异常,需要用特殊成分血治疗。

摇摆综合征的婴儿常表现为多发的慢性和急性硬膜下血肿。和其他外伤一样,要注意检查患儿有无其他合并伤、骨折以及腹部外伤。较小儿的硬膜外或硬膜下血肿清除术,都可能引起大出血和发生静脉空气栓塞(venous air embolism,VAE)的风险。

目前的小儿头部外伤的处理原则,只基于少数几个随机化的临床试验,主要是从成人的临床经验得出的,该领域的小儿循证医学的研究仍在探索中。因此,在小儿的头部外伤管理中使用成人的经验时,必须对年龄相关的脑血管生理和解剖知识有深入的了解。2003 年,一个由小儿神经外科医师和重症监护医师组成的专业组发表了"小儿和青少年重型颅脑损伤的紧急医学处理指南"。此指南对小儿颅脑外伤治疗中有争议的问题,进行了详细的综述。

三、麻醉策略

1. **麻醉诱导** 麻醉诱导选用的技术和药物取决于患儿术前的状态。全身麻醉诱导可以采用七氟醚,开放静脉通路后给予非去极化肌松药,利于气管插管。如果患儿已经有静脉通路,可以选择镇静催眠药进行麻醉诱导,如丙泊酚(3~4mg/kg)。呕吐或刚进食的患儿有发生吸入性肺炎的危险,应当采用快速序贯诱导,先给予丙泊酚,再给予一种快速起效的肌松药,同时按压环状软骨。对于脊髓损伤或肢体瘫痪的小儿,可以使用罗库溴铵;在这种情况下,给予琥珀胆碱可能导致突发致命的高钾血症。由于依托咪酯和氯胺酮可以引起中枢神经系统兴奋和 ICP 升高,所以不宜用于小儿颅脑损伤麻醉。

2. 气道管理　小儿气道解剖的发育变化对气道管理有很大影响。婴儿的喉部呈漏斗形,在环状软骨水平最狭窄,因此,当婴儿的气管内导管与气管黏膜紧密接触,并且插管时间较长时,容易引起黏膜水肿,导致声门下梗阻。可以使用带套囊的气管内导管,注意经常检查并调节套囊的压力,避免气管损伤。由于患儿的气管较短,当头部屈曲时,导管容易移位至一侧主支气管内。因此,在气管插管时要特别注意导管的位置是否正确,在摆好患儿的体位后,麻醉科医师应再次听诊双肺,以排除导管误入一侧主支气管。在头颈部屈曲时,经口气管插管在舌根部容易发生扭曲,导致气道梗阻或直接压伤舌部。

小儿俯卧位手术或严重失血需大量液体替代治疗的患儿,术后容易发生严重的气道水肿和梗阻。如果术前有肺功能障碍,如支气管肺发育异常的婴儿或有神经肌肉疾病的较大儿,术后可能因呼吸功能不全而延迟拔管。在这些情况下,应按照标准的拔管指征,气管导管的漏气压力小于 20cmH$_2$O,有助于麻醉科医师正确决策。舌、声门以上水肿表明存在梗阻,喉镜有助于确诊,当水肿严重时,可以采取头高体位,给予少量利尿剂,术后转入重症监护病房继续机械通气,在 24h 内改善状况。

3. 建立血管通路　神经外科手术中较难接触到患儿,在术前一定准备好静脉通路,通常,两条较粗的静脉通路即可满足大多数开颅手术的需要。如果开放外周静脉困难,可以进行中心静脉置管。股静脉置管可以避免锁骨下静脉置管引起气胸的风险,又不像颈静脉置管那样影响脑静脉回流。此外,在头部手术过程中,股静脉置管便于麻醉科医师观察。开颅手术可能引起出血增多,导致血流动力学不稳定,桡动脉置管可以监测直接动脉压和进行动脉血气分析。对于婴幼儿,还可以选择足背动脉或胫后动脉建立血管通路。

4. 麻醉维持　强效挥发性麻醉药通过吸入途径给药。目前,七氟醚已经取代了异氟醚,成为婴幼儿麻醉诱导的主要用药。调节药物的吸入浓度可以迅速改变麻醉深度。静脉麻醉药分为镇静-催眠药和阿片类镇痛药。这些药物可以显著抑制 CMR,但不引起脑血管扩张,是比较"理想的"麻醉药。芬太尼是最常用的阿片类镇痛药。对于未成熟的新生儿,芬太尼和其他合成的阿片类镇痛药(包括舒芬太尼),由于重复给药或延长输注时间,半衰期会延长,并且药物需要在肝脏代谢,而新生儿的肝脏发育不成熟,因此,这些药物的镇痛效果,及呼吸抑制和镇静作用可能延长。瑞芬太尼是唯一由血浆酯酶快速清除的阿片类镇痛药,因此,当给药速度为 0.2~1.0μg/(kg·min)时,是理想的快速苏醒的阿片类镇痛药,但在苏醒时常伴有谵妄和镇痛不全。

尽管如此,麻醉维持中只要合理选择用药,一般不会影响神经外科手术的预后。神经外科手术中最常用的药物组合为阿片类镇痛药(芬太尼或瑞芬太尼)复合吸入氧化亚氮(70%)和低浓度异氟醚(0.2%~0.5%)。但是,神经外科手术中常规使用氧化亚氮并没有得到广泛认可。小儿麻醉中知晓的发生率为0.8%,明显高于成年人。常规给予苯二氮䓬类药物,如咪达唑仑(0.5mg/kg 口服或 0.1mg/kg 静脉注射),可以在围手术期产生遗忘作用并缓解焦虑。非去极化肌松药可以维持深度肌松,避免患儿体动,并减少麻醉药的用量。长期进行抗癫痫药物治疗的患儿,由于这些药物的酶诱导作用,可能需要较大剂量的肌松药和镇痛药。当手术中需要监测运动功能时,应停止使用肌松药或用拮抗剂拮抗其作用。

5. 术中液体和电解质管理　开颅手术中,血流动力学的稳定需要维持血管内容量和电解质的稳定。由于 2~4 岁小儿的 CBF 占总心排血量的 55%,突然失血或静脉气体栓塞会引起心血管功能的迅速恶化。因此,整个手术过程中应维持正常血容量。估计患儿的血容量至关重要,其决定了允许的失血量和输血的时机。血容量与患儿的年龄和体型相关,见表 12-8-1。由于生理盐水轻度高渗(308mOsm/kg),是神经外科手术中常用于维持的液体,并能减轻脑水肿。但是,快速大量输入生理盐水(>60ml/kg)会导致高氯性酸中毒。由于新生儿和婴儿的血容量相对较多,维持输液的速度取决于患儿的体重,见表12-8-2。大多数婴幼儿的开颅手术出血较多,麻醉科医师应提前计算最大允许失血量,以决定输血时机。但是,目前还没有输血阈值的指南,是否输血取决于手术的种类、患儿合并的内科疾病,以及术中和术后可能持续的失血量。血细胞比容水平在21%~25%时可以考虑输血。红细胞悬液(10ml/kg)可以使血细胞比容提升10%。失血量少时,每1ml失血量用3ml生理盐水或1ml胶体液(如5%白蛋白)补充。根据手术大小和时间长短,以及血管床暴露的范围,必要时按3~10ml/(kg·h)的速度进行额外补液。

表 12-8-1 小儿血容量的估计

年龄	估计血容量/($ml \cdot kg^{-1}$)	年龄	估计血容量/($ml \cdot kg^{-1}$)
早产儿	100	1~12 岁	75
足月儿	90	青少年和成人	70
≤1 岁	80		

表 12-8-2 维持液体的输注速度

体重/kg	速度
<10	4ml/(kg·h)
10~20	40ml+2ml/(kg·h)(10kg 以上的每 kg 数)
>20	60ml+1ml/(kg·h)(20kg 以上的每 kg 数)

小儿,尤其是婴儿,特别容易发生低血糖。早产儿的糖原储备有限,糖异生作用也有限,需要持续输注葡萄糖[5~6mg/(kg·min)],维持正常的血糖水平。手术禁食水等引起的低血糖,一般不需要补充外源性葡萄糖就可维持正常的血糖水平。手术应激、严重的疾病以及胰岛素抵抗,均可导致高血糖,反过来高血糖又可以引起神经系统功能损伤。在小儿,高血糖与预后不良有关,但是严格控制血糖是否有益,尚不清楚。目前,有限的证据表明,严格控制血糖可能引起低血糖的风险,新近的资料不支持对所有年龄组的患者都严格控制血糖。因此,要记住小儿对血糖有特殊的易感性,小儿发生低血糖的危害比成人大,在儿科研究提出更好的指南之前,目前保守的做法是维持随机检测的血糖水平不超过9.99mmol/L(180mg/dL)。如果存在脑缺血,高血糖会加重神经功能损伤,因此,任何时候都应避免出现高血糖。

脑肿胀的早期处理包括过度通气和抬高头部,如果这些方法无效,可以给予0.25~1.0g/kg甘露醇静脉注射。甘露醇可以一过性改变脑的血流动力学,使血浆渗透压升高10~20mOsm/kg。但是,重复给予甘露醇可以导致渗透压过高和肾功能衰竭,进一步加重脑水肿。呋塞米具有加强甘露醇减轻急性脑水肿的作用,在体外实验中还可以防止甘露醇导致的脑水肿出现反弹现象。所有的利尿剂都会干扰尿量,影响对血容量的判断。

6. 术中监测 大型开颅手术或脊髓手术有可能因大出血、VAE、脑疝形成或脑神经刺激,导致患儿突然出现血流动力学的不稳定。

(1)有创动脉血压监测:放置动脉导管可以连续监测血压,及时发现脑灌注减少,还可用于术中监测血气、电解质、血糖和血细胞比容。由于小儿对失血的耐受能力不如成人,所以小儿放置动脉导管的指征应适当降低。

（2）中心静脉压监测：小儿是否应放置中心静脉导管一直有争议。成人经常放置颈静脉或锁骨下静脉多腔导管，尤其对于可能发生 VAE 的患者。但是，多腔导管对于婴儿和大多数小儿来说太大，不适宜应用。而且，小儿监测中心静脉压并不能准确反映血容量的状况，尤其是俯卧位时。因此，中心静脉置管弊大于利。有研究报道，当婴儿发生 VAE 时，经单腔中心静脉导管抽出空气的成功率并不高，这可能与小儿单腔导管的阻力大有关。

（3）心前区多普勒超声与呼气末 CO_2 监测：许多婴幼儿的开颅手术都可以检测到 VAE，主要是由于小儿的头部相对较大，无论仰卧位还是俯卧位，头部位置都高于心脏的水平。标准的神经外科手术的体位通常抬高患儿头部，以利于脑静脉引流，但是，在手术中颅骨和静脉窦开放的情况下，这种体位会增加空气进入静脉系统的风险。有心脏缺损和潜在的右向左分流的患儿，如卵圆孔未闭和动脉导管未闭，有发生反常气体栓塞导致脑梗死和心肌梗死的可能。心前区多普勒超声探查可以监测到微小的 VAE，因此，所有的开颅手术中都应当常规监测呼气末 CO_2 和直接动脉压，便于在血流动力学产生明显变化之前，尽早发现 VAE。多普勒探头应当放置在前胸壁，通常位于胸骨右侧第四肋间隙（即乳头连线处）。体重不超过 6kg 的婴儿，在俯卧位手术时，还可以将探头放置在后胸壁。发生 VAE 时，除了多普勒超声的特征性改变外，还可以见到呼气末 CO_2 突然降低、心律不齐、心电图缺血改变，或者几种情况同时存在。

（4）脑血流：婴幼儿发生脑缺血的主要原因是低血压引起的脑灌注减低，尤其出现颅内高压时。术中监测脑缺血的技术包括：①EEG；②经颅多普勒超声（transcranial Doppler ultrasonography，TCD）；③脑氧饱和度监测。但由于通常在手术区域附近监测，因此作为常规监测，技术上存在一定难度。

第九节　创伤性颅脑损伤的加强监护治疗

中枢神经系统损伤患者的神经系统的危重症治疗目的是预防和尽可能减少继发性 TBI，并优化重症患者中经常出现紊乱的各种生理参数。TBI 患者 ICU 治疗中不仅需要处理已损伤的颅脑组织，同时需要处理继发的心、肺、感染和其他各种并发症。TBI 患者进入 ICU 评估和治疗的重点包括初始评估，特别是气道、呼吸和循环评估，尽可能避免和纠正低氧血症和低血压；处理 ICP 增高和脑水肿；预防感染和深静脉血栓；呼吸机治疗及呼吸机相关性肺炎的治疗；神经系统并发症的监测和处理，如垂体功能不全、电解质异常、抗利尿激素分泌异常综合征、脑性盐耗综合征和尿崩症等；亚低温疗法等。

一、颅脑损伤进入重症监护室的初始评估

绝大多数 TBI 患者在进入 ICU 之前，已在创伤现场、转运过程、急诊室，或者手术室完成基本评估、辅助检查，并接受了干预治疗。但是，患者进入 ICU 后仍然需要认真回顾患者病史、实验室检查结果、影像学检查资料等。其中基本初始评估包括气道（airway）、呼吸（breath）和循环（circulation）状态。转运患者过程即使在医护人员陪同和严密监护下也经常会伴随并发症的发生。患者进入 ICU 后应立即评估非气管插管患者气道保护和气道通畅能力，评估气管插管患者气管导管位置、呼吸和氧合状态，评估患者的心脏和循环状态，强调及时处理任何原因造成的低氧血症和低血压。在做好初步评估的同时，转运医护人员应与 ICU 医护人员做好床旁交接班，传达重要的患者信息。需要强调的是，应在初始评估的基础上完成患者全身检查和综合评估，及时发现潜在并发症和合并损伤。

二、低氧血症和低血压的处理

任何情况下,长时间的低氧血症和低血压都会造成患者预后不良。单次缺氧或低血压事件在TBI危重症患者的救治过程中并非罕见,可以是原发性损伤或病理生理过程导致,也可发生在后续的治疗如气管插管或镇静治疗过程中。多项研究结果表明,TBI后即使是单次的缺氧或低血压事件也需要避免。TBI患者在院前急救、急诊室以及后续的院内治疗期间优化血压管理和呼吸管理显著影响预后,应预防和尽早纠正低血压和低氧血症。在ICU和住院期间更需迅速积极处理,以避免反复发生的低血压和低氧血症影响患者转归。

三、控制颅内压增高

ICP增高是重度TBI的主要并发症。ICP持续增高会影响CPP,降低CBF,出现脑缺血、脑疝,进而导致死亡。ICP治疗的目的是维持全脑和局部CBF,以满足受损脑组织代谢需要,避免由于低灌注导致的继发性脑损害。传统观点认为垂直目标控制优化ICP管理,目前更多提倡ICP增高的个体化或"水平化"管理。采用CPP为目标的治疗模式。目前国外指南推荐CPP应维持在50~70mmHg,同时ICP<20mmHg。

临床很多因素或病理生理机制导致ICP增高。应采取针对性、个体化、水平化治疗方案。如果ICP增高是由于头偏向一侧引起,可以将头、颈置于身体轴位,利于头部静脉回流,或抬高床头,确保头高脚低位30°~45°;如果由于患者躁动、缺氧和/或疼痛所致ICP增高,应予对症处理;CSF循环通路受阻可放置分流管或脑室外引流;脑水肿采用高渗疗法个体化治疗;脑内占位性病变需外科手术清除。

四、呼吸机治疗和呼吸机相关性肺炎治疗

呼吸衰竭是重度TBI患者最常见非神经系统并发症,近年来有实验研究TBI后使用呼吸机的指征及机械通气对预后的影响。在一项137例TBI患者的前瞻性观察性研究发现,机械通气>24h,有31%的患者出现急性肺损伤(acute lung injury,ALI),ALI是死亡和预后不良的独立危险因素。目前尚不清楚何种通气模式可以最大限度减少ALI。

重症TBI患者呼吸机相关性肺炎(ventilator-associated pneumonias,VAP)发生率为10%~25%,死亡率为10%~40%,VAP与致残率和死亡率上升有关。VAP的预防策略是最大可能减少口咽部细菌定植,减少口咽部分泌物和胃内容物的误吸,常规床头抬高使用半卧位,提高依从性。当怀疑VAP时合理使用抗生素,降低VAP的发病率。

虽缺乏随机的试验研究,但对于TBI患者主张早期行气管切开。有研究认为,GCS≤8分,创伤严重度评分(injury severity score,ISS)≥25分,预期机械通气时间>7d是气管切开的预测因素。

五、深静脉血栓的预防与治疗

危重症患者常出现静脉血栓形成,严重者可造成肺动脉栓塞(pulmonary embolism,PE)它是患者致死、致残的主要原因之一。在没有预防的情况下,约20%的重度TBI患者会发生深静脉血栓形成(deep venous thrombosis,DVT)。通常认为常规筛选发现的腘静脉DVT不至于引起严重的临床事件,但近端静脉如股静脉DVT可能引起PE。虽然报道TBI住院期间PE发生率低于1%,但由于其可能危及生命,另外TBI患者难以使用抗凝剂预防血栓形成,因此在ICU应积极预防TBI患者DVT形成。

通常采用间歇性机械压迫或低分子肝素预防 DVT。目前尚没有随机对照研究比较上述两种方法预防 TBI 患者 DVT 的效果。最近的救治指南对使用气压装置和/或肝素类药物预防 DVT 作了Ⅲ级推荐,但缺乏充足的文献证据支持肝素类药的常规使用。

六、垂体功能不全和电解质异常

垂体后叶与水平衡的调节有关。垂体后叶损伤所致的综合征通常在 TBI 早期出现,包括 SIADH 和脑性耗盐综合征(cerebral salt wasting syndrome,CSW),见表 12-9-1。垂体前叶功能不全导致的神经内分泌紊乱往往不太明显,常在 TBI 后数月趋于明显。垂体前叶释放多种激素影响生长、生殖、肾上腺、甲状腺的功能。TBI 后神经内分泌功能不全的危险因素包括累及额叶的创伤、颅底骨折、伤后记忆缺失大于 24h。在以下患者应高度怀疑垂体前叶功能不全:难以解释的低血压、体重减轻、易疲劳感、性欲丧失、抑郁。需要进行尿和血浆渗透压的检查以及垂体轴激素水平测定。

表 12-9-1 SIADH 和 CSW 的临床表现比较

指标	SIADH	CSW
血钠	下降	下降
血浆渗透压	下降	正常或升高
尿钠	增高	增高
尿量	下降	增高
容量状态	正常容量	低容量
体重	增加	减轻

七、颅脑损伤亚低温疗法

经多年实验研究证实,亚低温通过多种机制减轻了继发性 TBI,可作为一种有效的神经保护手段。但是,亚低温作为脑保护措施用于临床尚存在争议。亚低温疗法可有效减轻心脏骤停后继发性 TBI,但尚未证实其对临床 TBI 患者的有效性。

美国国家急性颅脑损伤亚低温实验(National Acute Brain Injury Study:Hypothermia,NABIS:H)随机对照研究了控制性亚低温对急性 TBI 患者的治疗效果。268 例患者被随机分为 33℃低温组和 37℃正常体温组。患者入组时间为伤后 6h,达到目标体温的平均时间是 $8.4 \pm 3.0h$,其中 1/4 病例达到目标温度的平均时间为 $12.7 \pm 2.0h$。结果显示两组患者转归无显著差异。但是亚组分析发现,102 例到院时体温低于 35℃的患者很快达到了目标设定温度,临床结果显著改善($RR=0.8$,$95\%CI$:$0.6\sim1.0$,$P=0.67$)。

在上述研究基础上,美国神经疾病和脑卒中研究院(National Institute of Neurological Disorders and Stroke,NINDS)资助了 NABIS:H Ⅱ试验,旨在前瞻性研究到院时低体温患者的亚低温治疗效果,以期证实前一次研究的亚组分析结果。本研究结果 2011 年发表于 Lancet,研究累计纳入 232 例患者,在受伤后 2.5h 内随机分为 35℃低温组(119 例)和 37℃正常体温组(113 例),在完成创伤评估后,按二次病例排除标准未排除的 97 例患者进入下一步研究,低温组患者(52 例)继续降温至 33℃持续 48h。结果显示,与正常体温组(45 例)相比,亚低温组患者 6 个月转归无显著差异($RR=1.08$,$95\%CI$:$0.76\sim1.53$,$P=0.67$),因此研究未证实重型颅 TBI 的亚低温治疗效果。但亚组分析表明,亚低温疗法可能改善进行颅内血肿清除术患者转归（*RR*=0.44,95%CI:0.22~0.88,*P*=0.02），因病例数较少,尚需进一步证实。

因此,目前没有充分证据推荐对重度 TBI 患者常规采用亚低温疗法治疗。事实上,采取亚低温疗法需要重视低温带来的感染增加、心律失常等并发症,更要重视复温过程引起的神经功能损害。虽然低温治疗的神经保护作用尚未得到证实,但高温可明确加重神经功能损害。对于 ICU 治疗期间的 TBI 患者,各种原因导致的发热极为常见,采取积极手段维持正常的体温尤其重要。

（刘海洋　韩如泉）

参 考 文 献

[1] KIM P J,KIM H G,SHIN T J. The disturbance in dynamic property in the reconstructed state space during nitrous oxide administration [J]. Neuroreport,2019,30(3):162-168.

[2] BEATTIE W S,WIJEYSUNDERA D N, et al. Implication of Major Adverse Postoperative Events and Myocardial Injury on Disability and Survival:A Planned Subanalysis of the ENIGMA-Ⅱ Trial [J]. AnesthAnalg,2018,127(5):1118-1126.

[3] RYLOVA A,MAZE M. Protecting the Brain With Xenon Anesthesia for Neurosurgical Procedures [J]. J Neurosurg Anesthesiol,2019,31(1):18-29.

[4] LIND M,HAYES A,CAPRNDA M,et al. Inducible nitric oxide synthase:Good or bad? [J].Biomed Pharmacother,2017,93:370-375.

[5] IRAJI A,CHEN H, et al. Connectome-scale assessment of structural and functional connectivity in mild traumatic brain injury at the acute stage [J]. Neuroimage Clin,2016,12:100-115.

[6] CHAPMAN S A,IRWIN E D, et al. Serum sodium response to hypertonic saline infusion therapy in traumatic brain injury [J]. J Clin Neurosci,2018,48:147-152.

[7] YOZOVA I D,HOWARD J, et al. Comparison of the effects of 7.2% hypertonic saline and 20% mannitol on whole blood coagulation and platelet function in dogs with suspected intracranial hypertension-a pilot study [J]. BMC Vet Res,2017,13(1):185.

[8] RAHIMIAN S,POTTEIGER S, et al. The utility of S100B level in detecting mild traumatic brain injury in intoxicated patients [J]. Am J Emerg Med,2020,38(4):799-805.

[9] FRANK F,BROESSNER G. Is there still a role for hypothermia in neurocritical care?[J]. CurrOpin Crit Care,2017,23(2):115-121.

[10] HAWRYLUK G W J,RUBIANO A M, et al. Guidelines for the Management of Severe Traumatic Brain Injury:2020 Update of the Decompressive Craniectomy Recommendations [J]. Neurosurgery,2020,87(3):427-434.

[11] APPELBAUM R,HOOVER T, et al. Development and Implementation of a Pilot Radiation Reduction Protocol for Pediatric Head Injury [J]. J Surg Res,2020,255:111-117.

[12] KE C,GUPTA R,et al;Million Death Study Collaborators. Divergent trends in ischaemic heart disease and stroke mortality in India from 2000 to 2015:a nationally representative mortality study [J]. Lancet Glob Health,2018,6(8):e914-e923.

[13] ALALI AZIZ S,TEMKIN NANCY,BARBER JASON, et al. A clinical decision rule to predict intracranial hypertension in severe traumatic brain injury [J]. J Neurosurg,2018,131:612-619.

[14] XU B,JIANG W, et al. Comparison of Space Glucose Control and Routine Glucose Management Protocol for Glycemic Control in Critically Ill Patients:A Prospective,Randomized Clinical Study [J]. Chin Med J(Engl),2017,130(17):2041-2049.

[15] PATIL H,GUPTA R. A Comparative Study of Bolus Dose of Hypertonic Saline,Mannitol,and Mannitol Plus Glycerol Combination in Patients with Severe Traumatic Brain Injury [J]. World Neurosurg,2019,125:e221-e228.

第十三章

口腔颌面部创伤患者的麻醉管理

口腔颌面部是人体的暴露部位,无论是平时还是战时都容易遭受创伤。口腔颌面部创伤在和平时期约占全身创伤的 7%~20%,近年来,随着交通与建筑业的快速发展,口腔颌面部创伤发生率呈逐年上升趋势,伤情加重、伤情复杂,伴发骨折明显增多。现代战争中,口腔颌面部战创伤发生率也呈上升趋势,达12% 以上,部分局部作战中甚至高达 30%。

口腔颌面部构成人体容貌的外观,致伤后常不同程度地导致面部解剖结构的破坏和生理功能的障碍,同时面容的毁损必然加重伤者精神和心理上的创伤,严重的颌面部创伤可直接威胁到患者的生命安全。因此,准确地判断伤情、采取及时有效的急救措施,对减少患者的致残率和死亡率具有重要的临床意义。

口腔颌面外科学是一门以外科治疗为主,以研究口腔器官(牙、牙槽骨、唇、颊、舌、腭、咽等)、面部软组织、颌面诸骨(上颌骨、下颌骨、颧骨)、颞下颌关节、唾液腺以及颈部某些疾病的防治为主要内容的严谨而精细、具有极强的技术性、科学性和专业性的临床学科。

口腔颌面外科医师的外科经验和对美及特殊功能的理解使得他们有能力去进一步对口腔颌面部软硬组织的缺陷、创伤及美观进行诊断、治疗和相应的处理。作为一名口腔颌面外科医师,需要在院内环境下进行大量的牙科和医疗专业训练来治疗和修复颌面部外伤。口腔颌面外科医师是治疗面部骨折的专家,包括上下颌骨骨折、眶周及面部撕裂伤的治疗,还要完成复杂颌面部和颅面部的容貌和功能重建。

口腔颌面外科专科医师的培养需要在学习口腔颌面外科学的同时,学习临床医学中的普通外科学、内科学、儿科学、麻醉学等,使他们提前获得麻醉相关的知识、技能和复杂疼痛管理的方法。一名口腔颌面外科住院医师应在手术室接受为期 6 个月的日间手术全身麻醉管理培训。此外,口腔颌面外科医师还应具备诸如眼科学、耳鼻咽喉科学、整形外科学、肿瘤学等专科知识。口腔颌面外科医师可从创伤患者的早期和后续救护、头面部大面积牙源性感染、口腔病理损害的管理(比如下颌骨囊肿和肿瘤)、牙颌面畸形(如先天畸形、发育畸形、后天畸形)的诊断和治疗、复杂颌面修复外科(包括牙科植入物的使用)、下颌骨缺失骨移植物重建和面部疼痛及颞下颌关节紊乱等获得丰富的经验。

颌面部伤痛,由于其本身的性质,与身体其他部位外伤一样影响情绪。因此,处理这些颌面部外伤是一门艺术,并且需要特殊的训练,这包括一种"切身体会"的经历和一种对提供怎样的治疗将对伤者的长期功能和外观有何种影响的理解。引起颌面部创伤的原因有很多,例如战伤、交通伤、意外事故和各种自然灾害等均可导致大范围的面部外伤。颌面部外伤的类型可以从轻微的牙齿创伤到面部皮肤和骨头的极其严重的创伤。而典型的面部创伤又可分为单纯软组织创伤或复杂软组织创伤(皮肤和牙龈)、骨组织创伤(骨折)及特殊区域的创伤(例如眼,神经或唾液腺)。

第一节　口腔颌面部创伤特点

口腔颌面部处于消化道和呼吸道的入口端,邻近颅脑和颈部,解剖位置的特殊性使这一部位创伤的麻醉处理有别于其他部位。颌面部创伤的伤情与身体其他部位创伤一样,也可分为闭合伤、开放伤、盲管伤、贯通伤、挫裂伤、切割伤等,但由于解剖和生理上的特殊性,口腔颌面部创伤有其特点。口腔颌面部解剖生理的特殊性是构成创伤特点的重要原因,也是临床上颌面部创伤救治的基础。

一、口腔颌面部血供

颌面部的血液供应来源于颈外动脉及锁骨下动脉,颈内、外动脉和锁骨下动脉之间都有吻合,同时左右两侧同名动脉之间也有吻合,因此面颈部的血运十分丰富。丰富的血运使组织具有再生与抗感染力,利于伤口的愈合,在颌面创伤处理中,初期清创缝合的时限则宽于身体其他部位,即使创口在伤后 24~48h 内或更长时间,只要伤口无明显感染,清创后仍可作初期缝合。另一方面,丰富的血运使创伤后出血相对较多,容易形成血肿,同时组织水肿反应迅速,如口底、舌根及颌下等部位创伤,则可因血肿、水肿而压迫呼吸道,甚至引起窒息。

二、口腔内牙齿损伤

口腔内牙齿的存在对创伤也有其利弊。颌面创伤常合并颌骨骨折、牙齿移位或咬合关系的改变。临床上治疗牙槽骨、颌骨创伤时,牙齿可为其提供固定的条件,同时,恢复正常的咬合关系是治疗颌骨骨折的"金标准",也就是说,有利于骨折的诊断与复位固定。但另一方面,颌面部创伤常累及牙齿,特别是火器性伤、高速投射物等伤及牙齿,从而使碎裂的牙齿碎片向四周临近的组织内飞溅,形成所谓的"二次弹片"伤,散落在周围组织内的牙碎片可形成异物,牙齿上的牙石及细菌可被带入周围深部组织而引起创口感染;此外,颌骨骨折线上的病灶牙(如龋齿、根尖周炎等)可导致骨折感染,影响骨折愈合。

三、消化道和呼吸道损伤

由于口腔与呼吸道和消化道的直接关系,颌面部创伤可因组织肿胀、移位、舌后坠、异物、血凝块和分泌物等阻塞从而影响呼吸道通畅,严重者可发生窒息;同时,颌骨骨折或软组织创伤,会不同程度地影响口腔的正常功能如张口、咀嚼和吞咽等功能,妨碍说话及正常摄食。因此,颌面部创伤的患者应注意保持呼吸道通畅,并注意口腔卫生和营养的摄取。

四、合并颅脑损伤

众所周知,颌面部与颅脑有着密切的解剖关系,特别是颅面诸骨相互嵌合,因此,颌面部创伤的患者常伴有不同程度的颅脑损伤,如脑震荡、脑挫伤、颅内血肿及颅底骨折等,使伤情加重和复杂。当下颌骨受到创伤后,还容易并发颈部伤,如颈部血肿、颈椎创伤或高位截瘫。所以在处理颌面部创伤患者时,应高度重视和排除有无合并颅脑损伤,避免因漏诊而延误抢救时机。

五、口腔颌面部神经及腺体损伤

口腔颌面部有涎腺、面神经和三叉神经分布,创伤后可出现涎瘘、面神经功能障碍及面部麻木等症状,在诊治过程中应注意是否合并相应部位的其他重要组织创伤,应认真检查并给予合理的处理。

六、口腔颌面部腔窦损伤

口腔颌面部有口腔、鼻腔、咽腔、鼻旁窦、眼眶等腔窦,在这些腔窦内存在着大量细菌,而口腔颌面部创伤常与这些腔窦相通,也就是说容易发生感染,因此,在救治过程中,应尽早关闭与腔窦相通的伤口,以减少感染的机会。

以上是颌面部解剖特点与创伤的关系,只有熟悉这些特点,才能够在颌面部创伤的救治过程中,做到正确地判断伤情,采取及时有效的抢救措施。

第二节　牙槽突创伤与麻醉管理

一、牙槽突外伤的特点

牙和牙槽突创伤比较常见。可单独发生,也可和颌面部其他创伤同时发生。前牙和上牙槽突因位置突出,受伤机会较多。单独的牙齿外伤是很普遍的,一个或多个牙齿创伤,可伴有牙槽突及颌面部其他部位创伤,常伴有周围软组织的出血、水肿及牙龈撕裂。

二、牙槽突外伤的分类

牙齿创伤分为急、慢性两种,包括牙体和牙周膜创伤,有时伴有牙槽突创伤。

（一）牙体急性创伤

1. **牙震荡**　较轻外力可引起的牙周膜创伤,通常不伴有牙体硬组织缺损。临床表现为牙伸长感、轻度松动、咬合痛、咀嚼疼痛、叩痛和冷热刺激痛;牙髓测试大多仍有活性,应定期观察牙髓活性,若活力测试阴性可行牙髓治疗,通过降低咬合力负担,大多都可恢复正常,若确诊牙髓坏死则行根管治疗。

2. **牙脱位**　因受外力方向和大小不同可分为不完全性和完全性脱位。不完全性脱位可出现牙齿向根尖方向嵌入、牙齿部分脱出及牙齿向唇、舌向移位。这种情况常伴有牙龈及牙槽突创伤。临床表现为牙齿移位、松动、疼痛、咬合障碍,X线片显示牙周间隙明显增宽。其治疗原则:①在局部麻醉下,松动牙立即植入固定,完全脱出的离体牙湿润保存,抗生素内浸 30min 后立即植入,恢复原来咬合,调牙合和磨改。②大多数 30min 之内植入牙的牙髓可以成活,随着牙脱离时间越长牙髓成活概率越小,16 岁以内再植牙活髓成功率高。

3. **牙折**　外力直接撞击或因咀嚼咬到沙子、骨片等硬物致使牙体折裂缺损。冠折又可分为冠横折、斜折及纵折三种类型。就其创伤与牙髓的关系分为露髓及未露髓两大类。根折按部位可分为颈 1/3、根中 1/3、根尖 1/3 横折,牙根纵裂多发生在磨牙近中根及治疗后病理性折裂。根折后是否发生牙髓坏死,主要取决于所受创伤的严重程度、断端的错位情况和冠侧段的活动度。根折时可以出现牙齿松动、叩痛、龈沟出血、根端部黏膜压痛。X线不仅有助于根折的诊断，而且也便于复查时比较。冠根折以斜形冠根折多见，牙髓常暴露。纵折多发生在后牙，特别是牙髓治疗后的牙齿如果不做常规预防性调𬌗和磨改极易发生纵折。冠折缺损小可实施磨改和脱敏治疗。缺损大而未穿髓者可做牙体修复治疗。一旦穿髓则可实施牙髓治疗。牙冠缺失者牙髓治疗后应做桩冠或根上牙修复。根折牙活髓时应用夹板固定、调𬌗和磨改促进其自然愈合。根尖1/3折断应夹板固定保持髓活力。颈1/3折断或高位根折主要问题是牙齿活动度大，无法自行修复，应在牙髓治疗后接冠修复或长钉桩冠修复，使断端用钉予以固定。根尖1/3折断死髓，则在牙髓治疗后行根尖摘除术。纵折牙可试行根管治疗术，壳冠修复或行半切术。

（二）牙体慢性创伤

分为磨损、楔状缺损、牙隐裂等，由牙体硬组织非龋疾病引起。

（三）牙槽突骨折

牙槽突骨折多见于上颌前牙部分，并常伴有口唇及牙龈的创伤，也可伴有牙折和牙脱位。牙槽突骨折后，骨折片有明显活动，摇动其上一个牙，可见骨折片连同牙齿一齐移动。牙槽突骨折的治疗，是将骨折片复位后，用金属丝牙弓夹板结扎固定。

牙齿和牙槽突外伤应该被认为是紧急情况，因此良好的预后依赖于对外伤的及时与正确治疗。因此，伤者需尽快找牙科医师或口腔颌面外科医师就诊。在治疗前期应该详细记录伤者的每一颗牙齿情况，如果在临床检查时发现牙齿或牙冠缺失，并且没有病史说明牙齿或牙冠曾经缺失情况，需要立即进行口腔软组织和胸腹部放射学检查排除缺失部分遗留在组织或体腔中。

儿童牙齿外伤对儿童和家长来说都具有一定的压力。乳牙外伤的高峰期大多发生在18~40个月，因为这段时间相对运动不协调儿童的活动增多。乳牙外伤通常是由儿童在学会走路和跑步过程中导致的。牙齿外伤也可能由争吵、虐待儿童或其他原因引起。迅速而有效的治疗有利于受伤牙齿的长期健康。是否在30min内进行牙科治疗在挽救儿童牙齿方面的结果不同。

学龄男童遭受口腔外伤是学龄女孩的两倍。青少年牙齿外伤的最常见原因是运动外伤和打架。上颌中切牙是最容易受伤的牙齿。上颌牙齿突出超过4mm遭受牙齿外伤的概率是正常对齐牙齿的两到三倍。

三、麻醉操作导致创伤

麻醉科医师遭到投诉的最主要的原因之一就是气管插管导致的牙齿损伤。牙齿损伤的相关因素有以下几个方面：

1. **年龄因素**　不同年龄的患者牙齿各有其特点：①新生儿急救使用咽喉镜，在以后的成长过程中可能造成牙釉质发育不全、乳切牙变形、牙周组织病变和钙化的牙根移位；②婴幼儿因常有龋齿，使用咽喉镜施力过度时易造成牙齿松动；③青少年也常有龋齿，如果已做过畸形矫正术，在使用咽喉镜时易引起牙齿松动；④中年人已做过补牙或不正规镶牙，牙周病比较普遍，易引起损伤；⑤老年人因唾液分泌减少及口腔干燥易引发牙周病和牙齿松动，若缺牙特别是仅剩单个牙齿极易脱落，牙齿再修补、磨损或受腐蚀时容易脆化而增加牙釉质断离的可能。

2. **牙齿病变**　不同年龄段的人都存在一定程度的牙齿病变，如龋齿、牙周病、腐蚀、磨损、破坏、牙修补、牙根瘘管、牙冠病、镶牙、错位牙或牙齿陈旧创伤等，这些缺损和病变均可影响牙齿的结构和牢固性，插管过程中牙齿损伤的危险性随之增高。乳牙牙根中空容易松动，5~9岁儿童因牙根吸收或牙弓前上部生长迅速,特别容易受伤。

3. 操作因素　主要有以下几方面因素:①技术操作不正确,使用咽喉镜时以门牙作为支点且用力过大;②患者不合作时强行放置通气道,或使用吸引装置时施力过度;③患者初醒咬通气道或吸引管时使切牙前移,导致切牙松动或断裂,特别是前牙冠容易受损。

4. 其他因素　困难气管插管时容易发生损伤,苏醒期间患者无意识咬合容易损伤牙齿,放置或拔除通气道时容易损伤牙齿。插管期间引起的牙齿损伤需要立即对受伤牙齿进行评估和治疗。所有牙齿或牙槽突外伤的治疗均是以恢复咀嚼功能及美学形态为目的。

四、牙齿创伤的分类

牙齿创伤可分以下几类:①牙釉质不全断裂:其牙实质尚未破坏;②牙釉质断裂(单纯牙冠断裂):包括因牙釉质破坏继发的牙实质破坏;③牙釉质、牙本质断裂(单纯牙冠断裂):包括牙釉质、牙本质断裂而牙髓未破坏;④复杂牙冠断裂:包括牙釉质、牙本质断裂,牙髓暴露;⑤单纯牙根断裂:包括牙釉质、牙本质、牙骨质断裂,牙髓不暴露;⑥复杂牙根断裂:牙釉质、牙本质、牙骨质断裂,牙髓暴露;⑦牙脱位:牙齿发生物理性移位;⑧牙齿撕裂:牙齿脱落。

五、麻醉处理对策

（一）做好充分术前访视

术前访视时应包括检查牙齿:如牙齿的卫生状况,有无松动、龋齿、破裂齿、缺损齿、齿列是否整齐等;充分了解不同年龄段患者的牙齿特点,并与患者及家属讲明插管中有可能发生牙齿创伤的危险,要求患者和家属能够充分理解和同意并在术前访视单上签字认可。

（二）采取减少牙齿创伤的方法和措施

1. 使用减少接触牙齿的插管工具　临床所使用的常规咽喉镜其镜片后部过高,较易损伤牙齿。可采用:①可视化视频喉镜,可视喉镜由于视点前移,无需三轴一线,能够很好地将喉部结构暴露,而且头颈部操作幅度较小,尤其适用于颈椎创伤病例;②纤维支气管镜技术,在电视直视下将纤维支气管镜经鼻插入气管,引导气管导管送入气管,是减少牙齿损伤最有效的方法,尤其适用于困难插管患者;③经鼻盲探气管插管技术,因不通过口腔,也不接触牙齿,牙损率降低,但容易损伤鼻、咽喉黏膜,要求有一定经验、插管技术高的麻醉科医师来完成;④喉罩技术,适用于婴幼儿直至老年患者,因系盲探法插入,不易创伤牙齿,但喉罩的适用范围较窄,易受手术部位和患者体位等影响;⑤光束导引插管芯技术,先将气管导管套入引导芯,再将引导芯插过声门进入气管,然后顺势将气管导管送入气管内;在有些基层医院在插管设备不完善的情况下,也可采用保护牙齿的撑开器,将口撑开,将其力分布于磨牙,使咽喉镜片远离切牙,从而减少牙齿损伤;塑料牙垫泡沫、硅胶垫以及纱布绷带都可以分别固定在镜片或牙齿上,这样可以减少牙齿和牙龈的损伤。但是这样会影响喉镜视野而且固定不牢时易脱落而造成气管阻塞。

2. 使用特殊的护牙装置　麻醉前根据患者齿形制成特殊的牙齿保护装置,使多颗牙共同受力,可以有效地防止牙齿断裂/松动,特别适用于前牙冠或牙桥的牙齿、牙周病变的牙齿、上腭错位牙和缺牙。

（三）牙齿创伤的处理原则

牙外伤多为急诊,就诊时应首先注意患者的全身情况,查明有无其他部位的骨折和颅脑损伤等重大问题,如有危及生命的情况应立即组织抢救。牙齿外伤也常伴有牙龈撕裂和牙槽突的折断,均应及时诊断处理,首先应尽快找到创伤的牙齿,立即采取控制牙齿创伤的措施,同时向患者(或家属)陈述牙齿创伤的程度,将创伤经过与相关事宜做详细记录,根据不同的牙齿创伤情况,采取相应的处理:①牙齿脱落或半脱位时,应迅速找到脱落牙齿以防误入气道,必要时行颈胸部 X 线检查以明确牙齿的去向;②当脱落牙齿误入气道时需随即用支气管镜取出,可考虑立即施行脱落牙再植术,或用夹板固定牙齿防止损伤牙髓和牙周组织;③对于缺口或断裂的牙齿,应仔细检查断裂的剩余部分,将其修补后保留,如果牙釉质还在,不一定需要马上治疗;④如果牙质或牙髓暴露,应紧急治疗以防止疼痛和感染;⑤牙断裂、牙桥牙冠松动时,对断牙应保留修复,如果软组织或牙髓暴露,需立即治疗。

第三节　颌骨骨折与麻醉管理

颌骨骨折包括上颌骨骨折和下颌骨骨折,分为开放性骨折和闭合性骨折。根据致伤原因,又可分为火器性创伤和非火器性创伤两大类。根据 17 000 多例专科住院病因统计,颌面部创伤占 2 470 例,其中下颌骨骨折 968 例,上颌骨骨折 370 例,颧骨骨折 352 例,分别占颌面创伤病例的 39.2%、15% 和 14.3%。颌骨骨折后组织移位致软腭下垂或舌后坠、口咽腔及颈部软组织肿胀、血肿形成、咽喉处血液或分泌物阻塞、破碎组织阻挡等均可造成急性上呼吸道梗阻,若不迅速清理气道,有发生窒息的危险。还可影响患者的张口及提颏功能,给麻醉诱导时面罩通气及气管插管操作带来困难。

一、上颌骨骨折

引起上颌骨骨折的首要原因是交通事故,其次为斗殴、跌倒、运动创伤、工伤事故和枪伤。面部骨折的诊断和治疗对口腔颌面外科医师来说很重要。面骨骨折改变了患者的外貌并且可能破坏患者的咀嚼系统、视觉系统、嗅觉及鼻腔的功能等。这种骨折的精确解剖复位和固定决定着患者更好的功能和更美的外观恢复。

由于面部创伤的患者有时并没有明显的外伤,致使面部骨折的诊断、检查和治疗常常被延误。比如气道的建立、血流动力学的稳定、评估及治疗其他比面部骨折更严重的头、颈、胸、腹和四肢等处创伤时。大范围面部骨折的患者也可能合并有颅底外伤,禁忌气管内插管,一旦需要必须通过建立外科气道进行呼吸管理。临床很少有大范围面部骨折的患者需要环甲膜切开或气管切开来管理气道。严重面部外伤的患者一定要按照此患者合并颈椎创伤来处理,除非有相应的检查和影像诊断能予以排除。

鼻出血可能是面部创伤的重要问题,而且维持血流动力学稳定很重要。低血容量性休克或气道狭窄可导致再次大出血。鼻出血可发生在鼻腔的任何部位,大多数起源于前鼻腔。鼻出血通常所采取的急救方法就是压迫,当简单的处理方法对鼻出血无效时,则需要鉴别出血的来源,并立即采取适当的治疗。治疗措施包括使用局部血管收缩药、上鼻腔填塞(鼻腔填塞,凡士林浸渍纱布)、后鼻腔纱布填塞、使用球囊(包括改良气囊导管),以及动脉结扎或栓塞。

鼻是面部骨折中最频繁发生外伤的部位,是由于它在脸上的突出位置而引起的。创伤后应于水肿发生前,进行物理检查精确地评估损伤程度。鼻骨的触诊可触到移动或骨擦感,还能提示上颌骨骨折。这个时期的任何血凝块都应该轻轻地吸引,如果有轻微的出血应该局部应用药物控制出血。必须肉眼检查鼻中隔以排除鼻中隔血肿,当发现鼻中隔出现血肿,要立即进行清除。如果鼻中隔血肿未经治疗可能引起纤维化和鼻腔缩小、鼻中隔偏曲、脓肿形成,将引起鼻中隔压力性坏死,导致鼻中隔穿孔,最终鞍鼻畸形导致完全性坏死。在多数外伤患者,大多数鼻部外伤在明显的水肿消除后都能被识别出来。因此,除外明显移位的骨折、开放性骨折和鼻中隔血肿,大多数鼻骨骨折的治疗会等到肿胀消退后 3~10d 进行。

　　一旦伤者在高级创伤生命支持下情况稳定,须通过精确的病史和体格检查对骨折进行再次评估。在体格检查时,应明确伤口的位置、瘀斑、对称性、骨擦感、压痛、骨折移位和内眦韧带是否破坏。在诊断和治疗面部外伤时应特别注意眼科检查。视力视野检查是最重要的眼科检查并且必须立即执行。创伤性视神经病变、开放性眼外伤和眼球后血肿是眼科常见急症。单眼复视可能提示单侧眼球或视网膜损伤且需紧急眼科会诊。记录视敏度、瞳孔反射和眼球移动度并检查前房(前房积血)和眼底的破坏严重程度。由于软组织水肿,眼外肌运动功能评估可能受限。当发现眼窝存在凹陷可能时必须进行相应的检测。是通过在穹窿抓住巩膜并且机械地移动眼球,眼球移动受限将可能是需要进一步检查的指征。

　　眼睛检查后,面部、双耳、鼻、口腔和下颌骨应该进行系统性的检查。检查可发现面部不对称、面部缩短、面中部移位、打斗痕迹(耳后瘀斑)、颅底骨折或 LeFort Ⅱ 型骨折、感觉异常、鼻溢液或耳漏、创伤性失明、鼓室积血、眼外肌运动受限、鼻中隔血肿、牙关紧闭和咬合不正等。

　　除细致的体格检查外,放射学成像仍是面部创伤患者评估的重要步骤。如果怀疑有面部骨折,常见的选择是高分辨率 CT 扫描用于二维和三维重建。面中部骨折的 CT 扫描在平片基础上提供了一个实质性的改善,但缺点是成本增加。颅骨和面骨共同构成人体骨骼解剖的最复杂的区域。三维 CT 重建将这些复杂的解剖和面骨骨折通过 CT 详细地显示出来,并且软组织的并发症也可以通过 CT 更进一步地进行评估。三维 CT 有助于下一步治疗,或与伤者及家属交流病患情况。

　　面部骨折大多发生在年轻男性,男性和女性骨折的发生率是 4:1,最常见的面部骨折是鼻骨骨折,接下来是颧骨和面中部的 LeFort Ⅰ、Ⅱ、Ⅲ 型骨折。儿童一般不常发生面部骨折(小于 10%),可能由于小儿面部骨骼的弹性大或者面中部和颅骨相比尺寸相对较小的缘故。1901 年,LeFort 将上颌骨骨折切分为三个类型。这个分类法虽然不很完善,但仍适合多数上颌骨骨折患者的情况,故沿用至今。上颌骨有三个薄弱位置(薄弱线),骨折由于暴力方向的不同,容易在这三个薄弱线上出现,LeFort 的三个分型就是按照骨折发生在上颌的三个不同位置而划分的:

　　1. **LeFort Ⅰ 型骨折**　又称水平骨折,骨折沿低位薄弱线发生,即从梨状孔下部开始,在牙槽突底部与上颌结节的上方,水平地向后延至蝶骨翼突。骨折端可向后或向前侧移位,也可沿轴线转动移位。很少有合并症,很少威胁生命,多数尚能张口,无呼吸困难症状。这种骨折一般可经口气管插管,也可谨慎经鼻气管插管,但遇有骨折累及鼻中隔时要谨慎。

　　2. **LeFort Ⅱ 型骨折**　骨折线发生在中位薄弱线上,起始于鼻梁底部,向两侧延伸,经过眶内侧壁、眶下孔、上颌骨侧鼻翼板,进入翼上颌裂。从正面看整个骨折部似椎体形状,故称椎体骨折。此型骨折受力相当大,常伴有颅底骨折的可能。如存在颅底骨折,往往有脑脊液流出。此型大多数只能经口气管插管,经鼻气管插管应列为禁忌,这主要是由于骨折线通过鼻底部的缘故。

　　3. **LeFort Ⅲ 型骨折**　发生在高位薄弱线,这是上颌骨骨折最严重的一型。暴力使面部中 1/3 与颅底完全分离(颅面分离)。骨折线通过鼻额缝、横越眶底,经颧额缝及颧弓向后达翼突。特大暴力的结果,常伴有颅底骨折等严重复合伤,患者常有昏迷、误吸,或其他原因引致的气道梗阻。此时患者的颅底与鼻道呈开放性连通,经鼻气管插管很可能会直接插向颅内,也可能带来继发性的脑感染,因此经鼻气管插管绝对禁忌。大多患者可直接实施气管切开。

二、颞颌关节创伤

颞颌关节是由颞骨的下颌关节窝、下颌髁状突及关节盘所组成。下颌关节窝与旁边的颅骨中凹之间仅有薄骨板相隔。颏部创伤时,除关节本身受累外,还可造成颅脑损伤。颧骨颧弓部位骨折时,会阻碍喙突运动,可造成张口受限。对麻醉科医师来说,更加关心颞颌关节及其邻近组织受创伤后,患者的张口度能有多大。如受伤后患者不能张口,甚至引起牙关紧闭,可能是直接由于关节本身受伤,骨碎片嵌入关节腔内,或者因为咬肌血肿所致,这是属于机械性的原因所致的张口困难。但也可能是因为创伤后疼痛,或咬肌反射性痉挛所致的张口限制,这是属于非机械性的原因。这种非机械性的原因所引起的张口限制,是能够被全身麻醉和肌肉松弛药所解除的。伤者被麻醉后,原来不能张开的口,变成能够张开的。然而,如果是关节本身受损,亦即上述机械性的原因,则全身麻醉药及肌肉松弛药均无法改变其牙关紧闭,经口气管插管的可能性较小。颞颌关节创伤若超过 2 周时,由于咬肌的纤维化,此时张口困难的状态不能被全身麻醉药或肌肉松弛药缓解。

三、颧骨骨折

颧骨是面部骨骼支撑的相对坚硬的骨头,所以颧骨骨折是相当罕见的,且大多数骨折是在颧弓薄弱线上。和 LeFort 骨折有所不同,颧骨和颧弓是面部较突出的部分,颧弓骨折通常是由于面上部侧面受伤导致的。骨折后可发生塌陷和移位畸形,压迫颞肌或阻碍喙突运动造成张口受限。这种张口受限的情形也不能被全身麻醉药和肌松药所解除。

四、下颌骨骨折

下颌骨位于面下部的突出部位,是颌面部单个骨骼中面积最大者,也是颌面部唯一可动的骨骼,遭遇外力伤害发生骨折的机会远比其他颌面骨高;下颌骨的外形呈马蹄弓状结构,颏联合、颏孔、下颌角及髁突颈是结构上的薄弱部位,遇外力时容易发生骨折。据统计下颌骨是继鼻骨骨折后在颌骨中频繁发生骨折的部位,下颌骨骨折的发生率占据颌面创伤的第一位,占颌面部骨折的 50%~84%。在这些骨折中下颌角是最常发生骨折的部位,其次是下颌体部、髁突颈、下颌骨骨正中联合、升支、喙突及牙槽。据报道下颌骨骨折与颧骨骨折和上颌骨骨折的比率是 6∶2∶1。在一组接受面部骨折治疗的 4 711 例患者中,45% 有下颌骨骨折。下颌骨骨折最常见的原因为遭受外力袭击、机动车事故、跌倒、运动创伤等。男性发生下颌骨骨折的概率是女性的 3~6 倍。40%~60% 的下颌骨骨折伴随有其他外伤,其中有 10% 是致命的,最常见的是胸部外伤。约 3% 的颈椎外伤患者伴有下颌骨骨折。尽管合并颈椎外伤的下颌骨骨折发生率很低,但若忽略这些少见的外伤对麻醉科医师来说是极为不利的。可能会由于麻醉科医师在气管插管操作时使头部保持过度后伸位而导致颈椎创伤进一步加重。当髁突骨折时,有时突出的碎片会从关节窝移向颅中窝,造成硬脑膜撕裂。

下颌骨骨折通常发生在两个或更多的部位,因为骨折通常呈特殊的 U 形,即马蹄形。治疗原则是要假设有第二处骨折,直到相关的物理检查和影像检查证明进行排除。下颌骨骨折可以从直接外伤的位置单独发生,通常分为移位性骨折和不可移位性骨折,有多种因素可以影响骨折段的移位,其中以咀嚼肌对颌骨的牵拉为主要原因。不同部位骨折后的移位情况是不相同的。咬肌、翼内肌、翼外肌和颞肌是对下颌骨产生移动、支撑和活动的咀嚼肌。这些咀嚼肌的直接牵引力将决定某种骨折的稳定性。咬肌和咀嚼肌对下颌角发挥一个向上的牵拉力,这将从垂直方向上水平转移不可移位性骨折。翼内肌和翼外肌在下颌骨分支发挥一个内侧牵拉力并且将垂直转移不可移动性骨折。

下颌骨在没有其他骨折时也可以脱臼。下颌骨脱臼有时是自发的,往往会在打哈欠的时候发生。患者常常因为巨大的疼痛出现在急诊室或口腔颌面外科医师的诊室。由于咬肌和翼状肌痉挛,髁突超越了关节结节上方,不能自行复原,直接阻止了口的正常闭合。主要症状是患者口半张开、不能闭合也张不开、流口水、言语不清、咀嚼、吞咽障碍。因下颌骨向前移位,两颊变平脸形变长,关节附近疼痛或肿胀,耳屏前凹陷明显,在颧弓下方可触及移位之髁状突。本病不论何种脱位均可以手法复位:让患者坐在手术椅或靠背椅上,固定头部,操作者站在患者前面,肘关节与患者的下颌牙齿同高,两臂近乎伸直,拇指裹上纱布伸入患者口内并置于下颌磨牙(俗称大牙)的上面,其余四指握住下颌骨(下巴)体部,拇指逐渐用力压下颌骨向下,在拇指下压的同时其余四指同时用力将颏部(下巴部位)缓慢向前旋转向后推下颌骨至关节凹内,这时往往可听到关节复位时的弹跳声。下颌骨的复位可以在局部麻醉或静脉镇静下完成,在极个别情况下可全身麻醉下进行复位。

(一)下颌骨骨折的特点

1. 下颌骨正中颏部骨折　如果是简单的线型骨折,由于骨折线左右两侧的牵拉力量相等,方向相反,所以不会有明显移位现象。如果是颏部正中的粉碎性骨折,由于两侧下颌舌骨肌的牵拉力向中线方向移动,使下颌骨前端变窄,此时舌根会向后退缩,可引起呼吸困难,甚至窒息。如果下颌骨颏部有两条骨折线,即双发骨折,这两条骨折线之间的骨折段可被牵拉向舌根部移位。舌骨肌、颏舌肌、下颌舌骨肌等都参与这些牵拉力量,这种状况也会引起舌根后退而堵塞呼吸道,致呼吸困难甚或窒息。颏孔区骨折时,其后端骨折段因受升颌肌群牵拉而向上方移位,但前端骨折则受降颌肌群之牵拉而向下舌根部移位,其结果是使口底明显缩小,舌体随之后退,此时会阻塞上呼吸道,发生呼吸困难甚至机械性窒息。

2. 下颌骨体部骨折　虽然不至于引起舌根明显后缩,但可以发生舌根向左或向右显著地移位,左侧骨折时舌根向右移,反之则向左移。这样也会改变喉部正常解剖位置关系。其他如下颌骨角部骨折及髁突骨折都可能会有张口困难,都会对咽喉镜的使用带来一些困难。

(二)气管插管处理要点

下颌骨骨折后使得麻醉插管的困难程度明显加大,主要与两个因素有关:①下颌骨变形,致患者张口度受影响,或能张一部分,或者完全不能张口;②下颌骨骨折引起舌床狭窄、舌根后缩、咽喉腔变形,用咽喉镜暴露声门时感觉声门"很高",很难看到声门。不同部位的下颌骨骨折,会产生不同的后果。

临床常用插管方法:

1. 经口清醒/遗忘镇痛麻醉下气管内插管　应用适量的镇痛与镇静技术,在保留自主呼吸的前提下,用1%丁卡因经鼻腔或环甲膜穿刺进行上呼吸道充分的表面麻醉,然后用喉镜或纤维支气管镜显露咽喉部,如声门显示良好可顺利将气管导管插入气管。如若应用喉镜声门显示不良或仅见会厌边缘,则应用可调节角度的导芯将气管导管插入气管内。如若应用可视化纤维支气管镜,可让一名助手双手将下颌骨轻轻向上提起,并调节纤维支气管镜的前端一般情况下可良好地显露声门。

2. 经鼻清醒/遗忘镇痛麻醉下盲探气管内插管　在合适的镇静镇痛和充分上呼吸道表面麻醉下,最好选用中层有钢丝的气管导管,从鼻腔插入气管导管,实施者依据患者气流通畅情况,在吸气的同时逐渐将气管导管插入气管。

3. 经鼻清醒光引导气管内插管　经盲探气管内插管多次试插失败后,可采用光引导管进行气管内插管,先从鼻腔置入气管导管于气流最畅通处,再从气管导管内放入引导管,经调整角度后引导管可先进入气管,然后在光源和引导管引导下将气管导管推进气管。

4. 纤维支气管镜经鼻气管内插管　在适当的安定镇痛和充分上呼吸道表面麻醉下,将支气管纤维镜外套气管导管,上移气管导管,支气管纤维镜首先进入口咽腔寻找声门,以看到声门裂及气管软骨环作为标志。将支气管纤维镜进入声门约 2~3cm 保持不动,然后将气管导管沿纤维镜送入气管,镜下确定导管进入气管后退出纤维镜。

5. 逆行引导气管内插管　当经口或鼻清醒插管失败后,在无纤维支气管镜的条件下可采用逆行引导气管内插管。①患者取仰卧位,采用适当的安定镇痛和充分上呼吸道表面麻醉;②颈前消毒,用 16 号硬膜外穿刺针在环甲膜中点靠近下缘处穿刺,勺面指向声门,有落空感后抽出针芯,见气后经穿刺针置入带钢丝硬膜外导管,由口腔或鼻腔引出,作为导引管;③将气管导管套在导引管外,拉紧导引管两端,将气管导管沿导引管推向声门,闻有呼吸音后,将导管送入气管内,然后放松导引管;④气管导管进入气管后,剪断颈部导引管并由气管导管外口拉出,完成气管内插管。

6. 气管切开气管内插管　当以上任何一种方法插管失败或因病情需要可采用气管切开气管内插管术。①在给予适度的安定镇痛的基础上,患者取仰卧位,肩下垫一小枕,头后仰,使气管接近皮肤,暴露明显,并固定头部,保持正中位;②颈前常规消毒,以 1% 普鲁卡因浸润麻醉;③在甲状软骨下缘至接近胸骨上窝处,沿颈前正中线切开皮肤和皮下组织,用血管钳沿中线分离肌肉暴露气管,于第 2~4 气管环处,用尖刀片自下向上挑开 2 个气管环;④以弯钳或气管切开扩张器,撑开气管切口,插入大小适合的气管导管,吸净分泌物,并检查有无出血;⑤彻底止血,在气管导管上、下两端适度缝合皮下及皮肤,并用缝合线固定气管导管。

(三) 下颌骨骨折的治疗原则

下颌骨骨折的治疗原则是恢复正常的咬合关系和口腔咀嚼功能。治疗方法应根据患者的年龄、严重程度、骨折的局部情况和全身状况来决定。面部骨折的初步评估是在进行高级创伤生命支持时再次进行评估及检查的一部分。如果下颌骨骨折时患者没有气道阻塞,而且情况稳定,同时危及生命的外伤已经被处理时,就需要对下颌骨进行重新评估。

在患者情况稳定之后,需要对面部创伤的患者做一个完整的头颈部检查来仔细评估患者的真实情况。触诊到“台阶感”、咬合不正、开口畸形、口底血肿或瘀斑、骨擦感及下巴和嘴唇麻木等都常常在下颌骨骨折检查时才发现。牙齿缺失可能给我们麻醉科医师提示这个患者需要进行胸部 X 线片和颈部侧位片来检查气道或颈部食管内有无异物。既往有哮喘、精神紊乱、痉挛疾病、营养不良和肠胃疾病等引起的严重恶心和呕吐都可能让外科医师无法进行上下颌骨固定(用金属丝将牙齿固定起来)。在急诊室确定完成治疗时,应紧急采取复位及固定来减轻伤口疼痛并且对骨折进行进一步固定。

放射学检查是确定诊断的进一步方法。下颌骨骨折诊断的“金标准”是 X 线片。影像学检查在一个视野里将整个下颌骨骨折显示出来。此外,放射学检查还能评估牙齿的稳定性和牙齿的健康。颏顶部 X 线片对评估髁突和髁突上的区域很有用。当 X 线片不能将骨折完全显现的时候,就需要摄取下颌骨系列片。如果怀疑患者有下颌骨骨折,可行面部 CT 检查,用于评估下颌骨的状况。下颌骨骨折的初步治疗是根据接种记录的指示注射破伤风类毒素。因为下颌骨通常和皮肤或口腔相通,几乎所有的下颌骨骨折都应该被认为是开放性的。下颌骨骨折感染的细菌包括口腔正常革兰氏阳性需氧球菌、革兰氏阳性厌氧球菌和革兰氏阴性厌氧杆菌。患者将常规使用青霉素或克林霉素最少 7~10d。口腔护理应该给予过氧化氢冲洗,或 0.12% 氯己定溶液消除伤口表面细菌。

骨科治疗骨折的基本原则也适用于下颌骨骨折的治疗,包括复位、内固定、外固定和支持疗法,骨折端的固定将仅发生在有移位的情况下。骨折端的恰当固定是治疗的关键,并且治疗的目标是确保骨折段结合起来从而恢复恰当的功能。

下颌骨治疗的选择可以是刚性固定、半刚性固定、非刚性固定(闭合复位术)或观察。当正常咬合存在时,对髁突单边非移位性骨折必须限制饮食。如果患者咬合不正或存在疼痛,可能需要进行上下颌骨固定。上下颌骨固定或闭合复位术也用于治疗骨膜完整的严重粉碎性骨折。上下颌骨固定术也适用于小儿,因为开放复位术可能会损伤发育中的牙蕾。开放复位术治疗髁突骨折可能会导致颞下颌关节结构和功能的破坏。

第四节　口腔颌面部创伤合并颅脑损伤

颌面部与颅脑紧密相连。严重的颌面部创伤,常合并颅脑损伤,如脑震荡、脑挫裂伤、颅内血肿和颅骨骨折。颅底发生骨折时,可有脑脊液自鼻孔或外耳道漏出。麻醉科医师在实施口腔颌面创伤围麻醉期处理时要密切关注是否伴有颅脑损伤,并注意其特殊性。

一、常见口腔颌面部合并伤

1. 合并脑震荡　脑震荡是指头部遭受外力打击后,即刻发生短暂的脑功能障碍。口腔颌面创伤时如出现神志暂时不清的情况,可诊断为伴有脑震荡。神志不清的时间可以是几秒钟,也可以是几分钟,一般不超过 0.5h,如昏迷时间超过 0.5h 往往伴发更严重的创伤。临床表现为短暂性昏迷、近事遗忘以及头痛、恶心和呕吐等症状,神经系统检查无阳性体征发现,它是最轻的一类脑创伤。脑组织无明显病理改变,不会继发脑水肿,也没有颅内压增高现象。对有短暂昏迷史的颌面创伤手术患者,麻醉处理过程中要密切观察病情,因为很可能随着时间推移,出现再次昏迷。因此对于有过短暂昏迷的患者,如果一定要实施手术治疗,在病情无生命危险的条件下,可推迟 24h 后手术,以便充分观察中枢神经系统的变化。如必须立即进行手术,最好采用局部浸润麻醉或神经阻滞麻醉,尽量避免全身麻醉,因为全身麻醉不利于观察患者意识的变化,而意识的改变往往是脑组织存在更严重病变的早期表现。

2. 合并脑挫裂伤和脑干损伤　脑挫裂伤是脑挫伤和脑裂伤的统称,从脑损伤的病理看,挫伤和裂伤常并存。脑挫裂伤的临床表现因致伤因素和创伤部位的不同而明显不同,轻者可没有原发性意识障碍,而重者可致深度昏迷,严重病损,甚至死亡。意识障碍是脑挫裂伤最突出的临床表现之一,伤后多立即昏迷,因伤情不同,昏迷时间由数分钟至数小时、数日、数月不等乃至迁延性昏迷。长期昏迷者多有广泛脑皮质损害或脑干损伤存在。一般常以伤后昏迷时间超过 30min 为判定脑挫裂伤的参考时限。对于有多处脑挫裂伤或脑深部创伤的患者、定位诊断困难,常需依靠 CT 扫描及其他必要的辅助检查作出确切的诊断。

严重颅脑外伤患者常合并多脏器的创伤,如颈椎脱位、肋骨骨折、肺部损伤和脾破裂等,所以这类患者麻醉前应常规肺部听诊,如有气胸,先做胸腔闭式引流后再行麻醉诱导。常规行血流动力学监测、心电图、心率、脉搏氧饱和度、呼气末二氧化碳、中心静脉压及尿量监测。对伴有颅内压增高者可用 20% 甘露醇或呋塞米进行快速脱水治疗。对出现严重呼吸困难者,应尽快建立有效通气,保证气道通畅,估计术后难以在短期内清醒者,应行气管切开术。颅脑外伤的患者大多应视为饱胃患者,如发现误吸需立即清理呼吸道,并进行气管内插管,在呼吸道通畅条件下方可实施手术。在容量治疗方面,闭合性脑外伤患者,一般极少出现低血压、心率增快,一旦发生往往提示有误吸存在,或并发其他脏器创伤,应及时输液输血,补充容量,纠正休克后方可手术,必要时颅脑和其他创伤部位同时手术治疗。术中可根据病情采用综合措施,如控制性过度通气、头高位、脱水、利尿、应用肾上腺皮质激素、低温等方法控制颅内压,以便于手术的顺利实施。

全身麻醉手术后,昏迷患者需要带气管导管回病房,保留自主呼吸,低流量吸氧供氧,严密观察各项生命体征变化,必要时行气管切开。对呼吸功能不全者需用呼吸机辅助呼吸,重症者送 ICU 病房密切观察。

3. **合并颅内血肿**　现今 CT 是诊断颅内血肿最有效的手段,可凭 CT 前后数次检查结果来判断是否需立即手术。口腔颌面创伤手术与开颅手术孰先孰后,应视何者更威胁生命而定,有时两者可同时进行。临床要密切注意瞳孔变化,单侧瞳孔扩大是临床诊断颅内血肿的可靠依据。有 90% 左右的患者瞳孔扩大的一侧就是血肿所在的一侧,这是有定位价值的体征。随着血肿继续扩大,对侧瞳孔也会随之扩大,这时就失去了定位的价值。早期检查并记录瞳孔变化对颅内血肿治疗措施的实施有很大帮助。

4. **合并颅底骨折**　口腔颌面创伤诊断为 LeFort Ⅱ 或 Ⅲ 型上颌骨骨折的患者应想到有颅底骨折的可能性。有颅底骨折时有脑脊液流出,是一种带血性的水样液体,由鼻部流出多是颅前凹骨折,由耳道流出提示颅中凹骨折。眶周围广泛淤血(俗称熊猫眼),也是颅底骨折的表现。伴有颅底骨折时禁忌经鼻气管插管。颅底骨折本身无需特别治疗,主要是治疗同时存在的脑外伤。

二、合并颅脑损伤的麻醉处理

口腔颌面部创伤合并颅脑损伤患者的围手术期处理的重点在于尽量避免加重因脑部原发损伤所引起的继发性脑损伤。减轻继发性脑损伤的两个最基本的原则是:①迅速恢复和稳定患者的心肺功能;②监测能反映继发性脑损伤的生理指标并迅速予以干预。合并严重的颅脑损伤,继发性脑损伤可导致不良的后果。继发性脑损伤通常都认为是缺血引起的,主要与损伤后的低血压、低氧血症和颅内压增高有关。可能的机制包括脑血管痉挛和脑循环压力自主调节机制受损。严重的颅脑损伤后出现低血压(收缩压 <90mmHg)提示患者的预后不佳。为了降低患者的死亡率和发病率,严重颅脑损伤的患者在术前、术中和术后应进行积极的治疗,尤其要积极有效地做好围手术期管理。

1. **麻醉前治疗与评估**　合并颅脑损伤患者术前要及早进行复苏治疗和麻醉前评估,伴有低血压及休克患者早期采取有效治疗措施对预后可产生明显的影响。GCS 可提供对预后判断有用的信息。严重颅脑损伤患者(即 GCS≤8 分)的总体死亡率平均为 33%。

2. **紧急控制气道**　脑损伤患者气管插管可保证全身的氧合、CO_2 的排出、防止误吸、维持血压、降低颅内压以及避免脊髓损伤加重。插管时,不能为了降低 CBF、CBV、$CMRO_2$ 或 ICP,而忽略对心肺功能的关注。

3. **麻醉方法及药物选择**　麻醉方法采用以静吸复合全身麻醉。对同时伴休克患者,吸入麻醉和静脉麻醉药尽可能选择对心血管抑制轻的药物,在不同的手术阶段调整麻醉深度。一般来说,涉及头位的变动(如调整体位)、切开皮肤及皮肤的缝合刺激较强,应有预见性地加深麻醉和应用心血管活性药物。

4. **控制颅内压**　术中联合应用多种方法降低 ICP,有利于神经外科的手术操作。

5. **液体治疗**　术中维护患者平均动脉压对预后十分重要。恢复循环容量是治疗的主要措施,临床应用血管活性药物将有助于提高脑灌注压。没有哪种液体是治疗颅脑损伤后低血压的理想液体。患者的血脑屏障功能障碍增加了血清钠离子浓度变化对脑水含量的影响,生理盐水或含 0.9% 氯化钠的胶体液对增加脑水含量的影响低于低张液(包括乳酸钠林格氏液)。Drummond 等实验研究证实,严重颅脑损伤后输注胶体液对维持较低脑水含量的作用优于晶体液。伴有低血压的颅脑损伤患者,应采用 7.5% 的氯化钠溶液输注对改善患者预后的作用优于传统的液体疗法。

6. 术中脑保护 临床研究证实,常规使用巴比妥类药物、糖皮质激素、钙通道阻滞剂、氧自由基清除剂和谷氨酰胺拮抗剂等药物都具有一定脑保护作用。主动或被动降温可降低 $CMRO_2$ 和 ICP,亚低温(约 34℃)可改善严重颅脑损伤患者的预后,但也有学者认为颅脑损伤的患者在术中不宜采用降温措施。对于体温升高者,也应及时发现并治疗。

第五节　颌面部间隙感染

颌面部间隙感染是面部、颌周及口咽区软组织肿大和化脓性炎症的总称。化脓性炎症弥散时称为蜂窝织炎,局限时称为脓肿。正常颌面部各层组织之间存在潜在的筋膜间隙,当感染侵入这些间隙时,化脓性炎症使疏松结缔组织溶解液化,炎症产物充满其中,此时才出现明显的间隙。感染可局限于一个间隙内,也可循阻力薄弱的组织扩散,形成弥散性的多个间隙感染,如口底等部位。当感染弥散到颈深筋膜如咽旁间隙时,由于组织水肿及脓液形成易造成上呼吸道阻塞,需要紧急气管插管或气管切开。

一、颌面部间隙感染的特点

颌面部因与外界相通,口腔内正常菌群主要是需氧革兰氏阳性球菌、厌氧革兰氏阳性球菌和厌氧革兰氏阴性杆菌。一定要谨记颌面部间隙感染都是多种细菌引起的,据报道在临床上最多检测出八种不同的细菌。病原菌以溶血性链球菌为主,其次为金黄色葡萄球菌,常为混合性细菌感染,厌氧菌所致感染少见。因此,抗生素在牙源性感染患者的治疗中必不可少。口腔颌面部感染一般是由牙源性感染所诱发。因间隙内含有疏松结缔组织,血液和淋巴循环丰富,且静脉常无瓣膜。因此,细菌很容易经内眦静脉和翼静脉丛两个途径进入颅内海绵窦而引起颅内感染。

颌面部间隙感染常表现为急性炎症过程。感染的性质可以是化脓性或腐败坏死性;感染位置可以是表浅的或深在的,可局限于一个间隙内,也可经阻力较小的组织扩散至其他间隙,形成多间隙感染,因而有不同的临床表现。一般化脓性感染的局部表现为红、肿、热、痛和功能障碍。炎症反应严重者,全身出现高热、寒战、脱水、白细胞计数升高、食欲减退、全身不适等中毒症状。腐败坏死性感染的局部红、热体征不如化脓性感染明显,但局部软组织有广泛性水肿,甚至产生皮下气肿,可触及捻发音。全身中毒症状较化脓性感染明显,短期内可出现全身衰竭,体温和白细胞总数有时低于正常,甚至出现昏迷、中毒性休克等症状。

牙源性感染的临床症状表现较为剧烈,多继发于牙槽脓肿或骨髓炎之后,早期即有脓液形成;而腺源性感染炎症表现较缓,早期为浆液性炎症,然后进入化脓阶段,称为腺性蜂窝织炎。成年人症状相对较轻,婴幼儿有时表现极为严重。感染发生在浅层的间隙,局部体征极为明显,炎症化脓局限时可扪及波动感。发生在深层的间隙感染,由于颌骨周围与口底的肌肉和筋膜致密,局部体征多不明显,即使脓肿形成,也难扪出波动感,但局部有凹陷性水肿和压痛点。

二、颌面部间隙感染分类

颌面部间隙包括咬肌间隙、翼下颌间隙、颌下间隙、咽旁间隙、舌下间隙、颏下间隙、颊间隙、眶下间隙、尖牙窝间隙、颞间隙、颞下间隙、口底间隙等。

1. 颌下间隙感染　颌下间隙感染是指颌下间隙急性化脓性感染,主要临床表现有颌下区丰满,淋巴结肿大、压痛。成人主要由下颌磨牙化脓性根尖周炎、下颌智齿冠周炎引起,婴幼儿、儿童多能询问出上呼吸道感染继发颌下淋巴结炎病史。表现为颌下三角区炎性红肿、压痛,病初表现为炎性浸润块,有压痛;进入化脓期有跳痛、波动感、皮肤潮红;穿刺易抽出脓液,有不同程度体温升高、白细胞增多等全身表现。颌下间隙位于颌下三角内,间隙中包含有颌下腺,颌下淋巴结,并有颌外动脉、面前静脉、舌神经和舌下神经通过。该间隙向上经下颌舌骨肌后缘与舌下间隙相续;向后内毗邻翼下颌间隙、咽旁间隙;向前通颏下间隙;向下借疏松结缔组织与颈动脉三角和颈前间隙相连。颌下间隙因与舌下间隙相续,感染极易向舌下间隙扩散,此时可伴有口底后部肿胀、舌疼痛、吞咽不适等症状。因此颌下间隙感染可蔓延成口底多间隙感染。

2. 颊间隙感染　颊间隙感染是指颊间隙急性化脓性感染,主要表现有下颌或上颌磨牙区前庭沟红肿、前庭沟变浅呈隆起伏、触之剧痛、有波动感,穿刺易抽出脓液,面颊皮肤红肿相对较轻。有急性化脓性智齿冠周炎,或上下颌磨牙急性根尖周炎病史。当脓肿发生在颊黏膜与颊肌之间时,下颌或上颌磨牙区前庭沟红肿,前庭沟变浅呈隆起,触之剧痛,有波动感,穿刺易抽出脓液,面颊皮肤红肿相对较轻。脓肿发生在皮肤与颊肌之间,特别是颊脂垫全面受到炎症累及时侧面颊皮肤红肿严重、皮肤肿胀发亮,炎性水肿扩散到颊间隙解剖周界以外,但是红肿压痛中心仍为颊肌位置。局部穿刺可抽出脓液,患者发热及白细胞增高。

颊间隙有广义狭义之分。广义的颊间隙系指位于颊部皮肤与颊黏膜之间的间隙。其上界为颧骨下缘;下界为下颌骨下缘;前界从颧骨下缘,经口角至下颌骨下缘的连线;后界浅面相当于咬肌前缘;深面为颊肌及翼下颌韧带等结构间隙内除含蜂窝组织、脂肪组织(颊脂垫)外,尚有面神经、颊长神经、颌外动脉、面前静脉通过,以及还有颊淋巴结、颌上淋巴结等位于其中。狭义的颊间隙系指咬肌与颊肌之间存在的一个狭小筋膜间隙,颊脂垫正位于其中,此间隙亦称为咬颊间隙。颊间隙的临床特点取决于脓肿形成的部位,在颊部皮下或黏膜下的脓肿,病程进展缓慢,肿胀范围较为局限。当感染波及颊脂垫时,则炎症发展迅速,肿胀范围波及整个颊部,并可向相通间隙扩散,形成多间隙感染。

3. 颏下间隙感染　颏下间隙感染是指颏下间隙急性化脓性感染,主要临床表现有淋巴结肿大、颏下三角区皮肤充血、疼痛等。颏下间隙位于舌骨上区,为颏下三角内的单一间隙。间隙内有少量脂肪组织及淋巴结,此间隙使下颌舌骨肌、颏舌骨肌与舌下间隙相隔。两侧与颌下间隙相连,感染易相互扩散。由于颏下间隙感染多为淋巴结扩散引起,故一般病情进展缓慢,早期仅局限于淋巴结的肿大,临床症状不明显。当淋巴结炎症扩散到邻近组织可引起间隙蜂窝组织炎,此时肿胀范围扩展至整个颏下三角区,皮肤充血、疼痛。脓肿形成后局部皮肤紫红,扪压有凹陷性水肿及波动感。感染向后波及颌下间隙时,可表现出相应的症状。此类患者虽然有时张口度不受影响,但颏下及颌下肿胀喉镜暴露困难,没有可视喉镜等可视化设备支持下尽量选择清醒气管内插管以保证患者安全。

4. 口底多间隙感染　口底多间隙感染又称口底蜂窝组织炎,曾被认为是颌面部最严重而治疗最困难的炎症之一。随着诊治水平及有效抗菌药物的合理使用,近年来本病已罕见。下颌骨下方、舌及舌骨之间有多条肌肉,其走行又互相交错,在肌与肌之间,肌与颌骨之间充满着疏松结缔组织及淋巴结。因此,口底各间隙之间存在着相互关联关系,一旦由于牙源性及其他原因而发生蜂窝组织炎时,十分容易向各间隙蔓延而引起广泛的蜂窝组织炎。口底多间隙感染一般指双侧颌下、舌下以及颏下间隙同时受累。其感染可能是金黄色葡萄球菌为主的化脓性口底蜂窝组织炎;也可能是厌氧菌或腐败坏死性细菌为主引起的腐败坏死性口底蜂窝组织炎,后者又称为脓性颌下炎,临床上全身及局部反应均很严重。

口底多间隙感染可来自下颌牙的根尖周炎、牙周脓肿、骨膜下脓肿、冠周炎和颌骨骨髓炎,以及颌下腺炎、淋巴结炎、急性扁桃体炎、口底软组织和颌骨的创伤等。引起化脓性口底蜂窝组织炎的病原菌,主要是葡萄球菌、链球菌;腐败坏死性口底蜂窝组织炎的病原菌,主要是厌氧性、腐败坏死性细菌。口底多间隙感染的病原菌常常为混合性菌群,除葡萄球菌、链球菌外,还可见产气荚膜杆菌、厌氧链球菌、败血梭形芽胞杆菌、水肿梭形芽胞杆菌、产气梭形芽胞杆菌,以及溶解梭形芽胞杆菌等。化脓性病原菌引起的口底蜂窝组织炎,病变初期肿胀多在一侧颌下间隙或舌下间隙。因此,局部特征与颌下间隙或舌下间隙蜂窝组织炎相似。如炎症继续发展扩散至颌周整个口底间隙时,则双侧颌下、舌下及颏部均有弥漫性肿胀。

腐败坏死性病原菌引起的口底蜂窝组织炎,软组织水肿非常广泛,水肿的范围可上及面颊部,下至颈部锁骨水平;严重者可达胸上部。颌周有自发性剧痛、灼热感,皮肤表面略粗糙而红肿坚硬。肿胀区皮肤呈紫红色、压痛、明显凹陷性水肿、无弹性。随着病情发展,深层肌等组织发生坏死、溶解,有液体积聚而出现流动感。皮下因有气体产生,可扪及捻发音。切开后有大量咖啡色、稀薄、恶臭、混有气泡的液体,并可见肌组织呈棕黑色,结缔组织为灰白色,但无明显出血。病情发展过程中,口底黏膜出现水肿,舌体被挤压抬高。由于舌体僵硬、运动受限,常使病员语言不清、吞咽困难而不能正常进食。如肿胀向舌根发展,则出现呼吸困难,以致病员不能平卧;严重者烦躁不安,呼吸短促,口唇青紫、发绀,甚至出现"三凹"征,此时有发生窒息的危险。个别病员的感染可向纵隔扩散,表现出纵隔炎或纵隔脓肿的相应症状。全身症状常很严重,多伴有发热、寒战,体温可达 39~40℃以上。但在腐败坏死蜂窝组织炎时,由于全身机体中毒症状严重,体温反可不升。患者呼吸短浅,脉搏频弱,甚至血压下降,出现休克。

5. 眶下间隙感染　眶下间隙感染是指眶下间隙急性化脓性感染,主要临床表现有眶下区皮肤发红、张力增大,眼睑水肿、睑裂变窄、鼻唇沟消失。眶下间隙位于眼眶下方上颌骨前壁与面部表情肌之间。其上界为眶下缘,下界为上颌骨牙槽突,内界为鼻侧缘,外界为颧界。间隙中有从眶下穿出的眶下神经、血管以及眶下淋巴结。此外尚有走行于肌间的内眦动脉、面浅静脉及其与眼静脉、眶下静脉面深静脉的交通支。

眶下间隙感染多来自上颌尖牙及第一双尖牙或上颌切牙的根尖化脓性炎症或牙槽脓肿;此外可因上颌骨骨髓炎的脓液穿破骨膜,或上唇底部与鼻侧的化脓性炎症扩散至眶下间隙。眶下区肿胀范围常波及内眦、眼睑、颧部皮肤,肿胀区皮肤发红、张力增大,眼睑水肿、睑裂变窄、鼻唇沟消失。脓肿形成后,眶下区可触及波动感,口腔前庭龈沟处常有明显肿胀、压痛,极易扪得波动。少数可由此自行穿破,有脓液溢出。感染期由于肿胀及炎症激惹眶下神经,可引起程度不同的疼痛。眶下间隙感染向上可向眶内直接扩散,形成眶内蜂窝组织炎,亦可沿面静脉、内眦静脉、眼静脉向颅内扩散,并发海绵窦血栓性静脉炎。

6. 颞间隙感染　颞间隙感染是指颞间隙的急性化脓性感染,颞间隙位于颧弓上方的颞区,借颞肌分为颞浅与颞深间隙。顺脂肪结缔组织与颞下间隙、翼下颌间隙、咬肌间隙和颊间隙相通。颞间隙感染常由咬肌间隙、翼下颌间隙、颞下间隙、颊间隙感染扩散而来。耳源性感染、颞部疖痈以及颞部损伤继发感染可首先波及颞间隙。颞间隙临床表现取决于是单纯颞间隙感染还是伴有相邻多间隙感染,因此肿胀范围可仅局限于颞部或同时有腮腺咬肌区、颊部、眶部、颧部等区广泛肿胀。病变区表现有凹陷性水肿,压痛、咀嚼痛和不同程度的张口受限。颞浅间隙脓肿可触到波动感,颞深间隙则需借助穿刺抽出脓液方能明确。颞肌坚厚、颞筋膜致密,深部脓肿难以自行穿破,脓液长期积存于颞骨表面,可引起骨髓炎。颞骨鱼鳞部骨壁薄,内外骨板间板障少,感染可直接从骨缝或通过进入脑膜的血管蔓延,导管脑膜炎、脑脓肿等并发症。

7. 颞下间隙感染　颞下间隙感染是指颞下间隙的急性化脓性感染,主要临床表现有颧弓上、下及下颌支后方肿胀,有深压痛,伴有不同程度的张口受限。颞下间隙感染前可能有上颌第三磨牙冠周炎、根尖周炎史,上牙槽后神经阻滞麻醉,卵圆孔麻醉,颞下、三叉、交感神经封闭史也不可忽视。由于脓肿所处的解剖部位深在而隐蔽,虽然患者高烧、头痛、食欲减退、白细胞增高等全身感染中毒症状突出,但颌面部红肿表现并不很明显,而间接表现为患侧上颌结节黏膜皱褶处红肿十分明显,前庭沟肿胀而变浅或呈膨隆状,压痛明显、有波动感,于该处穿刺易抽出脓液;颧弓上下及上颌后靠上部有肿胀压痛。

颞下间隙位于颞骨下方。前界为上颌结节及上颌颧突后面;后界为茎突及茎突诸肌;内界为蝶骨翼突外板的外侧面;外界为下颌支上分支及颧弓;上界为蝶内大翼的颞下面和颞下嵴;下界是翼外肌下缘平面,并与翼下颌间隙分界。该间隙中的脂肪组织、颌内动静脉、翼静脉丛、三叉神经上、下颌支的分支分别与颞、翼下颌、咽旁、颊、翼腭等间隙相通;还可借眶下裂、卵圆孔和棘孔分别与眶内、颅内相通。

颞下间隙可从相邻间隙,如翼下颌间隙等感染扩散而来,也可因上颌结节、卵圆孔、圆孔阻滞麻醉时的医源性感染,或由上颌磨牙的根周感染或拔牙后感染引起。颞下间隙位置隐蔽,发生感染时外观表现常不明显,仔细检查可发现颧弓上、下及下颌支后方微肿,或有深压痛,伴有不同程度的张口受限。但颞下间隙感染时常存在相邻间隙的感染,因此可伴有颞部、腮腺咬肌区、颊部和口内上颌结节区的肿胀,以及出现该合并间隙感染的相应症状。

8. 舌下间隙感染　舌下间隙感染是指舌下间隙的急性化脓性感染,舌下间隙感染不多见,主要临床表现有一侧或双侧的舌下肉阜或颌舌沟区口底肿胀。成人有下颌磨牙化脓性根尖周炎、下颌智齿冠周炎史,婴幼儿、儿童多能询问出上呼吸道感染继发颌下淋巴结炎病史。颌下三角区炎性红肿、压痛,初表现为炎性浸润块,有压痛;进入化脓期有跳痛、波动感、皮肤潮红;穿刺易抽出脓液。患者有不同程度体温升高、白细胞增多等全身表现。舌下间隙位于舌和口底黏膜之下,下颌舌骨肌及舌骨舌肌之上。前界及两侧为下颌体的内侧面;后部止于舌根。由颏舌肌及颏舌骨肌又可将舌下间隙分为左右两部,二者在舌下肉阜深面相连通。舌下间隙后上与咽旁间隙、翼下颌间隙相通,后下通入颌下间隙。

下颌牙的牙源性感染,口底黏膜创伤、溃疡,以及舌下腺、颌下腺导管的炎症均可引起舌下间隙感染。一侧或双侧的舌下肉阜或颌舌沟区口底肿胀,黏膜充血,舌体被挤压抬高、推向健侧、运动受限,语言、进食、吞咽出现不同程度的困难和疼痛。感染向口底后扩散时,可出现张口障碍和呼吸不畅。脓肿形成后在口底可扪及波动;如自发穿破则有脓液溢出。如涎腺来源,颌下腺导管口可有脓液排出。相邻间隙受累时可出现颌周及颌下脓肿,并有相应的临床症状。

9. 咽旁间隙感染　咽旁间隙感染是指咽旁间隙的急性化脓性感染,主要临床表现为咽侧壁红肿、腭扁桃体突出。有急性下颌智齿冠周炎史,或急性扁桃体炎史,或有邻近的翼颌间隙、颊间隙、颌下间隙、舌下间隙感染史。多见于儿童及青少年。除严重全身感染中毒体征外,局部常表现有如下三大特征。①咽征:口腔内一侧咽部红肿、触痛,肿胀范围包括翼下颌韧带区、软腭、悬雍垂移向健侧,患者吞咽疼痛,进食困难。从咽侧红肿最突出部位穿刺可抽出脓液;②颈征:患侧下颌角稍下方的舌骨大角平面肿胀、压痛;③开口受限:由于炎症刺激该间隙外侧界的翼内肌发生痉挛,从而表现为一定程度的开口受限。

咽旁间隙位置深在,脓肿形成与否一般采用穿刺方法确诊。穿刺系经口内翼下颌皱襞内侧进入咽上缩肌与翼内肌之间;抽出脓液后立即行切开引流术。

口内途径切开引流术:张口无明显受限的病员,可在翼下颌皱襞稍内侧,纵行切开黏膜层,黏膜下用血管钳顺翼内侧钝性分离进入脓腔。黏膜切口不宜过深,以防误伤大血管和神经。咽旁间隙位于咽腔侧方的咽上缩肌与翼内肌和腮腺深叶之间。前为翼下颌韧带及颌下腺上缘;后为椎前筋膜。间隙呈倒立锥体形,底在上为颅底的颞骨和蝶骨,尖向下止于舌骨。由茎突及附着其上诸肌将该间隙分为前后两部,前部称咽旁前间隙,后部为咽旁后间隙。前间隙小,其中有咽升动、静脉及淋巴、蜂窝组织。后间隙大,有出入颅底的颈内动、静脉,第9~12对脑神经及颈深上淋巴结等。咽旁间隙与翼下颌、颞下、舌下、颌下及咽后诸间隙相通;血管神经束上通颅内,下连纵隔,可成为感染蔓延的途径。

咽旁间隙多为牙源性,特别是下颌智齿冠周炎,以及腭扁桃体炎和相邻间隙感染的扩散。偶继发于腮腺炎、耳源性炎症和颈深上淋巴结炎。咽旁间隙感染的局部症状主要表现为咽侧壁红肿、腭扁桃体突出,肿胀可波及同侧软腭、舌腭弓和咽腭弓,悬雍垂被推向健侧;如伴有翼下颌间隙、颌下间隙炎症时,则咽侧及颈上部肿胀更为广泛明显。患者自觉吞咽疼痛、进食困难,张口受限;若伴喉头水肿,可出现声音嘶哑,以及不同程度的呼吸困难和进食呛咳。咽旁间隙感染如处理不及时,可导致严重的肺部感染、脓毒症和颈内静脉血栓性静脉炎等并发症。临床上应注意与局部表现相类似的疾病,如咽侧部发展迅速的恶性肿瘤、囊性病变继发感染等鉴别。

10. 咬肌间隙感染　咬肌间隙感染是指咬肌间隙的化脓性感染,咬肌间隙感染主要来自下颌智齿冠周炎,脓肿形成后不易扪及波动,但张口受限极明显。长期积脓,易形成下颌骨升支边缘性骨髓炎。主要临床表现是以咀嚼肌为中心的急性炎性红肿、跳痛、压痛,红肿范围上方超过颧弓,下方达颌下,前到颊部,后至腮后区。深压迫有凹陷性水肿,不易扪到波动感,有严重开口受限。用粗针从红肿中心穿刺,当针尖达骨面时回抽并缓慢退针即可抽到少许黏稠脓液。感染重者可发热,白细胞总数增高,中性粒细胞比例增大。

咬肌间隙位于咬肌与下颌升支外侧骨壁之间。由于咬肌在下颌支及其角部附着宽广紧密,故潜在性咬肌间隙存在于下颌升支上段的外侧部位。借脂肪结缔组织与颊、颞下、翼下颌、颞间隙相连。咬肌间隙为最常见的颌面部间隙感染之一。

11. 颞下颌间隙感染　颞下颌间隙感染是指颞下颌间隙的急性化脓性感染,主要临床表现是不同程度的张口受限、凹陷性水肿、压痛、咀嚼痛。患者多有急性下颌智齿冠周炎史或下牙槽神经阻滞麻醉注射史。颞下颌韧带区红肿压痛十分明显;下颌角内侧、颌后下颌支内侧肿大压痛明显;颧弓下部肿胀。患者发热、白细胞增高。颞下颌间隙位于下颌支内侧骨壁与翼内肌外侧面之间。前界为颞肌及颊肌;后为腮腺鞘;上为翼外肌的下缘;下为翼内肌附着于下颌支处;呈底在上、尖向下的三角形。此间隙中有从颅底卵圆孔出颅之下颌神经分支及下牙槽动、静脉穿过,借蜂窝组织与相邻的颞下、颞、颊、颌下、舌下、咽旁、咬肌诸间隙相通;经颅底血管、神经还可通入颅内。常是先有牙病史,继之出现张口受限,咀嚼食物吞咽疼痛;口腔检查可见翼下颌皱襞处黏膜水肿,下颌支后缘内侧可有轻度肿胀、深压痛。由于颞下颌间隙的位置深在,即使脓肿已形成,亦难直接触及波动,常需穿刺方可确定,因而常易延误诊断,致使炎症向邻近间隙扩散,可形成颞下、咽旁、颌下、颌后等多间隙感染,导致病情复杂化。

三、颌面部间隙感染人工气道的建立

颌面部间隙感染的患者往往病情进展迅速,感染程度重,大多都张口受限,同时伴有呼吸困难。术前应常规监测动脉血气,并持续氧气吸入,尽早外科手术减轻肿胀组织的张力。往往这类患者入院时已经存在口底肿胀、严重憋气等情况,应视为急症情况,必要时紧急气管插管或气管切开。

1. 经鼻清醒盲探气管内插管　在合适的镇静镇痛和充分上呼吸道表面麻醉下,最好选用中层有钢丝的气管导管,从鼻腔插入气管导管,实施者依据患者气流通畅情况,在吸气的同时逐渐将气管导管插入气管。由于患者往往情况都比较危重,颌下口底肿胀严重,可能没有多余的时间要求麻醉科医师进行反复的气管插管操作,故此种方法目前用得比较少。

2. 经鼻清醒光引导气管内插管　盲探气管内插管试插失败后,可采用光引导气管内插管,先从鼻腔置入气管导管于气流最畅通处,再从气管导管内放入引导管,经调整角度后引导管可先进入气管,然后在光源和引导管引导下将气管导管推进气管。此种方法适用于颈部没有明显肿胀的患者,否则,很难在颈部看到引导光源。

3. 纤维支气管镜经鼻气管内插管　在适当的安定镇痛和充分上呼吸道表面麻醉下,将支气管纤维镜外套气管导管,上移气管导管,支气管纤维镜首先进入口咽腔寻找声门,以看到声门裂及气管软骨环作为标志。将支气管纤维镜进入声门约 2~3cm 保持不动,然后将气管导管沿纤维镜送入气管,镜下确定导管进入气管后退出纤维镜。此种方法是目前应用最多的方式,快捷、效率高。既可在插管过程中进一步评估口内肿胀程度,帮助麻醉科医师判断术后是否可安全拔管的参考,也可在颈部肿胀外科医师进行气管切开困难时提前帮助患者建立安全气道。

四、颌面部间隙感染麻醉管理

如上提到的,颌面部间隙感染多由多种细菌引起,患者寒战、高热,还会引起全身炎症反应综合征,最危险的是导致脓毒症从而引起全身多脏器功能衰竭。因此麻醉科医师在这类患者的处理上不能掉以轻心,在出现脓毒症和严重感染性休克时首选晶体液,反对使用羟乙基淀粉进行液体复苏。当需要很大量的晶体液进行液体复苏时,可使用白蛋白对严重脓毒症患者和感染性休克患者进行液体复苏。

使用缩血管药物,使血压达到平均动脉压 65mmHg 的目标。推荐去甲肾上腺素为首选缩血管药物。建议在需要更多药物才能维持足够血压时加用肾上腺素或以其代替去甲肾上腺素。可在应用去甲肾上腺素时加用血管加压素 0.03U/min,以升高平均动脉压或减少去甲肾上腺素的用量。建议在高度选择的极少病例中以多巴胺作为去甲肾上腺素的替代缩血管药物。不推荐将低剂量多巴胺用作肾功能保护。

若通过充分的液体复苏和缩血管药物治疗能够使血流动力学恢复,不建议静脉应用氢化可的松治疗成人感染性休克。对于血流动力学不稳定的患者,可单独静脉使用氢化可的松 200mg/d。应用氢化可的松时应采用连续输注而不是间断重复注射,在不需要缩血管药物时应逐渐减少氢化可的松的剂量。

一旦组织低灌注解除,也不存在循环耗竭(例如心肌缺血、严重低氧血症、急性出血或缺血性心脏病)情况,应仅在血红蛋白浓度 <70g/L 时,才给予红细胞输注,目标是使血红蛋白浓度达到 70~90g/L。

术后,有些在术前已经存在肺损伤的患者可能需要进行机械通气,成人脓毒症患者出现诱导性急性呼吸窘迫综合征(acute respiratory distress syndrome,ARDS),目标潮气量为 6ml/kg 预期体重。对 ARDS 患者测量平台压,初始上限目标为平台压≤30cmH$_2$O。给予呼气末正压通气,以避免呼气时发生肺泡塌陷。对于中度或严重 ARDS 患者,采用较高水平而不是较低水平呼气末正压的策略。

第六节　麻醉后恢复

麻醉苏醒期是麻醉后重要生理功能全面恢复的时期,大约分为 4 个阶段:①麻醉深度减浅,感觉和运动功能逐步恢复;②出现自主呼吸,逐渐能自行调控;③呼吸道反射恢复;④清醒。随着危重疑难患者施行复杂麻醉和手术的增加,手术的结束并不意味着麻醉作用的消失和主要生理功能的完全复原,再加上手术麻醉期间已发生的循环、呼吸、代谢等功能的紊乱未能彻底纠正,患者保护性反射尚未完全恢复,因此,麻醉苏醒期仍有发生各种并发症的危险。尤其是严重的颌面创伤患者,全身麻醉后恢复有一定特殊性。

一、平稳的苏醒

相对于颌面部创伤手术后,在实施头面部包扎前需要再一次适当加深麻醉,因为头位的不断变化会使气管导管在气道内移动,由此产生的刺激将导致血压的剧烈升高并诱发患者强烈的咳嗽反射,可引起明显的心血管反应。尤其是伴有颅脑损伤患者,血压升高可诱发 ICP 升高,增加颅内出血和脑水肿的危险,但短暂地加深麻醉需尽量减少对苏醒的影响。

二、减轻拔管反应

严重颌部创伤手术后,因外伤和手术刺激口咽部的分泌物较多,如不及时清除,拔管时可产生误吸的危险。因而应在相对较深麻醉状态下清除口咽腔分泌物,以减少拔管时的刺激。或者最近几年所使用的新型 α_2-肾上腺素能受体激动剂右美托咪定,具有中枢性抗交感作用,能产生近似自然睡眠的镇静作用;同时具有一定的镇痛、利尿和抗焦虑作用,对呼吸无抑制,还具有对心、肾和脑等器官功能产生保护的特性。可用于气管内插管重症患者的镇静、围手术期麻醉合并用药和有创检查的镇静。手术结束前 40min 静脉泵注右美托咪定 0.5~1μg/kg(10min)。手术结束前约 30min,停止给予任何麻醉性镇痛药(瑞芬太尼除外)和肌松药;手术结束时停止给予吸入麻醉药,给予新斯的明和阿托品以拮抗肌松药残留作用。患者神志和呼吸恢复满意后拔除气管内导管,待恢复满意(Aldrete 评分≥9 分)送回病房。患者麻醉苏醒可较为平稳,特别是对于高血压患者可以避免拔管时出现过高血压和过快心率。

三、预防上呼吸道梗阻

严重颌部创伤手术后发生呼吸道梗阻是一种危重并发症,其主要原因是:①颌部创伤手术后组织水肿及组织移位导致的咽腔狭窄或气管受压引起的窒息;②缝合伤口或受损组织止血不彻底仍有活动性出血,血液误入气管造成窒息,或快速形成血肿阻塞呼吸道;③分泌物或痰未能及时清除造成窒息;④术后颌间结扎或敷料包扎过紧而影响通气;⑤术毕填塞纱条未能及时取出,拔管后可立即出现上呼吸道梗阻;⑥气管插管操作不当、动作粗暴,术后患者躁动使导管刺激气管内膜引起血肿或水肿等。

对于严重颌面部创伤患者,全身麻醉术后一定要警惕上呼吸道梗阻造成的通气障碍,严格掌握拔管时机及适应证,拔除气管导管后密切观察患者呼吸情况,及时清除口咽部分泌物,加强生命体征和 SpO_2 监测,必要时做预防性气管切开。尤其是严重颌面部或咽部的广泛创伤,并有明显呼吸困难且术后梗阻原因未能完全解除者,特别是伴有颅脑损伤昏迷患者,最好进行预防性气管切开或保留气管导管。

四、防治恶心呕吐

术后恶心呕吐（postoperative nausea and vomiting，PONV）是颌面部创伤全身麻醉后常见的并发症之一。其原因甚多，大致可归结为：口腔、咽喉部手术刺激，口咽腔水肿充血，血性分泌物，围手术期口腔创口的血液、消毒液、冲洗液及血性分泌物对上消化道的刺激，手术时间长，麻醉药物用量大，禁食时间长，术后疼痛和应用吗啡类镇痛药物等因素。上述因素均可刺激肠嗜铬细胞释放 5-羟色胺，5-HT 与相应受体结合而诱发 PONV。PONV 不但给患者带来了痛苦，而且还影响患者术后的恢复和治疗，甚至引起某些严重并发症，如脱水、电解质紊乱、吸入性肺炎、伤口裂开、颅内压升高等。颌面部创伤全身麻醉手术后 PONV 发生率较高，应采用多途径的防治措施，尽可能避免或减少致呕吐刺激。

治疗方法包括应用镇静药物如苯二氮䓬类（地西泮和氟西泮）、吩噻嗪类（氯丙嗪、异丙嗪和丙氯拉嗪）、丁酰苯类（氟哌利多和氟哌啶）；5-HT₃ 受体拮抗药（昂丹司琼、格拉斯琼、阿扎司琼和多拉斯琼）；苯甲酰胺类、大麻类、糖皮质激素类（地塞米松和倍他米松）；足量输液并预防性应用止吐药物（考虑联合用药），以及有效镇痛、辅助吸氧和非药物治疗措施（针灸、电针刺和催眠）等。

五、防治通气不足

通气所导致的缺氧是颌面部创伤全身麻醉术后又一常见的并发症。其主要原因是手术与创伤部位组织肿胀引起的吸入性通气障碍，由于麻醉药、肌肉松弛药、麻醉性镇痛药和镇静药的残余作用，或伴有重度脑创伤、昏迷、休克而产生的呼吸抑制等均可造成通气不足而诱发缺氧。因而术后要密切观察患者的生命体征，加强呼吸指标和 SpO_2 的监测，必要时通过血气参数进一步分析氧合与通气情况。一旦发生缺氧，应尽早采取有效措施去除病因，保证有效的正常通气。

六、完善的术后镇痛

颌面创伤手术后疼痛及其应激反应，可对机体产生多方面不良反应，直接影响术后康复。术后疼痛导致的机体病理生理改变不容轻视，它不但使循环、呼吸、消化、内分泌、免疫和凝血等系统发生改变，而且剧烈的疼痛还可造成精神创伤，带来焦虑、恐惧、失眠，产生无助感。现代医疗技术已可以做到完善的术后镇痛，术后镇痛可以增加手术区域的血运，促进创口愈合，减少术后儿茶酚胺和其他应激性激素的释放，防止术后高血压，预防机体内出现高凝状态，减少术后深静脉血栓的形成，降低氧耗量，有利于早期活动，可提高睡眠质量，促进术后康复等。总之，术后镇痛可减轻或防止手术与创伤引起的一系列应激反应，提高了麻醉质量和患者术后安全，有利于术后恢复，使患者在无痛、轻松的状态下度过围手术期。临床上，应综合考虑患者的年龄、创伤程度、手术部位、生命体征及神志状况，采用相应的镇痛方法。

传统的术后镇痛常采用口服、肌肉或静脉注射麻醉性镇痛药。由于这些给药方法不能够维持稳定的血药浓度，使得镇痛不完善。近年来，随着药理、药代动力学及医学电子工程学的发展，患者自控镇痛（patient controlled analgesia，PCA）的临床应用，能有效地克服传统给药方法的不足，其优点为：① PCA 给药符合药代动力学的原理，更容易维持最低有效镇痛药浓度；②在维持最小稳态镇痛药血药浓度状态下，患者还可根据当时镇痛强度调控一定剂量的镇痛药给予量，真正做到及时迅速，基本解决了患者对镇痛药需求的个体差异；③有利于患者在任何时刻、不同疼痛强度下获得最佳镇痛效果；④减轻了疼痛所致的不良反应，如应激、心肌缺血、肺不张及延迟功能锻炼；⑤给药及时，定时观察病情变化即可，减轻医师、护士的工作量;⑥便携式设计,治疗时不受体位及空间的限制。同时也要注意其所带来的副作用。

(徐　浩　梁丽荣　徐礼鲜)

参 考 文 献

[1] 刘智勇.口腔颌面部外伤患者的麻醉研究[J].中国卫生标准管理,2016,7(11):190-191.

[2] 唐银科,师俊莉,郝冬月,等.颌面部创伤的整形外科急诊处理[J].中国美容整形外科杂志,2017,28(7):419-421+428.

[3] 李慧丽,钱火红,陈静.颌面颈部火器伤院前急救护理预案设计与分析[J].海军医学杂志,2017,8(6):568-570.

[4] 王海燕,王艳红.严重口腔颌面部外伤的术中急救与护理[J].中国伤残医学,2017,25(19):92-93.

[5] 周艳明,冯明,余西江.牙槽内移植在外伤冠根折牙治疗中的临床应用[J].实用口腔医学杂志,2018,34(1):73-76.

[6] 刘传辉,韦宝石,陈浩,等.严重口腔颌面部创伤的急救与麻醉处理方法研究[J].深圳中西医结合杂志,2019,29(17):76-77.

[7] 任德龙,李晓英,张惠.口腔颌面部间隙感染的麻醉管理[J].麻醉安全与质控,2019,3(2):97-100.

[8] J LOVICH-SAPOLA,F JOHNSON,C E SMITH. Anesthetic considerations for oral,maxillofacial,and neck trauma [J]. Otolaryngol Clin North Am,2019,52(6):1019-1035.

第十四章

眼创伤患者的麻醉管理

眼创伤是致盲的主要原因之一,将改变人的一生,因此,及时有效的救治极为重要。本章重点叙述与眼创伤相关的麻醉问题。

第一节　眼解剖和生理

眼为视觉器官,包括眼球、视路和附属器。眼球近似球体,位于眼眶前部,由眼球壁、眼内容物和眼附属器组成,其功能为屈光和感光。

一、眼球壁

眼球壁由自外向内的三层结构组成,分别是纤维膜、葡萄膜和视网膜。在眼外伤中眼球壁特指角膜和巩膜。

（一）纤维膜

纤维膜位于眼球壁最外层,前为角膜(透明状),后为巩膜(乳白色),由致密结缔组织构成。纤维膜的主要作用是维持眼球形状和保护眼内容物。

1. **角膜（cornea）**　角膜占据眼球前方1/6,为中央较周边薄的横椭圆形无色透明组织。角膜分为瞳孔区和周边区,边缘与巩膜延续部分为轮部(角巩膜缘)。眼睛的主要屈光力来源于角膜,另一部分源于晶体。角膜组织分为5层,对外伤及感染的反应有所差异。

（1）上皮细胞层:对大部分微生物具有相当的抵抗能力,同时可防止泪液中的液体和电解质进入基质层,使角膜呈相对脱水状态。因此,角膜上皮一旦破损,容易引起角膜炎。上皮细胞层再生能力很强,破坏后24h即可修复。

（2）前弹力层:为由胶原纤维构成的非细胞层,对外伤和感染具有一定的抵抗能力,但其无法再生,创伤后会形成瘢痕组织。

（3）基质层:占角膜厚度的90%,由胶原纤维、黏合物质和角化细胞组成。纤维板层相互重叠而成,创伤后不能再生,被混浊的瘢痕组织替代。

（4）后弹力层:非常坚固,对化学物质和病理损害的抵抗力较强,白细胞、细菌和新生血管很难通过完整的后弹力层,创伤后可以再生。

（5）内皮细胞层:由单层细胞组成,直接与房水接触。创伤、炎症或眼科手术可引起内皮细胞丢失,主要靠邻近细胞增大、移行而填充。一旦角膜内皮细胞密度低于维持内皮细胞生理功能的临界密度,角膜将出现不可逆的病理性改变。

角膜组织无血管,其外侧营养来自泪液,内层营养来源于房水,部分来源于角膜缘血管网、泪膜。角膜的神经分布非常丰富,主要以感知痛觉为主,浅层较深层更加敏感。三叉神经眼支经睫状神经到达角膜缘附近穿出眼球分布到角膜。

2. **巩膜（sclera）**　巩膜由坚韧而不透明的胶原和弹性纤维构成,前接角膜,占据纤维膜的后 5/6。巩膜后端为视神经穿出部位,巩膜分为内外两层,外层巩膜与视神经鞘的硬脑膜融合,内层呈网眼状,谓之巩膜筛板。视神经纤维从筛板上的筛孔经过。筛板是纤维膜最薄的部位,当眼压增高时,筛板将被推向后方,导致视盘的病理凹陷。

巩膜本身血管较少,但许多血管从巩膜穿过,包括睫状前血管、睫状后长动脉、睫状后短动脉等。睫状神经经视神经周围穿入而支配巩膜。睫状长神经与睫状后长动脉一起经脉络膜上腔到达睫状体分出数支,一部分支配睫状体,一部分在角膜缘后穿出巩膜,在巩膜表面环绕角膜缘形成环状,并由环发出分支支配角膜。

3. **角膜缘（limbus）**　角膜缘为角膜和巩膜交接处的半透明区域。其既是前房角及房水引流系统所在部位,也是内眼手术的切口标志部位。角膜缘内面有一凹陷为巩膜内沟,内有小梁网和巩膜静脉窦 Schlemm 管。

4. **前房角（anterior chamber angle）**　前房角是角膜与虹膜之间形成的夹角,为前房的周边部分。小梁网和 Schiemm 管为前房角的重要结构,是房水流出的主要通道。Schlemm 管是围绕前房角的环形管状腔隙,其外侧壁发出 25~35 条外集合管。房水由外集合管排出并直接注入巩膜深层静脉丛,经巩膜内静脉丛再进入上巩膜静脉丛,最后流入睫状前静脉。小梁网位于 Schlemm 管以外的内巩膜沟内,介于 Schlemm 管和前房之间,其后界是巩膜突。前房角解剖结构或房水排出功能异常导致房水排出受阻,使眼内压升高,导致青光眼发生。

（二）葡萄膜

葡萄膜（uvea）含丰富的血管和色素,又称色素膜或血管膜,由前向后分为虹膜、睫状体和脉络膜。葡萄膜具有遮光、营养及调节作用。

1. **虹膜（iris）**　虹膜为晶体前的圆盘状膜,自睫状体伸展到晶状体前面,将眼球前部腔隙分为前、后房,其中央为瞳孔。瞳孔缘外 1.5mm 处有一环形隆起,称为虹膜小环,将虹膜分为虹膜瞳孔部和虹膜睫状体部。虹膜与睫状体相连部最薄,易受眼部挫伤而断裂。

虹膜主要由血管组成,其分支呈放射状走向瞳孔缘,使虹膜表面呈条纹状隆起。虹膜动脉创伤导致前房积血。虹膜有丰富的三叉神经感觉纤维分布,感觉非常灵敏。虹膜的生理作用为通过瞳孔调节入光量。

2. **睫状体（ciliary body）**　睫状体是位于虹膜根部与脉络膜之间的环状组织。睫状体基底部附着于巩膜突,前 1/3 较肥厚称睫状冠,内表面纵行放射状皱褶称为睫状突;后 2/3 薄而平坦,称为睫状体扁平部,其与脉络膜连接处为锯齿缘,为睫状体后界。睫状突的毛细血管以滤过方式在基质中分泌组织液,并经睫状上皮主动运输至后房产生房水。

睫状体的血供主要来自虹膜大环。睫状体的运动神经来自睫状长神经,睫状肌属平滑肌,受副交感神经支配,睫状体的感觉神经分布为三叉神经感觉末梢。睫状体的生理功能为产生房水和调节晶状体的屈光力。

3. **脉络膜(choroid)**　脉络膜为葡萄膜后部,起于锯齿缘,止于视乳头,介于视网膜和巩膜之间。其特点为:①富含血管,占眼球血量65%;②含丰富色素,棕黑色色素起遮光作用;③不含感觉神经纤维,炎症时不产生疼痛。脉络膜供血主要来自眼动脉的睫状后短动脉和睫状后长动脉,静脉经眼静脉回流到海绵窦。支配脉络膜的神经主要是睫状后短神经。

(三) 视网膜

视网膜(retina)是位于眼球内壁最内层的薄层透明膜,前起锯齿缘,后接视盘,外临脉络膜,内侧为玻璃体。视网膜中心区域为黄斑,黄斑处视网膜正对视轴处有一浅漏斗状凹陷为中心凹,此处视网膜最薄。黄斑鼻侧约3mm处有一淡红色圆盘称视乳头,此处无视细胞,只有神经纤维,为生理盲区。

视网膜中央动脉营养视网膜内5层,脉络膜血管营养视网膜外5层。视网膜中央动脉为一终末动脉,由视盘进入眼内,静脉由此穿出眼球。视乳头为视网膜神经纤维汇集穿出眼球部位。

二、眼内容物

(一) 房水

房水(aqueous humor)由睫状突上皮细胞产出(少部分由毛细血管超滤过作用形成),充满前、后房。房水为透明液体,化学成分与血浆相似,pH 7.3~7.5,比重1.006。房水的主要功能是维持眼内压,营养角膜、晶状体和玻璃体等无血管的眼内组织,同时参与眼的屈光作用。

房水的主要循环路径为睫状突产生房水后流入后房,经瞳孔进入前房,然后经小梁网和Schlemm管排出眼外。房水的生成和排出保持一定的平衡,如排出道受阻,则导致眼内压升高。

(二) 晶状体

晶状体(lens)位于虹膜、瞳孔之后,玻璃体之前,借晶状体韧带与睫状体相连。晶状体为一弹性透明体,由晶状体囊和晶状体纤维构成。晶状体悬韧带,其作用是维持晶状体位置。因晶状体无血管,其营养主要来自房水。

(三) 玻璃体

玻璃体(vitreous body)位于晶状体后,占眼球内容积的4/5。玻璃体为无色透明的凝胶体,无血管和神经,其营养来自脉络膜和房水。玻璃体无再生能力,创伤后靠房水填充其空间。

三、眼附属器

(一) 眼睑

上眼睑(eyelids)较下眼睑大而宽,二者的间隙为睑裂,眼睑的游离缘称为睑缘。眼睑分皮肤层、皮下结缔组织层、肌层、纤维层和睑结膜层。肌层分为眼轮匝肌、提上睑肌、Müller肌。睑部眼轮匝肌为不随意肌,仅引起轻度闭眼;眶部眼轮匝肌为随意肌,可致眼紧闭。眼轮匝肌受面神经支配。提上睑肌受动眼神经支配;Müller肌受交感神经支配。

眼睑的血液由来自颈外动脉的面动脉和颈内动脉的眼动脉分支供给,并在睑板和眼轮匝肌间形成睑缘动脉弓和周围动脉弓。眼睑血运十分丰富,创伤时有高度再生和修复能力。眼睑深部和浅部静脉分别回流到海绵窦、颈内静脉和颈外静脉。三叉神经第 1 支和第 2 支支配上下眼睑的感觉,颈交感神经分支分布于 Müller 肌、血管和各种腺体。眼睑的作用除帮助瞳孔调节进入眼内的强光外,还具有保护眼球的作用。

（二）结膜

结膜（conjunctiva）覆盖眼球前表面和眼睑后表面,为一层薄而透明的黏膜。结膜是眼球最表浅的防御组织,易在外伤时受损,如结膜挫伤、结膜撕裂、结膜异物伤等。

1. **睑结膜**　覆盖睑板内面。上下睑缘部结膜距内眦端约 6mm 处各有一小隆起,称泪乳头,中央为泪小点,为泪道入口。结膜囊通过泪小点经泪道与鼻腔相通。

2. **穹窿结膜**　介于睑结膜和球结膜之间,为结膜最松弛部分。

3. **球结膜**　覆盖眼球前部巩膜部分,也是结膜最薄处,此处结膜移动性强,易发生结膜水肿。

（三）泪器

泪器（lacrimal apparatus）分为泪液的分泌系统（泪腺和副泪腺）和泪液的排出系统（泪道）。

1. **泪腺（lacrimal gland）**　泪腺位于眼眶外上角,额骨的泪腺窝内,分为上下两叶,共有 10~20 个排泄管。泪腺动脉主要为眼动脉分支,静脉经眼上动脉回流入海绵窦。泪腺分泌受面神经中的副交感神经纤维和颅内动脉丛的交感神经纤维支配。

2. **泪道（lacrimal passages）**　泪道为泪液排出的通道,包括泪小点、泪小管、泪囊和鼻泪管。供应泪道的血管为眼动脉分支、面动脉分支的内眦动脉、眶下动脉及蝶腭动脉分支。泪道的感觉神经为三叉神经的眼支和上颌支,运动神经为面神经分支,支配该部位的眼轮匝肌。

（四）眼外肌

左右眼各有四条直肌和两条斜肌,使眼球运动。四条直肌从眶尖部围绕视神经孔的纤维环开始各成一束,向前外展开穿过眼球筋膜止于巩膜,一个肌肉内筋膜将它们在边缘连接起来,在球后部形成了一个圆锥体,称为肌锥。

1. **外直肌**　外直肌全长 40.6mm,其中肌腱较长（8.8mm）,行外直肌截除术时可截除 8~10mm。外直肌纤维平面与眼球运动视轴重合,肌肉收缩仅能使眼球外转。外直肌接受外展神经支配。

2. **内直肌**　内直肌全长 41mm,是直肌中最肥大、力量最强的肌肉,由动眼神经支配。

3. **上直肌**　主要作用是上转眼球,次要作用为内转和内旋。由动眼神经支配。

4. **下直肌**　下直肌主要作用是下转眼球,次要作用为内转和外旋,由动眼神经支配。

5. **上斜肌**　上斜肌为眼部最长且薄的肌肉（60mm）,主要功能是眼球内旋,次要功能是眼球下转和外转,受滑车神经支配。

6. **下斜肌**　主要作用是眼球外旋,次要动作为外转和上转,由动眼神经支配。

（五）眼眶及眶周结构

眼眶呈四棱锥状骨腔,分为眶上壁、眶下壁、眶内壁和眶外壁,由额骨、蝶骨、筛骨、腭骨、泪骨、上颌骨和颧骨组成。眶尖向后向内通至颅腔,眶底向前向外朝向面部。眶上壁大部分较薄且上方为脑膜及大脑额叶,创伤后可能伤及脑组织。眶外壁较厚,其前缘位置偏后,以利于外侧视野开阔,但也增加了眼球外伤机会。其他眶壁较薄,易受外力作用而骨折。眼眶骨壁有多个孔道,为神经和血管从颅内到面部的重要通路。

第二节　眼创伤分类

眼创伤形式多种多样,任何一种分类方式均难以全部囊括和反映眼创伤的特点,如致伤原因、眼球的开放与否、创伤部位、伤情的轻重和急缓程度等,特别是战伤引起的眼外伤更加复杂。因此,从不同的角度进行分类,更能体现眼创伤的特点,有利于诊治分析。

根据眼创伤的伤情缓急进行分级有助于在创伤初期及时救治,避免病情恶化或引发相应的并发症。

一级:最紧急类,必须立即救治,否则伤情将不可逆性加重,如角膜化学烧伤、热烧伤、军事毒气伤等;

二级:必须在数小时内治疗,包括:眼球裂伤或破裂伤、眼球爆炸伤、眼球穿孔伤或眼内异物伤、眼球挫伤、眼球挤压伤、角膜异物或擦伤、眼睑撕裂伤、外伤性视神经管损伤、急性光辐射伤等;

三级:属一般急诊,处理时间对预后影响较小,如结膜下出血、眶内血肿、爆炸性眶底骨折、裂孔位于颞下方的视网膜脱离、外伤性视神经病变等。

眼外伤分类方法较多,相互之间互有交叉,常见分类方法如下。

一、机械性眼外伤

机械性眼外伤是最常见的一类眼外伤。针对眼球可分为开放性眼球外伤(破裂伤、穿通伤、球内异物伤、贯通伤、混合伤)和闭合性眼球外伤(钝挫伤、板层裂伤、表面异物伤、混合伤)(表14-2-1)。

二、眼化学烧伤

化学烧伤是常见的眼外伤之一。各种化学物质接触眼睛均可能引起眼睛的伤害,其中碱性烧伤最为严重。眼化学烧伤后致盲率高,且常伴随患者容貌的毁损,早期正确的治疗和积极有效的急救可以减少患者的痛苦,促进创面修复,保护视力,减少致残率。

(一)根据化学物质酸碱度分类

化学物质对眼睛的损害与其酸碱度有关,其临床表现和处理也有所侧重。

1. **酸性化学物质烧伤**　常见的酸性化学物质为硫酸、硝酸、盐酸、醋酸等。酸性化学物质基本上是水溶性的,角膜上皮和结膜为脂溶性组织,水溶性的弱酸对组织穿透力相对不强。但强酸则很容易穿透角膜上皮进入水溶性的角膜基质层和巩膜。酸性物质溅入眼内表现为角膜上皮剥落、角膜混浊及结膜坏死。

2. **碱性化学物质烧伤**　常见的碱性化学物品包括氢氧化钾、氢氧化钠、氢氧化钙、石灰、氨水等。碱性物质对眼睛的烧伤属于较严重的眼外伤,其病程长,视力恢复困难,后遗症严重。碱性越强,损伤越严重。碱性物质使组织结构中的脂类发生皂化反应,形成的化合物既能水溶又能脂溶。可溶解脂肪和蛋白质,接触后可很快渗透至深层组织和眼内,造成严重损害。即使在眼表面的碱性物质被冲洗干净后,碱性物质仍可向眼内深部组织扩散,故眼的碱灼伤对眼组织的破坏是持续性的,可引起角膜穿孔或失明。

(二)根据酸碱烧伤后组织反应分类

Ⅰ度烧伤:眼睑和结膜充血水肿,角膜上皮点状脱落或水肿,一般无后遗症和并发症。

Ⅱ度烧伤:角膜基质层水肿浑浊,虹膜纹理不清,结膜血管稀少,血管细呈暗黑色,常伴小出血点。角膜缘缺血范围不超过1/4周。经治疗多可恢复或遗留少许角膜斑翳。

Ⅲ度烧伤:角膜深基质层灰白色浑浊,仅见瞳孔轮廓。结膜白色凝固坏死,血管消失。角膜缘缺血范

表14-2-1　机械性眼外伤术语及定义

术语	定义	备注
眼球壁 （eyeball wall）	巩膜和角膜	解剖学上眼球壁为3层,这里仅指坚硬的巩膜和角膜
闭合性眼球损伤 （closed-globe injuries）	眼球壁没有全层伤口	由锐利物引起的眼球壁部分厚度的损伤,如板层裂伤,钝力所致的挫伤和浅层异物存留
开放性眼球损伤 （open-globe injuries）	眼球壁有全层伤口	角膜巩膜全层受到损伤
眼球破裂伤 （eyeball rupture）	由于钝力所致的眼球壁全层损伤,钝力撞击瞬间眼内压突然增加,从内向外的损伤机制	从眼球壁最薄弱处破裂,可以在不受力点破裂
裂伤 （laceration）	眼球壁的全层损伤,常由锐利物体引起,从外向内的机械力所致	可伴有钝力所致的损伤
穿通伤 （penetrating injuries）	眼球壁全层的单个伤口,由锐利物所致	无出口
眼内异物伤 （intraocular foreign body injuries）	单入口伤,异物滞留眼内	原则上属于穿孔伤,由于临床意义不同（治疗、预后）,故单独分类
贯通伤 （perforating injuries）	眼球壁两个全层伤口（入口、出口）常由锐利、高速飞行物损伤所致	两个伤口必须由同一物体引起
挫伤 （contusion）	闭合性眼球损伤,常由钝力所致,冲击位点或继发于眼球变形或瞬间压力传导相损伤,可发生在较远部位	无全层眼球壁损伤
板层裂伤 （lamellar laceration）	眼球壁和球结膜损伤的伤口发生在冲击位点,常由尖锐物体引起	球结膜和眼球壁的部分裂伤
浅层异物伤 （superficial foreign body injuries）	闭合性眼球损伤,由投射物引起,异物停留在结膜和眼球壁上,未造成眼球壁全层的损伤	损伤可由锐力、钝力或两者共同造成

围1/2周内。常伴虹膜睫状体炎等眼内反应。治疗及时角膜仍会留有斑翳和睑球粘连,否则角膜持续溃疡,甚至穿孔。

Ⅳ度烧伤:角膜全层瓷白色,结膜白色或黄色坏死。角膜缘缺血范围超过1/2周,此时无刺激症状,常会发生角膜穿孔、睑球粘连、视力丧失。

三、其他类型眼损伤

（一）眼部热烧伤

高温物质直接接触眼睛或通过热辐射对眼睛造成的烧伤,包括热焰烧伤、热气烧伤、热液烧伤、高温物体灼伤等。沸水等烧伤相对较轻,可发生眼睑红斑、水疱,结膜水肿和角膜轻度浑浊。高温金属液体进入眼内则导致严重的热烧伤,造成眼睑、结膜、角膜和巩膜的深度烧伤。

（二）辐射性眼损伤

电离辐射伤包括远紫外线、X线、γ射线及核辐射引起的眼损伤。辐射线的波长越短,能量越强,可穿入组织的不同深度产生生物效应。临床表现为白内障、角膜炎、虹膜睫状体炎、视网膜和视神经病变等。

非电离辐射伤包括近紫外线、红外线、可见光和微波等。这些电磁波由电振荡器等发射出来,波长较长,能量较弱,在组织内产生光生化效应或热效应。

(三) 眼电击伤或雷击伤

雷电或工业用电均可造成眼电击伤。强大的电流通过人体时对组织有电解作用和增温效应。电击伤对眼的损害程度与电流性质、电压高低、通路中电阻大小、触电时间和面积,以及有无电火花等相关。常见的损伤为皮肤烧伤、电击性白内障,以及脉络膜、视网膜、视神经及眼外肌损伤。

(四) 应激性眼损伤

外界环境物理因素改变可引起眼损伤,包括气压、加速度、振动、噪声和氧中毒等。常见于高山、高空低气压等。气压突然降低可引起视力下降、视野缩小、结膜或视网膜出血;加速度可导致视物模糊或中央视力丧失;噪声可使光敏感度下降,辨色力降低、视野缩小。

四、眼战伤

除传统武器外,战术核武器、高爆高能武器、高速轻武器、激光武器、生物武器、微波武器、次声武器、动能武器和激光致盲武器等均可对眼造成伤害。眼战伤可能因爆炸、冲击和烧伤而引起多发复合伤,其中以开放性眼外伤为主。

(一) 按伤情性质分类

1. 机械性眼战伤　眼挫伤、眼贯通伤、眼异物伤等。

2. 非机械性眼战伤　眼烧伤、眼辐射伤、眼化学毒剂伤等。

(二) 按眼解剖部位分类

1. 眼附属器损伤　眼睑、结膜、泪器损伤。

2. 眼球损伤　角膜、角巩膜、巩膜损伤。

3. 眼眶损伤　神经、肌肉、眶骨损伤。

(三) 按眼战伤伤势分类

1. 轻度　眼睑擦伤淤血、结膜下出血、角膜或结膜表面异物、角膜上皮擦伤、眼睑Ⅰ度热烧伤、刺激性毒气伤、电光性眼炎等。

2. 中度　眼睑及泪小管撕裂伤、眼睑Ⅱ度热烧伤、球结膜撕裂伤、角膜浅层异物等。

3. 重度　眼睑广泛撕脱或缺损、眼睑Ⅲ度热烧伤、眼球穿通伤、眼球内异物、眼球钝挫伤伴眼内出血、眼球Ⅱ度以上化学烧伤、辐射性眼创伤、眼眶骨折等。

(四) 按致伤武器分类

1. 爆炸冲击伤　战争中爆炸性武器是最常见的武器,除爆炸碎片直接创伤外,爆炸所产生的高压高速的冲击波也对机体造成直接伤害。同时,周围建筑和物体坍塌也会对人体造成间接伤害。爆炸冲击伤常累及双眼,伤情与距离爆炸物远近有关。伤者颜面部及眼睑水肿,布满大量细小泥沙碎石和炸药等异物。爆炸冲击伤常伴随眼内异物。

2. 眼投射物伤　战伤时投射物一般为子弹或弹片等飞行物体。直接击中眼球可造成眼球完全毁坏,同时贯穿眼球滞留眶内甚至颅内。如击中眼眶可致眶壁骨折,波及眶上裂和视神经管可造成视神经、动眼神经及感觉神经的创伤。伤及眼球周围组织可引起视网膜脉络膜水肿、出血和脉络膜循环障碍,严重者发生玻璃体出血。

3. 眼核武器伤　①核武器爆炸瞬间产生的光辐射直接引起暴露的皮肤热烧伤,如颜面部和眼睑;②冲击波可直接导致眼内出血、视网膜震荡伤,间接创伤同眼爆炸伤;③放射性眼创伤表现为眼睑浮肿、皮下出血、视网膜出血和渗出。

4. 军用毒剂伤　对眼部造成伤害的军用毒剂包括神经性毒剂、腐烂性毒剂、窒息性毒剂、全身性毒剂、刺激性毒剂。表现为畏光、眼睑痉挛、流泪、瞳孔缩小、睫状肌痉挛引起头疼、视物模糊、眼睑皮肤水疱、结膜角膜水肿、角膜溃烂等。

5. 眼激光创伤　根据激光器输出功率大小分为弱激光武器(激光干扰与致盲武器)和高能激光武器。弱激光武器主要是通过激光的热效应创伤眼睛,角膜将最初照射在其上的能量聚焦到视网膜黄斑处引起眼损害。

伯明翰眼外伤术语(Birmingham eye trauma terminology,BETT)系统是更为简单和被普遍采用的分类方法。该分类方法将全眼球纳入考虑,不仅具有一致性的清晰表述,且简单实用。在眼外伤中眼球壁仅指角膜和巩膜,该两层组织全层创伤谓之"开放性眼球伤",反之为"闭合性眼球伤"。创伤的机制包括挫伤、撕裂伤和破裂伤(图14-2-1)。

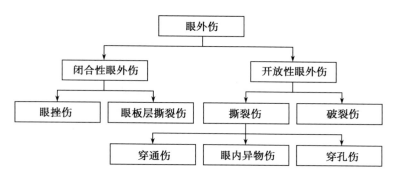

图14-2-1　伯明翰眼外伤术语系统

第三节　眼创伤现场早期急救处理原则

眼创伤本身并非致命伤,但当合并其他部位或器官外伤时,如颅脑损伤、重要脏器创伤等,则可能出现失血、感染、休克等危及生命的情况。因此,当多发部位受伤时需根据对生命的危急程度决策救治的先后顺序。但对所有眼创伤均应尽可能早期处理,以控制伤情,减少并发症。

早期救治的前提是对伤情快速准确地评估,特别是眼科专业评估。除了眼球本身创伤外,眼周软组织、眼眶骨壁以及面部均应进行检查。眼科的检查包括视力、视乳头状况、眼球运动及眼内压。为了防止眼内容物的脱出,对于眼球穿孔伤常进行包扎,这样会限制进一步的检查。必要时可较早地给予抗恶心呕吐药,以防止呕吐引起的眼内压升高。东莨菪碱经皮制剂应该避免使用,以免因视力模糊而影响诊断。

一、机械性眼外伤的初期处理原则

眼不同部位、不同组织、不同致伤原因、是否开放等因素的不同,其相应的处理手段也有所差异。

(一)初期处理

1. 快速、准确的伤情判断　第一时间对伤者进行评估,包括致伤原因、受伤经过、眼外伤伤口探查、眼科的专科检查,以及对全身情况的评估。

2. 眼外伤伤情分类　在评估基础上对伤情进行分类,并决定眼部处置的轻重缓急。

3. 决策救治的原则　综合考虑眼外伤处置时间对视力恢复的影响,以及全身复合伤对生命的影响程度,决策紧急救治的顺序。就单纯考虑眼外伤而言,应即刻决策就地处理,或转运至有条件医院处理,并进行后期处理。

4. 初期处理措施　包括清洁创面、探查伤口、去除表面异物、部分眼组织的复位或剪除、止血、冷/热敷、表面伤口缝合、手术治疗,以及药物治疗(抗生素、破伤风抗毒素、激素、止血药、镇静剂、局部麻醉剂等)。双眼包扎以防止眼球活动引起出血,酌情应用止血药。眼球穿孔者切忌对眼球施压,也不能冲洗或涂抹眼药膏。

（二）不同部位眼外伤的处理要点

急诊手术的主要目的在于及时恢复眼球的完整性。开放性眼外伤急诊处理原则是就近在当地医院行伤口修补手术,处理同时存在的外伤性白内障、眼内容物脱出等,复杂病例需二期手术治疗。

1. 眼球外伤　闭合眼外伤可择期处理;眼球开放外伤应立即手术。

2. 眼睑外伤　①眼睑挫伤淤血和肿胀明显者,伤后 48h 内冷敷,48h 后热敷;②眼睑裂伤应尽早清创缝合,尽量保留组织。

3. 角膜外伤　①角膜擦伤:可局部滴入表面麻醉剂以减少角膜刺激症状。角膜上皮创伤者禁用激素类滴眼液,以避免细菌扩散,影响上皮愈合。角膜有异物者局部麻醉下取出异物;②角膜穿通伤:一般小于 3mm 整齐伤口可自行闭合;虹膜或玻璃体嵌顿不能闭合或眼压极低的开放性角膜伤口,立即行角膜缝合术;③角巩膜及巩膜外伤:角巩膜裂伤应予以伤口缝合;巩膜穿通伤需探查、冲洗、还纳和缝合。

4. 虹膜睫状体外伤　①前房积血:半卧位休息,适当镇静,止血药及联合应用糖皮质激素类药物,积血多、吸收慢且伴眼压升高者,行前房冲洗术;②外伤性低眼压:阿托品散瞳,口服泼尼松,无效时手术治疗。

5. 晶状体外伤　晶状体脱入前房或嵌顿于瞳孔需急诊手术摘除。

6. 睫状体和脉络膜外伤　开放性眼球伤引起睫状体脉络膜创伤,首先尽快将嵌顿于伤口内或脱出巩膜伤口外的睫状体脉络膜冲洗干净并还纳,然后缝合巩膜伤口,应用止血、抗感染、破伤风抗毒素、糖皮质激素治疗。

7. 玻璃体外伤　少量玻璃体脱出,视力未受影响,关闭伤口即可。脱出量大者,处理伤口同时行前玻璃体切除。

8. 视网膜伤　视网膜震荡无需特殊治疗;视网膜挫伤需抗感染、消肿,促进出血吸收;视网膜裂孔和脱离需要手术。

9. 眼内异物伤　①金属异物:早期应用破伤风抗毒素,缝合伤口,伤后 1~2 周取出异物;②非金属异物:注射破伤风抗毒素,局部和全身应用抗生素。眼前段内异物,可试行原伤道取出;眼后段内异物,二期切除玻璃体时一并取出。

10. 眼眶外伤　出血、血肿需给予止血药和脱水药,以控制出血,降低眶内压力,避免对视神经产生压迫。非手术治疗通常主要采用糖皮质激素、脱水药、改善微循环和扩张血管类药物、维生素类、营养神经类药物等。对于外伤后仍具有一定视力或外伤后视力逐渐下降者须立即行视神经管减压术。

二、眼化学烧伤早期处理原则

1. 冲洗 应即刻对伤眼进行冲洗,争分夺秒地在现场彻底冲洗眼部,是处理酸碱烧伤的最重要一步,千万不可未经冲洗而急于送往医院,以免延误治疗时机。使用缓冲液或生理盐水冲洗。紧急情况下,不必过分强调冲洗的水是否干净,一般的凉开水、自来水、井水、河水都可以。冲洗时翻转眼睑,转动眼球,暴露穹窿部,将结膜囊内化学物质彻底冲净。应至少冲洗 30min。生石灰误入眼内不宜马上冲洗,应先将颗粒取出再冲洗。冲洗后根据化学物质的 pH 值选择中和剂行球结膜下注射,再继续冲洗。必要时可行球结膜下冲洗。

2. 激素 能减轻碱烧伤的炎症反应及创伤程度,但如果应用不当,可增加溃疡发生的可能,因碱烧伤后 2~3 周为胶原酶产生的活跃期,应避免应用激素激活胶原酶,1 周内及 4 周后使用激素治疗是安全的。而对于大范围角膜全层瓷白的IV度碱烧伤则应慎重使用。

3. 自体血 人类血清中含巨球蛋白,能有效地抑制胶原酶的作用,用于碱烧伤能防止溃疡及穿孔的发生。自体血可释放出纤维溶解素,能分离组织减少睑球粘连。自体血还可中和毒素,防止腐蚀物向深层渗透,加速角膜周围血管和受伤角膜知觉的恢复从而改善角膜营养,促进组织再生。但自体血或血清结膜下注射应在碱烧伤 7d 内进行。

4. 其他 口服消炎痛、阿托品散瞳能减轻虹膜刺激症状,防止虹膜后粘连。前房穿刺术,置换房水可促进新房水生成,以减轻眼内损害,避免白内障发生,促进视力恢复。

三、眼战伤急救处理原则

（一）眼战伤的救治措施

眼战伤救治强调救治力量前伸和快速后送,救治层次分为紧急救治、早期治疗、急诊专科治疗和全面专科治疗四个层次,分别采取紧急非手术措施(表 14-3-1)、紧急手术措施(表 14-3-2)、眼战伤专科非手术措施(表 14-3-3)、眼战伤专科手术措施(表 14-3-4)。

（二）不同眼战伤的处理

1. 眼爆炸冲击伤的处理 如合并全身其他重要脏器伤害,应先对生命进行救治,然后进行眼部处理。

表 14-3-1 眼战伤紧急非手术措施

外科技术	最佳实施时间	外科技术	最佳实施时间
冲洗外眼及眼表异物	5~10min	粗略估计眼压(指测眼压)	5~10min
滴抗生素眼药水	5~10min	粗略估计视力(指数或光感)	5~10min
止痛(滴表面麻醉剂)	5~10min	无压力包封伤眼	5~10min
散瞳(滴散瞳剂)	5~10min	双眼包扎	5~10min

表 14-3-2 眼战伤紧急手术措施

手术技术	最佳实施时间	手术技术	最佳实施时间
眼球穿孔伤虹膜还纳术	3~6h	眼外伤缝合术	3~6h
角巩膜伤 I 期缝合术	3~6h	结膜放射状切开冲洗术	3~6h

表14-3-3　眼战伤专科非手术措施

手术技术	最佳实施时间	手术技术	最佳实施时间
详细检查视力	<3h	结膜下注射抗生素	3h
裂隙灯检查	<3h	全身抗感染治疗	3~4h
眼底镜检查、摄片检查	<3h	激素治疗预防交感性眼炎	<3h
散瞳	<3h	止痛和镇静治疗	<3h
局部细菌培养	<3h		

表14-3-4　眼战伤专科手术措施

手术技术	最佳实施时间	手术技术	最佳实施时间
泪小管吻合术	6~8h	眼球摘除术	6~8h
眼睑修补美容术	6~8h	角膜缝合术	6~8h
外伤性白内障摘除术	6~8h	玻璃体切割术	<2周
异物取出术	6~8h	视网膜复位术	<2周
抗青光眼手术	6~8h		

①眼睑、结膜囊和角膜表面异物可在局部麻醉下清除。②眼睑撕裂伤可在伤后6~8h内实施清创缝合。③眼球穿通伤先行眼球伤口缝合。严重眼球破裂伤伴眼内容物流出或眼球塌陷者，应及时行眼球摘除术，以预防交感性眼炎。④全身使用抗生素、破伤风抗毒素、皮质类固醇及多种维生素。眼内出血时应给予止血药物。眼局部可使用抗生素、阿托品和皮质类固醇眼液。

2. **眼投射物伤的处理**　①及时评估是否合并颅脑及耳鼻喉、颌面创伤，以及投射物存留情况。②眼球完全破碎、眼内容物流失者应行眼球摘除术。③眼球清创后，对眶内异物进行取出术。④断裂的眶骨给予复位，粉碎眶骨取出。⑤使用抗生素。⑥合并弹伤性视网膜脉络膜炎者，根据情况给予止血、活血、血管扩张剂、皮质类固醇、神经营养及维生素治疗。

3. **眼核武器伤的处理**　①首先进行全身彻底洗消，清除放射性沾染物。②检查评估身体其他部位受伤情况。③眼睑角膜烧伤合并角膜及颜面部异物者，及时在结膜囊表面麻醉下清创和行表面异物取出术。眼睑和颜面部皮肤应用烧伤软膏，辅料遮盖双眼，半卧位休息。④眼内出血者给予止血药和皮质类固醇。⑤视网膜烧伤者给予促进水肿吸收及增加组织营养的药物。

4. **眼军用毒剂伤的处理**　①根据毒剂性质进行全身解毒治疗。②眼部刺激者给予清水或2%碳酸氢钠冲洗结膜囊。③角膜糜烂和溃疡者给予抗生素眼药水和眼膏，并散瞳休息。④多种维生素增加营养。

5. **眼激光创伤的处理**　①角膜表浅烧伤：局部使用表面麻醉剂减轻疼痛，抗生素眼药水预防感染。全身使用镇静剂及多种维生素促进角膜上皮愈合。②视网膜创伤：全身使用皮质类固醇、能量合剂、多种维生素、血管扩张剂以促进视网膜功能恢复。视网膜玻璃体出血时可使用止血药。如视网膜上有裂孔应及时行激光裂孔封闭术。

（三）其他眼外伤的早期处理

1. **眼热灼伤急救处理**　①迅速离开热源或去除致热物。②生理盐水冲洗降温。③磷弹烧伤者应迅速将烧伤部位浸于水中，或用大量水浸湿的衣物覆盖灭火。燃烧停止后立即大量流水冲洗，清理完创面剩余磷后,将 5% 硫酸铜溶液涂抹于眼睑及皮肤创面,结膜囊内可滴入 0.5%~1% 硫酸铜溶液,以促进残留磷转变为不溶性的硫酸铜而不被组织吸收。

2. 眼部冻伤　①脱离制冷源,将患者移至温暖环境。②迅速用 42℃ 温水融冻复温。③局部外敷冻伤膏后无菌保暖包扎。④可静脉给予低分子右旋糖酐改善循环。

3. 眼部电击伤处理　①脱离电源。②如发生心搏骤停,则实施急救复苏。③眼部处理原则同热灼伤。

第四节　眼内压与眼创伤

眼球内容物作用于眼壁的压力称之眼内压,简称眼压,正常值为 10~21mmHg。眼内液体循环、晶体代谢和适当眼屈光有赖于正常的眼压维持。

产生眼压的主要内容物为房水、晶体和玻璃体、眼内血液容积,这些内容物与房水的生成和排出处于动态平衡状态,一旦打破平衡就可能导致眼压的变化。2/3 房水由睫状突通过主动分泌方式产生,经瞳孔流入前房,再经虹膜角间隙进入 Schlemm 管,然后流入巩膜外静脉,排入到海绵窦或静脉系统,最终回流到上腔静脉和右心房。房水产生增加或排出受阻均导致房水的蓄积而使眼压升高。眼压慢性升高将干扰眼内供血和角膜代谢,引起角膜混浊和视网膜血流减少。眼压降低将增加视网膜脱离和玻璃体出血的发生率。

眼创伤对眼球造成的伤害与致伤原因和受伤时复杂因素密切相关,其所引发的眼内压的变化也不同。眼外伤后可继发青光眼,表现为眼压升高。有的眼外伤可导致眼压降低。眼外伤后的眼压变化是不稳定的,表现为时高时低。眼压的不稳定不仅对受伤眼的预后产生影响,还可能波及对侧未受伤眼,使得双眼眼压均发生变化。眼外伤后短暂轻度的眼压升高或降低属于眼外伤的生理反应,继发青光眼或长期严重低眼压则是眼外伤的病理结果。

一、眼外伤引起的眼压升高

（一）非穿通性眼球钝挫伤后眼压升高

眼球挫伤后,无论眼球内部是否损害,均可在伤后即刻或伤后相当长一段时间出现眼压升高。引起眼压升高的主要原因是前房积血、晶体异常、前房角后退、虹膜色素颗粒脱落。当眼压升高伴随青光眼症状时,称为外伤继发性青光眼。

1. 眼钝挫伤后眼压即刻短暂升高　眼钝挫伤救治观察均表明眼钝挫伤后出现短暂的眼压升高（30min）,随后出现更长时间的低眼压。创伤的组织细胞释放的组胺类似物和葡萄膜系统血管扩张可能是短暂眼内压升高的原因。也有人认为,眼挫伤后早期眼球内血管扩张充盈,脉络膜血流量增多挤压玻璃体向前突,而未引起瞳孔阻滞,出现短暂眼压升高。治疗原则是观察眼压,或局部给予 β-受体阻滞剂、口服碳酸酐酶抑制剂,以减少房水分泌。

2. 前房积血并发青光眼　前房积血的主要并发症是继发性青光眼、继发性再出血和角膜血染。眼外伤后引起的前房积血通过阻塞小梁网、小梁网变性、瞳孔阻滞和虹膜周边前粘连等机制导致眼压升高。治疗原则是药物或手术降低眼压,预防继发性再出血和角膜血染。受伤后早期应安静半卧位,密切监测眼压变化。给予乙酰唑胺、碳酸酐酶抑制剂、噻吗洛尔控制眼压,必要时静脉给予甘露醇。药物难以控制眼压时应考虑手术治疗。

3. 外伤后房角后退与继发性青光眼　眼球前部受到钝挫伤时,角膜受外力而内陷,瞬间前房容积缩小,同时压力通过房水传到虹膜上,致使虹膜向后紧贴在晶状体前表面,房水难以通过瞳孔进入后房,前房压力高于后房,压力向四周扩散,房角处睫状体环形肌纤维与纵行肌纤维结合是相对薄弱处,当前房内压力超过其承受力使之发生撕裂,环形肌与虹膜根部向后移位,出现房角后退。房角后退,环形肌与纵行肌分离,对小梁网的牵拉力减弱或消失,小梁网收缩、孔隙变窄或闭塞,房水外流阻力增加,眼压升高。其临床上表现出类似于原发性开角型青光眼的症状。若药物难以控制,则可行滤过手术。

4. 钝挫伤致晶状体位置异常继发青光眼　包括晶状体不全脱位、晶状体脱位进入前房、晶状体脱位进入玻璃体。晶状体位置异常继发的青光眼,常需手术摘除晶状体。

（二）眼球穿通伤后眼压升高

眼内炎症、前房积血、晶状体创伤和眼内异物等,可通过小梁网堵塞、周边虹膜前粘连、阻碍房水分流、瞳孔闭塞等机制引发眼压升高。穿通性眼外伤应尽早进行清创缝合术。

二、外伤后低眼压

急性低眼压同高眼压一样会对眼球造成严重损害。持续的低眼压状态不仅使视功能受损,还可能导致眼球萎缩。眼压≤4.0mmHg时则会引起眼组织前、后段皱褶,视功能下降甚至眼组织萎缩性改变。多数学者认为眼压低于5.0mmHg或引起眼组织结构和功能改变则称之为病理性低眼压。

眼外伤本身就是低眼压的常见原因。睫状体、脉络膜或视网膜的创伤导致房水生成减少或流出增加,或眼内液吸收增加,使房水的分泌和流出失去平衡,使眼压不能维持在正常水平。外伤导致的眼球破裂、孔源性视网膜脱离、虹膜睫状体炎、睫状体脱离等均可伴有低眼压。眼外伤的刺激可引起眼内血管神经功能失调,导致房水分泌减少,出现一过性低眼压,通常短期内可自行恢复。穿通性眼外伤由于房水和玻璃体的丢失,即刻产生明显的低眼压。但微小异物引起的细小穿通伤但不伴有眼内容丢失时,也会出现低眼压。除眼压低和不能维护正常的视功能外,低眼压通常没有明显的临床特征。急性低眼压有明显疼痛的症状,甚至需要摘除眼球。常用的药物治疗为散瞳剂、血管扩张剂和糖皮质激素、拟副交感神经药物等。

三、麻醉药物与眼内压

麻醉药物通过改变房水生成和排出、改变眼内血容量或影响中枢对眼外肌张力或眼内血管平滑肌张力的调节影响眼内压。

大部分麻醉药物呈现降低眼压的趋势,包括吸入麻醉药、静脉麻醉药、麻醉性镇痛药和镇静药等。丙泊酚最明显,对于眼内压已经升高的患者,丙泊酚降低眼内压的效果更明显。依托咪酯降低眼内压的作用低于丙泊酚。

琥珀胆碱可以导致眼内压升高。静脉给予琥珀胆碱后1min眼压即可升高,6min内升高的峰值达9mmHg。琥珀胆碱引起的肌颤可通过眼外肌收缩使眼内压急剧升高,但后续的研究并不支持此学说。有研究提出,眼内压的升高与脉络膜血管扩张或由于中心静脉压升高引起玻璃体引流减少可能有关。

氯胺酮通过增加眼外肌张力、升高血压、增加脑血流量间接升高眼内压。但有报道认为,眼球震颤导致的测量眼压的结果并不可靠。也有报道显示,在儿童中应用氯胺酮并没有导致眼内压的明显增加。另外,氯胺酮的剂量、给药途径、术前用药等均可能影响眼内压测量结果。

四、麻醉方法与眼压

(一)局部麻醉

眼内局部麻醉药注射剂量过大可导致对眼球的直接压力而使眼压升高。球后神经阻滞操作本身如果创伤血管引起出血,则可通过眶内压力的增加导致继发性眼内压增高。

(二)全身麻醉

麻醉过浅、血压升高、呼吸阻力增加、$PaCO_2$ 升高、呛咳、躁动、头低位,以及任何引起颅内压力增高的情况均可使眼内压升高。高通气和低体温降低眼内压。

第五节　术前评估与准备

一、术前评估

眼科手术范围比较局限,但是手术操作精细,眼眶区血管神经丰富,眼球又是一个感觉十分敏感的器官,所以眼科手术的麻醉要求保持患者充分安静合作,镇痛完全,以利于手术操作,防止眼心反射,预防发生恶心呕吐以及术后恢复平顺。同时,持续监测眼内压。

眼科疾病本身一般不至于危及生命,但是眼科手术仍然有一定的死亡率,主要与患者并存的疾病和麻醉处理上的问题相关。有时,眼科疾病本身就是全身疾病的眼部表现,或者这类患者本身患有全身的多器官多系统疾病。

老年人极易并存动脉硬化性心脑血管疾病以及慢性呼吸系统病变,而小儿常合并先天性疾病。所以,麻醉科医师在进行术前评估时,除关注眼部疾病之外,一定要关注全身状况以及并存疾病与麻醉的相互影响,对于减少围手术期不良事件的发生尤为重要。

合并内科疾病的患者,需要对其心肺功能状况,以及心肺代偿能力做出评估,并对相应的疾病进行内科治疗,以降低围手术期手术麻醉的风险,减少围手术期不良事件的发生。对于老年人,尤其还要对术前脑功能以及认知功能进行评估,并采取必要措施减少术后认知功能障碍的发生率。眼科手术后血栓类疾病的发生也并不鲜见,偶尔会发生危及生命的肺栓塞,所以术前对于一些栓塞高风险患者的相关评估和预防措施也需要给予更高的关注。

此外,麻醉前用药和一些眼科局部用药对麻醉管理的相互影响也需在麻醉前给予评估和考量。比如,抗胆碱类药物对眼压的影响;眼科用药,尤其术前有脱水治疗以降低眼内压的患者,需要了解电解质的状况,尤其是钾离子水平。

眼外伤有时还复合脑外伤、颜面部创伤、颈部、胸腹部及四肢等部位外伤,需综合评估。特别是当出现危及生命的脏器创伤、大出血及休克时,应尽可能利用有限的时间对患者进行评估和准备。

(一)一般状况评估

依据 ASA 分级标准,将眼外伤患者进行分级,判断患者的基本生命体征。

(二)全身重要器官、系统功能状况的评估

依据病史和现有的客观检查结果,对患者的心血管系统功能、呼吸系统功能、肝肾脑功能及代谢等功

能进行系统全面评估。

（三）是否复合其他器官系统外伤

如果有合并外伤,如爆炸伤和头面复合外伤及车祸伤,需要与相关科室的医师进行充分沟通和综合评估,首先救治重大和危及生命的伤情;术前与眼科医师、神经外科医师以及头颈外科医师进行沟通,全面了解伤情,特别要关注潜在的气道伤。对于任何表现出心血管系统功能不太稳定的患者,应高度怀疑是否伴有多发创伤。

（四）评估患者的意识状态,考虑是否有头颅内异物存在的可能

询问导致外伤的致伤原因以及受伤经过。

（五）眼外伤评估

依据眼部外伤的状况,与眼科医师进行沟通,需要由眼科医师来评估决定手术干预的最佳时机,因为开放性眼外伤患者,尤其是小儿眼外伤,任何增加眼内压的行为,比如哭闹、咳嗽等均可能导致眼内容物膨出,导致进一步损害,甚至视力丧失。应判断是否有足够的时间来完成术前准备和术前充分的胃排空时间。术前与术者沟通预测的手术时间、手术方式、术中可能出现的问题,以及术后患者恢复的场所和去向,以此作为选择麻醉方法的参考依据。

二、术前准备

对需要手术治疗的眼外伤患者,眼内压的稳定是麻醉诱导和维持以及麻醉恢复过程中需要首先考虑的问题。尤其是对于那些紧急和困难气道患者,维护眼内压的稳定,防止进一步的视力损害,显得尤为重要和棘手。现仅就单纯眼外伤手术的术前准备进行描述。

（一）"饱胃"患者的准备

饱胃患者如果发生呕吐不仅有误吸的风险,还会因呕吐动作而导致眼内压的升高,特别是对于开放性眼外伤患者,剧烈升高的眼内压可能引发眼内容物的脱出。因此,如果眼外伤的伤情可以等待,应尽可能等待胃排空完毕。如时间紧迫需要迅速手术,则需做好预防和处理呕吐误吸的准备。包括:放置粗胃管、完备的吸引装置、术前应用 H_2 受体阻滞剂和甲氧氯普胺、头高位诱导以及在诱导时压迫环状软骨等。

由于穿透性眼外伤有发生眼内炎及感染的风险,需要尽早手术干预。术前禁食达 6h 以及禁饮清水 2h 便可降低误吸风险。但是多发复合外伤的患儿,尤其合并有头颅外伤时,胃排空时间延迟,可达 24h 之久。因此,需要明确知道最后进饮食时间和受伤的时间。

（二）患者的心理准备

人的大部分信息来源依靠视觉,眼睛又是非常精细的器官。眼外伤的患者由于疼痛、恐惧、视力的缺失,以及对手术疗效和视力恢复的担忧等,往往出现明显的紧张和焦虑。麻醉前应和患者充分沟通和进行心理安慰,并取得患者的信任和配合。除交代常规的全身麻醉事项外,还应告知患者不可以过度挤眼睛,以免增加眼压导致进一步损害。

对于小儿眼外伤,应和家长做好沟通交流。尽可能在麻醉前让家长陪伴小儿,以达到最大的安抚效果。避免小儿因疼痛、饥渴和恐惧引起剧烈的哭闹和屏气,最大限度地减少对眼内压的影响。

（三）常规全身麻醉准备

包括麻醉机、监护仪、氧气、静脉输液装置、各种气道工具、各类麻醉用药和急救用药等。

第六节　麻醉选择及实施原则

一、麻醉选择原则

眼外伤麻醉方案的选择主要依赖于术前的完善评估,麻醉实施的原则是提供安全有效的麻醉,同时避免眼外伤的进一步伤害。麻醉方式包括全身麻醉和局部麻醉。小儿均需全身麻醉;成人浅表简单的眼外伤手术可以选择局部麻醉,必要时可在局部麻醉基础上实施清醒镇静术;成年人接受复杂或手术时间较长的手术,以及患者高度紧张或难以术中配合者均应选择全身麻醉。如果复合其他脏器或部位外伤,往往先行手术处理,此时也多选择全身麻醉。

二、局部麻醉

局部麻醉通常由手术医师实施操作。局部麻醉对于饱胃的患者具有一定优势,但为眼外伤患者实施局部麻醉的选择需要非常谨慎,需要眼科医师对患者的伤情进行专业评估后选择。选择局部麻醉的顾虑为:①外伤可能导致局部解剖异常,使局麻效果可能不完善;②局部注射麻醉药可能会增加眼内压,尤其对于眼部钝挫伤和眼部锐器穿透伤患者。眼内压的升高可以导致眼部进一步损害,特别是开放性眼外伤严重时易引起眼内容膨出,甚至出现不可逆转的永久性失明;③眼外伤后局部麻醉可能会出现不可预见的局部麻醉药中毒;④伴有眼或眶内感染的患者局部麻醉药扩散障碍,麻醉效果欠佳。各种药物包括局部麻醉药都会影响受损角膜的修复,应避免过量使用局部麻醉药。

(一)眼表面麻醉

将局部麻醉药滴在角膜和结膜上可使其产生麻醉作用。其优势是:操作简单,对全身影响小,规避了眼局部注射所引发的并发症,因此,不会加重眼外伤的进一步伤害。常用的表面麻醉药物为:0.5% 丁卡因(起效时间较慢,药物刺激痛明显);0.5% 丙美卡因(药物刺激痛轻,但对角膜有一定毒性);4% 利多卡因(药物刺激痛较轻,对角膜毒性最小)。

表面麻醉仅适用于非常简单和表浅的手术,不能满足涉及虹膜、睫状体、晶体及其他眼内操作的要求。由于眼轮匝肌和眼外肌均没有被阻滞,术中患者常出现频繁眨眼,且眼球无法固定,对操作有一定的影响。表面麻醉药物在眼部作用的维持时间通常会短于其药理上所描述的作用时间,这与泪液或冲洗液的稀释作用有关。

(二)眼局部注射麻醉

1. 常用眼局部注射用麻醉药

(1)布比卡因:布比卡因维持时间较长,0.5% 浓度即可同时阻滞眼感觉和运动神经。其单独使用的主要问题是起效相对较慢,且布比卡因的全身毒性反应并非少见。

(2)利多卡因:与布比卡因混合应用时使用 1% 浓度,单独注射则需 2% 浓度。较多见的是利多卡因和布比卡因混合使用以缩短起效时间和延长麻醉作用时间。

局部麻醉药中加入透明质酸酶可有利于局部麻醉药在眼周的扩散,增强局部麻醉的效果。但眼外伤的患者局部注射麻醉药中不可加入肾上腺素。

应该注意,局部麻醉药直接注入眼球外或眼睑肌肉内,可产生肌肉毒性,引起长期的肌肉无力。肌肉对长效局部麻醉药非常敏感。

2. 球后阻滞（锥体内） 将局部麻醉药注射到肌锥体内为球后阻滞，注射到锥体外为球周阻滞。球后阻滞是常用的眼科局部麻醉方法，实际上，球后注射本身就是一项临床常用的眼科操作技术。

球后阻滞可用于眼球摘除等许多眼科操作，因其穿刺注射本身就可以导致严重并发症，所以对操作的技术要求很高。球后阻滞的并发症并非常见，但有些并发症的后果是十分严重的。严重并发症如下。

（1）球后出血：球后出血并非罕见，但影响视功能的严重出血则很少见。注射穿刺引起的静脉创伤可能导致血肿形成，但一般并不严重，因为注射所产生的轻微的压力限制了静脉创伤的发展。而动脉创伤则表现为出血发生较快，球后张力也很快增加。如果眶内压力持续增高，应推迟手术。

（2）局部麻醉药扩散到脑干区域：当药物误注入视神经包膜，通过包膜直接进入颅内，进而到达中枢神经系统。尽管发生率很低，但进展很快。临床表现包括意识水平的改变，神经症状和体征的改变（对侧瞳孔散大、全身肌张力减退等），以及循环呼吸的异常。及时发现并给予有效的支持治疗，则恢复应是完全的。这一并发症是球后阻滞特有的，因此不提倡在眶下缘大于 31mm 的深部穿刺。

（3）眼球穿通：造成眼球穿通与穿刺操作和眼轴长短有关。眼球从角膜最前端表面到眼球后极正常约 22~24mm。近视眼患者其轴长要略长一些，其巩膜也相对薄一些，对这些人实施球周或球后阻滞时眼球穿通的危险性较高。穿刺针刺伤眼球的程度从仅穿透巩膜到进出眼球。穿刺前对眼轴长的掌握、谨慎穿刺操作、当遇到阻力或出现疼痛时停止操作，对于防止这一并发症的发生非常重要。如果针刺方向错误，眼眶内微小的穿透都可以造成眼球损伤。进针早期以锐角对准眼球可以碰到巩膜，大而钝的针会导致更大的损伤。

（4）视神经损伤：不管是直接针刺还是由于快速形成血肿造成的压力而导致血管损伤，都会引起视神经损伤。在实施眼部阻滞时，针尖绝对不能越过瞳孔中心，同时眶内针尖的长度不能超过 31mm。38mm 的针（常用长度）绝对不能完全进入眶内。

3. 球周阻滞 球周阻滞是源于对减少球后阻滞并发症的考虑而出现的技术，其在临床中的应用还不足 30 年。尽管其并发症发生率有所降低，但失败率较高，并且随着手术时间的延长需要再次追加。

4. 囊下麻醉 首先对结膜进行表面麻醉，然后将麻醉药通过结膜的开口穿刺注入囊下。

三、局部麻醉复合监护麻醉

局部麻醉难以消除患者的紧张、恐惧和焦虑，特别是眼外伤为突发事件，对患者的打击很大。患者对视力的恢复以及手术操作在眼睛上实施多出现恐惧；外伤本身的复杂性也可能降低局部麻醉的效果。因此，在局部麻醉的基础上复合监护麻醉（monitored anesthesia care，MAC），不仅强化局部麻醉的镇痛效果，还能够通过镇静作用降低患者的紧张和焦虑。监护麻醉通常是复合应用镇痛药和镇静药，并由麻醉科医师实施术中生命体征的监测。MAC 常用药物有咪达唑仑、丙泊酚和右美托咪啶，也可给予适量的阿片类镇痛药。

选择局部麻醉复合 MAC 前需与患者充分沟通相关事项，取得患者的信任和配合。患者术中仰卧位且头面部通常被无菌单覆盖，因此应妥善安置患者体位，头枕要舒适，并给予鼻吸氧。特别加强术中监测，除常规监测外有条件监测意识水平则更佳。实施 MAC 的药物应在局部麻醉操作前给予，以减轻局部穿刺操作的痛苦和紧张。术中镇痛主要依靠局部麻醉，镇痛不全时，应以追加局部麻醉为首选。术中保持与术者和患者的沟通，及时调整镇静深度，避免过度镇静和呼吸抑制。

四、全身麻醉

（一）全身麻醉的基本原则

确保完善的镇痛，包括有效的术后镇痛。平稳的麻醉诱导，包括稳定眼内压、预防饱胃患者呕吐误吸和血流动力学的稳定。快速平稳的麻醉苏醒对眼外伤全身麻醉手术非常重要。维持眼内压的稳定，避免眼内压剧烈波动。预防、监测和及时有效处理眼心反射。术中保持患者绝对制动，确保眼球固定在中央。确保有效通气和供氧，维持内环境稳定。预防术后恶心呕吐（postoperative nausea and vomiting，PONV）。

（二）术前用药

饱胃患者可术前给予抗酸药物和促进胃排空药物以预防呕吐和误吸。静脉注射甲氧氯普胺（0.15mg/kg），可以加速胃排空，降低误吸的风险。5-羟色胺受体拮抗剂，虽然不会加速胃排空，但可以有效地预防呕吐，常用药物为昂丹司琼，剂量0.1~0.15mg/kg，最大剂量16mg。H_2受体拮抗剂可抑制胃酸的分泌，但并不降低已存在的胃酸的pH值，在急诊手术中的作用有限。非特异性的抑酸剂，枸橼酸钠可以更快地降低pH值，作用时间为30~60min，在诱导前即刻使用以降低胃酸度特别有效。对于眼外伤患者，尤其是小儿，哭闹、咳嗽、挣扎以及紧张焦虑，揉挤眼睛，都可以导致眼压升高。必要时术前适当的镇静以及镇痛有益于稳定患者眼压。术前静脉使用阿托品0.01~0.02mg/kg以预防眼心反射，并可减少呼吸道分泌物的增加，特别是对于小儿眼外伤患者有益。

（三）麻醉诱导

全身麻醉的诱导应首先考虑两个问题：①快速诱导还是清醒慢诱导；②通气方式的选择，包括自主通气、气管插管通气和喉罩通气。上述两个问题的选择应考虑以下因素，包括手术方式和手术时间、患者的年龄和配合程度、是否有困难气道（特别是复合颜面部骨折及组织水肿、气道创伤时）、面罩通气难易程度、胃排空时间、对眼内压的影响等。任何引起眼内压增加的因素对于开放性眼外伤患者都可能导致严重的后果。因此，麻醉诱导期最重要的是避免眼内压的增高。

通常情况下均可选择快速诱导，小儿还可采取吸入麻醉诱导。如患者存在明显困难气道，或颜面部复合伤难以面罩通气时可选择清醒慢诱导方式。气管内插管为经典的气道密闭保护及机械通气方式，眼外伤全身麻醉也常采用气管内插管进行通气。对于禁食时间足够、手术时间不长的手术选择喉罩通气优势更明显，特别是有利于眼内压的稳定。部分小儿简短的眼外伤手术还可采用静脉氯胺酮麻醉，术中保留自主呼吸，镇痛完善。

诱导时需注意如下事项：①排除合并的颈部外伤，特别是潜在的颈部创伤，以避免颈部活动加重伤害；②面罩通气时避免对眼睛的压迫，特别是小儿，以避免对伤眼造成进一步伤害；③切忌在患者意识尚未完全消失或麻醉药物未完全发挥作用时面罩过度用力加压通气，以避免患者屏气、咳嗽、甚至头部扭动；④选择不升高眼内压或降低眼内压的药物进行诱导，包括丙泊酚、阿片类镇痛药、非去极化肌松药。诱导前静脉给予利多卡因（1.5mg/kg）对于减轻气管插管反应有一定帮助；⑤胃排空时间不足者可选择快速顺序诱导，并实施环状软骨加压封闭食管入口；⑥采用直接喉镜暴露声门，如果肌肉松弛不够充分，容易出现插管反应导致眼压升高。气管内插管刺激导致的呛咳反射能够使眼内压升高，且喉镜暴露和气管内插管对眼内压的影响要明显超过琥珀胆碱导致的眼内压升高。因此，应在肌松药作用完全起效后实施气管内插管。插管前3min静脉给予利多卡因1mg/kg，可以适度减轻插管反应带来的眼压升高。应轻柔地暴露声门和插管操作。此外，选择喉罩（laryngeal mask airway，LMA）可以大大降低插管反应，减少肌肉松弛药物的需求,对于维护眼压有一定的优势;⑦保证气道的通畅和供氧,特别要避免 CO_2 蓄积引起的高碳酸血症。

（四）麻醉药物选择

全身麻醉过程中,吸入麻醉和静脉麻醉都可以有效完成手术,具体选择何种药物,依据麻醉科医师的经验和手术室现有的条件来选择。麻醉维持取决于我们能够获得的药物和技术,大多静脉麻醉药和吸入麻醉药均可以降低眼内压;但是我们仍然需要考虑不同麻醉药物的特点来做出最适宜眼外伤手术麻醉的最优选择。

1. 静脉全身麻醉药物的选择

（1）丙泊酚:是眼外伤全身麻醉常选择的静脉麻醉药物,其快速起效及良好的可控性,特别是降低 PONV 的优势使其成为优先的选择。但对于眼外伤患者需关注丙泊酚麻醉恢复期的不良反应,如患者对语言指令完全恢复、肌力完全恢复后,出现眼睑肌力长达 30min 的恢复延迟,包括短暂眼球全部肌肉运动能力丧失或者眼球周围肌肉运动能力丧失。另外,使用丙泊酚后出现眼睑充血和水肿的现象也偶有报道。

（2）依托咪酯:具有较高的全身肌颤发生率,不适于单独用于开放性眼外伤的患者。曾有报道,心脏储备差的开放性眼外伤患者使用依托咪酯后引起视网膜脱离和玻璃体脱垂。预先使用阿片类镇痛药、咪唑安定或减慢注射速度,可以降低肌颤的发生率及严重程度。建议眼外伤患者使用依托咪酯静脉诱导前预先辅助一些其他药物,以降低肌颤反应。

（3）氯胺酮:氯胺酮由于具有良好的止痛作用,同时咽部的保护性反射依然存在,自主呼吸仍保留,特别适用于手术时间较短,要求镇痛作用好,但又不需控制呼吸的病例。部分小儿浅表部眼外伤手术,如角膜或巩膜裂伤缝合术可选择氯胺酮静脉麻醉,其术中可保留自主呼吸,同时可提供完善的镇痛。

氯胺酮对眼内压的影响,不同个体差异较大。这与剂量、给药途径、术前用药和不同的眼压测量方法有关。大剂量氯胺酮(>6mg/kg)静脉注射时,具有潜在增加眼内压、眼睑痉挛和眼球震颤的风险,对于开放性眼外伤的患者是相对禁忌的。低剂量的氯胺酮(<3mg/kg)是否会直接增加眼内压,文献报道不一。静脉注射氯胺酮升高眼内压的作用持续时间与镇痛时间一致,15min 达峰值,30min 后恢复到注药前水平。除了眼部的副作用,氯胺酮还会引起颅内压升高、噩梦、精神症状,以及增加 PONV。因此,氯胺酮不作为眼外伤手术的首选静脉麻醉药,特别是开放性眼外伤。

2. 吸入麻醉药物的选择　除氧化亚氮外,所有吸入气体均不会增加眼内压。七氟醚吸入诱导具有明显优势和可操作性,特别适用于小儿建立静脉通路困难的病例。但吸入麻醉药苏醒期躁动及术后 PONV 的发生率显著高于静脉麻醉,需要给予针对性的预防处理。手术进行视网膜脱离复位后,如果需要进行玻璃体腔注惰性气体,则不宜使用氧化亚氮。

3. 肌肉松弛药物的选择　多选择非去极化肌肉松弛药实施麻醉诱导和维持。实施喉罩通气时,除麻醉诱导期单次给予肌松药外,术中在保证一定麻醉深度前提下,可无需追加肌松药。

（1）去极化肌松药:琥珀胆碱的优势是肌肉松弛作用快速完善,可提供理想的插管条件。但在眼外伤手术,特别是开放性眼外伤全身麻醉诱导期不推荐使用。因其会增加眼内压,甚至导致眼内容物的脱出。即使引起中度的眼内压升高,因为加速了房水或玻璃体液从伤口的外流,也可能会引起视敏度的永久性损害。尽管理论上使用琥珀胆碱是禁忌的,但至今尚没有使用该药引起进一步眼部损伤的报道,也有该药安全用于开放性眼外伤的报道。但在临床应用中还是应该慎重,事先进行一些预处理,如使用右美托咪啶、小剂量非去极化肌松药或恰当剂量的麻醉药,可减少肌颤及其相关的眼内压升高。

（2）非去极化肌松剂:特别是快速起效的罗库溴铵,可作为除琥珀胆碱之外,快顺序诱导的另一选择。

较大剂量可以在60s内达到完善肌松效果。罗库溴铵完全避免了气管插管时眼内压的升高。有文献对比了罗库溴铵和琥珀胆碱用于紧急插管的条件,结果显示,两药的临床有效性相当,但琥珀胆碱通常可提供更完美的插管条件,且较罗库溴铵更快获得这个条件。一旦肌松剂起效,使用Sellick手法环甲膜加压,肌松作用完全后,迅速插入带套囊的气管导管。

4. 麻醉性镇痛药的选择 临床常用的麻醉性镇痛药物,对眼内压均无影响,但是麻醉性镇痛药物可能增加术后PONV的发生率,因此,眼外伤全身麻醉患者应尽可能减少阿片类镇痛药的用量。

（五）喉罩通气在眼科麻醉中的应用

大多数眼外伤手术不需要术中使用肌松药控制呼吸,但要求麻醉平稳、术中头部制动、眼内压控制稳定,术毕苏醒迅速,无躁动、呛咳反应及PONV。气管内插管操作刺激较大,术中需较深的麻醉维持,术毕麻醉转浅,易发生呛咳,使眼内压升高,不利于眼外伤术后恢复。喉罩置入操作简便,刺激较小,不需使用肌松药,也较少引起眼内压的升高。自主呼吸、辅助或控制呼吸均能经喉罩施行。也避免了由于气道操作而引起的有害刺激,特别是在诱导期和麻醉苏醒期较气管插管具有更多优势,使麻醉更平稳和舒适。非常适用于禁食水时间足够,非饱胃的急诊眼外伤患者,还可以作为非预期困难气道患者,首选的通气工具。

眼科手术应首选可弯曲喉罩（LMA Flexible™）,其独特的带有钢丝的通气管设计可以保证在头部位置移动时通气罩位置不变,且通气管可以固定在口周任一位置,避免对眼科操作的影响。可弯曲喉罩的使用,医师经过适当培训即可掌握操作要领。置入后需测试最大漏气压,以保证最大漏气压在20cmH$_2$O以上为宜,同时持续监测P$_{ET}$CO$_2$、SpO$_2$。手术结束后,患者可在自主呼吸恢复完全且清醒状态下耐受喉罩,并能按指令张口以便拔除喉罩。

（六）麻醉维持和管理

全凭静脉/吸入麻醉或静脉-吸入复合麻醉均可用于麻醉的维持。吸入麻醉药地氟醚或七氟醚均可,常用的吸入麻醉药虽然没有直接的眼内压升高作用,但16%~18%的患者使用后术后出现PONV,可能会引起短暂的、潜在有害的眼内压升高。如采用丙泊酚和瑞芬太尼全凭静脉麻醉（total intravenous anesthesia,TIVA）,与吸入麻醉相比,术后PONV发生率明显降低（0.33%）。因眼科手术本身对肌肉松弛的要求不高,因此,肌松药是否应用与采取的通气方式有关。小儿简单的眼外伤手术可采取氯胺酮复合利多卡因单次静脉注射维持麻醉,术中保留自主呼吸;采用气管内插管者必须使用肌松药,以确保术中绝对制动;选择喉罩通气方式者多使用肌松药。

常规的监测包括血压、心率、心电图、脉搏血氧饱和度、P$_{ET}$CO$_2$,必要时监测体温和麻醉深度。实施机械通气者还应对通气量、气道压力等进行监测。维持血流动力学的稳定,保持适当的过度通气有利于眼内压的降低。术中严密监测心电图,以及时发现和处理眼心反射。

眼心反射（oculocardiac reflex,OCR）最常见的诱发因素是眼球受压和眼肌被牵拉,其中牵拉眼外肌、压迫眼球和眶内加压操作发生率最高。通气不足和PaCO$_2$升高可明显增加心动过缓发生率。全身麻醉比局部麻醉发生率更高。儿童发生OCR更常见,年龄越小,发病率越高。眼心反射最常见的表现是心动过缓,也可能出现各种心律失常。发生OCR时需暂停手术操作,待缓解后继续手术,必要时静脉给予阿托品。

麻醉清醒拔除气管导管前,可气管导管内给予利多卡因用于防止呛咳;自主呼吸恢复后,采用侧卧头低体位进行清醒患者的拔管。

（七）预防 PONV 和术后疼痛的管理

PONV 可以增加眼内压，需要给予高度关注，采用多模式、联合用药预防 PONV。眼科手术易发生术后恶心呕吐，术前需对 PONV 的风险因素进行评估。对于高危患者需制订防治 PONV 的策略，包括选择静脉麻醉（丙泊酚最佳）、输液量、预防性应用抗恶心呕吐药物等。建议使用地塞米松 0.1~0.2mg/kg 联合昂丹司琼 0.1~0.2mg/kg 预防 PONV。

良好的术后镇痛有利于眼压维护。术后镇痛需依据手术类型的不同给予针对性治疗。鼻腔泪囊吻合术、眼内容物剜除术等，术后疼痛比较明显，应当给予术后镇痛，必要时给予阿片类镇痛药。麻醉清醒前，眼科医师施行眼球筋膜下阻滞，是有效的镇痛方式，而且无 PONV 等不良事件。此外，一般镇痛可采用非甾体抗炎药。

第七节　常见成人眼创伤手术麻醉

手术时间较短且操作刺激不强的眼外伤手术均可在局部麻醉下完成。如患者高度紧张焦虑、不能安静平卧配合手术、醉酒或复合其他部位外伤需要手术处理者均应实施全身麻醉。

一、眼球穿通伤麻醉

对于眼球穿通伤患者，眼内压降至与大气压一致时，任何升高眼内压的因素都非常危险，可能导致眼内容物的脱出，视力丧失。围手术期必须制订针对性的措施稳定眼内压。首先，应选择对眼内压影响小或降低眼内压的药物，如丙泊酚、吸入麻醉药等。不建议琥珀胆碱单独用于麻醉诱导，可选择非去极化肌松药，罗库溴铵是个较好的选择，静脉注射 1.0mg/kg，可在 60s 到达良好的插管条件。其次，应在肌松足够条件下进行气管插管，避免出现屏气、呛咳。快诱导插管前，还应采取一些措施避免呕吐、面罩压迫、喉镜、气管插管、静脉或动脉压升高等引起的眼内压升高。术中维持足够的麻醉深度，避免麻醉过浅导致的眼张力增加、头动、呛咳和血压波动。

二、角膜移植手术麻醉

眼外伤患者部分需要二期做角膜移植手术，角膜移植（corneal transplantation）是采用正常眼角膜组织替换病变的角膜组织，以达到复明或控制角膜病变的治疗方法。

主要术式分为两种：①全层（穿透性）角膜移植术：以全层透明角膜替代全层混浊角膜。选择适当口径的角膜环钻切除眼角膜，做成移植床，然后将移植片对位于移植床上进行缝合固定；全层角膜移植术恢复快，可同时接受白内障手术；②板层角膜移植术：切除浅层角膜病变组织并留有一定厚度的角膜作为移植床，将板层移植片平整对位缝合固定。板层角膜移植术因不穿通眼球，故较安全，但光学效果不如全层角膜移植术。

局部麻醉可用于合作的成年患者。术前应判断其是否能耐受术中保持头部固定和眼睛放松的需求。如患者过度紧张、难以持续仰卧位或因频繁咳嗽等无法保证术中头部固定等，均建议采取全身麻醉。也可在局部麻醉基础上复合清醒镇静术。

全层角膜移植术对供体角膜组织要求较高，通常取材后数小时内实施手术，属于限期手术。由于供体角膜组织来源有限，若术前准备不充分而暂缓手术对患者影响很大，因此，麻醉前合理有效地评估和准备很重要。角膜移植手术要求保持眼球的良好制动和眼内压的稳定,尤其是全层角膜移植手术,环钻取下患者的角膜后,眼球呈开放状态,如果此时眼内压较高,会导致眼内容物的脱出,造成失明,因此在手术过程中维持眼内压稳定十分重要。术中禁忌使用升高眼内压的药物,避免屏气、呛咳。球后阻滞镇痛效果确切,眼球制动作用好,但对于已有眼内压升高的患者,可能会加剧眼内压升高,不利于手术的进行。全身麻醉可消除患者紧张焦虑,保证患者制动,使眼内压稍低于正常值。术中常采用喉罩通气,麻醉维持选择吸入或全凭静脉麻醉,可加用或不用肌松药。

三、眶壁骨折手术麻醉

经 X 线片或 CT,可判断患者是否伴有眶壁骨折,如证明有眶骨骨折碎片或血肿压迫视神经而使视力锐降者,可酌情采取药物治疗或早期施行视神经减压手术。单纯眶壁骨折,通常不需要急诊修复。在数月后,如果骨折影响外观,部分患者会择期进行骨折整复手术。常规术前禁食水,麻醉可采用吸入或全凭静脉麻醉,多数手术可在 1.5h 内完成,喉罩通气可以较好地封闭气道,术中较少量出血或冲洗水,不会造成误吸。喉罩通气患者苏醒期的恢复也更为平稳,即使在患者完全苏醒,呼之睁眼后再拔除喉罩,也较少发生呛咳和躁动反应。

四、眼爆炸伤麻醉

爆炸伤患者应首先考虑是否存在复合伤,先处理危及生命的复合伤。同时注意是否为眼球穿通伤,是否伴有球内异物。患者多为饱胃,又需要急诊手术,麻醉诱导和苏醒期,应避免误吸的风险。饱胃者应采用气管插管全身麻醉;复合颅脑外伤的患者,术后酌情考虑是否拔管,或需要进入 ICU 监护。

五、眼球摘除手术麻醉

不提倡初期眼球摘除术,若患者伤后无光感和为了预防交感性眼炎(发生率约 0.2%),不应成为初期眼球摘除的理由。若眼球已无法修复,可考虑行眼球摘除。视病情,可急诊也可二期完成手术。术中牵拉眼球,剪断眼肌和视神经,刺激较强,易发生 OCR。成年患者可在完善的球后阻滞辅助镇静技术下完成,不合作的成人需采用喉罩全身麻醉,术中可机械通气或保留自主呼吸,避免缺氧和高碳酸血症,预防OCR。

六、眼内异物取出术麻醉

眼球内异物应尽早取出,磁性异物应根据 X 线片或 CT 定位,选择磁铁吸出或玻璃体手术摘除。眼球内玻璃异物,应用玻璃体手术取出。如果异物已嵌入眼球壁或已被机化包裹或异物性质不活泼,无并发症,应权衡利弊,不勉强取出。

急诊手术,非饱胃患者可采用喉罩全身麻醉,术中吸入或静脉维持均可,充分镇痛,抑制体动反应,术后避免躁动和 PONV。

眼外伤对眼科医师和麻醉科医师都是挑战,但大部分难题都可以通过恰当的术前准备和药物选择加以避免,围麻醉期谨慎处理有助于挽救或保护患者的视力。

第八节　小儿眼外伤手术麻醉

小儿眼外伤是常见的小儿眼病之一。通常眼外伤的病情很不稳定且发展迅速,哭闹、瞬目或揉眼动作会进一步加重病情,为使创伤得到及时处理,减少继发感染,应尽早手术。

一、小儿眼外伤麻醉处理原则

小儿眼外伤的麻醉需要特殊的技术,对于麻醉科医师也是个挑战。麻醉管理必须保证安全,不能出现加重眼部损伤的风险。大多数儿童的眼外伤都选择全身麻醉。

多发伤的患儿,原则是先处理威胁生命的创伤,之后再处理可能危及视力的问题。穿通伤需要早期处理,取出异物和缝合伤口,以减低感染和眼内炎的风险,此时要均衡考虑饱胃的问题。儿童的开放性眼外伤还有晶体脱出和视网膜脱离的风险。

儿童在术前等待禁食水时间期间,可以使用镇静类术前药,常用的是咪达唑仑,使患儿镇静、停止哭闹,减少患儿抓揉眼睛,也就降低了眼内压升高、进一步眼创伤的风险;同时增加了麻醉诱导时的合作程度,减少了由于静脉穿刺或吸入诱导造成的患儿哭闹、挣扎等应激反应,避免升高眼内压。

麻醉维持可以考虑患者因素选择静脉或吸入全身麻醉,在整个眼内操作期间,术者需要眼球静止,可以使用非去极化肌松药并控制通气,气管插管控制通气,保证了气道的安全同时可以获得轻度低碳酸血症,以降低眼内压。此外也可以选择喉罩通气。

术毕,患儿如果没有误吸风险,建议自主呼吸恢复后,侧卧位,深麻醉下拔管,以避免咳嗽、屏气造成的眼内压升高。儿童的 PONV 发生率高于成人,呕吐会增加眼内压,应尽可能避免。多种药物都可以用于 PONV 的治疗和预防,包括抗胆碱药、地塞米松、抗呕吐药(昂丹司琼、甲氧氯普胺)等多模式的复合用药,有助于降低儿童 PONV。满意的术后镇痛也十分重要,可以避免患儿哭闹增加眼内压和术后出血。小儿术后常用疼痛治疗药物是乙酰氨基酚和非甾体抗炎药,对于严重的疼痛,也可使用阿片制剂如吗啡 0.05~0.1mg/kg 静脉输注,在适当的监测、剂量及给药方法下,阿片制剂可以安全地用于小儿。较小的儿童,术后疼痛较轻微,给予小量镇痛药和催眠药即可镇痛,较大儿童术后的疼痛治疗可采用口服、静脉或直肠给药。近年有文献报道,眼筋膜下阻滞在儿童患者较静脉使用芬太尼具有更好的术后镇痛效果,且副作用少见。如使用麻醉性镇痛药的儿童,应常规复合抗呕吐药物。

二、小儿眼外伤合并上呼吸道感染的麻醉处理

小儿眼外伤合并上呼吸道感染的发生率非常高,其中 5 岁以下的儿童或等待手术时间 1d 以上者,合并上呼吸道感染者达 80%。主要原因为:①小儿全身免疫功能和呼吸道局部免疫功能不足,而眼外伤可致机体暂时性免疫抑制,使患儿更易发生呼吸道感染;②小儿呼吸系统发育尚不完全,鼻道狭窄,局部黏膜的屏障作用弱。气管、支气管黏膜腺体分泌不足,表面干燥,影响纤毛运动,分泌物清除困难,使呼吸道感染容易发生;③眼部伤口未及时处理而可能发生感染,病原菌随分泌物从鼻泪管流入咽部引发上呼吸道感染。国外报告,合并上呼吸道感染的小儿若行气管内麻醉,呼吸道并发症比不行插管者高 11 倍;麻醉期间出现与呼吸道有关的异常情况者要比呼吸道无感染者多 2~7 倍。婴幼儿上呼吸道感染使黏膜充血肿胀容易发生气道梗阻。

为了早期控制感染,手术不宜拖延,客观判断呼吸道感染的程度,评估可能带来的风险,综合眼局部和全身的情况决定麻醉时机。首先看眼外伤手术的拖延是否对恢复视力或病情的恶化有明显的影响;其次,评估上呼吸道感染的严重性和病程进展。如确诊明显呼吸道感染,出现体温高、分泌物增多、肺部炎症,需要尽可能控制。如是处于感染恢复期,体温正常,肺部听诊无明显异常且症状明显好转者可积极选择尽早手术。此类患儿麻醉前应使用足量阿托品(0.02mg/kg)。麻醉诱导力求平稳,避免患儿哭闹。小儿眼外伤麻醉首选喉罩通气,吸入或静脉诱导,术中吸入维持,保留自主呼吸,术后苏醒迅速。喉罩减少了气道的不良刺激,对于伴有呼吸道感染的患儿,较使用气管插管更具优势。术中注意气道管理,及时清除分泌物,避免频繁吞咽,防止眼内压突然升高,造成眼内容物脱出。

小儿体表面积相对较大,其体温易受环境温度的影响,所以麻醉期间体温变化大。尤其小儿眼科急诊合并上呼吸道感染时,由于感染进展、手术创伤,可引发高热,所以必须重视体温监测。术中如出现心动过速,呼吸频率加快,但不能用浅麻醉解释的,应立即测量鼻咽温或肛温。确诊高热后要积极采用降温治疗,以物理降温为主,使体温降至38.5℃以下。

(刘鹏飞　李天佐)

参 考 文 献

[1] 李勇,李锐,刘钊臣.机械性眼外伤患者临床分析[J].国际眼科杂志,2017,17(8):1584-1586.

[2] MESA R R,MONTEIRO T. Continuous Transitional Focus (CTF):A New Concept in Ophthalmic Surgery [J]. Ophthalmol Ther,2018,7(2):223-231.

[3] MAO Z,CHEN X B,ZHONG Y M. Damage to the Blood-Aqueous Barrier in Ocular Blunt Trauma and Its Association with Intraocular Pressure Elevation [J]. Ophthalmic Res,2016,56(2):92-97.

[4] VAN DER WALT J G,ROODT F,TINLEY C. How does sevoflurane induction,followed by a ketamine maintenance infusion, affect intraocular pressure? Establishment of an anaesthetic protocol for paediatric glaucoma examinations under anaesthesia[J]. Br J Ophthalmol,2018,102(7):902-905.

[5] MCCLELLAN A J,DAUBERT J J,RELHAN N,et al. Comparison of Regional vs. General Anesthesia for Surgical Repair of Open-Globe Injuries at a University Referral Center [J]. Ophthalmol Retina,2017,1(3):188-191.

[6] LI S,HU X,TAN F,et al. Effects of Cisatracurium,Rocuronium,and Mivacurium on Intraocular Pressure During Induction of General Anesthesia in Ophthalmic Surgery [J]. Drug Des Devel Ther,2020,24(14):1203-1208.

[7] PALTE H D. Ophthalmic regional blocks:management,challenges,and solutions [J]. Local Reg Anesth. 2015,20,8:57-70.

[8] LEWIS H,JAMES I. Update on anaesthesia for paediatric ophthalmic surgery [J]. BJA Educ,2021,21(1):32-38.

第十五章

创伤性脊柱脊髓损伤患者的麻醉管理

创伤性脊柱脊髓损伤常发生于工矿、交通事故等,战时和自然灾害时可成批发生。脊柱损伤引起脊椎椎管连续性破坏,椎体或椎间盘的创伤,造成脊髓或脊髓血管的机械性压迫,脊髓的牵拉伤、挫裂伤甚至离断伤;后期的继发性创伤可引起脊髓神经功能障碍。脊柱与脊髓损伤患者多具有伤情严重复杂,多发伤、复合伤较多,并发症多等特点。伤员合并脊髓伤时预后差,甚至造成终身残疾或危及生命。随着脊柱外科的发展,脊髓急性创伤的患者多能够得到及时有效的救治,通过外科手术减压和稳定脊柱结构,保护运动神经元,可显著减轻脊髓的创伤。目前,在脊髓损伤救治中,手术方式已经成熟,但糖皮质激素的使用和手术时机选择还存在争议,新的治疗手段如生物工程技术已在临床治疗中逐渐开展。

第一节　创伤性脊柱脊髓损伤机制与分类

一、创伤机制

（一）脊柱创伤

脊柱由 7 个颈椎、12 个胸椎、5 个腰椎和骶椎椎骨组成。脊柱是人体的中轴,四肢与头颅直接或间接附着其上,身体任何部位受到冲击力或压力,均可传递到脊柱而造成损伤。椎骨包围着脊髓,起到支撑和保护脊髓的作用。脊柱创伤可以发生在枕骨到骶骨的任何节段,脊柱创伤时可仅有骨折发生,还可伴有脊髓损伤,并引起不同的感觉和运动障碍。过度暴力作用是脊柱损伤最常见的致伤因素,多见于高处坠落、重物砸压、车祸、体育运动等;战时脊柱脊髓火器伤除爆炸等冲击波作用外,投射物贯穿组织直接造成的损伤或瞬时空腔效应也是常见因素,虽然发病率不高,但后果严重。脊柱轴向负荷发生的过屈或过伸、牵拉、旋转等因素均可造成损伤。脊柱的活动包括在矢状面上的屈伸、冠状面上侧弯和横截面上的旋转。脊柱关节突（椎间关节）相连的韧带以及肋骨或胸廓等骨性结构决定了相邻两个椎体的活动度。脊柱骨折和脱位常发生于脊柱活动范围大与活动度小的结合部位,即生理性前凸和后凸的转换处,例如 $T_{12} \sim L_1$ 之间。

加拿大的研究机构研究发现,约 6% 的脊柱骨折患者合并有脊髓的损伤。还有研究显示,在美国平均每年发生脊髓伤的比例约为 50/10 万,而且男性的比例超过女性。美国儿童脊髓损伤的发生率为 1.99/10 万,其中 60%~80% 为颈椎损伤。引起脊髓伤的首要原因是交通事故,其次是高处坠落。

（二）脊髓损伤

脊髓与脑干相连,经枕骨大孔出颅后向下走行于骨性椎管内,成人脊髓终止于 L_1~L_2 水平,形成马尾。脊髓含神经元及神经纤维形成的神经根。颈部和腰部神经根分别汇集形成颈丛和腰丛,然后分出神经分支按节段支配相应部位。充足的血液供应对于脊髓来说至关重要。脊髓的前 2/3 的血液由椎动脉的分支脊髓前动脉供应。脊髓前动脉伴随脊髓全长,而且放射性地分布于肋间。这些血管中最重要的是 Adamkiewicz 动脉,亦称"大根髓动脉"、"大前根动脉"或"大前髓动脉",在胸部加入脊髓前动脉,供应胸腰部脊髓的血液;脊髓后 1/3 的血液由 2 根脊髓后动脉供应,也是椎动脉的分支,并且放射性地分布在脊髓周围。

脊髓损伤（spinal cord injury,SCI）是指由于外界直接或间接因素导致的损伤,在损害的相应节段出现各种运动、感觉和括约肌功能障碍、肌张力异常、病理反射等相应改变。从大脑皮质的锥体细胞下行至脊髓前角细胞的部分称为上运动神经元;从脊髓前角细胞至身体周围部分的纤维称为下运动神经元。上运动神经元受损害表现为痉挛性瘫痪,所支配肌肉萎缩不明显,病理性反射可引出;下运动神经元受损害后,因周围神经发生退行性改变而表现为迟缓性瘫痪,神经所支配的肌肉逐渐萎缩,肌张力和深反射均消失。神经根损伤患者的预后较神经元损伤更差。脊髓损伤不仅对患者和家庭是毁灭性的打击,而且给社会也带来了沉重的负担。消耗的医疗资源和经济支出难以估算。根据引发脊髓损伤的原因,可将脊髓损伤分为以下两种:

1. 原发性脊髓损伤　骨折移位或脱位所致椎间盘向椎管内突出或骨折碎片刺入椎管腔内导致的脊髓受压迫或刺伤等急性损伤,临床症状在伤后 4h 内即可表现,并且呈不可逆改变。原发性脊髓损伤的严重性取决于三个方面:①损伤作用力;②受损的脊髓节段;③神经损伤的方式。其常见结果表现为两种:①脊髓挫伤;②脊髓受压。

2. 继发性脊髓损伤　外力造成的脊髓水肿、椎管内小血管出血形成血肿、压缩性骨折以及破碎的椎间盘组织等形成脊髓压迫所致的脊髓继发性损害。其具体损伤机制如下:

局部缺血:供应脊髓的血管直接损伤、血管痉挛（如休克时）或内皮创伤等导致脊髓血流减少。

水肿:血脑屏障破坏、内皮细胞损伤,或脊柱的快速过度屈伸或牵拉等均可导致脊髓水肿。常从脊髓中心部位向周围离心式扩散至白质区域,受伤后 6~8h 可达高峰,受累脊髓长度或范围与脊髓损伤的严重性密切相关。

细胞机制:胶质细胞在创伤后形成瘢痕并在损伤区形成屏障抑制神经元再生,并且多形核白细胞、吞噬细胞等浸润对脊髓产生破坏作用。

二、创伤分类

（一）脊柱创伤分类

脊柱创伤有多种分类方法,最重要的是 Denis 的"脊柱三柱"理论,即前、中、后三柱。前柱包括椎体前 2/3,中柱包括后纵韧带、椎体后壁和椎间盘后部纤维,后柱包括椎弓根和脊柱的后部成分。

临床上常根据部位和创伤机制分类:

1. 上颈椎创伤分类　①寰椎骨折;②创伤性寰枢旋转脱位;③齿状突骨折;④枢椎椎弓骨折等。

2. 下颈椎创伤分类　常用 Allen 分型方法对创伤进行分型,如:①屈曲压缩型骨折;②垂直压缩;③屈曲牵张型创伤;④牵张伸展型创伤;⑤侧屈压缩型骨折;⑥伸展压缩型创伤等。

3. 胸腰椎创伤分类　按照三柱结构创伤情况,可将骨折分为:①压缩骨折;②爆裂骨折;③安全带骨折;④骨折脱位等。按照 Armstrong 分型方法,还增加了旋转创伤、剪力骨折、牵拉骨折、综合性创伤等。

（二）脊髓损伤分类

急性脊髓损伤是暴力直接作用于脊柱,造成脊柱创伤继而累及脊髓引起的脊髓神经损伤,最常见的是暴力因素,如:高处坠落、车祸、重物撞击等造成脊椎骨折脱位、撞击和挤压脊髓神经组织而造成损伤。理论上,脊髓损伤可发生在全部脊髓,即从枕骨大孔至脊髓圆锥。在所有脊髓损伤的类型当中,以颈部脊髓损伤的发病率最高,高达 75% 以上。脊髓损伤多发生于 C_5,然后是 C_4、C_6 和 T_{12}。

1. 病理分类

（1）脊髓休克（spinal shock）:指脊髓受到强烈震荡等创伤后,损伤平面以下立即出现的肢体迟缓性瘫痪。脊髓休克不同于神经源性休克,特征性的体征是损伤水平以下的运动功能丧失。表现为肌张力减低、躯体和内脏反射减弱或消失、病理反射阴性、尿潴留以及大便失禁等。脊髓休克与脊髓震荡不同,前者并非外力直接作用于脊髓所致,而是损伤平面以下的脊髓节段失去高级中枢调控的结果。通常在数小时至2~4 周内逐渐恢复。若创伤 24h 后,肛门反射、球海绵体反射、肛门周围感觉仍未出现,则提示脊髓存在实质性损伤。

（2）脊髓震荡:指暴力作用由脊柱传导至脊髓造成的短暂性脊髓功能障碍,肉眼和显微镜下观察均看不到脊髓内有明显变化,神经细胞和传导索均无损伤。脊髓功能障碍一般表现为不完全性,可能会存在一些感觉或括约肌功能。损伤后数分钟至数小时内,脊髓功能即可完全恢复。

2. 临床分类

（1）完全性损伤:表现为损伤平面以下的感觉、运动、自主神经功能缺失,腱反射消失,膀胱和直肠功能丧失。

（2）不完全性损伤:指损伤平面以下,包括最低段 S_4~S_5,有任一感觉和/或运动功能保留。

第二节　创伤性脊柱脊髓损伤的诊治

外科技术的发展给脊柱脊髓损伤患者的救治带来了转机,特别是近年来检查、诊断设备以及神经监测仪器的发展和应用,外科医师可以全方位地了解脊髓损伤的情况,使手术更加精确,利于患者的术后恢复。脊柱创伤诊断和临床治疗的理念及手段已经发展到了崭新的高度,充分了解脊柱与脊髓损伤的特点,准确掌握和正确运用各种治疗技术,对全面、准确的诊断和治疗具有指导意义,可以提高脊柱脊髓损伤诊治的整体水平。

一、临床表现

（一）脊柱创伤

表现为伤部疼痛和活动受限,受伤椎体的棘突常有压痛,并存在明显的压缩骨折或骨折脱位,受伤椎体和上位椎体的棘突后凸和压痛较为常见。伴有棘突间韧带撕脱或脱位者,所在棘突间隙增宽,可见皮下淤血。

（二）脊髓损伤

脊髓损伤节段以下出现不同程度的感觉和运动功能障碍。脊髓损伤的患者常因大出血、心脏功能不全等出现休克，此外，也可能因正常的脊髓反射消失引起脊髓休克。脊髓休克时，由于交感神经活性消失，血管张力下降，可出现发作性低血压。高位的胸椎和颈椎骨折时也会损伤交感神经，如果患者本身有低血压，或者容易出现直立性低血压，就更容易因血管容量扩张而发生休克。

根据脊髓损伤的不同位置和损伤程度，可以有不同的临床表现。全脊髓伤时，脊髓的信号不能跨越损伤节段传导。感觉信号不能传回大脑，运动和自主控制不能传向远端。不完全性脊髓损伤时，可出现以下临床综合征。①中央性脊髓损伤综合征：是脊椎颈髓病变引起的，主要机制可能与创伤引起的脊髓出血相关，特征性表现是上肢比下肢麻痹程度更为严重，同时出现膀胱功能障碍和损伤节段以下的感觉障碍；②前侧脊髓综合征：主要病因是骨折碎片或突出的椎间盘压迫引起的脊髓前动脉缺血，出现脊髓损伤节段以下的运动障碍，同时还会合并一些感觉障碍，主要表现为痛温觉缺失，本体感觉仍然存在；③脊髓后部损伤综合征：较为少见，损伤后可出现触觉、振动觉和本体感觉障碍；④脊髓半切综合征（Brown-Sequard 综合征）：主要是由穿透伤引起的脊髓半侧损伤，临床上但很难看到 Brown-Sequard 综合征全部的特征表现，主要包括损伤同侧的运动和触觉障碍和损伤对侧的温度觉障碍；⑤马尾综合征：是指脊髓圆锥、脊髓尾端或 L_2 椎体以下脊髓损伤后出现的临床表现，马尾受压后表现为典型的会阴部或"马鞍"样麻痹、尿潴留、大便失禁和不同程度的下肢无力。

二、体格检查

脊柱、脊髓损伤常为全身创伤的一部分，查体时应关注全身情况，明确有无危及生命的损伤以及有无多发伤等，在此基础上对脊柱脊髓损伤进行评估。脊柱脊髓损伤查体时应动作轻柔，避免加重或造成继发性损伤。

（一）脊柱的检查

重点检查脊柱有无形态异常，有无局部压痛、局部皮肤损伤、脊柱活动受限等。

（二）脊髓神经功能的检查

1. **感觉检查**　根据各脊髓节段神经的感觉神经轴突所支配区域，将人体分为 28 个皮肤节段。因神经根之间存在交叉支配现象，临床上常用每个皮肤节段的关键点的轻触觉和针刺觉来评定感觉功能（表 15-2-1）。肛周检查对于判断脊髓损伤为完全性或不完全性很有帮助。

2. **运动检查**　①肌力：通常对双侧肢体对称分布的多块关键肌（表 15-2-2）进行检查，分为 6 级记录（表 15-2-3），同时，还应包括肛门外括约肌肌力的检查；②肌张力：检查者给患者做被动活动时受到的肌肉收缩阻力称为肌张力；肌张力减低见于脊髓前角细胞损伤，肌张力增高则提示上运动神经元损伤；③共济运动：感觉性共济失调表现为患者站立不稳，行走时左右摇晃，睁眼时症状较轻，闭眼时症状加重。

3. **反射检查**　反射功能有助于判断脊髓损伤的部位。常用的浅、深反射与脊髓节段的对应关系如表 15-2-4、表 15-2-5 所示。

表 15-2-1　脊髓损伤检查常用皮肤节段关键点

皮肤节段	关键点	皮肤节段	关键点	皮肤节段	关键点
C_1	枕骨粗隆	T_1	肘窝前方内侧	L_1	腹股沟韧带下方
C_2	锁骨上窝	T_2	腋窝顶部	L_2	大腿前方中点
C_3	肩锁关节顶部	T_3	第 3 肋间	L_3	股骨内髁
C_4	肘窝前方外侧	T_4	第 4 肋间	L_4	内踝
C_5	拇指近节背侧	T_5	第 5 肋间	L_5	足背第三跖趾关节
C_6	中指近节背侧	T_6	第 6 肋间	S_1	足跟外侧
C_7	小指近节背侧	T_7	第 7 肋间	S_2	腘窝中点
		T_8	第 8 肋间	S_3	坐骨结节
		T_9	第 9 肋间	S_{4-5}	肛周 1cm 范围内，皮肤黏膜交界处外侧
		T_{10}	第 10 肋间		
		T_{11}	第 11 肋间		
		T_{12}	腹股沟韧带中点		

表 15-2-2　脊髓损伤检查的关键肌

运动平面	关键肌	运动平面	关键肌
C_5 屈肘	肱二头肌、旋前圆肌	L_2 屈髋	髂腰肌
C_6 伸腕	桡侧腕长、腕短伸肌	L_3 伸膝	股四头肌
C_7 伸肘	肱三头肌	L_4 踝背伸	胫骨前肌
C_8 中指屈指	指深屈肌	L_5 背伸踇趾	踇长伸肌
T_1 小指外展	小指外展肌	S_1 踝跖	屈腓肠肌、比目鱼肌

表 15-2-3　肌力分级

分级	症状特征	分级	症状特征
0	完全瘫痪，测不到肌肉收缩	3	肢体能抬离床面，但不能对抗阻力
1	仅测到肌肉收缩，但不能产生动作	4	肢体能抬离床面并能对抗阻力，但较正常差
2	肢体在床面上能水平移动，但不能抬离床面	5	正常肌力

表 15-2-4　浅反射与脊髓节段的对应关系

反射名称	脊髓节段	检查方法	反应表现
肱二头肌肌腱反射	C_{5-6}	屈肘时，叩击压在肱二头肌腱上的拇指	屈肘
肱三头肌肌腱反射	C_{6-7}	屈肘时，叩击肱三头肌腱	伸肘
膝腱反射	L_{2-4}	坐位，两足下垂，叩击髌韧带	伸膝
跟腱反射	S_{1-2}	屈膝并下肢外展外旋，踝关节稍背伸，叩击跟腱	足跖屈

表 15-2-5　深反射与脊髓节段的对应关系

反射名称	脊髓节段	检查方法	反应表现
上腹壁反射	$T_{7~8}$	从上腹壁外侧划向剑突	上腹壁收缩
中腹壁反射	$T_{9~10}$	从腹中部外侧划向脐部	中腹壁收缩
下腹壁反射	$T_{11~12}$	从下腹壁外侧划向耻骨联合	下腹壁收缩
提睾反射	$L_{1~2}$	于股内侧从下而上划皮肤	同侧睾丸迅速上提
肛门反射	$L_{4~5}$	轻划肛门周围皮肤	肛门外括约肌收缩

美国脊柱损伤协会（American Spinal Injury Association，ASIA）分级　脊髓损伤后出现各种神经功能异常，神经系统的查体完成后，需要对脊髓损伤的严重程度和预后进行评估。当前脊髓损伤神经功能检查使用的 ASIA 2000 标准是 ASIA 制订的脊髓损伤神经功能分类标准。评估步骤包括：①感觉评分和感觉平面确定，感觉缺失为 0 分，减退为 1 分，正常为 2 分，左右两侧分别评估，感觉平面的记录以身体两侧具有正常感觉功能的最低脊髓节段为准；②运动评分与运动平面确定，对关键肌肌力进行评分，运动平面以最低位的肌力 3 级以上关键肌为界，并且其上方所有关键肌的肌力应正常，临床上无法测定的肌节，则假定其运动平面和感觉平面相同；③神经平面确定，身体双侧存在正常感觉和运动功能的最低脊髓节段称为神经平面，如果神经平面以下包括最低位的骶段（$S_{4~5}$）保留部分感觉功能，则为不完全性损伤，反之则为完全性损伤。根据 Frankel 分级标准，ASIA 判断创伤程度的分级表如下（表 15-2-6）。

表 15-2-6　ASIA 创伤程度分级

分级	创伤特点
A 级	完全性创伤，在 $S_{4~5}$ 无任何感觉和运动功能保留
B 级	不完全创伤，神经平面以下包括 $S_{4~5}$ 存在感觉功能，但无运动功能
C 级	不完全创伤，神经平面以下存在运动功能，并且至少 1/2 的关键肌肌力小于 3 级
D 级	不完全创伤，神经平面以下存在运动功能，并且至少 1/2 的关键肌肌力大于 3 级
E 级	深、浅感觉、运动正常

三、影像学检查

创伤患者脊柱与脊髓的放射学检查是作为诊断依据的必需项目。很多脊髓损伤的患者经常发生二次损伤，所以进行影像学评估患者的胸部、骨盆和颈椎的创伤情况对于创伤患者的正确救治极有帮助。如果患者循环稳定、神经功能完整，没有明显其他部位创伤，而且使用过镇静和阿片类镇痛药，可以暂时不进行影像学评估。

1. **X 线检查**　对确定或怀疑有脊柱脊髓损伤的患者均应拍摄脊柱的正位、侧位、左或右斜位 X 线片。有瘫痪的伤员应包括脊柱全长的 X 线摄片，约 10% 的伤员因仅有韧带损伤而被漏诊。阅片时除关注脊柱创伤的类型和程度外，还应注意观察椎管和椎间孔有无畸形。

颈椎平片可以明确脊髓和神经损伤，胸腰椎平片可以明确损伤的部位。如果平片不能诊断，可以进一步行 CT 诊断。

2. **CT 检查**　CT 分辨率和扫描速度的提高，可充分显示椎体和椎弓的完整性和骨折的形态、形状、范围,对判断脊椎创伤极有帮助。CT 还能显示椎管的大小,评估椎管和硬膜囊的完整性,同时也能提示脊柱旁和腹腔脏器的情况。必要时可进行三维重建显示脊柱创伤情况。

彻底地评估颈椎损伤需要进行前后位、侧位和张口齿状突拍片。如果患者已行气管插管,CT 更加适合。

3. **MRI 检查**　CT 对骨质的创伤更加敏感,而脊髓损伤和软组织损伤的判断则更适合使用 MRI。患者神经功能的损伤程度和平片显示不一致时,可以用 MRI 进一步诊断。无放射影像异常的脊髓损伤最先在小儿病例中被发现,患者没有骨质创伤的表现,但却有明显的神经功能障碍。这可能与小儿脊柱脊髓的可塑性有关,脊柱不恰当的移动随即迅速复位而看不到骨质的破坏,但却造成脊髓一定程度损伤。对这类患者应采用 MRI 进一步诊断,MRI 可分辨出脊髓的横断、缺血和水肿等表现。MRI 能直观反映损伤脊髓实质的解剖和病理变化,显示主体骨折块或椎间盘破裂后对硬脊膜囊压迫的范围和程度。脊髓内出血或实质性损害一般在 T2 像上表现为暗淡或灰暗影像,而脊髓水肿通常为 T1、T2 信号改变。

四、其他辅助检查

1. **电生理检查**　脊髓诱发电位(spinal evoked potential ,SEP)是通过刺激周围神经所诱发的脊髓反应电位来判断脊髓损伤机制、部位、程度、治疗反应及预后的无创性检查。包括体感诱发电位(somatosensory evoked potential,SEP)和运动诱发电位(motor evoked potential,MEP)等方法。

2. **脑脊液检查**　包括脑脊液压力、生化试验,可确定颅内压力、蛛网膜下腔畅通状态和脑脊液性质等。

五、治疗

(一)救治流程

脊柱脊髓损伤的急救遵循创伤患者的一般救治原则,如建立可靠的气道、维持循环稳定和及时有效的容量复苏。从现场或院前救治开始直至整个救治过程,检查和搬运患者或气管内插管时,尤其要重视保持脊柱的相对稳定性,避免脊髓的继发性损伤。

对合并低血容量或神经源性休克的患者,应及时考虑并确诊或排除腹腔脏器出血、心脏或大血管损伤等因素。及时给予容量复苏治疗,保持平均动脉压于 90mmHg 左右,避免长期低血压、休克以及脊髓供血血管痉挛造成的脊髓继发性损害。

(二)脊柱创伤的处理

伤后患者全身情况允许,对脊柱骨折脱位应尽早进行复位,恢复椎管周径,解除对脊髓的压迫。各节段脊柱创伤的治疗原则和主要措施各有特点,例如颅骨或枕颌带牵引术,石膏固定,椎体融合或椎间植骨融合术,撑开棍或加压棍法、后路钉棒系统内固定、外固定等,可详见有关专业资料。

(三)脊髓损伤的早期处理

1. **药物治疗**

(1)甲泼尼龙:因为副作用的影响,激素的应用在脊髓损伤的治疗中受到一定限制。目前有大量关于激素的研究,包括疗效、时机、疗程和副作用的发生率。ASIA 推荐使用甲泼尼龙治疗急性脊髓损伤患者并证实能有效地减轻脊髓损伤。早期大剂量甲泼尼龙治疗急性脊髓损伤的标准方法是:伤后 8h 内在 ECG 监护下按照 30mg/kg 用量配制成 25mg/ml,快速静脉滴注;45min 后以 5.4mg/(kg·d)速度泵注,维持 24h。

(2)脱水利尿剂:减轻创伤部位水肿。可用 20% 甘露醇 250~500ml,静脉滴注,每 6h 一次,连续使用

5~7d;或者呋塞米,每次 20mg,静脉滴注,每日 1~2 次。

（3）神经节苷脂:可促进神经轴突的生长,激活神经营养因子和抑制兴奋性毒性产物对神经元的损害。每天 100mg 静脉滴注,持续 3 周左右。

如何使用激素最终还是由主管医师和医疗机构的制度决定。最近,对 305 例患者进行的研究表明,90% 的患者进行了激素治疗,但只有 20% 的患者取得了较好的疗效。其可能机制是,甲泼尼龙通过稳固细胞膜、维持血脑屏障、减轻脊髓水肿、抑制内啡肽释放和限制炎性反应等方式来减轻脊髓损伤,但以上机制均未被完全证实。激素治疗还存在明显副作用,很多人认为如果没有使用激素可能会产生更好的效果。动物实验表明,多器官和系统会受到高剂量激素副作用的影响,其中包括:深静脉血栓形成、肺栓塞、自主神经性反射异常、呼吸系统并发症、应激性溃疡等。

大多数研究者对使用激素还是存在争议。激素可根据创伤情况而使用。例如颈髓损伤的患者,甲泼尼龙使用后,可以增加 1~2 度的肌力恢复,效果显著。再如激素治疗因胸椎骨折错位引起的完全性脊髓损伤和单侧关节突骨折引起的 $C_{6~7}$ 不全脊髓损伤的治疗效果明显不同。前者用激素治疗的副作用超过了治疗作用,且功能的改善有限。颈椎损伤程度是激素使用的重要影响因素,穿透伤引起的全脊髓损伤不适合使用激素。另外,脊髓损伤的患者多合并有头部创伤,大样本的随机研究发现,应用甲泼尼龙治疗,反而增加了患者的死亡率。

2. 并发症防治

（1）多发创伤:颈椎的创伤常伴有脑血管损伤、颅脑损伤和颅面骨骨折。胸椎骨折常伴有血管损伤、血胸和气胸、心脏损伤、肺挫伤和胸部创伤等。腰椎骨折常合并肠道和实质器官的损伤。多数患者可能合并有长骨骨折和大出血。

（2）呼吸功能障碍:脊髓损伤后数周内最常见的并发症和死亡原因,包括咳嗽无力、肺部感染、肺不张或呼吸功能衰竭等。其原因可能是脊髓属于低级中枢,脊髓损伤后尤其在早期,损伤节段以下的神经传导中断,从而导致呼吸肌运动障碍,呼吸道分泌物不易咳出;或长期卧床,使呼吸道引流不畅,易引起肺部感染。主要治疗措施:①翻身、拍背,促进排痰;②气管插管或气管切开,呼吸机支持治疗,有效的排痰药物和雾化治疗;③根据痰培养结果使用有效抗生素。

（3）低血压与自主神经反射不良（autonomic dysreflexia,AD）:低血压是脊髓损伤早期常出现的症状,需要采取补充液体和应用血管活性药物,维持血压在 90/60mmHg 以上;AD 一般在伤后 2~3 个月出现,表现为血压上升幅度大于基础值20%以上,伴有出汗、发冷、寒战、头痛、面部充血等症状。AD 处理措施包括:①将患者直位坐起;②导尿或灌肠导泻,排除尿潴留、粪便嵌塞等诱因;③应用降压药或扩血管药物。

（4）低钠血症:常见,但机制不明。积极补液,包括高渗盐水的补充。

（5）应激性溃疡:脊髓损伤后 2~3 周内消化道可能出现应激性溃疡及糜烂,表现为无痛性出血,可反复发作。治疗措施包括:①伤后禁食,胃肠引流和减压;②应用抗酸药物,或垂体后叶素等止血药,一般不需要外科干预。

（6）深静脉血栓（deep venous thrombosis,DVT）:急性脊柱脊髓损伤患者凝血纤溶系统紊乱,深静脉血栓发生率高。血栓一旦脱落易形成肺栓塞,而肺栓塞是急性脊髓损伤患者的第三大死因。主要防治措施:①物理疗法,包括肢体按摩、主动或被动活动、穿戴弹力袜、气囊蠕动泵等改善下肢血液回流;②抗凝药物应用,如低分子量肝素 5 000U 皮下注射,每 12h 1 次,同时定期监测凝血功能变化并指导药物用量调整;③安装下腔静脉滤网。

（四）脊柱脊髓火器伤的处理

多见于战时，约占火器伤的 1%~9%。根据致伤物与椎管、脊髓的关系可分为三类，少见有椎体脱位或粉碎性骨折。

1. 椎管贯通伤或弹丸穿过椎管致椎管创伤　包括椎弓根、椎体后缘及椎板前缘创伤，严重时可造成椎弓与椎体分离，其脊髓多为横断性损伤。

2. 椎管周壁创伤　包括椎体、椎间盘、椎管后缘、棘突根部、关节突等部位创伤，脊髓通常未受直接损伤，由高速弹丸通过椎管壁附近形成的冲击压力波致伤。

3. 脊椎周围创伤　椎管完整性未受到破坏，脊髓损伤完全由弹丸冲击波造成的震荡伤。

脊柱脊髓火器伤患者完全截瘫的发生率极高，以胸椎和腰椎多见，这类患者多数合并胸腔或腹腔脏器损伤，尤其是血管损伤时，伤情紧急，需要尽快判断和检查，给予及时的紧急救治。大多数稳定的脊椎创伤无需特殊治疗，对影像学检查证实存在脊椎不稳定者，应采取手术治疗。高速枪弹伤应早期彻底清创，应用适宜抗生素，延期或二期缝合。对存留于椎管的异物，应根据脊髓损伤是否有恢复的可能而定，一般而言，对于腰椎或马尾区域的异物，尽早取出有利于神经功能的恢复和改善。鉴于脊髓火器伤后 3~10d 伤段脊髓水肿最明显，因此异物的取出时机建议在 48h 以内或两周以后为宜。

在脊髓受伤几个月后出现自主神经反射亢进。T_6 以上脊髓损伤的患者较常出现自主神经反射亢进。它的特征是发作性的反射亢进，是损伤节段以下感觉神经受到刺激后，出现不能调控的交感神经放电。通常伴随着压力反射介导的心动过缓。虽然术中可因手术刺激而提高心率，但还需要加深麻醉减轻反射。

脊髓损伤晚期特别是颈髓损伤晚期患者呼吸肌功能严重受损，顺应性下降，表现为限制性通气障碍，肺功能明显下降。颈髓损伤后，受颈神经支配的膈肌及呼吸辅助肌如胸锁乳突肌、斜角肌功能将减退，并影响肋间肌及腹壁肌功能。而且呼吸功能不全仍是导致患者死亡的重要因素。

（五）手术时机

脊柱创伤既可以造成脊椎椎管连续性遭到破坏，骨折块或椎间盘向后突出，造成脊髓或脊髓血管机械性压迫。除早期直接损伤外，后期可继发脊髓神经功能障碍。因此，急性脊髓损伤需要进行早期脊髓减压、骨折脱位复位和椎体固定。

在脊髓损伤患者外科手术救治中必须考虑脊髓损伤后功能恢复的可能性。如果要解除外源性压迫或椎体不稳，可以考虑进行手术治疗。但也需要考虑到其他情况，如无放射影像异常的脊髓损伤患者，这种情况少见，但不需要进行手术干预。更常见的情况是外部压迫引起的神经损伤，同时伴有脊椎不稳。所以外科医师在处理此类患者时必须考虑减压和固定椎体。

手术的目的是减少压迫神经结构，稳定椎体，防止进一步损伤脊髓。手术时机受很多因素影响。暴力引起的脊髓损伤可能不适合早期进行手术治疗。对于创伤的诊断和复苏应严格遵守创伤高级生命支持（advanced trauma life support，ATLS）流程，选择优先处理的患者，还需要考虑患者是否合并腹腔内出血和骨盆出血。而且，手术前需要待患者病情稳定，能够耐受手术才能够进行外科手术的减压固定。虽然早期手术可能减少骨折和脊髓修复时间，提高神经功能恢复，但如果患者存在明显循环不稳定或 ARDS，应推迟手术几天或几周。

脊髓损伤的恢复取决于外部脊髓受压的程度、初期神经受伤程度和神经受压时间。大多数外科医师都认为手术减压对暴力引起的脊髓伤是有益的，只是对最佳手术时机存在争议。暴力引起的不完全性脊髓损伤经常会比较早地进行急诊手术减压，然而完全性脊髓损伤患者即使早期手术，也没有出现明显的神经功能恢复。

（六）治疗方法

1. 神经减压手术　外部的压迫是引起神经障碍的常见因素,外部的压迫可能由骨、椎间盘、血肿或异物如枪伤的子弹等所致。磁共振成像在诊断神经压迫中扮演着重要角色。

外科手术治疗需要考虑两个因素:减压和稳定椎体。关于手术减压的时机,超过80%的医师支持在伤后24h内减压,对于不完全性SCI减压优先于完全性SCI。在减压时机选择上,争议最大的是中央型脊髓损伤综合征。大部分医师不愿意早期实施减压手术,因为担心外科手术对于已损伤的脊髓造成继发性损伤,干扰其自然恢复。

颈椎脱位是比较多见的脊柱创伤,常伴有不同程度的神经损伤。颈椎的关节由于解剖原因,容易发生脱位。小关节脱位通过关节和后柱传递不稳定性。骨牵引可以改善颈椎脱位的程度。临床上常通过X线、CT和MRI了解脊髓损伤情况,精确地评估患者脊髓功能。一旦确诊为颈椎脱位伴有脊髓损伤,应紧急复位。如果患者配合,可以利用骨牵引的方式复位,同时进行神经功能评估。

在脊髓外伤的治疗措施中,神经减压术是最重要的治疗手段。颈椎手术常采用前路手术方式。减压不仅可进行单层髓核摘除,也可进行多个椎体切除。椎板骨折引起脊髓损伤时,会选择后路手术,其他情况较少进行后路手术。

胸椎比较坚硬,骨折时不容易造成神经损伤。巨大破坏和移位也可能造成神经毁坏性损伤。这类患者的手术通常采用俯卧位,同时采用椎弓根螺丝固定椎体。

胸腰椎减压可根据不同的创伤选择不同的手术方式。目前,多数医师认为前路手术可以更彻底地减压。这种手术入路多适用于不完全性脊髓损伤。手术还包括腹膜后入路、椎体次全切、植骨术,同时在损伤部位上下进行内固定术。如果后纵韧带后部连接受损,前路手术后需要后路进行固定。如果只是神经根受损,可选择后正中入路手术。

2. 脊柱固定手术　手术时至少需要融合一个运动节段。外科手术也会造成神经损伤,因此,术中须尽量保证神经完整,同时稳定椎体结构,减少神经功能障碍。

颈椎手术时,前路或后路均可以达到稳定固定的目的。前路可以进行椎间盘切除、椎体次切除和植骨重建内固定术。后路可以进行植骨和内固定术。总之,前路比后路有更好的耐受性。但手术入路也需要根据手术医师的偏好确定。手术医师必须仔细地分析创伤情况,评估哪种手术方式更能增加脊柱稳定、减少运动节段融合。根据创伤的广泛程度,也可采用前后路联合手术。

胸腰椎手术时,多采用后路手术的方式。手术医师通过椎弓根螺钉进行椎体固定,目前已有较好的使用经验。如前所述,前路减压经常需要后路固定,而手术过程需要麻醉配合和患者病情允许。

创伤引起的脊柱不稳定可以发生在创伤时,也可发生在创伤后几年。大多数外科医师倾向于固定创伤部位,然后定期进行影像学监测。如果出现椎体不稳,需进行手术固定。颈椎创伤的神经功能障碍,经常需要进行手术减压,减压后如出现椎体不稳,需要进一步固定。

3. 其他治疗措施　20世纪60年代,应用高压氧治疗脊髓损伤已经取得良好的临床疗效。高压氧可以增加损伤脊髓组织的氧含量,改善微循环,减轻脊髓水肿,以及促进神经纤维再生和传导功能恢复等作用。基因治疗就是应用转基因技术,将某种特定的目的基因转移到体内,使其基因产物在体内表达活性,从而促进损伤神经恢复。

中医中药在治疗脊髓损伤方面有自己独特优势,三七、丹参、人参、黄芪等有助于改善微循环,减少自由基产生，具有减轻脊髓继发性损伤的作用。补阳还五汤在急性颈髓损伤的治疗中，能促进脊髓功能恢复，提高患者 ASIA、FIM 评分，改善临床症状。

总之，脊髓损伤救治时，需考虑手术的最佳时机、药物的作用和外科手术方式等。只有通过基础医学的探索、神经监测设备的发展、非手术治疗措施和治疗方案的进步，脊髓损伤患者才能更好地得到救治。

第三节　创伤性脊柱脊髓损伤的麻醉

脊髓损伤经常需要住院和手术治疗，所以麻醉科医师可以在手术室内外接触到不同脊髓损伤的患者。脊髓损伤患者因创伤部位不同而有不同程度的病情，麻醉科医师对此应有更深入的了解，特别要注意患者的创伤类型、气道管理、术中麻醉和手术后并发症等问题。

一、初期管理

（一）气道管理

脊髓损伤的初期管理一般来说是指气道、呼吸和循环管理。对此类患者进行气管插管时可能会遇到困难，特别是颈椎骨折患者，而且频繁气管插管容易造成进一步损伤。所以很多急性创伤患者需要气管插管时，均按照颈椎骨折患者的处理原则对待。

紧急气管插管时，要按照快速序贯诱导进行气管插管，同时保持颈椎稳定。非急诊患者或颈椎不稳定骨折需要手术的患者，可以采用纤维支气管镜进行插管。虽然琥珀胆碱的使用有很多禁忌，但可以用于急性创伤患者的急诊插管。

对于颈椎骨折合并脱位或不全脊髓伤的患者，进行气管插管时宜选用纤维支气管镜进行插管，这样可以减少头和颈部的移动。神经功能监测可以检查和了解椎体位置情况。不稳定胸椎骨折患者，术前进行气管插管时宜选择清醒气管插管，患者可以协助摆设手术体位，避免二次伤害。

很多高位颈椎创伤患者需要长期呼吸机支持。如果需要进行减压和固定手术，要考虑进行气管切开。有时根据患者病情，可以选择后路手术，其优点是不会因气管切开影响手术操作和引起术后感染。但经皮气管切开对前路手术操作影响较小，也可减少术后感染机会。

（二）循环系统管理

脊髓损伤患者的交感神经紧张度缺失，很多患者表现为低血压。初期可以应用等渗的晶体液补液，如果患者伴有出血，补充晶体液同时，可以补充胶体液和血液制品。补液时注意补液量，不宜过多，如果患者的心功能不好，容易加重心功能损害。补液时必须进行评估，不是所有低血压患者都需要大量补液，特别是出血已经控制的患者，过多的液体只会加重心功能损伤。

当血液灌注压不能维持时，在补充适当容量基础上，可使用血管活性药和正性肌力药。同时注意显性和隐性失血。升压药物的选择要根据临床表现、合并症和每个患者的具体情况。如果患者只是单纯的低位脊髓损伤，不需要补充容量和提高血压。高位脊髓损伤导致了交感神经张力减弱，血管扩张，需要补充血容量。恢复容量的同时，可以使用 α-肾上腺素受体激动剂去氧肾上腺素恢复血管张力。如果是高位胸椎或颈椎损伤，常伴有低血压和心动过缓，此时不适合应用去氧肾上腺素，可以选用多巴胺，增强心肌收缩力的同时增加外周血管阻力。

二、神经损伤的判断

脊髓休克,不同于神经源性休克,特征性的体征是损伤水平以下的运动功能丧失,表现为肌力低下的弛缓性瘫痪,各种脊髓反射包括病理反射消失以及排尿排便功能丧失。但脊髓休克时肛门反射可保留,有时球海绵体反射也可保留。完全性脊髓损伤是损伤椎体以下全部感觉运动消失。骶神经残留是指脊髓损伤后括约肌存在部分张力和感觉。完全性脊髓损伤时并不出现骶神经残留,如果损伤脊椎以下出现有骶神经残留或任何感觉运动神经残留,则为不完全性脊髓损伤。

根据解剖将神经损伤分为上运动神经元损伤和下运动神经元损伤。损伤时上下运动神经元出现不同的运动障碍。上运动神经元损伤是指脊髓圆锥以上脊髓损伤,表现为完全性脊髓损伤,也可以表现为不完全性脊髓损伤。完全性脊髓损伤比不完全性脊髓损伤的病因复杂,预后差。血管供血不足导致脊髓梗死,而椎体和韧带的直接创伤可导致脊髓横断伤。下运动神经元损伤更易出现单侧肢体征象。体表会出现和损伤一致的感觉障碍。运动障碍是因为损伤神经根导致其支配肌肉功能障碍。压迫神经根的原因包括:骨折、血肿和其他外部的压迫。常见脊髓损伤是上一级的关节面骨折片段对脊神经压迫引起的。

脊髓圆锥损伤后,可根据上下运动神经元损伤程度在体表形成特征性的损伤体征。损伤的表现包括:紧张和迟缓反射、肠道和膀胱刺激征、周围神经根受压等。

脊髓圆锥以下损伤多出现马尾综合征或者外周神经损伤。马尾综合征主要表现在混合上下运动神经元损伤,以及肠道和膀胱刺激征。解剖变异的脊髓,更易受到损伤。例如,先天性颈椎椎管狭窄,因为后纵韧带骨化,造成了神经元有效空间狭小,颈椎受到较小的创伤时即可引起颈髓损伤。

颈椎的完全性脊髓损伤经常会有神经损伤的综合征。颈髓中心压迫综合征常发生在颈椎的退行性病变和椎管狭窄,主要是由脊髓挤压和中央纤维损坏引起。颈椎病患者经常会出现颈髓中心压迫综合征,脊髓中央纤维受损。一般上肢比下肢神经受损更严重,并且患者会有短暂的四肢麻木。

单侧脊髓损伤被称为 Brown-Sequard 综合征,穿透伤患者多发。典型症状是脊髓损伤平面以下出现同侧肢体运动和位置觉消失,对侧肢体痛温觉消失。90% 的此类患者有较好的神经恢复和预后。

前索综合征是脊髓前动脉损伤造成的,主要机制是由颈椎的屈曲压缩引起,表现为损伤平面以下的运动功能障碍,但深层的压力和振动感觉存在。不到 20% 的此类患者有较好的神经恢复和预后。

后索综合征比较少见,主要是脊髓后索损伤造成的,导致深层压力和振动觉消失。这类患者没有视觉反馈而不能行走。

三、术中管理

(一)麻醉诱导和气道管理

胸腰椎段脊髓损伤的患者,循环稳定,可以正常麻醉诱导。而颈椎段脊髓损伤患者,对麻醉科医师来说需要刺激小、快速、稳定、准确的气管插管。

很多患者在手术前,已经明确有颈椎骨折。需要根据患者创伤情况、合并症和气道检查情况进行气管插管。处理颈椎损伤患者时,须注意固定颈椎的颈托或其他装置。对于不能配合的患者,可以选择快速诱导后插管。如果患者内环境稳定,可以选择标准快速麻醉诱导插管,避免头部过度后仰。同时,必须考虑患者存在的其他气道高风险,即使患者禁食时间足够,但仍存在胃排空延迟、反流误吸的情况。另外,创伤应激、麻醉药物和脊髓损伤引起的肠梗阻,均认为是气道的高风险因素。

最保守的气管插管是经口或经鼻清醒纤维支气管镜插管。可以术前肌肉注射阿托品减少分泌物；如果选择经鼻插管，可以局部使用麻黄碱，减少鼻出血。这些技术需要进行局部的表面麻醉，有很多方式和药物可选。进行经口或经鼻气管插管前，应用4%利多卡因在舌咽部进行雾化表面麻醉，可达到满意的效果。利多卡因表麻后，可嘱患者咳嗽或喘气，使局部麻醉药扩散至声门、声门下等位置，达到更好的局部麻醉效果。良好的局部麻醉效果决定了患者是否能够耐受气管插管的刺激，若患者有呕吐动作，可能需要增加局部麻醉药用量。

不必把利多卡因喷入声门，可通过患者的呼吸吸入利多卡因。也可通过气管插管喷入利多卡因，这种操作特别适合插管后和气囊充气时引起咳嗽等情况。也可进行环甲膜穿刺，注入2%利多卡因：用20G针头的注射器进行穿刺；当穿刺时，注射器回抽有空气，说明已经穿破环甲膜进入气道，这时取下注射器，针头连接导管，注入利多卡因。这种操作比直接进行利多卡因注射安全。可减少患者咳嗽和气管移动时的损伤。

不配合和严重焦虑患者的气道管理存在一定难度。如果这类患者的面罩通气顺利，可通过麻醉诱导后气管插管。在充分给氧后，可采用可视喉镜技术进行气管插管。当然亦可经纤维支气管镜插管，其可适用于清醒或不清醒患者。

（二）麻醉技术

多数脊柱创伤手术都会面临出血的风险，所以进行动脉穿刺置管很必要，既可以监测血红蛋白和血细胞比容，还可以连续监测患者血压。另外，还可以通过血气分析监测呼吸功能。患者使用血管活性药物的效果，也可通过有创动脉监测进行。

多数胸腰椎手术，特别是俯卧位时，需要进行中心静脉置管。一方面可以进行快速补充血容量，另一方面可以监测CVP，评价容量和心功能。还可通过CVP和MAP计算眼灌注压（OPP=MAP-CVP），维持合适的眼灌注压可以减少手术后视觉缺失，最好维持眼灌注压在60mmHg以上。对于闭合性颅脑外伤患者，在维持大脑灌注压（CPP，通过平均动脉压和颅内压计算，颅高压除外，CPP=MAP-ICP）同时须保证眼灌注压。

有些患者需要进行肺动脉导管监测，肺动脉导管可以监测重症患者的心功能，特别是液体管理困难和需要强心治疗的患者。但是不必常规监测，因为肺动脉导管使用时，可伴有导管打折、断裂、心律失常、肺动脉破裂和血栓等严重并发症。目前，通过外周动脉监测心功能的仪器已经上市，减少了肺动脉导管的使用。

（三）神经功能监测

脊髓损伤行手术的目的不仅是颈椎稳定，还要防止进一步损伤神经和脊髓。但是手术本身，如手术复位和置入固定器，都可引起进一步损伤。术中的神经功能监测就是为了减少脊髓损伤。神经功能监测总的来说就是监测诱发电位。微小刺激通过神经特殊通道传导，随后在终点接受刺激信号，如果通道完整，可以收到持续的信号。诱发电位的信号很小，需要总和连续重复信号，这样可以和其他的电信号区分。

完全性脊髓损伤患者，损伤脊髓上下没有信号传导，所以没有必要行神经功能监测。但是有时仍需要监测，尤其在没有确诊为全脊髓损伤之前。若仍有信号传导，应该努力保护患者神经功能。

体感诱发电位（somatosensory evoked potentials，SEP）是最常用的术中神经功能监测方式，经外周电刺激，对头皮进行电信号测量。外科手术时，SEP用来监测传入神经占优势的脊髓后柱完整性。手术时有

50%的振幅减少时,手术计划应调整。如果信号增加10%,手术亦存在潜在的风险。

挥发性麻醉剂可以降低振幅和延迟信号传导,都是剂量依赖性。另外,N_2O也可以降低振幅。如果术中只采用SEP进行神经功能监测,可以采用低剂量挥发性麻醉剂联合阿片类的全身麻醉方式。即使出现EEG爆发抑制,SEP在静脉麻醉时也可以使用,从而体现全凭静脉麻醉和吸入麻醉之间的区别。

因为SEP只监测感觉传导通路,所以一些创伤可能会遗漏。运动诱发电位(motor evoked potentials, MEP)监测的临床应用越来越多,后者在术中不容易施行,所以临床上大多采用电信号,在下肢肌肉记录肌电图和电位。MEP更易受到麻醉的影响,全凭静脉麻醉不影响信号质量。此时,多采用持续输注丙泊酚联合瑞芬太尼、舒芬太尼或者芬太尼的方式,而不使用肌松药。

视觉诱发电位监测是通过患者佩戴的护目镜中发光二极管发出的光刺激患者视网膜,然后测定患者皮质的电活动情况。视觉诱发电位监测因为会受到麻醉的影响,所以临床并不常用。目前对术后可能会发生视觉缺失的患者,有人尝试在脊柱俯卧位手术中使用。

肌电图(electromyography,EMG)不是体感诱发电位,SEP和MEP也可以同时监测肌电图。肌电图依赖于运动神经元活性,当外科手术刺激神经根时即可发生。在麻醉状态下,肌电图信号变化减小。肌电图监测不仅用于颈椎或腰椎手术,当进行臂丛或腰丛手术时,亦可进行监测。麻醉时需注意神经肌肉反射。

(四)患者体位

脊髓手术时需要重视患者体位。俯卧位时需填充身体下面并保持良好体位。应避免损伤和压迫眼球和鼻子,需要经常移动头枕和检查眼球。轻微头高脚低体位,有利于静脉回流,减少血液淤积和降低眼内压力。逐渐增加胸部的填充物,不要压迫颈部,有利于静脉回流。还要防止女性乳腺和男性生殖器因压迫引起坏死,此外膝关节和脚趾防止压疮。

(五)体温调节

损伤节段以下皮肤血管失去舒缩的功能,自主神经功能紊乱,周围温度变化后,机体产热和散热过程不能均衡;损伤后,肌肉瘫痪,产热减少,肢体周围血管扩张,散热增加,导致体温下降;皮肤汗腺因失去交感神经支配停止发汗,呼吸交换量的减少使机体散热量减少,但机体产热量不受限制,表现为机体体温增高;脊髓损伤伴痉挛瘫痪时,肌肉强烈收缩,产生较多热能,体温升高。所以脊髓损伤患者体温调节困难,对于麻醉科医师来说维持脊髓损伤患者体温稳定尤为重要。

(六)血糖管理

创伤发生后,高血糖可增加创伤的致残率并直接影响预后。脑损伤患者血糖浓度升高,高血糖可能加重颅脑损伤中枢神经功能损害,影响神经症状改善。缺血性和外伤性脊髓损伤后也出现高血糖反应,高血糖可加重缺血性脊髓损伤后的脊髓继发性损害,不利于神经功能恢复。脊髓损伤患者出现高血糖,可能由于创伤应激或甲泼尼龙治疗引起。不管是在ICU还是手术室,均可以使用胰岛素进行治疗。

围手术期血糖控制目标尚未确定,ICU中血糖管理的前瞻性研究已有报道,但仍缺少非心脏手术患者在术中的血糖管理数据。任何治疗血糖的方法均要承担一定的风险。目前关于术中血糖管理的文献很少,明确高血糖和中枢神经系统损伤之间的相关性尤为必要。在大多数脊髓手术中,血糖控制水平低于7.78mmol/L,甚至低于6.11mmol/L。

(七)手术和麻醉相关问题

1. 术后视觉缺失 脊髓手术有很多潜在的并发症,如大出血、静脉空气栓塞、心肌梗死、肺水肿、压迫坏死,但术后视觉缺失是俯卧位脊髓手术后易发生的并发症。视觉缺失通常是双侧的,虽然有时会出现视网膜动脉闭塞和皮质盲,但主要是因为视神经缺血引起的。即使体位没有对眼睛造成压迫,也会发生视觉缺失。虽然失血和低血压会造成视神经缺血性损伤,但大多数情况下是多因素共同引起,还包括血管解剖变异。随着对术后视觉缺失的认识加深,决定把视觉检查作为术后评估的内容之一。一旦出现视觉障碍,应立即进行眼科治疗。

2. 脊髓损伤晚期的问题　琥珀胆碱可以引起严重的高钾血症,而且是致命性的;使用琥珀胆碱进行气管插管时,特别是针对脊髓损伤的晚期患者,会有高钾血症的危险。所以,麻醉诱导时尽量避免使用琥珀胆碱。

3. 深静脉血栓的问题　脊髓损伤患者是发生深静脉血栓的高危人群,特别是高位截瘫患者,更容易形成深静脉血栓。而麻醉期间,体位搬动和循环剧烈波动,都有可能会引起血栓脱落,形成肺动脉栓塞。术前应当复查深静脉超声,评估血栓脱落风险。脱落风险高的患者,在病情允许情况下,可以推迟手术进行溶栓治疗;若无法推迟手术,可以放置静脉滤网防止血栓脱落进入重要器官;血栓脱落风险低没有放置静脉滤网指征的患者,术中严密监测 $P_{ET}CO_2$ 和生命体征,减少循环剧烈波动,降低肺栓塞风险。一旦发生肺栓塞,及时进行复苏治疗。

(八) 小儿和青少年的脊柱创伤

在过去的 20 年里,美国儿童脊柱和脊髓损伤的年发病率呈下降趋势。18 岁以下儿童和青少年的脊柱损伤发生率约为每年 93/100 万,而同一人群的脊髓损伤发生率约为每年 14/100 万。

小儿和学龄期儿童发生脊髓创伤的概率远小于成人,尤其是小儿,主要是因为其关节和韧带更具有柔韧性,而且活动度大。创伤后多保守治疗,如石膏固定,使用激素等。学龄期儿童脊柱创伤的主要原因有高处坠落、车祸、骑自行车摔倒、硬物砸伤等,需要进行手术治疗。

儿童颈椎损伤罕见,然而处理不当,会产生严重神经后遗症。成人颈椎损伤占脊柱损伤的 30%~40%,但在儿科患者中,颈椎损伤占脊柱损伤的 80%。要做好充分评估,直至确定治疗方案和康复。保守治疗和外科治疗的决策应根据损伤的类型而决定,并确保受伤儿童获得最佳预后。

麻醉方式和成人的麻醉方式相同,采用全身麻醉。小儿和青少年脊柱骨折和手术有其自身的特点,需要正确掌握麻醉要点。

1. 容量问题　小儿和青少年体重轻,总血容量少,少量出血即可引起休克。术中加强血压、容量、尿量、血红蛋白变化监测,及时补充血容量。

2. 体温问题　小儿和青少年术前容易因感冒或创伤等因素引起发热,所以术前患儿应注意保暖,预防感冒;重度创伤患儿须注意预防感染。术中因手术消毒和暴露区域相对较大,若手术时间长,术中输液、失血等因素,也会造成患儿体温下降。术中可使用保温设备,或者输注经过加温的血液制品。

3. 气道问题　胸椎和腰椎手术,麻醉诱导时和术后可以进行常规诱导气管插管和拔管。颈椎手术患儿需术前正确评估气道,选择合适的喉镜和气管导管。麻醉诱导时,尽量避免患儿体动,以免加重颈椎创伤。因此,尽量不选择清醒气管插管,建议使用快速诱导气管插管。术后保留气管导管,充分镇静,待评估颈部引流减少和局部无血肿压迫后,再拔除导管。

小　结

不同类型和部位的脊髓损伤,临床表现不尽相同。根据辅助检查详细地了解病情,应用多种麻醉技术,合理地进行气道管理、术中麻醉和手术后的并发症管理,可显著降低脊髓的二次损伤,减少并发症,加快患者的康复。

(张晓东　谢　红　杨天德)

参 考 文 献

[1] AHUJA C S,WILSON J R,NORI S,et al. Traumatic spinal cord injury [J]. Nat Rev Dis Primers,2017,3:17018.

[2] VENKATESH K,GHOSH S K,MULLICK M,et al. Spinal cord injury:pathophysiology,treatment strategies,associated challenges,and future implications [J]. Cell Tissue Res,2019,377(2):125-151.

[3] DUTTA D,KHAN N,WU J,et al. Extracellular Vesicles as an Emerging Frontier in Spinal Cord Injury Pathobiology and Therapy [J]. Trends Neurosci,2021,44(6):492-506.

[4] LIU L,ROSNER J,CRAGG J J. Journal Club:High-dose methylprednisolone for acute traumatic spinal cord injury:A meta-analysis [J]. Neurology,2020,95(6):272-274.

[5] LI D,WANG C,YANG Z,et al. Effect of Intravenous Corticosteroids on Pain Management and Early Rehabilitation in Patients Undergoing Total Knee or Hip Arthroplasty:A Meta-Analysis of Randomized Controlled Trials [J]. Pain Pract,2018,18(4):487-499.

[6] GAO J,KHANG M,LIAO Z,et al. Therapeutic targets and nanomaterial-based therapies for mitigation of secondary injury after spinal cord injury [J]. Nanomedicine(Lond),2021,16(22):2013-2028.

[7] BROE M P,KELLY J C,GROARKE P J,et al. Cycling and spinal trauma:A worrying trend in referrals to a national spine centre [J]. Surgeon,2018,16(4):202-206.

[8] CANSECO J A,KARAMIAN B A,BOWLES D R,et al. Updated Review:The Steroid Controversy for Management of Spinal Cord Injury [J]. World Neurosurg,2021,150:1-8.

[9] CHOI S H,SUNG C H,HEO D R,et al. Incidence of acute spinal cord injury and associated complications of methylprednisolone therapy:a national population-based study in South Korea [J]. Spinal Cord,2020,58(2):232-237.

[10] IHTISHAM S,NAYAN L,AARON L,et al. The safety and efficacy of steroid treatment for acute spinal cord injury:A Systematic Review and meta-analysis [J]. Heliyon,2020,6(2):e03414.

[11] ZHANG D,ZHANG W,ZHOU X,et al.[Treatment of chronic thoracolumbar osteoporotic fractures combined with kyphosis with cement-injectable cannulated pedicle screw and multiple level Schwab grade Ⅰ osteotomy][J]. Zhongguo Xiu Fu Chong Jian Wai Ke Za Zhi,2020,34(12):1533-1538.

[12] MAAS A,PEUL W,THOMÉ C. Surgical decompression in acute spinal cord injury:earlier is better [J]. Lancet Neurol,2021,20(2):84-86.

[13] 张亚,饶耀剑. 补阳还五汤加减治疗急性颈髓损伤临床研究[J]. 中医临床研究,2014,6(02):21-22.

[14] WANG H,ZHENG Z,HAN W,et al. Metformin Promotes Axon Regeneration after Spinal Cord Injury through Inhibiting Oxidative Stress and Stabilizing Microtubule [J]. Oxid Med Cell Longev,2020,2020:9741369.

[15] HU H,XIA N,LIN J,et al. Zinc Regulates Glucose Metabolism of the Spinal Cord and Neurons and Promotes Functional Recovery after Spinal Cord Injury through the AMPK Signaling Pathway [J]. Oxid Med Cell Longev,2021,2021:4331625.

[16] PIATT J,IMPERATO N. Epidemiology of spinal injury in childhood and adolescence in the United States:1997-2012 [J]. J NeurosurgPediatr,2018,21(5):441-448.

[17] JOHANSSON E,LUOTO T M,VAINIONPÄÄ A,et al. Epidemiology of traumatic spinal cord injury in Finland [J]. Spinal Cord,2021,59(7):761-768.

第十六章

胸部创伤患者的麻醉管理

胸部创伤患者的处理不论平时还是战时均具有其重要意义。胸部所占体积大,目标明显,容易受伤。胸内最主要的脏器为肺和心脏大血管,创伤后容易发生呼吸和循环功能障碍,病情进展迅速,如患者得不到及时有效的处理,可能在短时间内死亡。平时或战时胸部创伤均较常见,患者病情复杂多样,合并创伤程度不一,临床治疗较为困难。

在和平年代,胸部创伤是常见的外科急诊,占所有外科创伤患者的 10%~15%,可能为生活中意外受伤或故意伤害,也可能为生产事故受伤,但大多数为交通事故伤。胸部创伤是创伤致死的重要原因之一。全球每年约 600 万人因车祸致伤,20 万人死亡,而且多为 34 岁以下的成年人。我国 1988 年因交通事故死亡 5 万余人,伤残 17 万余人,主要死于胸部伤者占 25%,另 25% 的死亡与胸部伤有重要相关,死亡大多数发生于现场,部分发生于运送途中,仅不到 1/5 发生在医院。近十年来我国交通事故引起的死亡人数有所下降,约在 6 万/年,但是交通事故死亡率仍居世界首位。一些大的自然灾害(如地震)造成的创伤中,胸部伤可达 11.6%。在战时,胸部伤约占伤员总数的 6%~8%,但在阵亡者中约 25%~27% 死于胸部伤。

而随着我国交通事业的发展和高层建筑物的增加,交通事故伤和坠落伤等高能量创伤加重,且严重胸部创伤患者住院死亡率较高,一般约为 7%,尤其是合并有多发伤的患者,其死亡率可以达到 40% 以上。

第一节　胸部创伤概述

一、病因

胸部创伤(thoracic trauma)由车祸、战伤、挤压伤、摔伤和锐器伤所致,包括胸壁挫伤、裂伤、肋骨及胸骨骨折、气胸、血胸、肺挫伤、气管及主支气管创伤、心脏创伤、膈肌创伤、创伤性窒息等,有时可合并腹部创伤。

二、分类

根据创伤暴力性质不同,胸部创伤可分为钝性伤和穿透伤;根据创伤是否造成胸膜腔与外界相通,可分为开放伤和闭合伤。

（一）钝性胸部创伤

钝性胸部创伤由减速性、挤压性、撞击性或冲击性暴力所致,创伤机制复杂,多有肋骨或胸骨骨折,常合并其他部位创伤,伤后早期容易误诊或漏诊;器官组织创伤以钝挫伤与挫裂伤多见,心肺组织广泛钝挫伤后继发的组织水肿常导致急性呼吸窘迫综合征、心力衰竭和心律失常,钝性伤患者多数不需要开胸手术治疗。

（二）穿透性胸部创伤

穿透性胸部创伤由火器、刃器或锐器致伤,创伤机制较清楚,创伤范围直接与伤道有关,早期诊断较容易;器官组织裂伤所致的进行性血胸或（血）气胸是伤情进展快、患者死亡的主要原因,相当部分的穿透性胸部创伤患者需开胸手术治疗。

三、紧急处理

胸部创伤仅有 10%~15% 需要外科手术处理,而超过 80% 的伤员经过较简单处理可以得到缓解,甚至立即挽救伤员生命。急救原则在于及早纠正呼吸循环功能紊乱。胸部创伤的紧急处理包括入院前急救处理和入院后的急诊处理两部分。

（一）院前急救处理

包括基本生命支持与严重胸部创伤的紧急处理。基本生命支持的原则为:维持呼吸通畅、给氧、控制外出血、补充血容量、镇痛、固定长骨骨折、保护脊柱（尤其是颈椎）,并迅速转运。威胁生命的严重胸外伤需在现场施行特殊急救处理:张力性气胸需放置具有单向活瓣作用的胸腔穿刺针或胸腔闭式引流;开放性气胸需迅速包扎和封闭胸部吸吮伤口,有条件时安置上述穿刺针或引流管;对大面积胸壁软化的连枷胸有呼吸困难者,予以人工辅助呼吸。

（二）院内急诊处理

院内急诊处理流程见图 16-1-1。

对胸部创伤应严格掌握手术适应证及把握手术时机,如有明确手术指征,应及时开胸手术。

四、急诊开胸手术适应证

出现以下情况需行急诊开胸手术救治。

（一）持续性大出血

对于大多数胸壁或肺实质出血产生的血胸,行胸腔闭式引流,只要肺及时复张后,出血容易停止。但由于胸廓内动脉、肋间动脉、心脏大血管创伤引起的出血则难以停止。因此,大量血胸伴休克,经胸腔闭式引流观察仍有持续不断出血,超过 200ml/h,休克持续加重者,应及时急诊手术止血。

（二）严重肺裂伤

肺实质创伤引起的严重漏气,一般不是手术适应证,仅在严重肺裂伤时,如果足够的闭式引流（负压吸引）肺仍然不能复张,需行手术治疗。

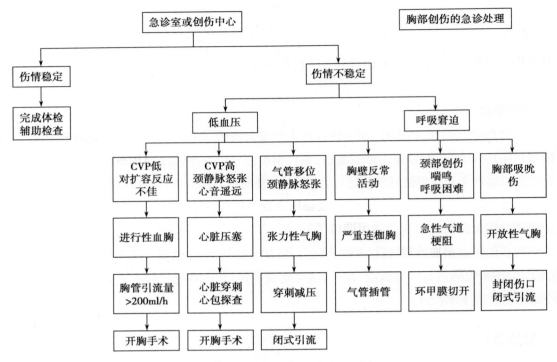

图 16-1-1　胸部创伤急诊处理流程

（三）气管及主支气管创伤

大量气胸经闭式引流不能排尽，肺未能复张，呼吸困难改善不明显，经气管镜检查证实有气管或主支气管裂伤，应及时行急诊手术治疗。

（四）食管破裂

较为罕见，一旦可疑，应行食管造影明确诊断。确诊后，尽早手术治疗。

（五）膈肌破裂

患者全身情况允许情况下，膈肌破裂确诊后应及早手术。

（六）胸壁不稳

多根肋骨骨折引起浮动胸壁，多不主张为固定胸壁行大手术，若有胸内其他合并创伤需行手术时，可同时固定切口附近骨折有利于胸壁稳定。

（七）胸腹联合伤

同一致伤原因，造成胸部和腹部内脏以及膈肌同时受到创伤，称胸腹联合伤。伤情复杂，临床表现多数危重，一般需要手术处理。

（八）凝固性血胸

大量凝固性血胸未及时清除，对肺功能产生不良影响，伤后一周实施手术较适宜。

第二节　胸部创伤的特点及病理生理变化

胸腔是呼吸和循环等重要器官所在部位，因此胸部创伤造成的病理形态学改变导致病理生理学变化，除局部性和全身性创伤反应之外，主要是不同类型和不同程度的急性呼吸和循环功能障碍，二者互相影响,互为因果。

一、胸部创伤的特点

(一) 可能存在不同程度的呼吸功能障碍

胸部创伤时,由于胸壁、胸膜腔、气管支气管和肺脏等形态学变化、创伤所致内分泌系统、神经免疫和物质能量代谢等变化,以及其他系统功能改变对呼吸功能的影响,常引起不同程度的呼吸功能障碍,轻者呼吸节律和深度的变化导致通气量减少,重者可导致急性呼吸功能衰竭或 ARDS。

(二) 可能存在严重的循环障碍

胸部创伤引起的急性循环功能障碍的主要临床表现为休克、心律失常、心力衰竭或心脏骤停。

(三) 异物、咽喉创伤、气管创伤皆可造成通气与换气功能障碍,引起低氧血症与高碳酸血症

创伤后呼吸道和肺出血或有误吸,可致气道阻塞。由于神经反射作用引起支气管痉挛和分泌物增加,以及缺氧所致毛细血管通透性增加,渗出液进入肺泡和间质,大量含蛋白质的液体积聚于肺泡和支气管内,可引起通气与换气功能障碍,患者可出现低氧血症与高碳酸血症,继之发生感染,严重时导致创伤后ARDS。

二、胸部创伤的种类

(一) 气管、主支气管创伤

钝性气管、主支气管创伤的可能机制为:①胸部受压时骤然用力屏气,气管和主支气管内压力骤增引发破裂;②胸部前后方向挤压使两肺移向侧方,气管分叉处强力牵拉导致主支气管起始部破裂;③减速和旋转产生的剪切力作用于肺门附近主支气管,产生破裂;④头颈部猛力后仰,气管过伸使胸廓入口处气管断裂。穿透性气管、支气管创伤直接与伤道或弹道路径有关;颈部气管伤常伴有甲状腺、大血管与食管创伤;胸内气管、主支气管创伤常伴有食管和血管创伤。气管插管、气管切开、内镜检查和异物摘取都可能误伤气管或主支气管。

1. 气管创伤　颈前部钝性暴力可导致喉与气管分离、气管破裂或断裂,也可引起多个气管软骨环破坏,致气管软化而发生窒息。胸骨骨折断端向后移位可能撕裂胸内气管段。气管创伤常合并颈椎、甲状腺、食管和颈部大血管创伤。

钝性气管创伤的临床表现为咳嗽、喘鸣、呼吸困难、发音改变、咯血、颈部皮下或纵隔气肿。有的患者伴有胸骨骨折。穿透性气管创伤可发现颈胸部的伤道和弹道,伤口处常可有气体随呼吸逸出。患者常有咯血、颈部皮下和纵隔气肿。

应紧急行气管插管,阻止血液与分泌物流入远端气管与支气管,保持呼吸道通畅。气管横断或喉气管分离时远端气管可能回缩入胸腔,需紧急做颈部低位横切口,切开气管旁筋膜,手指探查后用组织钳夹住远断端,插入气管导管。气管插管困难时可插入纤维支气管镜,再引入气管插管。修补吻合时如有气管壁严重挫伤,可切除 2~4 个气管环,再做吻合手术。

2. 主支气管创伤　多发生在距隆突 2~75px 的主支气管段。左主支气管较长,创伤机会较多。主支气管创伤表现为咳嗽、咯血、呼吸困难、纵隔和皮下气肿、张力性气胸或张力性血气胸。具备以下情况之一的应怀疑存在主支气管创伤:①胸部创伤存在严重纵隔和皮下气肿;②张力性气胸;③安置闭式胸腔引流后持续漏气且肺不能复张;④胸部 X 线正位片显示肺不张,肺尖降至主支气管平面以下,侧位片发现气体

聚积在颈深筋膜下方。纤维支气管镜检有助于确诊创伤部位及范围。

明确诊断后应尽早开胸探查，行支气管修补成形手术。早期手术有助于肺复张、防止支气管狭窄，而且手术操作较容易。晚期手术患者都存在肺不张，能否保留肺的关键在于远端肺能否复张，对于不能复张的肺应行肺叶或全肺切除。

（二）气胸

胸膜腔内积气称为气胸。气胸的形成多由于肺组织、气管、支气管、食管破裂，空气逸入胸膜腔，或因胸壁伤口穿破胸膜，胸膜腔与外界相通，外界空气进入所致。根据胸膜腔压力情况，气胸可以分为闭合性气胸、开放性气胸和张力性气胸三类。游离于胸膜腔内的积气都位于不同体位时的胸腔上部。当胸膜腔因炎症、手术等原因发生粘连，胸腔积气则会局限于某些区域，出现局限性气胸。

1. **闭合性气胸**　闭合性气胸的胸内压仍低于大气压。胸膜腔积气量决定了伤侧肺萎缩的程度。伤侧肺萎陷使呼吸面积减少，将影响肺通气和换气功能，可造成通气血流比例失衡。伤侧胸内负压减少可引起纵隔向健侧移位。根据胸膜腔内积气的量与速度，轻者可无明显症状，重者有呼吸困难。体检可以发现伤侧胸廓饱满，呼吸活动度降低，气管向健侧移位，伤侧胸部叩诊呈鼓音，呼吸音降低或消失。胸部 X 线检查可显示伤侧不同程度的肺萎陷和胸膜腔积气，伴有胸腔积液或血胸时可见液平面。

气胸时间较长且积气量少的患者，无需特殊处理，胸腔内的积气一般可在 1~2 周内自行吸收。中量或大量气胸需进行胸膜腔穿刺术，或胸腔闭式引流术，以排除胸膜腔积气，促使肺尽早膨胀。

2. **开放性气胸**　开放性气胸时，外界空气随呼吸经胸壁缺损处自由进入胸膜腔。胸壁缺损直径 >75px 时，胸内压与大气压相等，呼吸困难程度与胸壁缺损的大小密切相关。由于伤侧胸内压显著高于健侧，纵隔向健侧移位，使健侧肺扩张也明显受限。呼气与吸气时，两侧胸膜腔压力不均衡并出现周期性变化，使纵隔在吸气时移向健侧，呼气时移向伤侧，称为纵隔摆动。纵隔摆动和移位会影响腔静脉回心血流，引起循环障碍。

临床表现主要为明显的呼吸困难、鼻翼扇动、口唇发绀和颈静脉怒张。伤侧胸壁可见伴有气体进出胸腔发出吸吮样声音的伤口，称为胸部吸吮伤口。气管向健侧移位，伤侧胸部叩诊鼓音，呼吸音消失，严重者伴有休克。胸部 X 线检查可见伤侧胸腔大量积气，肺萎陷，纵隔移向健侧。

急救处理时应将开放性气胸立即变为闭合性气胸，并迅速转送。使用无菌敷料或清洁器材制作不透气敷料和压迫物，在伤员用力呼气末封盖吸吮伤口，并加压包扎。转运途中如伤员呼吸困难加重，应在呼气时开放密闭敷料，排出高压气体后再封闭伤口。送达医院后处理包括给氧、补充血容量、纠正休克；清创、缝合胸壁伤口，并行胸腔闭式引流；给予抗生素，鼓励患者咳嗽排痰，预防感染；如疑有胸腔内脏器严重创伤或进行性出血，则需行开胸探查。

3. **张力性气胸**　气管、支气管或肺创伤处形成活瓣，气体随每次吸气进入胸膜腔并积累增多，导致胸膜腔压力高于大气压，张力性气胸又称为高压性气胸。伤侧肺严重萎陷，纵隔显著向健侧移位，健侧肺受压，导致腔静脉回流障碍。高于大气压的胸内压，驱使气体经支气管、气管周围疏松结缔组织或壁层胸膜裂伤处，进入纵隔或胸壁软组织，形成纵隔气肿或面、颈、胸部的皮下气肿。

张力性气胸患者表现为严重或极度呼吸困难、烦躁、意识障碍、大汗淋漓和发绀。气管明显移向健侧，颈静脉怒张，多有皮下气肿。伤侧胸部饱满，叩诊呈鼓音；听诊呼吸音消失。胸部 X 线检查显示胸腔严重积气，肺完全萎陷、纵隔移位，并有纵隔和皮下气肿征象。胸腔穿刺时可见高压气体将空针芯向外推。不少患者有脉搏细快、血压降低等循环障碍表现。

张力性气胸是可迅速致死的危急重症。院前或院内急救需迅速使用粗针头穿刺胸膜腔减压,在紧急时可在针柄部外接剪有小口的柔软塑料袋、气球或避孕套等,使胸腔内高压气体易于排出,而外界空气不能进入胸腔。进一步处理应行胸腔闭式引流,使用抗生素预防感染。闭式引流装置的排气孔外接可调节恒定负压的吸引装置,可加快气体排除,促使肺复张。待漏气停止 24h 后,X 线检查证实肺已复张,方可拔除胸腔引流管。持续漏气而肺难以复张时,需考虑开胸手术探查或胸腔镜手术探查。

（三）大量血胸

胸膜腔积血称为血胸,全部胸部创伤中 70% 有不同程度的血胸,与气胸同时存在称为血气胸;血胸量 >1.0L 为大量血胸。当胸腔内迅速积聚大量血液,超过肺、心包和膈肌运动的去纤维蛋白作用时,胸腔内积血发生凝固,形成凝固性血胸。凝血块机化后形成纤维板,限制肺与胸廓活动,损害呼吸功能。血液是良好的培养基,经伤口或肺破裂口侵入的细菌,会在积血中迅速滋生繁殖,引起感染性血胸,最终可导致脓胸。持续大量出血所致胸膜腔积血称为进行性血胸。少数伤员因肋骨断端活动刺破肋间血管或血管破裂处血凝块脱落,发生延迟出现的胸腔内积血,称为迟发性血胸。根据出血量不同,伤员会出现不同程度的面色苍白、脉搏细速、血压下降和末梢血管充盈不良等低血容量休克表现;并有呼吸急促、肋间隙饱满、气管向健侧移位、伤侧叩诊浊音和呼吸音减低等胸腔积液的临床和胸部 X 线表现。立位胸片可发现 200ml 以上的血胸,卧位时胸腔积血≥1 000ml 也容易被忽略。胸膜腔穿刺抽出不凝固的血可明确诊断。

出现以下征象提示存在进行性血胸:①持续脉搏加快、血压降低,或虽经补充血容量血压仍不稳定;②闭式胸腔引流量超过 200ml/h,持续 3h;③血红蛋白量、红细胞计数和血细胞比容进行性降低,引流胸腔积血的血红蛋白量和红细胞计数与周围血相接近。

出现以下情况应考虑感染性血胸:①有畏寒、高热等感染的全身表现;②抽出胸腔积血 1ml,加入 5ml 蒸馏水,无感染呈淡红透明状,出现混浊或絮状物提示感染;③胸腔积血无感染时红细胞与白细胞计数比例应与周围血相似,即 500∶1,感染时白细胞计数明显增加,比例达 100∶1;④积血涂片和细菌培养发现致病菌。

当胸腔闭式引流量减少,而体格检查和放射学检查发现血胸持续存在的证据,应考虑凝固性血胸。

治疗原则包括及时排出积血,促使肺复张,改善呼吸功能,并使用抗生素预防感染。由于血胸持续存在会增加发生凝固性或感染性血胸的可能性,因此胸腔闭式引流术的指征应放宽。进行性血胸应及时行开胸探查手术。凝固性血胸应待伤员情况稳定后尽早手术,清除血块,并剥除胸膜表面血凝块机化而形成的包膜。感染性血胸应及时改善胸腔引流,排尽感染性积血积脓;若无明显效果或肺复张不良,应尽早手术清除感染性积血,剥离脓性纤维膜。

（四）肺损伤

根据创伤的组织学特点,肺损伤包括肺裂伤、肺挫伤和肺爆震（冲击）伤。

1. 肺裂伤　肺裂伤伴有脏层胸膜裂伤者可发生血气胸,而脏层胸膜完整者多形成肺内血肿。肺挫伤大多为钝性暴力致伤,引起肺和血管组织创伤,在伤后炎症反应中毛细血管通透性增加,炎性细胞沉积和炎性介质释放,使创伤区域发生水肿,大面积肺间质和肺泡水肿则引起换气障碍,导致低氧血症。

2. 肺挫伤　肺挫伤后,渗出液和细胞成分渗入挫伤的肺组织,使气体交换减少,导致肺静脉氧分压下降及 CO_2 蓄积。而渗出液及细胞碎屑积聚使间质间压力增加,毛细血管萎陷,以及毛细血管直接创伤引起肺血管阻力及肺动脉压力增高,肺血流减少,氧输送受限,导致全身缺氧及 CO_2 蓄积。

肺挫伤患者表现为呼吸困难、咯血、血性泡沫痰及肺部啰音,重者出现低氧血症,常伴有连枷胸。

X 线胸片出现斑片状浸润影,一般伤后 24~48h 变得更明显,CT 检查准确率高于 X 线检查。治疗原则:①及时处理合并伤;②保持呼吸道通畅;③氧气吸入;④限制晶体液过量输入;⑤给予肾上腺皮质激素;⑥低氧血症使用机械通气支持。

3. 肺爆震伤　肺爆震伤是指爆炸产生的高压气浪或水波浪冲击创伤肺组织。主要病理改变是肺泡破裂和肺泡内出血,其次是肺水肿和气肿,有时伴肺破裂。肺出血可呈斑点状至弥漫性不等,重者可见相当于肋间隙下的相互平行条状的肺实质出血。肺实质内血管破裂可形成血肿,甚至可出现血凝块堵塞气管而迅速致死。肺水肿轻者为间质性或肺泡腔内含有少量积液,重者可见大量的水肿液溢至支气管以至气管内,常混有血液,呈血性泡沫液。肺出血和水肿可致肺不张。肺气肿可为间质性或肺泡性,重者在胸膜下出现含有血和气的肺大疱,发生肺破裂时可引起血胸或血气胸。

其临床表现因伤情轻重不同而有所差异,以咯血、吐白沫痰、气促等为主要症状。肺听诊充满湿性啰音。肺部 X 线检查除肺野显示斑点状或片状阴影等浸润性改变外,常有气胸、血胸征象。稍重者伤后 1~3d 内出现咳嗽、咯血或血丝痰,少数有呼吸困难,听诊可闻及变化不定的散在性湿啰音或捻发音。严重者可出现明显的呼吸困难、发绀、血性泡沫痰等,常伴休克。查体除肺内啰音外可有肺实变体征和血气胸体征。

（五）连枷胸

严重的闭合性胸部创伤导致多根多处肋骨骨折,使局部胸壁失去肋骨支撑而软化,并出现反常呼吸即吸气时软化区胸壁内陷,呼气时外突,称为连枷胸。连枷胸常合并有肺挫伤,而且又是诱发 ARDS 的重要因素。如果软化胸壁面积比较大,一般一侧在 5 根及以上肋骨骨折时,甚或双侧累及大部分肋骨,此时,患者大多需要人工或者机械辅助呼吸,如果没有辅助呼吸,大多患者很快陷入窒息而死亡,此种外伤应该与连枷胸区别开来,称作"胸廓碎裂伤"。当浮动幅度达 3cm 以上时可引起严重的呼吸与循环功能紊乱,当超过 5cm 或为双侧连枷胸（软胸综合征）时,可迅速导致死亡,必须进行紧急处理。由于常合并有肺挫伤及肝、肾、脑等复合外伤,诱发 ARDS 或者多器官功能衰竭等危急临床病症,使得治疗困难甚至死亡,而且死亡率很高。

（六）创伤性窒息

创伤性窒息是钝性暴力作用于胸部所致的上半身广泛皮肤、黏膜的末梢毛细血管淤血及出血性损害。当胸部与上腹部受到暴力挤压时,患者声门紧闭,胸内压骤然剧增,右心房血液经无静脉瓣的上腔静脉系统逆流,造成末梢静脉及毛细血管过度充盈扩张并破裂出血。

临床表现为面、颈、上胸部皮肤出现针尖大小的紫蓝色瘀点和瘀斑,以面部与眼眶部最为明显。口腔、球结膜、鼻腔黏膜有瘀斑,甚至出血;视网膜或视神经出血可产生暂时性或永久性视力障碍;鼓膜破裂可致外耳道出血、耳鸣、甚至听力障碍。创伤后多数患者有暂时性意识障碍、烦躁不安、头昏、谵妄,甚至四肢痉挛性抽搐,瞳孔可扩大或极度缩小,上述表现可能与脑内轻微点状出血和脑水肿有关。若有颅内静脉破裂,患者可发生昏迷,甚至死亡。创伤性窒息所致的出血点及瘀斑,一般经 2~3 周后可自行吸收消退。一般患者,需在严密观察下进行对症处理,有合并伤者应针对具体伤情给予积极治疗。

（七）食管破裂

食管破裂可发生于钝器伤、锐器伤及火器伤,也可因剧烈呕吐致自发性食管破裂。不论何种原因导致的,只要延诊或误诊均可能造成纵隔、胸腔感染,出血、休克甚至心肺功能衰竭等严重并发症。由于含有各种病菌的食物及消化液溢入纵隔内,可引起严重纵隔感染。食管破裂后吞入气体直接进入纵隔形成纵隔气肿,促使污染液的扩散。另外由于胸腔负压、心跳、大血管搏动、食管本身的蠕动和吞咽活动等,均可促使感染扩散。纵隔严重感染积脓可穿破纵隔胸膜进入一侧或双侧胸腔,形成脓气胸。大量液体渗入胸腔,造成严重脱水;加上毒素吸收,导致休克。形成脓气胸后,吞咽致使空气从食管破口不断进入胸腔,形成张力性脓气胸。患侧肺被严重压缩,纵隔被推向健侧,呼吸通气面积减少,气体交换不足,影响通气血流比,导致呼吸功能严重障碍,出现低氧血症。纵隔移位导致心脏大血管移位,回心血量减少,心排血量不足,可加重呼吸、循环功能障碍。应尽早采取有效急救措施。

早期可有突发性胸痛或上腹部疼痛,且向肩背部放射,并有发热、气促及呼吸困难等。食管创伤后症状与创伤部位有关:①颈段食管破裂时,主要表现为颈部疼痛,吞咽困难及声音嘶哑;②胸段食管破裂时,主要表现为胸骨后或上胸部剧烈疼痛;食管穿孔进入胸膜腔时,可引起液气胸,因而可有患侧胸痛,呼吸困难及紫绀等症状;③腹段食管破裂时,可出现上腹部腹膜炎症状。

(八) 肋骨、胸骨、肩胛骨骨折

1. 肋骨骨折　直接暴力或间接暴力作用于胸壁可以造成肋骨骨折,其占全部胸部外伤的 60% 以上。不同的外界暴力作用方式所造成的肋骨骨折病变可具有不同的特点:作用于胸部局限部位的直接暴力所引起的肋骨骨折,断端向内移位,可刺破肋间血管、胸膜和肺,产生血胸或/和气胸。间接暴力如胸部受到前后挤压时,骨折多在肋骨中段,断端向外移位,刺伤胸壁软组织,产生胸壁血肿。枪弹伤或弹片伤所致肋骨骨折常为粉碎性骨折。

肋骨骨折多发生在第 4~7 肋;第 1~3 肋有锁骨、肩胛骨及肩带肌群的保护而不易伤折;第 8~10 肋渐次变短且连接于软骨肋弓上,有弹性缓冲,骨折机会减少;第 11 和第 12 肋为浮肋,活动度较大,甚少骨折。但是,当暴力强大时,这些肋骨都有可能发生骨折。在儿童,肋骨富有弹性,不易折断,而在成人,尤其是老年人,肋骨弹性减弱,容易骨折。

单处肋骨骨折时,患者述胸痛,深呼吸或咳嗽时疼痛加重。检查局部无明显异常,或有轻度皮下组织淤血肿胀,但骨折处有压痛。胸廓挤压试验阳性(用手前后挤压胸廓可引起骨折部位剧痛)有助于诊断。

多处肋骨多处骨折,成为连枷胸。可产生胸壁软化,形成反常呼吸运动。严重连枷胸多合并肺挫伤,可导致气短、发绀和呼吸困难,是胸外伤死亡原因之一。第 1 或第 2 肋骨骨折合并锁骨骨折或肩胛骨骨折时,应注意有无锁骨下血管、神经及胸内脏器创伤。下胸部肋骨骨折,要注意有无膈肌及腹腔脏器创伤。

严重胸部外伤合并肺挫伤的患者,出现明显的呼吸困难,发绀,呼吸频率 >30 次/min 或 <8 次/min,动脉血氧饱和度 <90% 或动脉血氧分压 <60mmHg,$PaCO_2$>55mmHg,应气管插管行机械通气支持呼吸。正压机械通气能纠正低氧血症,还能控制胸壁反常呼吸运动。

肋骨骨折的治疗原则为止痛、保持呼吸道通畅和预防肺部感染。

单处肋骨骨折不需要整复及固定,治疗主要是止痛,可口服止痛药。多根多处肋骨骨折,胸廓浮动,选用下述适宜方法处理,以消除反常呼吸运动:①加压包扎法:在胸壁软化区施加外力,或用厚敷料覆盖,加压固定。这只适用于现场急救或较小范围的胸壁软化;②牵引固定法:适用于大块胸壁软化;③手术固定法:适用于因胸部外伤合并症需开胸探查的患者。开放性肋骨骨折的胸壁伤口需彻底清创,固定骨折断端。如胸膜已穿破,需行闭式胸腔引流。手术后应用抗生素预防感染。

2. 胸骨骨折　胸骨骨折通常由暴力直接作用所致,最常见的是交通事故中驾驶员胸部撞击方向盘。大多数胸骨骨折为横断骨折,好发于胸骨柄与体部交界处或胸骨体部。胸骨旁多根肋软骨骨折,可能发生胸骨浮动,导致连枷胸。胸骨骨折容易合并钝性心脏创伤,以及气管、支气管和胸内大血管及其分支创伤。

胸骨骨折患者有明显胸痛、咳嗽,呼吸和变动体位时疼痛加重,伴有呼吸浅快、咳嗽无力和呼吸道分泌物增多等。胸骨骨折部位可见畸形,局部有明显压痛。骨折断端移位通常为骨折下断端向前,上断端向后,两者重叠。侧位和斜位 X 线片可发现胸骨骨折断裂线。

单纯胸骨骨折的治疗主要为卧床休息、局部固定、镇痛和防治并发症。断端移位的胸骨骨折应在全身情况稳定的基础上,尽早复位治疗。一般可在局部麻醉下,采用胸椎过伸、挺胸、双臂上举的体位,借助手法将重叠在上方的骨折端向下加压复位。手法复位勿用暴力,以免产生合并伤。骨折断端重叠明显、估计手法复位困难,或存在胸骨浮动的患者,需在全身麻醉下手术切开复位,在骨折断端附近钻孔,用不锈钢丝予以固定。采用手术固定者可早期下床活动,经手法复位者,需卧床休息 2~3 周。

3. 肩胛骨骨折　多为直接暴力打击,如砸伤或摔伤。肩胛骨的各部位均可发生骨折,但相对多地发生在肩胛颈及肩胛骨体。疼痛、皮下出血、局部压痛、肩关节活动受限,体检时应注意是否合并气胸或患侧上肢的血管、神经损害,具体损害部位往往依靠 X 线诊断。如无胸部合并伤,一般可将伤侧上肢贴胸包扎固定。如骨折涉及肩胛颈或关节盂,则须用外展架内固定。

第三节　胸部创伤患者的麻醉

随着交通事故的增加,胸部创伤的发生率也不断增加。在急救治疗中广泛使用呼吸机辅助和治疗,以及加强呼吸监测使得死亡率也有所下降。处理胸部创伤的治疗原则:呼吸维持和管理,抗休克,麻醉与紧急手术处理。

胸部创伤可以是简单的肋骨骨折或张力性气胸等,严重的可以导致胸、腹、脑等多脏器损伤。创伤患者如伴有严重休克,首先应考虑胸、腹腔内脏破裂或血管创伤。手术前准确地判断病情,对急诊科医师和麻醉科医师都很重要。胸部创伤的急救刻不容缓,要求麻醉科医师在抢救和术前、术中及术后管理中具有丰富实践经验。

一、麻醉前评估

创伤患者因手术紧迫,尽量全面粗略了解全身受伤情况,采取初步快速应急措施。但通常情况下,手术也应在充分体液复苏后进行。若病情稳定可以允许同择期手术一样,作充分的术前评估和必要的检查。

（一）外伤情况

包括受伤程度和范围、预计手术时间、失血量、最初复苏方法和效果以及气道情况。有些检查对麻醉尤其重要,如胸部 X 线摄片提示有无肋骨骨折、气胸、血胸、纵隔增宽、气管位移,有无纵隔积气和皮下气肿,是否合并有脑外伤、腹外伤等多脏器损伤,了解这些常可避免麻醉处理中的困境。

（二）气道和呼吸评估

呼吸系统的主要生理功能是将空气吸入肺内,通过肺泡壁的弥散作用,氧气从肺泡进入血液,CO_2 从血液弥散入肺泡而排出体外。呼吸系统必须有完整的结构和功能才能完成这一生理功能。呼吸道、肺实质及胸廓在创伤后任一部分受损或同时受损,都将影响正常呼吸功能,导致低氧血症甚至呼吸功能衰竭。

肺是全身血液最重要的过滤器官,不论从体内或体外进入血液的物质都要经过肺的过滤。创伤后脂肪颗粒、空气等被阻塞在肺微血管内,通过肺血管至全身循环,可以导致各种脏器栓塞。而创伤后组织碎片、毒素等促凝物质进入循环,促进血液凝结、血小板聚集,微凝块沉积在肺血管床内。这些都是呼吸衰竭的原因之一。

1. **判断有无呼吸道的阻塞**　呼吸道阻塞使得气体进出障碍,患者发生不同程度的缺氧和 CO_2 蓄积,严重时最终导致呼吸和循环衰竭。胸部创伤后,维持呼吸道通畅,是保证足够通气的重要条件。胸部创伤后造成呼吸道梗阻有三种情况:胃内容物反流误吸以及分泌物或血液误吸,外伤引起气管或支气管断裂,肺创伤后出血渗出形成湿肺。

2. **反流误吸**　咳嗽反射、喉头反射及吞咽反射均受抑制的患者不能防止异物误入呼吸道,往往造成严重后果,甚至窒息死亡。呕吐大量食物残渣可以完全堵塞上呼吸道和气管,可直接迅速地导致窒息死亡。

气管断裂后断端可能形成活瓣阻塞呼吸道,也可能因大量血液流入呼吸道造成窒息。颈部外伤后巨大血肿或纵隔气肿均可压迫气管。肺创伤后出血,可以导致下呼吸道阻塞。

3. **对张力性气胸的判断**　张力性气胸不积极处理,不行胸腔引流将导致严重呼吸功能障碍。胸部闭合性创伤或存在肋骨骨折时,应检查是否有气管移位、叩诊是否呈鼓音、呼吸音是否减弱,如怀疑气胸行胸腔穿刺以确诊。

4. **对肺挫伤创伤的判断**　肺挫伤缺乏明显的症状和体征,需行血气分析和胸部 CT 才能判断创伤的严重性和范围,以决定输液量。肺挫伤后血液和分泌物造成下呼吸道梗阻,形成肺不张,影响气体交换,出现低氧血症。

5. **对胸廓和膈肌创伤的判断**　胸壁开放性创伤会产生反常呼吸,使患侧肺呼吸无效,容易导致 CO_2 蓄积。应立即闭合伤口,行闭式引流,实施人工机械通气。连枷胸患者在吸气时胸内负压增加,胸壁向内塌陷,胸廓实际上未扩张,进入肺泡内气体不足以满足肺泡换气。而呼气时又使胸壁向外移动,肺不能完全压缩,导致 CO_2 蓄积。必须实施气管内正压通气保证充分换气,以及固定肋骨防止反常运动。

外伤性膈肌破裂很少发生呼吸功能紊乱,但如果裂口过大使得腹腔内脏器进入胸腔,可以导致呼吸障碍。而且膈肌破裂常常伴有腹腔脏器肝、脾等破裂,术前应该仔细评估。

6. **低氧血症的防范**　低氧血症可能直接威胁创伤患者生命,麻醉医师应关注气道情况。应假定所有多发创伤的患者有颈椎创伤、饱食和低血容量。

7. **颈椎的稳定与保护**　患者在气道操作前均应将颈椎固定。没有万无一失的方法。应手法固定,使头部保持正中位,可在头两侧安置沙袋,用胶带通过前额加以相连。也可应用硬领固定正颈部,用软领固定颈部无效。

8. **保持呼吸道畅通**　清除气道中的分泌物、血液、呕吐物和异物(义齿、牙齿)。如气道通畅,通气充分,在进行其他复苏的同时辅助供氧,并且密切监测。麻醉科医师应准备随时保护气道安全。

9. **需要气管插管患者的注意事项**

(1)清醒患者:根据创伤的性质、患者配合程度和患者一般状况,有几种方法可供选择:①用或不用喉镜或纤维支气管镜在清醒状态或遗忘镇痛麻醉下经鼻或经口插管;②经鼻盲探插管;③快速诱导;④必要情形下气管造口术。

(2)烦躁的患者:在患者无神经肌肉阻滞禁忌证并可保证通气的情况下,快速诱导是最有效的方法。对躁动的患者务必排除低氧血症。可试行经鼻气管插管,但对躁动患者施以镇静药可导致进一步的呼吸抑制。

(3)意识不清的患者:通常经口插管是最安全最有利的方法。

(4)如果患者术前已置食管填塞器或食管胃引流管,则应在这些装置撤除前行气管插管,因为在这些装置取出时常发生呕吐。

10. 已插气管导管的患者　听诊双侧呼吸音和监测呼气末 CO_2 以检查导管的位置。应确保气管导管通畅,维持充分的通气和氧合。

（三）出血程度的估计

休克体征包括面色苍白、心率增快、低血压、四肢厥冷、烦躁、呼吸增快、中心静脉压降低和少尿。尤其当存在严重发绀时,表明患者失血已达 40% 以上。一般讲症状和体征能反映失血程度。美国医学会根据症状和体征把失血程度分成四级（表 16-3-1）。但对老年或原有贫血者,或经长时间转运或用过镇静剂的患者,虽然出血程度较轻,也可出现同样的体征。此外,有些患者虽然血容量正常,但是脊髓外伤、心脏压塞或气胸时症状和体征严重。

表 16-3-1　失血程度分级

临床表现	分级			
	I	II	III	IV
失血量/ml	<750	750~1 500	1 500~2 000	>2 000
失血量/%	<15	15~30	30~40	>40
脉搏/(次·min^{-1})	>100	>100	>120	>140
血压	正常或升高	降低	降低	明显降低
周围循环	正常	较差	差	严重障碍
呼吸频率/(次·min^{-1})	14~20	20~30	30~40	>35
尿量/(ml·h^{-1})	>30	20~30	5~15	无尿
中枢神经系统	轻度烦躁	中度烦躁	定向障碍	嗜睡,神志不清

（四）一般情况

包括年龄、体重以估计输液量和用药量,及急诊化验等。创伤患者大多数为饱胃,了解最后一次进食时间和食物性质,以估计创伤患者麻醉时可能发生反流误吸风险并设法预防。

（五）合并存在的疾病

麻醉手术的危险与患者潜在的疾病有关。创伤患者死亡率为 5.3%,合并其他疾患者死亡率为 7.2%,尤其是合并心血管、神经和血液病的创伤患者死亡率大于 10%。此外老年创伤患者、多发性创伤和持续性低血压患者发生严重并发症,预后也较差。对合并心血管疾病的老年患者应用肺动脉压监测有利于指导输血输液和血管活性药的使用。

合并呼吸系统疾病的肺部创伤患者,除麻醉处理应特别重视外,还须考虑手术后呼吸机支持及脱机困难。使用支气管扩张剂,如 β-肾上腺素受体激动剂和氨茶碱,或对可逆性阻塞性通气障碍患者使用激素,将有利于撤离机械通气。

创伤患者可合并糖尿病、甲状腺疾病或其他内分泌疾病。创伤和手术应激可导致不可控制的高血糖甚至酮症酸中毒,应密切监测血糖、电解质和酸碱平衡,并适当处理。

二、麻醉期间监测的选择

根据 ASA（美国麻醉医师协会）的标准,创伤患者进行手术应具有的基本监测包括:心电图、动脉血压、血氧饱和度、呼吸音和心音听诊、吸入氧浓度、体温和 $P_{ET}CO_2$ 监测。除上述基本监测外,可根据患者创伤严重程度和基础疾病进行以下监测。

（一）有创动脉监测

血流动力学不稳定的患者或需要经常进行血气分析的气管插管患者,采用有创动脉监测,随时监测动脉血气,了解病情变化并及时处理。

（二）中心静脉压监测

为评估血容量状态和使用血管活性药物患者行中心静脉测压,必要时行双腔深静脉穿刺。

（三）尿量监测

尿量是反映体液平衡及肾灌注的重要指标。

（四）心功能监测

在心室功能障碍、严重冠状动脉疾病、心脏瓣膜病或多器官受累时,采用肺动脉导管有益。必要时术中采用经食管超声监测心功能。

（五）体温监测

危重患者必要时可以行体温监测,直肠、食管或鼻咽温。

三、麻醉术中管理

胸部创伤的麻醉处理有其特殊的地方。首先是要保证呼吸道的通畅,如气管支气管的断裂或肺内出血;其次是维持良好的通气,如多发肋骨骨折或胸壁开放伤;再次是在正压通气之前,必须先处理好张力性气胸;最后在胸部创伤伴有严重休克时应紧急开胸探查,积极抗休克治疗。

（一）麻醉药物选择

1. 情况允许时可以使用阿托品、巴比妥类术前药物。

2. 全身麻醉诱导可采用短效、对循环抑制轻微的药物快速诱导插管。

（1）有呼吸道阻塞时必须采取清醒插管,或采用紧急气管切开。在清醒气管插管或紧急气管切开前,可采用小导管经鼻置于咽部或气管内,或经环甲膜穿刺行高频喷射通气。

（2）气管断裂时先以小号气管导管通过断裂部位,以保证合适通气。

（3）肺内大出血时,无论一侧或双侧出血,都很有可能引起肺内阻塞导致窒息。急救的唯一方法是紧急插入双腔支气管导管,轮流吸净一侧肺内血液保证对侧通气。紧急情况无法插入双腔气管导管,也可以插入普通单腔管,令患者侧卧,健侧在上以保证通气。

（4）严重休克或濒死患者,可不用任何麻醉,直接表面麻醉下气管插管维持通气,也可考虑给予小剂量镇静药物。

（5）张力性气胸时,必须在局部麻醉下先行胸腔闭式引流后才可进行麻醉诱导。

3. 全身麻醉术中维持适宜的麻醉深度,尽量选用对心血管抑制轻微的药物;麻醉维持过程中要确保患者安静无痛,同时要维持呼吸道通畅、呼吸平稳有足够的通气量,手术视野清楚,且呼吸道干燥。

（1）镇静药集中在手术开始时使用,特别是长效类药物。镇静程度比较难把握,可能过浅或过深。必要时可行脑电双频指数（BIS）监测。常用药物有咪达唑仑、右美托咪定、依托咪酯等。

（2）应使用足量镇痛药,确保手术患者术中达到无痛。常用药物有芬太尼、舒芬太尼、瑞芬太尼、吗啡以及非甾体药物等。

（3）肌松药使得肌肉松弛术野干净，有利于手术操作，而且有利于机械通气，同时可以减少镇静、镇痛药用量。应根据需要使用肌松药。常用肌松药有罗库溴铵、维库溴铵、顺式阿曲库铵等。

（4）应小心应用吸入麻醉药物，对低血压患者可能因麻醉偏浅而发生术中知晓。

4. 如不需要术后呼吸支持，应选用不引起术后呼吸抑制或苏醒延迟的药物。

（二）麻醉方法的选择

1. 如只需做胸腔闭式引流等操作可在局部麻醉下完成。

2. 椎管内麻醉用于胸部创伤患者可缩短 ICU 停留时间，但低血容量患者交感神经阻滞后易发生低血压，而且饱胃患者不能给予镇静药，长时间手术患者无法耐受，以及起效也比全身麻醉明显慢；区域麻醉（如肋间神经阻滞、胸段硬膜外阻滞或胸段椎旁阻滞）常用于多处肋骨骨折，因为疼痛可限制胸壁正常的呼吸运动，导致局部低通气或进行性低氧血症。

3. 伴有明显胸部创伤的患者一定要行气管插管全身麻醉，全身麻醉不但起效快，而且还可为抢救赢得更多时间，更重要的是全身麻醉后可以置入双腔管使用单肺隔离技术，有利于外科手术操作，抢救成功率更高。

（三）麻醉实施要点

1. 快速气管内插管保持呼吸道通畅和有效通气，包括先插入气管导管再根据手术要求更换为双腔导管。同时在插管时避免呛咳，以免增加创伤出血。但是否给予镇静和止咳药物要根据时间而定。未插入气管导管时患者咳嗽反应是有利的，应避免使用止咳药；对于已插管的患者，吸引可以代替咳嗽，这时使用止咳药可以减少出血。另外，插管和机械通气应保留至术后阶段。

2. 因胸部创伤而有大咳血症状患者必须给予吸纯氧，并选择清醒气管插管，以免麻醉时给予肌松药后看不清气道而窒息。并且在诱导前采用出血侧肺在下的体位，同时插双腔气管导管实施肺隔离技术，正压通气并充分吸引患侧肺。在气道已控制以及出血侧肺隔离好后，才能将患者体位改成出血侧肺在上。

3. 尽快建立几个粗大的静脉通路，准备好足够的血液制品，积极输血输液。大部分胸部创伤患者常出现低血容量状态，尤其是老年人，在血液未送到之前应当用足量的晶体液恢复灌注，若失血量很大，在未得到同型血之前可以给予无反应的 O 型血急救。在大量输血输液的同时考虑使用输液加温器，防止低体温。未控制出血时，不必过分强调纠正至正常血压，保持在心肺脑等重要脏器灌注水平即可，以免进一步加重出血。

4. 如果怀疑有气胸，且未放置胸腔引流管，应避免使用氧化亚氮。在正压通气过程中应密切监测气道压力。

5. 肺脏损伤出血侵及健侧肺之前需进行隔离，此时放置双腔气管导管、主支气管插管或支气管阻塞可能挽救患者生命。

6. 患者常常出现低温，可导致心律失常、心肌收缩力受损、凝血功能障碍及寒战并增加耗氧，因此将液体加温，使用空气加温器和室内保温很重要。

7. 大约有 50% 的胸部创伤患者有乙醇中毒，可能出现意识不清、麻醉药需要量减少。对严重创伤合并休克、低温或意识消失患者仅给予氧供、通气或肌松即可，但血压、体温、酸中毒或血中乙醇含量均不能作为患者意识的可靠预测指标，麻醉科医师应时刻想到患者知晓的可能性，如有迹象立即给予镇静镇痛药物加深麻醉。

四、麻醉期间的气道管理

胸部创伤后,上呼吸道可被积血、分泌物或异物等阻塞;下呼吸道可发生创伤后出血、水肿等,加上反射性支气管痉挛使分泌物硬结导致阻塞,甚至严重缺氧窒息。保持呼吸道通畅是救治的首要任务。

（一）气道控制

气道控制途径和方法取决于临床情况的迫切性及实施的手术。进行气道操作时应意识到患者可能有颈椎创伤、饱胃或两者同时存在。已气管插管患者,入手术室后应仔细检查导管情况,不够理想的应予以更换。当气道有不全梗阻或怀疑气道解剖异位,或严重创伤不能耐受深麻醉,或有消化道梗阻、饱胃时,可行清醒气管插管。插管前可使用适当的麻醉前药物,并注意咽喉黏膜的表面麻醉。

呼吸暂停患者需要立即控制气道,当准备快速气管内插管时,行提颏或下颌前推法来开放气道,以面罩通气来辅助呼吸。如果面罩通气不成功,应立即试行经口插管。需将紧急环甲膜切开术或气管切开术的必需物品准备好。环甲膜切开术较气管切开术容易、迅速、并发症少,优先选用,但6岁以下小儿禁忌,会有水肿或肉芽肿形成。

当患者自主呼吸或面罩通气氧合能基本维持时,许多气道控制的方法可选择。经鼻气管内插管禁用于颅底骨折患者,可能将异物引入或甚至将气管导管插入颅内。纤维支气管镜引导插管在急性创伤的作用可能有限,尤其有明显出血或分泌物时。逆行导管引导气管插管一般只宜在其他插管失败后采用。

支气管内插管便于将双肺隔离,可行单肺通气。应用双腔支气管导管能完全控制双肺通气及双肺吸引,选择性单肺通气便于手术视野暴露和手术操作。双腔管在患者体位发生变化后可能移动,有必要及时仔细听诊或行纤维支气管镜检确认气管导管位置。

气管、支气管破裂行手术时,应插入近侧气管导管和远侧气管导管或支气管导管。为保证气体交换,导管可通过手术切口插入远侧气管或支气管,或通过气管创伤处下方置入导管(如静脉导管针)行高频通气。远侧气管、支气管导管长度应较长,质地柔韧,并保持无菌。拔除远侧导管后以近侧导管通气,备好气管切开器械。

（二）肺脏隔离技术

1. 支气管内插管　为隔离肺分离时可置双腔气管导管,以便提供充分隔离,保护远端支气管和总气管分别通气,确保健肺有效通气。当肺隔离后,因为物理检查有时会导致导管位置错误,可用纤维支气管镜验证导管位置。当纤维支气管镜进入气管腔,应该显露气管隆突,在主支气管中可见蓝色支气管套囊的边缘。当纤维支气管镜进入支气管腔时,可显露左(右)主支气管或中叶支气管末端。手术全过程中纤维支气管镜应随时处于备用状态。

2. 支气管阻塞管　在无法放置支气管导管的情况下可以使用支气管阻塞管。

（三）单肺通气

1. 单肺通气期间如氧分压明显下降,应提高吸入氧浓度,甚至使用纯氧吸入。

2. 单肺通气时,氧合障碍可通过多种方法处理,其目的均在于降低非通气肺的血流,减少肺分流率,或减少通气肺的肺不张。

（1）采用支气管镜重新评估导管位置,必要时重新定位。

（2）吸引气管导管以清除分泌物,保持呼吸道通畅。

（3）对通气侧肺采用PEEP以治疗肺不张,但如果更多的血流被挤入非通气侧肺,可导致动脉血氧饱和度下降。

（4）采用另一呼吸环路，对非通气肺实施持续气道正压，在直视下将萎陷肺稍加压，使肺膨胀不至于影响手术操作，然后将压力维持在较低水平。

（5）呼吸停止时，在通气末肺短暂纯氧通气后，将呼气口关闭以维持充分氧合。通过此方法可维持肺静止和部分萎陷，每 10~20min 用氧对肺重新充气。

（6）若持续低氧血症经上述处理无效，或突发血氧饱和度下降，应通知外科医师，行双肺通气，直至情况好转，稳定后术侧肺再重新萎陷。

（7）如低氧血症持续存在，外科医师可以压迫或钳夹术侧肺动脉或其分支改善$\dot{V}/\dot{Q}$。

（8）氧合极度障碍时，可以建立心肺转流提供氧合。

3. 当单肺通气恢复到双肺通气时，用手法通气几次延长吸气时间，有助于萎陷肺泡的重新膨胀。

4. 苏醒和拔管麻醉技术选择的目的是使患者在手术结束时拔管后即清醒且感觉舒适。

（1）开胸手术在关胸前，以 $30cmH_2O$ 压力使肺复张，使肺不张区域膨胀，并检查是否漏气。

（2）应用胸腔引流管促进肺膨胀。

（3）迅速拔管可避免气管内插管和正压通气对新缝合口的不良影响。如果术后需要机械通气，应将双腔管换成普通高容量低压套囊气管导管，吸气压力应尽可能保持较低压力。

（四）严重胸部创伤患者术中气道管理

1. 气管切除和重建手术　气管和主气道手术加重麻醉危险性，包括通畅气道中断和已狭窄气道潜在的完全梗阻。只要气道存在危险或进行间断通气，应使用纯氧。一旦气管导管通过气管断裂或创伤处，即可开始进行正压通气。隆突处手术时，因气道太窄，无法容纳气管导管，可由外科医师手持导管进行高频喷射通气。

2. 连枷胸　连枷胸患者在人工气道选择时，一般直接采用气管切开法连接气道，一来使患者容易接受，二来可以减少呼吸死腔，便于气道湿化及充分吸引等。术中使用正压通气，可克服连枷胸外侧大气压对胸部的压迫，促使患肺组织和胸廓在吸气时膨胀，纠正反常呼吸。同时也应考虑正压通气造成的气压伤对肺功能的影响，呼吸参数设置采用快频率、低潮气量，慎用压力支持通气，尽可能避免使用 PEEP。

3. 血胸　处理血胸之前，应尽量避免使用机械通气，但如果合并呼吸衰竭，又来不及处理血胸，为及时纠正低氧血症，应及时使用呼吸机，同时有效处理血胸。机械通气时，调节呼吸参数为低潮气量、快呼吸频率，尽量避免使用 PEEP。

4. 气胸　未经处理的气胸避免使用机械通气，气胸患者机械通气过程中避免使用 PEEP 或压力支持，呼吸参数设置为低潮气量、快呼吸频率。

5. 肺挫伤　给予机械通气过程中，尽可能发现、排除和处理好血（气）胸及其并发症，做好充分引流、补充血容量等；机械通气参数的调节，应按限制性通气障碍的原则。

第四节　胸部创伤患者的麻醉后管理

一、胸部创伤患者麻醉后的气道评估与管理

胸部创伤后必然有呼吸功能障碍，只是其轻重程度不同而已。麻醉后气道管理的关键在于保持呼吸

道通畅,维持恰当的通气功能。

（一）气管导管拔除时机

对胸部创伤患者不建议早期拔管。应重点监测全身麻醉药物的逆转状况,尤其是对术后意识状态有变化的患者。必要时可给予镇静药物,使患者情况进一步稳定。可行 12~24h 的术后呼吸支持,确认复苏与手术成功,血流动力学基本稳定才能安全拔出气管导管。否则将需要进行更长时间的呼吸支持。伴有中枢神经和肺及胸壁等的直接创伤,大量输血和上呼吸道水肿时,大多数的创伤患者都是需要呼吸支持的。

（二）呼吸机应用及管理

胸部创伤中,无论是呼吸或循环系统创伤,都会造成呼吸功能障碍,麻醉后都需要借助呼吸机把氧气送入肺内,增加通气量,促进氧合,改善机体缺氧状态,减少 CO_2 潴留,达到治疗呼吸衰竭的目的。

1. 呼吸机治疗可能出现的特殊问题

（1）PEEP 合并症:PEEP 是最重要的治疗手段,但也具有一定危险性即常见的气压伤,并可使气道峰压升高以至引起气胸或纵隔气肿。还可以导致肺顺应性下降,血流动力学改变。

（2）氧中毒:长时间吸入高浓度氧可以直接损伤肺。氧中毒的发生率与吸入氧的张力和时间成正比。如果吸入氧浓度维持在 50%~60% 不超过 24h,氧中毒就不会发生。

（3）吸收性肺不张:在 100% 吸入氧时,原在肺内起"氮气支架"作用的氮气没有了,可造成肺不张,影响氧合。此时应该使用 PEEP 才能改善缺氧,而不是一味提高吸入氧浓度。

2. 呼吸机模式和功能　对于各种类型的呼吸功能障碍,根据其发病机制、病理生理变化应该采用不同的呼吸模式完成呼吸动作,并辅以某些特殊功能改善患者某种类型的呼吸功能不全和障碍。

（1）吸气末屏气:延长了吸气时间,有利于气体分布和弥散。其正压时间不宜过长,一般不超过呼吸周期的 20%,以免增加气道平均压力而加重心脏负担,影响血流动力学。

（2）PEEP:纠正 ARDS 和低氧血症,增加 FRC。

（3）呼气末延长:延长呼气时间,减慢呼气流速,减少呼气阻力,有利于气体尤其是 CO_2 的排出。适合 CO_2 潴留的患者。

（4）叹息:即深呼吸,可将易于萎陷的肺底部的肺泡定时膨胀,改善气体交换,防治肺不张。

（5）反比通气:有利于气体的分布与弥散,纠正缺氧,同时缩短呼气时间,减少 CO_2 排出,纠正或防止呼吸性碱中毒。

3. 胸部创伤患者麻醉后呼吸机撤离的指征

（1）呼吸衰竭的原发病因是否解除,有赖于症状体征的观察,必要时结合胸部 X 线片、B 超、ECG、CT、MRI 及各项血液检测指标等。

（2）通气和氧合能力恢复,通过肺功能和血气分析获得。

（3）咳嗽和主动排痰是撤离呼吸机成败的关键,咳嗽反射存在才能维持正常咳嗽、排痰,保持呼吸道通畅。呼吸肌力量足够才能有效排出下肺单位的分泌物。

（4）确保呼吸道通畅,无痰痂、痰栓堵塞,无气道痉挛,才能考虑撤离呼吸机。

4. 胸部创伤患者麻醉后呼吸机撤离的标准

（1）通气功能:通气功能可依靠呼吸机固有的装置和功能来测定,也可借助床边肺功能的测定装置测定,通气功能主要指标是:①肺活量（VC）>10~15ml/kg;②潮气量（TV）>5~8ml/kg;③第一秒用力呼气量

（FEV$_1$）>10ml/kg；④最大吸气压（MIP）>-2.020cmH$_2$O；⑤每分通气量（MV）<10L/min。

（2）氧合指标：通过血气分析而得，结果受呼吸机所接受的 FiO$_2$ 和 PEEP 水平的影响，氧合指标是：①FiO$_2$<40% 时，PaO$_2$>60mmHg；②FiO$_2$=100% 时，PaO$_2$>300mmHg，D（A-a）<300~350mmHg。

（三）呼吸机撤离方法

呼吸机撤离的难易，主要取决于患者原先的肺功能状态以及原发病对肺功能损害的程度，根据患者情况，可采取以下方法撤离呼吸机：

1. **直接撤离法**　主要用于经治疗后肺功能恢复良好的患者，逐步降低呼吸机各项条件，撤离呼吸机后数小时，生命体征平稳，通气、氧合正常，即可拔除人工气道。

2. **间接撤离法**　对一些原有慢性肺功能不全，撤机指标虽达到但仍十分勉强的患者，可以采用分次或间断撤机法，训练腹式呼吸，加强支持疗法，改变通气模式，加强撤机过渡措施（如同步间歇指令通气、压力支持通气、持续正压气道通气等）。

3. **间断脱机**　对于脱机较困难者，即使经过特殊通气模式仍无法脱机者均可采用间断脱机。间断脱机的时间从数天到数周不等，每日分次脱机几小时，逐日延长脱机次数和时间，直至完全停用为止。

二、胸部创伤患者术后镇痛

开胸手术因涉及多层肌肉组织、肋骨切开，患者呼吸时胸壁运动产生剧烈疼痛。开胸术后伤口疼痛剧烈，不仅增加患者痛苦、影响肺通气功能，而且影响病情的转归。手术后疼痛的治疗已成了医学界和社会上的一大课题，也越来越引起患者本人及其家属重视，满意的镇痛不仅可解除患者痛苦，也是减少术后呼吸系统并发症，促进患者早日康复的重要措施。

临床常用的镇痛方法及药物：

1. **直肠给药**　常用制剂为 NSAIDs 和阿片类镇痛药，采用间歇给药的方式，主要优点是给药方法简便，给药时无痛苦。缺点是达到血药浓度需要一定时间，镇痛效果不充分的情况也时有发生，为避免此情况宜采用预防性给药。

（1）NSAIDs：作为全身麻醉后镇痛药，在美国评价较高。全身麻醉后常使用消炎痛栓剂，消炎痛一般应在感到疼痛之前给药，也可与其他镇痛方法并用，适合于高龄患者。NSAIDs 作为辅助镇痛药是有效的，但在老年人、肾衰或胃出血患者中应慎用。目前常用的药物有帕瑞昔布钠、氟比洛芬酯等。

（2）阿片类镇痛药：丁丙诺啡栓剂，适用于术后镇痛。

2. **肌肉给药**　常用阿片类镇痛药，其优点是与手术部位无关的给药、简便、费用低，缺点是考虑到呼吸抑制、药物依赖而应用最小剂量、最大的间隔时间，故时有镇痛不全，欲达有效血药浓度常需一定时间，因而近年逐渐被患者自控镇痛取代。

3. **静脉内给药**

（1）间歇给药：药物为阿片类镇痛药和 NSAIDs。阿片类镇痛药静脉给药较肌内注射血中峰值高、半衰期短，更适用于临床。例如，丁丙诺啡可以静脉给药，比栓剂作用迅速，持续时间也持久。

（2）持续给药：阿片类镇痛药最常用，优点是持续给予镇痛药后，患者疼痛可长时间得到良好的控制。缺点是因为使用持续注入器费用高，较 PCA 不易调控，时有过量或不足。常用药有吗啡、芬太尼、舒芬太尼以及丁丙诺啡，使用时应注意观察有无呼吸抑制。

（3）患者自控镇痛：患者开始感觉疼痛时打开开关注入一定量的镇痛药，无过量给药而致呼吸抑制、过分镇痛之虑,是其优点。缺点:①不能理解本方法的患者不宜使用;②费用高。常用配方为阿片类镇痛药辅助 NSAIDs。开胸手术创伤及术后的疼痛常影响患者的正常通气及气道分泌物的排泄,容易导致术后肺不张和肺内感染,静脉自控镇痛因方便、安全、效果确切有利于胸外科患者术后早期进行肺功能锻炼,减少并发症的发生。

4. 硬膜外镇痛 是开胸术后疼痛治疗宜选用的方法,但是大部分胸部创伤患者不适合行硬膜外麻醉。该方法的优点:①可保持清醒;②血流动力学稳定;③镇痛方便,无须特殊监测;④减少了围手术期对阿片类镇痛药的需求及相关的不良反应;⑤更多地参与医疗活动;⑥有限的感觉和运动神经阻滞;⑦缩短住院时间等。

(1)单纯局部麻醉药:不发生迟发性呼吸抑制、瘙痒症、尿闭,但因交感神经阻滞有并发低血压的可能性。

(2)单阿片类镇痛药:硬膜外吗啡 4~5mg 加生理盐水 10ml,不良反应有瘙痒、迟发性呼吸抑制。脂溶性的芬太尼在硬膜外和全身给药之间需要量的差异较少,即使注入硬膜外隙也会产生全身性作用。

(3)局部麻醉药并用阿片类镇痛药:合用两类药物可发挥与单独用药同等的镇痛效果,减少不良反应的发生。据观察持续给药比非持续给药更好,没有呼吸抑制、低血压等副作用。也可经骶管注入吗啡用于胸科术后镇痛,其效果与原理同硬膜外镇痛。

5. 经皮给药 有学者行利多卡因和芬太尼经皮下自控镇痛取得与静脉自控镇痛一样的效果。多瑞吉是一种新型芬太尼缓释皮贴剂,目前也常用于术后镇痛。

6. 经切口镇痛 经手术切口注射长效局部麻醉药或留置镇痛泵也可取得很好的镇痛效果。

7. 肋间神经阻滞 当硬膜外镇痛无效或无法应用时,可行肋间神经阻滞。通常阻滞范围为 5 个肋间,包括切口处以及上下两个肋间。具体操作:消毒后用 22 号针沿腋后线在肋骨下缘稍上方皮肤进针,沿肋骨面向肋骨下缘滑动直至针尖脱离肋骨下缘。回吸无气无血,注入 0.5% 布比卡因 4~5ml/肋间。此外,应用布比卡因在胸腔引流管周围行 V 形皮下浸润可减少胸腔引流管移动时造成的不适感。

8. 椎旁神经阻滞 在术中将导管留置于第 5 胸椎前面,于术后注入 0.25% 布比卡因 2ml/h 取得良好效果。肋间神经阻滞作用范围小,不能有效阻滞交感神经链、脊神经后支和交通支,故镇痛效果不如硬膜外阻滞。椎旁阻滞与硬膜外阻滞相比,具有同等镇痛效果,然其为单侧阻滞,因而对呼吸、血流动力学影响相对少,非常适宜于单侧开胸手术后镇痛,特别是硬膜外穿刺有禁忌的患者。

9. 肋间神经冷冻术 研究表明,肋间神经冷冻术用于胸外科术后镇痛患者,其主观感觉疼痛明显减轻,几乎没有剧烈的胸痛,总有效率达 99%。术后早期肺功能指标治疗组明显高于对照组,说明肋间神经冷冻治疗对减轻胸外科手术后患者肺部并发症有积极意义。

10. 经气管导管充气管向胸膜腔注药行术后镇痛 以往经常有人在腹腔手术后注入局部麻醉药用于术后止痛,而该方法是用气管导管作为胸腔引流管,剪破导管的套囊,通过充气管向胸膜腔注药行术后镇痛,剖胸术后疼痛主要原因是创口和引流管刺激,该方法药物在膈肌、后胸壁等多处壁层胸膜迅速局部浸润,并可作用于肋间神经,达到封闭效果。

11. 其他 包括哌替啶舌下滴药,芬太尼、氯胺酮滴鼻或喷剂,曲马多、硫酸吗啡口服等方法。另外,有学者采用中成药"保心包"贴膜外贴切口、艾灸穴位、耳穴贴压、音乐心理疗法等亦有一定的疗效。

非胃肠道应用麻醉性镇痛药,应审慎应用。

良好的术后镇痛能够缓解患者的痛苦,阻断不良应激反应,加快患者免疫功能恢复、促进伤口愈合和机体的恢复,深受患者的欢迎。随着科学的发展,临床镇痛技术日臻成熟,尽管目前开胸术后镇痛方法不少,但各有利弊,在临床工作中,联合使用全身及区域镇痛方法,发挥各自优势,减少不良反应,以最大限度地减少患者术后痛苦,促进患者尽快康复是目前研究的方向。

(周　懿　邓小明)

参 考 文 献

[1] 中国医学救援协会灾害救援分会. 大规模伤害事件紧急医学应对专家共识. 中国急救复苏与灾害医学杂志[J], 2016, 11(04):329-337.

[2] 杭伟杰, 朱力, 项炜, 等. 重症胸部创伤 78 例急诊救治体会[J]. 创伤外科杂志, 2021, 23(07):494-496.

[3] 刘士会, 吕良峰, 胡成文. 严重腹部创伤后短期死亡原因调查及危险因素的回顾性分析[J]. 河北医学, 2020, 26(02):307-311.

[4] 陈孝平. 外科学[M]. 8 年制版. 北京: 人民卫生出版社, 2005.

[5] 吴孟超. 黄家驷外科学[M]. 第 7 版. 北京: 人民卫生出版社. 2008.

[6] 李继红. 连速静脉自控镇痛在普外科术后患者中的应用[J]. 中国医学工程, 2018, 26(07):110-112.

[7] 茅惠. 自控镇痛泵在骨科患者术后的应用与护理[J]. 中外医学研究, 2017, 15(12):87-88.

[8] 邓燕用, 朱银娇. 肋间神经冷冻与静脉自控镇痛泵在胸外科术后镇痛中的应用[J]. 护理实践与研究, 2015, 12(07):53-54.

[9] BLONDONNET R, BEGARD M, JABAUDON M, et al. Blunt chest trauma and regional anesthe-sia for analgesia of multitrauma patients in French intensive care units: a national survey [J]. Anesthesia & Analgesia, 2021.

[10] BACHOUMAS K, LEVRAT A, LE THUAUT A, et al. Epidural analgesia in ICU chest trauma patients with fractured ribs: retrospective study of pain control and intubation requirements [J]. Ann Intensive Care, 2020, 10(1):116.

[11] KIM MICHELLE, MOORE JAMES E. Chest Trauma: current recommendations for rib fractures, pneumothorax, and other injuries [J]. Curr Anesthesiol Rep, 2020, 10:61-68.

第十七章

心脏大血管创伤患者的麻醉管理

心脏大血管的钝性损伤和穿透性损伤可能伴发潜在的致命性损伤,伴有心脏压塞的心脏损伤处理不及时可迅速引发血流动力学紊乱,因此迅速诊断并早期给予干预措施十分必要。主动脉和大血管损伤多见于钝性伤,常合并多器官受损导致循环衰竭,绝大多数该类患者甚至还未到医院就已经死亡。对于任何有胸部损伤的患者,都应高度怀疑其是否伴存着心脏和大动脉的损伤,一旦患者稳定,应迅速完善检查,明确诊断。

本章将重点阐述心脏及大血管创伤的常见病因和预后;各种类型心脏及大血管创伤的临床表现、紧急诊断策略;急诊下胸廓切开术的时机和操作方法,以及其他用于挽救生命的措施;急诊医师/非心脏外科医师应该掌握的心脏及大血管创伤后紧急止血方法;各种类型心脏创伤的确定性治疗方案及麻醉管理策略;以及现阶段大血管损伤后的血管内修复技术及麻醉处理原则。

第一节 穿透性心脏损伤的诊疗策略

一、创伤性心脏损伤概述

心脏位于两肺之间的纵隔中,被心包包裹。当心脏和心包投影到前胸壁时,大血管的根部位于左侧第二胸肋关节下 1cm 到右侧第三胸肋关节上 1cm。心尖位于左侧第五肋间隙,距离前正中线 7.5~8cm。紧贴前胸壁的心脏体表投影,右心室室壁占 55%,左心室室壁占 20%,右心房占 10%,升主动脉和肺动脉占 10%,腔静脉占 5%。

尽管心脏看起来可被周围的骨性结构所保护,但事实上心脏非常容易受伤,无论子弹或刀刺破胸腔的哪个面,都可能造成心脏损伤。同样,任何减速伤/压迫伤都会损伤心脏,而且发生创伤性心脏损伤很难被证实。许多患者在受伤当时就已经出现了心脏损伤,专业人员的积极复苏和快速转运能够提高患者院前生存率。患者最终生存结局与快速诊断和尽早治疗密切相关,这些都依赖于首诊医师对心脏损伤的高度警惕。我们根据受伤的机制来对创伤性心脏损伤进行分类(表 17-1-1)探讨其病理生理机制、临床特点、

表 17-1-1　创伤性心脏损伤常见病因及分类

穿透伤	钝性伤	医源性损伤	机体代谢变化	其他
锐器刺伤	交通事故	置入导管	损伤反应性	烧伤
子弹伤	高空坠落	心包穿刺	昏迷	电击伤
散弹枪伤	爆炸冲击		全身炎症反应综合征	异物损伤
	剧烈运动			异物栓塞

诊断和治疗管理策略。

二、穿透性心脏损伤常见原因及病理生理

穿透伤是导致严重心脏损伤的最常见原因,常见于刀、枪等火器伤。心脏穿透伤绝大多数与心前区损伤有关,然而,也可见于胸廓、下颈部和上腹部损伤。这些损伤可能还会造成一系列危害,包括:①心包穿透伤;②心壁穿透伤;③室间隔穿透伤;④心脏瓣膜、腱索、乳头肌穿孔和撕裂;⑤冠脉血管穿孔和撕裂。右心室是最易损伤的腔室,因为它解剖位置靠前,左心室位于其后方。

枪伤患者通常比刀刺伤患者更严重。因为枪伤会造成心肌和心前区更大的缺口,这种前后贯通会造成更多器官损伤导致大出血。刀刺伤则更容易形成小创口,这种创口在心脏收缩时即可被封闭,但仍可导致心脏压塞。

当心包腔内积聚的血液、液体或者气体产生足够的压力压迫心脏时,即可出现心脏压塞。心脏压塞会影响心脏舒张期充盈和收缩期射血。随着心包腔内液体积聚,心室充盈逐渐减少,导致搏出量下降。儿茶酚胺代偿性增高,出现心动过速以及右心充盈压增加。当右心扩张达到极限时,室间隔会左移,进一步影响左心室功能。如果该种状态不能被及时纠正,心室功能会进一步恶化,导致不可逆性休克。心包内仅 60~100ml 的积血就可以引发有症状的心脏压塞。

三、穿透性心脏损伤的常见临床表现

由于心包损伤造成的出血速度不同、创口大小不同,穿透伤临床表现的差异也很大。如果心包仍然保持密闭,则可能出现急性心脏压塞。

急性心脏压塞的临床表现随着心包内积血的量和产生速度的差异而不同。大量快速积血通常导致严重填塞出现心搏骤停而死亡。大量而缓慢积血则表现为呼吸困难、烦躁不安的休克状态,患者皮肤湿冷,口唇轻度发绀,可见颈部浅表静脉扩张,伴有随呼吸的逆向充盈(Kussmaul 征)。收缩压通常低于正常,可能随着呼吸进一步降低,10mmHg 甚至更多,心音没有明显下降(奇脉)。脉压变窄,脉搏快而弱。静脉压增高,心音遥远而低钝,伴或不伴心包摩擦音。

然而,许多患者临床上并不表现为急性创伤性心脏压塞的特征。事实上,仅三分之一或三分之二的该类患者表现出典型的 Beck 三联征——血压突然下降、心音遥远低钝和中心静脉压增高,尽管 90% 以上的患者表现出其中一种症状。奇脉、颈部浅表静脉怒张和中心静脉压增高也可见于其他疾病,如张力性气胸、肺气肿和心衰。如果穿透伤造成的心包膜缺口较大且持续开放,血液会流入胸腔,引起血胸和失血性休克。

心脏穿透伤后的患者另一种临床表现是间歇性压塞解除。从心包腔内间断有血液向外流出,可部分

程度缓解心脏压塞,减轻临床症状。总体上看,这种状态的患者会比出现前两种表现的患者院前存活时间更长。

四、穿透性心脏损伤的诊断策略

由于急性心脏压塞的临床表现缺乏特异性,因此,如果不提高警惕很容易漏诊。胸片为非特异性检查,但能够用来鉴别血胸和气胸,同时可明确由心包积液造成的心影增大。其他可能有意义的检查包括:超声、中心静脉压(central venous pressure,CVP)监测、心包开窗、胸腔镜检查和心包穿刺术。

1. **超声检查**　同腹部损伤时一样,超声被越来越多的胸外伤诊疗医师作为检查手段。应用创伤重点超声评估(focused assessment with sonography for trauma,FAST)方法可估计四个声窗内腹腔积液或心包积液的量。如果受过专业训练的外科医师行 FAST 检查,其敏感度几乎为 100%,特异度为 97.3%。心脏压塞超声心动图的特征包括:右心房壁变薄且塌陷大于收缩期的三分之一,舒张期右心室塌陷,下腔静脉充盈,左右心室舒张期充盈会随着呼吸发生改变。经胸或经食管超声心动图有助于鉴别和发现瓣膜异常及房室间隔的损伤。

2. **中心静脉压监测**　在没有及时有效的超声检查的情况下,CVP 检查是对怀疑可能有急性创伤性心脏压塞患者最好的诊断手段。心脏创伤患者出现休克同时伴有高水平 CVP,提示患者易发生心脏压塞。出现这些体征还应考虑其他疾病,包括张力性气胸、右心室心肌挫伤、上腔静脉阻塞、三尖瓣撕裂和先前存在的严重肺疾病等。

3. **胸骨下心包开窗术**　患者无论是在急诊还是手术室,局部麻醉还是全身麻醉,均可行胸骨下心包开窗术。经胸骨下垂直切口,根据出血的位置在心包膜上打一个小孔。心包开窗缺点在于它是有创操作,如果找到损伤部位,还需要另行开胸手术进行彻底修补。在心脏创伤评估方面,超声基本可以取代胸骨下心包开窗术的作用。

4. **心包穿刺术**　创伤造成的心脏压塞多为出血引起且很迅速,血凝块会迅速形成,不利于穿刺针排血。目前,许多外科医师不建议对急性创伤患者进行心包穿刺。由于穿刺可能导致心脏压塞的再发,继而导致死亡率的增加,以及假阴性结果和潜在医源性损伤的增加,都使得心包穿刺术不作为最理想的诊断方式。

五、穿透性心脏损伤的急救与管理策略

仅一小部分严重心脏损伤的患者送到急诊科时是存活的,其中,迅速转运到指定的创伤救助中心至关重要。转送时间少于 5min 和成功的气管内插管都对患者的生存有积极作用。

1. **急诊科早期管理**　一旦到达急诊科,应根据高级创伤生命支持(advanced trauma life support,ATLS)指南对患者的气道、呼吸、循环进行评估和建立支持。开放两个大口径的静脉通路,鉴定血型并交叉配血。检查患者是否有心脏压塞征象。气胸和血胸通常并发于心脏穿透伤,必须迅速通过胸腔闭式引流及时处理。应尽可能快地应用床旁超声心动检查来明确诊断心脏压塞及其引起的病理生理改变,指导随后的手术治疗。心脏穿透伤患者基本都需要手术修复,具体的地点(手术室还是急诊科)和时间(立即还是稍后)取决于患者状态。

2. **决定是否行急诊开胸手术**　有经验的医师在急诊行开胸手术可迅速挽救患者生命。手术的目标:①争取减轻可能存在的心脏压塞;②通过直接按压心脏或/和夹闭主动脉提高冠脉灌注的方式维持心脏

功能;③如果发生室颤应立即胸内除颤。在开胸之前,急诊医师应该有系统的计划:对于存在一丝生机且容不得片刻耽误的患者,应该立即开胸;对于已经有不可逆的中枢神经损伤患者,不应选择开胸手术。

决定是否行急诊开胸术的主要因素包括:受伤的时间、转送到急诊的时间、生命体征/心电活动。之后,将这些因素整理成指南,来预计行胸廓切开术对于限制性神经功能变化患者的生存率(表17-1-2)。部分穿透伤患者仍有生命迹象,即便是仅监护仪上有心电活动或濒死样呼吸,只要转运时间少于10分钟都可行急诊开胸术。

表 17-1-2　不同类型患者在急诊下行开胸术的生存率

患者伤情特点	伤后即刻心搏骤停	在急诊心搏骤停	在急诊濒死状态	在急诊无休克反应
开胸术生存率	0	30%	40%	50%

对于心搏骤停患者,气管内插管和持续心肺复苏(cardio-pulmonary resuscitation,CPR)是影响开胸术预后的另两项相关因素。气管插管作用显著,幸存者插管后行CPR的生存率是未插管患者的2倍。心脏创伤和急诊开胸术的决策流程见图17-1-1。

3. 气道控制和开胸术的麻醉　胸廓切开前,对患者实施气管插管并辅助通气。采用双腔气管内导管行选择性单肺通气是胸科手术常用手段,但这种手段的有效性和应用经验在急诊科还存在限制。成人盲探下插入单腔气管内插管,导管插入深度距离门齿30cm可进行选择性右肺通气。通过开胸持续心肺复苏,昏迷患者可能重新恢复意识,但肌肉松弛药的应用可能掩盖此观察过程。临床医师必须要认识到应同时给予足够的镇静、镇痛和肌松药,并选择对心血管影响最小的药物。

4. 急诊行开胸术的外科技巧　在第四肋间隙、第五肋上缘行胸廓左前外侧壁切口可提供最好的术野。男性乳头下方、女性乳房下与胸壁交界处大致是第四肋间隙的位置。为了充分暴露术野,皮肤切口可延长至腋后线。在打开胸膜之前,应暂停控制通气以免损伤肺组织。一旦左侧胸膜腔被打开,肺组织会迅速萎陷,随之暴露出降主动脉和心包。心包膜应在其前面平行于左侧膈神经被切开。当切口暴露不良无法处理创口时,可应用骨凿劈开胸骨将切口延长至右胸。手术主要关注点:进入胸膜腔时,切口应尽量在肋骨的上缘,以免损伤肋间血管。当剪出孔道突破进入胸膜腔后,应钝性分离肋间肌肉逐步扩大切口。暂停通气会立刻使肺萎陷;切口可延至腋后线,便于暴露术野,肋骨撑开器沿肋骨横向放置。因为单纯用肉眼检查很难判断是否发生了心脏压塞,所以必须要将心包膜剪开,以利于辨认。切开心包膜应选择在横膈附近、膈神经的前方,这个位置有一个较粗大的肌腱样结构,很好辨认。

5. 控制出血和术中管理　由经验丰富的医师进行心脏修补术,手术入路通常选择经肋骨间的胸廓切开(必要时可延长至胸骨)或胸骨正中切开(必要时可延长至颈部两侧,便于暴露大血管)。缺乏心脏修补手术经验会导致裂口增大或者冠状动脉损伤。如果首诊医师缝合手法不熟练,可先用手指压迫直到更有经验的医师到来。其他紧急处理手段包括:应用Foley球囊导管(型号20Fr,气囊30ml)。适度牵拉已经充气膨胀的Foley导管可用于控制出血和简单的修复。用盐水注入套囊,夹住导管并适度牵拉,避免形成气栓。该方法特别适用于心房与下腔静脉交界处的损伤,此外还可用于心脏后壁损伤以及心脏按压时。应用钉皮器辅助止血时,由助手用两手压住破口两侧组织,用钉皮器将6mm的皮钉缝合破口,间距5mm。该种方法可用于心房、心室破裂的补救,待患者稳定后,转送到手术室进行重新修复。当创口较大且出血难以控制时,可在创口两侧行"褥式"缝合(mattress suture)保持两侧线走行平行,游离端线头向对侧拉紧即可止血。术中助手在裂口两侧的边缘进行半水平缝合,使两侧缝线交叉牵拉后破口处于同一水平。用

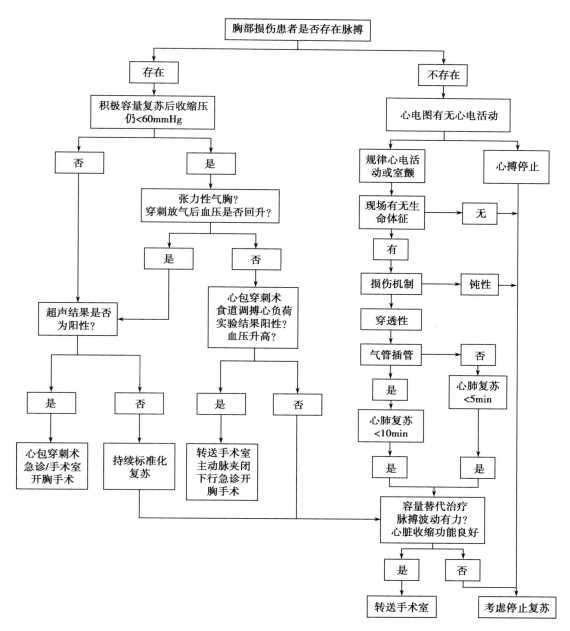

图 17-1-1　心脏创伤和急诊开胸术的决策流程图

这种方法止血,助手的双手可放置在术野之外,充分暴露,有利于更整齐地缝合伤口。在随后的彻底缝合中,垫状缝合的缝合线可以抽出或者结扎。心房受损早期的处理办法就是部分夹闭,因为心房壁结构较薄且不稳定,手指压迫止血效果不佳。心脏穿透伤的缝合手法包括:用或不用补片的创口缝合,连续缝合和垫状缝合。可应用体外循环下心肺转流,尤其是多个腔室损伤的患者。通过暂时性室颤诱发心脏停搏是心脏修复中最后采用的方法。我们已经报道过静脉注射腺苷可诱发短暂的心脏停搏,有利于左心室撕裂伤后精确定位缝合。由于腺苷的半衰期极短,将 6~12mg 的腺苷于 30s 内注入血管,足够诱发心跳停止约 15~20s,以供外科医师行心脏修复。有报道称,心脏稳定器可以保持心脏贯通伤和创伤性冠脉损伤的创口固定不动。

　　已经发生自发性停跳的心脏,其创口治疗目前还存在争议。一些临床医师推荐当心脏骤停时应快速修复心室损伤，另一部分人则认为此时进行心脏按压、恢复心跳更重要。最好的办法可能是立即进行心脏按压维持血供——当发生心搏骤停后，生理储备逐渐耗尽，在停跳时进行修复只能降低复苏的成功率。房室间隔、瓣膜、冠状动脉的损伤需要在手术室内进行修复，冠脉出血通常需要用手指压迫来制止，修复时应尽可能避免结扎冠脉。

第二节　钝性心脏损伤的诊疗策略

一、钝性心脏损伤解剖和病理生理

非穿透性或钝性心脏损伤已经替代了"心肌挫伤"这一名词，该种损伤包括从心肌轻微擦伤到心脏破裂。钝性心脏损伤主要原因为：力直接作用到心脏，或者是发生事故时心脏在胸骨和脊柱之间受到挤压。心肺复苏过程中持续的外部心脏按压也可引起钝性心脏损伤，如心肌挫伤或心脏破裂。

钝性心脏损伤多见于高速交通事故，方向盘作用于胸壁，其他原因还有：高空坠落、碾压伤、爆炸伤（直接被击中并不常见）等。

钝性心脏损伤可以表现为：游离房室间隔破裂、游离壁破裂、冠脉血栓形成、心衰、复杂性心律失常、单纯性心律失常和/或腱索或乳头肌断裂。

非穿透性创伤导致心脏受损的机制，推测可能有以下原因：相对于胸壁来说，心脏在前后方向上是可以自由运动的，当突然减速时，由于惯性心脏会继续向前运动，继而撞击到胸骨上。心脏破裂的生物力学机制为：不断增加的胸内压直接传递到心脏腔室内；巨大力量作用到腹部或外周血管产生的液压作用直接传递到右心房，导致右心房破裂；从高速移动到突然撞击静止的惯力迅速衰减可造成动静脉撕裂。钝性损伤造成间隔的破裂多见于舒张末期和收缩早期的心尖部。有报告发现多部位破裂同时伴发心脏传导功能受损。在尸检报告中发现钝性心脏损伤中的心室破裂大多数为左心室破裂。

钝性损伤后，可发生急性血栓形成，尤其是有粥样硬化的血管，可导致冠脉堵塞和心肌梗死。腹内压或心包两侧压力迅速衰减引起心包膜撕裂，是心包破裂的主要原因，而心脏可移位至胸膜腔甚至腹腔内。这种撕裂还能导致心脏疝（cardiac herniation）同时伴心功能障碍。

心肌破裂最常见原因是高速交通事故中的钝性损伤，这种情况下的心脏破裂是致命的，延迟性心脏破裂也可发生于损伤后数周，可能是由于挫伤部位的坏死或者部分心肌梗死。

心脏破裂后患者是否存活要看心包膜的完整性。心包膜完整或者裂口足够小，可自愈的患者当时可能不会有大出血。这类患者可能不会立即死亡，但最终还是会发展为心包积血或心脏压塞。

二、钝性心脏损伤临床表现

钝性心脏损伤的临床表现差别很大。尽管大多数心肌损伤的患者都有胸部损伤的外在体征（如：胸部挫伤，擦伤，明显捻发音，肋骨或胸骨骨折、连枷胸），但没有这些外部体征时，不能排除已经发生心脏损伤。其他相关表现还包括肺挫伤、气胸、血胸、大血管损伤等。

钝性心脏损伤时常伴发传导功能紊乱，受损心肌细胞的电传导稳定性下降，因而导致各种室上性或室性心律失常。

心脏破裂患者临床上主要表现为心脏压塞或严重的胸腔内大出血。临床症状和体征与第一节所述的心脏穿透伤表现类似。早期查体可能仅仅为胸骨周围一片擦伤或者查体无阳性体征。

下列症状或体征可能预示存在心脏破裂：①存在与损伤不相符的严重低血压；②进行快速液体复苏后，低血压无明显改善；③行胸腔闭式引流和液体复苏后，血胸症状不改善；④持续性代谢性酸中毒；⑤创伤重点超声评估或超声心动图证实存在心包积液，中心静脉压升高和颈静脉怒张伴液体复苏无效及持续低血压。

三、钝性心脏损伤诊断策略

关于钝性心脏损伤诊断的重要性评估上仍存在较大争议，尤其是血流动力学稳定的患者。大多数心肌损伤患者无明显并发症，出现致命性心律失常的风险较低，但目前还没有相关的确诊试验来辨别哪类患者为高风险人群。对于可疑患者，可结合心电图、肌钙蛋白和超声心动图来协助诊断并及时处理。

1. **心电图**　钝性心脏损伤患者中，传导功能紊乱很常见，因此，应用 12 导联心电图有助于更好地评估患者。钝性心脏损伤相关心律失常包括窦性心动过速、窦性心动过缓、一度房室传导阻滞、右束支传导阻滞、三度房室传导阻滞、房颤、室性早搏、室性心动过速、心室颤动等。其中最敏感但缺乏特异性的体征是窦性心动过速。其他表现还包括：T 波和 ST 段改变。患者心电图结果异常对于诊断心肌损伤尚缺乏特异性，也不能用来预测并发症。

2. **心肌酶谱**　因为心肌挫伤的组织学特点是心肌细胞出血和肌细胞的坏死，这一过程与心肌梗死类似，所以也会有心肌酶的增高。创伤患者由于伴随骨骼肌损伤，会有肌酸激酶（creatine kinase，CK）的非特异性增高，而肌酸激酶同工酶（creatine kinase isoenzymes，CK-MB）水平在多发创伤时会有假性增高且缺乏特异性。所以，CK-MB 检测受限于心肌挫伤诊断，不再推荐应用。

血清肌钙蛋白，肌钙蛋白 I 和肌钙蛋白 T 对于心肌损伤具有高度特异性。如果早期肌钙蛋白 I 或 T 浓度处于正常范围，4~6h 后复查一次，用以排除心脏损伤。

3. **超声心动图**　因为心肌挫伤与心肌梗死类似，所以可应用二维超声心动图来诊断心肌钝性损伤，方法是通过评估室壁运动异常，鉴别相关损伤，如：血栓、心包积液和瓣膜破裂等。

心电图有异常发现、肌钙蛋白水平增高和无法解释的低血压患者应该采用超声心动图检查。如果患者胸壁损伤严重，可改行经食管超声心动图。

四、钝性心脏损伤管理策略

因为钝性心脏损伤的表现差异很大，所以治疗管理也应该个体化。

入院时，对于可疑心肌挫伤的治疗应该类似于心梗：静脉通路、心电监护、供氧和使用镇痛药。节律障碍者应根据高级心脏生命支持指南给予相应治疗。

没有证据支持对节律障碍者预防性用药，治疗过程中应避免出现代谢性酸中毒或电解质紊乱以免增加心脏易激性。心梗患者全身麻醉风险高，但对于可疑心肌挫伤患者，接受全身麻醉手术治疗，尚未出现明显并发症。心肌挫伤会导致心排血量下降，建议密切监测容量相关指标每搏量（stroke volume，SV）精确指导补液。在保证前负荷的前提下可使用正性肌力药。对于难治性心源性休克者应考虑主动脉内球囊反搏（intra-aortic ballonpump，IABP）以及左心辅助装置。

钝性损伤致心脏破裂的治疗与心脏穿透伤治疗类似，即立即解除心脏压塞，控制出血。患者在入手术室治疗前可能就需要在急诊下行开胸术和心包切开术，切开后迅速压迫控制心脏破口出血，直到入手术室进行彻底修复。临时止血方法有：手指压迫、夹闭、Foley 导管、缝合、修复方法同心脏穿透伤。

第三节　其他罕见心脏损伤

一、医源性心脏损伤

医源性损伤多见于中心静脉置管、心导管置入和心包穿刺。常见损伤部位是上腔静脉与心房的交汇处和上腔静脉与无名静脉交汇处。医源性损伤造成的小穿孔可导致心脏压塞，心包穿刺排血通常不会成功，可能需要剑突下心包开窗或者正中胸骨切开引流。还有的小损伤可自动封闭，难以发现。冠状动脉支架植入术的并发症包括冠状动脉穿孔或撕裂，心脏穿孔，主动脉撕裂，这些都是致命的，需要立即手术治疗。其他潜在的医源性损伤还包括：心脏按压（胸内和胸外），心包穿刺以及心内注射药物。

二、代谢性心肌损伤

代谢性心肌损伤主要是机体对创伤所作出的反应，表现为心脏的功能障碍。创伤包括：烧伤、电击伤、脓毒症、SIRS、多系统损伤。明确的机制尚不清楚，但这种创伤反应会诱发炎性介质风暴（mediator storm），释放大量细胞因子，导致心脏传导功能紊乱，心肌收缩力下降，心排血量下降。炎性介质主要是内毒素、心肌抑制因子、肿瘤坏死因子、白介素-1、白介素-6、白介素-10、儿茶酚胺类、细胞黏附分子或一氧化氮。应在代谢性心肌损害的早期积极给予支持治疗。

三、电击伤

大多数患者电击伤（包括雷击）都会死亡，电击伤心脏相关并发症包括：心脏骤停、急性心肌坏死伴或不伴有心室功能障碍、假性心肌梗死、心肌缺血、节律异常、传导功能异常、急性血压增高伴外周血管痉挛、无症状性非特异性心电图异常。电击伤损害可能是由于：①直接作用于心脏的可兴奋组织；②电流通过时所产生的热量造成的损伤；③伴随其他相关损伤，如高空坠落、爆炸和火灾。

四、心腔内子弹伤

心腔内的子弹作为一种异物嵌顿于心内膜，固定在心内膜表面的小梁上，或者游离于心腔内或心包内。这类损伤多是由于直接的胸部穿透伤，或者是损伤了外周大血管导致血栓形成阻塞于心脏。损伤的位置和一些其他因素决定了患者创伤后并发症轻重以及是否需及时接受治疗。

下列情况需要密切观察：①子弹从右侧射入；②完全嵌顿于心脏壁中；③被纤维组织覆盖包裹；④未发生感染；⑤无症状。从右侧射入的子弹可嵌顿于肺，极少数情况下，子弹可穿过患者卵圆孔或房间隔缺损嵌顿于心脏。左侧射入的子弹在受伤早期即可出现循环系统梗阻症状。诊断有赖于影像学检查包括：X线透视、超声心动图、血管造影等。当子弹为左侧射入、大于 1~2cm、外形锐利或造成症状时，建议立即手术摘除子弹。曾经提倡应用或者不应用心肺转流来治疗子弹伤，但是目前绝大多数右侧入路的异物可以通过介入的方法来治疗。

第四节　大血管损伤的诊疗策略

主动脉钝性损伤包括主动脉离断或破裂,是导致患者伤后死亡的主要原因之一,大多数患者还未送达医院,生命体征已经消失。即便有幸存活转送至医院,预后也很差,6h 和 24h 的死亡率分别为 30% 和 50%。通常,一旦患者确诊为主动脉损伤,会迅速行开胸手术治疗。但是目前有学者推荐略微延迟手术的干预治疗,给予一定时间调整并维持患者平稳,目的是降低由急诊修复损伤主动脉所致的患者死亡率。

一、大血管损伤的解剖和病理生理

创伤造成主动脉损伤的主要机制是患者躯体的速度迅速下降,压力作用在主动脉峡部,而主动脉峡部位于相对固定的降主动脉和相对活动的主动脉弓之间。最常见的损伤位置是主动脉峡部(36%~54%),其次是主动脉弓(8%~18%)和胸降主动脉(11%~21%)。损伤大多数累及主动脉全层,造成完全破裂。也有一些患者发生主动脉部分破裂,这种部分破裂会导致主动脉局部撕裂开并形成壁内血肿。主动脉完全破裂会在短期内大量出血,死亡率高。而发生部分撕裂者由于有主动脉外膜的束缚,患者可能存活至医院。需要注意的是,除了主动脉破裂,钝性损伤还可造成头臂动脉损伤,最常见的部位是无名动脉的基底部。钝性创伤后,除了造成主动脉的损伤,其他相关损伤也会致伤残和死亡。比如,在开放性或者血管内介入治疗后脊髓血液灌注不足而引发截瘫。

二、大血管损伤的临床表现

对于任何严重创伤的患者都应高度警惕有主动脉的破裂,对于多处创伤者,发生率就更高了。不幸的是,仅有不到一半的患者能表现出主动脉损伤的特有症状和体征。因此,鉴别创伤机制和严重程度对于主动脉损伤的诊断至关重要,任何高速交通伤、患者躯体速度急剧下降、高空坠落伤或爆炸伤,首先应该怀疑存在主动脉破裂。有助于协助诊断主动脉损伤的症状和体征包括:血流动力学不稳定、上胸部的骨折、双上肢血压不等、截瘫和下肢轻瘫、呼吸困难和声音嘶哑等。

头臂动脉的损伤,不像主动脉破裂,通常不会出现大出血和失血性休克,因为头臂动脉损伤形成的血肿会局限在纵隔上部。临床上,当患者有纵隔上部增宽和双上肢血压不符时,应怀疑可能存在头臂动脉损伤,但该两项指征也可见于主动脉破裂。

三、大血管损伤的诊断策略

1. 传统影像学技术　在创伤患者初期的诊断性评估中,可使用 CT 来排除可疑的头部损伤和腹腔内病变。然而,对于胸腔主动脉的检查还有赖于详尽的病史和胸片。尽管胸片对于主动脉损伤并不是可靠的筛选手段,但大多数主动脉损伤患者的胸片上都会有一些异常(表 17-4-1)。

任何怀疑有主动脉损伤的患者都应进行胸部 CT 检查,目前大多数急性胸主动脉损伤的诊断主要依靠 CT。随着螺旋和多层 CT 技术的不断改进,以及多维重建技术的使用,CT 扫描可以明确筛选出胸腔内大血管的损伤。这些先进技术无论是在普通 CT 还是增强 CT 检查中,都会提高其辨认主动脉病变的能力,比如:主动脉撕裂伤和壁内血肿。提示主动脉破裂的阳性结果包括:血管壁增厚、充盈缺损、主动脉血肿

表 17-4-1　提示主动脉损伤的影像学依据

纵隔影像	大血管影像	肺及气管影像	其他影像
纵隔增宽>8cm	主动脉球部不规则	气管偏向患者右侧	锁骨骨折
纵隔/胸腔>0.25	主动脉轮廓模糊	左主支气管受压	肋骨骨折
	肺动脉窗成像不透明	肺挫伤	胸椎骨折
			鼻胃管位置偏离

（主动脉旁和壁内）、内膜摆动、造影剂外溢。除了鉴别主动脉病变，CT 成像也有助于判断患者是否适宜血管内修复；血管近端和远端的检查和补片的尺寸。头臂血管损伤也可以用 CT 来鉴别，尽管一些学者推荐用造影的方法来筛选大血管损伤。

2. **主动脉造影术**　过去一度被认为是诊断主动脉病变的金标准，而且在有经验的技师操作下敏感度和特异度接近 100%，但由于 CT 技术的不断改进和其无创性优势，使得主动脉造影术在临床的应用越来越少。经食管超声心动图在创伤性主动脉破裂的诊断中越来越受到重视，然而理论上来说，这种半有创性的操作仍可造成血压的变化和致命性大出血等患者状态的恶化。

3. **经食管超声心动图**　近年来，经食管超声心动图（transesophageal echocardiography，TEE）在主动脉损伤的诊疗过程中的应用备受关注。TEE 是目前唯一兼具心脏功能监测和组织形态学监测的技术，可帮助麻醉科医师有效准确地监测心脏功能、心室容量，更重要的是可以直观评估疾病和手术效果。TEE 在大血管创伤手术中已获得广泛的应用，并将逐渐发展成为标准监测项目而常规应用。通过 TEE 可获得大量的血流动力学参数，并提供有关心肌收缩速率、压力阶差以及瓣膜面积等信息。通过 TEE 监测前向血流，如每搏量、心排血量等，是临床上重要的监测心功能的技术，在未来得及放置肺动脉导管的急诊大血管手术患者尤其有意义。术中 TEE 的诊断功能主要有：①诊断心肌缺血：近年来的研究表明 TEE 诊断心肌缺血比 ECG 更为敏感和准确。在 TEE 监测下，室壁运动可分为：正常（normal）、运动减弱（hypokinetic）、不运动（akinetic）和反常运动（dyskinetic）。在心肌缺血时，上述三种异常一般表现为节段性室壁运动异常（segmental wall motion abnormalities，SWMA）；②检查血流栓子：经胸超声心动图（transthoracic echocardiography，TTE）因受肥胖和慢性阻塞性肺部疾病（chronic obstructive pulmonary disease，COPD）等限制，对心房和心耳内的栓子远不如使用 TEE 看得清楚。气栓的监测，对指导脱机前的心腔排气有重要意义；③诊断瓣膜功能：诊断房室瓣反流时图像清楚且不受人造瓣膜的影响。除对瓣膜关闭不全可行定性和半定量诊断外，TEE 还用于诊断瓣膜上的赘生物、换瓣术后的瓣周漏和了解瓣环状态，对于大血管创伤累及主动脉瓣或主动脉窦的 Bentall 手术、David 手术及 Wheat 手术均有重要意义；④诊断主动脉病变：通过 TEE 可以看到主动脉根部、部分升主动脉和全部胸降主动脉，能准确诊断主动脉内膜剥脱、破裂和主动脉中断；⑤诊断心脏内异物：TEE 能诊断心脏各腔的肿物或异物，其中对左心房异物的诊断准确度更高；⑥观测左上腔静脉。除上述已被证实的用途外，TEE 还可在大血管手术中用于诊断胸腔积液及心包积液、术前肺不张，确定心室辅助装置插管的位置和引流量的大小，股静脉插管行 CPB 时插管尖端的位置等。表 17-4-2 展示了不同方法诊断主动脉损伤的敏感度和特异度。

表 17-4-2　应用不同方法诊断主动脉损伤的敏感度和特异度

诊断方法	敏感度	特异度
增强 CT	100%	100%
TEE	63%~100%	84%~100%
主动脉造影	100%	100%

四、大血管损伤的治疗措施

1. 早期治疗　大多数主动脉损伤的患者都会伴有创伤相关性损伤,所有患者应严格按照创伤高级生命支持指南进行评估。这种评估包括早期检查和二次检查,重点在于评估气道、呼吸和循环。术前完善胸片检查、配血和血气检查等。在创伤患者的标准临床管理中,医师应重点关注患者血流动力学稳定性和有效通气。快速鉴别出威胁生命的状态,并迅速给予干预治疗,如胸腔闭式引流术、气管切开术等。在一些病例中可及时行胸廓造口术或者剖腹手术保命,不必等到明确诊断之后进行。同样,应快速辨别颅内损伤或心搏骤停,早期给予液体复苏维持患者循环稳定。

对于任何怀疑有颅脑闭合性或开放性损伤的患者且在明确没有大出血的前提下,术前应行 CT 扫描,明确是否存在颅脑损伤以及是否需要开颅减压。对于血流动力学不稳定的出血患者,推荐快速行手术干预控制出血。

2. 开放性手术　开放性手术是治疗胸主动脉钝性损伤的传统手段。外科手术主要为修复破损的主动脉,操作过程中(钳夹和缝合)可能伴或不伴有机体的低灌注,辅助灌流技术的支持者认为辅助灌流可以在钳夹主动脉时增加脊髓和内脏的血液灌注。然而,忽略技术手法的问题,该种技术的截瘫率也仍维持在 0~10%。通过选择性右支气管内插管或双套囊气管内导管进行右肺通气有利于暴露术野。患者应选择右侧卧位进行手术,确保可以从左侧腹股沟处选择血管行左心旁路转流。在第四肋间隙行胸廓开窗术,手术切口要足够大,便于暴露低于破损处水平的胸主动脉,暴露位于左颈总动脉和左锁骨下动脉之间的主动脉弓。除非破口的近端和远端已经吻合,否则尽量避免在主动脉峡部操作(分离)。根据患者的稳定程度决定左心旁路转流是否先行于主动脉的暴露。一旦明确主动脉损伤,应行血管移植物插入缺损处吻合以恢复主动脉的连续性。有报道称,急诊下行主动脉钝性损伤修复术的死亡率在 15%~30%。这种损伤修复术通常可引起肺损伤、腹部脏器损伤和脑损伤。这些相关性损伤是导致患者修复术成功但术后仍致残的原因,这将会延缓恢复,延长住院时间。

头臂血管损伤最好的手术治疗方式是正中胸骨切开术,这样能暴露升主动脉和主动脉弓。在进入受损部位前,应先找到近端和远端的血管,切口可延长至右颈部以便于暴露无名动脉,也方便于进行辅助技术和检测技术操作,包括心肺转流、脑保护、选择性颈动脉分流。健康的年轻患者可能耐受插入移植缝合,不留后遗症。插入移植缝合的远期(10 年)通畅率可达 96%,如主动脉-无名动脉旁路缝合。

3. 主动脉损伤的微创治疗

（1）阻断-缝合技术:这种修复方法只有一种优势,即方法最简单,不需要关于体外循环及心脏或大血管穿刺置管的经验。同时,一些血流动力学不稳定的患者并不适宜对其血管进行穿刺置管,主动脉阻断是预防急性出血的必要手段。主动脉的阻断时间在 30min 内,对主动脉截面进行修复,出现截瘫现象的概率会更低。但有报道平均阻断时间可长达 41min。造成阻断时间延长的原因主要有主动脉壁脆性增加,或出现大量血肿使解剖结构更为复杂。一些远端主动脉弓或锁骨下动脉撕裂的患者阻断近端的锁骨下动脉会使远端的血流灌注减少,从而增加脊髓缺血性损伤的风险。

(2)下肢灌注技术:下肢灌注的目的是为主动脉阻断处远侧的躯体提供平均压在 60~70mmHg 范围内的灌注,以减小脊髓和内脏缺血的风险。血液可以从左心或右心分流,进行氧化或去氧化处理。考虑到下肢灌注是基于体外循环和抗凝的需要,在闭合性颅脑损伤及肺损伤的患者中是禁忌。进行系统肝素化处理将会影响到下肢灌注方法的选择。使用肝素化的导管和 Bio-medicus 离心泵则可以不用再进行系统性肝素化。部分左心转流术包括主动将左心的氧合血液分流至下肢,再通过远端胸主动脉或股动脉回流,在主动脉阻断期间实现了对邻近阻断侧血压的控制,保证了下肢血流的灌注,且更易于进行容积分析。尽管这项技术中没有氧合器出现在循环里、对血液没有什么氧合作用,但它的确保证了低水平的肝素化。

右心房至股动脉旁路使去氧化的血液从右心房分流至股动脉。这种循环需要包括氧合器、热交换器和系统性肝素化,如所需还会包括完整的心肺支持系统。该方式在涉及主动脉弓,需通过深低温停循环技术进行近端血管吻合时比较有用。

(3)胸主动脉和腹主动脉夹层动脉瘤腔内修复术:近年来,血管腔内修复的技术和设备的进步表现在可以利用主动脉腔内修复术处理破裂的腹主动脉瘤上。同时,在主动脉腔内修复术中得到的经验使一些包括远端主动脉弓和胸主动脉在内的主动脉的病理性情况得以成功治疗,包括动脉瘤、主动脉夹层、假动脉瘤和损伤性破裂。

主动脉扩张性疾病是以主动脉形态增宽为主要表现的一组疾病,包括主动脉真性动脉瘤(主动脉瘤)、主动脉夹层、主动脉假性动脉瘤、主动脉穿透性溃疡、主动脉壁内血肿。主动脉夹层是由于内膜局部撕裂,受到外力或强有力的血液冲击,内膜逐步剥离、扩展,在动脉内形成真、假双腔。主动脉夹层是一种极其凶险的主动脉疾病,未经治疗的主动脉夹层患者 24h 病死率为 33%,48h 病死率为 50%,7d 内病死率高达75%。降主动脉夹层则是指病变从主动脉弓降部直达髂动脉,在欧美年发病率为每 10 万人 3~4 例,入院前病死率高达 20%,住院病死率达 30%,慢性复杂降主动脉夹层的病死率更高。目前,治疗主动脉扩张性疾病一般采用传统开放性手术治疗、腔内隔绝术治疗和药物姑息治疗。急性 Stanford A 型主动脉夹层一般接受开放性手术治疗。开放性手术及腔内介入治疗均可治疗 Stanford B 型主动脉夹层、主动脉真、假性动脉瘤和主动脉穿透性溃疡。药物治疗只是姑息性疗法,在治疗期间病死率约为 20%,病情稳定出院的患者中有 1/3 面临疾病恶化的危险。主动脉壁内血肿需要药物保守治疗,定期复查主动脉增强计算机断层扫描,如发展为经典主动脉夹层,按夹层处理原则治疗,如无破裂口则继续保守治疗,直至壁内血肿吸收。

传统开放性手术治疗创伤大,身体素质差的患者难以耐受,治疗费用高、住院时间长,严重并发症发生率及病死率分别高达 17% 和 26%。与药物保守治疗及外科手术相比,主动脉腔内隔绝术具有创伤小、安全性高、术后并发症少等优点。主动脉腔内隔绝术治疗慢性复杂降主动脉夹层的原理是隔绝破口,重塑主动脉,扩大真腔内径,封闭假腔促使其血栓机化,逐步吸收。随访期间主动脉 CTA 显示,覆膜支架能有效封闭破裂口,使主动脉真腔血流恢复,假腔内血栓形成,达到治疗目的。多数腔内支架需要 15~20mm 正常血管作为近端锚定区,如近端破口与左锁骨下动脉距离过小,难免部分或全部封闭左锁骨下动脉,导致椎动脉、脊髓或左上肢缺血。部分或完全封闭左锁骨下动脉,左右椎动脉可形成侧支循环。因此,可推断如病变需要,部分或完全封闭左锁骨下动脉可行,如出现严重的头部或左上肢供血不足,可采取补救性手术重建血流。

腔内修复技术治疗胸-腹主动脉钝性伤的另一个潜在益处是,在一些患者身上,操作可以在局部麻醉下进行,这样就尽可能减少了循环系统的压力。而相对地,开放性手术的修复要使患者经受胸廓切开、单肺通气、主动脉阻断和相关的血流动力学紊乱,以及体外循环的考验。避免胸廓切开会减少术后疼痛和呼吸系统的异常,对多器官损伤的患者更为有利。腔内修复不必干扰到主动脉循环,不用进行主动脉阻断,减少了血压的波动和术中出血量,也减少了器官的缺血时间。另外,腔内修复对抗凝的需求较低,这对于一些颅内或腹腔内损伤的患者很重要。

腔内修复的主要缺点是在排除主动脉损伤后有潜在的发生内漏的风险。表 17-4-3 显示了内漏的分型。目前这种修复方式还没有远期预后的数据。

表 17-4-3　主动脉腔内支架内漏的分型

1 型	内漏发生在支架的近端(1a 型)和远端(1b 型)
2 型	侧支循环血液(肋间动脉,肠系膜下动脉,腰动脉等)持续反流至动脉瘤腔内
3 型	支架破裂或支架模块脱节而造成
4 型	支架的孔率过大而使血液流入动脉瘤腔内

第五节　急诊条件下心脏压塞手术的麻醉策略

心脏创伤出血后或体外循环下心脏手术后止血不完善和心包腔引流管堵塞等,均可诱发急性心脏压塞。当心包腔内积血超过 150~200ml 时,心包内压力急剧升高,即发生急性心脏压塞综合征。其主要病理生理变化是,由于心包腔内压力急剧上升,心脏舒张受限,静脉回心血量减少,心排血量也随之降低,冠状动脉血流减少,心肌收缩力减弱。其临床表现为动脉压低,尤其是脉压小,中心静脉压高,心电图示低电压,而胸腔引流管引流不畅。这种患者病情危急,随时可发生心搏骤停,须紧急救治。

一、围手术期风险评估

对心脏创伤患者进行心功能评估十分重要,不仅与术后转归直接相关,而且对麻醉处理具有重要的参考和指导意义。依据美国纽约心脏病协会(New York Heart Association,NYHA)心功能分级法对受伤患者的心脏功能状态进行快速评估。根据已掌握的病史及已完善的入院后检查结果,尤其是心脏本身的伤情及现有的心功能状态对全身情况的影响,大致可估计麻醉和手术的危险程度。

加拿大蒙特利尔心脏研究所提出 8 个危险因素:①左心室功能差;②充血性心力衰竭;③不稳定型心绞痛或近期心肌梗死;④年龄 65 岁以上;⑤严重肥胖;⑥再次手术;⑦急诊手术;⑧其他显著或未控制的紊乱(肺动脉高压、慢性阻塞性肺疾病、慢性肾功能衰竭等)。无上述危险者属一般危险,手术死亡率 0.4%;有 1 个危险因素者,危险增加,手术死亡率 3.1%;有 2 个或更多个危险因素者,属高度危险,手术死亡率 12.5%。

二、麻醉诱导关注点

心脏创伤致心脏压塞的患者对麻醉的耐受极差,不宜选用抑制心肌作用较强的麻醉药。在心脏压塞解除前禁用增加心率的氯胺酮、泮库溴铵等药物。

1. 依托咪酯　为短效催眠药,对心血管和呼吸系统影响小,单次静注量大可引起短期呼吸暂停,无组胺释放,可降低颅内压和眼内压。静注依托咪酯后通常在 1min 以内起效。单次注药,血药浓度在 30min 内迅速降低。蛋白结合率高(76%),消除半衰期(t1/2β)约 3h,作用时效一般维持 30s 到 5min 后迅速消失。注药后很快由肝内酯酶水解失活,约有 75% 在 24h 内由肾排出,一般无明显蓄积作用。因其镇痛作用较差,单独应用受限。其优势在于对心血管系统的影响轻微。对血流动力学的影响表现为动脉压和总外周阻力轻度下降。此药不增加心肌耗氧量,并有轻度冠状动脉扩张作用,因此适用于心脏储备功能差的患者,但重危患者应酌情减量。静脉内注射给药剂量必须个体化,全身麻醉诱导时成人按体重静注 0.3mg (0.2~0.6mg)/kg,于 30~60s 内注射完。

2. **咪达唑仑**　通过和苯二氮䓬受体(BZ 受体)结合发挥作用,并依据和 BZ 受体结合的多少依次产生抗焦虑、镇静、催眠直至意识消失,并有良好的顺行性遗忘作用。咪达唑仑本身无镇痛作用,但可增强其他麻醉药的镇痛作用。可使脑血流量和颅内压轻度下降,而对脑代谢无影响。咪达唑仑有一定的呼吸抑制作用,其程度与剂量相关。咪达唑仑用于全身麻醉诱导可引起外周血管阻力和平均动脉压下降,左室充盈压减少,对心肌收缩力无影响,其血压下降机制主要与降低交感神经张力、减少儿茶酚胺释放有关,其对血流动力学的影响随剂量增加,但到一定程度后不再增加,具有封顶效应。此药无组胺释放作用,不抑制肾上腺皮质功能,是目前临床麻醉中应用最广泛的苯二氮䓬类药。适合与依托咪酯联合用于心脏创伤患者静脉复合或静吸复合全身麻醉,对心血管系统的影响轻微,但与阿片类镇痛药合用时具有轻度负性肌力作用,血压下降明显,应酌情减量。

3. **舒芬太尼**　亲脂性约为芬太尼的 2 倍,更易透过血脑屏障,起效比芬太尼快;与血浆蛋白结合率为 92%,较芬太尼高;其分布容积则较芬太尼小,为 1.7L/kg,清除率为 12.7mg/(kg·min)。虽然其消除半衰期较芬太尼短(2.5h),但由于与阿片受体的亲和力较芬太尼强,故不仅镇痛效价更大,而且作用持续时间也更长。舒芬太尼对心血管系统的抑制作用较芬太尼弱,但亦可引起心动过缓。舒芬太尼在肝内代谢,随尿液和胆汁排出。快速注射舒芬太尼可引起胸壁和腹壁肌肉僵硬而影响通气,可联合应用肌松药或阿片受体激动-拮抗药处理。舒芬太尼作用时间长,循环抑制轻,心肌灌注好,心肌耗氧量低的特点,使其成为心血管手术麻醉性镇痛药的最佳选择之一。用于心脏创伤患者麻醉诱导,静脉注射剂量 0.25~1.0μg/kg,间断追加以 2.5~10μg 为宜。

总之,对心脏压塞症状严重者,应先在局部麻醉下行心包穿刺减压,然后再施行全身麻醉诱导。麻醉诱导时仅给予少量镇静药使患者意识消失即可,配合小剂量镇痛药和肌松药,慎用有心肌抑制作用的药物。

三、麻醉维持关注点

术中维持浅麻醉,静吸复合麻醉或静脉复合麻醉均可,维持适当肌肉松弛。心脏压塞患者行二次手术的麻醉维持用药须考虑前次用药的影响,若距前次麻醉时间不长,应减量用药。二次手术患者对麻醉药耐受力差,特别是处于休克或休克前期的患者,防止给药过快、过量。

维持有效循环血量,术前积极筹备血液制品,做到有备无患。心包打开前要控制输血、补液的速度,打开心包后应加快输血输液。

心脏压塞解除前的低血压须使用正性肌力药或血管收缩药,不应依靠增加容量实现升压目的,见表 17-5-1。在心肌表面操作时,可诱发室性心律失常,应严密监测,必要时给予抗心律失常药物(利多卡因,胺碘酮)。

表 17-5-1　常用拟交感神经药及血管加压药的作用机制及药理特性

拟交感神经药		α 受体	β₁ 受体	β₂ 受体	作用方式	CO	心率	心律失常	MAP	SVR
天然儿茶酚胺	肾上腺素	+	++	++	直接	++	++	+++	+	+/-
	去甲肾上腺素	+++	++	+/-	直接	+/-	+/-	+	+++	+++
	多巴胺	++	++	+	直接	+++	+	+	+	+
合成儿茶酚胺	异丙肾上腺素	+/-	+++	+++		+++	+++	+++	+/-	+/-
	多巴酚丁胺	+/-	+++	+/-		+++	+	+/-		+/-
合成非儿茶酚胺类药	麻黄碱	++	+	+	间接为主	++	++	++	++	+
	去氧肾上腺素	+++	+/-	+/-	直接	+/-	+/-	+/-	+++	+++

CO：心排血量；MAP：平均动脉压；SVR：外周血管阻力。

第六节　创伤性主动脉损伤的麻醉策略

有条件的三甲医院胸痛中心均应设置绿色通道，患者在急诊室确诊为主动脉损伤后应立即启动紧急救治程序。必要的围手术期处理措施包括：绝对卧床，避免外界刺激，充分镇痛镇静；防止缺氧引起或加重脏器损伤；通过减慢心率和降低外周血管阻力，降低心脏做功及耗氧，把威胁患者生命的夹层剥离可能性降到最小。因为有部分患者以神经系统症状为首发表现，ICU 护士必须严密观察患者的神志、瞳孔、四肢运动及感觉功能，以及周围动脉压力搏动的变化。尽快完善术前准备，一般在入院 6~10h 内手术。

一、麻醉前评估

1. **中枢神经系统术前评估**　对于年龄 >70 岁、高血压、糖尿病、动脉粥样硬化、既往有脑卒中或 TIA 病史的主动脉夹层患者，应完善术前神经功能检查，包括认知功能评分，以利于术后对比。应根据弓部受累严重程度确定体外循环动脉插管方式，预估停循环期间脑组织缺氧的风险并制订相应处理预案。术前脑血管造影可明确颅底动脉环的完整性及大脑血供情况，为术中选择合适的脑灌注方式提供依据。

2. **循环系统术前评估**　麻醉科医师在术前应充分复习患者病史及影像资料，明确夹层累及的范围及对循环功能造成的影响。术前经胸壁超声心动图可用于判断主动脉瓣反流的程度和机制，以及是否需要进行瓣膜置换。仔细检查主动脉窦部及左右冠脉开口，结合对室壁运动和心室功能的评估，明确是否存在冠脉受累致心肌缺血（右冠开口最易受累），是否需要行冠状动脉旁路移植术。对于已存在中到大量心包积液（200~500ml）的患者，既要警惕心脏压塞的风险，又要防止心包减压后出现血压骤然升高，应根据病情变化制订和调整麻醉预案。

患者一般有高血压病史，术前紧张状态可使血压进一步升高。对于伴主动脉瓣关闭不全的患者，高血压不仅增加收缩期主动脉瓣反流、加重左心衰，而且增加夹层破裂的危险。整个围手术期必须严格控制性降压，可采取的措施包括镇痛与镇静，泵注硝酸酯类药物降低外周阻力、以短效 β-受体阻滞剂控制心率或联合应用钙离子拮抗剂，维持动脉血压在基础血压值 ±20%~30% 左右，同时保证心、脑、肾的灌注。

3. **呼吸系统术前评估**　已明确的危险因素包括慢性支气管炎及肺气肿病史、存在肺不张或感染、术前肺功能检查异常等。应通过术前影像资料及查体明确是否存在气管受压移位，是否构成困难气道。

对于存在胸腔积液及全身炎症反应性肺损伤的患者,应注意充分氧合,避免低氧血症加重。

4. **肝-肾-血液系统术前评估**　应根据术前肝肾功能变化调节围手术期液体量,选择合适的麻醉药物以避免加重肝肾损害。对于术前夹层内大量血栓形成、凝血因子耗竭的患者,应提前备好多种血液制品,或采取自体血液分离回输等血液保护措施。

5. **麻醉前访视和签订知情同意书**　在阅读完病历,采集患者数据和查体后,应与患者和家属谈话。麻醉前访视有助于消除患者对麻醉和手术的顾虑和恐惧心理,增强患者对麻醉科医师的信任。谈话时要使患方了解麻醉实施的过程,尤其是术后注意事项,以便取得其配合。要详细阐释关于围手术期重要生命器官并发症的风险,取得患方知情同意并签署麻醉知情同意书。

6. **麻醉前用药**　急诊手术/危重患者倾向于入手术室后建立静脉通路后给予术前药,包括镇静镇痛药(咪达唑仑/吗啡)、抗胆碱药(盐酸戊乙奎醚)、抑酸药(泮托拉唑)。应尽量做到减轻其恐惧不安心理,同时给予安慰和鼓励,以防血压升高、夹层破裂危及生命。

二、麻醉诱导关注点

患者入室后常规监测 ECG、SpO_2、$P_{ET}CO_2$、鼻咽温或肛温;局部麻醉并在超声引导下分别行双侧桡动脉、左足背动脉穿刺,连续监测动脉血压,控制动脉血压的波动范围在基础血压值 -10%~-30%。监测双侧局部脑氧饱和度、单侧 BIS,电子冰帽持续头部降温。经面罩吸入纯氧,依次缓慢静脉推注咪唑安定 0.02mg/kg、依托咪酯 0.2mg/kg、罗库溴铵 1.0mg/kg、舒芬太尼 1.0μg/kg,待肌松充分、BIS 降至 60 以下时再轻柔地插入单腔气管导管,连接麻醉机行机械通气。行右颈内静脉穿刺留置三腔中心静脉导管及四腔漂浮导管,监测相关血流动力学参数。术中利用 TEE 监测帮助明确病变范围、识别真假动脉腔、建立正确的体外循环插管,以及监测心肌缺血和指导容量治疗。除常规建立有创动脉压和中心静脉压监测外,对于术前存在射血分数低下、充血性心衰、严重肾功能不全或预期术后脱机困难的病例,应考虑放置肺动脉漂浮导管。

1. **可视化穿刺技术**　超声引导下的动、静脉穿刺技术特别适用于 A 型夹层患者。此类患者受夹层压迫往往上下肢血压差异巨大、深静脉位置发生较大变异单纯依赖解剖标志盲穿不仅成功率低,还有形成血肿甚至诱发夹层撕脱的风险。而超声引导下的可视化动、静脉穿刺技术极大地提高了成功率,减少了有创操作的并发症。

2. **局部脑氧饱和度**　利用经颅近红外光谱(near infrared spectroscopy,NIRS)监测局部脑氧饱和度(regional cerebral oxygen saturation,$rScO_2$),在近 5~10 年逐渐成为低温停循环下主动脉夹层手术的必备监测项目。其原理是利用头颅闭合状态下氧合血红蛋白与还原血红蛋白吸收光谱的不同测定局部血红蛋白的氧饱和度。与脉搏氧饱和度不同,它测量的是大脑局部血红蛋白的混合氧饱和度,由于脑血容量中动静脉血流比为 15∶85,所以 $rScO_2$ 主要代表监测区域静脉血氧饱和度,反映的是监测区域脑氧供需平衡。脑血氧饱和度仪用于监测和快速诊断脑缺血和缺氧,方法简单灵敏,不受低氧血症、低碳酸血症、低温、低血压、动脉血管收缩、无搏动血流、甚至循环停止的影响,为主动脉夹层术中脑保护提供参考依据。麻醉期间监测 $rScO_2$ 可能比脑电图(electroencephalogram,EEG)能更好地反映脑的氧平衡,在区分病理性和非病理变化时更有意义。

3. **经食管超声心动图**　TEE 是目前唯一兼具功能监测和组织形态学监测的技术,其被引入临床麻醉后除了使麻醉科医师能有效准确地监测心脏功能、心室容量外,更重要的是将对疾病和手术效果的评估工作交付于麻醉科医师,从而使麻醉学有了新的内涵。在主动脉夹层手术中,利用TEE可以显示主动脉根部、部分升主动脉和全部胸降主动脉,从而准确诊断主动脉内膜剥脱、破裂和主动脉中断,对正确建立体外循环及脱机前评估心脏功能状态有较大帮助。

4. 肺动脉漂浮导管 Swan-Ganz导管仍然是监测肺循环血流动力学的金标准。近年来,随着连续心排血量测定技术的应用,肺动脉导管技术愈加成熟,主要作用在于判断心泵功能、血管内容量和血管阻力。它在冠状血管外科和心脏瓣膜置换手术已常规使用,在主动脉夹层手术可根据心脏功能受损程度酌情采用。肺动脉导管的监测可以提供下列生理学信息:右房压(RAP)、右室压(RVP)、肺动脉压(PAP),以及肺毛细血管楔压(PCWP)和心排血量(CO);并可通过计算获得血流动力学其他参数如心指数(CI)、每搏量(SV)、每搏指数(SVI)、体循环血管阻力指数(SVRI)、肺循环血管阻力指数(PVRI)、左室每搏功指数(LVSWI)、右室每搏功指数(RVSWI)等。除此之外,新型肺动脉导管更具有监测氧动力学功能,可连续实时地测定混合静脉血氧饱和度($SmvO_2$)。

三、麻醉维持关注点

术中监测心电图、上下肢有创动脉血压、灌注压、泵压、CVP、鼻咽温度、尿量、血细胞比容、血气分析、血乳酸、血糖及电解质。根据手术进程和血流动力学监测数据调节麻醉深度、血管活性药和扩血管药。

1. 体外循环开始前采取静吸复合麻醉[丙泊酚25μg/(kg·min)、右美托咪定0.4μg/min和七氟醚0.6~1.0MAC],间断追加罗库溴铵及舒芬太尼。维持患者动脉血压、心率、SpO_2、脑氧、BIS、动脉血气均处于理想范围内。全身肝素化后,经无名动脉行主动脉插管,经右心耳插腔房管,右上肺静脉插左心引流管,建立体外循环。

2. 体外循环期间采取静脉复合麻醉维持[丙泊酚40μg/(kg·min)+右美托咪定0.4μg/min]。于无名动脉和右房插管转流后开始降温(变温水箱设置,水箱温度与鼻咽温差小于10℃),在降温同时顺序进行带瓣升主动脉置换及左右冠状动脉移植。

转流期间维持动脉血氧分压200~250mmHg,静脉血氧饱和度65%~75%,维持内环境稳定,患者脑氧指标正常。待鼻咽温降到25~27℃,直肠温度28~31℃,经体外循环机给予负荷剂量丙泊酚100mg,使BIS降低至基线附近,而脑氧指标正常。分别阻断左锁骨下动脉、左颈总动脉及无名动脉,停下半身循环,经无名动脉插管低流量选择性单侧顺行脑灌注[流量5~10ml/(kg·min),可放宽到12ml;右侧桡动脉压力60mmHg左右,左侧桡动脉压力15~30mmHg;脑氧饱和度大于55%,其指导监测级别优于双上肢动脉压力差],行全主动脉弓置换和支架"象鼻术"。停循环后若患者单侧(左侧)脑氧饱和度显著降低($rScO_2$<55%且持续超过5min,或$rScO_2$<50%,或$rScO_2$下降超过基础值的20%),首先调整脑灌注流量、压力、氧气浓度,5min后脑氧仍不能改善者,迅速行左颈总动脉插管,采用单泵双管技术行双侧顺行脑灌注,灌注流量控制在<10ml/(kg·min)(500ml/min左右),以保证患者脑氧饱和度回升至正常范围,同时避免过度灌注。

"象鼻"支架与"四毛"血管吻合完成后恢复下半身循环,流量3 000ml/min,根据脑氧饱和度控制无名动脉与"四毛"血管血流,维持合理脑灌注。根据血气纠正电解质和酸碱失衡。

在吻合左颈总动脉期间,左侧脑氧饱和度可能再度下降至低于50%,应提醒外科医师尽量缩短阻断时间(<5min),开放左颈总动脉后一般脑氧饱和度可迅速回升。左颈总动脉吻合完成后恢复全流量,4 000~4 500ml/min,同时复温(变温水箱与直肠温差小于6℃)。复温期间进行左锁骨下、无名动脉、主动脉近端切口吻合。手术主要操作完成后,开放主动脉使心脏复跳,根据心脏功能状态可适度给予正性肌力

药物［多巴酚丁胺 2~20μg/（kg·min）］，待心脏收缩有力，直肠温度大于 35℃时，开始减流量停机。

3. 脱机后可继续实行控制性降压，根据心电图及脑氧饱和度监测预防心肌缺血及脑灌注不足。实施严格的保温措施，维持体核温度不低于 36℃，以利于改善凝血功能，彻底止血。可根据血气分析结果或血栓弹力图监测结果补充成分血液制品以及外源性重组人凝血因子Ⅶ。

四、术后关注点

患者术后带管转入心外科 ICU 继续治疗。转运期间连续监测心电图、脉搏氧饱和度、有创动脉血压；在搬动患者及交接输液管道时必须格外注意，防止因体位变动或血管活性药异常泵入造成血压波动。

在 ICU 期间持续镇静镇痛，呼吸机辅助，严密监测各项生命指标变化，维持循环、呼吸指标稳定，保持尿量，注意出入量平衡，及时调整酸碱及离子平衡。待全身麻醉清醒，神志清楚，肌力好，四肢活动正常即可给予呼吸机过渡并拔除气管插管。观察四肢末梢温暖，切口无渗血，一般可于第 2 天转出 ICU，术后第 3 天复查超声心动图。

术后我们应该关注：

1. **中枢神经系统**　术后中枢神经系统损害与术前脑血管变异、主动脉夹层累及脑部供血血管、术中深低温停循环（deep hypothermic circulatory arrest，DHCA）导致脑细胞缺血再灌注损伤，以及控制性降压致脑部低灌注等因素有关，主要表现为苏醒延迟、短期精神障碍，重者偏瘫甚至脑死亡。对于术后早期出现谵妄或术后认知障碍（postoperative cognitive dysfunction，POCD）的患者，应给予适度镇痛镇静，持续局部低温治疗。除丙泊酚外，右美托咪定在预防及治疗 POCD 方面被证实具有良好效果。术后应尽快保证脑部灌注，减轻脑组织水肿，减少脑部氧耗，同时采用营养神经、清除氧自由基等药物治疗，避免缺血再灌注损伤加重脑细胞损害，促进脑细胞功能恢复。

2. **心血管系统**　DeBakey Ⅰ型主动脉夹层急诊术后早期要求控制性降压，以减少由于组织水肿、长时间体外循环等原因造成的创面渗血；同时应注意保护其他重要器官功能，避免器官灌注不足。

3. **呼吸系统**　急性重症主动脉夹层术后急性肺损伤（acute lung injury，ALI）发生率可达 50%，应依据血气分析及时调节呼吸机参数，使用较高的呼气末正压通气（positive end expiratory pressure，PEEP）以改善氧交换，同时注意液体管理，早期保持适度负平衡。

4. **泌尿系统**　肾损伤可能与术前肾血管夹层撕裂、围手术期肾脏缺血缺氧以及药物肾损伤副作用等因素有关。传统上使用血肌酐和尿素氮来监测肾功能，对于并发急性肾功能不全的患者可考虑采用连续性血液净化等措施。

5. **消化系统**　主动脉夹层累及腹主动脉所致部分腹腔脏器供血不足、深低温停血循环所致胃肠道黏膜屏障损伤等均可使患者出现胃肠道功能障碍、应激性消化性溃疡与继发肠源性感染等，进而触发（MODS）。

第七节　主动脉腔内修复手术的麻醉策略

一、术前评估与围手术期处理

术前严格掌握适应证，影像学准确评估及选择适合的支架内径及长度是手术成功的关键。术前 CTA

和术中血管造影结合,准确评估裂口位置、数目以及破裂口与左锁骨下动脉的距离,有助于选择正确的手术方式和器械,术中准确区分真假腔,多角度透照准确定位支架,确保支架完全覆盖破口,以提高手术成功率。患者均接受主动脉增强计算机断层扫描或磁共振检查确定胸降主动疾病的类型。对于主动脉夹层,主要了解:①夹层破裂口的位置和数量;②夹层破裂口上缘与左锁骨下动脉起始部外侧缘的距离以及主动脉弓的直径(参考血管直径);③夹层破裂口的长度;④预定覆膜支架远端锚定部位的主动脉直径;⑤夹层是否累及肾动脉及髂动脉。

患者病情危重,应收入重症监护病房,监测血压、心率等生命体征。患者应用血管紧张素转换酶抑制剂(angiotensin converting enzyme inhibitors,ACEI)/血管紧张素受体拮抗剂(angiotensin receptor blocker,ARB)、钙离子拮抗剂、β受体阻断剂,联合静脉血管扩张剂等,控制收缩压在100~130mmHg,心率60~70次/min,并应用镇静剂、止痛剂,稳定患者血压及心率,延缓病变血管的进一步撕裂。

于手术日清晨禁食水,静脉补液。符合以下条件的患者接受腔内隔绝术治疗:破裂口与左锁骨下动脉开口外缘距离≥15mm;如右侧椎动脉发育良好(右优势或均衡型),破裂口与左锁骨下动脉距离<15mm的患者可完全或部分封闭左锁骨下动脉开口;真性动脉瘤瘤体直径>45mm,且至少一侧髂、股动脉无严重迂曲、动脉硬化,且无夹层累及髂外动脉和股动脉。

患者应在导管室行全身麻醉或硬膜外麻醉,采用穿刺左桡动脉插管行主动脉造影全面了解夹层病变部位、形态和累及的范围。测量左侧锁骨下动脉发出后主动脉直径及破裂口距左锁骨下动脉开口的距离。破口距左锁骨下动脉开口距离<15mm者,需行双侧椎动脉造影。若双侧椎动脉发育良好(右优势型或均衡型)、且无椎动脉狭窄,可部分或完全封闭左锁骨下动脉开口。根据测量数据准确选择覆膜支架的规格、种类、数量。覆膜支架外径超出相应位置真腔内径的10%~20%。

由外科医师切开股(或髂外)动脉作为手术路径,确保覆膜支架系统在真腔内沿超硬导丝经腹主动脉送入降主动脉夹层破裂口处,在释放覆膜支架之前,将收缩压平稳降至80~100mmHg,以减少支架释放过程中过高的主动脉内血压对支架位置可能造成的移位。

胸降主动脉扩张性疾病患者术前应用增强计算机断层扫描或磁共振正确评估夹层破裂口的数目及具体位置、夹层第一破裂口或胸主动脉瘤近端与左锁骨下动脉开口外缘的距离、主动脉参考血管内径及瘤体的最大直径、长度,主动脉撕裂及真假腔供血情况,以及是否有血栓形成。

文献报道,在胸降主动脉疾病治疗中,13%~42%的患者需覆盖左锁骨下动脉以获得足够的锚定区,若破裂口距左锁骨下动脉≥15mm,有足够的锚定区,行手术治疗可以不覆盖左锁骨下动脉开口;破裂口与左锁骨下动脉距离<15mm,右椎动脉发育良好,无椎动脉狭窄,可部分或完全覆盖左锁骨下动脉开口。左侧椎动脉发自左锁骨下动脉,封闭左锁骨下动脉可能导致左侧椎动脉缺血,出现严重窃血综合征。严重者可导致脑神经功能障碍。患者双侧椎基底动脉链接完整,锚定区不足时可完全覆盖左锁骨下动脉。此外,术中正确区分真假腔,准确定位支架位置,确保支架完全覆盖破裂口。支架远端避免超过胸7节段,避免支架覆盖3对以上肋间动脉或腰动脉,可避免手术中对脊髓的损伤,避免术后截瘫的发生。对位后撤外鞘,覆膜支架被逐渐释放,将破裂口封闭。立即升高收缩压20~30mmHg以上。覆膜支架释放后通过主动脉造影判定夹层封闭效果。术后送患者入监护室。监测血压、心率等生命体征的变化。

对于有冠心病病史、有心肌缺血证据、年龄≥50岁、有多种冠心病危险因素患者可同时行冠状动脉造影。明确冠状动脉病变部位及狭窄程度,根据病变特点决定是否须行经皮冠状动脉介入(percutaneous coronary intervention,PCI)治疗。对于合并重度冠脉狭窄的降主动脉夹层患者,两者在治疗上存在一定冲突：主动脉夹层存在出血风险，应尽量避免抗血小板、抗凝治疗；而冠心病尤其是 PCI 术后，需要抗血小板、抗凝治疗。抗凝治疗对于胸主动脉扩张性疾病患者危险性较大，可能导致患者血管壁进一步撕裂和/或大出血等危及患者生命的并发症。而若 PCI 治疗后未行抗凝治疗，30%~50% 的患者术后可能形成支架内血栓。目前对于胸主动脉疾病患者联合行 PCI 治疗时间，及是否抗凝及抗血小板治疗尚无统一意见。在病情平稳状态下，应尽量在夹层血肿吸收后再行 PCI 治疗，但如果患者冠脉重度狭窄，应尽早行 PCI 治疗，解决病变血管，避免增加心脏意外事件的风险。理论上分期手术和间隔时间应延长至术后 3~6 个月。临床实践中可根据患者自身情况选择行 PCI 治疗的时间，如果冠状动脉造影明确了冠状动脉狭窄程度及缺血性心电图改变，决定患者行 PCI 治疗时间。

近年来，联合应用大动脉覆膜支架和冠状动脉支架介入治疗常用于主动脉夹层合并冠心病患者，首先完成主动脉夹层覆膜支架置入术，通常在主动脉破口完全封闭 24h 后予阿司匹林和氯吡格雷，做 PCI 术前准备，3~7d 后完成 PCI 治疗。此时患者主动脉疾病基本平稳，可耐受再次介入治疗，长期抗凝及抗血小板治疗不会增加胸主动脉疾病患者出血及延缓假腔内血栓吸收等风险。行 PCI 治疗术后主动脉增强 CT 检查显示无内漏及新发夹层，支架贴壁良好，则患者出院后可遵医嘱服用抗血小板等药物，提高了患者的生存质量且不影响预期寿命。

二、麻醉策略

1. 麻醉评估　胸-腹主动脉腔内修复手术麻醉的一个主要问题是由于阻断和开放主动脉而使机体经受一系列病理生理紊乱。主动脉阻断引起的主要血流动力学紊乱包括下列病理生理因素：由于主动脉血流的阻力增加而产生后负荷增加，表现为阻断以上部位的高血压；血液从主动脉阻断远端的静脉再分布到阻断近端的静脉而致前负荷增加，这种血容量再分布受多因素影响；后负荷和前负荷增加引起心肌收缩力增加，从而导致心肌耗氧量增加。如果冠脉血流不能相应地增加，则造成心室收缩末期和舒张末期容积增加，导致射血分数减少。胸主动脉开放导致血管阻力和动脉压下降，其主要原因为：主动脉阻断远端的组织再灌注后产生的血液淤滞，导致有效循环血量减少；阻断以下部位因缺氧介导的血管扩张和静脉容量增加；血管活性物质和抑制心肌代谢物的堆积。

除血流动力学本身的影响外，体液因素在此期间也起到了重要作用。主动脉阻断期缺血组织和开放后再灌注组织产生的一些物质可引起血流动力紊乱，包括酸中毒、肾素-血管紧张素系统、儿茶酚胺和交感神经系统、氧自由基、血小板和中性粒细胞、心肌抑制因子、内毒素、细胞因子等。

上述血流动力紊乱和体液因素影响可使许多重要器官受到损害。肺损害的表现为肺动脉压和肺血管阻力增高、间质水肿、肺内分流和吸气峰压增加，肺损害可诱发术后肺部并发症。胸主动脉阻断后，肾血流、肾小球滤过率和尿量可减少 85%~94%；开放主动脉后由于其他体液因素和肾血流在肾内分布不均，肾小球滤过率仍不能迅速恢复。主动脉手术后截瘫发生率取决于患者年龄、侧支循环情况、阻断平面和持续时间等多种因素。在截瘫的发生机制中起主要作用的是脊髓灌注压降低。脊髓灌注压等于脊髓前动脉压（以阻断远端的主动脉压表示）与脑脊液压（或静脉压）的压差。阻断胸主动脉，一方面使脊髓前动脉压降低，另一方面由于阻断以上高血压而致颅内血容量增加，导致脑脊液压增加和脑脊液间隙的顺应性减少，其最终结果是使脊髓灌注压降低。除上述 3 个主要器官外，其他受累的器官还有心脏、肝脏和肠道。

2. 麻醉原则　麻醉处理的基本原则是严格控制血压，尽最大的努力维持稳定的血流动力学状态；维持重要器官的灌注，防止并发症的发生；控制出血，维持正常的凝血功能。胸主动脉手术麻醉管理中的共性问题主要有以下几个方面：

（1）控制性降压：通常应用血管扩张药行控制性降压，此间应注意降压幅度，以防过度降压造成下半身重要器官灌注不足。血管扩张药以可控性强、停用后血压可迅速恢复者为佳，以免支架释放后药效继续存在而加重低血压。硝普钠的优点是可控性强，其缺点是可引起心率增快和增加颅内压。乌拉地尔降压效应温和，优点是不增快心率，不增加颅内压，但其可控性不如硝普钠；对于时间短的手术，单纯加深麻醉即可。

（2）防治长时间低血压：支架锚定后及时停用降压药，使血压恢复；充分补充血容量，使 PCWP 维持在15mmHg 以上；纠正酸中毒；慎防应用血管收缩药的全身差异反应。应用血管收缩药后，上半身不缺血的血管反应强，下半身缺血的血管由于存在酸中毒对药物的反应差，这种差异反应可促使血液从上半身再分布到下半身，不利于维持血流动力学稳定。若从主动脉阻断的远端注射血管收缩药，仅收缩下半身血管，则可减少血液再分布，从而减轻血压下降程度。

（3）器官保护：最重要的措施是维持血流动力学的稳定，并使循环血量调整到最佳状态。也可给予乌司他丁、激素等药物。调节和控制体温：对于年老体弱者术中低温易诱发心律失常和血流动力学波动，应注意主动采取保温措施，送返 ICU 时鼻咽温应在 36℃ 以上。

3. 麻醉方案　麻醉药物选择应根据术中实际病情确定。血流动力学稳定的患者，在药物选择上相对宽松，但对血流动力学不稳定者，须选用对心肌和体循环抑制最小的麻醉药和肌松药，如依托咪酯、七氟醚、地氟醚、罗库溴铵、哌库溴铵、顺式阿曲库铵等。充分的镇痛有助于控制术中、术后高血压，维持氧供需平衡，对重要脏器具有保护作用。目前常用的麻醉性镇痛药中舒芬太尼、芬太尼均可供选择，瑞芬太尼亦可用于麻醉维持。

麻醉诱导多采用静脉注射，可用依托咪酯、芬太尼或舒芬太尼等，以及上述可供选择的肌松药。诱导用药应采用有效控制麻醉深度的最小剂量，以期维持血流动力学稳定。大血管外科急症手术较多，诱导时应注意防止反流、误吸。可根据手术大小、时间长短、患者状况，选用单纯吸入或静吸复合方法维持麻醉。

三、并发症防治

在严重并发症防治方面，追溯因主动脉破裂死亡患者病史发现，患者入院前血压控制不良、随访期患者未按医嘱服药、血压波动较大，提示胸主动脉疾病围手术期及出院后并发症风险高，应提升患者对疾病的认识，使其了解控制血压的重要性。患者入院后，给予必要的镇静，积极控制心率，联合降压药物的治疗。在急性期应用静脉给药，快速稳定患者血压。静脉降压药物作用时间短，起效快，停药后代谢快，在转运至手术室及术中容易引起血压波动。因此，应在血压平稳后将以静脉为主的降压药物转换为以口服为主的长效降压药。术后患者精神紧张、焦虑等不良情绪得到明显改善，血压较术前明显减低，应及时调整降压药物用量，防止因血压过低导致心、脑等重要脏器供血不足，一般术后收缩压维持在 130~140mmHg。积极教育患者，提升患者对胸主动脉疾病的认识，叮嘱患者出院后坚持服用降压药物，按时监测血压变化，可有效防止胸降主动脉疾病再发，降低心脑血管并发症的发生，提高患者的生存率。

与腹主动脉瘤的腔内修复相似，在胸主动脉中必须要暴露适宜的近端及远端放置区域来固定植入物。要进行适宜的 CT 成像和成像后处理来确保该解剖结构可以进行腔内修复。分析不应限于在主动脉损伤的区域，还应该对通路血管进行评估。患者的通路血管如果直径不合适，或有明显的钙化，或过于迂曲，则需要建立髂血管通路或远端主动脉通路来保证植入物可以送到指定位置。

适宜的近端放置区域是确保移植物的良好固定及减小 1 型内漏风险的重要因素。上述任何一点的失误均可以导致持续性的内漏及流血,最终导致治疗失败。胸主动脉夹层的腔内修复治疗经验显示,尽管有些不同的病理过程,1 型内漏的发生率是 17.4%,多是由于近端植入物密封不彻底造成的。因此处理主动脉生理弯曲部位时技术上有一定挑战,应选择适宜的密封措施,尽管封闭锁骨下动脉裂孔会得到更多的长度。考虑到大多数的主动脉创伤性损伤和左锁骨下动脉离得非常近,一定要考虑到锁骨下动脉的覆盖。多数人认为,左锁骨下动脉覆盖代替解剖外血管重建会消除一些显著的不良反应。值得一提的是在发生椎动脉窃血现象的四例患者中,有三例是无症状的。这些患者在术前球囊实验中阻断血流 30min 后同样无症状。在某些个案中报道了一些轻微的症状,但是这些患者不需要手术干预。许多临床医师认为椎动脉窃血会增加截瘫风险,预防性地开放颈动脉至锁骨下动脉旁路移植可避免这样的情况,但在一些紧急情况下不适宜选择。用左侧乳内动脉作为冠状动脉旁路移植的,其覆盖左锁骨下动脉裂孔会导致心肌缺血。这种情况下体外循环时要尽可能做好血管内覆盖。

尽管技术已经成熟,有报道的发病率和死亡率也较低,创伤性主动脉损伤的胸腔内血管修复技术临床应用仍受限。利用覆膜支架修复血管而造成的截瘫率接近 0,这与开胸修复造成 18% 的截瘫率形成鲜明的对比。这种差异的可能原因是支架修复避免了主动脉阻断以及血压的波动造成的血流动力学不稳定。

四、展望

必须认识到,在创伤性主动脉损伤的治疗上不存在什么特殊的设备,并且所有关于支架的使用的研究也均未特别推荐任何公司的产品。目前被临床应用较多的胸内植入设备是戈尔胸主动脉支架,它同时也适用于动脉瘤的治疗。这样的支架对于年轻的、主动脉直径正常的,需进行创伤性主动脉损伤治疗的患者来说体积过大。支架明显大于适宜的体积,并且管腔直径相对较小,会导致治疗效果欠佳以及植入物固定不良,其中任何一项都可能造成植入物移动和内漏的危险。

虽然已经报道了一些创伤性主动脉损伤的血管内治疗的成功个案,但当前的研究在病例数和远期随访质量上仍有较大局限。成功应用血管内修复技术需要有专业的血管内操作技术和充分的相关知识,以及合适的成像设备,才能在临床上实现更低死亡率以及极低的脊髓损伤率。麻醉科医师、介入医师和心胸外科医师一定要搭配组成团队,相互配合,共同为患者提供治疗。最后,对于主动脉损伤的血管内修复患者还需要进行长期的认真随访,来证实这种治疗方式的长期有效性。

(李　林　刁玉刚)

参 考 文 献

[1] BALASUBRAMANYAM U,KAPOOR PM.Anesthetic Challenges in Minimally Invasive Cardiac Surgery [J]. J Cardiac Critical Care TSS,2020,03(1):28-35.

[2] CHENGODE SURESH,SHABADI RAHUL VIJAYKUMAR,RAO RAM NARAYAN,et al. Perioperative management of transcatheter,aortic and mitral,double valve-in-valve implantation during pregnancy through left ventricular apical approach [J]. Ann Card Anaesth,2018,21:185-188.

[3] MARTIN AK,WEINER MM,FEINMAN JW,et al. The Year in Cardiothoracic and Vascular Anesthesia:Selected Highlights From 2020 [J]. J CardiothoracVascAnesth,2021,35(4):993-1005.

[4] SUN X,YANG H,LI X,et al. Randomized controlled trial of moderate hypothermia versus deep hypothermia anesthesia on brain injury during Stanford A aortic dissection surgery [J]. Heart Vessels,2018,33(1):66-71.

［5］OLSSON CHRISTIAN. Modifiable Risk Factors for Early Mortality in Low-Risk Penn Class Aa Acute Type A Aortic Dissection Patients-A Descriptive Study［J］. Aorta（Stamford）,2017,5:117-123.

［6］BOSSONE EDUARDO,GORLA RICCARDO,LABOUNTY TROY M,et al. Presenting Systolic Blood Pressure and Outcomes in Patients With Acute Aortic Dissection［J］. J Am Coll Cardiol,2018,71:1432-1440.

［7］WEI H,DONG T L,YANG X H. Effect of penehyclidine hydrochloride injection on pulmonary ischemia-reperfusion in aortic dissection surgery［J］. Zhonghua Yi Xue Za Zhi,2018,98:777-780.

［8］GOINS ALLIE E,SMELTZ ALAN,RAMM CASSANDRA,et al. General Anesthesia for Transcatheter Aortic Valve Replacement:Total Intravenous Anesthesia is Associated with Less Delirium as Compared to Volatile Agent Technique［J］. J CardiothoracVascAnesth,2018,32:1570-1577.

［9］QIN W,SU C,LI L,et al. Is limited aortic resection more justified in elderly patients with type A acute aortic dissection?-insights from single center experience［J］. J Cardiothoracic Surgery,2020,15（1）:183.

［10］JANSEN KLOMP W W,BRANDON BRAVO BRUINSMA G J,PEELEN L M,et al. Clinical recognition of acute aortic dissections:insights from a large single-centre cohort study［J］. Neth Heart J,2017,25:200-206.

［11］ZIOTTI,S D V,PINESI H,et al. Acute myocardial infarction due to left coronary obstruction associated with acute aortic dissection:a clinical challenge in the emergency room［J］. J the American College of Cardiology,2021,77（18）:3000.

第十八章

腹部创伤患者的麻醉管理

创伤已经成为导致人类所有年龄组死亡和丧失功能的第三大原因。全球创伤发病率的不断攀升，促使对创伤预防及其救治实践更加重视。腹部创伤病情严重程度不一，麻醉处理难度各不相同，处理得当与否直接关系治疗效果。本章讨论腹部创伤患者麻醉的主要问题。

第一节　术前评估和麻醉前处理

一、术前评估

（一）伤情评估

包括受伤程度和范围、预计手术时间、失血量、最初复苏方法和效果以及气道情况。某些检查对评估整体伤情具有重要参考价值。除腹部 CT 外，腹部外伤合并脑外伤患者头颅 CT 能显示有无颅内高压和颅底骨折，颈部侧位片可显示有无颈椎骨折和皮下气肿，胸部 X 线片可提示有无肋骨骨折、气胸、血胸、纵隔增宽、气管位移，有无纵隔积气和皮下气肿，了解这些常可避免麻醉处理中的困境。出血程度的估计参考第十六章第三节。腹部钝挫伤患者，如出现低血压、面色苍白和心率增快，应警惕大量出血。

（二）一般情况

包括年龄、体重、并存疾病等。了解最后一次进食时间和性质及急诊实验室检查结果等，以估计腹部创伤者麻醉时可能发生的各种危险并予以预防。合并心血管、神经、呼吸、内分泌和血液等系统疾病可显著增加创伤患者死亡率，应根据需要选择合适的监测指导治疗。

二、紧急处理

主要包括建立通畅的呼吸道、供氧、动静脉穿刺置管、输血输液及其他麻醉前准备等。

（一）气道处理

腹部创伤患者都应被视为饱胃患者，发生误吸的可能性很大。这类患者往往同时伴有低血容量，难以耐受快速诱导插管。若伴有颈椎损伤,插管时还可能造成脊髓损伤。尽管有如此多的危险,避免缺氧无论何时都是应该首先考虑的问题。

许多外伤患者可因气道梗阻引起严重缺氧而在数分钟内死亡。因此,对下列患者的气道处理应采取紧急措施:①意识丧失后舌根下坠所致的气道梗阻;②因呕吐物、异物或其他碎片等误吸引起的气道阻塞;③合并口腔外伤,如双侧下颌骨骨折所致的急性软组织水肿或出血引起的气道梗阻;④合并胸部创伤呼吸急促的患者;⑤休克或烦躁需要镇静剂的患者。首先应迅速建立通畅的呼吸道,以便充分供氧,否则将因严重缺氧而导致心搏骤停、脑水肿、颅内压增高而死亡。

解除气道梗阻包括清洁口腔,吸出血块或呕吐物,结扎口腔内活动性出血点,头部后仰和托起下颌骨以及放置鼻咽或口咽通气道等,均能使气道保持通畅,这些方法适用于能保持自主呼吸的患者。有声音嘶哑、喘鸣、颈部挫伤或穿透伤、脑脊液外溢、X 线片显示有气管移位、颈椎不稳定、面部骨折和气管异物的患者,气道处理十分复杂,必须小心。喉镜明视下经口腔气管内插管是紧急情况下确保气道通畅的首选方法,操作时尽可能稳定好头颈位置(防颈椎损伤),并适当压迫环状软骨防止空气进入胃内和胃内容物反流。对可预计的困难气道或患者病情一时难以耐受诱导插管的患者,亦可应用面罩或者喉罩控制呼吸。

对于各种原因无法采用经口经鼻气管内插管,而又必须实施紧急气道处理的患者,则应立即采用气道喷射通气或紧急环甲膜切开术。可应用 14 号静脉注射针经环甲膜插入到气管内实施喷射通气(30~50 次/min)。气道喷射通气不仅可保证多数患者的氧合和通气功能,同时也可为后续的气管插管或气管切开赢得时间。事实上,需要紧急气管切开的情况并不是很多,应尽可能行气管插管。一旦气道建立,应立即行气管内吸引,清除呕吐物、血液、黏液或其他异物,保证气道既可充分供氧,又可防止反流和误吸引起的肺损害。对颅内高压者应适当过度通气降低颅内压。当气道梗阻解除和充分供氧后,缺氧仍未改善者应考虑其他导致缺氧的原因,如血气胸、心脏压塞、心脏直接损伤及严重脑外伤等。如有血气胸者应立即行胸腔引流,其他胸部外伤,如气管撕裂、食管破裂、肺损伤、大血管损伤等均应考虑,并需行急诊开胸手术。

对于情况不是很紧急,有自主呼吸的患者,为保证气道通畅也可选用经鼻气管插管。纤维支气管镜、逆行气管插管技术亦可视情选用。

休克或严重创伤患者,一般不需任何药物即可完成插管。应谨慎使用肌松药或芬太尼(1~2μg/kg)。

插管用药尽可能静脉注射,若无静脉通路又必须立即插管的患者,也可肌内注射氯胺酮和琥珀胆碱。另一较好的方法,特别是儿童,可采用 16 号或 18 号针头胫骨平台下骨髓腔直接输注。

(二) 循环管理

严重腹部创伤伴休克患者早期最突出的问题为血容量不足,也是造成全身性生理紊乱的主要原因。纠正低血容量,维持循环稳定必须与呼吸衰竭同时处理。快速有效地恢复循环血容量,保证组织供氧,防止低血压所致的脑缺氧、心搏骤停和肾功能损害是创伤后休克早期复苏的基本目标。

1. 液体复苏　创伤患者往往伴有低血容量,而麻醉药物又可导致相对容量不足。液体复苏的首要条件是建立静脉通路。当情况紧急,一时又无法开通静脉时,也可直接通过穿刺针将液体输入骨髓腔,小儿患者尤为适用。条件允许时,尽可能建立中心静脉通路。患者扎有止血带时不可立即松开,须待监测和补液已开始后方可视情松开。

创伤患者的液体治疗应按以下三个步骤进行。首先需要解决的是恢复患者的循环血容量。对以往健康的创伤患者,直接死于贫血的可能性极小,多数由于低血容量休克而死亡;其次是恢复患者的血液携氧能力,即输注红细胞;第三是维持患者的凝血功能,可输注血小板、新鲜冰冻血浆或其他血液成分。

在液体复苏过程中,需注意以下几点:①准确评估实际失血容量;②外科手术操作时,组织液丧失量约每小时 4~8ml/kg,应予考虑;③若用晶体液复苏,用量应是失血容量的 2~3 倍;④多数麻醉药具有血管扩张作用;⑤血红蛋白应维持在 70g/L 以上;⑥大量晶体液复苏可引起稀释性血小板减少,血小板计数应维持在 60×10^9/L 以上;⑦多数创伤患者在到达医院时处于低温状态,若大量使用未经加温的液体复苏,可对预后造成不良影响。

失血性休克时应用胶体液还是晶体液仍有争议。休克的主要问题是有效循环血量不足,容量替代治疗的成功首先取决于快速、充足的液体治疗,其次才是选择哪种溶液。联合应用胶体和晶体液,晶胶比 2∶1 是目前较为通用的液体复苏策略。

高渗盐水可以快速恢复患者血压,但作用持续时间较短,可以与胶体液一同应用,尤其适合合并脑外伤的患者。

2. **输血**　腹部严重创伤救治中常采用大量输血,应密切关注其严重并发症。失血 5 000ml 以上将导致血小板和凝血因子丧失,出现凝血功能障碍时,应补充新鲜冰冻血浆、血小板等血液成分。大量输血还可导致电解质紊乱和酸碱失衡,故应常规行血气和生化测定。在大量输血和抢救期间,血钾变化明显,须加强监测。应激反应过程中儿茶酚胺大量释放,故患者入院时常伴有低钾血症,而大量输血又可产生严重的高钾血症,应有所警惕。当输血速度超过 100ml/min 时可能产生低钙血症以及枸橼酸中毒。腹腔内出血的患者在紧急情况下可采用自体血回输。

既往认为血细胞比容(hematocrit,HCT)维持在 28%~30% 之间方可维持充分的氧供。目前认为,如果患者可以耐受,HCT 在 18%~22% 之间也是可以接受的。但对孕妇、老年患者、严重休克患者应维持 HCT 于较高水平。

pH 值是判断循环状态较好的指标。若 pH 值下降,$PaCO_2$ 正常或偏低,可认为是循环容量不足的表现。低血容量所致的代谢性酸中毒可采用液体治疗,当通气合适,而 pH 值 <7.2 者,应同时补充碳酸氢钠。晚期和严重出血性休克患者,常因存在代谢性酸中毒而需补充碱性药物。但由于呼吸的代偿作用,创伤患者中只有 1/3 出现 pH 值降低,2/3 患者 pH 值正常或增高。因此在初期休克治疗时无须常规使用碳酸氢钠。碱血症可导致氧离曲线左移,不利于组织氧合,同时也可能因加重低钙血症,而不利于心脏功能,因此只有当血气分析证实有严重酸中毒时,才需应用碱性药物纠正。

维持血流动力学稳定,并使脉搏恢复至正常范围。中心静脉压达 6~9mmHg,每小时尿量达 1ml/kg 时,表明输液已比较充分,基本达到了恢复正常血容量的目标。当成功止血后,氧耗恢复到高于正常水平被认为是最好的复苏终点指标,充分的氧供偿还"氧债"有利于提高危重患者的生存率。

3. **血管活性药**　推荐在容量治疗的基础上,辅以 α_1-肾上腺素能受体激动剂,以满足重要生命器官的组织灌注。最常用的药物为去甲肾上腺素。

总之,术前应尽可能在有限的时间内纠正患者的低血容量状态,使其能够耐受麻醉和手术。出血速度超过每分钟 150ml 者,20min 内失血量可达 50% 以上;出血速度达每分钟 30~150ml,持续 30min 亦可危及生命;即使失血速度 <30ml/min,出血持续 1h 以上,也有生命危险。此种情况下手术止血是使患者获得生存的唯一机会,切忌仅限于抗休克治疗而延误手术时机,应随时做好各项准备。

第二节 腹部创伤的麻醉处理

腹部创伤患者的麻醉可根据创伤部位、手术性质和患者情况选用椎管内麻醉或全身麻醉。麻醉方法的选择取决于患者的健康状况、创伤范围、手术方法、对某些麻醉药物是否存在禁忌以及麻醉科医师的经验和理论水平。

一、麻醉管理及注意事项

腹部创伤包括开放伤和闭合伤两类,均有手术探查指征。伴内出血者,手术治疗应越早越好,不宜过分强调血压正常再施行麻醉和手术。

（一）椎管内麻醉

对一些腹部创伤范围小,失血少的患者,椎管内麻醉有一定的优点,如降低交感神经张力,减轻应激反应,减少术中出血和术后深静脉血栓形成,患者在手术期间可保持清醒状态,有利于神经和意识的判断以及有助于术后镇痛等。至于是否选用椎管内麻醉,麻醉科医师应根据手术要求和所选麻醉方法的禁忌证决定。原则上对于循环不稳定、有意识障碍、呼吸困难、凝血功能差、穿刺部位感染、菌血症以及合并多发伤的患者,忌用椎管内麻醉。由于蛛网膜下腔阻滞对血压影响较大,且麻醉维持时间不易控制,已较少选用。

硬膜外间隙注入局部麻醉药 5~10min 内,在穿刺部位上下各 2~3 节段的皮肤支配区可出现感觉迟钝;20min 内阻滞范围可扩大到所预期的范围,麻醉也趋完全。针刺皮肤测痛可得知阻滞的范围和效果。除感觉神经被阻滞外,交感神经、运动神经也被阻滞,由此可引起一系列生理扰乱。最常见的并发症是血压下降、呼吸抑制和恶心呕吐。因此术中应密切观测麻醉平面及病情变化,并及时处理。

1. **血压下降和心率缓慢** 阻滞平面超过 T_4 后,常出现血压下降,多数于注药后 15~30min 发生,同时伴心率缓慢,严重者可因脑供血不足而出现恶心呕吐、面色苍白、躁动不安等症状。血压下降主要是由于交感神经节前神经纤维被阻滞,使小动脉扩张,周围阻力下降,加之血液淤积于周围血管系,静脉回心血量减少,心排血量下降所致。心率缓慢是由于交感神经部分被阻滞,迷走神经呈相对亢进所致。血压下降的程度,主要取决于阻滞平面的高低,但与患者心血管功能代偿状态以及是否伴有高血压、血容量不足或酸中毒等情况密切相关。处理上应首先考虑补充血容量,如果无效可给予血管活性药,直到血压回升为止。对心率缓慢者可考虑静脉注射阿托品 0.25~0.3mg 以降低迷走神经张力。

2. **呼吸抑制** 因胸段脊神经阻滞引起肋间肌麻痹,可出现呼吸抑制。表现为胸式呼吸微弱,腹式呼吸增强,严重时患者潮气量减少,咳嗽无力,不能发声,甚至发绀,应迅速吸氧。如果发生全脊麻而引起呼吸停止,血压骤降或心脏骤停,应立即施行气管内插管、人工呼吸、维持循环等措施进行抢救。

3. **恶心呕吐** 诱因包括:①血压骤降,脑供血骤减,兴奋呕吐中枢;②迷走神经功能亢进,胃肠蠕动增加;③手术牵引内脏。一旦出现恶心呕吐,应检查是否有麻醉平面过高及血压下降,并采取相应措施;或暂停手术以减少迷走刺激;或施行内脏神经阻滞,一般多能取得良好效果。

（二）全身麻醉

腹部创伤患者全身麻醉管理总的原则见表 18-2-1。

表 18-2-1　腹部创伤患者的全身麻醉管理原则

1. 恢复和维持正常的血流动力学 　a. 对于低血压者,先补液,后用升压药 　b. 经常评估酸碱状态、血细胞比容、尿量 　c. 如果血压平稳,追加麻醉药物	4. 控制失血和防止凝血功能障碍 　a. 如果失血过多,建议外科医师暂停手术,先行填塞压迫 　b. 定期监测血细胞比容、离子钙以及凝血功能 　c. 注意补钙(由于大量输血,血袋中的枸橼酸盐使钙降低) 　d. 有临床指征时输注血浆、血小板、冷沉淀和凝血因子Ⅶa
2. 最大限度地使手术暴露充分,并尽量减轻肠道水肿 　a. 根据需要限制液体 　b. 控制活动性失血 　c. 最佳的肌肉松弛 　d. 胃肠减压 　e. 避免使用 N_2O	5. 防治并发症 　a. 监测颅内压,维持脑灌注压 >70mmHg 　b. 监测气道峰压和潮气量,警惕气胸 　c. 测量尿量 　d. 监测外周脉搏
3. 防治低体温 　a. 监测核心体温 　b. 加温静脉输注的液体和血液 　c. 保持患者的覆盖并使房间温暖(>28℃) 　d. 应用加温毯	

1. 全身麻醉诱导

（1）避免低血压:麻醉过程中多种因素可以导致诱导期低血压,包括:①内源性儿茶酚胺受到抑制;②某些诱导药物的直接心肌抑制作用和/或血管扩张作用;③启动正压通气模式可降低 $PaCO_2$,导致心排血量降低。

对于昏迷或严重休克患者,尤其是入院时心脏骤停者,麻醉诱导可仅给予吸氧或肌松药,在患者的血压和心率恢复之前可不用麻醉药物。对于清醒的伴有明显低血容量的腹部创伤患者,麻醉诱导通常最好使用依托咪酯 0.1~0.2mg/kg。

（2）防治误吸:腹部创伤可视为饱胃患者,诱导时有发生误吸的危险。其原因包括受伤前进食或流质饮食,吞下口腔或鼻腔受伤流出的血液,与创伤应激有关的胃排空延迟,以及腹部 CT 扫描时服用液状造影剂等。如果时间允许和患者能够合作的情况下,在麻醉诱导之前可予以抗酸剂。

比较有效的方法是 Sellick 手法。在紧急情况下进行气管插管,应当不间断使用环状软骨压迫 Sellick 手法,包括抬举患者下颌、然后将环状软骨推向后方以使食管压闭等操作步骤。虽然环状软骨压迫在压闭食管方面的价值尚有争议,但有可能提供间接帮助。喉的后移可能改善气管插管操作的视野,而且在气管插管期间对喉的触诊可以提示其是否存在解剖学上的异常,并可尽早指导正确地置入气管导管。最近的一些证据认为,环状软骨压迫可能会使 30% 以上的患者喉镜视野受到影响。如果遇到这种情况,操作者应提示助手适当放松环状软骨压迫幅度。

2. 全身麻醉维持　重复剂量或长期输注依托咪酯会引起肾上腺皮质功能抑制,应避免重复或长期使用。低血容量患者可用阿片类镇痛药和肌松药维持麻醉。因吗啡和哌替啶均具有组胺释放作用,故常选用芬太尼。芬太尼对心血管功能差的患者能提供良好镇痛作用,对血流动力学影响较小。但因有轻度扩张周围静脉作用,开始应用剂量宜小(2~10μg/kg)。若能耐受上述剂量者,可适当增量,每 20~40min 追加 1 次(25~50μg),最大量不超过 25~50μg/kg。近年来对"术中知晓"问题进一步重视,可用咪达唑仑或丙泊酚预防术中知晓。

吸入麻醉药一般用于全身麻醉维持，N_2O 有加重气胸或腹部肠腔积气的危险，与阿片类镇痛药合用时可降低心排血量，不宜常规应用于腹部创伤患者，尤其不适用于急性多发伤患者。七氟醚起效和苏醒迅速，对气道无刺激作用，可用于麻醉诱导。地氟醚血气分配系数最低（0.42），并且在体内几乎无代谢（0.02%），尤其适用于长时间手术的麻醉维持。异氟醚有较强的扩张外周血管的作用，但对心排血量、心率和心律影响较小。

肌松药常选用非去极化肌松药，如维库溴铵对心血管影响甚微，罗库溴铵的起效时间（3 倍 ED_{95} 剂量）接近琥珀胆碱，阿曲库铵有一定的组胺释放和降血压作用，泮库溴铵为长效肌松药，有使心率增快作用等。对于上运动神经元损伤和大面积烧伤患者，琥珀胆碱因可引起高钾血症而忌用。若出现此情况，可静脉注射钙剂或胰岛素等，降低血钾水平。

3. 呼吸功能监测　呼吸功能是麻醉期间最容易和最先受到影响的重要功能之一。全身麻醉可引起各种不同程度的呼吸抑制甚至呼吸肌麻痹，椎管内阻滞麻醉对呼吸肌的影响也可引起严重的呼吸抑制，麻醉辅助用药、手术体位及并存的呼吸疾病，都是麻醉期间影响呼吸功能的重要因素。

（1）动脉血气分析：动脉血氧分压（PaO_2）二氧化碳分压（$PaCO_2$）和血液 pH 值是判断呼吸功能正常与否的三项重要指标。

（2）自主呼吸状况：保留自主呼吸的患者，应观察患者呼吸运动的类型（胸式或腹式呼吸）、幅度、频率和节律。

（3）皮肤与黏膜色泽：观察口唇黏膜、皮肤及手术野出血的颜色，以判断是否有呼吸道梗阻、缺氧或二氧化碳蓄积。有条件时应常规使用 SpO_2 监测。缺氧时，因血红蛋白未能充分氧合，皮肤和黏膜有发绀表现。但在缺氧早期或严重贫血时（Hb<50g/L），难以观察到发绀现象。二氧化碳蓄积的早期，表现为呼吸深而快、血压升高、脉搏增快和面部潮红。严重二氧化碳蓄积时伴有缺氧、神志消失、呼吸不规律、脉搏慢而弱，同时有心律失常和血压下降，最后发生呼吸、心搏骤停。

（4）呼吸机参数：全身麻醉患者应监测潮气量、呼吸频率、每分通气量、气道压力和 $P_{ET}CO_2$，以保证患者的通气功能正常。

4. 循环功能监测　循环系统的变化将直接影响患者安全和术后恢复。麻醉期间引起循环障碍的可能原因包括：外科疾病和并存疾病的病理生理改变，麻醉方法和麻醉药物的影响及其相互作用，手术对循环的影响等。应针对原因采取适当的预防措施，以免循环系统剧烈波动。

（1）生命体征记录：麻醉期间每隔 5~10min 测定和记录一次血压、脉搏、呼吸等参数，并记录手术重要步骤及用药等。由于神经反射引起的血压降低，常伴有心动过缓。

（2）出血量、输液量和输血量：麻醉过程中出现血压下降、脉压小、心率增快、尿量减少等症状，是血容量不足的表现。当发生循环障碍时，应对血容量、心脏代偿功能和外周血管的舒缩状态做出正确判断，并进行有针对性的处理。麻醉期间维持有效血容量是基础，血压降低往往与绝对或相对的容量不足有关，应根据术前心、肾功能、脱水情况、术中失血及体液丢失量进行补充。

（3）血流动力学监测：建立必要的有创监测有助于临床判断。危重患者或复杂手术应监测中心静脉压、肺毛细血管楔压（pulmonary capillary wedge pressure，PCWP）、心排血量、外周血管阻力（systemic vascular resistance，SVR）、每搏量变异度（stroke volume variation，SVV）以及经食管超声多普勒，直接或间接指导术中容量管理。

5. 麻醉深度监测　麻醉深度对循环的影响是多方面的。麻醉太浅可引起机体的应激反应,使血压升高,心率增快。麻醉过深既可抑制心肌收缩力,又可使外周血管扩张,引起外周血管阻力降低和相对血容量不足,使血压降低。因此,根据病情和手术要求调节麻醉深度,对于维持循环稳定是非常重要的,必要时可应用血管活性药物支持循环功能。

麻醉期间还应密切观察全身情况。非全身麻醉患者应注意神志和表情的变化,严重低血压和缺氧可使患者的表情淡漠和神志突然丧失。局部麻醉药毒性反应时,可出现精神兴奋症状,严重者可发生惊厥。

6. 体温监测　体温过高可使代谢增快,氧耗量增加,严重者可引起代谢性酸中毒和高热惊厥。体温降低时,患者对麻醉的耐受能力也降低,容易发生麻醉过深而引起循环抑制,麻醉后苏醒时间延长。长时间手术、大量输血输液以及胸腔或腹腔冲洗等因素,可能使患者体温明显下降。尤其是小儿的体温调节中枢发育尚未完善,保持体温的能力很差,其体温容易受麻醉及周围环境温度的影响。术中应监测中心体温,以监测食管或直肠温度为好。

二、腹腔间室综合征

任何原因引起的腹内压增高所导致的心血管、肺、肾、胃肠以及颅脑等多器官系统的功能障碍称为腹腔间室综合征(abdominal compartment syndrome,ACS),是创伤失血性休克患者常见的危及生命的综合征,在危重症患者中发病率高,可导致患者生存率明显下降,在临床中常常被忽略,特别是不伴有腹腔脏器损伤的情况却有腹部膨隆、少尿等症状时。2004年成立世界ACS协会并发布指南,2006年修订,2013年7月发布最新指南。

ACS的形成与影响因素诸多。20世纪80年代以来,随着腹腔镜成为主流治疗技术,ACS的实验及临床研究成为热点,促进了关于腹内压(intra-abdominal pressure,IAP)升高对心、肺、肾、胃肠道、肝及脑损害的认识。创伤救治过程中麻醉科医师在容量复苏、液体治疗种类及血液成分的匹配,机械通气参数的设置方面要予以关注和深入研究。这类患者有可能再次或多次手术治疗,ACS的患者常常处于病危状态,作为麻醉科医师必须了解ACS及其相关知识,才能更好地处理麻醉风险,尽最大可能保障患者安全。

(一)常见原因

随着对ACS的理解和认识,目前认为ACS是由急性的、显著性的、进行性的、可耐受性的及不可自行控制的IAP增高所引起。腹腔内高压多起源于局部,但可以影响全身多个脏器,也可以是多种内外科危重疾病的并发症。持续发展的腹腔内高压是导致多器官功能衰竭的重要原因。外科患者中,ACS的发病率约为41%,ICU患者中因腹内高压继发ACS的患者达15%~38%,其死亡率最高可达71%。腹腔内高压可发生在腹部手术或创伤后的患者,也可发生在非腹部手术患者,例如常见的因大量失血导致失血性休克的患者需输入大量液体复苏,尤其是液体输入量 >0.25L/kg 或输入液体量 >10L 时,导致和加重内脏水肿从而引起腹腔内压升高;严重腹腔脏器和腹膜后损伤导致腹腔内容量剧增也可引起ACS;腹部的外来挤压也可导致腹内压的增加,这包括由烧伤焦痂、气囊抗休克服、加压关闭腹腔或腹壁缺损修补所造成的腹外挤压。另外造成腹腔内容物体积增加的原因,如肠管的扩张、肠系膜静脉栓塞、大量腹水等都可以造成腹内压增高。

随着医疗技术的发展,腔镜手术越来越普及,腹腔镜微创检查及治疗时 CO_2 气腹等导致腹内压增高,对心肺及肾功能造成的不利影响,也越来越引起临床医师尤其是麻醉科医师的关注。腹部减压对缓解临床症状,改善器官功能状态常常起到十分显著的效果。

（二）ACS 时循环、呼吸系统的病理生理改变

1. 对循环功能的影响

（1）心脏前负荷:腹内压对回心血量的影响是双相的。在 IAP<18mmHg 时腹内压增加可以促使腹腔内脏器和下腔静脉血进入中心静脉,使前负荷增加。而当 IAP 进行性增加,超过使腹腔内脏器官和下腔静脉排空所需压力（IAP>20mmHg）,则反而阻碍腹腔内脏器官的血管和下腔静脉的回流,使前负荷下降。相同腹内压对心脏前负荷的影响还与机体血容量状态有关。有低血容量性右房充盈压下降时可因高 IAP 压迫下腔静脉,进而妨碍静脉回流,使前负荷进一步降低。而当右房压力偏高时,IAP 增加可促进内脏器官静脉回流,使前负荷有所增加。

（2）心脏后负荷:腹内压增高可使外周阻力增加。例如腔镜手术时,全身麻醉后气腹前,麻醉药物原因使得平均动脉压下降,心脏指数下降。气腹后,MAP 增加,外周阻力也增加,其原因包括机械原因,增加的 IAP 压迫腹主动脉,腹腔内脏器血管等;非机械原因,内分泌的变化如儿茶酚胺、血管加压素、肾素血管紧张素和前列腺素的分泌增加。

（3）心排血量的变化:心排血量主要取决于 IAP 的高低,血容量的状态以及年龄、体重等。腹内压大于 10mmHg 对循环的影响很大,心排血量可以下降 10%~30%,主要影响因素:①血管受压使回心血量减少;②高碳酸血症性酸中毒的产生,随着腹内压的增加,血 pH 值会下降,尤其当腹内压增至 15mmHg 以上时血 pH 明显下降,是因为缺血再灌注造成酸中毒导致血管通透性增强,另外腹内压增高导致膈肌上抬胸腔压力增加,胸腔顺应性下降,呼吸困难导致酸中毒加重,导致心肌抑制;③血压升高外周阻力加大;④血液回流的减少,心排血量的降低,酸中毒进一步加重平均动脉压下降,即使输液也不能维持血流动力学的稳定,反而使血浆蛋白浓度下降,血浆渗透压低,静水压上升,导致组织水肿,腹水形成,最终使得腹内压显著增加,此称作"无效晶体负荷"。

（4）炎性反应相关因素:严重创伤后,大量液体复苏,体内会产生一种由活化的巨噬细胞,单核细胞和 T 细胞生成的具有广泛生物活性的促炎细胞因子即肿瘤坏死因子 α（TNF-α）。它可通过激活细胞因子网络系统而诱发全身炎症反应,导致血流动力学改变,抑制心肌,造成微血管损伤及急性间质炎症等。

另外,正常情况下人类胃肠道血管床的血流量占全身总量的 30%,失血性休克复苏后,回输全部失血量和等量生理盐水使得平均动脉压恢复至休克前水平,但空、回、结肠的血流量仍显著降低。

2. 对呼吸功能的影响　ACS 时肺功能的影响往往是最早和除腹胀外最显著的临床表现。表现为呼吸增快和呼吸困难,低氧血症和高碳酸血症,气道压升高。有研究发现,腹内高压所增加的压力中 55.3% 将传导到胸腔,从而导致肺的受压,其结果是肺容积减少,气道压升高。腹内压增高将导致肺内压的明显升高,引起动态顺应性下降,使机械通气时的气道压力明显增加,但是短期内对氧合状态和二氧化碳清除能力无明显影响。ACS 进一步发展可导致急性呼吸窘迫综合征（acute respiratory distress syndrome, ARDS）及呼吸功能衰竭,其原因是多方面的,但动态顺应性下降、气道压力升高是直接原因之一。膈肌由于腹内压的增高被迫抬高,导致胸腔容积减少,胸腔压力被迫增高,导致肺血管阻力增大,引起肺的容量、功能残气量和残气量进行性减少,进而导致肺的顺应性下降、肺泡氧张力下降,所以肺的换气功能不足,进而引起呼吸衰竭。通常情况,IAP 达到 16~30mmHg 时肺的实质开始受压,并且随着 IAP 的升高成比例增加。动物实验表明,出血及补液可使 ACS 导致的呼吸功能不全恶化,腹部减压几乎可以立即改善急性呼吸衰竭。

所以很多学者都认为呼吸功能不全可以作为 ACS 的首发表现。有研究认为，ACS 患者在腹腔减压后，氧分压与吸入氧浓度比值（PaO_2/FiO_2）快速回升，肺的顺应性和潮气量也随之提高，动脉血二氧化碳分压和血乳酸含量都回落。

（三）ACS 的诊断与检测

ACS 的临床诊断有相当难度，主要依靠腹内压的测定。WSACS 根据 IAP 测定值将腹内高压的严重程度分为四级：Ⅰ级为 IAP 12~15mmHg，Ⅱ级为 IAP 16~20mmHg，Ⅲ级为 IAP 21~25mmHg，Ⅳ级为 IAP >25mmHg。其中Ⅰ、Ⅱ级患者经一般处理后可以好转，Ⅲ级患者多需实施腹腔减压治疗措施，Ⅳ级造成的病理生理改变严重，病情危重，需要紧急实施腹腔减压治疗措施。有研究表明 ACS 发生后 3h 内及时治疗的病死率在 10%~30%，超过 24h 处理的患者，病死率高达 66%。

临床上对于腹腔内压的测量主要有两种方法，直接法和间接法。直接法是直接置管于腹腔内，然后连接压力传感器，或是腹腔镜手术中通过气腹机对压力进行连续监测。间接法是通过球囊导管测定腹内压或通过静脉导管测量下腔静脉压间接反映腹内压。目前应用最广泛的是测量膀胱压（urinary bladder pressure，UBP）间接反映腹内压水平。这是因为膀胱为间位器官，壁柔软，在 0~70mmHg 范围内，经膀胱检测与直接检测的腹内压高度相符，而且测定技术简便安全易行，是公认的"金标准"，适用于临床上严重创伤患者救治期间的常规监测。当腹内压持续或反复 ≥12mmHg 时，即可诊断为 ACS。

（四）治疗原则

目前手术治疗无统一方案，有国外学者提倡依据 UBP 测定对 IAP 进行分级指导治疗。Ⅰ或Ⅱ级应维持足够血容量或高血容量状态，以保持器官灌注，若出现少尿、无尿、缺氧、气道压升高可进行严密监护。Ⅲ级应进行某种形式的减压，以挽救患者生命。Ⅳ级应立即行腹腔减压术。

1. **手术指征**　①IAP>25mmHg；②伴有脏器功能不全：尿量 <1ml/（kg·h），氧合指数 ≤150mmHg，气道压峰值 ≥45cmH₂O，心脏指数 <3L/（min·m²）。

2. **手术时机**　在确诊后 10~14h 内行腹腔减压术，术后心脏指数、潮气量、尿量都会有不同程度提高，膀胱压（UBP）、中心静脉压、肺毛细血管楔压、$PaCO_2$、心率及血乳酸浓度均下降，预后较好。从确诊到手术若在 3h 内更好。超过 25h 病死率高达 67%。因此早期诊断，早期行腹腔减压术对提高生存率有重要意义。

3. **减压方法**　当 UBP>15~20mmHg 时就应考虑开腹减压，以保证由于 ACS 产生的病理生理改变在短时间内得到改善。开腹减压既可以在床旁简单拆除切口固定物，也可以实施正规的剖腹减压术。由于开腹减压术后腹膜后血肿，内脏水肿，严重腹腔感染或腹腔内纱布填塞止血等原因导致腹腔关腹困难，因此临床上有多种暂时性关闭腹部切口（temporary abdominal closure，TAC）的方法。传统认为不得已而为之的行为现在却被认为是为预防损害而主动采取的有效措施。常用方法有：①全腹切开，覆以聚氟乙烯网等材料；②使用白线筋膜切开术；③切开后使用改良后的负压封闭引流（vacuum sealing drainage，VSD）技术，使用 60~80mmHg 负压，持续 24h 负压吸引。

另外还有学者建议腹腔镜下腹腔减压的办法，但仍存在争议。其主要问题在于对心肺功能不全患者的潜在不利影响，腹腔镜检查时腹内压即使是 10~15mmHg 的轻度升高，也会造成颅内压的显著升高。

ACS 最初只是发现与创伤手术紧密相关，现在已经引起麻醉、重症监护、放射等多学科关注。了解其流行病学特征，掌握准确规范的测量方法对早期发现，及时预防治疗 ACS 有重要意义。尽早手术干预可以明显降低病死率。

（五）ACS麻醉处理要点

1. **麻醉手术前**　ACS是一种威胁生命的综合征,伴ACS的患者常处于病危状态,对于需机械通气和其他生命器官支持患者,任何院内转运都可能加重病情,甚至危及患者生命。麻醉手术前医护人员需加强转运途中对生命器官的支持,应仔细评估患者状态,若无其他腹腔手术操作,仅行腹腔减压术,宜在ICU进行。针对具体患者制订最佳麻醉预案,麻醉准备充分,特别是监测设备、急救物品和药品。

2. **麻醉诱导前**　麻醉诱导前完善各项监测,必要时建立有创血压和血流动力学监测。评估是否存在困难气道,防误吸,遵循无创→微创→有创建立气道原则。由于多器官功能障碍,血液再分配,低血容量等因素的影响,麻醉诱导药物对心血管抑制更甚,应选择对心血管无抑制或抑制最小的药物,缓慢谨慎地诱导。

3. **麻醉手术中**

（1）胸内压骤降:由于开腹,腹内压迅速与大气压平衡,胸内压骤降,呼吸顺应性显著增高,开腹前设定的呼吸参数继续使用将存在过度通气的可能性,通过气压损伤和容量损伤可造成或加重肺实质损伤。此时应密切观察,及时调整呼吸机参数适应患者需求,防止机械通气肺损伤,通常采用小潮气量6ml/kg及个体化呼气末正压(positive end-expiratory pressure,PEEP),根据患者肺顺应性变化随时调整,使气道压 $<30cmH_2O$ 。

（2）全身血管阻力骤降:开腹时,后负荷伴随心排血量和动脉压同时下降,易引发心脏骤停,复苏药物和器具应准备在触手可及的位置。适当补充容量,应用血管升压类药物和正性肌力药物,以肾上腺素类药物为佳。心功能障碍患者对容量复苏和去甲肾上腺素反应差,可应用肾上腺素和多巴酚丁胺。

（3）再灌注损伤:开腹时,以前局部缺血的肠道和内脏再灌注,导致全身再灌注损伤。对于潜在心肌抑制,心律失常患者可引发心脏骤停。特别强调对于ACS患者的麻醉,在麻醉诱导和开腹时,应特别关注,需要高级麻醉人员在场,手术医师和麻醉科医师密切协作,并且复苏药物和器具应准备好,随时备用。

（4）容量管理:ACS患者应避免过度容量复苏,防止液体过量,维持液体平衡。通常情况下,术前可限制性容量复苏(limited fluid resuscitation,LFR),术中渐进性容量复苏(step-by-step fluid resuscitation,SSFR),术后积极性容量复苏(aggressive fluid resuscitation,AFR),采用"目标导向治疗"策略,术中应有创血流动力学监测指导液体治疗,"动态指标"如收缩压变异、脉压变异和每搏量变异在指导液体治疗时优于中心静脉压监测。

（5）其他注意事项:强调重要脏器的保护;维持酸碱和电解质平衡;输血及血制品的合理应用;术中应防止热量失散,加温以维持患者正常体温。

4. **麻醉手术后**　多数ACS患者术毕期,全身情况一般都有一定改善,但仍需密切监测和治疗,待血流动力学、呼吸、神志、血气、电解质、尿量等指标达到稳定状态以后,方可考虑停用机械呼吸,并拔除气管导管。如果情况不稳定,则应保留机械通气并送ICU继续密切监测治疗。

三、损伤控制性手术

1993年美国腹部外科医师Rotondo首次提出损伤控制性手术(damage control surgery,DCS)的分阶段操作程序,经过20年的发展,已经在创伤外科广泛应用并不断完善。损伤控制性手术即救治严重创伤、大量失血患者时,因患者全身情况很差,生理耐受程度低,而采用分阶段的方式完成手术治疗,即早期简化手术,然后复苏,待患者生理紊乱得到适当纠正,全身情况改善后再行确定性手术。这样可以较大限度地减少生理紊乱对患者的损害,减轻或避免由于低体温、凝血障碍、酸中毒致死三联征而引起不可逆的病理损害,降低患者死亡率。随着理论认识的不断深化和技术方法的不断完善,损伤控制性手术逐渐成为一项规范化的操作程序。但因损伤控制性手术所应用的患者病情非常危重,病理生理改变复杂,治疗涉及的矛盾众多,如何应用好损伤控制性技术及解决好相关的病理生理变化,从根本上提高患者救治成功率仍是需要不断努力探索的重要课题。

1. 损伤控制性手术应用前的准备　患者从受伤到进行损伤控制性手术的时间越短,预后也越好,因此要求在术前或手术开始后尽快作出实施损伤控制性手术的决定,根据患者的最初生理状况,以及对体内损伤迅速作出伤情判断的基础上决策,不要等到代谢紊乱再决定。尽量缩短院前急救及术前准备时间,检诊程序尽量优化,对患者立即作出初步伤情评估,定出诊治流程;不是特别需要的检查诊断措施暂不做,如腹腔穿刺抽出较多或胸腔引流出大量不凝血,患者有失血性休克的临床表现,需要立即行剖胸或剖腹探查,而不必做任何影像学等检查,以免因此延误抢救。检查、抢救及手术等签字手续可按模块化方式预先准备好,所以术前能很快完成。急救、手术医师与麻醉手术室平时共同建立完善的危重伤病员救治预案及程序,患者一旦进入救治流程,则按预定程序进行。手术前容量复苏将加重低温、凝血障碍,胶体液也影响凝血,因此不要作为主要措施,更不能因进行液体复苏而耽误手术时间。

2. 腹部创伤应用损伤控制性手术的原则　损伤控制指南已确定损伤控制性手术的适应证:①创伤类型:高能量闭合性腹部创伤、多发性腹部穿透伤等;②伤情:严重肝脏损伤、胰、十二指肠损伤、手术需要很长时间及腹部大血管损伤,如肝后腔静脉损伤和骨盆血肿破裂,常规方法难以止血;③病理生理变化:严重的代谢性酸中毒、体温<35.5℃、复苏过程中血流动力学状态不稳,如低血压、心动过速、呼吸过速、神志改变及严重创伤性出血,估计需要大量输血(>10U)。损伤控制性手术早期主要用于严重腹部创伤患者的救治,现在严重骨关节创伤、颅脑损伤、胸部创伤及多发伤患者也开始应用此技术。

早期简化手术控制活动性出血及污染,暂时关闭腹腔,进行复苏及生命支持。术后24~48h行确定性手术处理损伤脏器,再次探查首次手术遗漏的损伤。简化手术主要是用敷料填塞控制出血及控制污染,填塞可用于所有的腹腔内脏及腹膜后组织,如肝脏、胰腺、肾脏、脾、骨盆、腹膜后血管等器官组织创伤引起的各种出血,包括动静脉出血及创面渗血。对复杂的血管破损可采用简单且安全有效措施,如破口修补、结扎、暂时性腔内插管分流。一旦出血得到控制,重点应转向肠内容物溢出引起的污染。肠管单个穿孔可单层连续缝合修补。复杂肠管损伤如结肠损伤或广泛小肠损伤时,切除失活的肠管,闭合器关闭远、近端,留于腹腔待Ⅱ期吻合,不行回肠造口术或结肠造口术,更不做常规切除吻合。十二指肠、胆道、胰腺损伤可置管外引流,并加填塞。胆道可经胆囊造口引流。十二指肠乳头部创伤并严重出血,填塞不能止血时,可行胰十二指肠切除,但不重建。输尿管损伤不宜直接缝合,代以插管引流。膀胱损伤也可置管引流,经尿道或耻骨上均可。如胰远端损伤,且广泛的组织破坏,包括胰管破坏,可行快速远端胰切除术。严重的胰十二指肠损伤几乎都合并周围结构受累,患者不能承受复杂手术如胰十二指肠切除术,应当仅行清创术。小的十二指肠损伤可行单层缝合修补,但大的十二指肠损伤应当行清创术清除,缝合并暂时关闭断面,待Ⅱ期处理。简化手术完成后,患者送回ICU继续进行复苏。如果代谢性酸中毒、低温、凝血功能障碍得到纠正,生命体征平稳,再行确定性手术,包括实质脏器的修补、切除或部分切除,空腔器官损伤修补或切除吻合,血管损伤的修复等。

3. 损伤控制性手术应用中的几个相关问题

（1）合理容量复苏:采用损伤控制性手术的患者容量复苏应注意几个问题:①在创伤出血未有效控

制的情况下,大量液体复苏可增加血液丢失,引起稀释性凝血功能障碍及组织氧供减少,导致代谢性酸中毒等,不仅不能改善病情,反而会加重创伤的病理生理损害。因此进行损伤控制性手术前容量复苏不作为主要抢救措施,采用延迟复苏或低压复苏,即维持收缩压 80~90mmHg,能满足重要脏器基本灌注的较低水平,在控制出血的基础上再加强液体复苏。近年来应用小容量高渗盐水或高渗盐水/右旋糖酐(或羟基淀粉)复合液(又称晶-胶复合液)治疗失血性休克取得较好效果,称为"小容量复苏"(small volume resuscitation,SVR)。与快速输入乳酸林格液相比,用 3%~10% 高渗盐水或晶-胶复合液治疗失血性休克,可在小容量(1~6ml/kg)输入时更快速有效改善微循环,增加心排血量,尤其适用于紧急情况下现场和转运过程中的失血性休克患者;同时也发现 SVR 治疗有明显的降低颅内压作用。对于存在颅脑损伤的患者,可以很快升高平均动脉压而不加剧脑水肿;②液体复苏纠正血容量不足及无氧代谢、恢复器官灌注仍然是任何严重患者处理的基础,但过度液体复苏的患者发生器官衰竭及死亡风险显著增高。合理的复苏应当保持器官灌注和组织氧合之间的平衡,以避免可能导致器官功能障碍及衰竭的过量复苏;③低体温对机体的危害非常大,低温使血红蛋白对氧的亲和力增加,不利于组织对氧的摄取,抑制凝血因子活性,使血小板含量下降,聚集和释放功能降低,使肝脏产生凝血因子减少,引起心肌缺血和心律失常等。因此及时恢复体温很重要,除一般性复温措施外,容量复苏中液体加温是最重要的复温措施。

(2)纠正凝血障碍:创伤造成组织因子活化、全身炎症反应等凝血级联活化,使血液呈高凝状态,大量血小板和凝血因子被消耗,从而使高凝状态转变为低凝状态。输入大量的晶体液、胶体液及不含凝血因子或血小板的血液制品,造成严重的血液稀释等,使患者伤后很快发生严重的凝血障碍。凝血紊乱因血液不能自凝,手术控制出血后继续出血,加重失血性休克、凝血紊乱和代谢性酸中毒,并产生恶性循环。因此,及时纠正凝血障碍对接受腹部损伤控制性手术患者至关重要。因此,在控制出血的基础上尽早补充血液制品及凝血因子,第 1 个 24h 输浓缩红细胞、新鲜冰冻血浆及血小板各 10 个单位,要求达到以下指标:凝血酶原时间 <15s,血小板 >100×10⁹/L,纤维蛋白原 <1g/L 时输冷沉淀,要求达到 1g/L。积极输入新鲜冰冻血浆和血小板是纠正凝血障碍的关键,低体温条件下,即使补充凝血因子也难以纠正凝血功能障碍,因此应及时纠正低体温。DCS 患者应该输注新鲜血,浓缩红细胞、血浆和血小板的比例1:1:1。重组活化凝血因子Ⅶ(rFⅦa)对创伤患者凝血紊乱具有较好效果,如果给予 10 个单位浓缩红细胞、10 个单位血小板、10 个单位新鲜冰冻血浆和 10 个单位的冷沉淀后,并采用了所有的方法纠正凝血功能紊乱,包括手术和栓塞等,出血仍继续,这时以 100μg/kg 给予 rFⅦa,必要时可给予更高剂量或重复使用。

第三节 麻醉后管理及并发症防治

一、麻醉后管理

腹部创伤患者经过初期手术之后都应当持续一段时间的监测,并且在麻醉科医师的密切参与下继续进行治疗,无论是在麻醉后恢复室(post anesthesia care unit,PACU)还是在重症监护病房(intensive care unit,ICU)。如前所述,必须明确创伤后复苏是否充分,第二次检查与诊断是否完成。特别是对于术前意识水平改变或有脑外伤其他依据的患者,一般情况下应快速结束全身麻醉。根据术前基础状况对精神状态发生改变的患者应再次进行头颅 CT 扫描,并且寻找可能的代谢性或毒性紊乱因素。

（一）气管拔管

尽管术后必须尽早评价神经学机能，但是创伤患者并非必须做到术后早期拔管。由于可能合并中枢神经系统创伤、直接肺损伤或胸壁创伤、大量输血、上呼吸道水肿等因素，许多腹部创伤患者需要继续呼吸机支持。表 18-3-1 列出了紧急或急诊创伤手术后拔管的标准。如果患者在满足这些标准方面存在任何疑问，恰当的方法是保留气管内插管并将患者转入 PACU 或 ICU。应当给予适量的镇痛药物，必要时镇静。12~24h 的支持治疗可确认患者复苏治疗、手术修复、血流动力学、内环境是否有效或稳定。此时，多数患者能顺利安全地拔管。不能拔管的患者面临发生多器官系统衰竭（multiple organ system failure，MOSF）的高风险，创伤后 ARDS 的发生是其预兆，通常将需要继续数天乃至数周的重症监护治疗。

表 18-3-1　腹部创伤患者手术室和复苏室拔管标准

精神状态	气道解剖特点和反应性	呼吸力学	全身稳定性
酸中毒得到纠正 能遵医嘱活动 安静，无躁动 疼痛得到足够控制	适当的咳嗽和呕吐反射 能够保护气道避免误吸 无气道水肿和不稳定性	足够的潮气量和呼吸频率 正常的运动力量 所需吸入氧浓度小于 50%	循环稳定 紧急返回手术室的可能性小 体温正常，无脓毒症症状

（二）急性疼痛管理

患者由于可能合并多部位损伤、长时间反复治疗、复杂的心理与情绪问题以及受伤前或伤后药物滥用等因素，使临床医师在疼痛管理方面面临重大挑战。由于腹部创伤患者涉及生理学的全部范畴，包括从健康的年轻患者到虚弱的老年患者，麻醉科医师必须在较大需求范围内为创伤患者的疼痛治疗做好充分准备。

不同的创伤患者对于疼痛药物治疗需求差异甚大，因此必须仔细调整镇痛药的用量，最好是在严密监测条件下进行，如 PACU。建议小剂量多次给予快速起效的静脉药物直至疼痛缓解。这种方法可使医师在开始应用长效药物或患者自控镇痛之前确定患者的基本需求量。镇痛药引起的反应性低血压常反映患者存在低血容量，应在进一步复苏的同时迅速查找是否存在隐匿性出血。

如果能为患者提供综合性情绪支持，则可最大程度降低镇痛药的用量和需求时间。创伤的突发性，使其带有强烈的心理消极作用，这种作用对大脑如何感知疼痛以及患者的反应均产生明显影响。受伤后，患者可能有法律、财务和家庭方面的事务需要处理。若有专门顾问能够帮助患者和家属处理这些宗教、财务问题，将极有利于患者康复。麻醉科医师通过与患者交流具体的伤情、恢复可能需要的时间以及整个病程中管理疼痛的计划等来帮助患者。必要时，麻醉科医师应建议患者寻求咨询服务，并且应警惕任何创伤患者发生创伤后应激障碍（post-traumatic stress disorder，PTSD）的可能性。如果 PTSD 影响患者的恢复，那么富有经验的精神科医师或心理学家应及时介入。

镇痛药物治疗的需求也受到患者物理治疗计划的影响。一般情况下，创伤后患者活动越多，肺部并发症、静脉血栓形成和褥疮的发生率越低。尽管在短时间内会感到疼痛，但患者活动越早，其长期镇痛药需求量越低。研究已证实早期活动是患者的"康复之路"，而且有利于改善情绪状态。因此，镇痛的目标之一是为患者提供足够的药物治疗，以促进物理疗法的进行。

通过硬膜外导管或者外周神经阻滞提供的区域镇痛应当适当考虑，因为这些方法可避免全身应用麻醉性镇痛药，且有利于早期活动。研究证实，择期胸腹部大手术后采用硬膜外镇痛患者满意度高，并可改善肺功能；对于创伤患者也是如此。当患者多个部位损伤，或者当骨折或开放伤口使穿刺置管有困难时，较少采用区域阻滞技术。

二、术后并发症及其防治

腹部创伤患者因麻醉及本身伤情的影响,常因低血容量导致组织灌注不足或凝血功能障碍,可并发弥散性血管内凝血(disseminated intravascular coagulation,DIC)、呼吸功能不全及肾功能衰竭等并发症。

（一）低体温

低体温是指中心体温低于35℃。轻度低温为32~35℃,中度低温为28~32℃,重度低温为28℃以下。多数患者在送达手术室前已存在低体温,因此低体温对于创伤患者而言几乎是不可避免的。同时麻醉又可进一步损害患者的体温调节机制,全身麻醉可降低体温阈值和减少皮肤血管收缩,肌松药可抑制寒战反应等,所有这些均可使患者在麻醉期间的体温进一步降低。

多年来人们对低体温的不良作用已有足够了解和重视。通常认为低体温最主要的作用是引起外周血管收缩及诱发心律失常、心脏抑制、寒战,增加氧耗、增加血液黏稠度、影响微循环灌注、降低酶活性以及影响出凝血机制等。有报道,创伤患者如果中心体温低于32℃,病死率最高可达100%。因此,在休克患者复苏时,为了避免低体温的发生,可采用多种措施如维持手术室环境温度(>22℃),吸入气体加温和湿化,所用的复苏液体加温至37℃以及在手术床上放置加温毯等。

另一方面,低温作为脑保护的措施已广泛应用于临床,在心脏和大血管手术、肝脏手术中低温的保护作用更为人们熟知。新的研究显示,低温能改善休克动物的存活率。当采用中度低温复苏时,即使不输液、不吸氧,休克动物的存活率亦有改善。研究报告,在失血性休克中,正常体温动物动脉血氧分压无明显变化,而低温动物的 PaO_2 由75mmHg上升至125mmHg。中度低温在休克复苏中的应用研究表明,低体温可降低心脏的代谢需要,维持心血管功能和心肌灌注,同时还可避免失血性休克期间发生的心动过速反应、左室功能降低和呼吸频率增加等。由于心排血量稳定和每搏量增加,在休克后期能维持心脏功能。在整个低温过程中,尽管心率和呼吸频率过低,但心血管功能与基础比较改变不大。

对于休克到底应采用常温复苏还是低温复苏人们还有不同的看法,目前对低温休克复苏研究尚处于初期阶段,有许多问题还待深入研究,如低温的程度、低温的持续时间等。

（二）腹腔间室综合征

基础和临床研究均已证实,腹腔内高压是多器官功能损害的独立致病因素,可导致胃肠道、心血管、肾、呼吸和中枢神经系统功能障碍。无论何种原因,只要引起腹内高压,如任何可能造成腹腔内或腹膜后大量渗出的病症、腹腔内填塞止血等均可引起腹腔内容量急剧增加,从而导致 ACS 的发生。目前创伤后并发 ACS 的机制尚不清楚,大多认为主要与血管渗漏、缺血再灌注损伤、血管活性动物质的释放及氧自由基等综合因素共同作用,从而导致内脏器官的水肿、细胞外液大量增加有关。因此,临床上需要尤其注意,需要大量液体复苏的患者,由于其血管通透性的增加以及内脏器官的严重水肿,可发生腹内压的升高,最终发展成 ACS。ACS 的临床表现及诊治详见第十八章第二节。

（三）凝血障碍和弥散性血管内凝血

术中应警惕潜在的并发症,特别经补充容量后仍然存在持续性低血压的患者,应考虑可能存在隐性出血、血气胸、心脏压塞、进行性颅内出血、酸中毒、低钙血症、脂肪栓塞、低温及大量输血引起的凝血功能障碍等,因外伤导致凝血功能障碍的死亡率可高达77%。

凝血障碍和弥散性血管内凝血(DIC)可由循环中出现异常物质,如血小板因子Ⅲ、组织凝血激酶等而激发。这些物质可因组织损伤、休克等被释放入血。DIC 时,血小板、纤维蛋白原、凝血因子 V 和Ⅷ快速消耗,导致弥漫、不可控制的创面渗血,同时还可能伴有血管内血栓和器官缺血。DIC 的诊断取决于临床征象,如出血、血小板计数减低、纤维蛋白原水平下降(低于 1.5g/L)等。治疗主要是输注浓缩血小板、新鲜冰冻血浆或者冷沉淀。此外还可考虑应用肝素,但对于外科患者可能并不合适。

（四）急性呼吸窘迫综合征

术后发生 ARDS 是创伤患者的严重并发症之一。多发性创伤、严重创伤、低血压、入院 1h 内输入全血1 500ml 以上、误吸、脂肪栓塞和 DIC 等因素均可导致 ARDS。80% 以上的复合伤伴有胸部外伤,大多数严重外伤患者都有呼吸异常,呈现低氧血症和过度通气。据统计,因急性呼吸衰竭导致死亡者,占所有外伤后期死亡总数的 1/3。而一旦发生急性呼吸衰竭,其病死率高达 30%~50%,故应重视预防、早期诊断和正确处理。

ARDS 是多器官功能障碍的肺部表现。它的预防措施与多器官功能衰竭相同(如减少或避免组织缺血)。ARDS 的治疗以支持治疗为主,如采用保护性肺通气策略。

（五）急性肾功能衰竭

急性肾功能衰竭是外伤后的重要并发症之一,其病死率可达 50%~90%。麻醉人员必须意识到严重外伤患者发生肾功能衰竭的潜在危险性。创伤出血造成血容量不足和低氧血症、挤压伤引起的肌红蛋白增高、伴有肾、膀胱、尿道外伤的复合伤、麻醉手术对肾灌注和肾小球滤过率的影响、抗利尿激素和醛固酮分泌使肾小管再吸收增加以及抗生素的使用,均可能引起急性肾功能衰竭。初期肾衰是可逆的,迅速处理创伤性休克,可使肾衰发生率明显降低。急性肾功能衰竭常表现为少尿或无尿,但多尿性肾功能衰竭也并非少见。出现少尿时应首先排除血容量不足,不适当地使用利尿剂将进一步加重低血容量和肾功能衰竭。

（六）感染和多器官衰竭

创伤后几天或几星期内死亡者称为后期死亡,大约占所有创伤死亡的 1/5,其中 80% 死于感染或多器官衰竭(multiple organ failure,MOF)。快速、完全的复苏有助于减少感染和多器官功能衰竭的发生,术后充分的代谢、营养支持可提高此类患者的生存率。

随着全身炎症反应综合征(systemic inflammation response syndrome,SIRS)概念的提出及对各种炎性介质、细胞因子、炎性细胞的深入研究,人们对多器官衰竭发病机制的认识也由 20 世纪 70 年代的损伤→感染→全身性感染→MOF 转变为:损伤→机体应激反应→SIRS→多器官功能障碍综合征(multiple organ dysfunction syndrome,MODS)→MOF。临床治疗也有望从以往的以器官或系统为中心,转变为将患者和疾病看作一个整体而进行整体性的治疗。治疗措施也将从过去单纯的支持治疗发展到将来的病因性治疗与支持性治疗相结合。

(闫　红　胡　弋　刘艳红)

参 考 文 献

[1] CHARLES E S. Trauma Anesthesia(second edition)[M]. Cambridge:Cambridge University Press,2015.

[2] ROGERS W K,GARCIA L. Intraabdominal hypertension,abdominal compartment syndrome,and the open abdomen[J]. Chest,2018,153(1):238-250.

[3] DE LAET IE,MALBRAIN M,DE WAELE JJ. A clinician's guide to management of intra-abdominal hypertension and abdominal compartment syndrome in critically ill patients[J]. Crit Care,2020,24(1):97.

［4］COCCOLINI F,ROBERTS D,ANSALONI L,et al. The open abdomen in trauma and non-trauma patients：WSES guidelines［J］. World J Emerg Surg. 2018,13：7.

［5］BENZ D,BALOGH Z J. Damage control surgery：current state and future directions［J］. Curr Opin Crit Care,2017,23（6）：491-497.

［6］SIMMONS J W,POWELL M F. Acute traumatic coagulopathy：pathophysiology and resuscitation［J］. Br J Anaesth,2016,117（suppl 3）：iii31-iii43.

［7］NUNNALLY M E. Sepsis for the anaesthetist［J］. Br J Anaesth,2016,117（suppl 3）：iii44-iii51.

［8］CANNON J W. Hemorrhagic shock［J］. N Engl J Med,2018,378（4）：370-379.

［9］KALKWARF K J,COTTON B A. Resuscitation for Hypovolemic Shock［J］. Surg Clin North Am,2017,97（6）：1307-1321.

［10］CHANG R,HOLCOMB J B. Optimal Fluid Therapy for Traumatic Hemorrhagic Shock［J］. Crit Care Clin,2017,33（1）：15-36.

［11］PEREIRA B M. Abdominal compartment syndrome and intra-abdominal hypertension［J］. Curr Opin Crit Care,2019,25（6）：688-696.

［12］BOGERT J N,HARVIN J A,COTTON B A. Damage Control Resuscitation［J］. J Intensive Care Med,2016,31（3）：177-186.

［13］CHANDRA R,JACOBSON R A,POIRIER J,et al. Successful non-operative management of intraabdominal hypertension and abdominal compartment syndrome after complex ventral hernia repair：a case series［J］. Am J Surg,2018,216（4）：819-823.

［14］ALI M. Abdominal compartment syndrome：the importance of urinary catheter placement in measuring intra-abdominal pressure［J］. BMJ Case Rep,2018,21226786.

第十九章

四肢创伤患者的神经阻滞麻醉

四肢创伤是战时和日常生活工作中最为常见的机体损伤,常见类型包括皮肤和软组织损伤、骨折、关节脱位或损伤,以及血管、神经损伤。严重者可导致肢体毁损或离断,同时伴有机体其他部位或脏器创伤。常见致伤原因包括交通伤、坠落伤、机械伤、挤压伤、锐器伤、跌伤、烧伤、火器伤、爆炸伤等。四肢损伤会给机体带来失血、感染及相关应激反应、肢体活动和功能障碍。手术治疗和麻醉管理将面临失血、休克、感染、静脉通路建立、麻醉方法选择与实施等问题。麻醉科医师须了解创伤的病理生理变化,准确和全面评估创伤情况,制订合理有效麻醉方案,保证患者围手术期安全平稳。

第一节 基本问题

一、麻醉前评估

四肢创伤可能是单个部位损伤或多部位创伤同时发生,可发生在各个年龄组,尤其是中、老年患者常并存其他脏器功能障碍所致的慢性疾病。因此不论是上肢伤还是下肢伤,不论是单个肢体创伤还是多处伤,也不论是近端损伤还是远端损伤,全面的术前评估对四肢创伤患者都是十分重要的。创伤患者伤前的进食或禁食情况、气道情况、肢体活动程度或神经功能异常情况,是否合并脊柱、骨盆损伤、失血或休克、患者原有的慢性疾病或基础疾病等情况,手术和麻醉前均应给予充分评估,针对患者具体情况制订麻醉计划。尤其对老年患者常伴有的心血管系统、呼吸系统、神经系统等慢性疾病,术前应给予充分评估,并做出有针对性的麻醉方案和抢救计划。

二、麻醉方法的选择

与颅脑、颌面和躯干部位的手术所不同的是,四肢部位的手术有更多的麻醉方法可供选择,如全身麻醉、椎管内麻醉、神经区域阻滞麻醉、局部浸润麻醉等。麻醉方法的选择原则:①能满足手术需要、安全有效、便于管理;②麻醉科医师能熟练实施;③能有利于患者恢复。

一般认为,对伴有意识障碍、循环不稳定、呼吸困难、凝血功能异常、穿刺部位受损或感染、外周神经损伤、多部位损伤,或者不能主动配合的四肢创伤患者,建议采用全身麻醉方法;对未合并休克的双侧下肢创伤患者可以选用椎管内麻醉;对单个肢体创伤的患者则可以选择相应肢体的神经阻滞麻醉,便于保持患者术中清醒,有利于意识和神经功能判断,并且能将麻醉对患者全身情况和并存基础疾病的影响降到最低程度。

三、新技术的应用

随着神经刺激定位技术和超声引导技术在临床麻醉实践中的应用和普及,神经区域阻滞麻醉的安全性和精准性得到明显提高。这些临床麻醉新技术的应用,极大地扩展了神经区域阻滞的应用范围,使神经区域阻滞操作时间明显缩短,有效地降低机体应激反应、术后认知功能障碍、围手术期相关并发症的发生率,为完善围手术期镇痛治疗提供了良好条件。

临床麻醉科医师应主动学习、掌握和应用这些新技术,熟知四肢解剖和神经支配范围,使神经阻滞麻醉方法从传统的解剖定位向神经刺激仪定位技术和超声引导技术转化和整合。

(一)神经刺激仪定位技术

神经刺激仪定位技术是一种临床神经阻滞定位技术。将针尖可释放微电流的神经阻滞针通过导线连接于神经刺激发生仪,并将电极片粘贴于目标神经所支配范围的皮肤上,穿刺针进入肢体后二者构成环路,当针尖靠近目标神经或区域时,发出 0.1~5mA、频率为 1~2Hz 的间歇性低电流,可引发目标神经所支配的肌肉间歇性收缩,产生特定肌肉活动征象。与传统的解剖定位技术相比较,神经刺激仪定位技术无需通过穿刺针对神经纤维的直接接触产生异感来进行定位,而是通过神经电刺激反馈征象获得可视的定位信息,使穿刺针能更加精准地接近但不伤及神经纤维,阻滞更完善、应用更安全。当穿刺针接近目标神经并引发相应的特定肌肉活动征象时,逐渐降低刺激电流至 0.1~0.3mA 的同时使穿刺针更趋接近目标神经,由此确定阻滞位置。注射局部麻醉药后,即完成了单次阻滞,也可以利用推注药液时形成的液体空间留置导管,实现连续阻滞。

(二)超声引导技术

超声引导下神经区域阻滞可以单独应用,也可以与神经刺激仪定位技术联合应用。超声探头(换能器)通过压电晶片将电能转化为机械能发出声波,透过人体组织,在通过不同声阻抗的组织后,声波返回探头并转换成数字式二维灰阶图像。致密组织在屏幕上呈现为亮色,称为高回声信号;稀疏组织在屏幕上呈现为暗色,称为低回声信号。操作者可通过超声图像将穿刺针引导到目标神经纤维周围,并直接观察局部麻醉药注射后扩散情况,使局部麻醉药的用量、分布控制得更为准确。

1. **外周神经阻滞常用的超声探头**　有线阵和凸阵两类。①线阵探头:提供的图像无畸变且分辨率高,是临床麻醉最为常用的超声探头,但其组织穿透能力较差,主要适用于 6cm 以内的表浅目标的临床操作引导;②凸阵探头:能提供分辨率较低但穿透力较强的图像,一般深度可达 30cm,适用于深层目标的临床操作引导。

2. **外周神经的超声扫查图像**　不同部位的外周神经在超声扫查下的影像不尽相同,这与外周神经周围的结缔组织有关。一般情况下上肢的外周神经多呈低回声表现,而下肢的外周神经多为高回声表现。

3. **外周神经阻滞常用的超声扫查方法**　①就神经纤维而言:超声对外周神经的扫查技术可分为短轴扫查和长轴扫查两种。短轴扫查外周神经多表现为"蜂窝状"图像,长轴扫查外周神经多表现为"条索状"图像。②就穿刺技术而言:沿探头长轴方向进针,使穿刺针始终保持在声束范围内,图像中能看到整支穿刺针,称为平面内穿刺技术;沿探头短轴方向进针,使穿刺针的一部分被声束扫查到,图像中能看到穿刺针的一部分,称为平面外穿刺技术。在全身各部位的超声引导神经区域阻滞技术中,两种切面和两种穿刺技术都可能用到,这要根据患者的具体情况而定。

四、围手术期常见并发症

（一）骨水泥植入综合征

骨水泥(聚甲基丙烯酸甲酯)主要用于骨科关节手术,尤其是关节置换手术,主要目的是通过骨水泥将假体与骨质紧密结合并固定。

骨水泥植入综合征的发生机制主要包括:①骨水泥植入骨髓腔后产生高压作用,可将脂肪、骨髓、空气等压迫进入静脉系统形成栓塞;②聚甲基丙烯酸甲酯单体被吸收后引起血管扩张,导致血流动力学不稳定;③骨水泥植入诱发的 DIC;④骨水泥聚合发热导致的气栓可能等。骨水泥植入综合征的临床表现有低氧血症、低血压、心律失常、肺动脉高压、肺水肿、高热等。主要防治策略包括合理掌握骨水泥植入的时机,骨水泥植入前提高吸入氧浓度、补充和维持正常血容量。

（二）脂肪栓塞综合征

典型的脂肪栓塞综合征临床并不常见,多见于长骨或骨盆骨折后 72h 内以及手术过程中,一旦发生对患者存在致命风险(死亡率 10%~20%)。临床表现常见有呼吸困难、意识障碍、瘀斑三联征。胸部、上肢、腋下及结膜等部位出现瘀斑有助于脂肪栓塞综合征的确诊。若患者出现躁动、嗜睡或昏迷等神经系统症状常提示脑毛细血管损伤和脑水肿,缺氧会使这些症状进行性加重。在全身麻醉期间,患者常表现为呼气末二氧化碳浓度下降、血氧饱和度下降和肺动脉压上升,心电图可能出现 ST 段改变及右心负荷过重的表现。主要防治策略包括预防和支持治疗两个方面:①早期的骨折固定可明显减少肺部并发症的风险;②支持治疗包括持续气道正压通气,防止缺氧,应用血管活性药物保持循环系统稳定,伴有肺动脉高压时适当使用血管舒张药。

（三）血管栓塞

血管栓塞(如深静脉血栓和肺栓塞)是创伤患者围手术期死亡的常见原因之一,危险因素包括下肢骨折或创伤、长时间卧床、手术时间过长、肥胖、高龄等。其发生机制与静脉淤血、术后局部或全身性炎症反应所致的高凝状态有关。高风险患者术前如果没有采取有效预防性措施,深静脉血栓发生率可高达 40%以上,致死性肺栓塞发生率可达 1%~3%。临床研究证实,预防性使用抗凝药物以及肢体间断性充气加压治疗可显著降低血管栓塞的发生。对于血栓风险高而出血风险小的患者,除使用弹力袜和充气蠕动泵预防血栓外,还可以使用小剂量肝素、华法林或低分子肝素治疗。长时间使用华法林,或国际标准化比率(INR)>1.5 的患者不宜选用椎管内麻醉、深部外周神经阻滞或神经丛阻滞。对没有抗凝治疗史的患者,华法林可在术前 1d 晚上给予,术后没有留置硬膜外腔导管的患者可在手术当天即开始抗凝治疗。

（四）止血带反应

四肢手术常需要使用充气止血带以减少术中出血,但止血带带来的疼痛、代谢改变、血管栓塞、神经损伤、血流动力学变化等潜在风险须给予足够重视。止血带的充气压力通常比患者的基础收缩压高100mmHg。清醒患者使用止血带时,短时间就会感觉到强烈的灼烧样疼痛,并随着时间延长而加重。全身麻醉时,止血带充气约 1h 后患者会出现平均动脉压逐渐升高,应考虑与止血带疼痛有关。止血带使用时间超过 2h,可能导致因缺血造成的肌肉功能障碍或神经永久性损伤。下肢止血带引发的缺血可能会导致深静脉血栓形成。

止血带的合理应用十分重要,应严格控制止血带时间,防止并发症发生。术中对止血带痛可追加麻醉性镇痛药以缓解症状,止血带引起的交感神经逐渐激活的征象包括血压显著升高、心动过缓、出汗等。放松止血带可以明显缓解止血带痛和高血压,但需要注意及时处理血压下降、血乳酸增高、深静脉血栓形成等潜在风险。

（五）局部麻醉药毒性反应

椎管内麻醉和外周神经阻滞是四肢创伤手术常用的麻醉方法。临床上,局部麻醉药毒性反应并不少见,这与局部麻醉药浓度、容量和阻滞位置有密切关系,尤其是在局部麻醉药用量达到或超过限量,或操作不慎使药液误入血管时。应按照规范进行穿刺操作和使用局部麻醉药,一旦发生,紧急处理,对症治疗。

第二节　上肢创伤的麻醉

上肢是人类与外界接触机会最多的器官,其精巧程度没有其他身体部位能与之相比。人类的日常生活与生产劳作相关的活动主要依赖上肢,这也是上肢创伤的发生率居高不下的原因之一。根据上肢神经分布与常用神经阻滞的特点,本节从以下三个部分进行叙述。

一、手部创伤的麻醉

（一）手部神经支配

手的神经支配较为复杂,整个手掌由来于臂丛的桡神经、尺神经、正中神经共同支配。这三支神经到达手部后相继发出更多分支,分布和支配手的各个部分。根据这些分支走行,可以有效实施神经阻滞或局部麻醉,后者如于指根部注入局部麻醉药阻滞两侧指神经可用于单个手指损伤的手术治疗。

1. **桡神经**　主要包括浅支和深支,即皮支和肌支。①深支:穿旋后肌至前臂背侧,支配旋后肌、指总深肌、尺侧腕屈肌、拇长伸肌、拇长展肌和拇短伸肌;②浅支:走行于肱桡肌深侧,分布于手臂桡侧的皮肤、拇指、中指桡侧的第一指节背面皮肤。

2. **正中神经**　主要包括掌指侧总支、掌支。①正中神经掌支:在腕横韧带深面入掌,分布于掌外侧皮肤;②掌指侧总支:发出三个分支,分布于手掌面三个半手指皮肤。

3. **尺神经**　主要包括手背支、掌支、浅支和深支。①手背支:分布于小指、无名指和中指的背面尺侧半皮肤;②掌支:分布于小鱼际肌皮肤;③浅支:分为支配无名指和小指侧缘终末节背侧皮肤的指掌侧总神经和支配第 5 指掌面尺侧的指掌侧固有神经;④深支:支配小指展肌、小指屈肌、小指对掌肌、骨间肌、第 3 蚓状肌、第 4 蚓状肌和拇收肌。

（二）手部创伤的神经阻滞麻醉

适用于手部创伤的手术和镇痛治疗的神经阻滞可在上肢多个位置完成,其中腕部入路神经阻滞是临床常用方法之一。

1. **解剖定位下的神经阻滞**

（1）桡神经阻滞:桡神经浅支在腕关节前后发出终末支,神经并不集中,因此桡神经阻滞的实质是区域麻醉,其阻滞的有效性较尺神经和正中神经略差一些。患者仰卧位,上肢置于身体两侧,拇指朝上。常规消毒铺单,桡骨远端可触及茎突,穿刺针从茎突旁刺入皮肤,回抽无血后注药,围绕茎突周围做环形注射,再将穿刺针向掌侧进针,穿刺进入肱桡肌继续注药,随后退针至皮下,绕过腕关节向背侧,穿刺进入2~3cm,回抽无血后注药,局部麻醉药容量在 10ml 以内(图 19-2-1A)。

（2）尺神经阻滞:患者平卧位,上肢置于身体两侧,前臂抬起,暴露尺骨。触及尺骨茎突,沿尺骨茎突在近心端 3~5cm 触及尺骨边缘,此边缘近掌侧 1~2cm 位置可触及尺动脉搏动。常规消毒铺单,避开尺动脉将针垂直刺入皮肤,穿刺至尺动脉旁,在尺动脉与肌腱之间寻找神经,待患者出现异感,回抽无血后,注射局部麻醉药 3~5ml(图 19-2-1B)。

（3）正中神经阻滞:患者平卧位,上肢置于身体两侧,掌心向上,在桡骨茎突与尺骨茎突之间做一连线,标记出连线的中点。常规消毒铺单,于中点处靠桡侧 0.5~1cm 位置将穿刺针垂直刺入皮肤 1~2cm,待患者出现异感,回抽无血后,注射局部麻醉药 5ml。若患者无异感,可将穿刺针轻微左右移动,寻找异感后再注药(图 19-2-1C)。

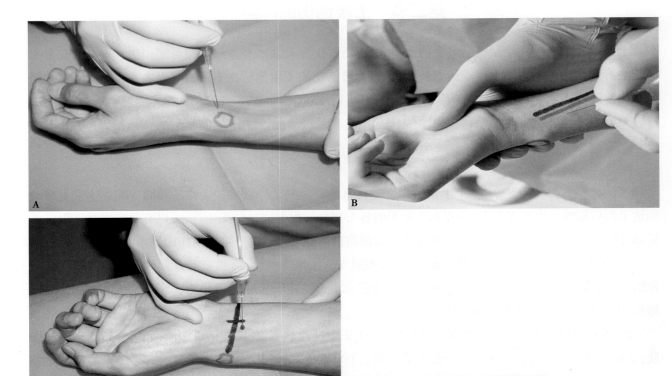

图 19-2-1　解剖定位下手部神经阻滞
A. 桡神经阻滞；B. 尺神经阻滞；C. 正中神经阻滞。

2. 超声引导下神经阻滞

（1）桡神经阻滞:患者平卧位,上肢置于身体两侧,拇指朝上暴露桡骨。选用高频线阵探头,超声图像深度设置在 3.0~3.5cm,增益适度,确定探头标记方向,横断面从桡骨茎突开始向近心端略偏向掌侧扫查,超声图像可见桡骨的横断面和桡骨掌侧的桡动脉短轴图像,桡动脉灰阶图像可见清晰搏动,如难以区分可应用彩色多普勒功能确定桡动脉具体位置。探头在该节段来回扫查,一般情况下可见桡神经浅支的神经束汇集于桡动脉旁,超声图像表现为桡动脉旁蜂窝状回声团块。常规消毒铺单,选用短轴平面内穿刺技术,针尖到达桡动脉旁神经束周围(图 19-2-2),回抽无血后,推注局部麻醉药 10ml,完成阻滞。

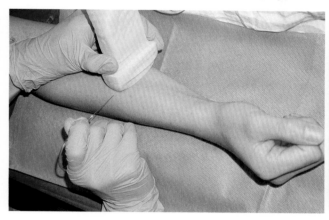
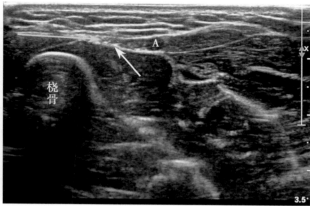

图 19-2-2 超声引导下桡神经浅支阻滞

A,桡动脉;白色箭头,桡神经浅支;黄色箭头,穿刺针路径。

（2）尺神经阻滞:患者平卧位,上肢置于身体两侧,掌心向上,手和前臂略向桡侧偏转,尽量暴露尺骨。选用高频线阵探头,超声图像深度调节在 3.0~3.5cm,增益适度,确定探头标记方向,探头横断面从尺骨茎突向近心端略偏向掌侧扫查,超声图像可见尺骨的横断面和尺动脉短轴图像,毗邻尺动脉位置可见呈椭圆形蜂窝状团块图像即为尺神经。常规消毒铺单,选用短轴平面内穿刺技术,注药点在尺动脉旁的尺神经周围（图 19-2-3）,回抽无血后,注射局部麻醉药 5ml,完成阻滞。

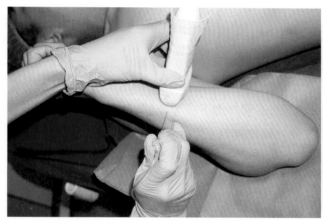
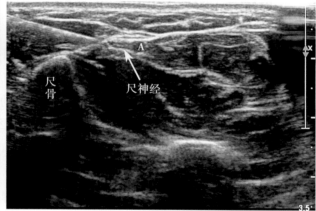

图 19-2-3 超声引导下尺神经阻滞

A,尺动脉。

（3）正中神经:患者平卧位,上肢置于身体两侧,掌心向上。选用高频线阵探头,超声图像深度调节在 3.0~3.5cm,增益适度,确定探头标记方向,超声探头横断面扫查前臂腕部,可见尺骨和桡骨的横断面图像,桡骨较尺骨略宽,桡骨上方可见桡动脉。于尺骨和桡骨浅侧可见椭圆形或三角形蜂窝状回声团块即为正中神经。常规消毒铺单,行短轴平面内穿刺技术（图 19-2-4）,注药点在正中神经周围,回抽无血后,注射局部麻醉药 5ml,完成阻滞。

3. 阻滞特点和注意事项

（1）桡神经浅支的定位:正中神经和尺神经在超声下较容易辨识,但桡神经浅支较难确定具体位置,

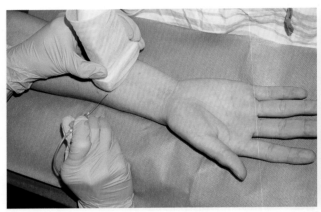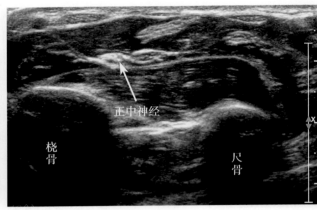

图 19-2-4　超声引导下腕部正中神经阻滞

阻滞时以桡骨茎突为起点反复来回扫查,确定桡神经浅支相对集中的位置(一般在桡骨远端 1/3 处),容量建议 10ml 左右。

(2)短轴平面内穿刺技术:无论是桡神经浅支、尺神经还是正中神经阻滞,因神经较为浅表,尽量选择行短轴平面内穿刺技术完成阻滞。

(3)以血管为标志:桡动脉和尺动脉是判断相应神经的重要参照目标,穿刺前应使用超声彩色多普勒进一步确定血管的准确位置,以便找到目标神经。

二、前臂、肘部与上臂创伤的麻醉

(一) 神经支配

1. 前臂　神经分布复杂,不同患者的神经支配不尽相同。主要由 $C_{5\sim8}$、T_1 节段发出的神经组成,包括:①前臂外侧皮神经(发自肌皮神经);②前臂内侧皮神经(发自内侧束);③前臂后皮神经(发自桡神经);④臂内侧皮神经(发自内侧束)和肋间臂神经(发自第二肋间神经);⑤臂外侧下皮神经(发自桡神经)。

2. 肘部　神经支配包括:①臂外侧下皮神经;②前臂外侧皮神经(肌皮神经终支,由 C_5 和 C_6 发出)。③前臂内侧皮神经(由 C_8 和 T_1 发出);④臂后皮神经(由 $C_{5\sim8}$ 发出);不同个体的支配区域存在一定的差异。

3. 上臂

(1)肱骨远端:感觉神经支配主要来源于:①臂内侧皮神经(发自内侧束);②前臂内侧皮神经(发自内侧束);③臂外侧下皮神经(发自桡神经);④前臂外侧皮神经(发自肌皮神经);⑤前臂后皮神经(发自桡神经)。

(2)肱骨干:上着较多肌肉,包括肱二头肌、肱三头肌、喙肱肌、肱肌、肘肌等,另外还有桡神经、正中神经、尺神经及相关动、静脉通过;感觉神经支配主要来源于:①臂后侧皮神经(发自桡神经);②臂外侧下皮神经(发自桡神经);③臂内侧皮神经(发自内侧束);④肋间臂神经(发自第二肋间神经)和前臂内侧皮神经(发自内侧束)。

(3)肱骨近端:主要包括肱骨头、大结节、小结节、肱骨外科颈等结构。肱骨头与关节盂形成盂肱关节,是人体活动度最大的关节。关节盂的表面积只是肱骨头的 30% 左右,盂肱关节的稳定性主要依赖于软组织,而骨稳定性相对较差。肱骨近端的感觉神经支配主要来源于:①锁骨上神经(发自颈丛);②臂内侧皮神经(发自内侧束);③臂外侧上皮神经(发自腋神经)。

（二）常用神经阻滞

除手部、肩部外，上肢前臂、肘部和上臂创伤的手术与镇痛治疗通常可采用肌间沟入路臂丛阻滞、锁骨上入路臂丛阻滞、锁骨下入路臂丛阻滞、喙突入路臂丛阻滞、肋锁间隙入路臂丛阻滞和腋入路臂丛阻滞等方法，上臂的创伤必要时还可增加颈神经根阻滞、颈浅丛阻滞或颈中丛阻滞。

1. 解剖定位下的神经阻滞

（1）肌间沟入路臂丛神经阻滞：患者平卧位，头偏向健侧，暴露颈部，上肢置于身体两侧。嘱患者抬头，颈部可见前、中斜角肌凸起，确定两块肌肉中间的肌间隙。常规消毒铺单，操作者示指及中指触及肌间隙并往锁骨方向滑下。此时手指压迫时患者可能会出现麻木感提示臂丛所在位置。常规消毒皮肤，穿刺针可在此点垂直刺入皮肤，针尾稍向肩侧倾斜，随着穿刺针进入，患者会出现明显异感即可推药，一般情况下深度不超过 2.5cm，容量 20ml，完成阻滞（图 19-2-5A）。

（2）锁骨上入路臂丛神经阻滞：锁骨上的臂丛神经是整个臂丛解剖中最为集中的位置，该位置是臂丛干的远端，神经集中于一个较为狭小的截面内，在此阻滞局部麻醉药液扩散效果优于其他位置。解剖定位下阻滞的关键在于锁骨上窝触摸到锁骨下动脉搏动。患者平卧位，头偏向健侧，上肢置于身体两侧，暴露锁骨上窝，操作者用示指在锁骨上窝锁骨中点内 1/2 位置寻找动脉搏动，确定动脉位置。在动脉外侧旁开 0.5cm 位置按压，患者有上肢麻木感即为阻滞位置。常规消毒铺单，穿刺针在动脉外侧旁开 0.5cm 处垂直刺入皮肤，进针 1~2cm 时有突破感，患者上肢出现异感，回抽无血，推注局部麻醉药 15ml。该位置离胸膜

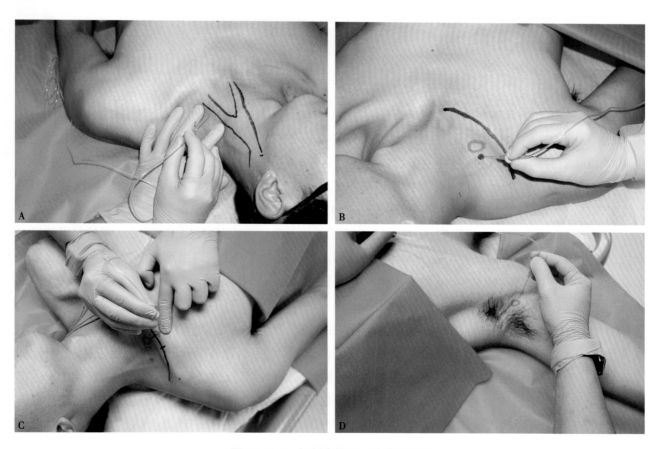

图 19-2-5　解剖定位下上肢神经阻滞

A. 肌间沟入路臂丛神经阻滞；B. 锁骨上入路臂丛神经阻滞；C. 锁骨下入路臂丛神经阻滞；D. 腋入路臂丛神经阻滞。

较近,进针深度应小于 2.5cm(图 19-2-5B)。

(3)锁骨下入路臂丛神经阻滞:患者平卧位,头偏向健侧,上肢置于身体两侧。操作者示指在锁骨上窝位置触及锁骨下动脉并随动脉走行一直触及动脉至锁骨上缘,随后示指跨过锁骨在锁骨下缘触及锁骨下动脉,动脉外侧即为穿刺点。常规消毒铺单,示指触及动脉,在动脉外侧旁开 0.5cm 处垂直进针,进皮后穿刺针略向外侧倾斜 5°,此时可出现突破感,患者出现异感,回抽无血即可推注局部麻醉药 10ml。随后退针至皮下,穿刺针尖略向内侧倾斜 5°再次进针寻找突破感,患者再次出现异感,回抽无血后再推注局部麻醉药 10ml,完成阻滞(图 19-2-5C)。

(4)腋入路臂丛神经阻滞:患者平卧位,头偏向健侧,上肢外展,暴露腋窝,于腋窝位置可触及腋动脉搏动。常规消毒铺单,操作者示指轻压腋动脉,寻找腋动脉搏动并确定动脉边缘。穿刺针旁开腋动脉垂直刺入,进入腋鞘会有落空感,患者可出现异感,此时放开穿刺针,可见穿刺针随动脉搏动而抖动,回抽无血,推注局部麻醉药 20ml(图 19-2-5D)。

(5)颈中丛神经阻滞:患者平卧,头偏向健侧,嘱患者抬头,见胸锁乳突肌及其边界,可用记号笔标记胸锁乳突肌轮廓。于 C_4 水平,操作者示指触及胸锁乳突肌锁骨附着点和胸锁乳突肌后缘。常规消毒铺单,颈丛神经较为分散,不能精确定位出神经所在位置和范围,故在阻滞时,穿刺针进针点选择沿胸锁乳突肌后缘中点,进针后穿至肌层调整针尖位置,回抽无血后,向上向下各注射局部麻醉药约 10ml,或做扇形注射,总容量 20~30ml,完成阻滞(图 19-2-6)。

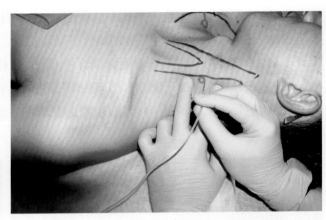

图 19-2-6 解剖定位下颈中丛神经阻滞

2. 神经刺激仪引导下的神经阻滞

(1)肌间沟入路臂丛神经阻滞:定位方法同解剖定位下肌间沟入路臂丛神经阻滞。穿刺前神经刺激仪调制 1.0mA,穿刺针刺入皮肤,针尖接近臂丛神经时三角肌、肱二头肌、肱三头肌或手部有节律性抽动,此时将神经刺激仪调至 0.2~0.5mA,肌肉抽动减弱或消失。穿刺针继续往前进入直至肌肉再次抽动即可推注局部麻醉药液,一般情况下深度不超过 2.5cm,容量 20ml,完成阻滞。

(2)锁骨上入路臂丛神经阻滞:定位方法同解剖定位下锁骨上入路臂丛神经阻滞。穿刺前将神经刺激仪调至 1.0mA,穿刺针垂直刺入皮肤,缓慢进针,靠近神经时患者若出现肩颈部、上臂等相关肌肉规律性抽动,则表明针尖已到达臂丛神经,调节神经刺激仪至 0.2~0.5mA,若肌肉继续抽动,回抽无血后推注局部麻醉药 15ml,完成阻滞。

(3)锁骨下入路臂丛神经阻滞:定位方法同解剖定位下锁骨下入路臂丛神经阻滞。穿刺前神经刺激仪调至 1.0mA。示指在锁骨和肋骨之间触及锁骨下动脉搏动,在动脉外侧旁开 0.5cm 处进针,穿刺针向外倾斜 5°。针尖到达胸部肌肉时会诱发胸部肌肉的抽动,此时可继续进针,针尖到达臂丛神经会诱发手部肌肉抽动,多以手指屈伸为主要表现,此时调节神经刺激仪至 0.2~0.5mA,若手指无抽动反应,穿刺针可向内侧倾斜 5°,当手部肌肉再次出现抽动即可推注局部麻醉药 10ml。随后穿刺针退至皮下,穿刺针向动脉内侧倾斜 5°再次进针,出现手部抽动时调节神经刺激仪至 0.2~0.5mA,若手部继续抽动则推注局部麻醉药 10ml,完成阻滞。

（4）腋入路臂丛神经阻滞：定位方法同解剖定位下腋路臂丛神经阻滞。穿刺前神经刺激仪调至1.0mA，穿刺针刺入皮肤，针尖接近臂丛神经时会出现伸指、伸腕等动作，将神经刺激仪调至0.2mA穿刺针再进入直至再次出现同样动作，回抽无血后推注局部麻醉药15ml，完成阻滞。针尖进入腋鞘推注药物后，会沿腋动、静脉扩散，但实际上也会有阻滞不全的情况。

3. 超声引导下的神经阻滞

（1）肌间沟入路臂丛神经阻滞：患者平卧位，头偏向健侧，暴露颈部，双手置于身体两侧。选用高频线阵探头，超声图像深度调节在3.0~4.0cm，增益适度，确定探头标记方向，探头以横断面扫查颈部，确认颈总动脉和颈内静脉位置，血管浅层可见胸锁乳突肌。在$C_{6~7}$水平，颈内静脉外侧可见椭圆状的前斜角肌，且在此切面前斜角肌边界清晰。前斜角肌外侧可见排列规则的"串珠样"圆形低回声臂丛神经声像图。常规消毒铺单，确定臂丛神经切面后，行短轴平面内穿刺，回抽无血后，先注射局部麻醉药5~7ml阻滞深部的臂丛下干，再逐一调整穿刺针到中干和上干分别注药5~7ml，总容量小于20ml，完成阻滞（图19-2-7）。

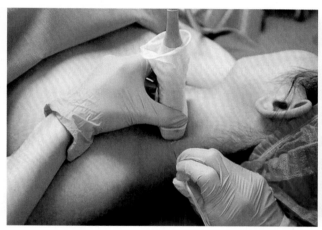
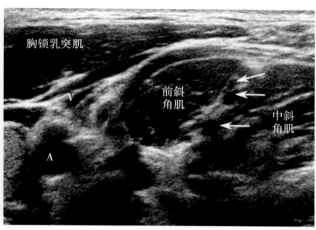

图19-2-7　超声引导下肌间沟臂丛神经阻滞
A：颈总动脉；V：颈内静脉；白色箭头：臂丛神经。

（2）锁骨上入路臂丛神经阻滞：患者平卧位，头偏向健侧，上肢置于身体两侧。选用高频线阵探头，超声图像深度调节在3.0~4.0cm，增益适度，超声探头放置于锁骨上窝位置，确定探头标记方向，探头置于锁骨上缘，探头长轴与锁骨长轴平行，偏转探头向胸腔方向扫查。此时超声图像可见锁骨下动脉短轴图像，彩色多普勒功能可确定动脉血流图像。在锁骨下动脉外上侧可见椭圆形蜂窝状团块图像为臂丛神经。锁骨下动脉深面可见第一肋骨和胸膜，正常情况下，胸膜随呼吸运动表现为水平滑动的胸膜滑动征。选用高频线阵探头，常规消毒铺单，确定臂丛神经最佳切面图像后，穿刺针从外侧向内侧行短轴平面内穿刺技术，针尖到达蜂窝状臂丛神经图像即可推注局部麻醉药，并实时观察药液扩散情况，可适度调正穿刺针位置，以达到充分浸润的目的。阻滞过程中，须始终保持穿刺针的超声显影，注意针尖不要刺破胸膜（图19-2-8）。

（3）锁骨下入路臂丛神经阻滞：患者平卧位，头偏向健侧，上肢放置于身体两侧。选用高频线阵探头，超声图像深度调节在3.0~3.5cm，增益适度，探头矢状位垂直置于锁骨中点外1/2处，也可以喙突为起点向中线方向扫查。随探头移动，超声图像可见腋动、静脉短轴图像，彩色多普勒功能可协助定位动、静脉位置。在腋动脉周围可见"半月形"高回声神经图像，分别为外侧束、内侧束和后束。此处神经解剖变异较大，且对于肥胖或透声条件不佳的患者，神经图像常不满意。一般情况下，在腋动脉周围注药，可获得满意

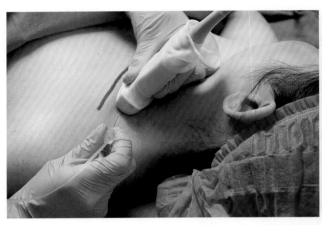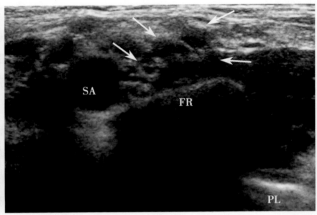

图 19-2-8　超声引导下锁骨上入路臂丛神经阻滞
SA:锁骨上动脉;FR:第一肋骨;PL:胸膜;白色箭头:臂丛神经。

的阻滞效果。常规消毒铺单,穿刺针从头侧向尾侧方向进针,行短轴平面内技术。超声图像可见穿刺针穿过胸大肌、胸小肌、锁骨下肌和筋膜。针尖靠近腋动脉,患者可出现异感,回抽无血即可推注局部麻醉药 20ml,实时观察局部麻醉药液沿腋动脉逐步扩散至腋动脉深面和对侧面(图 19-2-9),完成阻滞。

（4）腋入路臂丛神经阻滞:患者平卧位,头偏向健侧,上肢外展至 90°,无需过度暴露腋窝。选用高频线阵探头,超声图像深度调节在 3.0~4.0cm,增益适度,确定探头标记方向,探头横断面置于肱骨外科颈水平,超声图像可见肱骨横断面、肱二头肌短头、喙肱肌、腋动脉、腋静脉等。彩色多普勒和频谱技术可协助确定腋动、静脉位置和其他血管属性。超声下观察桡神经、尺神经、正中神经、肋间臂神经和肌皮神经位置。常规消毒铺单,确定臂丛神经最佳切面图像后,行短轴平面内穿刺技术,穿刺针进入腋鞘,回抽无血后推注局部麻醉药。穿刺过程中需适当调整穿刺针位置,使得局部麻醉药浸润各支臂丛神经分支,局部麻醉药容量 20ml,完成阻滞(图 19-2-10)。

（5）颈中丛神经阻滞:颈中丛神经由 C_{1-4} 神经根的前支组成,位于胸锁乳突肌的深面,发出皮支和肌支。胸锁乳突肌后缘深筋膜位置,是 C_{2-4} 神经根汇合成为颈丛的位置,在此处有 4 条终末支,分别为耳大

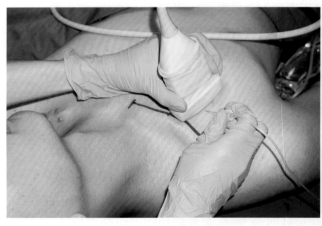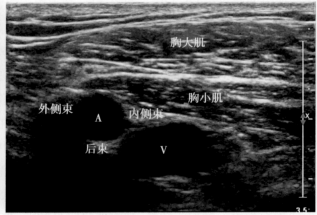

图 19-2-9　超声引导下锁骨下入路臂丛神经阻滞
A:腋动脉;V:腋静脉。

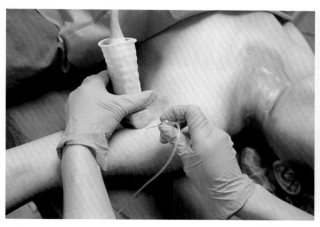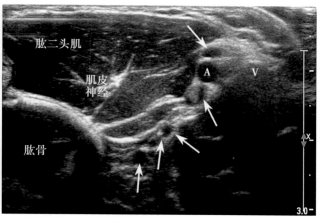

图 19-2-10　超声引导下腋入路臂丛神经阻滞

A：腋动脉；V：腋静脉；白色箭头：臂丛神经。

神经、颈横神经、枕小神经和锁骨上神经。患者平卧位，头偏向一侧，上肢放置于身体两侧。选用高频线阵探头，超声图像深度调节在 3.0~3.5cm，增益适度，探头横断面置于颈部。超声图像可见胸锁乳突肌外侧缘深面是前斜角肌，需要注意封套筋膜和椎前筋膜几乎是贴合在一起的，而颈中浅丛位于胸锁乳突肌后缘深筋膜，即封套筋膜深面，超声下表现为低回声区。常规消毒铺单，超声探头确定 C₄ 水平，并确认前斜角肌和胸锁乳突肌，穿刺针从外侧向内侧行短轴平面内技术穿刺进入，进针角度较小，超声图像可见穿刺针从图像近场向图像远场进入，到达胸锁乳突肌外侧缘封套筋膜深面，即可推注局部麻醉药，观察局部麻醉药水平扩散。如不能确定颈中丛具体位置，可将局部麻醉药推注范围稍扩大，但注意不要突破椎前筋膜位置推药，这有可能阻滞膈神经和臂丛神经，容量 20ml，完成阻滞（图 19-2-11）。

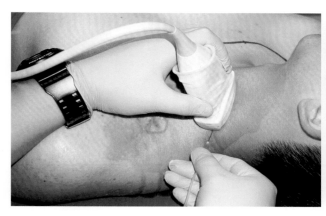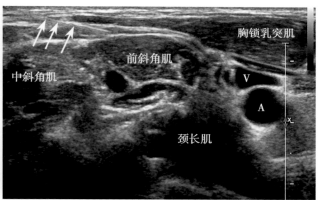

图 19-2-11　超声引导下颈中丛神经阻滞

A：颈总动脉；V：颈内静脉；箭头：穿刺针；★：注药点。

（三）阻滞特点和注意事项

1. **解剖变异**　肌间沟臂丛神经存在一定的解剖变异，一部分患者在前斜角肌外侧分出多支神经，而非"臂丛三干"，在超声图像下可以清晰显示。另有部分患者存在颈横动脉或有小血管经过臂丛所在肌间沟位置，穿刺前须用彩色多普勒区分神经和血管，并且需要在穿刺入路扫查有无血管经过穿刺路径。特别需要注意皮下颈浅静脉是否阻挡穿刺针入路，如有阻挡情况则需要绕开颈浅静脉。

2. **适度偏头**　解剖定位下的锁骨上窝臂丛神经阻滞,患者头偏向健侧不宜过度,过度偏转会造成颈部肌肉过度拉伸而影响触及锁骨下动脉的手感。

3. **腋动脉位置**　超声引导下腋路臂丛神经阻滞前要确定腋动脉位置,可用探头加压法压闭腋静脉从而确定腋动脉位置。腋鞘内神经相对集中,要始终显示针尖,避免穿刺针直接损伤神经。腋动、静脉周围常会出现其他小的血管分支,穿刺前须用彩色多普勒充分观察细小血管位置。

4. **锁骨下路径**　①解剖定位下行锁骨下臂丛神经阻滞时,锁骨下动脉因有锁骨和肋骨的双重阻挡,并不易触及,示指加压较为容易触及动脉搏动;②超声引导下锁骨下臂丛神经阻滞,除了单次阻滞外也较适合实施连续阻滞,在该位置穿刺置管后受头颈部活动影响小,导管位置相对固定,不易发生脱管或位移。

5. **颈中丛神经阻滞**　超声引导下颈中丛阻滞前,在确定了胸锁乳突肌位置后还需要注意颈浅静脉位置,穿刺过程中极有可能损伤颈浅静脉,确定颈浅静脉位置时探头需轻微触患者颈部皮肤,以排除空气且超声图像清晰为宜,探头勿过分加压,这样会压闭颈浅静脉,或用彩色多普勒确定颈浅静脉位置,穿刺时避开血管。

上肢创伤常用神经阻滞方法见表 19-2-1。

表 19-2-1　上肢创伤常用神经阻滞方法

		手部创伤	前臂创伤	肘部创伤	上臂创伤	肩部创伤
颈椎脊神经根阻滞						√
肩胛上神经阻滞						√
颈中丛神经阻滞					√	√
臂丛神经阻滞	肌间沟入路	√	√	√	√	√
	锁骨上入路	√	√	√	√	
	锁骨下入路			√		
	喙突入路			√		
	肋锁间隙入路			√		
	腋入路	√	√	√		
腕部入路	桡神经	√				
	正中神经	√				
	尺神经	√				

三、肩部创伤的麻醉

（一）肩部神经支配

肩关节的神经支配来源于颈丛神经和臂丛神经,包括:①肩胛上神经;②肩胛下神经;③锁骨上神经;④腋神经等。其中肩胛上神经支配肩部约 70% 的感觉,该神经起自臂丛上干,向后走行经肩胛上切迹进入冈上窝,继而伴肩胛上动脉一起绕行肩胛冈外缘转入冈下窝,分布于冈上肌,冈下肌和肩胛关节。

（二）肩部创伤的神经阻滞

常用神经阻滞方法包括:肌间沟臂丛神经阻滞、肩胛上神经阻滞、腋神经阻滞、颈丛神经阻滞和颈椎脊神经根阻滞等。肌间沟臂丛神经阻滞虽然对肩关节手术有较好的镇痛作用,但因其阻滞过程中局部麻醉药有可能阻滞到膈神经而使患者感到明显不适,近年来临床上更常选择肩胛上神经阻滞。肩胛上神经有解剖位置清晰、参照物明确等特点,阻滞难度不大,特别是超声引导下肩胛上神经阻滞更具优势,不足的是镇痛效果不够完善。颈椎脊神经根阻滞是一种更为彻底的阻滞方式,可用于包括肩关节在内的上肢手术,但风险较高,阻滞难度较大,虽然在超声引导下大大提高了颈椎脊神经根阻滞的安全性和可操作性,但仍需要较强的识图能力和熟练的穿刺技巧才能完成。

1. 解剖定位下的神经阻滞

（1）肩胛上神经阻滞:肩胛上神经来源于C_{5-6}神经前支的锁骨上纤维,部分患者C_4神经的少部分纤维也参与其中。肩胛上神经由臂丛上干发出后,向后并向下移行,穿过斜方肌和肩胛舌骨肌后与肩胛上动、静脉共同走行至肩胛上切迹并穿过该切迹继续下行。患者取坐位,双手置于身体两侧。操作者先触及患侧肩胛冈所在位置,并用记号笔标记出肩胛冈上缘位置。在肩胛骨内侧缘至肩峰之间做一条连线,在该连线中点做出标记后,再找到肩胛下角与该标记点做一连线,在两条连线形成交叉的第二象限内侧2cm即为穿刺点。常规消毒铺单,穿刺针在该穿刺点垂直刺入皮肤,穿过斜方肌和冈上肌到达冈上窝,此时退针,将针尖向前调整10°再次进针至肩胛上切迹位置,可轻微滑动针尖寻找切迹落空感,直至患者出现异感,回抽无血后,即可推注局部麻醉药5~10ml,完成阻滞（图19-2-12）。

（2）颈椎脊神经根阻滞:颈椎脊神经根阻滞适用于全上肢手术,尤其适用于肩部、肘部、腕部的大手术,但对于掌指或切口侵犯相对较小的手术,应选择其他方法。该阻滞技术对患者感觉抑制较运动抑制更强。患者平卧位,头偏向健侧,先确定乳突、C_6横突和胸锁乳突肌后缘位置。在胸锁乳突肌锁骨头外侧缘、环状软骨水平可触及到C_6横突,并做标记。在C_6横突与乳突之间做一连线,再确定胸锁乳突肌外侧缘位置,此时,C_4位于乳突尾侧6~7cm,在C_4和C_6之间为C_5位置。C_7可根据C_4、C_5、C_6水平节段距离标记位置。常规消毒铺单,操作者两指定位颈椎横突,穿刺针在两指之间穿刺进入皮肤,针尖稍偏向尾侧继续进入,这样做可有助于防止针尖进入脊髓。缓慢进针到达横突,此时退针1~2mm,回抽无血后推注局部麻醉药5ml。其他节段照此法完成阻滞。大多数患者进针1~2cm可到达横突,进针深度控制在2.5cm以内,以防造成神经根损伤（图19-2-13）。

2. 神经刺激仪引导下的神经阻滞　肩胛上神经阻滞:肩胛上神经属于混合神经。肩胛上神经支配冈上肌和冈下肌。定位方法同解剖定位下肩胛上神经阻滞。穿刺前神经刺激仪调至1.0mA。常规消毒铺单,穿刺针从穿刺点进入皮肤,穿过斜方肌和冈上肌到达冈上窝,此时退针,将针尖向前调整10°再次进

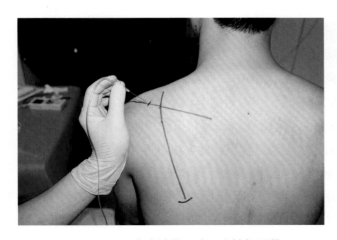

图19-2-12　解剖定位下肩胛上神经阻滞

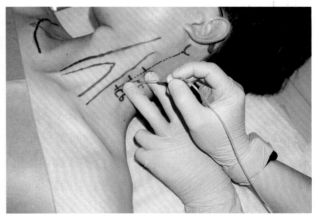

图19-2-13　解剖定位下颈椎脊神经根阻滞

针至肩胛上切迹位置,可轻微拨动针尖寻找切迹落空感,到达肩胛上神经所在位置。此时患者冈上肌和冈下肌会出现节律性抽动,调节神经刺激仪至 0.2mA,若肌肉继续抽动,回抽无血后,可推注局部麻醉药 5~10ml,完成阻滞。

3. 超声引导下的神经阻滞

(1)肩胛上神经阻滞:患者取坐位,双手置于身体两侧。操作者先触及患者患侧肩胛冈所在位置,可用记号笔标记出肩胛冈上缘。选用高频线阵探头,超声图像深度调节在 4.0~5.0cm,增益适度,因该位置较深,应适当加大远场增益,确定探头标记方向,超声探头边缘靠近肩胛冈上缘,行冠状位扫查,超声图像可见斜方肌、冈上肌与冈上窝皮质图像。此时探头尾端前倾,可见肩胛上切迹,在切迹处使用彩色多普勒,可见肩胛上动脉,若彩色多普勒未见肩胛上动脉可适度增加彩色增益或使用能量多普勒协助辨识肩胛上动脉。常规消毒铺单,确定最佳切面后,行平面内或平面外技术皆可,穿刺针刺入皮肤,针尖到达肩胛上切迹处肩胛上动脉周围,回抽无血后即可推注局部麻醉药 5ml,完成阻滞(图 19-2-14)。

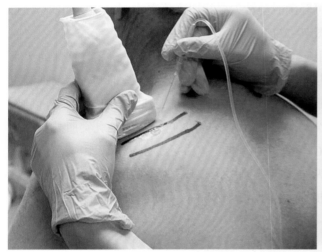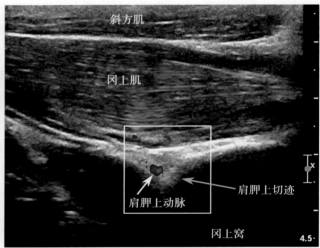

图 19-2-14　超声引导下肩胛上神经阻滞

(2)颈椎脊神经根阻滞:患者平卧位,头偏向健侧,上肢置于身体两侧。选用高频线阵探头,超声图像深度调节在 3.5~4cm,增益适度,确定探头标记方向,超声探头横断面放置于颈部中下段,超声图像确定颈总动脉和颈内静脉位置,可用彩色多普勒协助确认。探头向患者外侧缓慢移动,超声图像可见前、中斜角肌和臂丛神经,此时探头沿颈椎长轴向上向下缓慢移动,寻找 C_6、C_7 横突前、后结节超声图像。其中,C_6 横突前、后结节的图像为"碗口征"图像,前、后结节中间是 C_6 神经根的圆形低回声声像表现。探头继续缓慢向锁骨方向移动,可见 C_7 横突后结节图像,其后结节宽大而高耸,后结节内上方为 C_7 神经根的圆形低回声声像表现。探头向头侧缓慢滑动,在 C_6 上一节段可见类似于 C_6 前、后结节图像为 C_5 横突的前、后结节及神经根,不同的是 C_5 前、后结节的间距较 C_6 更小,但也可明显辨识。此方法可追寻至 C_4 甚至 C_3 神经根。常规消毒铺单,穿刺前应用彩色多普勒确定椎动脉、颈外静脉、颈内静脉等血管位置,行短轴平面内穿刺技术,穿刺针角度稍大,穿刺过程中须始终保证穿刺针干和针尖在超声图像上清晰显示。针尖到达横突后结节后穿刺针可更靠近神经根,回抽无血后即可推注局部麻醉药 5ml,见局部麻醉药向前浸润并包裹神经根,完成阻滞,此法可依次阻滞不同节段颈神经根(图 19-2-15)。

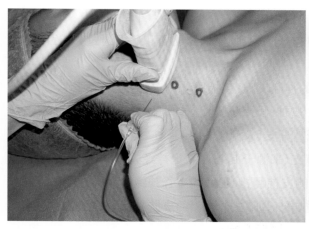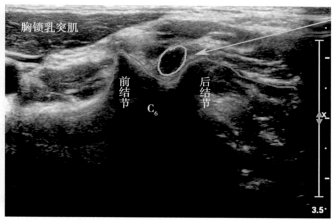

图 19-2-15　超声引导下颈椎脊神经根神经阻滞

橙色圆圈:C_6 神经根;黄色箭头:穿刺针路径。

(三) 阻滞特点和注意事项

解剖定位下的肩胛上神经阻滞时,针尖到达冈上窝后退针,将针尖向前调整 10°再次进针至肩胛上切迹位置,此时针尖尽量避免来回过度拨动,以免损伤肩胛上神经。

超声引导下颈椎脊神经根阻滞,行短轴平面内穿刺技术,针尖到达横突后结节时,穿刺至后结节上缘即可推注局部麻醉药,如对针尖位置不满意,可扩大穿刺针角度,但在调整角度过程中要避免穿刺针继续深入而损伤神经根,应稍退针调整后再进针。

颈椎脊神经根阻滞,因定位较难,尽量避免解剖定位下穿刺,超声引导下穿刺是更安全的选择。另外,超声引导下的颈椎脊神经根图像对患者条件依赖性较大,尤其是高龄、颈短或透声条件不佳的患者,常难以辨识颈椎横突图像,而不能确定阻滞位置,临床要依患者情况而选择阻滞技术,也常选择颈中神经丛代替较高节段的颈神经根阻滞。

第三节　下肢创伤的麻醉

下肢是支撑躯体和人体运动的重要组成部分。人类各种活动,不论是采集、狩猎、种植或是战争,下肢都承担着不可替代的作用。如果说上肢是完成精细工作的器官,那下肢就是带着人体去完成这些工作的驱动系统。下肢创伤最直接的影响是会导致患者无法正常行走。

一、髋、膝和腿部创伤的麻醉

(一) 神经支配

1. 神经来源　支配下肢的神经为腰丛和骶丛。

(1)腰丛:神经来源于 T_{12} 神经前支一部分、L_{1-3} 神经和 L_4 神经前支的大部分组成。腰丛神经从各节段椎体的椎间孔发出后,神经在腰大肌间隙汇聚并相互交通,继而发出各个分支。股神经、股外侧皮神经、闭孔神经、髂腹下神经、髂腹股沟神经、生殖股神经的起始位置均在腰大肌间隙。

(2)骶丛:神经来源于 L_4 部分神经纤维、L_5 神经、骶神经、尾神经的前支。骶丛位于盆腔内,在骶骨和梨状肌前方,髂内动脉后方。骶丛神经的绝大部分由坐骨神经组成,其分支分布于盆壁、臀部、会阴、股后部、小腿以及足。骶丛发出许多短小的肌支支配梨状肌、闭孔内肌、股方肌等。

2. 神经分布　股神经和坐骨神经是下肢的两大神经,分别从股骨干的前面和后面通过,并逐渐发出许多分支。

（1）髋部的神经支配:主要来源于 T_{12}~S_3。①皮肤的神经支配:包括股外侧皮神经(来源于 L_{2-4})、臀外侧皮神经(来源于 T_{12}~L_1)、臀上皮神经(来源于 L_{1-3})、臀中皮神经(来源于 S_{1-3});②筋膜和肌肉神经的支配:包括臀上神经(来源于 L_4~S_1)、臀下神经(来源于 L_5~S_2)、骶丛分支(来源于 L_4~S_2);③关节的神经支配:包括股神经(来源于 L_{2-4})、闭孔神经(来源于 L_{2-4})、坐骨神经关节支(来源于 L_4~S_3)、臀上神经关节支(来源于 L_4~S_1)。

（2）膝部的神经支配:受到股神经、闭孔神经、股外侧皮神经、隐神经和坐骨神经的共同支配。①膝关节前方的皮肤:由股中皮支、股内侧前支、股外侧皮神经支配;②膝关节内侧的皮肤:由隐神经髌下支、闭孔神经前支、胫神经感觉支配;③膝关节后方、外侧皮肤:由胫后皮神经、腓神经返支支配;④膝关节前、后方关节囊:由胫神经关节支、闭孔神经后支支配;⑤膝关节内侧关节囊:由隐神经髌下支支配。

（3）腿部的神经支配:①股神经前股:肌支分布于耻骨肌和缝匠肌,前皮支再发出股中间皮神经和股内侧皮神经支配大腿前、下侧大部分;②股神经后股:肌支发出神经支配股内侧肌、股中间肌、股外侧肌、股直肌和膝关节肌支;隐神经支配下肢内侧;③股神经关节支:发出髋关节和膝关节支;④股外侧皮神经:从腰大肌外侧缘发出,穿过腹股沟韧带深面到达腹股沟和缝匠肌外侧阔筋膜以上位置。股外侧皮神经分为前支和后支,前支支配股骨外侧至膝关节外侧皮肤,终末支与股前皮神经、隐神经髌下支形成髌丛;后支支配大腿外侧大转子至大腿中部皮肤;⑤胫神经、腓总神经和隐神经:支配小腿后侧肌群。腓总神经是坐骨神经的两大分支之一,而隐神经是股神经最长的一支感觉神经分支。小腿的皮神经支配主要由隐神经、腓肠外侧皮支、腓肠内侧皮神经、腓神经浅支、腓肠神经组成;小腿的肌支主要由腓深神经、腓浅神经和胫神经支配。

（二）髋、膝和腿部创伤的神经阻滞

根据创伤或手术部位,可以选择腰大肌间隙、腹股沟、臀部或腘窝等位置对下肢实施神经阻滞,具体包括:腰丛阻滞、骶丛阻滞、股神经阻滞、闭孔神经阻滞、股外侧皮神经阻滞、髂筋膜阻滞、髂腹下神经阻滞、髂腹股沟神经阻滞、生殖股神经阻滞、臀上神经阻滞、臀下神经阻滞等。腰丛和骶丛发出不同的神经分支,各种阻滞入路和阻滞技术层出不穷。本节仅介绍后路脊柱长轴腰大肌间隙阻滞、后路骶丛神经阻滞、经典股神经阻滞、经典股外侧皮神经阻滞、经典隐神经阻滞和腓总神经阻滞。

1. 解剖定位下的神经阻滞

（1）后路腰丛神经阻滞:也称为后路脊柱长轴腰大肌间隙阻滞,本节仅介绍该切面入路。患者侧卧位,患侧朝上,双手抱于胸前,条件允许可嘱患者下肢屈膝屈髋,膝盖尽量上抬,呈硬膜外穿刺体位,先标记出棘突和髂嵴,于两髂嵴最高点做一连线,此为 L_4 水平,以此确定 L_3 和 L_5 棘突,并做标记。在髂嵴连线尾侧 3cm 位置且棘突连线外侧旁开 5cm 位置的交界点为穿刺点。常规消毒铺单,穿刺针在穿刺点垂直刺入皮肤,针尖到达 L_4 横突,稍退针调整穿刺针方向,使穿刺针向上滑过横突,再进针 0.5~1cm(总深度 6~8cm),回抽无血后推注局部麻醉药 20~30ml,完成阻滞(图 19-3-1A)。

（2）骶丛神经阻滞:患者侧卧位,患侧向上,双手抱于胸前,条件允许可嘱患者下肢屈膝屈髋,膝盖尽量上抬,呈硬膜外穿刺体位。先标记出髂后上棘和股骨大转子所在位置,在二者之间做一连线,取这一连线的中点,选择该连线中点内侧 1/2 段以下 2cm 处再画一条平行线,标记出该平行线的中点即为穿刺点。常规消毒铺单,穿刺针在该穿刺点垂直刺入皮肤,穿过臀大肌,突破臀大肌深筋膜时有轻微突破感,患者出

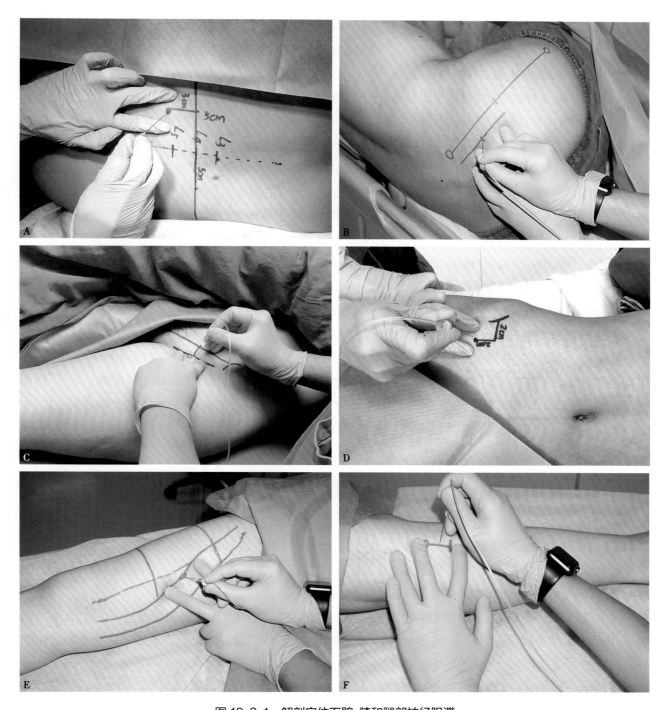

图 19-3-1　解剖定位下髋、膝和腿部神经阻滞

A. 后路腰丛神经阻滞；B. 骶丛神经阻滞；C. 股神经阻滞；D. 股外侧皮神经阻滞；E. 隐神经阻滞；F. 腓总神经阻滞。

现异感，即到达骶神经，穿刺深度建议不超过 4cm，以免损伤神经，回抽无血后推注局部麻醉药 20ml，完成阻滞（图 19-3-1B）。

（3）股神经阻滞：患者平卧位，双手抱于胸前，双下肢自然伸直，在髂前上棘和耻骨结节之间做一连线，取连线中点并做标记，在该中点向外下方 0.5~1cm 处再做一平行线，在该平行线位置用示指触摸股动脉搏动，确定股动脉具体位置及动脉外侧缘，在动脉外侧缘向外 0.5cm 处做一标记，即为穿刺点。常规消毒铺单,穿刺针在该穿刺点垂直刺入皮肤,穿刺针可略向外偏移5°,以更加远离股动脉。穿刺针突破阔筋膜时落空感往往不明显,在突破髂筋膜时落空感较为明显,此时患者出现异感。回抽无血后,即可推注局部麻醉药10~15ml,完成阻滞(图19-3-1C)。

(4)股外侧皮神经阻滞:患者平卧位,双手抱于胸前,双下肢自然伸直。先确定髂前上棘位置并做标记,在髂前上棘内侧2cm且下方2cm处再做一标记,此为穿刺点。常规消毒铺单,穿刺针垂直刺入皮肤,到达阔筋膜时,回抽无血,即可推注局部麻醉药10~15ml,完成阻滞(图19-3-1D)。

(5)隐神经阻滞:隐神经是股神经分支中最长的感觉支,由股神经内侧缘发出。经股三角进入股收肌管与股动脉伴行到达腘管下端,后在股薄肌与缝匠肌之间走行,与大隐静脉伴行。在髌下和小腿内侧分布,直至内踝和足部内侧,到踇指内侧终止。患者平卧位,双下肢伸直自然分开,略宽于肩。患肢稍外旋,将患肢大腿等分成三份,划线笔做出等分标记。在大腿内侧中、下1/3位置确定股内侧肌与缝匠肌间隙。操作者示指和中指用力反复压迫该间隙,试图找到动脉搏动点。常规消毒铺单,穿刺针垂直刺入皮肤,穿刺至动脉外侧缘,回抽无血后,即可推注局部麻醉药20ml,完成阻滞(图19-3-1E)。

(6)腓总神经阻滞:腓总神经是坐骨神经的两大分支之一,发自L_{4-5}、S_{1-2}神经后股。一般情况下,腓总神经在腘窝水平与胫神经分离,向外侧走行,到达腓骨头前方,在腓骨长肌分为腓深神经和腓浅神经。腓总神经有多条分支,主要包括胫前返神经、腓深神经和腓浅神经。患者侧卧位,患肢向上,尽量伸直,操作者两指触及患肢腓骨头,手指向下滑动可触及腓骨颈。在腓骨头和腓骨颈之间用记号笔画一连线,两指在连线上反复滑动可触及腓总神经,患者会出现异感,即为穿刺点。常规消毒铺单,穿刺针垂直刺入皮肤,穿刺针向骨质方向进入,针尖到达腓总神经患者出现放射性异感,回抽无血后,推注局部麻醉药10ml,完成阻滞(图19-3-1F)。

2. 神经刺激仪定位下的神经阻滞

(1)后路腰丛神经阻滞:定位方法同解剖定位下腰丛神经阻滞。穿刺前神经刺激仪调至1.0mA,常规消毒铺单,穿刺针从穿刺点垂直刺入皮肤,针尖到达L_4横突,稍退针调整穿刺针方向,使穿刺针向上滑过横突,随着穿刺针进入椎旁肌肉会出现抽动,再进针0.5~1cm,患者出现股四头肌抽动(总深度6~8cm),调节神经刺激仪至0.5mA,若肌肉仍有电刺激反应,则再次调节神经刺激仪至0.2mA时股四头肌抽动消失,证明针尖位置正确,回抽无血后,推注局部麻醉药20~30ml,完成阻滞。

(2)骶丛神经阻滞:定位方法同解剖定位下骶丛神经阻滞。穿刺前神经刺激仪调至1.0mA,常规消毒铺单,穿刺针从穿刺点垂直刺入皮肤,穿过臀大肌,突破臀大肌深筋膜时有轻微突破感。随着穿刺针深入会出现臀肌抽动,继续进针直至出现腘绳肌、腓肠肌、足部肌肉抽动,此时提示针尖到达骶丛神经。调节神经刺激仪至0.2~0.5mA后若仍有轻微肌肉抽动,回抽无血后推注局部麻醉药20ml,完成阻滞。

(3)股神经阻滞:定位方法同解剖定位下股神经阻滞。穿刺前神经刺激仪调至1.0mA,常规消毒铺单,穿刺针从穿刺点垂直刺入皮肤。针尖到达神经周围时会出现股四头肌抽动和髌骨抽动,此时调整神经刺激仪至0.2~0.5mA,股四头肌和髌骨抽动消失,穿刺针继续推进,抽动再次诱发,如无抽动可将穿刺针稍向外或向内调节角度,诱发抽动。当再次出现股四头肌和髌骨抽动时,回抽无血后,即可推注局部麻醉药10ml,完成阻滞。

(4)股外侧皮神经阻滞:神经刺激仪不适用于感觉纤维为主的股外侧皮神经阻滞。

(5)腓总神经阻滞:定位方法同解剖定位下腓总神经阻滞。穿刺前神经刺激仪调至1.0mA。常规消毒铺单,穿刺针从穿刺点垂直刺入皮肤。针尖到达神经周围时会出现小腿前肌群、外侧肌群和足背抽动,此时调整神经刺激仪至 0.2~0.5mA,相应肌群抽动消失,穿刺针继续推进,一般抽动再次诱发,如无抽动可将穿刺针角度稍向外或向内调节。当再次诱发相关肌群出现抽动时,回抽无血后,即可推注局部麻醉药 10ml,完成阻滞。

3. 超声引导下的神经阻滞

（1）后路腰丛神经阻滞:超声引导下腰丛神经阻滞入路较多,其中较为常用的是"三叉戟征"腰丛神经阻滞技术。患者侧卧位,患侧向上,双手抱于胸前,条件允许可嘱患者下肢屈膝屈髋,膝盖尽量上抬,呈硬膜外穿刺体位。选用低频凸阵探头,超声图像深度调节在 8~10cm,增益适度,因该位置较深,应适当增强远场增益,确定探头标记方向,探头长轴平行于脊柱中线放置,探头缓慢向外侧滑动,超声图像可见"马头征"或"波浪征"的关节突,探头继续缓慢向外侧滑动,可见脊柱横突的"三叉戟征",此时图像近场肌肉为竖脊肌,两横突间为腰大肌。探头扫查到"三叉戟征"后与棘突连线保持固定距离,探头向尾侧滑动,图像中出现整块骨影即为骶骨,骶骨头侧第一个横突图像即为 L$_5$ 横突,确定椎体节段后,常规消毒铺单,于 L$_{3~4}$ 水平将两横突间的腰大肌置于超声图像中间,穿刺时穿刺针从探头中间进入,可使用超声设备中位线功能协助定位,选择短轴平面外法穿刺,针尖穿过竖脊肌到达两横突连线深部 0.5~1cm 位置,回抽无血后推注局部麻醉药 20~30ml,完成阻滞（图 19-3-2）。

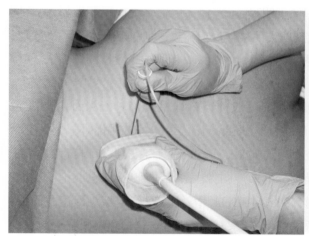
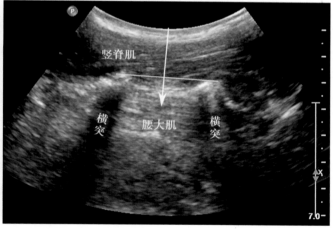

图 19-3-2　超声引导下后路腰丛神经阻滞
黄线:横突末端连线;白色箭头:穿刺路径。

（2）骶丛神经阻滞:患者侧卧位,患侧向上,双手抱于胸前,条件允许可嘱患者下肢屈膝屈髋,膝盖尽量上抬,呈硬膜外穿刺体位。先标记出髂后上棘和股骨大转子所在位置,在二者之间做一连线,取这一连线的中点,选择该连线内侧 1/2 段下方 2cm 处再画一条平行线（长度与上一条连线侧内侧 1/2 段相同）,选用低频凸阵探头,探头放置于该平行线上,探头长轴与该平行线一致,超声图像可见近场的臀大肌以及臀大肌深面两侧的骶骨和髂骨。在两骨性标志之间可见三角形或椭圆形的高回声团块为骶丛神经,穿刺前使用彩色多普勒确定臀上动脉位置,避免穿到动脉。常规消毒铺单,选择短轴平面内或平面外技术穿刺皆可,针尖穿过臀大肌到达骶丛神经上缘,回抽无血后推注局部麻醉药 10ml,随后调整针尖位置,再继续注药 10ml,使局部麻醉药包裹骶丛神经,完成阻滞（图 19-3-3）。

（3）股神经阻滞:股神经位于股动脉外侧,与股动脉在同一深度。患者平卧位,双上肢抱于胸前,双下

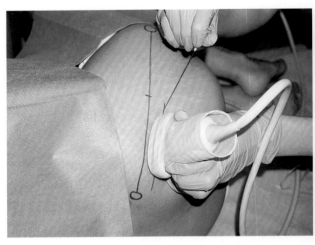 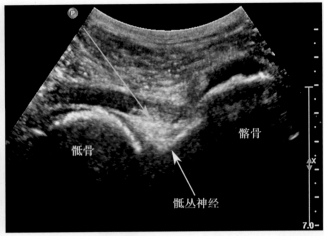

图 19-3-3　超声引导下骶丛神经阻滞
黄色箭头：穿刺入路。

肢自然伸直。选用高频线阵探头，超声图像深度调节在 3.5~4cm，增益适度，确定探头标记方向，探头置于腹股沟韧带处（腹股沟褶皱），探头沿着腹股沟韧带缓慢移动，可找到股动、静脉短轴图像，股动脉外侧的梭形高回声图像为股神经，位于髂筋膜间隙内，若股神经图像不明显，可将探头尾端轻微向尾侧倾斜，超声图像更佳，这与股神经是一条扁平神经有关，探头摆动可找到声束的最佳反射角度。股神经下方可见髂腰肌，髂腰肌被髂筋膜所覆盖。常规消毒铺单，首选短轴平面内穿刺技术，移动探头将股神经置于图像中央，使用彩色多普勒功能，观察穿刺路径上有无血管阻挡，穿刺针以 30°~45° 刺入皮肤，进针 1cm 后寻找穿刺针显像，确定针尖和针干显影后缓慢进针到达股神经外侧缘，再使针尖到达股神经深面，先阻滞神经深面，回抽无血后，推注局部麻醉药 5ml，后退针到股神经浅面，回抽无血后，再推注局部麻醉药 5ml，完成阻滞（图 19-3-4）。

（4）股外侧皮神经阻滞：股外侧皮神经在超声扫查时较难观察，其位置位于缝匠肌与阔筋膜张肌之间，位置浅表，一般在皮下 0.5~1cm 处。超声下表现为椭圆形低回声图像。患者平卧位，双上肢抱于胸前，双下肢自然伸直。选用高频线阵探头，超声图像深度调节在 3.0~3.5cm，增益适度，确定探头标记方向，探头放置于腹股沟韧带处（腹股沟褶皱），可见股动、静脉短轴图像，探头轻微向尾侧倾斜，超声图像更佳。探

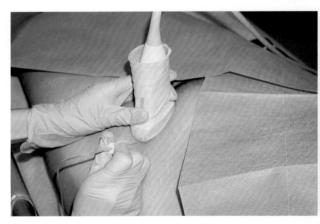 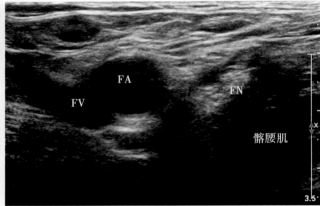

图 19-3-4　超声引导下股神经阻滞
FA：股动脉；FV 股静脉；FN：股神经。

头沿腹股沟韧带缓慢向外侧滑动,超声图像可见股神经,在股神经下方可见髂腰肌,髂腰肌被髂筋膜所覆盖。探头再向外侧移动,可见缝匠肌,其尾端外侧缘的椭圆形低回声图像,即股外侧皮神经。探头继续往外侧移动可见阔筋膜张肌。常规消毒铺单,首选短轴平面内穿刺技术,移动探头将股外侧皮神经置于图像中央,打开彩色多普勒功能,观察穿刺路径上有无血管干扰,穿刺针呈10°~15°刺入皮肤,进针1cm后寻找穿刺针,超声图像上完全看到针尖和针干后再调整穿刺针位置,使针尖到达股外侧皮神经位置,回抽无血后,推注局部麻醉药10ml,完成阻滞(图19-3-5)。

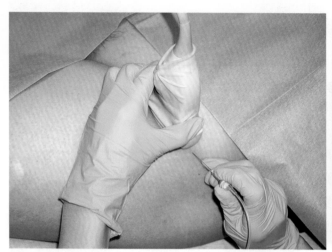
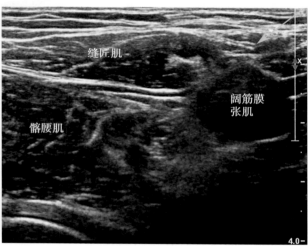

图19-3-5　超声引导下股外侧皮神经阻滞

黄色箭头:穿刺路径。

（5）隐神经阻滞:也叫股收肌管阻滞。患者平卧位,双下肢伸直自然分开,略宽于肩,患肢稍外旋。选用高频线阵探头,超声图像深度调节在3.5~4.5cm,增益适度,确定探头标记方向,超声探头横断面放置于股骨中段,图像可见股骨短轴图像,探头缓慢向内侧滑动,可见股动、静脉短轴图像,使用彩色多普勒可确定股动、静脉位置。在股动脉浅面可见缝匠肌,该肌深面与股动脉间可见一条索状强回声线,与血管前壁几乎相连,此为股收肌膜。隐神经位于股收肌膜下方,于股动脉毗邻的三角形或椭圆形强回声管状结构内。常规消毒铺单,首选短轴平面内穿刺技术,移动探头将股动脉和股收肌膜置于图像中央,应用彩色多普勒功能,观察穿刺路径上有无血管干扰,穿刺针以45°刺入皮肤,进针1cm后寻找穿刺针显影,确定针尖和针干后缓慢进针突破股收肌膜,回抽无血后,推注局部麻醉药20ml,完成阻滞(图19-3-6)。

（6）腓总神经阻滞:患者侧卧位,患肢向上尽量伸直。选用高频线阵探头,超声图像深度调节在3.5~4cm,增益适度,确定探头标记方向,超声探头横断面放置于腘窝水平腘窝皱褶处,超声图像上可见腘动、静脉短轴图像,应用彩色多普勒功能可协助确定腘动、静脉位置,轻压探头时腘静脉可闭合。在腘静脉上方超声图像可见圆形或椭圆形蜂窝状强回声团为神经图像,但在此所见神经图像并不能确定是腓总神经、胫神经或坐骨神经。探头保持短轴扫查,在胫腓骨长轴反复来回扫查,观察该蜂窝状强回声团是否有另一蜂窝状强回声团与其合并,以此确定腓总神经位置。汇合后的神经是坐骨神经,分开的神经为腓总神经和胫神经,其中靠近腓侧的神经是腓总神经。确定腓总神经后,探头继续向远心端缓慢移动,使胫神经和腓总神经稍远离。常规消毒铺单,选择短轴平面内技术,穿刺针以45°角度刺入皮肤1.5~2cm,确定穿刺

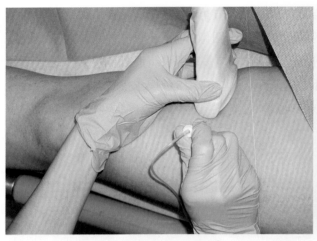
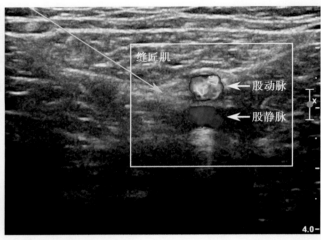

图 19-3-6　超声引导下股收肌管隐神经阻滞

黄色箭头：穿刺入路。

针的超声显像,继续进入,回抽无血后推注局部麻醉药,先阻滞腓总神经的深面。退针后,减小穿刺针角度,回抽无血后再阻滞腓总神经外侧面。再次减小穿刺针角度后进针,回抽无血后阻滞腓总神经上面。总容量 10~15ml,完成阻滞(图 19-3-7)。

(三)阻滞特点和注意事项

1. **解剖定位下**　①腰丛神经阻滞穿刺时,穿刺针深度保持在 6~8cm,以免损伤神经和血管;体形较胖的患者可适度加深穿刺深度,严格执行回抽操作,回抽无血后再推注局部麻醉药。②骶丛神经阻滞时,若无法确定突破感,穿刺点可调节至"平行线"内 1/3 或外 1/3 位置,垂直刺入皮肤后先到达骶骨或髂骨后,沿骨性标志向中间滑动,患者出现异感后推注局部麻醉药。③隐神经阻滞,很难确定缝匠肌和股薄肌间隙,若无超声协助定位,不建议行该阻滞。

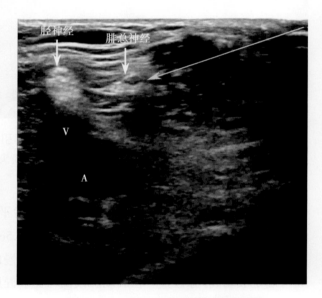

图 19-3-7　超声引导下腓总神经阻滞

V:腘静脉;A:腘动脉;黄色箭头:穿刺路径。

2. **超声引导下**　①腰丛和骶丛神经阻滞穿刺前应先用彩色多普勒功能确定穿刺入路和靶目标区域是否有血管,若出现血管须在穿刺过程中使针尖避开血管。②平面外穿刺技术难度较大、要求较高,初学者或对平面外穿刺技术掌握不佳者应尽量避免选择平面外技术。③股神经阻滞时,先阻滞神经的深面、后阻滞神经浅面。这样做的原因是穿刺针长度有限,对于较胖的患者或进针点选择不佳的情况下,需更换更长的穿刺针。若不首先阻滞股神经深面,往往在阻滞后造成神经下移,想再阻滞神经深面较为不易。④股外侧皮神经阻滞时,对于难以确定股外侧皮神经具体位置的患者,可先确定缝匠肌位置,在缝匠肌外侧缘或缝匠肌与阔筋膜张肌之间做扇形注药,完成阻滞。⑤经股收肌管行隐神经阻滞时,隐神经一般不易显像,因此只要在股收肌膜下方、股动脉外侧注药即可。⑥腓总神经阻滞前,探头横断面在腘窝水平扫查,务必要在胫腓骨长轴反复来回滑动探头,以确定合并的坐骨神经和分开的胫神经和腓总神经。阻滞时,先阻滞腓总神经的深面,再阻滞浅面,使药液充分包裹神经,形成"面包圈"征。

二、足踝部创伤的麻醉

（一）神经支配

足部由 5 条神经支配,分别为胫后神经、腓深神经、腓浅神经、隐神经和腓肠神经。其中胫后神经和腓深神经位于深筋膜层,其余三条位于浅筋膜层。

1. **胫后神经**　支配足底的大部分,是胫神经的终末支,也是足部唯一的运动神经,其位于足内后侧深面,与胫后动脉伴行。

2. **腓深神经**　在踝部位于胫骨和骨间筋膜表面,与胫前动脉伴行,分为内侧支和外侧支,支配跗跖关节、跖趾关节和趾间关节。

3. **腓浅神经**　由腓总神经发出后,在腓骨长短肌之间走行,在小腿远端 1/3 位置穿过固有筋膜到踝部,在外踝分出腓浅神经足背内侧皮支和足背中间皮神经,腓浅神经主要支配了足背大部分感觉。

4. **腓肠神经**　由胫神经和腓总神经的分支汇合形成,在小腿外侧往下走行至跟腱外侧缘,支配腓肠肌下、后、外侧和足跟外后侧以及第五趾的感觉。

5. **隐神经**　由股神经内侧缘发出,是股神经最长的一支感觉神经,在股三角开始下行,在大腿节段股收肌管处位于股动脉外侧,在小腿节段与大隐静脉伴行,支配下肢内侧至内踝、足内侧至踇趾内侧。

（二）足踝部创伤的神经阻滞

足踝部创伤的手术治疗可采用的神经阻滞包括股收肌管阻滞、坐骨神经阻滞、腓总神经阻滞、胫神经阻滞、腓深神经阻滞、胫后神经阻滞、腓浅神经阻滞、腓肠神经阻滞、踝部隐神经阻滞等。

1. **解剖定位下的神经阻滞**

（1）胫后神经阻滞:患者取俯卧位或侧卧位,暴露患肢,嘱患者足背屈,暴露内踝,操作者用示指和中指在内踝后侧触及胫后动脉搏动,确定胫后动脉位置。常规消毒铺单,示指确定胫后动脉,穿刺针在胫后动脉边缘后侧垂直刺入皮肤,患者会出现异感,回抽无血后,即可推注局部麻醉药 5ml。若患者未出现异感,可将穿刺针调整角度,向内侧和外侧做扇形穿刺,寻找异感,回抽无回血,即可推注局部麻醉药 5ml,完成阻滞（图 19-3-8）。

（2）腓深神经阻滞:患者取平卧位,腓深神经位于拇长伸肌和趾长伸肌之间,患者用力使足部背屈,操作者用手指触及踇长伸肌腱内缘,并做标记,此为穿刺点。常规消毒铺单,穿刺针在穿刺点垂直刺入皮肤直至针尖靠近胫骨,患者出现脚趾异感,回抽无血后,即可推注局部麻醉药 5ml。若患者未出现异感,可将穿刺针直接穿刺到胫骨骨面,回抽无血后,推注局部麻醉药 5ml,完成阻滞（图 19-3-9）。

（3）腓浅神经阻滞:患者取平卧位,嘱患者足部背屈,在外踝上部 10cm 位置可触及趾长伸肌和外翻的足趾跖屈,以此确定腓骨长肌位置,其间隙为穿刺点。常规消毒铺单,穿刺针在该穿刺点垂直刺入皮肤,直至患者出现足背异感,回抽无血后,即可推注局部麻醉药 5ml。若患者无异感,可调整穿刺针角度,直至患者出现异感,回抽无血后,推注局部麻醉药 5ml,完成阻滞（图 19-3-10）。

（4）腓肠神经阻滞:患者取平卧位,足部略内翻,暴露外踝和足跟位置。操作者手指触及跟腱外侧外踝旁沟,即为穿刺点。常规消毒铺单,穿刺针在穿刺点垂直刺入皮肤,针尖到达骨皮质时患者出现异感,回抽无血后,即可推注局部麻醉药 5ml。若无异感,缓慢退针后,回抽无血即可推注局部麻醉药 5ml,完成阻滞（图 19-3-11）。

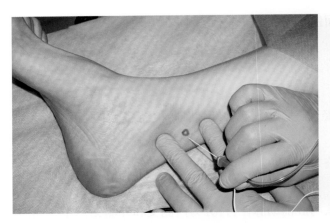

图 19-3-8　解剖定位下胫后神经阻滞

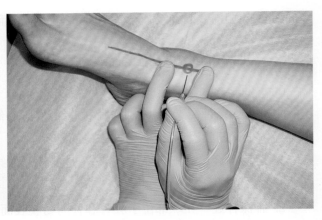

图 19-3-9　解剖定位下腓深神经阻滞

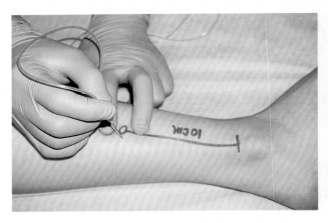

图 19-3-10　解剖定位下腓浅神经阻滞

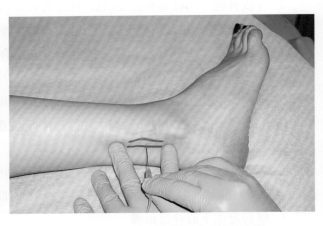

图 19-3-11　解剖定位下腓肠神经阻滞

（5）踝部隐神经阻滞：患者取平卧位，患肢足部尽量外翻，充分暴露内踝。在胫神经阻滞穿刺点靠前、上侧 1cm 处即为穿刺点。常规消毒铺单，穿刺针垂直刺入皮肤，沿内踝走行，回抽无血后，推注局部麻醉药 5ml，完成阻滞（图 19-3-12）。

2. 神经刺激仪引导下的神经阻滞

胫后神经阻滞：胫后神经是踝部 5 支神经中唯一的混合神经。神经阻滞定位方法同解剖定位下的胫后神经阻滞，穿刺前调整神经刺激仪至 1.0mA，穿刺针针尖靠近胫后神经时患者出现后踝和足底部抽动，此时调整神经刺激仪至 0.2~0.5mA，抽动消

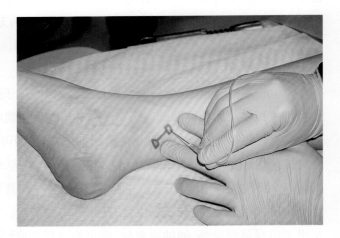

图 19-3-12　解剖定位下踝部隐神经阻滞

失，再次进针，若抽动再次出现，回抽无血后，即可推注局部麻醉药 5ml，完成阻滞。

3. 超声引导下的神经阻滞

（1）胫后神经阻滞：胫后神经在超声下容易观察，其位置位于胫后动脉后外侧，位置浅表，超声下表现为圆形蜂窝状强回声团图像。患者取俯卧位或侧卧位，暴露内踝。选用高频线阵探头，超声图像深度调节

在 3.5cm,增益适度,确定探头标记方向,探头横断面放置于内踝位置。超声图像可见胫骨皮质,在胫骨后侧可见胫后动脉短轴图像,应用彩色多普勒可协助确定胫后动脉位置,动脉后方可见圆形蜂窝状强回声团块即为胫后神经。常规消毒铺单,选择短轴平面内法进针,穿刺针到达神经周围,回抽无血后,即可推注局部麻醉药 5ml,完成阻滞(图 19-3-13)。

(2)腓深神经阻滞:腓深神经是腓总神经的分支,支配第 1、第 2 足趾间的区域,超声下通过确定胫前动脉(足背动脉)位置,可找到腓深神经。患者取平卧位,足背略伸直。选用高频线阵探头,超声图像深度调节在 3.5cm,增益适度,确定探头标记方向,探头横断面放置于踝部正上方,超声图像可见胫骨及其皮质,在胫骨皮质上方可见胫前动脉(足背动脉),使用彩色多普勒可协助确定胫前动脉位置,在胫前动脉旁可见类圆形高回声图像即为腓深神经。常规消毒铺单,选择短轴平面内穿刺技术,避开胫前动脉,穿刺针到达腓深神经周围,回抽无血后,即可推注局部麻醉药 5ml,完成阻滞(图 19-3-14)。

(3)腓浅神经阻滞:腓浅神经是踝部五支神经中唯一没有血管作为参照物的神经,且解剖变异度较大,因此较难阻滞。腓浅神经支配足背大部分区域。患者取平卧位,嘱患者足背略内旋。选用高频线阵探

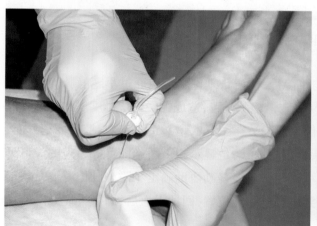
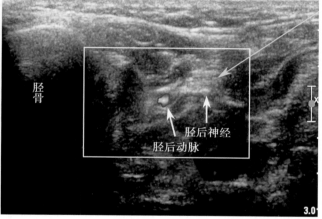

图 19-3-13　超声引导下踝部胫后神经阻滞

黄色箭头:穿刺入路。

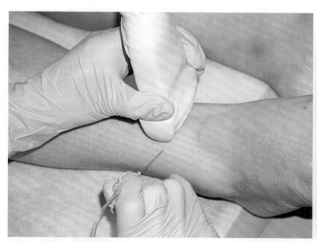
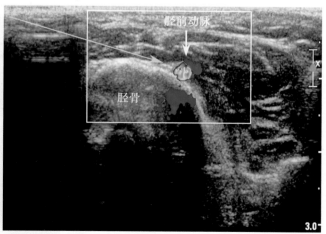

图 19-3-14　超声引导下腓深神经阻滞

黄色箭头:穿刺路径。

头,超声图像深度调节在 3.5cm,增益适度,确定探头标记方向,探头横断面放置于踝关节近心端 5cm 处,可见强回声的腓浅神经位于皮下筋膜表面。常规消毒铺单,选择短轴平面内技术,穿刺针到达筋膜位置腓浅神经周围,回抽无血后,即可推注局部麻醉药 5ml,完成阻滞(图 19-3-15)。

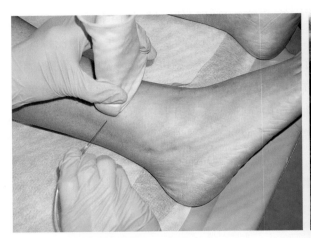
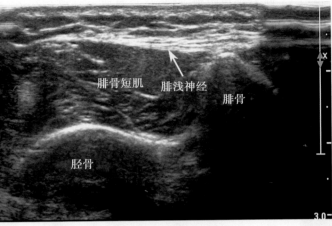

图 19-3-15　超声引导下腓浅神经阻滞

(4)腓肠神经阻滞:腓肠神经支配足部外侧缘,与小隐静脉伴行,理论上可以通过小隐静脉确定腓肠神经位置,但小隐静脉内径较小,且极易被压扁,不容易确定该静脉位置,造成神经定位难度增加。患者取平卧位,嘱患者足部内旋,选用高频线阵探头,超声图像深度调节在 3.5cm,增益适度,确定探头标记方向,探头横断面放置于踝关节外侧,探头勿施加压力,探头轻触皮肤,清楚显示超声图像即可。超声图像可见比目鱼肌和小隐静脉之间类圆形强回声的腓肠神经,可应用彩色多普勒协助确定小隐静脉位置。常规消毒铺单,选择短轴平面内技术,穿刺针避开小隐静脉,到达腓肠神经位置,回抽无血后,即可推注局部麻醉药 5ml,完成阻滞(图 19-3-16)。

(5)踝部隐神经阻滞:隐神经支配膝以下内侧和踝部、足部内侧,与大隐静脉伴行。患者取平卧位,患肢足部尽量外翻,充分暴露内踝。选用高频线阵探头,超声图像深度调节在 3.5cm,增益适度,确定探头标记方向,探头横断面放置于内踝近端 15cm 处,超声图像可见大隐静脉,可应用彩色多普勒协助确定大隐

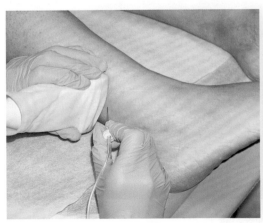
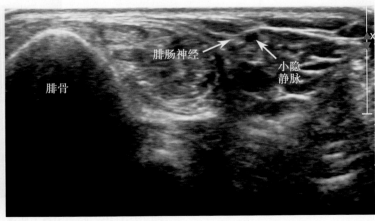

图 19-3-16　超声引导下腓肠神经阻滞

静脉位置,在静脉旁可见强回声隐神经图像。常规消毒铺单,选择短轴平面内穿刺技术,穿刺针避开大隐静脉,到达隐神经位置,回抽无血后,即可推注局部麻醉药 5ml,完成阻滞(图 19-3-17)。

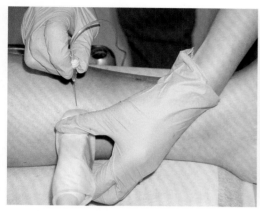
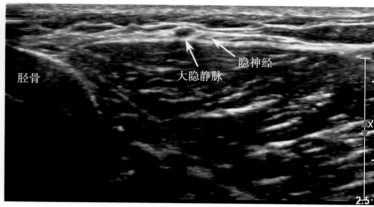

图 19-3-17　超声引导下踝部隐神经阻滞

（三）阻滞特点和注意事项

解剖定位下的踝部神经阻滞成功率较低,因此尽量选择超声引导下的神经阻滞,能精确定位神经所在位置,提高阻滞成功率。

腓浅神经阻滞是踝部唯一没有血管作为参照物的神经阻滞技术,如果超声下不能精确判断神经所在位置,建议在筋膜周围做扇形注射。

超声引导下的踝部隐神经阻滞和腓肠神经阻滞技术,因参照物为较细的大隐静脉和小隐静脉,在超声探头扫查时探头不宜过分加压,且应用彩色多普勒扫查时,声束与血管夹角需 <60°,以获得较高的彩色多普勒频移值,更加利于显示血管血流图像。

（邱昌明　麻伟青）

参 考 文 献

［1］GAERTNER E,BOUAZIZ H. Ultrasound-guided interscalene block［J］. Ann Fr Anesth Reanim,2012,31（9）:e213-e218.

［2］BAUER M C,POGATZKI-ZAHN E M,ZAHN P K. Regional analgesia techniques for total knee replacement［J］.Curr Opin Anaesthesiol,2014,27（5）:501-506.

［3］CHAN E Y,FRANSEN M,PAKER D A,et al. Femoral nerve blocks for acute postoperative pain after knee replacement surgery［J］. Cochrane Database Syst Rev,2014,13（5）:CD009941.

［4］ANDERSEN L O,KEHLET H. Analgesic efficacy of local infiltration analgesia in hip and knee arthroplasty:a systematic review［J］. Br J Anaesth,2014,113（3）:360-374.

第二十章

老年创伤患者的麻醉管理

衰老是指机体各器官功能普遍的、渐进的衰退过程。衰老是生命体不可避免的结果,细胞功能逐渐下降,随之器官功能发生不同程度的衰退,并伴发年龄相关疾病和综合征的出现。健康老年人器官功能在静息状态下可以维持正常,但是生理储备能力下降。老年患者在长期应用药物以及伴随合并症的情况下,器官功能的衰退进程会更为严重。因此,老年创伤患者的麻醉尤为复杂。

第一节　老年患者概论

一、老年患者定义

根据世界卫生组织和联合国区域划分,亚太地区将 60 岁以上人群定义为老年人,北美和多数欧洲国家把 65 岁以上人群称为老年人。多数国际研究以 65 岁作为老年人的年龄分界线,但是标准的以年龄划分的"老年"定义并不存在。事实上,老年患者的器官功能状态并不严格与实际年龄相符,需要麻醉科医师实施个体化的评估。对于老年创伤患者,需要尽可能地寻求患者受伤之前的身体状况和病史资料,以对其器官功能状态做出初步准确的判断。

二、中国老年患者现状

随着社会发展,生活水平提高以及健康医疗条件的改善,人均预期寿命不断增长。20 世纪 90 年代以来,中国的老龄化进程加快。2021 年国家统计局公布的人口普查数据显示,2019 年末,我国 60 周岁及以上人口已达 25 388 万人,占总人口 18.1%,其中 65 周岁及以上人口 17 603 万人,占总人口 12.6%。预计到 2025 年,老年人口总量将超过 3 亿;2033 年将超过 4 亿,平均每年老年人口增加 1 000 万;到 21 世纪中叶,中国 60 岁以上人口将达到峰值 4.87 亿,占总人口 34.8%,进入深度老龄化社会。性别间的死亡差异使女性老年人成为老年人口中的绝大多数。我国老龄化社会呈现出五个特点:老年人口绝对数量大,占世界老年人口的 1/5;高龄化趋势明显;未富先老,较之进入老龄化社会的发达国家,人均收入较低;空巢老人迅速增加;农村养老问题严重。这五个特点导致我国老年患者多,高龄患者多,老年患者健康意识和健康状况差,合并疾病多且控制不理想,日常生活风险大,易发生创伤等意外事件。

老年患者随衰老进程,器官功能进行性下降,同时往往还合并慢性疾病,对于创伤应激的承受能力更差,同样创伤状况下与年轻患者相比,创伤往往更重。老年人由于步态不稳,易发体位性低血压,反应较慢且容易摔倒,即使从站立的位置摔倒也可导致严重创伤。据估计,意外创伤导致死亡的原因超过50%为摔倒。老年人即使轻微事故也可能导致严重创伤,而80岁以上者死亡率尤其高。交通意外中的驾驶员或行人受伤,也是老年患者创伤的主要原因。合并多种疾病、听力和视力下降、嗅觉减退、思维能力下降、行动力下降、力量减弱及反应迟钝都是老年人易发创伤的原因。

第二节　老年患者的病理生理改变

老年人器官功能储备下降,当遭受应激时,器官功能表现严重下降,老年相关疾病风险增加。但是,老年人器官功能下降个体化特征明显,且各器官功能并非同步下降。

一、老年患者中枢和外周神经系统改变

老年人大脑重量逐渐减少,脑皮质进行性萎缩,皮质变薄、脑沟变宽、脑回缩小,功能性脑组织减少,70~80岁高龄者大脑体积下降约25%,重量约减轻10%。

老年人中枢神经系统神经元数量逐渐减少,神经传导速度进行性下降,神经应答能力渐进性缺失,表现为皮质功能渐进性抑制,大脑传入功能障碍,感觉灵敏度下降,近事记忆、计算能力、语言表达能力和理解能力逐渐衰退。伴随脑血管硬化和微小血栓形成的老年人,脑血流和脑氧代谢下降,可出现局灶性脑软化,表现为性格改变、语言和思维障碍。伴随特殊神经元细胞减少,相关神经递质如多巴胺、去甲肾上腺素、5-羟色胺、乙酰胆碱等也相应减少。

老年人多种感觉功能减退,皮肤和内脏痛觉阈值升高,对麻醉性镇痛药敏感性升高。

老年患者常合并中枢神经系统疾病。在无中枢神经系统疾病存在的情况下,老年大脑功能并无明显恶化。对于存在痴呆或卒中病史的患者,麻醉尚无特殊之处,维持脑灌注是重要的目标。老年患者围手术期常见中枢神经系统并发症,如术后谵妄(postoperative delirium,POD)与术后认知功能障碍(postoperative cognitive dysfunction,POCD),对于创伤患者的长期预后有重要的影响。老年术后中枢神经系统并发症发生率甚至超过心肌梗死和呼吸功能衰竭等严重的术后并发症,POD、POCD与术后死亡、严重并发症发生、住院时间延长、长期生活质量下降和生存时间缩短等不良转归相关。

POCD患者通常神志清楚、定向力正常,但难以完成术前本可以完成的认知评估。POCD常被误诊为谵妄,然而,POCD常需要数天或数周做出诊断,表现为认知功能下降如记忆缺失、不能综合和分析信息。这些症状常多变和轻微,需要非常敏感的神经生理测试。POCD最高发于心脏外科术后(30%~80%),且可持续至术后3~6个月。骨科手术可能是老年患者罹患POCD最常见的非心脏手术。

有关POD与POCD的发病机制,目前存在多种学说,包括神经递质假说、炎症反应学说、微栓塞学说等。对于相关危险因素的研究也取得了不同程度的进展,术前因素包括明显的认知障碍、失眠、制动、视觉听觉损害、脱水、酗酒、电解质异常、血糖异常、抗胆碱药物、苯二氮䓬类药物等,术中因素包括手术创伤、失血、输血、循环波动、脑灌注不足等,术后因素包括术后疼痛控制不佳、动脉血氧饱和度低于90%、贫血等。

研究表明,年龄和手术时间长短为认知恶化的独立危险因素,手术种类和麻醉种类与POCD无明显相关。最近研究发现,小胶质细胞激活可能与术后,尤其是骨科手术后的脑创伤和认知下降有关。从入院开始实施多因素干预计划,积极预防和控制相关危险因素,有助于降低POD和POCD的发生率。

老年患者椎间盘逐渐萎缩,胶原含量增加,弹性蛋白减少,椎间盘纤维化,弹性降低,椎间盘僵硬,变形性变差,同时椎间盘高度下降,椎间隙变窄,麻醉穿刺难度增加。黄韧带钙化、弯曲,也使椎间孔变窄。脊椎关节改变,活动度下降,导致老年人椎管穿刺体位摆放困难。椎间孔周围结缔组织逐渐致密,使椎间孔容积下降,局部麻醉药物扩散障碍,局部麻醉药物在老年患者椎管内扩散节段较广。同时,研究发现,硬膜厚度随增龄而变薄,使局部麻醉药物通透性增加。神经细胞减少和退化也导致老年人对于局部麻醉药物敏感性增加。虽然目前尚无标准的公式用于计算老年患者适合的椎管内麻醉药物剂量,但是减少药物剂量已成为普遍共识。

二、老年患者自主神经系统改变

自主神经系统是维护机体稳态的基础,对于维护血压和器官灌注发挥着重要作用。心排血量的分布,主要由交感神经节后神经元控制,老年患者交感神经节后神经元活性增加,但由于肾上腺素分泌和清除均下降,其张力水平并无改变。交感神经系统还通过调节肾上腺髓质释放肾上腺素,参与体温调节和能量代谢。虽然老年患者自主神经系统的基础水平明显升高,但对于应激并无明显的高反应性。

老年患者α_1-肾上腺素受体功能得以保留,但是α_2-肾上腺素受体调节反应下降。即使自主神经系统活性增加,老年患者的心血管表现仍为轻度减慢的静息心率和有限的心排血量增加能力,类似于使用β-受体激动剂的患者。

三、老年患者心血管系统改变

无明显其他疾病存在的情况下,老年患者表现为生理状态的轻微改变(表20-2-1)。这种改变并不是匀速的,而是随年龄增加加速改变。

表20-2-1　老年患者的心脏生理改变

参数	老年患者静息状态	老年患者应激状态
心率	无改变或轻微下降	增加有限
收缩压	增加	明显增加
舒张压	无改变或轻度下降	轻度增加
心排血量	无改变	轻度增加
射血分数	无改变	微小增加
每搏量	无改变或轻微下降	大幅增加

心血管衰老与心血管疾病之间相互影响。老年人心包膜下和心外膜脂肪存积,心包膜增厚僵硬,胶原和弹性蛋白丝之间的桥连增加,结缔组织顺应性下降,心脏瓣膜纤维化、钙化。老年人心肌纤维萎缩,脂褐质积聚,心肌细胞数量减少,心肌蛋白减少,心肌收缩相关酶活性降低,主动脉瓣和二尖瓣瓣叶增厚、钙化。

动脉,尤其是主动脉,历经多年的扩张和回缩,逐渐僵硬,顺应性下降,表现为动脉壁内弹性蛋白数量减少,胶原蛋白增加,钙和脂质在血管中层积聚,血管壁中膜和内膜纤维增强,血管硬化,内径缩小。僵硬、扩张和拉长的主动脉经常可见于老年患者的胸部 X 线片。血管系统的硬化,后负荷升高导致左心室收缩压峰压升高,动脉收缩压和脉压不同程度升高。上臂血压的测量,无论无创方法,还是有创方法,均低于实际的主动脉根部血压水平。老年患者主动脉-动脉硬化,导致左心室向心性肥厚,舒张期顺应性下降。超声心动图可见左心室增厚 30%,主要发生于室间隔部位。

老年患者舒张早期心室充盈可下降 50%。老年人如果发生心律失常可严重影响心室充盈。舒张功能障碍主要与收缩期高压相关,舒张期心肌舒张的改变导致左心室舒张末期压力升高,静息及应激状态下均如此。与收缩功能障碍相同,舒张功能障碍下,运动耐量不良同样常见并表现严重。仅在心室顺应性正常的情况下,Frank-Starling 定律方呈现规律性变化。老年人在每搏量相同的情况下,左室充盈压更高。任何导致心室前负荷降低的因素,尤其是心房有效收缩的缺失,如急性房颤,均可导致心排血量明显下降。

研究发现,自 30 岁起,心排血量每年下降约 1%,至 80 岁时约减少 40%,老年人心肌顺应性下降,收缩/舒张功能减退,导致心排血量、每搏量、射血分数及氧供等指标全面下降。

老年人心脏舒张功能障碍,导致心肌舒张期供血减少,冠脉血流量减少,即使静息状态下冠脉供氧可以满足机体需要,但在应激状态下,也可出现严重冠脉灌注不足。大量研究提示,老年患者冠心病发病率明显增加。因此,除老年相关的心血管生理改变外,多数老年人可能还存在伴随的心血管疾病,导致老年创伤患者风险增加。

老年人心脏自律性降低,固有心率和最大心率均相应降低,传导系统起搏细胞数量减少,传导阻滞发生率上升。老年人心血管系统交感神经兴奋性下降,迷走神经兴奋性升高,化学感受器和压力感受器反应性减弱,对肾上腺素能反应减弱,包括 β-肾上腺素能兴奋心脏作用减弱,α_1-肾上腺素能兴奋致血管收缩作用也减弱。

即使老年人心血管功能受损,在静息状态下也可维护血流动力学稳定,但一旦处于应激状态,老年人心血管系统反应迟钝,压力感受器敏感性下降,肾素-血管紧张素-醛固酮系统活性降低,对容量不足、低血压的代偿反应较差,在麻醉药物作用下以及手术失血时容易导致循环严重波动,甚至休克。

四、老年患者呼吸系统改变

老年人肺部改变包括以下几个方面:①呼吸肌肌力下降;②肺泡表面积进行性下降 20%~30%;③通气的神经控制受损;④肺组织弹性回缩下降,胸壁僵硬;⑤末梢细支气管塌陷,肺泡闭合容量增加;⑥肺泡表面活性物质生成和分泌减少,成分发生改变。肺泡表面积下降的直接结果是氧弥散能力下降,肺泡无效腔增加。

老年人需要更多的力量以产生足够的跨肺压力,用以支持有效通气。老年人肋骨、胸骨和肋软骨变性,胸骨前突,胸椎后突,椎骨变形,韧带和胸部肌肉萎缩硬化,胸廓前后径增大,逐渐成为桶形,膈肌扁平。胸壁逐渐僵硬,顺应性下降,而肺实质弹性回缩下降,顺应性增加。胸外和肺内压力的重新平衡,导致胸膜腔内压力增加 $2\sim4cmH_2O$。衰老导致的运动神经元丢失,使得膈肌功能严重受损。老年人静息状态下呼吸做功不变,剧烈运动情况下,呼吸做功较年轻人增加 30% 以上。胸部肌纤维和运动单元减少,呼吸肌力量减弱,胸廓变形与活动幅度受限,胸廓顺应性降低,肺组织弹性回缩减弱,潮气量下降,表现为老年性肺气肿。

老年人气管和支气管黏膜进行性萎缩,黏液腺和浆液腺逐渐萎缩,上皮纤毛逐渐稀少,出现倒伏,摆动频率降低,小气道由于杯状细胞增多、管壁弹性减弱而发生不同程度的塌陷及分泌物阻塞,支气管树参与咳嗽反射的牵张器受体密度随年龄增加逐渐减少,敏感性下降。上呼吸道塌陷、上呼吸道呼吸肌张力下降、对高 $PaCO_2$ 和低 PaO_2 的通气反应下降。上呼吸道反射下降,导致肺误吸风险增加。此外,由于老年人常合并脑血管疾病、帕金森病等神经功能障碍疾病,进一步导致气道保护能力下降。

老年人肺通气功能指标改变主要表现为:潮气量与肺总量无显著改变,肺活量与用力肺活量明显下降,残气量与功能残气量明显增加。老年人肺泡和肺泡管容积扩大,肺弹性回缩力下降,呼气时小气道闭合导致闭合气量增加,残气量和功能残气量均增加,闭合气量大于功能残气量,产生气道闭合,气体分布发生改变,通气/血流比例失调。老年人最大呼气流速下降,第一秒用力呼气量(forced expiratory volume in one second, FEV_1)每年大约减少 30ml。

老年人肺换气功能指标改变主要表现为:呼吸膜厚度增加,呼吸膜交换面积减少,通气/血流比例失调。老年人解剖死腔量和肺泡无效腔量增大,通气/血流比例失调,肺内分流增加,有效交换面积下降,呼吸膜增厚,通透性下降,肺毛细血管数量下降,导致肺换气功能下降,表现为动脉血氧分压、动脉血氧饱和度和动脉血氧含量下降,而 $PaCO_2$ 变化不大。低 $PaCO_2$ 支气管收缩和低氧性肺血管收缩效应的改变,也导致年龄相关的通气/血流比例失调。

老年创伤患者围手术期易发生低氧血症。超过 80% 的老年患者麻醉诱导后导致的肺不张可使分流增加。由于肺不张部分肺的弹性回缩曲线与非肺不张肺部不同,呼气末正压对于肺不张的作用有限,大容量手动膨肺结合呼气末正压可能有效。镇静药和镇痛药均导致一定程度的老年患者高 $PaCO_2$ 和低氧呼吸驱动下降。老年创伤患者常表现为上呼吸道保护性反射下降,误吸风险增加。

五、老年患者肝肾功能改变

老年人肝脏重量减轻,肝血流减少,肝细胞萎缩,纤维组织增生,微粒体酶活性和代谢功能减退。合成功能下降导致必需氨基酸、血清白蛋白、机体活性酶生成减少和活性下降,代谢功能下降,血脂增加,血浆胆碱酯酶活性降低,对多种药物的清除速率下降。血浆纤维蛋白原增加,纤维蛋白原溶解酶减少,凝血因子增加,抗凝血酶活性下降。

老年人肾脏重量减轻,肾血流量减少,肾皮质进行性萎缩,间质纤维化,肾单位丢失,肾小球数量减少,肾小球纤维化、玻璃样变、基底膜增厚,肾小球滤过率下降。肾小管数量减少,近曲小管基底膜增厚,上皮细胞萎缩凋亡、脂肪样变性,管腔变窄,容积变小,远曲小管管腔扩张,重吸收、浓缩、稀释功能下降。肾小管功能减退与肾小球数量的减少是成比例的,因此球管平衡尚可保持。老年人肌酐清除率逐渐下降,但由于肌肉组织逐渐减少,血肌酐浓度可维持基本稳定,致使肌酐浓度不能较好地预测老年患者肾脏功能。一旦老年人肌酐水平升高,说明其肾小球滤过率已降低到危险域,轻微的生理性应激就可能导致尿毒症的发生。这些改变导致老年患者应对大容量复苏的能力下降。

老年人肾脏分泌功能下降,肾素活性降低,血管紧张素和醛固酮浓度下降,钠重吸收和钾排泄减少,易发生高钾血症和低钠血症。研究表明,衰老过程中血浆肾素活性降低。这并非由于血浆中肾素底物浓度的改变,而可能是由于无活性的肾素转变为有活性肾素的转换减缓而导致的血浆中活性肾素浓度降低。血浆肾素活性降低也可能与心房钠尿肽含量增高、对肾素分泌抑制增强有关。老年人对促肾上腺激素的醛固酮和皮质醇反应并没有改变,因此醛固酮浓度降低是血浆肾素活性降低的直接作用,而非肾上腺衰老改变所致。

老年人对抗利尿激素反应下降,渴感下降,容易出现脱水。口渴机制随着年老而减弱,使老年人维持水平衡的能力受到损害,增加了脱水的危险。口渴机制的缺失可能与中枢神经系统阿片调节口渴中枢功能退化有关。老年人促红细胞生成素生成减少,可致贫血。

老年患者体液电解质平衡易发生改变,然而评估体液状态并不容易。皮肤弹性下降和真皮层变薄使皮肤处于脱水状态,因此皮肤干燥程度难以帮助判断。尿量即使正常,也可能存在尿稀释程度的异常。老年患者静脉补液的治疗窗明显变窄。

六、老年患者药理相关改变

老年人肌肉含量和机体总水量下降,脂肪含量增加,脂溶性药物如地西泮、咪达唑仑的稳态分布容积显著增加,血浆药物浓度降低,但消除延迟。而脂溶性差的药物如吗啡稳态分布容积下降,血浆浓度下降加快。老年患者中常见对静脉麻醉药敏感性增高现象,通常是由于机体总水量下降和心排血量下降,导致中央室降低,药物初次分布容积下降,初次分布清除率下降所致,因此,同等药物剂量导致老年患者血浆药物浓度显著升高,药效学效应增强。

静脉麻醉药物通常与血浆蛋白结合,而老年患者血浆白蛋白浓度降低或是结构发生改变,导致未结合麻醉药物比例增加,药效学效应增强。老年患者常因并存疾病应用多种药物,也可能与麻醉药物竞争蛋白结合位点,导致药理学效应改变。老年患者肝功能下降、肝血流减少和肾功能下降,都可导致麻醉药物清除率下降。

老年患者神经递质生成减少,神经元退化,脑血流和脑代谢下降,对作用于神经系统的麻醉药物敏感性增加。多数情况下,老年患者需要较少的麻醉药物。

药代动力学和药效学的改变均影响老年患者对药物作用的改变。简单将动物实验的结果推导至临床并不科学,而且每种药物的改变不同,因此需要单独的药物试验研究衰老对单一药物的影响。大多数麻醉药物为多室药物模型,降低的机体总水量和心排血量导致中央室降低,药物峰浓度增加。肝脏衰老对药物的影响因药物不同而异,衰老与麻醉均会导致肝血流减少,可能主要影响麻醉药物的维持剂量。肾血流随年龄增长而减少,肾小球滤过率进行性下降。衰老导致白蛋白浓度下降,α_1-酸性糖蛋白增加或不变,根据药物结合蛋白类型不同,活性游离成分或增加或下降。老年患者对于特异性药物的受体敏感性变化不同。这些改变几乎影响所有麻醉药物的应用。不同创伤和创伤所导致的生理状态改变也会影响麻醉药物的需求。但是,目前直接针对老年创伤患者的药代动力学和药效动力学研究不多。

（一）丙泊酚

丙泊酚为临床常用的静脉麻醉药物,其脂溶性高,98% 与血浆白蛋白结合,消除主要依赖肝脏血流量。研究发现,老年患者对丙泊酚敏感性增加,致意识消失所需剂量降低,且呼吸暂停和低血压发生率增加。与年轻患者相比,由于老年患者心排血量和机体总水量下降,单次推注丙泊酚初次分布容积降低,初始血药浓度增加,等量诱导剂量作用增加,而肝血流减少导致代谢清除率降低。有研究发现,80 岁老年人 50%最大效应浓度为年轻人的一半,反映老年人对丙泊酚的敏感性增加。丙泊酚明显扩张血管,对于老年人,该效应更为明显,因此在应用中需要谨慎。麻醉诱导期间伍用阿片类镇痛药,可导致丙泊酚降压作用更显著,且可能导致外源性肾上腺素反应不佳。

（二）依托咪酯

依托咪酯对血流动力学影响较小,适用于老年患者的麻醉诱导,老年患者依托咪酯初次分布容积明显降低,并随肝血流降低而致清除率降低。研究发现依托咪酯年龄相关剂量改变与老年人脑敏感性无关,主要由药代动力学相关原因所致。

（三）咪达唑仑

老年患者咪达唑仑中央室容积、血浆蛋白结合和分布容积仅发生轻度改变，而药效学指标 50% 最大效应浓度明显下降，老年患者对咪达唑仑镇静效应敏感性增加为降低其使用剂量的主要原因。

（四）阿片类镇痛药

年龄对于阿片类镇痛药药代动力学影响的研究结果不一，而比较一致的结论为：老年患者芬太尼、阿芬太尼、舒芬太尼、瑞芬太尼等阿片类镇痛药的药代动力学改变不大，而药效学改变是敏感性增加的主要原因，老年患者用量应该减半。但研究发现，对于吗啡，老年患者中央室和外周室容积减小，血浆清除率下降，药代动力学改变较为明显，对于吗啡镇痛效应敏感性增加。

（五）肌肉松弛药

甾类肌肉松弛药如泮库溴铵、维库溴铵、罗库溴铵、哌库溴铵主要通过肝脏代谢和胆汁排泄，部分通过肾脏排泄。老年患者甾类肌肉松弛药清除率存在不同程度降低。苄异喹啉类肌肉松弛药包括阿曲库铵、米库氯铵、顺式阿曲库铵和多库氯胺，代谢和水解方式多样，清除率受衰老影响较小。目前研究认为，肌肉松弛药起效延迟、作用时间延长的主要原因在于老年患者药代动力学改变，而药效学改变不大。

（六）吸入麻醉药

随年龄增加，各种吸入麻醉药 MAC 均逐渐下降，而吸入麻醉药的心血管反应逐渐增强。

（七）右美托咪定

右美托咪定是一种高度选择性的 α_2-肾上腺素受体激动剂，具有镇静、抗焦虑、镇痛作用，对呼吸影响轻微，研究发现小剂量持续用药或单次用药可以降低老年患者术后谵妄发生率，并具有心脏保护作用。

（八）局部麻醉药

药代动力学、药效学以及生理改变可导致老年患者局部麻醉药物敏感性明显增加。血浆 α_1-酸性糖蛋白是血浆蛋白中主要结合局部麻醉药的蛋白，大部分局部麻醉药与高亲和性而量少的 α_1-酸性糖蛋白结合，少量局部麻醉药与低亲和性而量大的白蛋白结合。目前认为，不合并疾病的情况下，老年人 α_1-酸性糖蛋白含量无明显改变，局部麻醉药血浆蛋白结合率也不随年龄改变。虽然老年人白蛋白含量下降，但由于其仅与少部分局部麻醉药结合，因此不影响药物的整体分布。多数局部麻醉药在肝脏中被代谢为水溶性物质并从肾脏排出。老年人肝肾功能下降，导致局部麻醉药物的代谢和清除下降。老年人有髓神经纤维数量减少，神经传导减慢，神经元数目减少，对局部麻醉药的敏感性增加，通常需要减少局部麻醉药物剂量。

第三节　老年患者体液改变及围手术期输血输液

一、老年患者体液特点

体液的量和成分随年龄而变化，随着年龄增长，瘦体重和体液总量减少，脂肪含量增加。年轻男性和女性的体液含量分别约占体重的 60% 和 52%，超过 65 岁的老年男性和女性，则分别减少至 54% 和 46%。老年人体液总量减少主要是细胞内液减少，细胞内液和细胞外液比例发生变化，细胞内液比例降低，细胞外液比例增加。

除血钾水平,健康老年人血浆电解质水平并没有一致的变化趋势。多项研究发现,血钾水平随衰老而轻微增加,而体内总钾含量却减少。一项800例老年急诊患者的电解质筛查研究发现,16%的患者电解质水平存在明显异常,三分之一患者水电解质治疗计划根据电解质筛查结果需要做出调整。老年人电解质异常发生率较高,口渴机制、肾功能和激素调节能力常受到损害,使老年人非常易于发生电解质紊乱,如低钠血症、高钠血症、低钾血症、高钾血症等。

老年人一般均有不同程度的贫血,主要原因是老年人骨髓体积随年龄增长而减少,退化萎缩的骨髓造血组织被脂肪组织所代替;其次是老年人肉类摄取量减少,胃肠功能下降所致。这种贫血状态可降低老年人血液黏滞度,符合生理适应性改变。

二、老年患者体液失衡的特点

年龄相关的肾功能下降以及神经体液机制变化等原因使老年人体液平衡储备能力降低,调节机制受损,易于发生水、电解质紊乱。肾功能减退影响水平衡,水分稍有过量供给,即可发生稀释性低钠血症。老年人心血管功能减退,输液过多过快易发生心力衰竭及肺水肿。

老年人各种血管、组织及细胞功能均有所减退,中枢神经系统对外来刺激的反应和调节功能减弱,以及体液分布和含量改变,加之摄入不足,当发生体液失衡时,用于判断体液失衡的临床特征可与老年人基础状况相混淆。

老年人多伴有并存疾病,如高血压、缺血性心脏病、糖尿病、慢性阻塞性肺疾病、甲状腺功能低下、营养不良、低蛋白血症等,并可能伴有长期限盐饮食、使用血管活性药及利尿剂的情况,因此,更易发生体液改变。高龄患者若出现精神症状时应高度警惕存在严重的体液失衡。

老年人酸碱失衡的缓冲和调节能力减弱,器官系统的衰老性改变使机体对酸碱失衡的代谢和呼吸反应减弱。老年人急性代谢性酸中毒的呼吸代偿(过度通气)较为迟钝,而且代偿程度不足。重症老年人,常常出现复合型酸碱失衡,同时具有呼吸性酸中毒和代谢性酸中毒的复合型酸中毒常见于充血性心衰、重症肺炎、急性呼衰者,如对于充血性心衰的患者使用利尿剂可能会产生代谢性碱中毒(增加的 HCO_3^-),而同时具有低氧血症和组织灌注不良又会出现乳酸性酸中毒(减少的 HCO_3^-),综合的结果是 HCO_3^- 的浓度正常或是轻度降低,而 pH 值由于原发或代偿性的呼吸性碱中毒(低碳酸血症)又有可能会高于正常值。

三、老年患者围手术期输血输液特点

老年人各个器官系统的功能减退。动脉弹性丧失,血浆中去甲肾上腺素水平升高,使血压升高、脉压增宽、舒张压下降。心室顺应性下降,使老年患者的循环稳定更多地依赖容量,也更难于耐受容量过负荷。老年人心功能下降,最大心排血量中年以后每年约下降1%,应激时心率、每搏量、心排血量不能相应增加。这些改变以及前述的老年人病理生理改变都使得老年患者围手术期的输血和输液有许多需要特别注意的问题。

老年人对出血和休克的耐受力不如年轻人,容量不足需要及时补充;但是由于心、脑、肾血管硬化以及呼吸系统疾病的并存,快速大量输血输液又会导致严重并发症。中心静脉压监测较为重要,有条件可以采用SVV、PPV等指标指导患者的容量管理。对于非机械通气患者,可以采用液体冲击试验,即在5min内输注3ml/kg(标准体重)的液体观察患者每搏量的增加值($\triangle$SV)是否超过10%,如果大于10%说明患者的容量不足需要实施第二次液体冲击试验直至阴性,维持期间的液体给予量为1~2ml/(kg·h)。如果术中出现循环不稳定状况,可随时进行液体冲击试验。

在围手术期实施目标导向液体管理或者限制性输液方案,可显著降低患者术后并发症发生率、缩短患者住院时间。

老年人的最适血细胞比容需个体化判断,最重要的是保证合适的氧供。虽然一般情况下血细胞比容不低于27%是可以接受的,但很多情况下,如感染性休克或并发重要器官并发症时,30%以上较为安全。老年人往往没有足够的储备能力提高心排血量和组织氧摄取能力,所以血细胞比容低于30%要非常小心。手术过程中,除失血外,还会通过以下几种途径丢失体液:①术中隐性失水,开腹及开胸手术时明显增多,小型腹部手术即可达100~150ml;②除明显失血外,术野常有一些血清样液体丧失,在一般中等胸腔手术中可达100~200ml,其电解质组成与细胞外液相似,适宜用平衡盐溶液补充;③组织间隙转移与潴留,主要由于组织水肿或跨细胞液体转移所致,功能上这部分液体不能被动员参与维持血容量,其组成与细胞外液相似,适合用平衡盐溶液补充;④麻醉的影响:全身麻醉机械通气时吸入气体如果不经湿化处理,从呼吸道丧失的水分增加。椎管内麻醉可导致相应的交感神经阻滞,引起相对性血管容量扩张。

出血量较多需要大量输血时,还要注意高黏稠度综合征。由于输注大量全血后血浆成分迅速向手术部位和腹腔内渗透,或给处于低营养状态的患者输血时血浆成分向组织间隙渗出而引起水肿,而红细胞滞留于血管内,导致血细胞比容迅速显著上升,有时甚至上升到50%以上,血液黏稠度的急剧增加对心血管系统产生严重影响。

围手术期老年患者大量输入低温血制品和液体可导致低体温,导致老年患者苏醒延迟,低于30℃时可出现严重心律失常甚至心脏停搏。低温状态下枸橼酸盐和乳酸盐代谢降低,由于代谢产物堆积可以发生代谢性酸中毒和低钙血症。低温还使血红蛋白与氧的亲和力增加,氧释放减少,造成组织缺氧,加重代谢产物蓄积。

手术对老年患者脆弱器官是严重的打击,术后补液需要严密观察和监测,并注意水电解质酸碱平衡的维护。静脉补液要注意控制速度和总量,既要避免因静脉输液过多过快引起的心功能不全和肺水肿,又要避免严重脱水引起的血流灌注不足。大部分全身麻醉药、局部麻醉药能使动静脉血管扩张,血管内容量增大,外周静脉压降低,从而使回心血量减少及心排血量下降。

第四节　老年创伤患者麻醉前评估

对于65岁以上的老年患者,院前创伤评分7分或是更低,则死亡率为100%;评分低于9分,则住院期间死亡率为100%;评分14分或低于14分,应该将患者转运至ICU。

一、气道和呼吸系统

对于清醒患者,通过询问患者问题,与其对话交流,可以判断气道通畅程度。意识不清或反应迟钝者需进一步关注。

对于牙齿脱落的老年患者,面罩通气可能存在困难。存在颞颌关节炎或颈椎强直者应考虑困难气道问题。

老年患者保护性喉反射可能减退或消失。由于肌力和神经结构退化,喉功能逐渐退化,气道保护性反射也发生退化。创伤可导致胃排空延迟,存在反流误吸风险。所有创伤患者均应视为饱胃。无牙的老年患者强迫仰卧位时,可能会出现口咽阻塞。直接创伤、水肿或异物可能造成气道梗阻。钝性创伤需警惕颈椎创伤,老年患者常存在第一、第二颈椎伤,颈椎 X 线检查有助于鉴别诊断。

肺挫伤是老年患者常见的钝性胸部伤。老年患者胸壁骨质疏松,较年轻患者更常见肋骨骨折,易发气胸、血胸和肺挫伤。无创气道正压面罩通气对无需气管插管的钝性胸部伤低氧血症老年患者可以作为针对性治疗手段。严重的肺创伤和急性呼吸窘迫综合征需要气管插管和机械通气。

老年患者通气储备下降,通气、换气功能降低,气道分泌物清除能力下降,术后肺部并发症风险增加。胸部 X 线片、血气分析,甚至肺功能检查可帮助老年患者进行术前肺部情况的综合判断。潮气量反映患者能够呼出的气量,阻塞性气道疾病患者可接近正常,限制性肺疾病患者潮气量下降。FEV_1 反映患者规定时间内能够呼出气体的能力,与术后清除分泌物的能力相关,在阻塞性气道疾病时,FEV_1 下降,但是下降程度与术前药物治疗和物理治疗的效果相关。一氧化碳弥散能力低于预测值 50% 提示术后肺部并发症风险极高。PaO_2 低于 70mmHg 者,宜于术前积极寻找原因,予以纠正。

二、循环系统

老年患者往往合并心血管疾病,导致围手术期与心血管并发症相关的病死率明显高于年轻患者。而术前尤其是急诊手术之前,应该特别注意评估可能导致围手术期心血管并发症的危险因素,包括重度危险因素,如 6 个月以内的心肌梗死发作、严重的心绞痛、充血性心力衰竭、严重心脏瓣膜疾病和室性心律失常;中度危险因素有糖尿病、轻度心绞痛、心肌梗死病史和肾功能不全;轻度危险因素有非窦性心律、生理功能降低和脑血管意外。

对于合并明确缺血性心脏病的老年患者,应综合评估既往病史、体检结果、治疗史、检查结果等,重点了解缺血性心脏病的类型、严重程度、心功能状况和日常体力活动耐受能力。对于 6 个月内心肌梗死发作的急诊手术患者,应严密监控血流动力学指标,改善冠脉灌注,维护心肌氧供需平衡。衰老的心肌对儿茶酚胺反应较差,因此,老年患者在低血容量的基础上可能不出现心动过速。老年患者也可能服用 β 受体阻滞剂类药物,导致心率反应性改变。老年患者常患有高血压,因此,正常或临界血压值得警惕。

初次评估老年患者的低限收缩压应该明显高于年轻患者的可接受的低限。高级创伤生命支持指南定义严重失血为收缩压低于 90mmHg,心率超过 120 次/min。这一标准可能不能够可靠反映老年患者的严重失血。有建议将标准定为收缩压低于 100~110mmHg,心率超过 90 次/min。有专家建议低血压的标准需要随年龄不同而设定:50~69 岁为 120mmHg,超过 70 岁为 140mmHg,作为可接受的最低收缩压。无严重头部创伤的过高收缩压的年轻患者预后较差,但是老年患者似乎与此不同。老年患者收缩压升高实际预后较好。

老年患者常合并房颤,常见病因为风湿性心脏病、高血压、肺心病、甲亢、心肌病等,表现为心律绝对不规则,心室率常为 100~160 次/min,通常针对病因治疗,对于持续性房颤,一般不推荐复律,但建议行超声心动检查以除外心房内血栓。窦性心动过缓伴Ⅱ度Ⅱ型或Ⅲ度房室传导阻滞、三束支阻滞、病窦综合征和阿-斯综合征病史者,推荐术前安置起搏器。合并心脏瓣膜病变的老年患者,心功能Ⅲ级、Ⅳ级者围手术期风险极大,心血管并发症难以避免。但是不推荐对于老年创伤患者术前常规实施超声心动检查,因为研究发现,术前依据超声心动检查结果实施干预的比例很低,但术前超声心动检查明显延迟手术时机,可能导致术后 1 年死亡率增加。

由于对于生命体征解释标准的改变,有必要尽可能地监测其他重要的灌注指标,如乳酸水平和碱剩余。有研究报告,42% 的老年创伤患者入院时尽管生命体征正常,但存在乳酸水平或碱剩余的明显改变。对于标准定义血压正常的患者,乳酸水平升高与死亡率升高相关。有研究发现,65 岁以上患者的乳酸水平超过 4mmol/L,死亡率达 40%。类似乳酸水平的年轻患者,死亡率为 12%。老年创伤患者碱剩余超过 6mmol/L 的预后同样较差。

与年轻患者相比,对于氧供下降,老年患者增加心排血量的代偿表现有限。因此,应该通过维持合理的血红蛋白水平,始终保证氧运送能力。许多老年创伤患者由于脱水,入院检查存在假性正常的血红蛋白水平,补液后会发生明显下降。而且研究发现,围手术期低氧与低血红蛋白水平与术后认知功能障碍相关。

三、肝肾功能

轻度肝功能不全患者全身麻醉风险不大,但严重肝功能不全伴贫血、凝血障碍、肝性脑病者麻醉风险较大,围手术期应积极采取措施应对。

严重肾功能衰竭者如有可能,术前宜实施透析以纠正电解质紊乱和体液失衡。

四、认知功能

老年患者认知功能受损会增加术后并发症和死亡率的风险。谵妄、痴呆和抑郁是评估认知功能时的重要考虑因素,且术前评估的结果可以作为术后认知功能评估的基线值。有许多认知障碍的筛选工具,其中 Mini-Cog 量表是术前常用的快速痴呆筛选工具,蒙特利尔认知评估量表则用以明确是否存在认知功能减退。谵妄被定义为一种意识混乱和注意力不集中的急性状态,可能伴随着意识水平的改变和思维的紊乱。它与术后不良结局相关,包括住院时间延长、肺部并发症、院内跌倒、脱水和感染等。通过评估易感因素和诱发因素的数量可以确定患谵妄的风险。针对危险因素的治疗可以减少谵妄的发生和降低严重程度。术前有抑郁症状的老年患者发生术后功能恢复不良的概率增加,更容易发展成术后谵妄,而且谵妄的持续时间更长。老年抑郁症量表是简单有效的抑郁症筛查工具。

五、衰弱状态

衰弱状态是因生理储备下降而出现抗应激能力减退的非特异性状态,涉及多系统的生理学变化,包括神经肌肉系统、代谢及免疫系统改变,这种状态增加了死亡、失能、谵妄及跌倒等负性事件的风险。老年患者术前的衰弱状态与术后不良事件明显相关,如术后并发症和发病率增加,住院天数延长,30d 内死亡率和长期死亡率增加等。虽然目前有各种不同的衰弱评估工具,但还没有统一的"金标准"。通过临床表型(衰弱表型)定义的衰弱诊断标准包括五条:①近 1 年意外减重 4.5kg,或随访时体重下降超过 5%;②握力下降;③疲乏;④步行速度减慢(测量行走 4.5m 所用的时间);⑤低体力活动水平(以每周千卡消耗量衡量);符合 3 项以上,诊断为衰弱;符合 1~2 项,诊断为衰弱前期;符合 0 项诊断为非衰弱。

第五节　老年创伤患者术中监测、管理及术后管理

老年患者生理储备有限,伤后快速转运至创伤中心可以改善预后。若由经验丰富的高等级创伤中心接诊老年创伤患者,预后更好。针对老年创伤患者组织专门的医疗团队,可以改善感染、呼吸衰竭和提高整体生存率。

一、术中监测

老年创伤患者比同样伤情的年轻患者更易出现休克。研究表明,老年患者即使生命体征无明显异常,但血流动力学可能已经处于不稳定状态或濒临失衡,因此老年创伤患者需要精细彻底地评估。

早期有创监测、优化血流动力学管理,可以改善老年创伤患者预后。老年创伤患者表象或许稳定,但实际上存在严重的灌注不足,导致严重并发症或死亡。有关是否应用肺动脉导管监测始终存有争议。曾有研究认为,任何老年患者如果存在生理受限、严重受伤(简易创伤评分大于 3 分)、高风险伤、心血管状态未知、慢性心血管或肾脏疾病,均应采用肺动脉导管实施有创血流动力学监测。但多数研究对此并不认同,对其应用价值持有疑问,尚未发现应用肺动脉导管指导治疗的显著益处。

新的血流动力学监测技术,包括脉压变异度、收缩压变异度和每搏量变异度可用于判断机械通气患者容量反应性。Vigileo-FloTrac 系统对于评估心脏功能有一定帮助,而且即使自主呼吸情况下,也能够在一定程度上反映容量反应性。LiDCOplus(LiDCOLtd,Cambridge,UK)可通过有创动脉置管连续监测心排血量、外周血管阻力、心率和左室每搏量,系统根据患者的身高、体重对测量值进行调整。因为可以连续测量心脏参数,因此适用于测定液体冲击对心脏指标的影响。即使动脉压力波形存在衰减,也不影响指标测定,也可用于目标导向的容量管理指导。老年患者脏器的血流灌注对血压有显著依赖性,建议预防性或治疗性给予肾上腺素能受体激动剂[如去甲肾上腺素 0.05~0.10μg/(kg·min)]维持血压不低于术前基线血压 10%。

对于怀疑心肌缺血患者,采用 5 电极双导联系统,即 II、V_5 导联,能发现 80% 以上标准 12 导联 ECG 检测的异常。术中发现的心肌缺血等心血管事件是否已经造成心肌损伤,可通过术中、术后检测血清肌钙蛋白 I(cardiac troponin I,cTnI)含量证实,如果血清 cTnI 浓度 >0.04μg/L,可证实已经发生心肌损伤;如果 cTnI 浓度 >0.4μg/L,则需结合临床症状与体征判断有无急性心肌梗死发生,进行及早干预。

对于术后风险增加的老年患者,更加严格的术中血压控制(收缩压控制在术前静态血压 ±10% 内)能减少术后重要脏器功能损害。根据术前血压基线采用个体化的血压控制目标,对预后可能有益。对于术前合并脑卒中病史、短暂性脑缺血发作病史、中重度颅脑血管狭窄等状况的患者,术中血压应维持在术前平静血压基线水平至基线血压的 120% 范围内。

术中镇静或全身麻醉应常规监测麻醉深度,保障个体化用药和控制理想的麻醉深度。脆弱脑功能患者建议行无创脑氧饱和度监测,维持 rSO_2 绝对值不低于 50%,或者不低于入室后基线数值的 20%;术中如果出现 rSO_2 低于正常值,可考虑提升血压或纠正低血红蛋白问题。如果缺乏相应监测脆弱脑功能氧供需平衡条件,围手术期应给予 α_1-肾上腺素受体激动剂将患者血压维持在术前基线血压水平。全身麻醉患者监测血气并调整通气参数维持 $PaCO_2$ 在 35~45mmHg,维持 Hb 不低于 90g/L。

老年创伤患者体温监测非常重要。围手术期低温常见于老年患者,椎管内麻醉可导致阻滞区域外周血管扩张、寒战反应抑制、热量丢失,全身麻醉药物可影响老年患者体温调节能力,易发生低体温事件。术间室温过低,低温液体的大量输注可进一步加重低体温,导致酸中毒、凝血障碍的发生。低温常导致术后寒战,除导致患者术后苏醒期强烈不适外,对并存心血管疾病尤其是缺血性心脏病患者,可致氧耗增加及交感活性增强,引发心脏不良事件。低温还可延长非去极化肌松药的作用时间,使全身麻醉术后呼吸功能不全风险增加。因此,积极监测老年患者体温,实施温毯覆盖、加温输液等措施,有助于降低围手术期不良事件发生率。

二、术中管理

老年创伤患者麻醉应尽可能早期实施气管插管。老年患者去氮时间较长,但如果时间允许,完全去氮可以提供安全缓冲。老年患者气管插管通常不比年轻患者更为困难。使用肌松药实施经口气管插管,并保持轴线固定,对于严重创伤患者的气道保护仍然是最安全最有效的方式。需要使用 $P_{ET}CO_2$ 监测确定气管插管位置和调整通气参数,需要使用持续脉搏血氧饱和度仪监测供氧。对于老年患者,用于气管插管的药物尤其是镇静药物剂量需要调整。长时间手术需要注意采取措施防止肺不张。对于老年创伤患者苏醒及拔管无特殊推荐,可应用标准的拔管指标。

为避免老年创伤患者发生低血压,依托咪酯、巴比妥类、苯二氮䓬类药物应减量应用。容量不足者,血压下降更为明显。创伤情况下,氯胺酮常被选择使用,老年患者氯胺酮清除率下降、作用时间延长。针对脆弱脑功能老年患者,影响神经递质传递、代谢和其受体的药物,如抗胆碱药物东莨菪碱、盐酸戊乙奎醚等,以及苯二氮䓬类药物应避免使用。

老年患者阿片类镇痛药药代动力学发生改变、药效增加。应减量应用吗啡、阿芬太尼、芬太尼、舒芬太尼和瑞芬太尼等药物,但哌替啶例外。老年患者哌替啶清除率和终末清除半衰期不发生改变,但由于其代谢产物去甲哌替啶具有中枢神经系统作用,不推荐用于老年患者。

三、术后管理

老年创伤患者的特殊性增加了术后镇痛的难度,常见的影响因素包括:合并疾病和用药,年龄相关的生理、药理改变及疼痛评估困难等。老年患者表达疼痛的意愿和频率降低,特别是有认知功能障碍的老年患者,从而导致其疼痛程度常被低估。老年患者可能伴随的记忆、认知、表达、交流障碍等因素增加了术后疼痛评估的难度。临床上常用的评估方式均可用于老年患者术后疼痛的评估。对完全无法交流的老年患者,目前尚无国际公认的术后疼痛评估方式,患者的面部表情、发声和肢体动作等可作为疼痛评估的参考指标。

老年患者术后镇痛方式包括全身给药镇痛法和局部给药镇痛法。具体方式的选择需根据患者的意愿和对患者情况的个体化评估。为了减少单一镇痛方式的不足和不良反应,可联合不同的镇痛方式或药物,实施低阿片预防性多模式镇痛。当前研究认为,低阿片预防性多模式镇痛联合使用作用机制不同的镇痛药物或镇痛方法,由于作用机制不同而互补,镇痛作用相加或协同,同时每种药物的剂量减小,不良反应相应降低,从而达到最大的效应/不良反应比,特别是可以减少阿片类镇痛药用量。无禁忌证者,建议将对乙酰氨基酚和/或环氧化酶抑制药作为镇痛基础用药,联合非阿片药物和/或局部给药镇痛法,以达到减少阿片类用量和降低药物不良反应的效果。局部给药镇痛法包括局部浸润、筋膜平面阻滞、外周神经阻滞和硬膜外阻滞技术均可有效用于老年患者术后镇痛。但是,应用这些技术要把握好适应证,特别是合并使用抗凝药的老年患者。

老年患者肌松药物作用时间延长,预防术后肌松残留的措施包括使用短效肌松药、监测神经肌肉接头功能、避免深肌松、术后常规拮抗或采用罗库溴铵联合舒更葡糖钠拮抗方案等。存在肌松残留作用的患者除给予拮抗之外,应关注并纠正患者存在的其他可能影响肌松恢复的病理生理异常,如低体温、低钾血症等。

老年创伤患者全身麻醉苏醒期躁动或谵妄高发。出现术后躁动时,应分析原因,适时拔除气管导管,充分给氧,严重躁动者需约束,以防自伤及坠床。术前即需对术后谵妄高危患者进行评估,围手术期应激、疼痛、电解质紊乱、麻醉/镇痛药物等是术后谵妄发生的重要触发因素。对术后谵妄患者,应分析原因,对症处理,首选非药物治疗,针对谵妄危险因素,如认知损害、睡眠剥夺、疼痛、水电解质失衡等采取相应措施。谵妄的药物治疗包括氟哌啶醇和非典型抗精神病药物,如喹硫平和奥氮平均可用于治疗躁动型谵妄,右美托咪啶可以缩短躁动型谵妄患者谵妄持续时间,也可用于治疗躁动型谵妄。

第六节　老年患者常见创伤手术麻醉

老年患者创伤主要为钝性创伤,多由于跌倒、机动车事故所致。跌倒的发生率和严重程度在高龄老人和绝经后妇女明显增加,主要发生于站立位,常发生于行走或上下楼梯。老年人跌倒后可导致骨盆、髋关节和前臂骨折。

一、老年髋关节骨折手术麻醉

髋关节骨折是老年患者最常见的创伤类型,多因摔倒所致。髋关节骨折可以为多发创伤的一部分,也可以为单发伤。多发创伤情况下,髋关节骨折常合并其他骨和软组织创伤、腹部伤、盆腔伤、大量失血、头颈部创伤或是其他肢体创伤。住院期间死亡率达 2.3%~13.9%,术后 6 个月死亡率达 12%~23%。与择期髋关节置换患者相比,髋关节骨折患者死亡风险增加 6~12 倍,这主要是由于髋关节骨折患者 75% 以上为 70 岁以上老年患者,且 95% 以上合并一种以上合并症。有研究表明,髋关节骨折相关死亡中仅 1/4 由于骨折本身所致,多死于并发症。

（一）髋关节骨折手术方式

髋关节骨折包括股骨颈骨折、粗隆间骨折和粗隆下骨折。三种骨折预后不同,股骨颈骨折可发生股骨头缺血性坏死和晚期的股骨头退行性病变;粗隆间骨折一般愈合较好,晚期并发症较少;粗隆下骨折易出现骨不连和植入物疲劳性断裂。髋关节骨折均应尽早实施手术固定。股骨颈骨折除基底型外均属于关节囊内骨折,对于 65 岁以下患者,无移位的股骨颈囊内骨折通常采用空心螺钉内固定术或加压钉板实施内固定术;发生移位的股骨颈囊内骨折需开放复位内固定术;对于 65 岁以上的老年患者,多选择半髋或全髋关节置换。关节置换创伤大于内固定术,但再次手术风险较小。半髋或全髋置换需采用仰卧位手术、45°半侧位或侧卧位。关节囊外骨折包括基底型股骨颈骨折、粗隆间骨折和粗隆下骨折,基底型股骨颈骨折和粗隆间骨折的手术治疗方法中,动力髋螺钉固定术并发症发生率低于髓内钉固定术。稳定的粗隆下骨折常采用加压髋螺钉内固定手术,对于股骨内侧皮质存在缺损的通常采用髓内钉固定术,严重骨质疏松、严重粉碎性骨折情况下可实施股骨近段假体置换。

（二）术前评估与准备

老年患者需评估衰老的生理状态和并存疾病。术前活动耐量良好的老年患者对麻醉风险的承受绝对不同于术前终日卧床者。大多数老年患者服用多种药物,既往病史的获取可能较为困难,但对于围手术期管理策略和风险防范非常重要。髋关节手术的时机对于老年患者发病率和死亡率有重要的影响,多项研究支持在患者入院后 24~48h 内尽早进行外科手术。手术延迟至 48h 以后,30d 和 1 年死亡率均显著增加。回顾性研究证实,如果将并存疾病严重程度这一因素进行调整,手术延迟至 120h 并未增加死亡率。因此,手术时机需根据患者基础风险和并存疾病情况决定。对于无明显并存疾病患者,创伤后 24~48h 进行早期手术是明确受益的,对于无法改善患者术前状态的延迟至48h以上的手术,死亡率会增加,应优化临床流程以早期将患者从急诊收入病房,并实施早期手术。氯吡格雷联合阿司匹林常被用于心脑血管事件的二级预防,也用作冠脉支架患者、合并急性冠脉综合征或脑血管疾病患者的预防用药。为防止手术出血,择期手术术前常需要停用抗血小板药物。髋关节骨折手术前是否需要停药,需要考虑相关风险。氯吡格雷中断治疗导致心血管风险增加,而停药时间过短导致输血风险增加。研究发现氯吡格雷停药后4~8d急性心脏事件风险最大,原因在于创伤和手术导致的应激反应所致的高凝状态、氯吡格雷突然停药导致的血小板功能的反弹。术前停用氯吡格雷的时间,以及手术前后是否输血与风险性相关,停药第1天风险最高。

氯吡格雷为非竞争性、不可逆的血小板ADP受体抑制剂,导致血小板聚集能力下降40%~70%达7d。服用75mg/d的氯吡格雷的临床作用需要3~5d起效,剂量增加至400mg则可在2~5h达到治疗水平。氯吡格雷血浆半衰期为4h,停药24h后,血浆氯吡格雷浓度下降至2%以下,此时输注血小板将不会被氯吡格雷影响。因此紧急手术可以在停止氯吡格雷用药后24h并备好血小板的情况下实施。临床上血栓弹力图(thromboela stogram,TEG)可监测血小板功能。对于氯吡格雷单抗治疗,英国指南并不认为是椎管内麻醉的禁忌证,但氯吡格雷和阿司匹林双抗治疗仍是椎管内麻醉的禁忌证。美国区域麻醉协会推荐区域麻醉之前暂停氯吡格雷7d、噻氯匹定14d,但对于具体患者的风险,可由主诊麻醉科医师根据具体情况做出相应调整。阿司匹林本身不增加椎管内血肿的风险,但同时应用标准肝素或低分子肝素会增加出血和椎管内血肿的风险,美国区域麻醉协会推荐最后一次应用低分子肝素10~12h后实施区域阻滞,在标准肝素应用1h前和低分子肝素2h前拔除硬膜外导管。

对于择期实施髋关节手术的冠脉支架植入的患者,需要明确最后一次实施经皮冠脉成形术的日期以及放置的支架类型。近期放置冠脉支架的限期髋关节手术患者,停止抗血小板治疗会导致并发症发生率和死亡率明显增加,这是由于支架内皮化尚未完成,而且手术会激发高凝状态。如果手术可能发生严重出血,对于放置裸金属支架4周以上或是药物洗脱支架12月以上的患者,可暂停噻吩并吡啶类药物治疗。对于放置裸金属支架4周以内或是药物洗脱支架12月以内者有3种选择:①选择围手术期持续应用双抗治疗;②选择抗血栓药物如低分子肝素作为暂停双抗的桥接治疗方案;③暂停双抗治疗并于术后安全时机尽早恢复。

术前实施牵引以降低疼痛和帮助复位骨折是无效的。疼痛治疗并不是髋关节骨折患者的优先治疗,但有效的治疗对于减轻患者转运期间搬动的剧烈疼痛,从而降低由此导致的循环波动是有益的。以色列的小型研究发现,将髋关节骨折患者随机分为两组,急诊室内接受硬膜外镇痛的患者与接受常规静脉阿片药物镇痛的患者相比,疼痛控制效果更好,心脏不良事件风险更低。但急诊室内实施硬膜外镇痛的操作性不强,而且老年患者多合并多器官系统疾病,急诊医师对于大量使用阿片类镇痛药导致的副作用,如呼吸循环抑制、谵妄等存在顾虑,单纯使用阿片类镇痛药镇痛难以在保障老年患者安全和有效镇痛之间找到恰当的平衡点,所以急诊室内老年髋关节骨折患者常常镇痛不足。超声引导下三合一阻滞(阻滞支配髋部的三支主要神经:股外侧皮神经、闭孔神经和股神经)、股神经阻滞或是髂筋膜阻滞镇痛操作简单有效,容易掌握,建议在急诊室内早期开展。

髋部骨折患者多为高龄患者,由于创伤后应激状态以及制动等因素,特别容易在术前并存深静脉血栓。因此,在术前准备阶段,如果具备条件,应常规行术前深静脉血栓筛查,以排除DVT。如果发现DVT,应该请相应的专科进行会诊和治疗,以降低术中血栓性肺栓塞的风险和围手术期死亡率。

（三）麻醉选择

髋关节手术的最佳麻醉方法尚无定论,区域麻醉还是全身麻醉,已争论百年之久。有研究认为,区域麻醉患者术后 1 个月死亡率下降,而术后 3 个月死亡率则无影响。亦有研究指出,区域麻醉患者失血量和深静脉血栓发生率下降,但并不足以影响患者预后。多个研究也提出假设,区域麻醉与较低的术后谵妄发生率相关,但结果并不完全一致。一项多中心研究发现,区域麻醉患者死亡率下降 29%,肺部并发症发生率下降 25%,该研究作者认为髋关节手术应尽可能选择区域麻醉技术,但与全身麻醉相比,术后认知功能无明显改善。目前区域麻醉和全身麻醉均可安全用于髋关节骨折患者,建议无禁忌时优先考虑椎管内麻醉,并在患者摆体位前,实施患侧局部麻醉药髂筋膜阻滞(解剖定位,或超声引导均可)。今后的研究可聚焦于麻醉方式可能导致的差异方面,如围手术期低氧血症、低血压、贫血、疼痛、心肌缺血和术后早期并发症,包括呼吸感染、谵妄及血栓等。有研究发现,髋关节术后伤口 1 年内的筋膜下深部感染与麻醉时间长短相关,作者分析认为,可能由于功能脆弱、状况较差的患者麻醉困难较大,或者对于经验较少的麻醉科医师而言造成困难的较多,使得麻醉时间更长,因此,对于合并多种疾病的脆弱患者需要更有经验的麻醉科医师。

老年患者给予腰麻及小剂量局部麻醉药即可达到良好的阻滞效果。合并多种疾病接受髋关节骨折手术的老年患者,单侧腰段脊髓神经支配区域麻醉即可满足手术需求,所需要的腰麻药物剂量应酌情减少。合并慢性疾病的老年患者,术中易发生低血压,导致组织器官低灌注,术后心功能异常和死亡率增加,术中可给予缩血管药物或补充容量。给予 α-受体激动剂可导致回心血量迅速增加,β-受体激动剂可导致心率增快,均会增加心肌耗氧量。容量治疗有潜在外周水肿或肺水肿风险,当术后麻醉作用消退、血管张力恢复后,此种风险增加。降低老年髋关节手术患者腰麻药物使用剂量,可降低低血压风险,从而减少液体输注量和血管活性药物使用量。

存在椎管内麻醉禁忌或椎管内麻醉困难时,可选择外周神经阻滞技术 ,常用腰丛神经阻滞、骶丛神经阻滞和髂筋膜阻滞技术等。外周神经阻滞更多是作为一种镇痛手段,或全身麻醉的辅助手段。单纯采用外周神经阻滞要达到手术麻醉效果,需熟练掌握多种神经阻滞联合技术,阻滞 T_{12}~S_2 脊神经发出的神经(12 肋下神经、股外侧皮神经、股神经、闭孔神经、坐骨神经和臀上、下神经的阻滞),如 T_{12}~L_1 椎旁、腰丛和骶丛阻滞,但操作难度大,要注意控制局部麻醉药总量,避免局部麻醉药中毒。实施椎管内麻醉或者外周神经阻滞时,如果需要辅助镇静时可持续输注小剂量右美托咪啶 $[0.1~0.3\mu g/(kg\cdot h)]$。近期证据表明,其发挥辅助镇静作用的同时,还具有预防术后谵妄发生的作用。

患者拒绝椎管内麻醉,并存严重脊柱病变,无法配合或应用抗凝治疗者可选择全身麻醉。股神经阻滞可以辅助全身麻醉,减轻手术期间和手术后疼痛。有研究指出,股神经阻滞联合七氟醚喉罩全身麻醉为较安全的麻醉选择。

抗血栓治疗与区域麻醉的安全是存在争议的问题。多数指南指出,对于使用抗凝药物的患者,需要限制区域麻醉。但要明确硬膜外麻醉与腰麻的区别。有关周围神经阻滞也存在争议。许多学者认为,抗血栓治疗患者实施周围神经阻滞的临床出血风险很小,然而并不是所有神经阻滞的风险都是相同的,如果操作可能导致血肿,那么采用能够外部压迫出血部位的技术要优于穿刺路径的选择。例如,股神经阻滞常优于腰丛神经阻滞,而深部的坐骨神经阻滞通常应避免。

（四）循环管理

老年患者轻度容量不足较难识别,皮肤肿胀,渴感的表达,尿量都可能导致误判。利尿剂的使用和液体摄入不足都易致老年患者发生慢性容量不足,失血、卧床、术前禁食等因素均可加重低血容量。潜在的容量不足可能会导致组织灌注不良,进一步引发器官功能不全或衰竭。液体过负荷与容量不足同样有害,老年髋关节骨折患者心脏功能的退化,以及慢性心衰、肾衰和血管疾病都与血管内容量相关。髋关节骨折患者的容量管理标准尚存争议。有研究认为,区域麻醉无需液体负荷,液体聚集于创伤组织的量有限,缺乏解剖上第三间隙的证据,标准的液体治疗方案会导致液体过负荷,有限补液不应该称为限制性补液,而应称为为避免液体过负荷而恰当的补液措施。近来尚无关于晶体液和胶体液用于髋关节骨折的研究,相关研究不足以证实胶体液的优势。少数观察性研究建议,合并心血管疾病患者采用更为宽松的输血标准更为受益。然而,一项设计良好的随机临床研究发现,对于危重患者,Hb 70g/L的阈值与100g/L同样安全。大样本回顾性研究发现,对于髋关节骨折患者,低于80g/L的输血标准与80~100g/L的输血标准对于老年患者术后30d和90d死亡率无明显影响,但分析显示,较高的血红蛋白水平预后更好。

髋关节骨折开放复位内固定术或关节置换术通常需要离断主要肌肉、小静脉、动脉,导致术中出血和术后血肿。输血治疗方案应根据骨折类型和假体类型,以及术前疾病状态及其治疗(如抗凝药物使用)而个性化制订。与髓内钉固定相比,半髋置换术围手术期失血风险较大,输血需求则增加。术前自体献血常常不能实现,术中血液回收可减少异体血需要。氨甲环酸可减少输血需要,但可能导致高凝状态,如果超说明书应用,需进一步评估其安全性。无论选择何种麻醉技术,实际失血量可能超过术中评估量,因此,多数患者术后可能还需要输血。

有研究评价了全身麻醉手术期间经食管超声心动图和中心静脉压监测的作用。尚无研究支持髋关节骨折患者容量管理使用特殊监测技术有助于改善功能预后。虽然多数麻醉科医师倾向于使用区域麻醉,但尚无针对区域麻醉患者容量管理策略的研究。单纯髋关节骨折手术不推荐常规使用有创的中心静脉压监测或采用特殊监测技术。

(五)围手术期并发症

手术体位摆放常见并发症是神经损伤,术中操作易并发骨水泥植入综合征(bone cement implantation syndrome,BCIS)。

近端股骨或髋关节固定术时如果使用骨折床,可发生阴部神经损伤,这是由于骨折床的中心柱体对神经的压迫或是柱体铺垫不适导致神经牵拉所致。其后遗症包括:会阴感觉异常、膀胱括约肌功能异常,以及勃起功能障碍。股神经是开放复位内固定术使用骨折床时最常损伤的神经。在前路或前侧路髋关节置换术时,过度牵拉或使用牵拉器,可导致股神经损伤,通常表现为股四头肌无力。后路髋关节置换术时,过度牵拉或使用牵拉器,可导致坐骨神经损伤,表现为股后部无力或踝关节背屈受限。

BCIS发生于骨水泥或假体植入时,表现为低氧血症、体循环低血压、肺动脉高压、心律失常,甚至心脏停搏,为术中死亡主要原因之一。BCIS机制尚未完全明确,可能包括栓子形成、组胺释放、补体激活等。栓子进入肺循环不仅导致机械性血管阻塞,而且导致递质释放、肺血管张力增加。栓塞导致的肺动脉压急剧增加可引发急性右心衰竭,右室扩张致使室间隔突向左心室,左心室顺应性下降,左室充盈受限,心排血量和体循环血压下降。体循环血压下降导致冠脉灌注压下降,伴随右心室室壁张力增加,从而导致循环紊乱、心衰甚至死亡。研究发现,在骨水泥和假体植入后迅速出现 $P_{ET}CO_2$ 下降和生理死腔量增加,并达峰值,后逐渐恢复,至手术结束恢复至基础水平。但假体和骨水泥植入后,肺血管阻力和肺动脉压力逐渐增加,右心室射血分数逐渐下降,肺血流动力学和右心室功能的改变在术毕达到峰值。因此可以认为,栓子进入肺循环导致一系列介质的释放,如内皮素-1、血小板活化生长因子、5-羟色胺和血栓素 A_2 等,使肺血管阻力增加。因此心血管受损程度与栓塞程度并不一致。调节肺血管张力的药物,如一氧化氮、前列环素、米力农可能有一定作用。虽然右心负荷增加,但因循环容量不足,故中心静脉压可无明显增加。

TEE发现,90%~98%的关节置换者,可监测到不同程度的栓塞,从微栓到大的栓子。卵圆孔未闭的患者会导致栓子进入体循环,从而进入冠脉系统和脑循环,导致严重不良事件。无卵圆孔未闭者其临床意义尚不明确。采用较新的骨水泥技术或使用无骨水泥假体,可使微栓事件发生率从93.3%下降至13.3%。

（六）术后管理

术后管理的主要工作是术后镇痛。即使骨折已经复位,术后仍存在严重疼痛,会导致谵妄、脱水、感染、缺氧和康复延迟。髋关节骨折术后硬膜外镇痛疗效好、舒适性佳、预后良好。硬膜外镇痛不论静息还是运动状态下均可提供有效镇痛,有助于术后理疗。阿片类镇痛药可导致谵妄,因此可选择非阿片类镇痛药镇痛方案,如股神经阻滞。外周神经阻滞镇痛效果接近硬膜外镇痛,考虑到术后抗凝治疗对于硬膜外镇痛导管留置的风险,术后镇痛首选神经阻滞镇痛技术,效果较好的方法包括髂筋膜阻滞、股神经阻滞、腰丛阻滞以及以上技术的联合。研究发现,连续阻滞镇痛效果不优于单次阻滞。目前证据不支持大容量低剂量的局部麻醉药物浸润镇痛,可谨慎给予非甾体类抗炎药物。

由骨科医师、麻醉科医师、老年科医师、护士和康复科医师共同组成的术后康复团队有助于老年患者术后康复,降低围手术期并发症。对于髋关节骨折术后的患者,应注意预防褥疮的发生,预防措施包括泡沫垫、可调压力的床垫等,应纳入常规护理计划。

谵妄是髋关节骨折术后预后不良的独立危险因素。易感因素包括老年、术前认知功能障碍、抑郁、精神药物史、水电解质紊乱、视听觉障碍等;促发因素包括疼痛、尿潴留、药物因素(麻醉过深、抗胆碱药物、镇静/镇痛药物)、药物/酒精戒断等。有研究发现,积极的老年科会诊和咨询与常规医疗计划相比,可明显降低术后谵妄发生率。最近研究显示预防性使用小剂量右美托咪啶能减少术后谵妄发生,但建议在监护下实施。预防性给予小剂量氟哌啶醇(1.5mg/d)也有一定效果,但尚存争议。多模式早期干预措施包括吸氧、纠正容量不足、加强营养、监测生理指标、充分镇痛、筛查病因、避免多重用药等,通过上述措施可使谵妄发生率由34%降低至22%。

术后预防深静脉血栓已取得广泛共识。髋关节骨折手术患者易发深静脉血栓和肺栓塞。研究发现,未实施预防性抗凝治疗的髋关节骨折手术患者,静脉造影显示深静脉血栓发生率可达27%。尚无证据支持常规应用多普勒超声评估深静脉血栓。髋关节手术患者术后3个月内,肺栓塞发生率约0.4%~7.5%。虽然目前常规实施抗凝治疗,但对于最佳药物、用药时机和用药持续时间目前并无常规,术前还是术后即刻开始抗凝治疗尚存争议。通常认为髋关节手术后抗凝治疗应持续3~4周。

依诺肝素半衰期相对较短,药代动力学可靠,但与华法林相比,可导致骨科手术大出血风险增加。纤溶药物与依诺肝素、华法林或阿司匹林比较,预防严重肺栓塞风险方面无明显差异。磺达肝癸钠为选择性Xa因子抑制剂,可进一步降低肺栓塞风险。对于预防髋关节骨折患者深静脉血栓,磺达肝癸钠比依诺肝素更有效,且同样安全。利伐沙班为1次/d口服的高选择性因子Xa抑制剂,达比加群直接抑制凝血酶,临床适应证主要为预防静脉血栓。一些随机对照研究显示,利伐沙班与依诺肝素相比,效能更强,安全性则相同。

静脉滤器(inferior vena cava,IVC)可用于预防深静脉血栓和肺栓塞,或与抗凝治疗联合应用。尚无证据表明IVC可提高生存率。

应鼓励髋关节手术后早期下床和每日理疗。术后下床延迟与新发谵妄、术后肺炎和住院时间延长相关,一旦骨折经手术固定,应鼓励患者早期下床。半髋置换或全髋置换者,一旦可以支撑体重则鼓励下床,并鼓励使用行走器作为辅助设备。内固定髋关节骨折患者,通常限制下床活动。术后住院期间,需理疗医师帮助下床训练和活动练习,许多老年患者获益于出院之前的康复病房治疗,出院后的后继理疗对于功能的完全康复也是非常必要的。术后镇痛治疗需要避免术后下肢肌无力,否则可能会影响术后康复。骨折前活动状态是功能康复程度的重要预测因素,术前体力活动能力较差的患者,ASA 分级较高的患者,功能康复明显较差。85 岁以下 ASA 分级 I~II 级的患者,术后 1 年内较易恢复至术前活动程度。

二、老年患者上肢骨折手术麻醉

老年人跌倒后常见桡骨和尺骨远端骨折,肱骨骨折出现在骨质疏松的患者,上肢骨折需要进行复位板钉内固定术,对于粉碎性骨折无法行板钉固定的骨折,行切开复位后外固定架固定术。麻醉方式可以选择全身麻醉、外周神经阻滞麻醉,认知功能障碍的老年患者选择全身麻醉较为适宜;能够配合的患者,可选择外周神经阻滞麻醉,优点是血流动力学影响较小,患者术后并发症发生率更低。

三、老年患者头部外伤手术麻醉

脑损伤的老年患者预后明显差于年轻患者。GCS 应用非常广泛,不应仅仅依靠入院 GCS 进行评估分类,入院评分低于 9 分的患者,通常预后较差。

老年患者任何程度的头部创伤预后均不好。随年龄增加,死亡风险升高,功能预后更差。研究发现,创伤严重程度、较低的入院 GCS、创伤前抗凝药物治疗都与老年患者较差的神经预后相关。老年患者大脑血管更为脆弱,蛛网膜下腔出血可导致精神状态改变、头疼、行动障碍、非特异神经系统改变。

一项包括了 20 世纪 80~90 年代间的 5 600 例严重头部创伤患者荟萃分析发现,年龄每增加 10 岁,不良预后风险增加 40%~50%,65 岁以上患者 6 个月死亡率约为 72%。近年来,严重头部创伤患者预后仍无明显改善。最近一项美国创伤网络报告显示,中重度颅脑损伤老年患者住院期间总死亡率达 30%,所有入院 GCS<9 分的患者亚组死亡率达 80%。持续昏睡状态超过 72h,持续性颅内压升高的老年患者,生存时间多不超过半年。

即使轻度颅脑损伤的老年患者,与年轻患者相比,预后也相当差,死亡率较高,出院后功能严重下降。对于老年颅脑损伤患者,麻醉管理原则与年轻患者相同。插管前可以使用依托咪酯或丙泊酚诱导。两种药物均可抑制插管反应,降低颅内压,降低脑代谢率。

正常情况下,衰老大脑的脑血流自主调节能力与年轻人无异。任何患者头部创伤后均出现自主调节的严重损害,但是老年患者的这种损害更重。单纯与年龄相关,还是并存疾病的结果尚不清楚。麻醉管理期间,维持合适的脑灌注压为首要目标,但目前不推荐根据年龄调整脑灌注压的目标。脑灌注压应该维持在 60mmHg 以上,但尚无证据显示人为提高脑灌注压高于 70mmHg 有任何益处。

综上所述,随着老年人口比例的快速增加,日常生活中更易遭受创伤。随着正常衰老,器官功能进行性下降,同时老年患者还多合并慢性疾病,对于创伤应激的承受能力更差,同样状况下与年轻人相比,创伤更重。研究已证实,老年患者可从针对性地加强治疗以及具备专业老年医疗经验的多科室联合治疗中获益。

常规应用的麻醉药物需要根据年龄做出调整,通常剂量需要减半。容量复苏治疗需要以维护心排血量和氧供能力为目标,推荐更为积极地实施有创监测。需要注意的是,即使生命体征正常,亦不能够排除器官灌注不足。

髋关节骨折是老年患者最常见的创伤类型,证据显示,尽早实施手术可降低死亡率。推荐使用区域麻醉,有助于降低术后并发症的发病率和死亡率。任何程度的颅脑损伤均可致老年患者处于死亡的危险之中,但尚无与普通成年患者治疗指南不同的特异性老年治疗推荐意见。

(赵　磊　王天龙)

参 考 文 献

[1] WENK M,FREY S. Elderly hip fracture patients:surgical timing and factors to consider [J]. Curr Opin Anaesthesiol,2021,34 (1):33-39.

[2] SPRUNG J,ROBERTS R O,WEINGARTEN T N,et al. Postoperative delirium in elderly patients is associated with subsequent cognitive impairment [J]. Br J naesth,2017,119 (2):316-323.

[3] GUAY J,PARKER M J,GRIFFITHS R,et al. Peripheral nerve blocks for hip fractures:a cochrane review [J]. Anesth Analg, 2018,126 (5):1695-1704.

[4] TRAN D,RAJWANI K,BERLIN D A. Pulmonary effects of aging [J]. Curr Opin Anaesthesiol,2018,31 (1):19-23.

[5] JOYCE M F,GUPTA A,AZOCAR R J. Acute trauma and multiple injuries in the elderly population [J]. Curr Opin Anaesthesiol,2015,28 (2):145-150.

[6] AKHTAR S. Pharmacological considerations in the elderly [J]. Curr Opin Anaesthesiol,2018,31 (1):11-18.

[7] KIM E M,LI G,KIM M. Development of a risk score to predict postoperative delirium in patients with hip fracture [J]. Anesth Analg,2020,130 (1):79-86.

[8] KOWARK A,ROSSAINT R,COBURN M. General versus spinal anesthesia for the elderly hip fractured patient [J]. Curr Opin Anaesthesiol,2019,32 (1):116-119.

[9] 中华医学会麻醉学分会老年人麻醉学组,中华医学会麻醉学分会骨科麻醉学组. 中国老年髋部骨折患者麻醉及围术期管理指导意见[J]. 中华医学杂志,2017,97:897-905.

[10] 中华医学会麻醉学分会老年人麻醉与围术期管理学组,国家老年疾病临床医学研究中心,国家老年麻醉联盟. 中国老年患者围手术期麻醉管理指导意见(2020 版)[J]. 中华医学杂志,2020,100:2404-2415.

第二十一章

小儿创伤患者的麻醉管理

小儿创伤包括车祸伤、坠落伤、跌伤、切割伤、扭伤、烧伤、虐待伤等机体外伤性损伤,绝大多数是在无准备的情况下发生的伤害,因此小儿创伤往往被纳入儿童非故意伤害范畴。现有资料显示,非故意伤害已经成为世界范围内儿童死亡和残疾的首要原因。各年龄段伤害死亡的主要原因有所不同,1岁以下为窒息,1~4岁为溺水,5~9岁为溺水、道路交通伤害和动物咬伤,10~17岁则以道路交通死亡为主。

小儿创伤可以是孤立的轻微伤,亦可能为严重的多发伤、复合伤,甚至涉及多个器官和系统的致命伤。需要有效、系统地评估,正确识别并处理危及生命的创伤,以尽可能保护器官功能。

小儿创伤的管理原则与成人相似,但有所区别。儿童不是缩小的成人,其生长发育中的心理、解剖和生理特点对参与创伤救治的所有医护人员都是特殊挑战。熟知儿童病理生理特征以及高效的处理可提高儿童救治成功率。

第一节　麻醉前评估

一、初级评估

初级评估的主要目的是迅速发现可能危及生命的损伤,使患儿得以优先处理,并得到有效的复苏,以维持血流动力学稳定。创伤患儿应立即进入创伤高级生命支持(advanced trauma life support,ATLS)的"ABCDEs"程序并持续评估复苏效果。

(一) 气道管理

创伤患儿气道评估非常重要。气道或邻近组织损伤可改变正常解剖结构,使面罩通气和气管插管困难。患儿自身存在的病理改变可能会使紧急气道管理变得更为复杂,包括先天性异常,如小下颌畸形(下颌发育不全)、巨舌、腭裂、肥胖以及阻塞性呼吸睡眠暂停综合征。

1. 小儿气道特点与风险　优先评估有无气道损伤或阻塞症状。气道创伤不能正常通气和氧合,可导致缺氧、高碳酸血症、心动过缓,甚至心脏停搏。气道检查包括面部、口腔、下颌骨、鼻和颈、咽部等。若不能正常沟通和交流,应重点查找有无口腔内水肿、异物、分泌物、血液、松动或缺失的牙齿,以及下颌骨和颈椎骨折。饱胃或胃内容物反流导致的窒息或误吸是小儿创伤常见的隐匿性风险,务必高度警觉并加以防范。

正常新生儿和婴儿头部大,枕部占头部比例大,因此仰卧位时,婴儿的颈部向胸部屈曲,而头部向颈部屈曲,这导致咽后部有向前突出的倾向。当使用镇静药物或患儿受伤后反应迟钝可能会导致严重的气道阻塞。可通过略向前抬起下颏改善,也可以在头颈部保持不动的情况下置入口咽通气道。

婴儿口咽软组织(即舌和扁桃体)相对较大,可能影响喉镜暴露。儿童喉呈漏斗状,分泌物易在咽后部积聚。新生儿和 3~5 个月以内的小婴儿会强制鼻腔呼吸,因此鼻腔内分泌物或血液可导致呼吸道阻塞。此外,仰卧位镇静后或反应迟钝的婴幼儿较大的舌体易向软腭、咽后壁、会厌后坠,导致上呼吸道阻塞,使面罩通气或直接喉镜气管插管困难,必要时需使用口咽通气道改善阻塞症状。小儿合适的口咽通气道的长度是从门齿到下颌角的距离。面罩通气密封良好的手法是扣压在下颌骨上,并且需避免按压下颌软组织。按压下颌软组织会将舌体推向上腭和咽部,进一步加重呼吸道阻塞,阻塞程度与按压力度呈正相关。因此,婴儿面罩通气是扣压下颌骨而不是下颌软组织。

上呼吸道阻塞患儿可以通过仰头提颏法或托下颌法开放气道。仰头提颏法是用单手将下颏向前向上提起,进行该操作时务必防止颈部过度后伸。托下颌法是双手放在患儿的下颌角,向前向上托起下颌角,双侧拇指推移下颌骨打开口腔。研究表明,在开放气道上尤其是有腺样体或扁桃体肥大的患儿,托下颌法比仰头提颏法更为有效。托下颌时感受到的阻力大小有助于评估无意识患儿意识水平。为避免导致呕吐和误吸,不建议给有意识的患儿放置口咽通气道。

2. 吸氧与氧饱和度监测　初级评估阶段的所有创伤患儿,都需要吸入氧气并监测脉搏氧饱和度。对于无意识的创伤患儿,鼻导管或面罩吸氧一般都能配合。如果面罩吸氧或开放气道后仍出现氧饱和度下降和发绀等缺氧现象,则应当考虑使用无重复吸入装置纯氧通气或气管插管。

3. 气管插管　气管插管前需准备可用的吸引器,充足的氧气气源,不同型号的气管插管工具等。如果直接喉镜插管不成功,喉罩(LMA)可以作为急救替代措施,直到采用其他方法完成气管插管。气管内插管通常用于支持或控制通气,其主要指征是:①意识丧失或无法保护气道的意识改变;②不能维持气道开放或清除分泌物;③提供正压通气和足够的氧合;④严重气道损伤或烧伤。

经鼻气管插管或经鼻放置胃管存在可能穿透筛状板而损伤大脑的风险,因此,患儿颅底骨折列为相对禁忌证。儿童不适宜紧急气管切开术。首选的替代方法是使用 12~16G 留置针行环甲膜穿刺术,藉此可供氧提高氧合,但不能提供足够的通气,可发生进行性高碳酸血症。婴儿和儿童很少行环甲膜切开术,12 岁以上儿童可以考虑。

4. 气管内导管口径与深度计算　成人喉位于 C_{5-6} 水平,婴儿和儿童位于 C_{3-4} 水平,更靠近头侧。小儿会厌软而窄呈 Ω 形,比成人会厌更向后成角,形似漏斗状,导致直接喉镜下会厌挑起更困难。采用外压喉部或直喉镜片挑起会厌可协助暴露声门。婴儿声门后联合组织更厚,偶尔气管内插管时气管导管尖端会在后联合处受到阻挡。要使气管内导管通过这一狭窄组织,可以一边旋转一边轻柔地向前推送气管导管,旋转角度需大于 90°,并轻柔地扭动气管导管方可将其送入气管内。

婴儿气管长度仅有 4~5cm,18 个月龄幼儿约 7cm,因为气管短,婴儿头部任何运动都可能导致气管导管移位,导致右主支气管内插管、单肺通气、通气不足、导管脱落和/或机械性气压伤。建议密切观察和反复确认导管位置,以免造成不良后果。头部屈曲可能发生气管导管插入过深,而头部外展可能发生导管脱出。成人呼吸道最狭窄部位位于声门,5岁以内小儿则位于环状软骨水平,当选择气管导管型号时应多加注意。适合患儿年龄的气管内导管型号可以参照婴幼儿的小指尖端,或使用公式:气管导管型号(mm)=4+(1/4)年龄。合适的气管导管套囊压力为15~20cmH$_2$O。

婴儿及儿童选择使用带套囊气管导管还是无套囊气管导管,目前仍存争议。研究表明,型号3.5以上的气管导管选择带套囊更好。以往建议8岁以下儿童应当使用不带套囊气管导管。无套囊气管导管直径更大,因此气道阻力更小、可减少自主呼吸做功。有研究认为,高压低容套囊气管导管可减少无套囊气管导管所致的声门下损伤。后续的研究显示,插管后声门下狭窄的风险因素主要是插管持续时间、气管导管型号以及套囊过度充气,这些风险因素与是否使用带套囊气管导管并无直接相关。新型低压高容套囊气管导管比无套囊气管导管更具优势,插管成功率高,相关损伤少,潮气量控制更好,可减少机械通气期间空气泄漏,应用呼气末正压通气(positive end expiratory pressure,PEEP),应用较低的新鲜气体流量,更便于麻醉管理,并具有经济效益好,环境污染少,感染风险低等优点。因为带套囊气管导管比无套囊气管导管外径略大,所以带套囊气管导管的型号选择要比公式计算结果小半号。例如健康的4岁龄儿童,若选择带套囊气管导管,其型号应比[4+(1/4)年龄]小半号,不是选择5号,而应选择4.5号更合适。调节套囊压力15~20cmH$_2$O以维持吸气峰压在20~25cmH$_2$O,此时导管无漏气又可避免黏膜缺血。使用略小号的带套囊气管导管可避免因使用较大号无套囊气管导管所致的损伤,减少更换不合适的导管所耗费的时间。未来超薄气管导管管壁技术的发展将更有利于患儿治疗。

气管导管的合适深度(门齿至气管导管尖端的距离cm)可通过以下公式计算:即2岁以上[13+(1/2)年龄];1岁以内[8+体重(kg)]。也可以用导管内径×3计算。例如,5mm内径气管导管,合适的深度是5×3=15cm。一些临床方法可以帮助确认合适的插管深度,比如在环状软骨和胸骨上切迹之间触摸到充气的套囊,或预先右主支气管插管,缓慢退导管直到听见双侧呼吸音对称。除直视下气管导管进入气管内,还可通过胸部X线片或纤维支气管镜进一步证实气管导管位置。

建议常规准备药物剂量换算和导管口径计算表,以便紧急救治时参考所用。

(二)颈椎损伤与防护

所有创伤患者,尤其是头部伤患者,未经确诊前,均应考虑到可能合并颈椎或脊柱损伤。在搬动、诊疗和转运过程中应采取有效的颈椎固定措施,避免造成二次损伤。麻醉科医师可能要应对前往急诊室协助呼吸管理或在手术室首诊抢救创伤患者等工作,必须熟练掌握小儿气道的特殊性。

怀疑有颈椎损伤的婴幼儿,应当在其躯干下放置一块毯子或垫枕,使头颈部置于自然中立位。直接喉镜插管要获得更好的喉镜暴露,需要采用头部略往后伸,颈部胸曲的"嗅物位"。一般来说,婴幼儿的垫枕是放在躯干下方,而不是头下方。

儿童与成人相比脊柱柔韧性更好,韧带相对松弛,发生颈椎骨折的可能性相对较小。由于解剖上的差异,儿童颈椎损伤不同于成人。儿童颈部肌肉相对不发达,头部占身体比例大,儿童椎体呈楔形并倾向于屈曲向前滑动。低龄儿童关节面角度平缓。软骨终板富有弹性,棘突松弛。这些特点使儿童易发生上颈椎损伤、影像学无异常脊髓损伤以及严重的韧带损伤。与年龄相关的行为学特点和风险暴露因素的差异也导致儿童颈椎损伤类型的不同。10岁以下儿童常见病因为跌倒和机动车事故,10岁以上儿童以运动相关性伤害和机动车事故为主。8岁以下儿童关节面更为平缓,颈椎损伤最常见于C$_{1-3}$水平;青少年颈椎损伤则更易发生于下颈椎。影像学无异常的脊髓损伤占儿童脊髓损伤50%以上,如果认识不充分,则难以诊断,并具有潜在风险。鉴于2/3脊髓损伤患儿脊柱X线检查正常,详细的病史和神经系统检查更为重要。正常情况下,亦可见椎体半脱位(C$_{2-3}$)和骨化不全,使得儿童脊髓损伤的诊断更为困难。患有唐氏综合征、Klippel-Fiel 综合征、Chiari 畸形的患儿颈椎损伤的风险增加,可能与其颈椎不稳定有关。颈椎正侧位 X 线片是椎间隙检查最基本的影像学资料,CT 是检查骨骼异常最重要的辅助手段,MRI 用以检测韧带和软组织损伤、脊髓损伤程度以及血肿大小更为适合。椎间盘突出目前尚无特异性的成像方式。颈椎损伤预后与神经损伤严重程度密切相关,儿童通常比成人预后更好,尤其是部分损伤的患儿。

为尽可能减少创伤后继发性损伤,在排除颈椎损伤前应加强颈椎保护。患儿应当仰卧在硬背板上,将沙袋放在头两侧并用固定带固定在背板上,用硬颈托固定颈部尽量减少颈部屈伸活动。如果患儿需要气管插管,应用纯氧预充,头颈部应由一名经过急救培训的专业人员保持轴线固定,与此同时另一名专业人员行快速顺序诱导插管。对可能有颈部损伤的患儿不推荐牵引,颈椎固定的目标是保持不动,而不是牵引。创伤后和插管后患儿转运途中,颈部应保持固定。

（三）呼吸和通气

为评估呼吸及通气,应注意观察患儿呼吸频率、呼吸模式,如出现喘鸣、打鼾、吸气性三凹征、点头样呼吸、辅助呼吸肌参与呼吸、双侧胸廓起伏不对称、反常呼吸,均提示存在呼吸道阻塞。呼气末二氧化碳分压($P_{ET}CO_2$)监测可提供与二氧化碳潴留和通气相关信息,患儿行面罩或人工气囊正压通气时须认真监护,以防止发生气压伤。胃胀气可能会影响通气,并增加反流误吸的风险,可留置胃管减压吸引胃内容物,但必须操作轻柔以免损伤脆弱的黏膜。连枷胸可能出现胸部不对称,单侧呼吸音减弱甚至消失均需气管插管,气胸或血胸必须迅速处置,以保障充足的氧合和通气。

（四）循环和控制出血

失血性休克常见于多发伤、复合伤儿童。识别休克和可能导致休克的病因至关重要。治疗目的是及时控制出血、恢复器官灌注和组织氧合。初级评估包括血压、脉搏、心率、外周脉搏和灌注情况。毛细血管充盈时间 >2s、四肢厥冷、发绀、皮肤花斑均为灌注不足的表现。如果依赖血压监测可能会发生误判,导致休克识别的延误,产生致命后果。低血容量可以通过代偿性血管收缩和加快心率维持血压处于正常范围,因此血压并非监测儿童低血容量的可靠指标。低血压很可能在循环血量丢失 30%~40% 时方可发生。心动过速是小儿低血容量休克早期标志性症状之一。持续的心动过速和脉搏变弱或消失提示即将发生心脏管衰竭。

迅速恢复循环血量以维持足够的血压、心排血量以及重要脏器灌注至关重要。初级复苏包括输注加温的等渗晶体液,以乳酸钠林格液最佳。可按 20ml/kg 快速静脉输注,必要时重复 1~2 次。如果积极的晶体液复苏仍不能维持血流动力学稳定,则强烈推荐胶体液和血液制品。同血型浓缩红细胞最为理想,可按 10~20ml/kg 输注,若完全交叉匹配的同型浓缩红细胞不能立即获得,也可以用部分交叉匹配的同型血或不匹配的交叉同型血替代。抢救生命的情况下,可临时选用 O 型 Rh 阴性浓缩红细胞,直至能够获取同型血。如果患儿仍有血流动力学不稳定,可给予血管加压药(肾上腺素)和正性肌力药(多巴胺、多巴酚丁胺)。肾上腺素 5~10μg/kg 单次静脉注射,可根据患儿临床反应重复给药。如果经过上述积极的支持治疗,仍不能恢复器官灌注,则应积极寻找导致出血的其他病因,诸如酸中毒、心肌挫伤、心脏压塞、张力性气胸或隐匿性出血。尽早急诊外科止血是稳定生命体征最重要的治疗措施之一。

提示液体复苏有效的临床征象包括血压恢复正常、脉压大于 20mmHg、心率和皮肤颜色接近正常、意识水平恢复、酸碱状态改善和尿量充足。留置导尿管可以准确监测尿量,并有助于监测液体复苏反应。

婴儿(1 岁以内)尿量充足的标准是 2ml/(kg·h),儿童为 1ml/(kg·h),青少年和成人为 0.5ml/(kg·h),见表 21-1-1。

表 21-1-1　小儿正常血流动力学参数

年龄/岁	体重/kg	心率/(次·min⁻¹)	血压/mmHg	呼吸/(次·min⁻¹)	尿量/(ml·kg⁻¹·h⁻¹)
<1	0~10	<160	>60	<60	2
1~3	10~14	<150	>70	<40	1.5
4~5	14~18	<140	>75	<35	1.0
6~12	18~36	<120	>80	<30	1.0
>12	36~70	<100	>90	<30	0.5

（五）血管通路

儿科患者,尤其是小于 18 个月的小儿,建立静脉通路具有挑战性。低血容量或休克儿童创伤患者,即使是经验丰富的医务工作者想要建立外周静脉通路也可能十分困难。低血容量儿童至少需要两条较大的外周静脉通路:新生儿至 3 岁以内幼儿选择 22G,4~8 岁儿童选择 20G,8 岁以上选择 18G 或 20G。静脉通路可以建立在外周或中心静脉,经皮或静脉切开均可,隐静脉、股静脉、颈外静脉、锁骨下静脉均可选择。必要时可以选择骨髓内途径行液体复苏。

中心静脉置管(颈内静脉或锁骨下静脉)一般不推荐用于初级救治,以减少气胸和血胸的风险。颈椎损伤未完全排除前,进行头颈部操作亦有风险。如果常规的经皮静脉通路不能在 90s 内或尝试三次后建立,则应当考虑放置骨髓内针。当外周静脉通路难以建立时,骨髓内通路是一种简单、可靠和有效的替代方法,尤其是 6 岁以内的儿童。建立骨髓内通路,需将骨髓针或 COOK 髓内输液针置入胫骨近端下方约 1~3cm 胫骨粗隆内侧。针尾直立避开骨骺板。经骨髓内给药后至少用 5ml 生理盐水冲洗,以确保药物进入中心静脉循环。晶体液、血液制品和药物输注速率最高可达 40ml/min,输注压力最大可达 300mmHg。髓内留置针的禁忌证包括成骨不全症、穿刺同侧肢体骨折和穿刺部位感染。虽然髓内给药途径很少有并发症,但一旦发生非常严重,包括骨筋膜室综合征、脂肪栓塞、胫骨骨折、骨骺生长板损伤、蜂窝组织炎和骨髓炎等。因此,骨髓内通路一般只作为静脉通路建立前的临时通路。

（六）脑功能障碍与神经系统评估

初级神经系统评估发现的脑功能障碍将作为后续评估对比的基础。"AVPU"反应评级包括:A,清醒;V,对声音刺激有反应;P,对疼痛刺激有反应;U,无任何反应。

经典的 GCS 用于成人早期评估神经系统状况和预后,在无缺血、缺氧损伤的情况下,严重创伤性颅脑损伤儿童低 GCS 评分(3~5 分)预示功能恢复良好。但 GCS 不适于低年龄段儿童,特别是婴儿和低龄儿童,改良的 GCS 量表(表 21-1-2)则更为适用。更简易的儿童创伤评分系统(Pediatric Trauma Score,PTS)可用于检伤分类(表 21-1-3)。

（七）暴露伤患与环境控制

创伤儿童应当彻底移除衣物,便于进行全面检查。婴儿和儿童皮肤表面积大、皮肤薄、皮下脂肪少、代谢率高,极易失温,必须密切监测体温,并采取保温措施。室温应在患儿抵达前提前升至 24℃以上。初级评估后将加温毯覆盖在患儿暴露部位。充气保温装置被证明是预防体温过低的有效方法。所有的液体和血液制品都应当加温后输注。快速输注冷血会发生中心温度骤降,甚至导致心律失常。

表 21-1-2　改良格拉斯哥昏迷量表（改良 GCS）

反应	得分
睁眼反应	
自发睁眼	4
呼唤睁眼	3
疼痛刺激睁眼	2
无反应	1
运动反应	
自发运动/服从指令	6
疼痛刺激定位反应	5
对疼痛刺激屈曲反应	4
异常屈曲（去皮层状态）	3
异常伸展（去大脑强直状态）	2
无反应	1
儿童改良语言反应	
适当的词语，微笑，能定向说话	5
哭闹，词语不当，不能定向说话	4
持续哭闹，语言不当	3
呻吟，焦虑不安，语言难以理解	2
无反应	1

GCS：≤8 分，重型；9~12 分，中型；13~15 分，轻型。

表 21-1-3　儿童创伤评分（PTS）

组成	+2	+1	−1
体重（kg）	>20	10~20	<20
气道	正常	能维持	不能维持
收缩期血压（mmHg）	>90	50~90	<50
中枢神经系统	清醒	迟钝	昏迷
开放性伤口	无	小	大或穿透
骨折	无	闭合性骨折	开放或多发骨折

PTS：9~12 分，轻微创伤；6~8 分，潜在生命危险；0~5 分，生命危险；0 分，通常死亡。

二、二次评估

二次评估包括对各器官系统进行全面的评估，对创伤患儿进行"从头到脚"彻底的检查，并重新评估血流动力学参数。

1. 采用 AMPLE 法则询问病史

A：过敏史（allergies）：询问有无药物或食物过敏史，尤其是外伤者常用的抗生素或局部麻醉药。

M：询问长期使用或目前使用的药物（medications currently used）。

P：既往史：患者有无心脏病、高血压、糖尿病、呼吸系统疾病或其他疾病，过去有无接受手术等。

L：最后进食时间（last meal）和食物内容。

E：创伤相关事件，如之前发生何事或处于何环境（events/environments related to the injury）以及受伤机制等。

2. **多学科会诊**　根据临床需要和创伤高级生命支持程序进行诊断，及时联系其他科室会诊。

第二节　麻醉实施与管理

一、术前评估

创伤麻醉小组应及早介入儿科创伤患者的管理，最大限度地提高效率并充分完善手术室准备工作。术前评估从病史和体格检查开始。然而，在儿科创伤患儿中可能由于创伤重而难以获得有效的病史信息，患儿无家人或亲属陪同时，也有将不稳定患儿直接转运至手术室行急诊手术的病例。若患儿有家属陪同，可以提供患儿的药物过敏史、身体状况、既往手术麻醉史和麻醉并发症家族史等。患儿基本信息也可以从急诊医师或转运医师处获得。了解事故现场急诊处理过程、输注的血液制品种类和数量、实验室检查结果、超声心动图以及放射检查结果也很重要。体格检查包括生命体征、神经功能状态和快速的系统评估。关注是否有足够的静脉通路，是否留置了胃管、胸腔引流管、尿管和颅内压（intracranial pressure，ICP）监测装置。

熟悉儿科患者的生理、解剖和药理学特点，以及儿科创伤与成人创伤的异同，有助于安全实施麻醉，并有望改善预后。需要有针对性地调整麻醉设备和麻醉技术，儿科创伤患者急诊手术麻醉管理中特别要注意的问题是反流误吸、气道管理、麻醉监测、药物选择与应用和容量复苏。

二、术中管理

重症创伤患儿的术中管理需要充分的术前准备。麻醉机应提前检查并能正常运行。监护、麻醉、保温和快速输液装置均应完备。除颤仪和复苏急救设备应随时可用。准备不同型号的气道设备和"困难气道车"（包括纤维支气管镜或麻醉科医师熟练使用的其他气道工具）。

创伤类型和严重程度直接影响麻醉方案的制订与实施，因此，儿科创伤患者必须选择个体化的麻醉管理方法，应特别关注围手术期气道管理、困难气道、血流动力学稳定性和神经功能状态等问题。

三、监护

任何监护都不能取代麻醉科医师的实时监测，儿科创伤麻醉期间的监护尤为重要。监护仪提供的必要信息有助于麻醉科医师及时采取干预治疗措施。

（一）标准监护

包括无创动脉血压、心电图、脉搏血氧饱和度、呼气末二氧化碳、经胸或经食管超声、体温以及 FiO_2 浓度监测。

1. **脉搏血氧饱和度**　用以评估氧合是否充分，周围组织灌注是否良好。低血容量、低体温或休克时发生血管收缩常导致脉搏血氧饱和度测量结果不可靠。

2. 呼气末二氧化碳　气管内插管患儿可通过呼气末二氧化碳曲线判断通气是否良好以及心肺复苏是否有效。通常呼气末二氧化碳浓度与动脉血中浓度相差在 2~3mmHg 内。机械通气的新生儿或小婴儿,呼吸回路与气管导管之间的无效腔比成人更大,导致儿童无效腔与潮气量比值增高,监测结果亦有偏差,其中 $P_{ET}CO_2$ 值偏低。高氧流量、低血容量或低心排血量可增加肺泡动脉氧分压差,高呼吸频率也是导致 $P_{ET}CO_2$ 偏低的原因之一。因此,监测实际的 $P_{ET}CO_2$ 值变化趋势对于儿童和婴儿更为重要。血气分析可确定 $P_{ET}CO_2$ 和实际 $PaCO_2$ 之间的关系。

3. 体温监测　持续监测创伤患儿体温异常重要,有助于避免发生低体温相关不良事件。

（二）有创监测

包括有创动脉压、中心静脉导管压、导尿尿管和颅内压监测装置。

有创动脉压监测非常必要,但不能因动脉穿刺失败而延误急诊手术。有创动脉压可实时精准监测血压,尤其是术中血压发生改变的时候,同时能获取血样进行检测分析。

（三）液体复苏反应

除尿量和中心静脉压外,机械通气期间,监测动脉波形随呼吸周期而发生的变化,亦可判断液体复苏反应。

（四）转运途中监护

创伤患儿常常因胸部穿透伤或急性颅内出血而导致血流动力学不稳定,通常需立即行急诊手术。医务人员在转运这些危重患儿至手术室的过程中会面临众多问题和潜在的危险,包括各种管路和气道等管道的脱落,患儿病情的变化,甚至出现生命体征消失。当患儿转运至手术室时,应立即建立有效的气道和呼吸管理,连接监护仪和液体通路。在转运患儿至手术床时,应当妥善固定颈椎防止二次损伤。建立有创监测（动脉、尿管等）和更可靠的静脉通路,持续不断地实施复苏。

四、麻醉诱导

患儿入室后首先应关注气道、呼吸和循环。如果患儿已建立气管内插管,需确认气管导管的正确位置并妥善固定,确认双侧胸廓呼吸动度相等、双侧呼吸音对称、呼气末二氧化碳波形正常或便携式 $P_{ET}CO_2$ 提示导管位置正确后再行机械通气,确保氧合和通气充足。

（一）快速顺序诱导与气管插管

一般情况下,转入手术室的创伤患儿无论是清醒者或是半清醒者均有鼻导管或面罩吸氧,手术中均需要气管插管机械通气。因此,必须制订一个安全可靠的麻醉计划保障气道通畅。应当建立困难气道应急预案,以便直接喉镜插管失败后可立即采用备选方案。这需要麻醉医师非常熟悉并熟练掌握 ASA 困难气道管理。

所有创伤患儿均应视为饱胃,同时具有颈椎损伤风险。推荐快速顺序静脉诱导和中立位气管插管。操作方法为一名助手双手握住患儿乳突下部并固定其头部,保持患儿颈椎移动在生理范围内,避免插管时发生头部过度屈伸。

快速顺序静脉诱导和插管可以缩短气道保护性反射消失至人工气道建立之间的时间。100% 纯氧预吸氧 3~5min 或 4 次深呼吸,接着快速静脉注射麻醉诱导药和肌松药,当患儿意识消失时助手压迫患儿环状软骨,肌松药起效后立即行直接喉镜中立位气管插管。注射麻醉诱导药和肌松药后,若确定无低氧血症和高碳酸血症,应避免面罩正压通气。插管后立即确认气管导管位置是否正确,$P_{ET}CO_2$ 波形正常,双侧腋窝区呼吸音对称,胃部无气体流动声音均有助于判断气管插管是否成功。确认气管导管位置正确和套囊充气后可停止压迫环状软骨。

如果患儿预吸氧不合作,可选择"改良快速顺序诱导"方案。改良快速顺序诱导技术是指意识消失后压迫环状软骨行吸入诱导。在应用肌松药后,允许轻柔的面罩正压通气,理想状况下通气压力限制在15~20cmH$_2$O内,以尽可能减少胃内充气和反流误吸风险。喉镜插管前应常规准备负压吸引系统,以应对反流和呕吐等意外情况。每次气管插管尝试失败后均应供氧后再行尝试。

两种麻醉诱导方案的优点和风险需认真权衡,重点是过度活动后导致的损伤加重和呼吸困难问题。与成人相比,低龄儿童即使短时间的呼吸暂停亦会很快出现低氧,麻醉诱导和插管过程中均可能发生,这是因为儿童心肺功能储备低、氧储备少,基础代谢率高和氧耗增加。因此,充分预吸氧十分重要。

（二）颈托与插管困难

硬颈托、颈椎固定和压迫环状软骨可能使直接喉镜气管插管难度增加。麻醉诱导前移除硬颈托的前部分,由助手固定患儿颈部防止移动,保持头部位于中立位。颈椎固定有时会干扰声门的显露,导致喉镜直视分级由2级升至3级。这种情况下可以使用弹性引导管芯,通过弹性管芯引导气管导管插入气管内。塑胶弹性引导管芯可适用的带套囊气管导管最小内径是3.5mm,成人管芯可适用于内径6.5mm及更大尺寸的带套囊气管导管。

（三）压迫环状软骨

压迫环状软骨技术,亦即Sellick手法。常用于饱胃患者的麻醉诱导,理论上可以防止患者胃膨胀及反流误吸。然而,环状软骨压迫需要一名助手单独操作,要实现理想的环状软骨压迫并非易事。尽管如此,在麻醉诱导及复苏过程中,压迫环状软骨仍然是被广泛应用的临床操作。近年来,有关压迫环状软骨的有效性和安全性问题争议颇多,尚无证据显示临床实践中运用该手法能改善患者预后。即使是有经验的医务人员实施环状软骨压迫也可能是无效的,错误的手法反而增加插管困难和反流风险。

环状软骨压迫手法有两种:①将拇指和中指放在环状软骨的两侧,示指置于环状软骨上方,防止其向侧面滑动;②将手掌放在患者胸骨上,仅用示指和中指压迫环状软骨。后一种技术可以降低喉部过度受压发生扭曲变形的风险,减少对喉镜置入的干扰,同时可防止胸廓起伏过大,从而提高喉镜暴露视野。已知或疑似喉部损伤或舌、甲状腺增生肥大者,压迫环状软骨可能导致完全性气道阻塞,应选择相对较低的压力进行压迫。

（四）喉镜下显露声门

根据直接喉镜下声门暴露的情况分为四级（cormack and lehane分级）：Ⅰ级,能窥见声门全部;Ⅱ级,仅可窥见声门后联合;Ⅲ级,仅可窥见会厌;Ⅳ级,仅可窥见软腭。

可预期的困难气道,尤其是直接喉镜显露困难的气道,需保留患者自主呼吸并采用吸入麻醉药加深麻醉,再应用纤维支气管镜行气管插管。此种情况下,使用肌松药前务必确认能有效地进行面罩通气。纤维支气管镜引导气管插管的优势是不需要移动颈部即可显露声门,其缺点是气道内的血液和分泌物会严重影响视野。不可预期的困难气道,在建立更稳定的气道前可以选择喉罩作为紧急气道工具,喉罩操作简单,可迅速恢复或维持通气和氧合,也可作为通道协助纤维支气管镜气管插管。

（五）低血容量的影响

创伤患儿因失血所致低血容量对挥发性麻醉药、巴比妥类药均有影响,吗啡、哌替啶、阿曲库铵或米库氯铵等可导致组胺释放的药物常引起血管扩张和负性肌力作用,低血容量使其更加敏感。血流动力学不稳定创伤患儿麻醉管理的关键就是合理用药,务必采用最小有效剂量。即使患儿存在低血容量,其大脑和心脏血流与正常患儿无差异,因此该类患儿分布容积相对减少,与此同时,由于液体复苏的稀释作用降低了与药物结合的血清蛋白浓度,故这类患儿麻醉诱导用药剂量务必减少。

(六)麻醉诱导药物

任何一种常用的静脉麻醉药都可以用于小儿创伤麻醉诱导,但必须小心谨慎应用所选药物,尽可能减少其不利影响。

1. **丙泊酚** 诱导剂量 2~3mg/kg。丙泊酚具有降低全身血管阻力、抑制心肌收缩力、降低心脏前负荷的作用,故可降低动脉压。其降压作用强于硫喷妥钠,容量不足患儿尤甚。丙泊酚主要的缺点是注射痛,尤其是经婴儿和儿童的小静脉注射,因此丙泊酚并非快速顺序诱导的最佳药物选择。小儿哭闹会吞咽空气导致胃胀气,增加误吸风险。用药前先给予利多卡因(0.5~1mg/kg)可以减轻丙泊酚注射痛。丙泊酚可降低颅内血流及颅内压,同时具有止吐,抗惊厥及止痒作用。

2. **氯胺酮** 常用剂量 1~3mg/kg。氯胺酮或 S-氯胺酮可能是低血压、低血容量、严重创伤需急诊手术控制出血患儿的理想麻醉诱导药物。氯胺酮诱导后持续静脉输注,能够提高和维持血压,同时提供全身麻醉,包括镇痛和遗忘作用。该药物是一种 N-甲基-D-天冬氨酸(NMDA)受体拮抗剂,通过中枢作用刺激交感神经系统和抑制去甲肾上腺素的摄取产生间接心血管作用,从而增加全身血压、心率和心排血量,对于绝大多数急性低血容量休克患者十分有益。极少数儿茶酚胺储量耗尽患者应用氯胺酮会受其直接心肌抑制作用的影响,而出现低血压。诱导剂量氯胺酮对通气驱动力影响甚微,不会减弱上气道反射。氯胺酮增加唾液分泌,术前应给予抗胆碱能药物,如阿托品(0.01~0.02mg/kg)或格隆溴铵(0.01mg/kg)。氯胺酮可增加眼内压(iotraocular pressure,IOP)、颅内压、脑氧耗和脑血流,避免用于颅内占位病变患儿。

3. **依托咪酯** 常用剂量 0.2~0.3mg/kg。依托咪酯是一种强短效非巴比妥类镇静催眠药,无镇痛作用,对心血管系统影响甚微,血流动力学稳定。其不良反应有肌阵挛。因其含有丙二醇添加剂,可引发注射痛。依托咪酯具有降低脑代谢率、脑血流和颅内压作用。该药最大的问题是抑制肾上腺皮质功能,持续长时间输注尤为显著。

4. **琥珀胆碱** 常用剂量 1.5~2mg/kg。琥珀胆碱是一种去极化肌松药,可用于静脉快速顺序诱导和气管插管,该药起效迅速(30~60s)、作用持续时间短(5~10min)。在非预期的气管插管困难和面罩通气不足患儿,使用琥珀胆碱可以短时间内解除神经-肌肉阻滞作用,恢复可能挽救生命的自主呼吸。与成人相比,婴儿分布容积更大,因此婴儿琥珀胆碱剂量应加大(2~3mg/kg)。儿童使用琥珀胆碱会引起短暂的心动过缓,尤其是重复给药时,可能出现交接性心律或窦性停搏。预防性应用抗胆碱能药物,如阿托品(0.01~0.02mg/kg),可有效防治琥珀胆碱重复给药引发的心动过缓。儿童应用琥珀胆碱前是否应常规预防性使用阿托品以维持心血管系统的稳定性和防止发生心动过缓仍存争议,且临床用法差异很大。阿托品可产生双重窦房结反应,小剂量减慢,大剂量窦房结活动增加。10μg/kg 阿托品仅减少首次使用琥珀胆碱后心律失常发生率,并不能防止心律失常。6 个月以内婴儿副交感神经系统占主导地位,交感神经系统尚未完全成熟,因此,临床上常见新生儿对各种刺激易发生迷走神经反射,如直接喉镜气管插管引发的心动过缓等,或许这也是长期以来新生儿和婴儿预防性使用阿托品的原因。尽管存在争议,但大多数医师仍然在重复使用琥珀胆碱前预防性应用阿托品。琥珀胆碱心血管作用机制尚不清楚。琥珀胆碱可一过性地增加眼内压、胃内压和颅内压,降低食管括约肌压力。肌强直综合征患儿应用琥珀胆碱可发生高钾性心搏骤停。琥珀胆碱禁用于肌营养不良、失神经损伤、烧伤后超过 24h、恶性高热病史、废用性萎缩、肌无力、因疾病长时间不能活动和高钾血症的患儿。

5. 罗库溴铵　属非去极化肌松药,常用于替代琥珀胆碱。通常应用大剂量(3~5倍ED95)罗库溴铵(0.9~1.2mg/kg),以期快速产生肌肉阻滞作用,完成气管插管。该剂量罗库溴铵可能会延长持续作用时间至90min。罗库溴铵无组胺释放。

6. 维库溴铵　属非去极化肌松药,不引起组胺释放或严重心血管不良反应,肌松作用起效慢于罗库溴铵。维库溴铵(0.25mg/kg)能在60~90s内提供良好的插管肌松条件。该药为酸性混合物,在碱性溶液中失效。

五、麻醉维持

创伤患儿全身状况、相关组织脏器损伤情况、外科手术性质、术后是否机械通气等都是决定麻醉维持阶段采用何种技术以及应用何种药物的影响因素。

(一)联合用药

即使已减少麻醉药物剂量和浓度,但伴有低血压的创伤患儿可能仍然无法耐受。选择以阿片类镇痛药为基础,辅以小剂量挥发性麻醉药的全身麻醉或许是能够接受的方案。创伤患儿即使其他脏器灌注不足,仍能维持心脏和脑的灌注,因此吸入麻醉药的剂量应减少。由吸入麻醉药、阿片类镇痛药和肌松药组成的复合全身麻醉技术可用于血流动力学稳定患儿的麻醉维持。由芬太尼或瑞芬太尼、肌松药及镇静遗忘药组成的基础麻醉技术更适用于循环不稳定的患儿,这类患儿不能耐受挥发性麻醉药。

1. 吸入麻醉药　七氟醚、异氟醚和氧化亚氮是广泛运用于儿科麻醉的吸入麻醉药。所有的吸入麻醉药都有剂量依赖性心肌抑制和周围血管扩张作用,可引起低血压。氟烷和恩氟醚虽可降低心排血量,但对全身血管阻力影响较小。异氟醚和地氟醚可明显降低全身血管阻力,均可引起心动过速,但对心排血量影响最小。七氟醚不会或仅轻微改变体循环血压,但可增加心率。氧化亚氮的可溶性是氮气的34倍,能迅速弥散到任何含气腔隙。因此,氧化亚氮避免用于怀疑或确诊气胸、空气栓塞或颅腔积气患儿。

2. 镇静遗忘药物　苯二氮䓬类药或东莨菪碱可产生遗忘和预防术中知晓。

3. 阿片类镇痛药　芬太尼能提供良好的镇痛效果并能维持血流动力学稳定。

(二)通气支持

创伤患儿术中随时可能发生通气和血流动力学变化。小儿气胸未确诊的情况下施以正压通气可使病情迅速加重,发生氧合和通气障碍,甚至循环衰竭。肺挫伤可能导致进行性低氧血症和高碳酸血症。隐性出血可导致不明原因的低血压和休克。

(三)容量管理

患儿术中容量不足及失血过多均需要大量静脉输液。晶体液是失血性休克、重大手术、创伤患者迅速恢复循环血容量及重要脏器灌注时的首选液体。

1. 液体量估算　术中液体补充包括术前缺失量、维持液体量、持续失血量和第三间隙丢失量。

创伤患儿术前失血量不易准确估算。小儿术中液体维持量通常采用"4-2-1"原则。例如1名23kg的患儿,术中维持量是第1个10kg给予4ml/kg,第2个10kg为2ml/kg,大于20kg部分按1ml/kg计算,总量则为63ml/h。含葡萄糖溶液易发生术中高血糖、高渗透压、渗透性利尿。因此,除新生儿及伴有低血糖或低血糖风险患儿可选用含葡萄糖溶液外,一般情况下应免用。

相对于成人,小儿循环血容量更少,因此婴儿和儿童即使少量失血亦可能造成严重伤害。

2. 液体种类选择　液体种类包括晶体液、胶体液和血液制品。术前和术中液体丢失通常是等渗的，可用乳酸林格液或 0.9% 生理盐水补充。乳酸林格液含有电解质，轻微低渗（273mOsm/L；钠 130mmol/L；氯 108mmol/L），是最接近正常生理范围的晶体液，适用于大量输液。相反，生理盐水（308mOsm/L；钠 154mmol/L；氯 154mmol/L）大量输注可导致高氯性代谢性酸中毒。胶体液，如 5% 白蛋白已经用于儿科患者，但尚不足以证实胶体液比晶体液更具优势。有研究建议羟乙基淀粉用于大于 1 岁的儿童，认为其扩容的有效性与 5% 白蛋白相当，但其安全性还有待进一步评价。

关于液体复苏最佳液体选择还有争议，平衡盐溶液及晶体液输注后 2h 大部分液体分布至细胞外间隙，血管内仅存留输入量的 20%~30%；因此，必须输入 3~4 倍失血量才能维持正常血容量。部分研究者认为早期晶体液复苏时需要大量的液体输入方可维持足够的循环血容量，会加重组织水肿并减少组织氧输送。

3. 第三间隙液体丢失　第三间隙液体的组成和细胞外液相似，所以平衡盐溶液是首选液体。第三间隙液体丢失量取决于损伤程度和手术范围，准确地估计实际的液体丢失量是不可能的，所以液体的输注应以心血管反应和尿量为指导。

（四）失血与输血

每 1ml 血液丢失应当补充 3ml 晶体液，联合输注胶体液（1ml 血液丢失补充 1ml 胶体液）以维持正常的血容量功效更佳。当出现中度或严重失血时应监测血细胞比容。当血细胞比容降至预先设定的下限值时需输注血液制品。

1. 输血指征　输血实际上是全血输注年代沿袭下来的一种传统称谓，实行血液成分输注以来，"输血"已经不能准确适用于各种血液成分补充的描述。儿童输血适应证与成人相似，对创伤患儿血液成分的补充应遵循的原则是：①以血红蛋白含量或血细胞比容确定红细胞输注指征，目的是提高血液携氧能力；②以凝血检查结果和凝血障碍的临床表现或弥散性血管内凝血（disseminated intravascular coagulation，DIC）为指导，确定新鲜冰冻血浆（fresh frozen plasma，FFP）、血小板和冷沉淀等血液成分的输注指征，目的是改善和维持机体正常的凝血功能。

2. 输血量　输血量取决于术前血细胞比容、估计血容量（estimated blood volume，EBV）、合并疾病及其性质、出血速度以及患儿对液体复苏的临床反应。与年龄相关的估计血容量和小儿可耐受的血细胞比容是帮助麻醉科医师确定最大允许血液丢失及制订输血策略最重要的参考标准。

最大允许失血量（maximum allowable blood loss，MABL）计算公式如下：

$$MABL=EBV \times （术前 HCT - 目标 HCT）/术前 HCT$$

估算达到目标 HCT 所需浓缩红细胞公式如下：

$$PRBC 容量（ml）=EBV \times （目标 HCT - 目前 HCT）/PRBC HCT（约 60\%）$$

3. 血液成分补充的临床推荐

（1）浓缩红细胞：血细胞比容约 60%~70%，因此 100ml 浓缩红细胞提供 60~70ml 红细胞。PRBC（10ml/kg）可以提高 5%~10% HCT，血红蛋白约 30g/L。

（2）血小板：失血量达 1~2 倍血容量或凝血功能检查结果异常时应输注血小板或新鲜冰冻血浆。血小板（10ml/kg）能增加血小板数量至 $50 \times 10^9/L$。新鲜冰冻血浆（10~15ml/kg）用于治疗凝血病。新鲜冰冻血浆具有很高的柠檬酸浓度，柠檬酸可与钙结合，因此快速输注新鲜冰冻血浆时若未及时发现或不处理，可导致严重的低钙血症和低血压。血液制品中的悬浮剂柠檬酸与钙结合可形成凝块，故应避免与含钙溶液同一管道输注血液制品,如乳酸林格液。

（3）冷沉淀:儿童剂量为 1U/10kg。

（4）重组活性凝血因子Ⅶ（rFⅦa）:美国食品药品管理局（Food and Drug Administration,FDA）批准该药用于治疗血友病或抗血管性血友病抗体患者。当传统的支持性干预措施,如输注 PRBC、FFP、血小板等治疗无效时,重组 FⅦa 在控制危及生命的创伤和术中出血方面已证实有效。

4. 大量输血　通常指 24h 内置换患者的全部血容量。如果 3h 内输入液量相当于 50% 血容量,或输入超过 20 U 的红细胞悬液,或发生持续大出血的患者 1h 内输入 4U 以上红细胞悬液均可视为大量输血。大量输血由于稀释性血小板减少和凝血因子减少而容易导致凝血功能障碍,治疗时应综合考虑、全面评估、及时纠正。第一个循环血容量丢失时,大约丢失 40% 初始血小板;第二个循环血容量丢失时,大约再丢失 20% 初始血小板;第三个循环血容量丢失时,再丢失 10% 初始血小板。实验室检查如凝血酶原时间（prothrombin time,PT）,部分凝血酶原时间（activated partial thromboplastin time,APTT）,血小板计数可协助评估凝血障碍及其严重程度,其他更复杂的检测也可用于评估凝血功能状态,如血小板功能评估和血栓弹力图（thrombelastogram,TEG）。纤维蛋白原裂解产物增加和低纤维蛋白原水平提示 DIC,需输注新鲜冰冻血浆、血小板和纤维蛋白原。

（五）体温管理

儿科患者容易发生低体温,尤其是暴露于寒冷的手术室,接触冷灌洗液、冷静脉液体和血制品,以及麻醉因素的影响。开放性大伤口和术中暴露体腔都可增加热量损耗。应采取一切可能的积极保温措施恢复正常体温,避免不良反应。防止低体温的技术包括加温所有静脉液体和血制品,加温灌洗液,使用温毯、水毯、辐射加温器,升高手术室温度至 28℃ 等。儿童尤其是婴儿经头部丢失的热量很多,应注意包裹头部。

六、术后管理

（一）气管导管拔除或留置

损伤的严重程度和类型、术中情况、术后是否需要机械通气支持都会影响术毕是否拔管。

儿童轻微创伤若符合以下标准则术毕可以拔管:①意识清醒;②生命体征平稳,不需用血管活性药支持;③体温正常;④自主呼吸通畅,足以维持氧供;⑤神经肌肉阻滞已逆转。若患儿需保留气管插管,则应当小心转运至重症监护室,转运途中准备好转运监护仪,并备有充满氧气的氧气罐或氧气袋、紧急气道工具、静脉液体和复苏药物。途中始终保持颈椎固定,在患者移动时重复确认呼吸通畅、氧合良好。

（二）术后疼痛管理

术后疼痛管理是受伤儿童麻醉护理的基本部分。对疼痛治疗不充分可能会导致不良的生理和心理后果。了解小儿药代动力学和药效学变化,对提高镇痛效果、避免过量用药至关重要。

评估儿童疼痛和治疗是否充分有一定困难,取决于儿童年龄、理解和交流能力及其社会经验。小于 3 岁的儿童或重伤儿童可能无法表达疼痛感受或严重程度。年龄较大的小儿可能会理解并能够交流,但可能由于恐惧而拒绝或不够准确。不同的疼痛评分量表已被用于 7 岁及以上的儿童,如视觉模拟评分,口头数字评分量表（0 分为无疼痛至 10 分为最严重疼痛）,以及图形评分量表卡通脸。对于会说话的儿童,可以采用客观评分系统,包括监测生命体征(增加交感神经活动,作为对疼痛的压力反应)以及行为评估。

非阿片类镇痛药主要用于轻度和中度疼痛（表 21-2-1）。如对乙酰氨基酚和非甾体抗炎药（non-steroidal anti-inflammatory drugs，NSAIDs）。此类药物高于"封顶效应"剂量不会提供更佳的镇痛效果，反而增加不良作用。因此，建议联合应用此类镇痛药和阿片类镇痛药。对乙酰氨基酚是一种退热药，能抑制环氧合酶（cyclooxygenase，COX），具有一定的抗炎作用。与其他抑制外周 COX 的 NSAIDs 药物相反，可以阻止前列腺素和血栓素的形成。因此，对乙酰氨基酚没有与 NSAIDs 相关的副作用，如胃炎，肾功能改变，出血和支气管痉挛等。对乙酰氨基酚过量应用可引发肝坏死，导致暴发性肝功能衰竭。非甾体抗炎药的优势在于无呼吸抑制和镇静作用。酮咯酸是美国应用时间较长的胃肠外 NSAIDs。研究认为，该药具有干扰血小板功能的作用，有出血风险者应慎用。

表 21-2-1　非阿片类镇痛药（按体重 <60kg 计算）

药品	剂量/（mg·kg⁻¹）	途径和间隔	日需最大剂量
对乙酰氨基酚	10~15 负荷剂量：30~40 维持剂量：20~30	口服 q 4h 直肠给药 直肠给药 q 4~6h 或 直肠给药 q 8h	90mg/（kg·d）　儿童 75mg/（kg·d）　婴儿
布洛芬	6~10	口服 q 4~6h	40mg/（kg·d）
萘普生	5~10	口服 q 12h	20mg/（kg·d）
酮咯酸	负荷剂量：0.5~0.1 维持剂量：0.5	静脉注射，肌内注射 肌内注射，静脉注射 q 6h	2mg/（kg·d）或　120mg/d 只 需使用 5d

阿片类镇痛药通常用于治疗中度至重度疼痛。如果以等效剂量给药，大多数阿片类镇痛药具有相似的镇痛作用和副作用。用于疼痛治疗有很强的个体差异，需个体化用药，特别要注意与阿片类镇痛药相关的严重并发症。常见的副作用包括心动过缓、恶心和呕吐、过度镇静、呼吸抑制、瘙痒、尿潴留、肠梗阻和便秘等。常用的阿片类镇痛药（表 21-2-2）包括可待因、羟考酮、氢可酮和吗啡。新生儿和阿片类镇痛药敏感者易致通气不足和呼吸暂停，应小心监测应用。

表 21-2-2　常用阿片类镇痛药

药品	静脉剂量/（mg·kg⁻¹）	间隔和途径
可待因	0.5~1.0	q 4~6h 口服
氢可酮	0.05~0.1	q 4h 口服
羟考酮	0.15	q 4h 口服
芬太尼	0.001	q 1~2h 静脉注射
氢吗啡酮	0.015~0.02	q 3h 静脉注射
哌替啶	1	q 3~4h 静脉注射
吗啡	0.1	q 2~3h 静脉注射

氯胺酮是常用于儿童疼痛治疗的药物。0.25~0.5mg/kg 静脉注射可提供 10~15min 的镇痛效果；1~2mg/kg 可用于严重疼痛，如骨折、脱位、术后换药等。

术后镇痛策略多种多样。因患者疼痛耐受程度的差异，间断静脉推注阿片类镇痛药无法实现有效的镇痛。患者自控静脉镇痛（patient controlled intravenous analgesia，PCIA）或患者自控持续硬膜外镇痛（patient controlled epidural analgesia，PCEA）（表21-2-3）均可实现更为理想的术后镇痛。患者自控镇痛（patient comtrolled analgesia，PCA）也已用于6岁以上儿童治疗中、重度疼痛，研究证明是安全有效的。6岁以下儿童和危重伤患儿或认知障碍者，由护士或家长控制的PCA已广泛应用。

表21-2-3　患者（家长或护士）控制镇痛（PCA）

药品	冲击剂量/($\mu g \cdot kg^{-1}$)	频率/（冲击量·h^{-1}）	锁定间隔/min	1h限量/($\mu g \cdot kg^{-1}$)
吗啡	20	5	6~10	100
氢吗啡酮	4	5	6~10	20
芬太尼	0.5	5	6~8	2.5

小剂量连续、背景或基础输注阿片类镇痛药，是PCA提供的一种选择。然而，由于潜在的超剂量风险，其使用仍然存在争议。常用的背景输注速率为：吗啡，20~30$\mu g/(kg \cdot h)$；氢吗啡酮，3~4$\mu g/(kg \cdot h)$；芬太尼，0.5$\mu g/(kg \cdot h)$。

由于年龄、身体或沟通的限制，不能使用PCA的患者可能受益于监测下持续静脉输注阿片类镇痛药（表21-2-4）。

表21-2-4　连续输注阿片类镇痛药

药品	输注率/($\mu g \cdot kg^{-1} \cdot h^{-1}$)
吗啡	25（儿童） 5~10（2~6个月大的婴儿）
氢吗啡酮	3~4
芬太尼	0.5

全身麻醉复合区域麻醉不仅可减少麻醉药用量，还可提供更为有效的术后镇痛，并可明显减少阿片类镇痛药相关的副作用。区域阻滞的禁忌证包括患者或家属拒绝、凝血功能障碍、感染、脓毒症和局部麻醉药过敏。手术切口浸润、硬膜外镇痛、神经阻滞均为术后镇痛的有效措施。骶管或硬膜外阻滞在婴幼儿相对容易，可提供有效的镇痛，并可减少下肢和下腹部术中和术后疼痛。区域阻滞用于儿童麻醉和术后镇痛的安全性始终存在争议。临床实践和相关研究表明，不能配合的小儿先行镇静或全身麻醉，再实施区域阻滞是安全可行的。

第三节　不同部位创伤患儿麻醉管理要点

一、腹部创伤

小儿腹部伤多为涉及多个器官钝性创伤。多器官系统的损伤使得腹部体检困难，且检查结果不确定。如果初始阶段未能准确判断伤情，腹部损伤可能会危及生命，其死亡率高达8.5%。

儿童身体特征不同于成人，肌肉骨骼系统尚未发育成熟，钝器伤后不断出现腹内器官损伤的风险更大。与成人相比，儿童腹腔内器官比例较大，且相对较近。小儿腹壁肌肉组织薄弱，脂肪和结缔组织较少，缓冲能力较弱。肋骨尚未成熟,不足以保护体内器官不受创伤影响。在同样的外力作用下,儿童单位体表面积比成人承受的力更大。所以儿童更可能遭受严重的多器官损伤。脾脏是最常受伤的腹部器官,其次是肝脏、肠和胰腺(表 21-3-1)。一旦发现腹腔内出血,应首选怀疑脾脏损伤。

表 21-3-1 腹部器官受伤概率

	钝性伤/%	穿通伤/%
肝	15	22
脾	27	9
胰腺	2	6
肾	27	9
胃	1	10
十二指肠	3	4
小肠	6	18
结肠	2	16
其他器官	17	6

除反复评估和重复检查之外,增强 CT 有助于实质脏器损伤的诊断。肝脏和脾脏损伤手术修复最具挑战性。手术止血困难、大量失血和术中血流动力学不稳定均可出现。为更好地维护器官功能,若血流动力学稳定,应以非手术保守治疗为首选。小儿脾脏对某些感染具有重要的免疫功能,脾切除术后罹患脓毒症的相对风险增加,故不可随意行脾切除术。维持合适的血细胞比容、恰当的液体治疗和血液制品输注是实行创伤患儿非手术保守治疗的关键。

如果患儿在严密的监护下血流动力学稳定,多数涉及脾脏和肝脏的钝性伤害都可以非手术治疗。相反,胰腺和肠道受伤往往需要手术干预。血流动力学不稳定伴腹胀是急诊剖腹探查的主要指征。患儿的临床状况决定是否需行影像学检查。现代高质量无创成像诊断技术可提供全面的有关创伤性质和程度的信息。

对于血流动力学不稳定的腹部创伤患儿,应用创伤重点超声评估(Focused Assessment with Sonography in Trauma,FAST)是一种经济有效的方法,需要有经验丰富且受过专业培训的医务人员实施。多数小儿发生腹部损伤后其腹腔游离液量并不多,因此可能会出现漏诊情况。与 CT 相比,FAST 鉴别活动性出血情况效果更好。但对于伤情稳定者,CT 对鉴别腹腔脏器损伤则更为适用。诊断性腹腔灌洗(diagnostic peritoneal lavage,DPL)是一种侵入性操作,可以检测腹腔积血的存在,但它无法确定其来源,也无法鉴别是否为腹膜后出血。

无创诊断技术的进步使得小儿腹部创伤能够选择非手术方法进行治疗。非手术保守治疗需要小儿创伤外科医师在小儿重症监护环境下进行,反复检查和密切监测生命体征至少 24h。如果临床状况发生变化,血流动力学不稳定,出现腹膜炎征象和输血需求超过 30~40ml/kg,应立即进入手术室紧急手术探查,故此,伤后须始终保持足够的静脉通路。

小儿创伤后麻痹性肠梗阻腹压增高,膈肌上移,影响正常通气。通常需胃肠减压缓解。腹膜后损伤较难评估,可能会引起误诊。腹膜后损伤一般不会出现强烈的腹膜刺激症状,往往造成诊断延误。如果出现明显腹痛、压痛和腹部伤口大量出血,则需立即手术探查。腹部钝性创伤儿童比成年人更易发生肾脏损伤,如果伴有持续出血或 CT 扫描时尿液或造影剂外渗现象,亦需手术治疗。因安全带或自行车手柄造成的钝性腹部伤,可能会导致胰腺和肠损伤,可行影像学检查以判断是否需行手术探查。

二、胸部创伤

相比穿透性伤害,儿童更容易遭受胸部钝伤。高处坠落和机动车事故是小儿胸部创伤的主要原因,穿透伤更常见于 13 岁以上的青少年。胸部伤儿童比成年人手术探查比例更高,分别为 50% 和 15%。

小儿和成人间的解剖学差异是胸部伤差异的主要原因。小儿的软骨和骨化不完全的肋骨尚不足以构成能够抵御伤害的胸壁,即便没有肋骨或胸骨骨折,同样会遭受胸内损伤。小儿肋骨一旦受到伤害,一定是遭受了比伤害成人肋骨更大的作用力,因此小儿肋骨骨折通常意味着存在巨大的外力作用,而且这一作用会传递到胸腔和肩部,预示患儿肺、心脏和纵隔膜很可能存在严重损伤。

肺是小儿受伤概率最高的胸部器官,无肋骨骨折的肺挫伤非常常见。小儿第一肋骨骨折高度提示可能存在需要手术治疗的大血管损伤。临床表现和影像学检查无明显变化前经常监测动脉血气有助于早期发现肺挫伤,低血容量和高碳酸血症是肺挫伤病情变化的早期征象。小的肺挫伤可在数天内自愈,严重的肺挫伤可能会导致呼吸困难和急性呼吸窘迫,必要时应行气管插管机械通气。术中患儿出现低氧血症、呼吸性酸中毒和肺顺应性下降,应首先怀疑肺挫伤可能。

单侧呼吸音和语音震颤减弱或消失、呼吸急促、血压下降、对侧气管和纵隔移位时应怀疑气胸。气管内插管过深,误入右侧支气管也可能导致左侧呼吸音消失。因此,应首先确认气管导管深度,以免影响对病情的判断。麻醉开始后施行机械通气并应用氧化亚氮后,起初胸部 X 线检查未被发现的轻微气胸可能会变得更为严重。小儿纵隔移动度远大于成人,漏诊的张力性气胸更可能导致危及生命的呼吸功能障碍和循环衰竭。因此,临床上若存在明显的气胸,应立即经腋中线第二肋间穿刺,留置胸腔引流管。穿透性胸部伤另一常见问题是血胸,一旦有血胸存在可出现呼吸音低沉、单侧呼吸音减弱或消失。胸膜腔内大量血液积聚可影响呼吸功能,需立即放置胸腔引流以排出血液,使肺充分膨胀。若 8h 内胸腔出血量超过 30ml/kg 或小儿处于失血性休克状态,应行手术治疗。儿科创伤麻醉科医师应对胸腔内失血量充分估计,藉此判断患儿是否存在血容量不足。

心脏挫伤可伴有心律失常和不明原因的低血压。连续心电图和动态血压是最基础的监测。心血管状态不稳定者应行超声心动图检查。心脏挫伤以支持治疗为主。心脏压塞多由心脏穿透性损伤所致,心包内可见积血。其特征为不明原因的心动过速和低血压、心音低沉或心音遥远、脉压变窄、中心静脉扩张。急诊外科引流是确定性的治疗方法。

胸部外伤小儿可能需要到手术室进行胸腔手术或因其他部位创伤需行外科手术治疗。麻醉科医师很有可能在患儿进入手术室时方知晓胸部伤情,亦有可能手术期间因血流动力学和呼吸状况突然变化而发现胸部伤情。因此,应随时做好应对突发病情变化的准备。评估损伤严重程度和各系统器官损伤状况有助于确定麻醉诱导方案和气道管理。机械通气和应用氧化亚氮可能会发现此前漏诊的气胸。开启机械通气前,应妥善安置胸腔引流管。肺挫伤可能会伴随术中需氧量的增加和吸气压力的增加而出现变化。密切监测气道峰压非常重要,有益于防止手术修复创口的再次破裂。

除常规标准监护外,有创动脉置管连续血压监测和血气分析十分有益。胸部创伤小儿诱导前和诱导期间,应给予充足的氧合。低龄婴儿每公斤体重氧气消耗量比成人高 2~3 倍,更容易在意外气道阻塞或气管插管呼吸暂停期间出现低氧血症。必要时,麻醉维持期间可给予纯氧通气。术后是否需要重症监护或行机械通气支持取决于受伤程度、手术性质和患儿整体状况。

三、四肢骨折

受伤后持续数小时的隐性出血对儿童的影响远大于成人。骨盆或长骨骨折可造成小儿循环血量25%以上的丢失,直接导致低血压和休克。常规评估后,应首先确认有无隐性出血。对于隐匿性出血的诊断有一定的困难,特别是对于不能交流的幼儿或婴儿,以及存在其他精神伤害状态的患儿。保持静脉通路通畅、提供积极的液体和血液复苏、加温所有液体和血液制品均为治疗低血容量的必要条件。部分患者可能需要大量输血,亦应有所准备。

四、头部创伤

严重头部外伤占儿科创伤50%以上,是造成小儿创伤患者病死率的主要原因。儿童头部相对较大,因此,机动车事故导致闭合性头部创伤的发生率较高,同时婴儿和幼儿常常容易跌倒也是导致头部创伤的主要原因。儿童遭受虐待是造成1岁以下婴儿头部创伤的原因之一。意外头部伤是导致1岁以上儿童死亡最常见的原因。儿童由于大脑处于生长发育中,2岁前大脑含水量较多,脑部发育相对较快,加之相对较少的脑脊液和脑血流量,使得发育期大脑更容易受到缺血性伤害。与成人相比,儿童钝性颅脑损伤不易引起局灶性血肿或颅内出血,但更容易发生伴有颅内压增高的弥漫性脑水肿。

头部创伤包括头皮伤、颅骨骨折、血肿、脑震荡和颅内出血等,表现迥异。头皮血管丰富,儿童头皮伤造成的血液丢失更为显著,甚至可能导致婴儿出现血流动力学不稳定状况。多数儿童颅骨骨折是线性的,除非合并大脑和脉管系统受损,一般不需要手术。当儿童出现与病史不符合的多处骨折时,应怀疑是受到虐待所致。儿童头皮血肿可提示颅底骨折,是颅内损伤的敏感预测体征。与成人相比,儿童出现硬膜外血肿较少。60%~80% 硬膜外血肿与颅骨骨折有关。硬膜外血肿最常见于脑膜中动脉损伤引起的出血,而硬膜下血肿则多由桥静脉损伤所致。与成人相比,小儿硬膜下血肿可能不伴有颅骨骨折。血肿扩大可能加重神经系统损伤,需急诊血肿清除术以降低死亡率。脑出血通常为强外力所致,小儿较为少见,往往提示预后不良。3岁以上头部重伤儿童较同类伤成年人预后好。单纯头部损伤很少引发低血压,颅缝和囟门未闭的婴儿或可发生。小儿颅内压逐渐增高在一定程度上可通过颅骨外扩而代偿,但颅内容积迅速增加则无法代偿。正常颅内压随年龄变化而改变(表21-3-2),儿童的增高速度远比成年人快。

表 21-3-2　正常 ICP(单位:mmHg)

婴儿	0~6
幼儿	6~11
青少年	13~15

ICP:颅内压

头部创伤儿童意识水平可能会迅速恶化,因此建议经常进行再评估。单纯脑创伤通常不会导致低血压,如果小儿脑损伤伴有低血压,应寻找其他病因。

麻醉围手术期管理的目标是支持重要器官功能,确保适当的氧合及通气,使脑水肿最小化,并防止 ICP 增加或低氧血症、高碳酸血症、酸中毒和低血压等进一步加重脑损伤。同时要特别注意防止潜在的颈椎受到进一步伤害。应维持足够的血管内容量和脑灌注压(cerebral perfusion pressure,CPP)。脑灌注压主要取决于平均动脉压[CPP=MAP−(CVP 或 ICP)]。婴儿平均动脉压(mean arterial pressure,MAP)应至少为50mmHg,儿童则至少应保持在60~70mmHg,以此来维持足够的脑灌注。低血压会显著增加头部创伤儿童的病死率。合理选择静脉输液,以避免过度补液促发脑水肿。低血压会导致脑血管扩张,致使颅内压和脑血流量增加,脑氧供受损,应予避免。建议维持正常血碳酸水平,$PaCO_2$ 以 35~40mmHg 为宜,确保充足的氧合（FiO_2 为 40% 时，PaO_2 为 100mmHg）。若无颅内压增高，没必要采用轻度或预防性过度通气（$PaCO_2$ < 35mmHg）。事实上，过度通气所致的血管收缩作用可减少脑血流量，并可能加剧继发性脑损伤。如果 $PaCO_2$ 低于 30mmHg，过度换气实际上是有害的。然而，重症脑创伤后 24h 内，过度通气可能是防治长时间顽固性 ICP 增高以缓解病情必需的选择。甘露醇（0.25~1.0g/kg）间断给药可有效地减轻脑肿胀。血浆渗透压维持在 320mOsm/L 以下，以尽量减少急性肾小管坏死和肾衰竭。当脑血流量（CBF）自动调节功能尚存的情况下，甘露醇可以通过降低血液黏度导致反射性血管收缩。甘露醇可迅速降低 ICP，但效果短暂，持续时间不足 75min。甘露醇具有缓慢的渗透作用，持续时间长达 6h，其安全使用取决于血脑屏障的完整性。高渗盐水（3% 生理盐水）用于小儿严重创伤性脑损伤控制 ICP 的研究已有报告，但临床经验有限。低龄儿和婴儿 ICP 增高可预防性使用抗惊厥药，如苯妥英钠，以减少早期（第 1 周）创伤后癫痫发生率。皮质类固醇在小儿头部外伤中的疗效尚未被证实，目前亦未推荐常规应用。ICP 逐渐增高或脑肿胀逐渐加剧的患儿推荐应用 ICP 监测或脑脊液穿刺引流。对于难治性颅内高压，可给予镇静药和巴比妥降低脑代谢，必要时可行去骨瓣减压术。

麻醉前准备和麻醉诱导期间需特别注意：①胃内容物反流和误吸的风险；②潜在的颈椎损伤，须采用颈椎预防性保护措施，此措施会使气管插管更加困难；③ICP 升高。诱导期的主要目标之一是尽量减少或预防 ICP 急剧升高所致的脑缺血造成的继发性脑损伤。尽量减少或避免术前镇静，以减轻呼吸抑制、缺氧和高碳酸血症的风险。推荐的监测包括无创或有创动脉压监测、心电图、脉搏氧饱和度、心前区或食管听诊器、呼气末二氧化碳、体温监测和神经刺激器。如果患儿头部在术中位于心脏上方，则应将有创动脉换能器置于外耳道水平以更加准确地评估脑灌注压。在预计可能出现突发性的和严重的血流动力学紊乱时，应始终确保足够的静脉通路和血液制品。诱导可采用改良快速序贯诱导和环状软骨压迫插管，切记保持头部和颈部轴线固定。应选择可以提供稳定血流动力学的诱导用药和肌肉松弛药。除氯胺酮外，常用的静脉麻醉药多可通过降低脑血流量和脑代谢降低 ICP。

有关氯胺酮等常用麻醉药对脑血流动力学和颅内压的影响临床研究结论不尽一致（表 21-3-3），尚有待进一步论证。

表 21-3-3　麻醉药物对脑血流和颅内压的影响

	CMRO$_2$	CBF	ICP
硫喷妥钠	↓↓	↓↓	↓↓
异丙酚	↓↓	↓↓	↓↓
依托咪酯	↓	↓	↓
氯胺酮	↔	↑	↑↑(?)
阿片类镇痛药	↓或↔	↔	↔
苯二氮䓬类	↓↓	↓	↓
氟烷	↓	↑↑	↑
异氟醚	↓↓	↑	↑
七氟醚	↓↓	↑	↑
地氟醚	↓↓	↑	↑
一氧化氮	↑	↑或↔	↑

注：↑升高，↓下降，↔不变；
CMRO$_2$，脑氧代谢率；CBF，脑血流量；ICP，颅内压。

丙泊酚可降低全身血管阻力和前负荷导致 MAP 显著下降。因此,血流动力学不稳定创伤患者应谨慎选用丙泊酚。依托咪酯诱导用药可维持心血管稳定,减少直接心肌抑制作用,对血压影响较小,是血流动力学不稳定患者首选诱导药,有利于维持 MAP 和 CPP。其他可能有助于降低 ICP 的操作包括头部抬高 30°,并将头部保持在中线位置以利于脑静脉回流,同时维持脑灌注压。利多卡因 1.5~2.0mg/kg,插管前 90s 静脉注射,芬太尼(1~3μg/kg)可能有助于减轻与直接喉镜插管相关的血流动力学反应,从而减少 ICP 的明显升高。缺氧、高碳酸血症和酸中毒可加剧颅内压增高,应予避免。琥珀胆碱(1.5~2mg/kg)起效迅速,代谢快,是快速顺序诱导和气管内插管的理想肌松药。罗库溴铵(1.2mg/kg)亦能提供良好的插管条件,起效时间接近琥珀胆碱。肌肉松弛药的使用有助于最大限度地减少可能增加 ICP 的咳嗽、紧张和身体运动等不利因素。

麻醉维持可采用吸入麻醉药和阿片类镇痛药维持。局部 $CMRO_2$ 与 CBF 关系密切,CBF 随 $CMRO_2$ 增加而增高,所有吸入麻醉药都具有扩张脑血管的作用,呈剂量依赖性增加 CBF 和 ICP。吸入药物均具有降低 $CMRO_2$ 的作用。异氟醚可使 CBF 小幅增加,可通过过度通气预防。该药具有减少皮质电活动的直接作用,降低 $CMRO_2$ 作用优于氟烷。有研究认为,异氟醚在维持心血管稳定性的同时具有相对更好的神经保护作用。氧化亚氮可升高 CBF 和 $CMRO_2$,通常不推荐用于脑外科麻醉。静脉麻醉药通常减少或不改变 CBF 和 ICP。芬太尼是最常用于全身麻醉的阿片类镇痛药,静脉推注或持续输注均可。该药血流动力学稳定,对 ICP 几乎无影响。应用芬太尼应缓慢静脉给药,以减少心动过缓的发生。维持 $PaCO_2$ 处于正常或略低水平有助于防止高碳酸血症。应科学合理选用静脉输注液体和血制品,以尽量减轻脑水肿。除非发生低血糖,通常应避免选用含葡萄糖液体。婴儿和儿童容易发生热量丢失,应加温静脉液体和血液制品,以避免低体温的不利影响。体温过高(>38℃)将增加代谢需求,脑血流量和 ICP 亦相应增加,可能会加重继发性脑损伤,因此温度管理的目标是轻度低温(35~36℃)或维持正常体温。

(叶 茂　熊 玲　张铁铮)

参 考 文 献

[1] BAHR N,MECKLER G,HANSEN M,et al. Evaluating pediatric advanced life support in emergency medical services with a performance and safety scoring tool [J]. Am J Emerg Med,2021,48:301-306.

[2] BIELER D,FRANKE A,LEFERING R,et al. Does the presence of an emergency physician influence pre-hospital time, pre-hospital interventions and the mortality of severely injured patients? A matched-pair analysis based on the trauma registry of the German Trauma Society(TraumaRegister DGU)[J]. Injury,2017,48(1):32-40.

[3] FLAHERTY E G,PEEZ-ROSSELLO J M,LEVINE M A,et al. Evaluating children with fractures for child physical abuse [J]. Pediatrics,2014,133(2):e477-489.

[4] SMINKEY L. World report on child injury prevention [J]. Inj Prev,2008,14(1):69.

[5] 邓小明,黄宇光,李文志主译. 米勒麻醉学[M].9 版.北京:北京大学医学出版社,2021.

[6] SHIME N. Determination of the Appropriate Depth of Cuffed Endotracheal Tubes in Pediatric Intensive Care [J]. Pediatr Crit Care Med,2019,20(11):1101-1102.

[7] TAYLOR R J,SMURTHWAITE G,MEHMOOD I,et al. A cricoid cartilage compression device for the accurate and reproducible application of cricoid pressure [J]. Anaesthesia,2015,70(1):18-25.

[8] KESZLER M. Time to Abandon Your Comfort Zone? [J]. Pediatr Crit Care Med,2020,21(5):495-496.

[9] 儿童创伤急救早期处理专家共识组. 儿童创伤急救早期处理专家共识[J]. 临床儿科杂志,2017,35(05):377-383.

[10] GALVAGNO S M J,NAHMIAS J T,YOUNG D A. Advanced Trauma Life Support Update 2019:Management and Applications for Adults and Special Populations [J]. Anesthesiol Clin,2019,3,37(1):13-32.

第二十二章

妊娠期创伤患者的麻醉管理

妊娠期发生外伤时,胎儿头颅和脑部损伤最为常见。如果胎头已衔接,母体骨盆骨折时外伤更容易导致相关损伤。相反,如果胎头未衔接或非头位,由于是对侧受力,胎头更能够耐受这种外伤。当存在明显的胎儿胎盘损伤、母体休克、盆腔骨折、母体头部外伤或缺氧时,胎儿死亡风险明显增加。导致胎儿死亡最直接原因往往是母体死亡。因此,为胎儿生存提供的最好机会即是对母体进行有效复苏。仅当患者已无法挽救或在孕妇强烈要求的情况下,才可考虑对胎儿进行抢救。

第一节 妊娠期创伤流行病学

一、妊娠期创伤常见原因

生殖保健水平的提高明显减少了妊娠并发症及合并症造成的孕产妇死亡,而交通发达及孕妇活动增加使得妊娠期创伤发生率有所增加,妊娠期创伤已经成为孕妇死亡的非产科因素中的主要原因。约1%~4%的孕妇由于创伤而需要治疗或紧急分娩,接诊所有创伤的育龄妇女都应考虑到怀孕的可能。

导致妊娠期创伤的原因包括交通事故、自杀、烧伤、穿透伤(枪伤、刀伤)、跌伤和家庭暴力等。创伤类型按创伤部位分为颅脑伤、胸部伤、腹部伤、肢体伤等;按皮肤完整性分为闭合性创伤、开放性创伤等。参见本书第二章(创伤患者的评估)。由于妊娠期的腹部特点又可以分为腹部直接创伤(腹部闭合性创伤、腹部开放性创伤)、腹部间接创伤(跌伤、扭伤、挫伤等)。妊娠期妇女在晚期妊娠时由于直立性低血压、隆起的腹部、易疲劳性、骨盆关节的松弛或者较少见的癫痫发作等原因使得妊娠期易发生跌伤,因此,钝性损伤更为常见。其他原因如车祸、暴力等虽然不常见,但造成的危害更严重。1%~3%孕妇可能遭遇交通事故,是妊娠期钝击伤的主要原因。妊娠合并腹部穿透性损伤(如枪伤、刺伤等)的发生率也有升高趋势,腹部脏器逐渐受到增大子宫推挤移位,损伤率约19%,由此导致母体死亡率不足5%,而在非孕妇脏器损伤发生率可达80%。国内交通意外造成的妊娠期妇女创伤中自行车事故最多,机动车其次。以腹部损伤为主,其中 50% 创伤患者合并胎儿窘迫,胎盘或子宫损伤可导致流产。交通事故伤是造成孕妇非产科病因死亡的主要原因。建议孕妇驾驶或乘坐机动车时正确使用安全带,可明显减少人员伤亡及胎儿死亡。需引起注意的是,晚期妊娠妇女应选用三点式肩挎安全带,普通安全带环绕于腹部或下腹部,虽然可减少事故后伤亡率,但对妊娠晚期子宫压力加大,易导致胎儿受到严重挤压。

大约 2% 性侵受害者处于妊娠期,其中约 2/3 发生在 20 周前,近一半伴有躯体伤害。很多妊娠期性侵害都来自于家庭成员,除性侵外,家庭暴力还包括心理及躯体暴力。未出生胎儿及妊娠孕妇腹部可能成为暴力目标。家庭暴力和贫困、低教育程度、吸烟、吸毒、酗酒因素有关,已经成为妊娠期或产后女性自杀的高危因素。研究表明,妊娠期丈夫对妻子的家庭暴力发生率为 4.3%,性暴力发生率最高为 2.8%。25% 的妇女在妊娠期受到性伴侣对其进行身体或者性虐待,发生率可能比妊娠期高血压、妊娠合并糖尿病、胎盘早剥或其他妊娠期常规筛查的疾病发生率高。受虐孕妇抑郁发生率高达 83%,焦虑发生率为89%。孕妇发生烧伤的概率虽然不高,但一旦发生重度烧伤,可伴随低血容量、肺损伤、严重感染等代谢紊乱,甚至引起多器官功能衰竭。妊娠烧伤和非妊娠相比较,母体的预后并无差异,存活率与烧伤面积相接近。妊娠期蛇咬伤在发展中国家常见,发生率为 0.4%~1.0%,若缺乏快速转运及有效的治疗,可影响预后。

二、创伤与妊娠结局

创伤所致的胎儿流产尚缺乏精确的统计学资料,美国每年因创伤造成 1 300~3 900 例流产。妊娠期致命性创伤,如休克、头部外伤和昏迷,可导致 40%~50% 胎儿流产;1%~5% 流产则与轻度或非致命性创伤有关。由于轻度损伤更常见,所以多数流产因此所致。孕早期由于胎儿在骨盆腔内,除非骨盆骨折,一般胎儿损伤小,流产更多由于内在的产科问题、休克及感染等全身因素。中期妊娠时,虽然孕20 周后为有生机儿,但胎儿尚未成熟,娩出后抢救需巨额花费,且伴有脑瘫等各种后遗症的风险。晚期妊娠时虽然胎儿存活能力提高,但母体生理变化较早、中期更为明显,增加了创伤诊治难度。

中期妊娠后子宫增大突出于骨盆外几乎占据整个腹部,母体创伤可直接引起胎儿创伤,导致胎盘早剥、子宫破裂以及穿透性创伤造成子宫、胎儿及胎盘损伤,胎儿受伤概率及病死率明显增高。孕妇腹腔受到直接创伤后最常见的是胎儿成熟前子宫不规则收缩(发生率为 67%)和胎盘早剥(发生率为11%)。由于胎盘早剥而造成轻微伤害的可能性为 1%~5%,造成严重伤害的可能性达 40%~50%,而子宫破裂和胎儿受到直接伤害的病例很少见(均低于 1%)。腹部穿透伤中有近 2/3 的胎儿存在不同程度损伤,围生期死亡率更高达 40%~70%,并不伴有母体死亡。研究表明,妊娠后期腹部创伤易致胎儿颅脑损伤,创伤类型包括头颅骨折、颅内出血和缺血缺氧性脑病。

子宫或胎盘损伤是妊娠失败的直接原因,其他部位损伤与妊娠预后关系不大;但严重复合伤或合并休克者增加孕妇死亡率的同时也使妊娠失败率增加。临床上通过胎心率进行测定胎儿窘迫情况,但不能作为评判妊娠结局的可靠指标。ISS 有助于判断胎儿预后,胎儿存活与胎儿死亡的孕妇患者间 ISS 有明显差别。GCS 和 ISS 评定简单、无创,适合作为判断创伤预后的基础参考指标。当 ISS>13.5 分或 GCS<6.5 分时,孕妇妊娠失败率高。

受家庭暴力侵害的妇女进行产前检查往往比较晚,发生早产和绒毛膜羊膜炎的概率较高。妊娠期遭受家庭暴力的妇女低体重儿、剖宫产率也较高。妊娠期受到性暴力的孕妇其阴道流血、胎儿生长受限、胎盘早剥、妊娠期贫血、胎膜早破、死产以及新生儿疾病发生率明显增高。有学者对 1 143 例妇女进行横断面调查分析,受躯体虐待妇女中有 11.76% 娩出低出生体重儿,而在未受虐待妇女中仅为 5.78%,分析认为妊娠妇女受躯体虐待是导致低出生体重儿的独立危险因素。

母儿的生存率与烧伤面积密切相关,烧伤达 20%~40% 体表面积时,没有母体死亡,胎儿死亡率为 11%;烧伤达 40%~60% 体表面积时,母儿死亡率均可达 50%;重度烧伤时,由于低血容量、肺损伤、脓毒症以及分解代谢加快等因素,患者通常在数天至 1 周内自动临产,且多为死产。

三、妊娠期创伤的特点

妊娠期母体为适应胎儿生长,各系统器官解剖生理均发生较大变化,影响了妊娠期创伤的发生、发展及诊治,增加了创伤,尤其是闭合性创伤的诊断和处理难度,评价指标及治疗方法与非妊娠期创伤患者有不同之处,缺乏对妊娠期创伤独特之处的认知影响母婴转归。

(一) 不同孕周子宫变化

正常子宫小而壁厚,深藏于盆腔内,不易受到外伤;妊娠 3 个月后的子宫由盆腔升入腹腔,位置变浅紧贴腹壁。中晚期妊娠子宫壁变薄、质脆,加之孕妇腹肌松弛保护作用减弱,易遭外伤且程度严重,有时仅轻微的腹部钝伤或碰撞挤压即致妊娠子宫破裂。随着子宫体增大,对其周围器官不断产生压迫,腹腔内脏器发生移位,膈膜上移,导致检查结果及观察指征发生变化。

(二) 妊娠期母体生理变化

孕妇妊娠期出现循环容量增加、生理性贫血、血流动力学改变,低蛋白血症倾向及激素和体液因子分泌增多,可影响创伤性休克或低血容量的判断及治疗。

孕妇需氧量增加,功能残气量降低,无氧耐受期缩短。因疼痛等造成的过度通气导致的碱血症可减少脐血流。

妊娠期母体血液呈高凝状态,创伤后易形成血栓及发生 DIC。

孕妇钙代谢改变可延迟骨折正常愈合。由于盆腔静脉丛丰富,腹膜后血肿是妊娠期骨盆骨折后最常见并发症之一。

妊娠中晚期胃肠平滑肌活动普遍减弱,胃排空延迟,腹压增加,易发生反流。妊娠后期增大的子宫把肠管挤向上腹部,下腹部穿透伤不易损伤肠管,但上腹部穿透伤可造成复杂的脏器损伤。腹膜炎和感染直接威胁母婴安危,子宫穿透伤与胎儿不良结局密切相关。同时,创伤及妊娠双因素均导致胃排空延迟,此类病患应视为发生窒息的高危人群。

(三) 胎儿特征

不同胎龄的胎儿体外生存能力、对药物、射线等致畸因素耐受能力不同。母体死亡是胎儿死亡的主要原因,应首要保障母体复苏质量,紧急复苏情况稳定后才能进行产科胎儿评估。

因为有子宫和羊水保护,胎儿直接损伤并不常见。但直接损伤可导致胎儿脾破裂、颅骨骨折、颅内出血、脑水肿等风险,这些损伤可导致胎儿远期发育障碍。

母体创伤造成胎儿死亡的机制在于创伤引发的母体低血压和失血造成的胎盘灌注不足,创伤后严重出血可使子宫动脉收缩,子宫内血液向子宫外重新分配以维持母体心、脑血供。

四、初步评估及复苏

创伤高级生命支持(advanced trauma life support,ATLS)同样适用于创伤孕妇早期监测与复苏,妊娠期创伤救治的指导原则是评估胎儿前首先复苏母体,保障孕妇生命体征平稳。

1. 呼吸管理　妊娠,尤其晚期妊娠妇女,应视为困难气道。妊娠期间体重增加、乳腺组织增大、明显的口鼻咽喉黏膜充血水肿、舌体肥大等都可加大气管插管难度。创伤可使妊娠高血压恶化,发生惊厥,甚至意识丧失,并可加重组织间水肿。孕妇氧消耗增加30%~60%,功能残气量降低20%,相对非孕妇女对缺氧耐受降低,因此快速控制气道及充分供氧极其重要。胃排空减慢、食管下段括约肌松弛增加误吸风险,如需进行气管插管,清醒纤支镜引导插管或快速全身麻醉诱导下压迫环状软骨均可作为选择,所用导管以较小型号为宜。喉罩插管可视作管理困难气道的重要辅助手段。

2. 容量管理　妊娠期创伤大量失血应同样遵循创伤输血原则,在完成适当血液容量复苏之前,尽量避免使用血管加压素。中期妊娠后(子宫底近脐)子宫可压迫下腔静脉及腹主动脉,保持左倾卧位(固定脊柱情况下将子宫推向一侧或右髋骶下垫楔形物)可避免增大的子宫压迫大血管影响心排血量。

3. 实验室检查　对创伤患者的最初处理几乎不需要依靠实验室检查,一旦建立静脉通路则采血送检,除外常规创伤患者血液化验项目,所有妊娠期妇女必须进行人绒毛膜促性腺激素水平检查,便于初步抢救成功后的进一步治疗。实验室检查中应注意母体凝血功能检查,妊娠期凝血因子浓缩使血液呈现高凝状态,易患深静脉血栓及发生DIC。对Rh阴性孕妇应输注Rh阴性血(只要有1μl的胎血进入母体血液就可以刺激母体产生抗体)。

五、再次评估及处理

母体紧急复苏成功、体征平稳后,继续检查出血部位、骨折、闭合性损伤等外科情况。四肢骨折、头颈部外伤等其他部位创伤及开放性创伤的诊断及处理同非妊娠期。内脏损伤较难诊断,在血流动力学稳定时需及时行非创伤性检查,如B超、CT、MRI等。妊娠期腹膜刺激的临床反应不一定典型,对于腹部外伤存在探查指征者应积极进行开腹探查,诊断不明确时探查选用正中或旁正中切口,综合判断病情、多学科协作诊断与处理才能得到良好的预后。

1. 外科检查及处理　在患者生命体征平稳的情况下可根据病情行放射线检查。CT法对孕妇造成的危害性较小,并可提供详实具体的内脏损伤情况,对腹腔后创伤可优先考虑做CT检查,同时可提供血管造影等信息。CT放射剂量对胎儿的伤害是最大顾虑,大量动物实验和流行病学调查结果都证明孕妇接受0.05Gy以下剂量放射线照射,不会引起胚胎结构畸形、胎儿生长受限、流产或死产。避免重复照射和限制CT切面次数可以减少胎儿放射线暴露。尽管对腹腔灌洗诊断法仍有争议,但其高达98%的准确率仍具积极的临床意义,剖腹探查手术前往往倾向于选择DPL法。无创性超声在妊娠期创伤诊断中占有重要地位,不仅可评估胎儿的孕龄(对母体创伤处理同样有益)及生存力,诊断母体腹腔内出血也有重要价值。为避免损伤妊娠子宫,诊断性腹腔穿刺现已少用。

2. 产科检查及处理　胸腹部穿透伤,尤其是第4肋间以下的创伤应高度怀疑并发妊娠子宫损伤。妊娠合并腹部闭合性创伤结局较差,准确的地诊断与处理至关重要。妇产科医师应紧急会诊并参与复苏,有助于评估子宫和胎儿损伤情况,考量各种治疗药物、放射检查及手术等干预措施对妊娠的影响,协助监测及治疗并发症(胎盘早剥、先兆子痫等)。

3. 围手术期监测　外科创伤问题治疗稳定后,即可考虑转入产科,所有妊娠期创伤均应留观,根据以下情况进行监测及治疗:①妊娠周期、末次月经时间、临床检查及B超;②胎儿发育及生存力评估;③宫颈检查扩张情况、胎膜是否破裂、是否存在异常出血;④Kleihauer-Batke实验法定量分析胎儿-母体出血。

早期妊娠患者若无先兆流产、子宫破裂迹象，胎动及胎心正常，母体一般情况平稳时可行安宫保胎治疗及观察。定期超声监测胚胎发育情况，若有宫缩可应用宫缩抑制剂争取延长胎龄。若胎心减速或心动过缓则提示胎儿缺氧，在母体情况允许并且胎儿可在体外存活的情况下，及时行剖宫产终止妊娠。确诊胎膜早破后，视母体和胎儿情况酌情使用抗生素预防感染，并应用宫缩抑制剂抑制子宫收缩。阴道流血先排除胎盘早剥情况，若无绒毛膜下血肿进行性增大、胎儿情况良好可止血安胎治疗。若胎动消失高度怀疑子宫破裂时，应及时行剖腹探查术，同时对损伤的子宫进行修补。若发生子宫穿透性创伤而胎儿尚存活，维持生命体征平稳的情况下及时行子宫修补术。术后需抑制子宫收缩，加强抗感染，并密切监测胎儿情况。创伤发生在晚期妊娠时，若无早产性宫缩和腹部压痛、超声检查和无应激试验持续 4h 均正常时可考虑出院，门诊追踪复查。受到性暴虐时除检查有无流产或早产征兆外，还应注意筛查性传播疾病、外生殖道损伤、尿路感染、阴道炎等，心理干预可预防不良后果的发生。若胎死宫内则在母体生命体征及病情平稳后选择合适方式引产。创伤导致的惊厥可引起癫痫发作，需进行颅内病变鉴别诊断，明确诊断后方可使用硫酸镁进行治疗。

第二节　妊娠期母体生理变化

一、呼吸系统

孕妇以胸式呼吸为主，妊娠使耗氧量增加 20%~50%，潮气量增加 40%，次数不变，每分钟通气量增加 50%。由于总容量不变，功能残气量减少约 20%，储氧能力明显降低，导致对缺氧敏感。通气量增高使母体 PaO_2 轻度增高，同时 $PaCO_2$ 降低 10%，氧合血红蛋白解离曲线右移，这些变化有利于氧在组织中的释放及胎儿血液中 CO_2 向母血扩散。快速呼吸会导致二氧化碳分压降低（$PaCO_2$ 降低 20mmHg 或更低）易发生呼吸性碱中毒，通过肾代偿作用增加排泄 HCO_3^-，使缓冲能力下降，易发生代谢性碱中毒，收缩脐血管影响胎儿血供。由于体重增加、面颈部脂肪组织堆积、呼吸道黏膜充血水肿，妊娠期女性被视为困难气道，气管插管应选用较非妊娠期口径小的气管导管。

二、循环及血液系统

血容量从孕 6 周开始增加，孕 32~34 周达到高峰。在妊娠头 3 个月、中 3 个月及末 3 个月分别增加 10%、30% 及 45%，平均增加 1 500ml。血浆增加约 1 000ml，红细胞增加约 500ml，呈现生理性血液稀释。红细胞计数约 3.6×10^{12}/L，血红蛋白 110g/L，较非孕时减少 20%，血细胞比容降至 31%~34%，血小板减少 10%~20%，白细胞从孕 7 周起增加，30 周时到高峰约 10×10^9~15×10^9/L，以中性粒细胞为主；血浆蛋白降低，以白蛋白为主；妊娠期凝血因子 II、V、VII、IX、X 增加，因子 XI、XII 减少，晚期妊娠凝血酶原时间及（部分孕妇）凝血活酶时间缩短，血浆纤维蛋白原增加 50%~75% 至 4.0~5.0g/L，使得血液处于高凝状态；纤维蛋白溶酶增加，优球蛋白溶解出现延长，纤溶活性降低，分娩后纤溶活性迅速增高。

心排血量孕 6 周开始增加，并持续至分娩，较非孕时增加 30%~50%，孕 18 周后子宫可向脊柱方向压迫主动脉和下腔静脉，引起孕妇低血压及子宫灌注降低，导致胎儿宫内窘迫。孕妇心率增加约 15%~20%；血管阻力降低 20%；收缩压轻度下降 6%~8%，舒张压显著下降 20%~25%，平均动脉压比非孕时降低

10%~15%。孕晚期横膈被子宫顶起上升,使心脏向左前方移位,心尖部可产生收缩期杂音及肺动脉瓣第二心音亢进,心电图正常。

母体对失血的耐受性增加,在急性失血 10%~20% 或慢性失血 30%~35% 时,孕妇仍能维持稳定的生命体征及足够的循环和灌注,故在孕妇创伤初期,尽管生命体征正常,仍可能伴有大量失血。由于机体的生理性调节作用,子宫作为非重要脏器减少血流量以保证重要生命器官灌注,由此,母体生命体征在正常范围时胎儿就可出现缺氧,故胎儿缺氧是早期反映母体失血的重要敏感指征。当创伤发生时母体动态平衡通过牺牲胎儿而实现,因此当临床出现母亲低血容量表现时,可能母体血容量已丢失 30%~35%。而且母体及胎盘对儿茶酚胺敏感增加,因此当母体出现轻度临床表现时,胎儿已处于危险境地,故创伤早期及时补足血容量对母胎安全均十分必要。所有 Rh 阴性孕妇需注射抗-D 免疫球蛋白抑制免疫反应。妊娠期随着雌、孕激素不断增长,肾素-血管紧张素-醛固酮系统释放造成孕妇水钠潴留,故多达 70% 的孕妇随着妊娠期进展出现下肢水肿,这并非先兆子痫的特有临床表现。

三、消化系统

子宫增大压迫使得肠管上移,肠蠕动减慢,胃排空减弱。创伤也会影响胃排空。胎盘分泌促胃酸激素使胃酸分泌增加,pH 值减低。胃内压增加及食管贲门括约肌压力减低,增加了反流误吸风险。上腹部损伤可对肠管造成损伤,而孕妇对腹膜刺激的敏感性减弱。

四、神经系统

孕妇对全身麻醉药及局部麻醉药敏感性均增加,需求量减少。妊娠后腹腔压力增加,硬膜外静脉怒张,硬膜外及蛛网膜下腔间隙减小,因此椎管内麻醉时局部麻醉药容量减少约 30%~50% 即可达到理想效果。研究显示,妊娠妇女吸入麻醉时 MAC 降低至非孕时的 60%。

五、泌尿系统

孕中期后,孕激素作用下输尿管蠕动减弱,输尿管在骨盆入口处受子宫压迫,尿流迟缓。肾盂、肾盏、输尿管均有生理性扩张,膀胱损伤后出现感染的机会增加。由于肾小球滤过率增加超出肾小管重吸收能力,孕妇可存在生理性糖尿及尿蛋白增多。

第三节　胎　儿　安　全

一、胎盘循环与气体交换

孕足月时,子宫血流约占 10% 的心排血量,即 600~700ml/min(非孕妇的子宫血流为 50ml/min)。80% 的子宫血流供应胎盘,其余供应子宫肌层。血流与子宫动静脉压力成正比,与子宫血管阻力成反比。尽管不受明显的神经控制,但子宫血管有 α-肾上腺素受体,并可能分布 β-肾上腺素受体。妊娠使子宫血管系统极度扩张,因而丧失了自动调节功能,但仍然对 α-肾上腺素激动剂敏感。气体分压对子宫血流一般没有显著影响,但极度低碳酸血症($PaCO_2 <20mmHg$)可降低胎盘血流和导致胎儿缺氧和酸中毒。

妊娠期子宫血流减少主要有三方面因素：①母体全身性低血压；②子宫血管收缩；③子宫收缩。妊娠期低血压的原因包括腹主动脉、腔静脉受压、母体低血容量以及区域阻滞麻醉后的交感神经阻滞。创伤导致母体失血性休克及儿茶酚胺类神经递质释放均可造成子宫动脉血管收缩。任何具有 α-肾上腺素活性的药物（如苯肾上腺素）均有潜在的通过收缩血管导致子宫血流下降的作用。主要具有 β-肾上腺素活性的麻黄碱传统上被作为妊娠期低血压的升压药物，然而临床研究显示，α-肾上腺素受体激动剂如苯肾上腺素和间羟胺对妊娠妇女低血压同样有效，造成胎儿酸中毒的可能性比麻黄碱少。伴有高血压病的孕妇全身性血管收缩可导致子宫血流减少。去甲肾上腺素可使孕妇子宫收缩频率增加，子宫收缩时子宫静脉压升高，子宫动脉穿过子宫肌层时强烈受压可降低子宫血流。

二、麻醉与手术对妊娠的影响

尽管麻醉药的致畸作用已经在动物实验中进行过研究，但还没有对人类的回顾性研究。既往人们关心的氧化亚氮和苯二氮䓬类可能的致畸作用并未得到证实。麻醉药物的使用应在数量、剂量和时间上都遵循最低有效原则。一般认为胎儿宫内发育中有三个时期对致畸因素最敏感：宫内妊娠的最初 2 周，致畸因素产生的为"全或无效应"，即会对胚胎产生致命影响或不产生影响；第 3 至第 8 周是最关键的时期，此时为器官形成期，这个时期胚胎暴露在药物影响下可以导致严重的发育异常；从第 8 周开始器官形成已完成，随后为器官生长期，在这一阶段暴露于致畸因素下虽然只会导致轻微的形态学异常，但却会产生严重的功能异常和生长迟缓。

孕妇取截石位或行全身麻醉时 FRC 下降，对缺氧耐受降低。手术过程会对胎儿产生不可预测的影响，低血压、低血容量、严重贫血、低氧血症和交感神经兴奋性增高都会严重影响氧合，导致胎儿宫内缺氧或发育障碍。靠近子宫部位手术术后经常会发生胎儿早产。腹腔镜手术相对比较安全，但气腹 CO_2 的吸收有导致胎儿发生酸中毒的潜在危险。限制气腹压力及手术时间，密切监测呼吸可预防及减轻胎儿酸中毒程度。

三、胎儿评估与监测

1. 胎儿监测　通过胎心电子监护胎儿情况，间接反映母体状况，即使母体生命体征平稳，使用胎心电监护也能预测胎盘早剥。早在 1990 年发现，如果在创伤 4h 内宫缩间隔超过 10min，不考虑胎盘早剥的发生，而有频繁宫缩的孕妇中，20% 可能合并有胎盘早剥。临床征象中常见早期胎儿心动过速及晚期心动过缓。由于胎盘快速早剥发生在创伤后早期，因此建议妊娠期创伤患者病情稳定后应尽早实施胎心监护。在无明显频繁宫缩、胎心变异差、阴道流血、子宫压痛或激惹等胎盘早剥先兆，或母体严重创伤、胎膜破裂者，应观察 2~6h。若出现上述征象，应适当延长监护时间。创伤数天后才发生胎盘早剥的情况罕见。在胎心电子监护的同时应积极纠正酸中毒，予以左侧卧位、低流量持续吸氧可改善宫内情况。

2. 剖宫产指征　妊娠期创伤患者是否实施剖宫产抢救胎儿关键取决于胎儿发育情况及子宫损伤程度，以及子宫是否影响腹腔其他脏器致命性损伤的检查和治疗。子宫外环境中胎龄大于 24 周可在具备新生儿 ICU 的专科治疗中心继续发育，因此达到胎龄 24 周可影响到治疗决策。若胎儿有缺氧表现，及时行剖宫终止妊娠。高度怀疑子宫损伤时，无论胎儿是否存活，均应立即行剖腹探查、取出胎儿，同时探查子宫进行相应处理，如有子宫破裂应行子宫修补或子宫切除术。在排除产科疾病后病情未见好转或生命受到威胁,结合辅助检查考虑腹腔其他脏器损伤时,尽快在外科医师协助下行剖腹探查术。如子宫增大妨碍探查时,不论胎儿是否存活均应立即剖宫取胎。在母体受到剧烈创伤,或延误治疗而发生循环衰竭、DIC 晚期、MODS、脑死亡等预后较差的并发症时,若胎儿存活立即行剖宫取胎并积极抢救新生儿。

四、创伤相关性病理产科

(一) 子宫破裂

子宫钝击伤时发生破裂较少,重症患者发生率约 1%。子宫破裂通常与直接冲击有关,临床表现和胎盘早剥相同。外伤所致子宫破裂虽属罕见,但危及母婴生命,产妇死亡率高达 10%,胎儿死亡率近 100%。妊娠中晚期子宫明显增大,腹部容易受到创伤而造成子宫破裂或撕裂。

妊娠中晚期随着孕妇血容量增加,子宫血流量也明显增加,可达 600ml/min,故一旦发生子宫破裂,将发生严重急性失血,威胁母婴生命。

(二) 胎盘早剥

"轻微"外伤时胎盘早剥发生率为 1%~6%,重伤时可高达 50%。子宫压痛、阴道出血和宫缩为常见症状。胎盘早剥可能是隐匿性的。腹部顿挫伤是胎盘早剥的主要原因。子宫肌肉纤维富有弹性、伸缩能力,而胎盘组织脆性大、无弹性。因此,在顿挫伤时,妊娠子宫和胎盘受到加速-减速的震荡冲力可使二者相连处产生剪切力,严重时可造成胎盘与子宫肌层附着处分离。此外,冲击波冲击子宫可使羊水位移和子宫扩张,随即刺激子宫收缩,这些都是导致胎盘早剥的风险因素。

(三) 羊水栓塞

钝性创伤后鲜有发生羊水栓塞者,虽然罕见,一旦发生却后果严重。羊水栓塞的临床症状不典型,在妊娠合并创伤时,创伤所致的临床表现易掩盖病情,但羊水栓塞是产科最严重的并发症。根据孕妇的临床表现、凝血功能的变化等因素早识别、早治疗,是保障母婴安全最有效的手段。

第四节　妊娠期创伤患者的麻醉策略

一、麻醉选择

对于妊娠期创伤孕妇,无论孕周大小,麻醉方式的选择取决于直接救治孕妇的手术需要。麻醉方法的选择务必个体化,应根据创伤孕妇病情、麻醉科医师经验和手术特点而定。切勿一味追求某种特定的麻醉方式而延误救治创伤孕妇和腹中胎儿的时机。

全身麻醉可以保证患者术中舒适。对于妊娠合并创伤患者,挥发性麻醉药有其特有的优势,即易掌控麻醉深度,并降低术中麻醉知晓的危险性。但在产科大出血时,为防止大出血所致宫缩乏力,应适度减低挥发性药物浓度,或改行全凭静脉麻醉。虽然异丙酚和氯胺酮都透过胎盘并可能引起胎儿抑制,但仍是推荐的诱导药物。对于创伤严重、循环不稳定的孕妇,可使用依托咪酯进行麻醉诱导,以减少循环波动。瑞芬太尼因起效快、半衰期短、易被血浆及组织非特异性酯酶迅速代谢、持续输注无蓄积,不受年龄、性别、体重影响,在胎儿体内代谢速度同样迅速等特点,是产科全身麻醉镇痛药物的首选。琥珀胆碱可提供快速插管的肌松条件,且临床有效浓度下并不透过胎盘,如果存在琥珀胆碱应用禁忌(如烧伤),罗库溴铵也是适宜选用的肌松药物,其插管剂量为 1.2mg/kg,作用持续时间相对较长。

相对于全身麻醉,妊娠期区域阻滞麻醉可减少误吸、插管失败和使胎儿暴露于麻醉药物的风险。一般而言,孕妇非产科手术的时机建议首选孕中期。孕早期是胎儿重要脏器成长发育时期,而全身麻醉药对胎儿远期的影响仍是未知。孕晚期孕妇暴露在全身麻醉药物中增加了早产风险。因此,即使是创伤孕妇,如有可能也尽量采取区域麻醉方式。急诊手术首选局部浸润或外周神经阻滞麻醉。

腰麻药物暴露于胎儿概率很小,几乎可以忽略不计。优于硬膜外麻醉之处在于不会造成误注入血管或局部麻醉药大量注入蛛网膜下腔的可能。但需注意血压下降问题。妊娠期创伤孕妇绝大多数合并失血,此双重因素直接影响胎盘血供。

二、麻醉管理

妊娠合并创伤患者的麻醉处理实际包含了非妊娠期创伤处理及孕妇非产科手术处理两部分内容。基本目的是维持产妇血流动力学稳定、保障胎盘血供充足。由于胎儿预后取决于孕妇创伤后复苏疗效及病情发展状况,因此,改善胎儿预后的最佳策略就是尽可能改善创伤孕妇的状况。

(一)容量及循环管理

腹腔内出血和低血容量是妊娠期创伤的主要危险,主要表现为低血压、心动过速等生命体征的异常。妊娠期生理性全身血管阻力降低可使血压平均下降 10~15mmHg,脉搏增加 5~10 次/min。如果创伤孕妇处于平卧位,下腔静脉回流减少,血压脉搏的变化会更加明显。若将子宫推向左侧或在确保脊柱安全的前提下垫起右臀部,会显著改善子宫对下腔静脉的压迫。

低血容量期间,除无创血流动力学监测外,还可行中心静脉压监测和有创动脉血压监测。病情危重时还可采用 TEE、FloTrac 等血流动力学监测。此外,应重视 BIS 监测,防止浅麻醉下术中知晓发生。动脉血气分析可提供氧分压、通气情况和酸碱平衡状态。血乳酸值测定是评价出血和休克严重程度的敏感指标,也是反映氧债和组织低灌注的间接评价指标。

对于创伤大失血孕妇,在条件允许的情况下,可考虑采用自体血回收技术;但剖宫产手术需采用两套吸引装置,回输时加用白细胞滤器。

(二)凝血管理

妊娠期孕妇处于高凝状态,如创伤性急性凝血功能异常得以纠正,发生血栓栓塞的可能性随之增加,特别是当创伤致孕妇长期卧床时。因此,当孕妇生命体征平稳后需考虑预防血栓措施。对于严重创伤孕妇发生大出血造成凝血异常者,应连续监测患者凝血功能,有条件者使用 TEG 进行凝血检测,及时指导补充凝血因子。

(三)呼吸管理

创伤孕妇麻醉管理的要点在于维护氧合及循环灌注,两者都可以为胎儿提供良好的子宫内环境。妊娠期体重增加、乳腺增大,增加喉镜置入困难,上呼吸道黏膜充血水肿,使得孕妇发生气道并发症的风险增加。围手术期产科患者气管插管困难或失败的发生率是非孕妇女的 4 倍。无论孕妇还是创伤患者均应被视为饱胃,存在反流误吸的风险,除术前预防给予抗酸药物外,还需在快速诱导全身麻醉压迫环状软骨条件下进行插管。然而,最近使用环状软骨压迫方法的有效性受到了质疑,影像学显示食管并非位于气管正下方而是侧后方,且该手法影响了喉镜视野。指南建议药物治疗以减少酸性胃内容物吸入带来的危害,但这些不适用于孕妇创伤救治。明智的方法是尽量保持创伤孕妇呼吸道通畅,寻求专家帮助,以进一步建立高级气道管理,插入的气管导管口径需小于非孕妇女 0.5~1mm。

单胎或双胎妊娠健康女性每分通气量比非孕妇女增加了约 30%,早期妊娠功能残气量和呼气储备量就已经降低约 20%~30%。由此可见创伤孕妇呼吸储备降低使得胎儿极易受到母体缺氧影响,考虑到妊娠期正常生理 $PaCO_2$ 的维持,建议尽早进行气管插管。尽量减少诱导药物剂量以避免血管舒张和低血压的发生。

三、术后镇痛

对于孕妇而言,妊娠期非产科手术的术后镇痛非常重要,创伤孕妇亦然。不应因妊娠而放弃有效的镇痛。良好的术后镇痛可以促进孕妇尽早活动,以避免深静脉血栓,尤其当创伤孕妇处于制动状态时。

因担心术后静脉镇痛药物可降低胎心变异,故尽可能选择椎管内镇痛。椎管内镇痛是安全有效的镇痛方式,其镇痛效果确切、药物吸收入血浓度极低,恶心呕吐、瘙痒、呼吸抑制等副作用发生率均较静脉镇痛低。

如采取静脉模式镇痛,需考虑静脉镇痛药物对孕妇及胎儿的影响。舒芬太尼较常选用。非甾体类抗炎药抑制血小板聚集、影响肾脏灌注,应避免用于妊娠合并严重创伤的孕妇。亦可联合应用对乙酰氨基酚,以减少阿片类镇痛药用量。

近年来,多模式镇痛逐渐被关注及实施。无论是镇痛药物的联合应用,还是镇痛方式的联合应用,其目的在于不同作用机制相互互补、镇痛作用相互协同,最大限度地降低各种药物用量,减少副作用发生,达到最有效的镇痛目的。

对于创伤孕妇的镇痛,除采用硬膜外镇痛、静脉镇痛外,还可行腹横筋膜阻滞、腰方肌阻滞等区域阻滞技术,最大限度减少镇痛药物血药浓度,保障母婴安全。

(徐铭军　车向明)

参 考 文 献

[1] SAKAMOTO J,MICHELS C,EISFELDER B,et al. Trauma in Pregnancy [J]. Emerg Med Clin North Am,2019,37(2):317-338.

[2] GRECO P S,DAY L J,PEARLMAN M D. Guidance for Evaluation and Management of Blunt Abdominal Trauma in Pregnancy [J]. Obstet Gynecol,2019,134(6):1343-1357.

[3] LA ROSA M,LOAIZA S,ZAMBRANO M A,et al. Trauma in Pregnancy [J]. Clin Obstet Gynecol,2020,63(2):447-454.

[4] 任淑丽. 妊娠期严重创伤 60 例患者的急救治疗效果观察[J]. 当代医学,2019,25(16):93-95.

[5] 曾智,刘理颖,柳祎,等. 湖南省孕产妇亲密伴侣暴力发生及影响因素研究[J]. 实用预防医学,2021,28(02):195-198.

[6] NOLL J G,GUASTAFERRO K,BEAL S J,et al. Is Sexual Abuse a Unique Predictor of Sexual Risk Behaviors,Pregnancy,and Motherhood in Adolescence [J]. J Res Adolesc,2019,29(4):967-983.

[7] ALMEIDA F S J,COUTINHO E C,DUARTE J C,et al. Domestic violence in pregnancy:prevalence and characteristics of the pregnant woman [J]. J Clin Nurs,2017,26(15-16):2417-2425.

[8] 段涛,丰有吉,狄文主译. 威廉母斯产科学[M]. 第 21 版. 济南:山东科学技术出版社,2006.

[9] ANDONOVOVÁ V,HRUBAN L,GERYCHOVÁ R,et al. Uterine rupture during pregnancy and delivery:risk factors,symptoms and maternal and neonatal outcomes-restrospective cohort [J]. Ceska Gynekol,2019,84(2):121-128.

［10］CALÌ G，TIMOR-TRITSCH I E，PALACIOS-JARAQUEMADA J，et al. Outcome of Cesarean scar pregnancy managed expectantly：systematic review and meta-analysis［J］. Ultrasound Obstet Gynecol，2018，51（2）：169-175.

［11］LUCIA A，DANTONI S E. Trauma Management of the Pregnant Patient［J］. Crit Care Clin，2016，32（1）：109-117.

［12］PEARCE C，MARTIN S R. Trauma and Considerations Unique to Pregnancy［J］. Obstet Gynecol Clin North Am，2016，43（4）：791-808.

第二十三章

挤压伤患者的麻醉管理

骨骼肌损伤和挤压伤通常发生在突如其来的灾难事故中,包括地震、山体滑坡、飓风等自然灾难和战争、爆炸、楼房坍塌、矿难、车祸等人为灾难。重大灾难发生后,重要生命器官(如颅脑、心肺和腹腔重要脏器等)损伤严重者往往当场死亡。而幸存者多合并有骨骼肌损伤和挤压伤,并可发展为挤压综合征,严重威胁患者的生存,并给后期救治带来困难。

及时正确地诊断和治疗挤压伤和挤压综合征,有助于最大限度地降低死亡率和致残率;而认识不充分或处理不当则可能使患者死亡或致残。本章重点阐述骨骼肌挤压伤患者的麻醉处理。

第一节 挤压伤概论

一、对挤压伤认识的历史

1812 年拿破仑军队的外科医师发现,一位昏迷并被置于硬板床上的士兵发生了受压部位肌肉和皮肤坏死,首次描述了挤压综合征。第一次世界大战期间的德国医师也认识到了挤压综合征,即埋在废墟下的伤病员被救出后常出现肌肉疼痛、四肢无力以及棕色尿等症状。美国生理学家意识到缺血再灌注具有致命作用,患者病情恶化和休克源自"坏死的组织恢复了循环"。

1941 年即第二次世界大战期间,英国医师 Bywater 首次用"挤压综合征"概念描述了伦敦空袭中伤病员的症状和体征。他和 Beall 发现伦敦大轰炸中从倒塌的建筑物下救出的伤病员有类似的临床表现,即休克、肢体肿胀、茶色尿症候群;尽管患者的血流动力学紊乱得到了纠正,但还是在受伤后几天陆续死于肾脏衰竭。尸体解剖结果显示患者有相似的肾脏病理改变,并确认游离肌红蛋白是急性肾功能衰竭的主要原因。他们在后续的研究中确立了早期输液、大量输液、碱化尿液治疗挤压综合征的基本原则。因此挤压综合征又称 Bywater 综合征。

二、挤压伤的概念

挤压伤（crush injury）定义为四肢或身体其他部位受到压迫，造成相应部位的肌肉肿胀和/或神经损伤。当肢体受到挤压时，可引起骨-筋膜室综合征和/或挤压综合征，两者可以独立发生，也可以同时发生，相互转化。挤压综合征往往是致命的。

骨-筋膜室综合征（compartment syndrome）是由骨、骨间膜、肌间隔和深筋膜形成的紧密的骨筋膜室内肌肉和神经因受外力挤压，引起血流灌注减少，急性缺血、缺氧导致内容物水肿、室腔内压力升高，发生进行性剧烈疼痛和肿胀等一系列的症状和体征。属于外科急症，处理不及时可导致肌肉坏死、神经损害和挤压综合征等。

挤压综合征（crush syndrome，CS），又称为创伤性横纹肌溶解综合征，描述的是四肢或躯干等肌肉丰富的部位遭受重物长时间（通常4~6h）挤压，出现缺血坏死，发生创伤性横纹肌溶解。一旦挤压解除，坏死肌肉会释放出大量肌红蛋白、钾等分解物质进入全身循环，引起低血容量性休克、高钾血症、急性肾功能衰竭（acute renal failure，ARF）为主的症候群，是一种死亡率很高的创伤后并发症。

三、挤压伤的原因和预后

（一）挤压伤的原因

导致挤压伤和挤压综合征的原因中最常见的是各种灾难事件，如地震、飓风、龙卷风、雪崩、山体滑坡等自然灾害，以及战争、恐怖袭击、爆炸、楼房坍塌、矿难、车祸、工伤事故等人为灾害；也可由其他一些原因所致，如昏迷患者在硬表面长时间处于同一体位；某些药物（酒精、可卡因）；咬伤/蜇伤和毒素；中暑、烧伤、电击、惊厥；剧烈运动；某些病毒/细菌感染等。

（二）挤压伤的流行病学

地震是最常见的导致大量人员伤亡的自然灾害。1997年WHO的一份报告显示，地震受伤人员中死亡率平均为60%（范围30.9%~77%）。地震伤病员是挤压综合征的高危人群。

（三）挤压伤患者的预后

挤压综合征是一种死亡率很高的创伤后并发症，但总体而言其死亡率呈下降趋势。挤压综合征也是地震灾难中第二位的致死原因。

挤压伤患者中早期致死原因主要是休克和/或高钾血症，而晚期多为急性肾功能衰竭和/或严重感染。

第二节　挤压伤的病理生理变化

一、挤压后骨骼肌损伤

挤压后的骨骼肌损伤分为三个不同的阶段，即机械作用力阶段、缺血阶段和再灌注阶段。从受伤到发生细胞死亡的时间取决于所受挤压力的大小。一般而言骨骼肌能耐受缺血达2h而不发生永久性损伤，缺血2~4h开始出现一些可逆的细胞损害，缺血6h通常发生不可逆的组织坏死。末梢神经受挤压可迅速导致神经传导功能障碍，更持久或严重的挤压力常会引起轴索断裂，但神经断裂往往出现在最初的冲击力所致牵拉和神经破裂时。

（一）机械作用力损伤

挤压力或重物作用于肌肉组织，肌细胞膜受到拉伸发生机械应激，激活通道开启，导致水和电解质（包括钠和钙离子）沿着电化学梯度内流。同时，离子泵消耗大量三磷酸腺苷（adenosine triphosphate，ATP）将这些离子泵出胞外，但仍有大量离子滞留细胞内，导致细胞肿胀、胞内钙离子浓度升高，引发多种病理过程，包括细胞质中性蛋白酶活性增强引起肌原纤维蛋白降解和钙依赖性磷酸化酶激活、细胞膜降解。细胞内容物，包括肌红蛋白、尿素和磷酸盐等产物，以及能导致心脏毒性的钾离子渗漏到循环系统。此外，核酸酶激活、细胞呼吸抑制导致线粒体 ATP 生成减少。由于缺少 ATP，细胞更容易发生继发缺血损伤。

离子和水向细胞内流导致肌细胞肿胀。来自于筋膜间室的渗透梯度，反过来从血管腔拉动液体外渗，导致患者发生严重的低血容量和休克。在局限的筋膜室内，这种间质和细胞内水肿可引起骨-筋膜室综合征，即肌肉填塞、肌神经缺血和横纹肌坏死。

（二）缺血性损伤

有学者认为缺血是挤压伤后局部肌肉损伤的主要原因。因为挤压力使得肌肉组织血流供应中断，肌细胞缺氧呼吸导致 ATP 生成较少。在缺血状态下，肌膜阳离子泵活性降低、细胞稳态失衡，最后细胞坏死。然而，有研究显示单纯循环缺血达 4h 骨骼肌组织仍能够存活，但挤压时机械力持续作用并伴有缺血，仅 1h 内就能导致骨骼肌坏死。

（三）再灌注损伤

有关酶释放的研究认为，肌细胞损害主要发生在再灌注阶段而非缺血阶段。Odeh 认为缺血后再灌注所产生羟自由基，通过脂质过氧化损害了肌细胞膜，导致肌细胞死亡和随后机体肾脏、心脏等器官的损害。犬模型显示自由基损伤骨骼肌微管系统，使其通透性增加导致水肿恶化和骨-筋膜室综合征的恶性循环。而在肢体再灌注前或再灌注伊始使用自由基清除剂如甘露醇、过氧化物歧化酶和别嘌呤醇，能显著减少肌肉坏死范围。

Odeh 还提出再灌注后组织损伤的钙超载理论。肌细胞的钠-钾泵在无氧呼吸酸中毒情况下失效；钠氢交换导致细胞内钠聚集；而钠钙交换泵幸存于这种缺血阶段，再灌注时钠快速与钙交换。钙内流引起肌肉挛缩和严重的低钙血症。钙通过多种机制损害细胞功能：第一，在线粒体内聚集，通过干扰呼吸过程进一步减少 ATP 生成；第二，激活磷脂酶 A_2 产生溶血磷脂、白三烯和前列环素，导致细胞自噬和死亡；第三，作为黄嘌呤氧化酶生成的催化剂，促进氧超载和自由基传播。

二、骨-筋膜室综合征

骨-筋膜室综合征可出现于任何损伤机制之后，包括肌肉挫伤、扭伤和烧伤，但更常发生于骨折后，无论开放或是闭合伤。McQueen 等报告，在截至 1999 年的 8 年时间内，挤压伤造成的骨-筋膜室综合征占爱丁堡所有骨-筋膜室综合征的 8%；在没有骨折时，挤压伤与 21% 的骨-筋膜室综合征有关。骨-筋膜室综合征多发生于显著的作用力和较长的持续时间之后，它也是挤压综合征幸存者后期致残和死亡常见的原因之一。

肢体伤后的炎症和水肿导致闭合的筋膜室肿胀和压力增加，引起骨骼肌微管系统受压损伤，局部组织疼痛、缺血、坏死和横纹肌溶解。淋巴管和静脉回流受挤压的结果是静脉淤血，出现渐进性肿胀和压力增加，紧接着相继发生神经和动脉受压迫。骨-筋膜室综合征源自舒张压和筋膜室内压梯度降低。当正常的舒张压伴随升高的筋膜室内压或低血压伴随轻度升高的筋膜室内压时，就会发生筋膜室内组织缺血。导致前臂和小腿后侧组织灌流停止的筋膜室内压临界值分别是 63.8mmHg 和 35.3mmHg。当血压降低时,低于舒张压约 20mmHg 的筋膜室内压即可使组织血流中断。缺血后 6h 会出现不可逆的肌纤维改变,12h 会出现不可逆的神经损害。闭合或开放性骨折、严重软组织损伤或挤压伤以及动脉损伤都是骨-筋膜室综合征的潜在原因。闭合空间内出血、动脉痉挛和缺血再灌注是部分患者的序贯性病理生理过程。

骨-筋膜室综合征是严重的外科急诊,如果得不到及时处理,后果将是灾难性的,包括神经损伤、肌肉坏死、缺血挛缩、感染和骨折延迟愈合。并且,任何原因引起的骨-筋膜室综合征都能导致 ARF 和全身性的挤压综合征。

三、挤压综合征

挤压综合征又称创伤性横纹肌溶解综合征,是长时间、持续的压力作用于肢体的结果。头和躯干的损伤可当场致命,但单独肢体创伤患者,即便伴有截肢、多发骨折和残肢伤,通常能得以幸存。肢体挤压伤患者远期死亡通常是由于横纹肌溶解导致的挤压综合征,如果得不到及时救治,会影响全身多个器官系统。高钾血症和急性肾功能衰竭是其主要特征,并可合并有低血容量休克、急性心肌病、DIC、低体温、ARDS、严重感染和心理创伤等。

肌肉可耐受缺血达 4h,但剧烈的挤压会立即破坏肌肉组织。即使压力不足以撕裂肌肉组织,合并的机械力和缺血也可在 1h 内引起肌肉坏死。肌肉内机械作用力持续超过舒张压即可引起压力拉伸性肌肉病变和缺血性肌肉病变。

骨骼肌是人体最大的器官系统,接近体重的 40%,并含有大约人体钾的 75%。骨骼肌受到挤压时肌细胞膜通透性增加,钠和钙内流形成浓度差,通过渗透作用主导水的流向,结果是细胞内、外的液体和溶质重新分布。大量细胞外液(如 75kg 男性可达 12L)在伤后数小时到数天内渗透进入受伤的肌肉组织,导致血管内液体快速消耗、低血容量性休克和心脏骤停。与此同时受挤压的肌肉内一氧化氮系统激活引起局部血管极度扩张;而全身血管收缩性激素如血管紧张素 II、儿茶酚胺、加压素和肾内血栓素激活导致肾脏缺血,肾内血流量降低、肾小球滤过下降、肾小管上皮细胞缺血肿胀坏死。

受挤压的肌肉可释放肌红蛋白、尿酸盐和磷酸盐到循环中。肌红蛋白的分子量只有血红蛋白的四分之一,易从肾小球滤过进入肾小管,在酸性尿液中形成不溶性的酸性正铁血红蛋白管型沉积阻塞在肾小管中,同时肾小管上皮变性坏死,造成肾损伤。此外肌红蛋白容易形成羟自由基,可对肾脏组织产生直接的氧化损伤。磷酸盐与钙相互作用导致转移性钙化损害肾实质。肾前性、肾性、肾后性肾功能衰竭共同引起严重的代谢性酸中毒,酸性尿进一步沉积于肾小管,形成了加剧急性肾衰的恶性循环。受损的肌肉无氧呼吸产生乳酸酸中毒。多器官衰竭和死亡接踵而至。

受挤压、损伤的肌肉出血可引起消耗性凝血障碍,导致 DIC。微血栓阻塞肾小球毛细血管形成肾前性肾损伤。为了清除微血管中的血栓,纤维蛋白溶解系统被激活,引发不可控的纤溶。DIC 引起的酸中毒和凝血因子缺乏,进一步阻碍凝血反应,患者出血更迅速。受伤部位和未受伤部位的进一步出血加重了低血容量性休克。而休克期间内皮细胞释放的血小板抑制因子如前列腺素(prostaglandin I_2,PGI_2)和抗凝血酶 III 更加剧了恶性循环。

挤压伤患者易发生原发性和继发性低体温。酸中毒、凝血障碍和低体温构成了创伤致死三联征。一般情况下中度低体温(28~32℃)的死亡率低于 25%,并且几乎都死于潜在疾病而非低体温本身。而对于创伤患者,体核温度低于35℃即提示预后不良,温度低于32℃的患者100%死亡。低体温还可延长凝血时间。

低血容量休克引起内脏血管收缩,造成应激性溃疡、肠缺血、胰腺炎、非结石性胆囊炎和缺血性肝损伤。肝脏滤过功能降低时,来自于肠道革兰氏阴性菌群的内毒素进入循环。从单核-巨噬细胞系统释放的肿瘤坏死因子和其他细胞因子激活了全身炎性反应、休克、ARDS和最终的多器官衰竭。与挤压综合征相关的肺毛细血管通透性增加也能够引起迟发的ARDS。

挤压伤患者易发生难以控制的严重感染。受伤后ARF和分解代谢状态降低了挤压伤患者的免疫功能,使其面临着来自于创伤伤口、手术伤口、呼吸机、导尿管、静脉置管等相关的感染。

第三节　挤压伤的诊断

挤压伤、骨-筋膜室综合征和挤压综合征是同一疾病的不同发展阶段,临床诊疗中侧重点有所差别。前两者的重点是关注受伤部位的局部表现;辅助检查主要监测血谷草转氨酶、乳酸脱氢酶、肌酸激酶,测定尿肌红蛋白,检测筋膜室内压,进行动脉搏动描记或血管造影、超声监测肌肉厚度及血流等。在此基础上及时采取措施,防止挤压综合征的发生。进入挤压综合征阶段后,全身状况即成为观察重点,如根据心电图推测血钾情况,监测尿量及尿液性状、水电解质平衡、氮质血症等,以及由这些问题所导致的心血管、呼吸、消化道、神经精神症状等。

一、临床表现

(一) 灾难现场

挤压伤伤病员受伤方式可能各不相同,但通常都会感到恐惧和极度抑郁。清醒的伤病员可能并不抱怨疼痛,他们的生命体征正常或接近正常。受挤压肢体脉搏良好,也不肿胀。直接的动脉损伤在挤压伤中并不常见,但肢体通常有局部麻木。皮肤挫伤、变色,但通常是完整的。所有这些早期的临床症状结合在一起,很容易给救援人员造成假象,容易被忽略、漏诊。

(二) 获救后

救治伤病员有时会耗费数小时时间。由于再灌注综合征的多种病理生理机制,患肢压迫解除可能导致突然的循环虚脱和心搏骤停。如果在伤病员挤压未解除时就开始复苏性治疗和监护,伤病员被救出后往往能够幸存。解救后数小时肢体开始肿胀,数日内逐渐加重,剧烈疼痛和异常肿胀的肢体有发生筋膜室综合征的高度风险。

早期临床症状包括高钾血症(血钾 >7~9.5mmol/L)、低钙血症和少尿,可导致解救后1~2h内的心律失常和心脏骤停。如出现横纹肌溶解引起的全身表现,如低血容量、水电解质紊乱、肌红蛋白尿、少尿或无尿(尿量 <20ml/h,尿素氮 >6.67mmol/L,肌酐 >176.8mmol/L),即可诊断为挤压综合征。大多数研究认为血浆肌酸激酶(creatine kinase,CK)>1 000U/L(或正常实验室检查值上限的5倍)临床即可诊断为横纹肌溶解症。

躯干挤压伤的患者和合并创伤后致死三联征的患者同样具有较高的死亡率。患者一旦发展到ARF,存活率就会降低。骨骼肌受挤压的数量、压力大小和受挤压时间与ARF发生成正相关。总体上挤压综合征后ARF的发生率为15%~20%。

二、诊断

(一) 病史

挤压综合征可由多种原因引起,临床上对可疑患者应了解完整的病史。对意识不清患者尤其重要,受挤压的肢体有可能被误诊为血栓性静脉炎或截瘫。受伤原因、现场环境、救出前状态等对诊断很有帮助。挤压综合征患者往往都有长时间重物压迫,受压部位压力解除后进行性肿胀的病史。

(二) 临床表现

1. 局部表现　伤员刚从重物下被解救出来时往往无明显症状,仅因长时间挤压而出现受压部位麻木、感觉异常。受伤部位表面可能无明显伤口,皮肤正常或苍白,有压痕,常伴有紫癜,可有淤血、水肿、发绀,伤肢的脉搏微弱或摸不到,因肌无力而不能活动,指(趾)甲青紫。压力解除 3~5h 后,因受压处毛细血管广泛损伤,可破裂出血或发生栓塞。由于血管通透性增强,液体从血管内渗出到组织间隙,伤肢迅速出现水肿,并可出现红斑、水泡。伤肢肿胀可逐渐加重,损伤严重的肢体因组织缺氧、供血不足而变硬、发凉、发绀,甚至坏死。

2. 全身表现　损伤、坏死的组织产生的有毒物质被吸收后,对心脏和肾脏造成损害。伤病员出现烦躁不安、恶心、唇干口渴、心悸、尿液呈酱油色或棕红色,尿量减少,进而出现少尿、无尿、休克。非颅脑损伤患者也可出现神志不清,甚至昏迷。如挤压伤伤及内脏可引起胃出血、肝或脾破裂出血,这时患者可出现呕血,甚至失血性休克。

(三) 实验室检查

骨骼肌和其他器官的无氧呼吸可导致代谢性酸中毒,血乳酸升高。从受挤压的肌肉中释出的肌红蛋白通过肾脏滤过,半衰期只有 3h(而 CK 半衰期为 1.5d)。通过测定肌红蛋白的产生与清除比率,比较血液和尿液中的肌红蛋白浓度,可以观察挤压综合征进程和治疗效果。

横纹肌溶解时 CK>1 000U/L 或正常实验室检验值上限的 5 倍。但有研究认为 CK 水平超过 5 000U/L 才是有统计学意义的较好指标。1988 年 Ward 在一项基于 171 例患者的队列研究中,通过多元回归分析建立了预测横纹肌溶解症发生 ARF 的模型,发现血浆 CK、钾和磷水平比肾脏清除率更能反映肌肉损伤程度,因为在 ARF 出现和发生之前(通常在 2d 前)这些指标就已明显升高。此外,血浆白蛋白水平、脱水程度也是 ARF 的敏感指标。

(四) 骨-筋膜室综合征的诊断

骨-筋膜室综合征通常在受伤后数小时发生,最常发生的部位是下肢和前臂。重要的早期症状和体征是伤肢进行性加剧的异常剧烈的疼痛和肿胀。疼痛在安静时较重,被动牵拉时加剧。随着病情的发展,肢体末梢感觉下降,伴随本体感觉丧失。最后感觉消失、肢体无力。对于伴有意识改变或使用了大剂量镇痛药的患者必须高度警惕,以免漏诊。因此,仔细观察患者非常重要。对那些因出血而发生持续低血压的患者必须密切监测,此类患者有极高的缺血风险。

处理肢体骨折时也应考虑到骨-筋膜室综合征的可能。骨-筋膜室综合征通常在上下肢的长骨周围相对顺应性小的筋膜室出血或软组织肿胀时发生。压力升高引起受累肢体受损,导致神经和肌肉缺血。肌肉分解会引起横纹肌溶解和继发于肌红蛋白的肾功能衰竭。患者可出现全身症状,如体温升高、脉率增快、血压下降、白细胞计数增多、血沉加快、尿中出现肌红蛋白等。

患肢皮肤略红、温度稍高、肿胀,有严重压痛,触诊可感觉到室内张力增高。肢体远端动脉搏动存在并不是安全的指标,应结合其他临床表现进行观察分析,协助诊断。当缺血发生在单一筋膜室时,肢体末梢脉搏仍然明显,在脉搏氧饱和监测方面仍表现为正常波形,易干扰诊断。早期超声检查是首选的诊断技术。但在复杂病例中建议行 MRI 检查,因为它可显示所有筋膜室的总体情况。传统的诊断方法是经皮测量筋膜室压力。筋膜室内压超过 30~35mmHg 即符合骨-筋膜室综合征。

以上症状和体征并非固定不变。若不及时处理,缺血将继续加重,发展为肌肉广泛缺血坏死,症状和体征也将随之改变。主要临床表现为以下五点:即由疼痛转为无痛(painless);苍白(pallor)或发绀、大理石花纹等;感觉异常(paresthesia);麻痹(paralysis);无脉(pulselessness)。虽然"5P"征是骨-筋膜间室综合征的可靠诊断标准,但"5P"征发生时已是晚期,此时肌肉和神经已发生不可逆的损伤。

第四节 挤压伤的治疗

一、救援前干预

伤员被压在废墟下可存活 5d 甚至更久,搜救不能推迟或放弃,至少要超过这个时间段。挤压综合征的发生和肢体受挤压时间长短成正比,一旦发现幸存者,应争分夺秒解救。

现场救援一般需要数小时,条件允许的情况下,即使伤者生命体征正常,也应该积极补液。必须尽快建立静脉或骨髓内输液通路,在受挤压肢体解救和再灌注综合征发生之前就应当进行液体复苏。成人 1 000ml/h,儿童 15~20ml/(kg·h),静脉滴注晶体液 2h;治疗 2h 后输液速度减半,根据伤员年龄、体重、受伤程度、血流动力学和容量负荷状态、环境温度、尿量情况进行调整,以预防由于低血容量、高钾血症、低血钙等引起突发休克。一般认为应当避免使用含钾液,可优先使用生理盐水。输注前预热晶体液有助于保持体温、逆转代谢性酸中毒、改善凝血功能和预防急性肾损伤。

一旦压迫解除,伤肢应制动,以减轻疼痛、减缓组织分解有毒物质吸收。伤肢应降温或暴露,禁止热敷,以免加重组织缺氧。伤肢不应抬高,以免降低局部血压、影响组织灌注。有开放伤口和活动性出血者应予以止血,但避免加压包扎和使用止血带。能进食者可饮用碱性饮料,每 1 000~2 000ml 水中加入 8g 碳酸氢钠,再加适量糖和食盐,既可利尿又可碱化尿液,减少肌红蛋白在肾小管中沉积;不能进食者,可在静脉输液中加入 5% 的碳酸氢钠 150ml,目标是使尿液 pH>6.5。

如果肢体受挤压影响到解救进程,为了抢救生命必须现场截肢。从重物压迫下救出前截肢可防止再灌注综合征的严重后果,最大程度上降低对全身的伤害。但必须尽力保护受挤压的肢体,以防止截肢后残肢功能不全。如果处理及时,通过充足的液体复苏和适当的监护治疗,挤压综合征是可以治疗和预防的。使用止血带超过 2h 可引起进一步的横纹肌溶解、永久性神经血管损伤和皮肤坏死。因此,应避免在挤压肢体上使用止血带。

二、患者的转运

患者转运应由训练有素的多学科专业人员组成的团队进行,并配备齐全的监护和治疗设备。转运过程中应保障治疗延续(循环支持、气道维护、通气支持),避免对患者不恰当的搬动。应尽可能地持续监测患者的各项生命体征,持续输液。转运前应当采取降血钾措施。

转运过程中,受伤肢体要妥善制动,无论有无骨折都要用夹板固定。应让肢体暴露在流通的空气中,不宜抬高,可予冷敷,以减轻肿胀,切忌按摩和热敷,以免加重有毒物质的吸收。对颈椎损伤或可能损伤的患者,转运过程中应用沙袋或硬颈圈行颈部制动,并密切观察呼吸情况。刚性的颈项圈结合带有捆绑带的有支撑垫的颈托在颈椎制动中非常有效,建议使用,不建议仅使用沙袋和胶带进行长时间的颈椎固定。对有胸、腰椎损伤的患者,转运时应将其妥善放置于特殊担架或牵引装置中。

三、挤压伤的治疗

及时恰当的治疗,有助于挤压伤综合征的预防和治疗,可明显降低死亡率。如果临床医师高度怀疑患者罹患挤压综合征,就应密切关注其病理生理变化和临床进程,尽早开始治疗。一旦治疗延误,恶性循环开始,治疗将变得极为困难。

挤压综合征常常合并肢体、胸部和腹部等多脏器损伤。早期多学科医师联合参与伤员分诊、病情甄别,对于提高挤压综合征合并急性肾损伤患者救治率十分关键;多专业、多学科的联合治疗,能够有效提高危重伤员抢救成功率。对挤压伤患者,早期诊断和防治急性肾损伤是治疗的关键。全身治疗主要针对急性肾损伤及高钾血症,纠正水电解质、酸碱平衡紊乱,应用血管活性药物改善微循环等。

(一)伤情评估

1. 病史采集 对清醒患者,应详细询问他/她来自何处、在废墟中掩埋的时间、获救的时间、入院前接受过哪些治疗等。对于昏迷患者,应咨询救援人员、转运人员和相关医务人员或陪护,尽可能多地了解受伤情况和处置情况。并尽可能获得患者的既往史、药物过敏史等。

2. 首次伤情评估及紧急处理 迅速进行简单的查体以评估患者生命体征。若在首次评估时发现任何威胁生命的情况,如存在大量失血、休克、窒息,应立即进行心肺复苏;如发现严重的穿透性或开放性创伤,应立即进行外科评估以尽快修补伤口。在此阶段,应剪开或脱去患者衣物以彻底检查患者有无明显外伤(首次评估后立即进行)。如发现严重的体表出血,有导致低血容量的可能,应立即采取以下措施:压迫止血、止血器械或止血钳止血、迅速进行确定性缝合、吻合器或电凝止血。同时尽早开始补充晶体液或胶体液,必要时输血。在进行后续处理前,评估和紧急治疗可能需要重复数次。

3. 进一步评估 确保患者基本生命体征平稳。首先检查瞳孔,然后检查颈部以判断有无颈椎损伤。如发现任何颈椎损伤的征象,应立即固定颈部。所有胸部创伤、严重局限性胸痛、呼吸困难的患者应考虑气胸的可能。胸部创伤的患者应仔细进行心脏听诊,心音减低可能提示心包积血和心脏压塞。奇脉提示心包积液可能。腹部查体时,应注意有无腹腔内脏器损伤的表现,但未发现异常体征并不能排除内脏器官受损。

患者若出现不能解释的低血压或不典型的腹部体征,应行超声检查或诊断性腹腔灌洗。镇痛药的使用必须非常谨慎,以免掩盖一些致命的创伤。瘫痪和麻痹提示脊柱损伤,但挤压导致的外周神经损伤可能产生相似的表现。在明确排除脊髓损伤前,应严格制动。开放性创伤患者应对损伤部位进行 X 线或 CT 检查,且检查过程中必须有医护人员全程陪同,以便在患者出现危险时立即进行抢救处理。

4. 监测和辅助检查 对所有挤压伤患者都应常规监测血压、心率、呼吸频率和脉搏氧饱和度。必要时可放置中心静脉导管、膀胱留置导尿管,尽早开始观测尿量和连续心电监测。

大多数早期死亡病例都是由高钾血症或低血容量引起的,在入院的最初几天内应每天检测血钾水平 3~4 次,建议每 6h 监测血液和尿液的电解质、渗透压以及血气分析。入院后在条件允许的情况下尽可能地完善各种生化检验、影像学检查和超声检查等,为临床诊断和治疗提供依据。

（二）关键技术

1. 液体复苏　即便患者最初的生命体征是正常的,也应进行积极的液体复苏。这是治疗挤压综合征的重要措施。治疗应当从解救开始,直至转运到医院。如前所述,受挤压的肌肉沿着渗透梯度快速吸收水分,在再灌注的最初 12h 内,人体内会有 12L 细胞外液被吸入到细胞内,造成严重的低血容量。理想情况下应根据患者的临床反应或容量监测指导静脉输液速度,但患者所需要的液体容量往往被低估。2005 年 Reis 和 Better 报道的"鸡尾酒"输液治疗方法被证明是有益的(表 23-4-1),即生理盐水与 5% 葡萄糖交替输注,辅以碳酸氢钠和甘露醇,持续到肌红蛋白尿消失(一般需要 3d)。

表 23-4-1　挤压伤患者液体治疗建议

1. 救援过程中,以 1L/h 速度持续输注 0.9% 生理盐水
2. 救出后,持续以 1L/h 速度交替输注生理盐水和 5% 葡萄糖液
3. 入院后,第 2L、第 3L 葡萄糖中分别加入 50mmol 碳酸氢钠(保持尿 pH>6.5)
4. 一旦患者有尿,液体中加入 20% 甘露醇 1~2g/kg 体重,滴注 4h 以上(不超过 200g/d)
5. 后续数天,维持尿量 8L/d,输液 12L/d(老年患者慎重)
6. 如果出现代谢性碱中毒,静脉单次给予乙酰唑胺 500mg
7. 治疗持续至尿中肌红蛋白消失,通常需要 3d

积极的液体治疗有导致容量超负荷的风险,老年患者或严重少尿、无尿患者尤须谨慎。如果没有循环监测条件,建议每天输注的溶液不超过 6L。

对于需要大量输血的患者,可以按照红细胞∶血浆∶血小板 1∶1∶1 的比例输注。输血治疗中应补充凝血因子,避免 DIC 发生。有研究显示采用上述血液制品输注方案,并结合积极的保温措施,可有效预防创伤致死三联征、提高战创伤患者的生存率。

2. 防治高钾血症　挤压伤患者随时可能发生致命的高钾血症。而挤压综合征最严重和致命的早期并发症也是高钾血症。部分伤病员在灾难现场或入院后 1h 内死于高钾血症。在紧急生化检查有困难的情况下,ECG 的改变有助于发现高钾血症。

为了降低高钾血症风险,可以口服或直肠给予降钾树脂,以预防再灌注时致命的高钾血症。Sever 等建议对那些需等待较长时间才能转运到有血液透析条件创伤病房的挤压伤患者,常规给予每人每天 15~30g 降钾树脂,同时服用等量山梨醇以预防肠梗阻。静脉输注胰岛素和葡萄糖也能使钾离子转移到细胞内,方法是静脉泵注 50% 葡萄糖 100ml 和 10U 普通胰岛素。亦可对患者进行血液透析治疗。

3. 碱化尿液　目前临床上仍主张对挤压伤患者进行碱化尿液治疗。通常认为尿 pH 保持在 6.5 以上有利于预防急性肾损伤。尽管酸血症能防止肾脏发生缺血性损害,但碱化尿液可防止与挤压综合征有关的肾病。碳酸氢盐还能对抗受挤压骨骼肌产生的高钾血症。尽早开始液体复苏可有效预防 AKI。即使液体复苏不够及时,碱化尿液仍有可能使患者避免血液透析。

对于有尿的患者,液体复苏可继续以 1L/h 速度输注晶体液,最好采用低渗盐水(如:0.45% 氯化钠+5% 葡萄糖)进行补液,以避免高钠血症和高氯血症。在第 2 组、第 3 组低渗盐水中分别加入 50mmol 碳酸氢钠。第 1 天碳酸氢钠总量为 200~300mmol,使尿液 pH 值>6.5,以预防肌红蛋白和尿酸在肾小管内沉积。

碳酸氢盐治疗有诱发代谢性碱中毒和异位钙沉积的危险。乙酰唑胺(碳酸酐酶抑制剂)能够碱化尿液,并且能纠正碳酸氢盐过多引起的代谢性碱中毒。如果尿液 pH<6.5,血 pH 呈碱性,可以静脉给予乙酰唑胺 250mg。但须警惕可能加重代谢性酸中毒。所以碳酸氢盐或乙酰唑胺必须根据尿量、尿 pH 以及血液 pH 进行调整。

4. 甘露醇的应用　甘露醇是一种渗透性利尿剂和自由基清除剂。它可降低血液黏滞度和扩张肾小球毛细血管,提高肾小球滤过率,防止近端小管堵塞。渗透性利尿药分子量低,可自由滤过和对抗重吸收,通过在肾小管产生渗透压减慢水和电解质的重吸收。其抑制钠重吸收的作用可能同时也减少肾小管的需氧量,使其免于代谢性损伤。肾小管流量的增加还可起到冲刷阻塞的、对肾有害的肌红蛋白管型的作用。甘露醇超强的氧自由基清除能力可能有助于预防肾实质、心脏和骨骼肌的再灌注损伤。此外,它还有降低受挤压肢体筋膜室内压的作用,可用以预防和治疗骨-筋膜室综合征。

如果患者尿量 >20ml/h,每天可以静脉输注 20% 甘露醇 50~200g（1~2g/kg）,速度为 5g/h,直至肌红蛋白尿消失,通常在创伤后 2~3d。无尿患者（尿量 <20ml/h）不常规给予甘露醇,但可以给单次试验剂量 12.5g。有人主张从可以测量和记录尿量时就开始使用甘露醇;但亦有人认为为了发挥它超强的氧自由基清除作用,应在伤肢再灌注前或再灌注后尽早使用甘露醇。需要注意的是极高剂量甘露醇表现出缩血管效应而非扩血管效应,每天用量超过 200g 可能会诱发 AKI,应予以避免。

5. 肾脏替代治疗　有文献报道 4%~94% 的挤压综合征患者需要肾脏替代治疗以治疗 AKI。Better 等发现如果在解救 6h 内开始合适的液体复苏,肌红蛋白尿性 AKI 是可以避免的。如果因为各种原因耽误了治疗,那么在严密监护下积极的液体治疗仍有可能阻止 AKI 的发生。对于经积极的甘露醇碱性溶液治疗仍然少尿或无尿、存在容量超负荷或血钾升高（>7mmol/L）的患者,需要进行肾脏替代治疗。

提倡对于挤压综合征患者及早进行人工肾脏替代治疗,以迅速清除机体内的代谢产物、减少并发症、避免肾功能发生不可逆的改变。肾脏替代治疗指征包括:尿素氮 ≥35.7mmol/L 或血肌酐 ≥ 707.2mmol/L;血钾 >7mmol/L;严重酸中毒（血 pH<7.1 或者 HCO_3^-<10mmol/L）;出现肾衰的临床症状（如容量超负荷、持续恶心呕吐、意识障碍等）。

通常肾脏替代治疗每天进行 2~3 次,持续 13~18d,以恢复肾脏功能和尿量。肾脏替代治疗的方法包括间歇性血液透析、床旁连续性肾脏替代治疗及腹膜透析等,应根据具体情况加以选择。在挤压综合征患者的救治方面床旁连续性肾脏替代疗法较传统的透析治疗更具优势。

6. 纠治低钙血症　挤压综合征患者低钙血症常见,但少有抽搐。横纹肌溶解时给予钙剂会很快游离于受损的肌肉中,并不能纠正低钙血症。因此低钙不是补钙的适应证,除非存在高钾血症性心律失常的威胁。异位钙沉积可引起肌肉进一步的损伤。而且,随着挤压综合征临床进展和肌细胞死亡,钙被释放回体循环会导致反弹性高钙血症。

如需要纠正低钙血症,可静注 10% 葡萄糖酸钙 10ml,然后静脉输注含钙液体（<200mg/100ml）15mg/kg。挤压伤患者通常需要输血,每输入 1 500ml 库存血即应给予 1g 葡萄糖酸钙。注意含钙溶液不可与碳酸氢钠溶液共用一个输液管道。

7. 复温　重物压迫持续一段时间的患者常有发生低体温的风险。低体温是创伤致死三联征要素之一,因此复温是复苏所必需的一项措施。虽然低体温可能对延缓细胞变性的发生有保护作用,但极低的体核温度会导致高钾血症、心律失常和凝血功能障碍。因此必须采取积极的复温措施,包括静脉输注加温的液体、使用温毯或加热灯、呼吸气体加热、热盐水膀胱冲洗、热水灌肠等,严重低体温时甚至可采取腹膜灌注和心肺转流等保温措施。

8. 镇痛　受挤压肢体最初因为神经麻痹、没有肿胀，以及与大面积组织损伤相关的大量内啡肽的释放，患者通常只感觉轻微疼痛。这种早期缺乏疼痛的现象往往会掩盖发展中的骨-筋膜室综合征。肢体在解救后数小时到数天内开始大面积肿胀和疼痛，通常需要局部或全身镇痛。

解救过程中和解救后患者都非常痛苦、焦虑，所以一般也需要镇痛和抗焦虑药物。在持续较久的解救过程中，尤其是使用了止血带的患者，可以给予吗啡 5~10mg。

9. 防治严重感染　根据已有文献，挤压综合征后期最主要的死亡原因是伤口感染、腹膜炎和肺炎等严重感染。所以对开放伤口应积极治疗，并且采取措施避免全身感染和多器官衰竭。原则上应将患者尽早收入 ICU，早期积极治疗严重感染，并进行器官功能支持，或可挽救患者生命。

10. 挤压肢体的治疗　目前对如何治疗受挤压肢体尚存争议。筋膜切开术和积极清创术一直是数十年来治疗骨-筋膜室综合征的金标准，但挤压伤缝合手术切口被证实会引起严重感染和死亡。

肢体挤压伤的治疗原则是"积极减压，慎重截肢"，即"生命在先，肢体在后；减压在先，截肢在后"。治疗方法：①在观察期可口服或输注碱性液体，患肢制动但不应抬高，禁止按摩和热敷；②当发生疼痛转为无痛、感觉异常麻痹、被动牵拉痛、脉搏减弱或消失、苍白或青紫的"5P"征象，肌肉变硬、肌酐、尿素氮、肌酸激酶、血钾明显高于正常时，应及时行筋膜切开减压术。但上述体征不一定全部同时出现，肌肉变硬及肌酸激酶、血钾增高是金指标，难以抉择时宁可早期减压；③由于肌肉坏死特点和创面肌肉次生性坏死现象，术中对坏死肌肉只能尽量切除或部分切除；当肌肉大量坏死，血管神经难以保留时应行截肢术；对压砸时间长、坏死肌肉切除不尽或坏死界限不清的应行开放性截肢，以免残端继续坏死或伤口感染，同时对创面行封闭式负压引流，后期再封闭伤口。

（1）截肢：如果受挤压肢体难以解困并且阻碍救援的进行，可以考虑现场截肢以挽救生命。在重物压迫解除之前截肢可以预防再灌注综合征，最大限度地减少全身伤害。为了减少截肢后残疾，应努力保留受挤压肢体。如前所述，经过适当的液体复苏和强化治疗，全身性损害是可以治愈和预防的。

一旦伤者被救出，可能需要对肢体施行筋膜切开术、清创术或截肢，尤其是那些有开放伤或病情恶化的患者。Bywater 和 Beall 认为在受伤后 36h 截肢对防止 AKI 恶化及其引起的死亡可能并无意义。Santangelo 等提出血肌酸/肌酐 >1/10 是这种情况下细胞坏死可靠的指标，并指出及时的截肢术对患者是有利的。

（2）筋膜切开术：骨-筋膜室综合征的诊断通常有一定困难，临床上对肢体挤压伤患者应保持高度警惕。客观测量工具如压力计、近红外光谱、MRI、灌注闪烁扫描和激光多普勒流量测定等都有助于诊断，但应注重临床判断。

一旦确诊骨-筋膜室综合征，唯一有效的治疗就是早期、广泛的筋膜切开术。急诊筋膜切开术是治疗的金标准。有人建议绝对筋膜室压力为 30~45mmHg 时就应当施行筋膜切开术。但有研究发现此标准过于激进，会使 52% 的患者接受不必要的筋膜切开术。Whitesides 等认为，筋膜室压力升高到与舒张压相差 20mmHg 时应采取筋膜切开术。很多证据表明此标准较绝对筋膜室压力值 >30mmHg 时实施筋膜切开术有更好的指导意义。若不能紧急手术，会很快发生肌肉和神经不可逆损伤，肢体功能就会受到损害。筋膜切开术就是切开累及筋膜室的皮肤及每个筋膜室的筋膜，给肢体内所有筋膜室减压。筋膜室压力释放，动脉完好的骨骼肌血流恢复，残存肌肉得以挽救，部分功能得以保留。患者如果同时合并骨折，实施骨折内固定可防止进一步损伤软组织。

施行筋膜切开术须注意受挤压的、坏死的肌肉有时表现为粉红色,甚至还有出血,不可忽视。大量渗出很难手术控制,这是由于损伤引起的毛细血管广泛破坏以及酸性环境所导致。Michaelson 等建议,所有对机械和电刺激没有反应的肌肉,不管其外观如何,都应在首次筋膜切开时予以清除。积极地清创可以减少失血、凝血障碍和严重感染。有专家建议:①开放性挤压伤必须和所有创伤一样对待,早期广泛清创和有指征地进行筋膜切开;②对无脉搏搏动的闭合性挤压伤也应进行紧急筋膜切开减压,以挽救远端肢体;③下肢闭合性挤压伤在施行筋膜切开术后比保守治疗的患者有更高的严重感染和死亡发生率,因此有末梢搏动的闭合性挤压伤患者禁忌筋膜切开术;④肌肉受挤压一段时间后已经坏死,抢救是徒劳的,在这种情况下将闭合伤转为开放伤会使细菌进入坏死肌肉形成的培养基中;⑤筋膜切开术伤口反复出血会使挤压综合征恶化。

在发生骨-筋膜室综合征 6h 内应尽早施行筋膜切开术,而当肌肉坏死超过 24h 后应禁忌筋膜切开术。大多数医师认为挤压伤和骨-筋膜室综合征的治疗需要进行早期筋膜切开术,但也有人认为筋膜切开术并不能改善肢体功能,积极的清创反而使肢体功能恢复进一步恶化,甚至直接与死亡率有关。对地震中挤压伤患者的回顾性研究都表明,筋膜切开与截肢比例升高、脓毒症的发生率及死亡率升高密切相关,原因可能是灾难环境下盲目进行筋膜切开减压易诱发感染,同时毛细血管壁弹性丧失,可出现难以控制的渗出或出血、凝血功能恶化等情况。所以,对施行筋膜腔切开术应果断而慎重,一旦施行就应加强抗感染治疗。

(3)甘露醇治疗:甘露醇对治疗挤压综合征非常有益,无论是针对患者全身还是局部。作为渗透性利尿药,甘露醇从筋膜室吸引细胞外水,通过肾脏促进排泄。它还具有正性变力作用和降低血管通透性的作用,有助于稳定血管内容量和进一步降低筋膜室内压力。

(4)高压氧治疗(hyperbaric oxygen therapy,HBO):HBO 可提高血浆中物理溶解的氧量,被认为对挤压肢体和缺血、创伤伤口有益处:①3 个大气压的高压氧弥散半径比普通大气压下大 4 倍,可更好地给缺氧组织提供氧气;②高压氧可引起血管收缩,使血流减少 20%,并且降低 20% 毛细血管渗出和间隙水肿。故而可延缓骨-筋膜室综合征的进展,同时血浆中溶解的氧可补偿因血流减少而降低的氧供;③HBO 阻止缺血和再灌注阶段中性粒细胞黏附于静脉,这可减慢氧自由基的产生,阻止继发损伤的进程;④HBO 使氧分压趋于正常或轻度升高,增强了中性粒细胞、破骨细胞和成纤维细胞、吞噬细胞的杀菌能力;⑤高压氧可直接杀灭厌氧菌;⑥HBO 增强成纤维细胞分化,促进胶原合成和血管生成,促进含氧量低的组织的伤口愈合。

Bouachor 等认为 HBO 是 40 岁以上的 Gustillo Ⅲ 级或以上的严重肢体创伤患者有益的辅助治疗。但对于年轻患者,尚存争议。然而,所有研究均显示 HBO 使伤口愈合改善 35%,可使挤压肢体重复手术率减少 27%。目前认为,如果早期应用 HBO 对挤压伤患者是有益的,伤后 16~18h 使用则无效。

(5)局部负压疗法(topical negative pressure therapy,TNP):来自动物和人类的实验研究显示 TNP 治疗可通过多种途径改善伤口愈合使受伤组织的血流增加。每日多达 5L 的组织间液能被真空敷料吸走,显著减轻水肿。细菌随同组织液一起被吸走,局部真空为潜在的感染创造了一个不利的环境。研究还显示 TNP 敷料改变了伤口内细胞的骨架,触发了增强细胞有丝分裂和肉芽组织生成的胞内信号级联。

2009 年英国骨科协会和整形美容外科医师协会认为,TNP 对减轻水肿、预防感染和伤口收缩有利,并可减少软组织覆盖面积。他们的指南建议,闭合骨折周围的外科手术伤口,包括筋膜切开术伤口,可采用 TNP 治疗;且采用 TNP 治疗的伤口关闭后裂开率较低。

与之类似的负压封闭引流技术(vacuum sealing drainage,VSD)为德国乌尔姆大学 Fleischman 于 1992 年首创,并在 1993 年应用于临床。它是一种适合在地震、战争、恐怖袭击等灾害性事件中治疗筋膜室综合征的有效措施,实行了变开放性创面为闭合创面的原则,而且还能透气,全方位持续高效引流,清除液化坏死组织和各种毒性分解产物,刺激肉芽组织生长。

第五节　挤压伤患者的麻醉策略

在战争、事故或自然灾害中,受时间、环境和灾难破坏性等因素影响,伤病员往往为全身复合伤、伤情复杂,严重挤压伤发生急性肾损伤的患者也较多,发生骨骼肌损伤和挤压伤的伤病员中包括儿童和老年人等特殊患者,麻醉处理有一定的难度和特殊性。对于需要紧急手术的患者,实施麻醉的同时必须对挤压伤全身反应(尤其是低血容量、高钾血症、酸中毒、大出血、凝血功能障碍、急性肾损伤等)作出正确的评估和判断,并有针对性地进行治疗和处理。必须加强呼吸、循环、尿量等监测,及时化验,动态了解病情变化。麻醉用药应选择对呼吸、循环抑制较小的药物。注意保持气道通畅,加强呼吸管理。容量治疗的同时,合理使用血管活性药物,维持循环功能稳定。术中注意保温,并预防呕吐、误吸。根据救治场地、医疗设备和条件,针对手术部位、类型及患者年龄、全身状况等,选择合适的麻醉方法和药物。

一、麻醉救援

挤压伤发生后,尤其是在群体性灾难中,麻醉科医师应和其他专业医师一道,加入救援组织行列,充分发挥专业优势,减轻伤者痛苦,不遗余力地抢救伤者生命。

(一)现场救援

尽早开通伤员静脉输液通路,以 1L/h[10~15ml/(kg·h)]的速度持续输注等渗生理盐水,以预防再灌注引起的低血压和心律失常。避免使用含钾的乳酸林格液。为了预防高钾血症,如果患者可以口服药物,可首先使用 15~30g 阳离子交换树脂聚苯乙烯磺酸钠,同时服用等量的山梨醇以预防肠梗阻。对于有剧烈疼痛、严重焦虑、烦躁以及需要现场截肢的患者,可以酌情静脉给予镇痛药如吗啡等。注意保持患者呼吸道通畅,给予吸氧。

(二)伤员获救后

伤员获救后应立即进行伤情评估,如发现任何威胁生命的情况(如大量失血、休克、窒息)应立即进行复苏;如发现严重的穿透性或开放性创伤,应立即进行外科评估并尽快手术。如果发现活动性出血,在止血的同时要开始输血或血浆。如果缺乏血制品,可暂时使用人工胶体液或等渗盐水,同时继续争取血或血浆。如果伤员有低血压但未发现有明显出血,则使用等渗盐水;对于血压正常的伤员交替输注生理盐水和5% 葡萄糖为最佳治疗,以免出现高钠、高氯血症。

如果条件允许,应对患者进行基本监测(呼吸、血压、脉搏、体温等),并持续心电监护和测定每小时尿量。保持呼吸道通畅,继续输液进行容量治疗,必要时使用血管活性药物,维持血流动力学平稳。及时、迅速、安全地将患者转运到临时医院或后方医院。

伤员获救后继续以 1L/h 的速度静脉输注加温的低渗盐水(生理盐水 500ml 与 5% 葡萄糖 500ml 交替使用)。每第 2、3L 低渗盐水中加入 50mmol 碳酸氢钠(第 1 天通常 200~300mmol),维持尿 pH>6.5 以预防肌红蛋白管型沉积在肾小管。尽早使用甘露醇,若尿量 >20ml/h,每天可以静脉输注 20% 甘露醇 50~120g(每天 1~2g/kg,总量 <200g,速度 5g/h),直至肌红蛋白尿消失。但对于少尿、无尿患者,则应谨慎。

(三)院内治疗

创伤后挤压综合征患者的治疗步骤见表 23-5-1。患者到达医院后,在继续治疗的同时完善各项检查。实验室检查包括电解质、酸碱平衡、血糖、肝肾功能、淀粉酶水平、凝血指标,并测定血、尿肌酸激酶和尿 pH 等,必要时监测心肌酶谱和脑钠肽(BNP)。每天应至少检测血钾水平 3~4 次,尤其在入院后的前数天和严重创伤有高钾血症风险的患者。建立深静脉通路,可以采用颈内静脉、锁骨下静脉、股静脉穿刺置管等技术。中心静脉留置导管对于批量危重伤员的救治非常有益,不但可以输液、输血、抽取血标本,还可以监测中心静脉压指导液体治疗。尽早监测动脉压和尿量。

表 23-5-1 创伤后挤压综合征患者的治疗步骤

现场早期液体应用
最初开始输注等渗盐水,后续低渗盐水和碱性溶液
尿量充足的患者,液体中加入甘露醇
避免经验性地使用含钾液体
入院后严密观测患者的入液量和尿量
每天输注 6~12L 合适的液体
警惕有骨-筋膜室综合征和其他原因体液丢失的患者,尿量可能明显低于入液量
根据临床进程和中心静脉压限定液体使用量
纠正电解质紊乱
必须认真纠正致命的高钾血症
低钙血症仅在有症状时予以纠正
可能出现的其他电解质紊乱(高磷血症,高钙血症,低钠血症甚至低钾血症)亦应处理
透析是整体治疗中的关键
出现下列任何指征时即开始透析:少尿或无尿,容量超负荷,或生化异常如严重尿毒症、高钾血症和酸血症
对有高钾血症高风险的患者预防性透析
根据需要,透析平均持续 13~18d
考虑持续透析支持,直到患者肾功能恢复

挤压综合征患者入院后,理想尿量应超过 300ml/h。为此需要每天静脉输注 12L 液体(其中 4~6L 含有碳酸氢钠)。这一方案应当持续到肌红蛋白尿消失。

液体管理应根据患者的临床进程或容量监测尽可能个体化。如果没有条件对患者进行严密监护,建议每天输注少于 6L 的液体(含甘露醇和碱性溶液)以避免容量超负荷。尿量不足的患者应严密监测,以预防血容量过多,或必要时进行透析治疗。条件允许时应对少尿、无尿或高钾血症患者进行紧急血滤或透析。

肾脏病专家和重症病专家制订了肾脏替代治疗的适应证,以及对高钾血症危险患者预防性透析的标准。挤压综合征患者透析治疗平均持续 13~18d,每天 2~3 次。肾脏替代治疗只有在肾功能恢复后方可停止,即患者尿量达标,血生化指标改善,无容量超负荷。

二、麻醉方法

参加挤压伤患者救治的麻醉科医师,除了需要具备基本的麻醉理论知识与临床实践经验外,还应当了解挤压伤患者的病理生理学特点及变化。具有熟练的急救技术与危急处理能力,能结合挤压伤患者的伤情特点选择合适的麻醉方法和药物,维持呼吸、循环体征平稳,及时处理围手术期可能出现的并发症和意外情况。

（一）麻醉前访视

了解受伤史、既往史，检查受伤部位、范围、程度等；了解手术方案；对重要脏器功能进行评估。对拟施椎管内麻醉的患者，应了解脊髓有无损伤或其他病变，评估凝血功能。对病情危重的患者，要注意口咽、颌面情况，并对术中呼吸道管理或气管插管的难度作出判断。完善必要的实验室检查。最后作出综合判断，制订麻醉方案。

（二）麻醉前准备

麻醉前除了准备麻醉药品、抢救药品、各种输注液体，以及麻醉机和其他麻醉器材等以外，还需对患者做必要的准备，尽可能使其血容量维持在循环平稳、能耐受麻醉和手术的程度。患者受伤后因惊恐、疼痛、休克等因素，胃排空能力受到影响。因此，挤压伤患者的麻醉均应视作"饱胃"麻醉，需做好必要的准备和处理。有些外伤患者可能十分烦躁，需术前使用镇静、镇痛药物。休克、低血容量和意识障碍患者可免用。对一般情况稳定的患者，可肌内注射吗啡10mg。

（三）麻醉选择

挤压伤患者的麻醉可根据综合情况选用局部麻醉、区域阻滞（椎管内麻醉和神经阻滞麻醉）或全身麻醉。一般情况下，不能绝对地肯定某一麻醉药或麻醉技术较其他药物或方法优越，麻醉方法的选择取决于患者的伤情、受伤部位、手术性质与方式、麻醉科医师的水平和麻醉设备条件等因素。

1. 椎管内麻醉和神经阻滞麻醉　操作相对简便，麻醉管理和术后护理相对比较容易，用于手术条件较差的单纯性肢体创伤的清创、减压以及截肢等手术有一定优势，但对伴有血容量不足的伤病员要严格掌握适应证，以免术中发生血流动力学的剧烈波动。操作部位感染或全身感染严重、凝血功能障碍的患者，则应列为禁忌。另外，还应注意腰麻和硬膜外麻醉以及周围神经阻滞在减轻疼痛的同时，有可能会掩盖骨筋膜室综合征的早期症状，贻误诊治。

2. 全身麻醉　对于严重挤压伤患者、低血容量患者，根据手术需要可选择全身麻醉，但应注意使选用对呼吸循环抑制轻微、可控性强的麻醉药物。对休克患者，麻醉可选择对循环干扰较轻的依托咪酯、小剂量咪达唑仑（1~2mg）、氯胺酮（0.5mg/kg）、芬太尼或舒芬太尼等，以保持全身麻醉诱导和维持平稳。可适量吸入异氟醚、七氟醚等维持麻醉。肌松药常选用非去极化肌松药，如对心血管影响较小的维库溴铵，起效快的罗库溴铵，以及顺式阿曲库铵等。顺式阿曲库铵的特点是半衰期较短，恢复迅速；组胺释放少，极少发生类过敏反应；清除率大于罗库溴铵，而半衰期明显短于罗库溴铵；几乎不与蛋白结合；其特殊的代谢方式，几乎不依赖肝肾，尤其适合肝肾功能不全的患者。去极化肌松药琥珀胆碱因可能引起高钾血症严格禁用于挤压伤患者。

三、麻醉监测

术中监测的目的是对患者的病情变化和手术麻醉效果作出正确的估计和判断，以指导对病情的正确处置，提高麻醉质量和安全性。

（一）常规监测

常规监测包括心电图、无创血压、心率、脉搏氧饱和度、$P_{ET}CO_2$、体温和尿量等。ECG除可以监测心率和心律失常外，还可观察QRS波群、ST段变化，发现心肌缺血、电解质紊乱和及时诊断心脏骤停。BP和HR可反映循环血容量及心脏搏动状况，HR增快是血容量减少最早出现的体征之一。术中出现低氧血症，除与通气不足有关外，还可能与低血压、低体温、末梢循环灌注不良等有关，应注意充分供氧、保温及改善微循环。$P_{ET}CO_2$结合动脉血气分析对判断循环容量状况很有帮助。$P_{ET}CO_2$与$PaCO_2$的差值代表了肺泡无效腔的变化,而后者又可反映出血容量的改变。尿量是反映肾灌注较好的指标,可间接反映循环状态,尿量$0.5\sim1.0ml/(kg\cdot h)$是组织灌注满意的标准。

（二）有创监测

休克及多器官功能衰竭的危重患者,由于外周血管阻力变化,用袖带血压计测压不够准确可靠,需行桡动脉直接测压。根据动脉血压波形的改变判断心肌收缩情况,上升支速率慢常表示心肌收缩力下降,心率快而压力波变窄时常表示低血容量和每搏量降低。桡动脉直接测压还可提供动脉血气分析的采血通道。监测中心静脉压有助于及时调整输液速度和观察心脏功能。对于危重患者,可通过Swan-Ganz导管测定肺毛细血管楔压、心排血量,并计算每搏量和左室收缩功和全身血管阻力,对于指导创伤性休克患者的治疗具有重要价值。也可采用其他的血流动力学监测技术,如PiCCO、FlowTrac等,床旁B超、经食管超声心动图（transesophageal echocardiography,TEE）等检查对于危重患者的监测和处理也很有帮助。

（三）血气分析

血气分析可提供机体通气氧合、电解质、血细胞比容、血红蛋白和酸碱动态变化及乳酸值等,根据监测结果有助于及时发现问题并加以纠正。

四、麻醉注意事项

（一）低血容量

对于低血容量的患者,容量治疗非常重要。可根据患者的治疗经过,血压、心率和尿量等临床表现,血红蛋白、电解质等生化检验,以及容量监测指标等,调整输液量和输液种类。容量治疗应以维持有效循环血容量和组织灌注为准则。无论用晶体液或胶体液,也无论用量多少,应该维持血细胞比容在25%以上、血小板计数在$80\times10^9/L$以上。

（二）高钾血症

一般认为血钾$>6.5\sim7.0mmol/L$即为危险水平,对少尿、无尿的患者尤应警惕。高钾血症的治疗措施见表23-5-2。临床上治疗高钾血症除要根据血钾浓度和心电图变化外,还要考虑心脏的稳定性、静脉输注钙的效应以及钾由血浆进入细胞内再分布的情况而综合制订。

表 23-5-2　高钾血症的治疗

1. 拮抗 K^+ 对心肌的毒性作用,常用钙盐、钠盐制剂
（1）当发生心律失常时可用 10% 葡萄糖酸钙或 5% 的氯化钙 10ml 缓慢静注
（2）伴低钠血症时,可用 3%~5% 的氯化钠 100~150ml 静脉滴注;心、肾功能不全时慎用
2. 促进 K^+ 进入细胞内
（1）静脉输注葡萄糖-胰岛素液,一般每 4g 葡萄糖加 1U 普通胰岛素
（2）用 5% 碳酸氢钠 100~150ml 静脉滴注,可促使 K^+ 进入细胞内
（3）手术中过度通气
3. 促使钾排出体外
（1）应用排钾利尿药
（2）肾脏替代治疗

（三）肾功能障碍

麻醉用药应权衡利弊,最好采用不依赖肾脏清除的药物,如吸入麻醉药氧化亚氮、异氟醚、七氟醚等,肌松药可选择顺式阿曲库铵等。禁用有明显肾脏毒性的 NSAIDs 药物。除氧化亚氮外,吸入麻醉药都会不同程度地抑制肾小球滤过和减少肾血流,但停药后一般都能迅速恢复;如伴有交感神经兴奋、低血容量或缺氧,抑制就会加剧。麻醉性镇痛药可选择对循环、代谢影响小及可控性强的短时效药,如芬太尼、舒芬太尼和瑞芬太尼等。哌替啶的代谢产物有中枢兴奋作用,吗啡的代谢物仍有生物活性,ARF 患者容易出现蓄积,所以需要特别谨慎。对于肾功能不全的患者,应密切监测肌酐清除率。

（四）凝血功能障碍

凝血功能障碍患者禁用椎管内麻醉,一般也不宜选用局部麻醉或神经阻滞麻醉。如选用全身麻醉,气管内插管时注意保护口咽部黏膜。必要时术中可监测凝血功能(如 TEG),根据监测结果补充凝血因子和/或血小板。

（陈惠荣　李双玲　王东信）

参 考 文 献

［1］ LONG B,KOYFMAN A,GOTTLIEB M. Evaluation and Management of Acute Compartment Syndrome in the Emergency Department ［J］. J Emerg Med,2019,56（4）:386-397.

［2］ SCHMIDT A H. Acute Compartment Syndrome ［J］. Orthop Clin North Am,2016,47（3）:517-512

［3］ SMITH C E. Trauma anesthesia ［M］. 2nd edition. UK:Cambridge University Press,2008:446-481.

［4］ BLASETTI A G,Petrucci E,Cofini V,et al. First Rescue Under the Rubble:The Medical Aid in the First Hours After the Earthquake in Amatrice（Italy）on August 24,2016 ［J］. Prehosp Disaster Med,2018,33（1）:109-113.

［5］ OSBORN C P M,Schmidt A H. Management of Acute Compartment Syndrome ［J］. J Am Acad Orthop Surg,2020,28（3）: e108-e114.

［6］ LI N,WANG X,WANG P,et al. Emerging medical therapies in crush syndrome-progress report from basic sciences and potential future avenues ［J］. Ren Fail,2020,11,42（1）:656-666.

［7］ BHANDARKAR P,PAL R,Munivenkatappa A,et al. Distribution of Laboratory Parameters in Trauma Population ［J］. J Emerg Trauma Shock,2018,11（1）:10-14.

［8］ BETTER O S. The crush syndrome revisited（1940-1990）［J］. Nephron,1990,55（2）:97-103.

［9］ 卞金俊,薄錄龙主译. 创伤麻醉精要［M］. 2 版. 北京:北京大学医学出版社,2020:302-319.

［10］ JAMES T. Management of patients with acute crush injuries of the extremities ［J］. Int Anesthesiol Clin,2007,45（3）:19-29.

［11］ SEVER MS,EREK E,VANHOLDER R,et al. The Marmara earthquake: admission laboratory features of patients with nephrological problems ［J］. Nephrol Dial Transplant,2002,17（6）:1025-1031.

第二十四章

特殊感染性疾病的麻醉与防护

感染是创伤患者早期死亡的主要原因之一,仅次于休克。特殊感染性疾病主要包括三类:①由破伤风杆菌、产气荚膜杆菌等病原体所引起的特异性感染;②各种病毒性肝炎、梅毒等血液传染性疾病;③结核杆菌以及近些年来新出现的病毒引起的以肺部为首要打击器官的急性呼吸道传染性疾患。这些感染性疾患不同于一般性感染的病菌,不仅可以引起较为独特的病变威胁患者生命,而且具有高度传染性,对医护人员也形成很大威胁。因此,其在病程演变及治疗处置与一般感染不尽相同。创伤患者一旦合并特殊感染性疾患需接受外科手术时,对手术室、手术医师及麻醉科医师均提出了更高要求,不仅要熟悉疾病的特殊病理生理改变,确保患者手术顺利实施,也要熟悉各种防护措施,确保医护人员自身安全。

第一节　特殊感染性疾病的特点

一、破伤风

破伤风是由破伤风杆菌侵入机体伤口,生长繁殖产生毒素,所引起的一种急性特异性感染。破伤风杆菌广泛存在于泥土和人畜粪便中,是一种革兰氏染色阳性厌氧性芽孢杆菌。破伤风杆菌及其毒素都不能侵入正常的皮肤和黏膜,故破伤风都发生在伤后,多见于开放性损伤,如火器伤、开放性骨折、烧伤,甚至细小的伤口,如锈钉刺伤等。新生儿未经消毒的脐带残端及消毒不严的人工流产,以及胃肠道手术后及留在体内多年的异物等也可引起破伤风。

破伤风的发生除了和细菌毒力强、数量多,或免疫力低下等因素有关外,局部伤口缺氧是有利于发病的重要因素。因此,当伤口窄深、缺血、坏死组织多、引流不畅,并混有其他需氧化脓菌感染而造成伤口局部缺氧时,破伤风便容易发生。

破伤风杆菌主要通过产生外毒素形成毒血症而引发临床症状。外毒素有痉挛毒素和溶血毒素两种,前者是引起症状的主要毒素,对神经有特殊亲和力,能引起肌痉挛;后者则能引起组织局部坏死和心肌损伤。破伤风痉挛毒素附着在血清球蛋白上,经由血液循环和淋巴系统到达脊髓前角灰质或脑干运动神经元,主要结合在灰质中突触小体膜神经节苷脂上,使其不能释放抑制性递质(甘氨酸或氨基丁酸)而导致运动神经系统失去正常的抑制性,引起特征性的全身横纹肌紧张性收缩或阵发性痉挛。毒素也能影响交感神经,导致大汗、血压不稳定和心率增速等。

破伤风的潜伏期平均为 6~10d,亦有短于 24h 或长达 20~30d,甚至数月。潜伏期或前驱症状持续时间越短,症状越严重,死亡率越高。前驱症状有:乏力、头晕、头痛、咬肌紧张酸胀、烦躁不安、打呵欠等,可持续 12~24h。典型表现:强烈肌肉收缩,最初是咬肌,以后依次为面肌、颈项肌、背腹肌、四肢肌群、膈肌和肋间肌,表现为咀嚼不便,张口困难,牙关紧闭及独特的"苦笑"表情,严重时出现颈项强直,呈"角弓反张"状。任何轻微刺激,如光线、声响、震动或触碰患者身体,均能诱发全身肌群的痉挛和抽搐。每次发作持续数秒至数分钟,患者面色紫绀、呼吸急促、口吐白沫、流涎、磨牙、头频频后仰、四肢抽搐不止、全身大汗淋漓,非常痛苦。发作的间歇期间,疼痛稍减,但肌肉仍不能完全松弛。强烈的肌痉挛,有时可使肌断裂,甚至发生骨折。膀胱括约肌痉挛又可引起尿潴留。持续性呼吸肌群和膈肌痉挛,可造成肺部感染、酸中毒、窒息及呼吸循环衰竭,导致患者死亡。疾病期间,患者神志始终清楚,一般无高热。高热的出现往往提示有肺部感染的发生。

由此可见,破伤风是一种极为严重的疾病,要采取积极的综合治疗措施,消除毒素来源需要进行彻底的清创术,尽早使用破伤风抗毒素或人体破伤风免疫球蛋白中和游离毒素;围手术期患者应住单人病室,环境应尽量安静,防止光声刺激;肌痉挛和气道控制非常重要,需合理应用镇静解痉药物控制和解除痉挛,保持呼吸道通畅,及时补充水、电解质,纠正酸碱紊乱等,为手术创造条件。

二、气性坏疽

气性坏疽是由梭状芽孢杆菌所引起的一种严重急性特异性感染。梭状芽孢杆菌为革兰氏阳性厌氧杆菌,以产气荚膜杆菌、水肿梭菌和腐败杆菌为主,其次为双酶梭菌和溶组织杆菌等,临床上见到的气性坏疽,常是两种以上致病菌的混合感染。

梭状芽孢杆菌广泛存在于泥土和人畜粪便中,易进入伤口,但不一定致病。导致气性坏疽的发生需要两方面条件:气性坏疽杆菌的存在,利于气性坏疽杆菌生长繁殖的缺氧环境。临床多见于失水、大量失血或休克伴有伤口大片软组织坏死、深层肌肉损毁,尤其是大腿和臀部损伤,弹片存留、开放性骨折或伴有主要血管损伤,使用止血带时间过长等情况。

气性坏疽的病原菌主要在伤口内生长繁殖,很少侵入血液循环引起脓毒症。产气荚膜杆菌产生 α 毒素、胶原酶、透明质酸酶、溶纤维酶和脱氧核糖核酸酶等,红细胞破坏引起溶血、血红蛋白尿、尿少、肾组织坏死、水肿、液化,肌肉大片坏死,使病变迅速扩散、恶化。糖类分解产生大量气体,使组织膨胀;蛋白质的分解和明胶的液化,产生硫化氢,使伤口发生恶臭。由于局部缺血,血浆渗出,及各种毒素作用,伤口内组织和肌肉进一步坏死和腐化,更利于细菌繁殖,使病变更为恶化。大量的组织坏死和外毒素的吸收,可引起严重的毒血症。某些毒素可直接侵犯肺、肾、肝和心脏,造成局灶性坏死,引起这些器官的功能减退甚至衰竭。

气性坏疽潜伏期可短至 6~8h,但一般为 1~4d。局部表现有:患者自觉患部沉重,有包扎过紧感及局部"胀裂样"剧痛,伤口周围皮肤水肿、紧张,苍白、发亮,很快变为紫红色,进而变为紫黑色,并出现大小不等的水泡。伤口内肌肉由于坏死,呈暗红色或土灰色,失去弹性,刀割时不收缩,也不出血。伤口周围常扪到捻发音,常有气泡从伤口逸出,并有稀薄、恶臭的浆液样血性分泌物流出。全身症状有:早期表情淡漠,有头晕、头痛、恶心、呕吐、出冷汗、烦躁不安、高热、脉搏快速、呼吸急促，并有进行性贫血。晚期有严重中毒症状，血压下降，最后出现多脏器功能衰竭。

早期诊断和及时治疗是保存伤肢和挽救生命的关键。诊断主要依据临床表现、伤口分泌物检查和 X 线检查，如损伤或手术后，伤口出现不寻常的疼痛，局部肿胀迅速加剧，伤口周围皮肤有捻发音，并有严重的全身中毒症状，如脉搏加速、烦躁不安、进行性贫血，即应考虑有气性坏疽的可能；伤口内的分泌物涂片检查有大量革兰染色阳性杆菌，X 线检查伤口肌群间有气体，是诊断气性坏疽的三个重要依据。厌氧细菌培养和病理活检虽可肯定诊断，但需一定时间，故不能等待其结果回报后再治疗，以免延误治疗。

气性坏疽早期病变局限，症状轻，不易确诊，但气性坏疽发展迅速，如不及时处理，患者常丧失肢体，甚至发展至多脏器功能衰竭，导致死亡。故一旦确诊，应立即积极治疗。彻底清创，阻止组织进一步坏死，减少毒素产生与吸收是最重要的措施。早期积极支持治疗、纠正水电解、酸碱紊乱，防治休克、ARDS、急性肾衰及其他严重并发症非常重要，可为手术创造有利条件，对病情发展及预后至关重要。

三、血液传染性疾病

1. **乙肝、丙肝**　肝脏是人体内最大的实质性脏器，它在保持生理系统内环境稳定中起着重要的作用，其功能包括营养物质和药物代谢、血浆蛋白和凝血因子的合成、内源性和外源性物质的解毒和消除。乙肝、丙肝患者主要表现为肝功能不同程度受损，严重者多合并有低蛋白血症、黄疸、凝血机制异常、胸腹水、脾功能亢进、水电解质酸碱紊乱，甚至肝昏迷等，上述病理生理改变均给麻醉带来挑战。幸运的是治疗乙肝、丙肝特异性药物逐渐成熟并上市，及时规范的治疗可有效控制病情；传染性同样是这两类疾病对医护人员，尤其是手术相关人员的威胁。

2. **HIV**　早期患者对全身脏器功能影响小，但晚期患者可因免疫功能低下致合并严重感染、代谢紊乱等，进一步可发展至恶病质、重要脏器功能不全、甚至衰竭。因此，晚期患者接受手术，除了需要严格防护措施，重要脏器功能不全会导致患者麻醉耐受能力低下，极大增加麻醉难度和风险。创伤患者中，如有吸毒成瘾者对麻醉药物的敏感性发生变化，需要酌情调整，精神层面亦需在交流沟通过程中引起足够重视。

四、结核、SARS、禽流感、COVID-19

结核患者主要表现为抵抗力低、消瘦、营养状况差，而抗结核药物多数对肝肾均有一定损害，急性进展期结核病传染性强、肺功能也受损，因此，活动性肺结核多不主张手术。严重急性呼吸综合征（severe acute respiratory syndrome，SARS）、禽流感和新型冠状病毒感染（corona virus disease 2019，COVID-19）则对患者肺部打击比结核更快、更重，患者较快即出现 ARDS，进一步发展可形成多器官功能不全，而且传染性也显著高于结核，因此，一旦需要接受手术治疗，需在严格防护措施下谨慎行之。

第二节　创伤合并特殊感染性疾病患者的麻醉管理

创伤患者具有病情急、病情重、常复合多脏器损伤，易发展至休克、ARDS、急性肾功能衰竭等，常伴随疼痛、饱胃、困难气道等现象。特殊感染性疾病急性进展期首先累及的也是肺、肾、肝、心、神经系统等重要脏器，处理不及时容易进展至多脏器功能衰竭。由于特殊感染性疾病还具有高度传染性，因此，创伤合并特殊感染患者手术麻醉除具有一般创伤麻醉的特点外,更具有其特殊性。

一、术前病情评估及准备

与一般外科手术或非特殊感染疾病的患者相比较,这类患者的术前评估与准备显得尤为重要。不仅仅在于患者病情更重、风险更大,而且还在于救治人员自身防护和对感染的有效管控。这一阶段需要明确以下几个问题:

1. 重要脏器功能　主要受损的重要脏器有哪些及其严重程度,给予过哪些处理及效果?

2. 气道和循环的风险评估　充分的氧供及组织灌注是保障机体正常运转的必须基本前提,一旦出现障碍,就会陷入低温、凝血障碍、酸中毒的死亡三角,因此,积极准确把握掌控气道和循环风险,非常重要。

3. 手术创伤评估与控制　在已有创伤基础上接受手术,毫无疑问会加剧对患者的创伤,尽管必须的损伤控制手术是机体修复的前提,但仍应遵循损伤控制性手术及复苏原则,因此,多学科会诊明确手术方案非常重要。在此基础上,针对性加强营养、改善凝血功能、纠正血浆低蛋白、贫血、水电解质酸碱紊乱、给予特异性抗生素治疗、备血等,尽可能为手术麻醉创造更好条件。

4. 特殊感染的传染性　在手术环境、人员、设备、药物等多方面需要积极、严格、全面、充分的准备。

二、麻醉方法选择原则

该类患者手术多为急诊,要根据患者的身体情况、手术方式、麻醉禁忌证、麻醉科医师水平及现有医疗设备条件进行选择。局部麻醉、神经阻滞麻醉、椎管内麻醉、全身麻醉各有优缺点。神经阻滞麻醉和椎管内麻醉仅适用于手术范围局限、创伤小、手术前全身状况较好,且没有相应麻醉禁忌证的患者。绝大多数手术均需要在全身麻醉及严密监测下进行。

三、麻醉管理

包括负压系统、麻醉机、呼吸机、急诊气道工具等各种常规器械及复苏急救药、液体,各种监测设施,加温输液装置,加热保温装置等,尤其烈性传染性手术,既要做到人员及设备齐备,以减少交叉感染机会,也要合理地进行安排、选择和分工,包括有创操作。

由于创伤合并特殊感染患者术前多存在严重重要脏器功能损伤,术中监测十分重要。除了常规应用的无创血压、心电图及脉搏氧饱和度监测,常常需要建立有创动脉压监测及中心静脉压监测输液通路,不仅可随时了解准确的动脉压改变,又方便抽取血样随时进行化验。近年来引入的 FloTrac/Vigileo、PiCCO、TEE 等增加了连续心功能,甚至混合静脉血氧饱和度的监测,对准确评价循环功能有了更可靠的依据,对正确估计有效循环血容量、指导液体的适量输入非常重要,也减少了各种治疗的盲目性。体温监测对创伤患者十分重要,创伤患者常常大量输血补液,可导致显著低体温,此时患者的心血管功能、凝血功能、免疫功能等都会降低,肝肾功能低下,药物酶作用减低,使麻醉药物代谢排泄减慢,苏醒期明显延长,严重者可导致低温、凝血障碍、酸中毒恶性循环,因此,必须加强监测,并切实采取有效措施预防。血液监测对创伤救治成功也同样重要,血气、电解质、血糖、血常规与凝血功能、肝肾功能等化验指标对于机体内环境评估必不可少,需经常反复测定,并考虑全身状况合理及时尽早调整治疗方案,纠正各种生理紊乱,使各项生理指标达到或尽可能接近正常范围,为手术和机体修复创造良好条件,事实上,这也是危重病患者手术中麻醉科医师必须要做的重要工作。

麻醉药物的选用应选择肝肾毒性小和对循环影响较小的药物。术中管理除了进行上述严密监测外，要根据监测结果随时进行合理的处理，如充分供氧、及时补充血容量、纠正酸中毒、维持循环稳定、必要时补充凝血因子、维持合适体温等。

术后患者需要转入相应隔离房间进行进一步相应处理。镇痛多采用静脉 PCA，如无禁忌，也可复合外周神经阻滞或椎管内镇痛。

第三节　特殊感染性疾病手术麻醉防护处理

一、麻醉科医师与感染控制的关系

特殊感染性疾病患者接受手术，由于其特殊的传染性，对医护人员造成极大威胁，因此，除了要控制患者自身感染，更要加强医护人员及医疗环境的防护。麻醉科医师是手术中重要参与者之一，在感染控制方面具有重要作用。

1. 麻醉及麻醉药对细菌的作用，包括直接作用或间接作用尚不清楚。

2. 麻醉对机体免疫功能有负面影响。

3. 抗生素是控制感染的重要方式之一，其与麻醉药之间的相互作用和影响亦不清楚，要警惕抗生素对重要脏器功能的损害及与麻醉药间的配伍禁忌。

4. 麻醉中许多侵入性或有创性操作及仪器设备不仅可增加患者感染机会，也可增加医护人员或其他患者感染机会。

5. 实施安全、有效的麻醉，减少并发症，改善患者预后，提高患者生存质量和麻醉科医师密切相关。

因此，麻醉科医师首先要有强烈的感控意识和高度的责任感，提高自身素质，加强对医院感染的认识，认真执行有关制度，防止医源性感染。

手术室主要感染途径包括：身体接触、飞沫传播、空气播散传播。根据疾病主要传播途径采取相应预防措施，进行有效的接触隔离、空气隔离、微粒隔离以切断传播途径。通过限制微生物传播，减少接触，强化手卫生，规范麻醉操作，加强无菌观念，加强血液和体液管理，做好手术室消毒工作，以及空气、皮肤、手、医疗器械的消毒；加强双向防护，防止交叉感染，彻底控制传染源。最后，要形成良好的上报机制，既要控制患者感染，避免感染扩散，同时也要保证医护人员安全。

二、围手术期抗生素的应用与麻醉

随着医院感染管理与控制意识的加强，围手术期应用抗生素预防术后感染得到认可和应用，手术麻醉中抗生素的使用越来越多，对此，麻醉科医师要有所了解，尤其麻醉药与抗生素相互作用不明确时，在保证治疗措施的同时，要防治各种并发症和不良反应。要严格按照用药指南用药，掌握好适应证，严查过敏史、皮试结果，调节好药物输注剂量、速度和时间，避免抗生素与麻醉药品经同一输液通路输注，输注过程中严密观察不良反应，胃肠道反应引起恶心呕吐较常见，许多药物甚至可产生神经系统、造血系统、肝肾毒性，要引起高度重视。过敏反应甚至过敏性休克是最严重的并发症，必须及时处理。

抗结核药物对麻醉具有明显影响。异烟肼与阿芬太尼（alfentanil）合用时，由于异烟肼为肝药酶抑制剂,可延长阿芬太尼的作用;与双硫仑(disulfiram)合用可增强其中枢神经系统作用,产生眩晕、动作不协调、易激惹、失眠等;与安氟醚合用可增加具有肾毒性的无机氟代谢物的形成。因为异烟肼是单胺氧化酶抑制药,可以使儿茶酚胺的灭活受到抑制,服用此药后,如果术中伍用拟交感药物时升压反应会增强多倍,甚至出现高血压危象,而且异烟肼还具有肝药酶抑制作用,合用相应的药物时都会增加毒性,比如配伍用常规剂量的哌替啶时就可以出现激动、高热、呼吸抑制、惊厥、血压不稳,这也与哌替啶促进儿茶酚胺释放,以及肝药酶受抑制而不能将其迅速灭活有关。

三、特异性感染手术的麻醉防护要点

(一) 气性坏疽、破伤风

气性坏疽、破伤风均为厌氧芽孢杆菌感染所致,而芽孢型细菌远比繁殖型细菌抵抗力强,芽孢对高温、干燥、消毒剂都有强大抵抗力,在尘埃中可存活数年。故在做这类外科特异性感染手术时,应执行严格隔离,以绝对保护其他手术患者和工作人员的安全健康。

具体防护措施有:

1. 隔离手术间　选取与其他手术间不相通的独立感染手术间,挂上严格隔离标志,注明时间。

2. 设备与器材准备　麻醉相关耗材最好使用一次性物品,术毕仪器设备要按相关程序和方法消毒处理。手术间内麻醉用品力求简单,但必须齐全,确保手术的顺利进行。不需用的物品一律搬出室外,以免被污染。术毕未用完的耗材不要再用。

3. 室内人员管理　直接参与麻醉人员应少而精,可在室外留上级医师指导。配合手术的人员应无皮肤缺损和创伤,必须穿隔离衣,戴口罩、帽子和手套,术中不得随便离开手术间以免污染手术室的清洁区和接触其他患者。

4. 术后处理　参加手术人员脱去口罩、帽子、衣服、拖鞋、手套,进行个人清洁消毒后方可解除隔离,进行其他工作。

(二) 结核

结核病主要传播途径是经呼吸道传播,最确切的是咳嗽飞沫或咳痰中的结核菌传播,按照传染病防治原则:隔离传染源,保护易感人群,切断传染途径,就可以避免传染。对于手术患者我们无法选择,也无法隔离,应尽量先控制结核,避免在结核活动期进行手术,以防病灶扩散。主要措施有:使用负压手术室,螺纹管、呼吸囊、面罩等选用一次性耗材物品,两个细菌过滤器,吸气与呼气环路端各接一个。加强个人防护,可戴特殊(N95)口罩、一次性无菌手套、隔离衣裤、护目镜。

(三) HIV

近些年来艾滋病(acquired immune deficiency syndrome,AIDS)疫情在我国发展迅猛,AIDS患者人数急剧增加,在日常医疗工作中将会遇到越来越多的人类免疫缺陷病毒(human immunodeficiency virus,HIV)感染者。AIDS患者手术时若不采取必要的预防措施必然会增加感染HIV的机会。因此,既要做好自我防护,也要与患者沟通,不增加其心理压力,更不能拒绝和歧视患者。

HIV的传播途径有:血液传播,性接触传播,母婴传播。HIV的感染源可来自感染者的血液或体液,而对医护人员来说主要感染源为血液。正常接触AIDS患者不会感染HIV。

1. 主要防护措施　减少对感染者的血液或体液的接触,避免被含有HIV感染的针(缝合针和注射针)、手术刀、剪刀、布巾钳等刺伤,或破损部位皮肤接触含有HIV感染的血液或体液。皮肤破损者,尽量避

免操作。常规更换传染病房衣帽鞋裤,同时还要做到:①进行气管插管时配戴适当的眼镜和防护镜,以防血液溅入眼内,减少病毒通过黏膜感染的机会;②加穿一次性手术隔离衣、鞋套,以防血液污染而致皮肤长时间接触血液造成医源性感染的发生;③戴双层一次性口罩,一旦被血液溅污应立即更换;④戴两双手套,手和皮肤有伤口时认真包扎原伤口后必须戴双层手套。一般认为戴单层手套后被患者血液污染的机会可减少 80%,戴双层手套则可使穿透里层的危险性又减少 50%;⑤为防止针尖刀片等锐器刺伤手和皮肤,使用完毕的针头应及时套上针头鞘套。针头和刀片放入损伤性治疗废物贮存器内。

2. **对患者血液及血液污染物的处理**　①患者的大小便、血液、引流液、呕吐物等应放入专用标志醒目的容器内,加入 0.5%(500mg/L)过氧乙酸浸泡处理,30min 后方可倒入便池;②使用过的一次性麻醉用具如包装盒、鞋套、手套、一次性防水手术衣等,用后放入双层塑料袋内,扎紧口并标记"HIV 阳性"的标签,送焚烧;③一次性针头、刀片、缝合针等锐器放入损伤性治疗废物贮存器内,封口标记后统一进行无害处理;④非一次性器械如持针器、剪刀等必须彻底消毒,应打开轴结用 1 000mg/L 的"84"消毒液浸泡 30min 后初步冲洗,然后用超声清洗机清洗烘干,上润滑油,打包,高压蒸汽灭菌消毒后二次备用;⑤非一次性布类用品,放入双层大塑料袋内,标记"HIV 阳性"的标签后送洗衣房单独浸泡消毒后洗涤。

(四) SARS、禽流感、COVID-19

这是几类先后威胁全球的可快速引起急性呼吸衰竭的具有高度传染性的疾病,如果同时需要手术,除了外科疾病本身外,这几类病毒感染均可快速导致全身重要脏器功能损伤,因此,麻醉难度及风险非常大,尤其是高传染性,更是对麻醉科医师及手术团队的挑战,需要严格按照相应的防护等级及相关防护指南、专家共识等进行防护。

(董海龙　朱正华)

参 考 文 献

[1] SUBRAMANI S,GRAG S,SINGH A P,et al. Perioperative Communication:Challenges and Opportunities for Anesthesiologists [J]. J Anaesthesiol Clin Pharmacol,2018,34(1):5-6.

[2] JIMENEZ-GARCIA V A,ROMERO-CASTRO R,RIOS-MARTIN J,et al. Unusual endoscopic findings in an immunosuppressed patient [J]. Endoscopy,2021,53(12):E440-E441.

[3] ZANTEN A R,BRINKMAN S,ARBOUS M S,et al. Guideline Bundles Adherence and Mortality in Severe Sepsis and Septic Shock [J]. Crit Care Med,2014,42(8):1890-1898.

[4] WALRAVEN C,MUSSELMAN R. The Surgical Site Infection Risk Score(SSIRS):A Model to Predict the Risk of Surgical Site Infections [J]. PloS One,2013,27;8(6):e67167.

[5] GIRON S E,OLSONl R A,GRIFFIS C A,et al. The Opioid Crisis and the Certified Registered Nurse Anesthetist:Caring for Patients With Opioid Use Disorder in Drug-Free Recovery [J]. AANA J,2018,86(5):82-87.

[6] CAWICH S O,TENNANT I A,MCGAW C D,et al. Infection Control Practice in the Operating Room:Staff Adherence to Existing Policies in a Developing Country [J]. Perm J,2013,17(3):e114-e118.

[7] MEHTA Y,GUPTA A,TODI S,et al. Guidelines for prevention of hospital acquired infections [J]. Indian J Crit Care Med,2014,18(3):149-163.

[8] OTU A,HASHMI M,MUKHTAR A M,et al. The critically ill patient with tuberculosis in intensive care:Clinical presentations,management and infection control [J]. J Crit Care,2018,45:184-196.

[9] DUCLOS G,ZIELESKIEWICZ L,LEONE M. Antimicrobial prophylaxis is critical for preventing surgical site infection [J]. J Thorac Dis,2017,9(6):2826-2828.

［10］CAO W，HSIEH E，LI T. Optimizing Treatment for Adults with HIV/AIDS in China：Successes over Two Decades and Remaining Challenges［J］.Curr HIV/AIDS Rep，2020，17（1）：26-34.

［11］左舒颖.中华医学会麻醉学分会《疑似及确诊新型冠状病毒肺炎患者麻醉和手术室护理操作规范》发布［J］.中华医学信息导报，2020，35（03）：19.

第二十五章

烧伤患者的麻醉管理

烧伤救治是所有创伤中最昂贵和最具挑战性的救治之一。皮肤是人体最大的器官,对体内环境维护起着重要作用。大面积烧伤可以影响几乎全身所有器官功能,并显著增加患者感染风险。2013 年,美国疾病控制和预防中心收到非致命性烧伤报告 405 327 例,其中 3 196 例死亡,死亡率为 0.8%。致命的和非致命吸入性烧伤事件 59 444 例(占 15%)。美国国家烧伤库(National Burn Repository,NBR)保存有美国烧伤协会(American Burn Association,ABA)有关热损伤病因、年龄、性别和存活期等资料。根据 NBR 数据,2012 年在指定烧伤中心约 10 000 例患者,医院平均住院时间为 8.5d。多数患者为男性(69%),平均年龄 32 岁。5 岁以下儿童占所有病例的 20%,60 岁以上者约 12%。烫伤是儿童最常见的病因,火焰烧伤在其他年龄组更为普遍。肺炎和呼吸衰竭是最常见的并发症,并与长期(>4d)机械通气相关。严重烧伤是创伤性损伤最严重的类型之一,了解烧伤并熟悉烧伤患者病理生理改变及相关并发症,保证围手术期及时救治是提高患者生存率,降低永久性功能障碍和后遗症的关键。围手术期麻醉管理旨在了解患者伤情,评估不同阶段烧伤病情,并给予相应的麻醉处理。

第一节 烧伤患者的分类与伤情评估

一、烧伤的分类

依据烧伤原因,大体分为以下五类。

1. **热烧伤** 热烧伤的严重程度取决于接触温度、热源接触时间和皮肤厚度。最常见的热烧伤多因暴露于火焰、热的液体或固体、蒸汽所致。多数热烧伤涉及至少表皮和真皮的一部分。热烧伤可进一步分为烫伤、火焰烧伤和接触烧伤。

2. **化学烧伤** 酸性和碱性烧伤可引起严重的组织损伤。化学烧伤的严重程度从表面上很难评估。因为化学物质的腐蚀效应往往从表面进入深部组织,直到化学物质被完全移除。

3. **电烧伤** 电力通过几种机制造成损伤,包括对组织的直接影响,电能转换成热能致表面和深度烧伤,肌肉痉挛或电击而致摔伤等钝性机械损伤。电烧伤严重程度取决于通过人体的电流量。通常,电流穿过身体会产生入口和出口,电流体内穿行轨迹周围组织均会受到损伤,受伤程度与电压相关。

4. 吸入性烧伤　热损伤仅限于患者声门上气道,引起上呼吸道水肿和/或起泡。热蒸汽可能导致呼吸道的损伤区域扩大。此外,吸入燃烧物的气体可能进一步引起患者化学毒性反应。因此,吸入性气道损伤需要观察一段时间。护理人员应监测吸入性烧伤患者呼吸道并发症的发展。

5. 冻伤　冻伤是由于细胞内外的冰晶形成,随之而来的液体和电解质变化导致细胞膜溶解,最终细胞坏死。血管收缩和血液浓缩也接踵而至,导致血栓形成,降低组织灌注并导致组织缺氧。

二、烧伤患者的伤情评估

严重烧伤患者的伤情评估包括评估烧伤范围及烧伤程度。在尽可能准确的评估基础上,确定是否进行早期液体复苏及气道管理措施。同时,判断是否有吸入性损伤或其他相关损伤,这些对于成功救治烧伤患者至关重要。

（一）烧伤深度的评估

烧伤深度分为Ⅰ度、Ⅱ度、Ⅲ度及Ⅳ度。

Ⅰ度烧伤为上皮表层受损,表现为红斑和疼痛。没有开放的创面和体液丢失,全身反应轻微。3~6d 可自愈。

Ⅱ度烧伤进一步分为浅Ⅱ度烧伤和深Ⅱ度烧伤。浅Ⅱ度烧伤创面呈粉红色、大水疱、疼痛显著。如果没有继发感染,7~20d 可痊愈,预后无瘢痕。浅Ⅱ度烧伤面积超过 20% 体表面积（body surface area,BSA）时需要液体复苏和监护。深Ⅱ度烧伤伤及整个表皮和部分真皮乳头层以下,但仍残留部分网状层。创面更加干燥和发红,水疱更小,疼痛更轻。创面需要 20d 以上才能自行愈合,并留有瘢痕。根据患者的烧伤面积、烧伤部位和具体情况,常常需要手术植皮。

Ⅲ度烧伤一般指全层皮肤的烧伤,伤口呈深红色焦痂、无疼痛感觉。小面积的Ⅲ度烧伤通过皮肤创面挛缩和瘢痕形成可以自行愈合,但大面积的烧伤需要切削痂和植皮术。临床上对于深Ⅱ度烧伤与Ⅲ度烧伤常不易区分。

Ⅳ度烧伤指除皮肤外,肌肉、肌腱、骨骼的烧伤,伤口干燥、呈现蜡白色、组织烧焦,没有弹性,或肌肉组织暴露受损均为Ⅳ度,常需要用皮瓣覆盖修复等。

（二）烧伤面积的评估

早期伤口清创术和深度烧伤治疗是预防广泛感染和改善功能的重要环节。美国烧伤协会数据表明,烧伤面积大于 70% 体表面积者死亡率可达 50%。烧伤面积的计算国外多采用“Lund-Browder 表”,我国主要采用九分法和手掌法。其中九分法时按 9% 的体表面积的倍数来分配给每个身体区域。每条腿代表 18% BSA,每个臂是 9%BSA,前躯干和后躯干各为 18%BSA,头占 9%。9 分法是估计较大烧伤面积简单快捷的方法。而对于较小的烧伤面积常用手掌法来估算。患者自身单手手掌面积大约为 1% BSA,有几个手掌大小的范围,即为百分之几的 BSA。通常Ⅱ度以上的烧伤患者需进行烧伤面积的计算。

（三）烧伤患者的整体评估

对烧伤患者伤情初步评估后,需进一步评估患者身体的整体情况。因严重烧伤常合并其他损伤,如逃离烧伤现场时跌倒而致的损伤;应激状态下,可能出现的精神状态异常;以及可能存在吸入性损伤而致缺氧、一氧化碳中毒等。整体评估烧伤患者的情况需进一步地检查,包括常规实验室检查、心电图、胸片等。

必要时应进行更全面的影像学检查,以正确评估患者整体情况。

患者自身疾病情况和烧伤原因对烧伤患者的救治也很重要。心脏、呼吸或肝肾疾患史及高龄、烧伤面积和吸入性损伤程度是影响患者生存率的重要因素。老年患者皮肤更薄,烧伤损伤更深,且早期生存率低,并发症更为复杂。另外,老年患者烧伤后认知功能障碍发生率较高,特别是既往有精神疾病、老年痴呆症和药物滥用史的严重烧伤患者。这些情况在烧伤救治过程中应与患者家属进行及时沟通。

(四)影响患者死亡率的因素

烧伤患者的死亡率很大程度上取决于烧伤类型、烧伤范围、患者年龄,以及是否存在吸入性损伤。老年患者因并发症发生率高、皮肤萎缩、真皮层变薄及皮肤修复增殖能力变慢等原因而预后较差。低龄尚未被证明与死亡率相关。2001 年研究发现 30~59 岁女性比同龄男性具有更高的死亡风险。2006 年研究报道指出,10~70 岁任何年龄组的女性均具有高死亡风险。脓毒症和多器官功能衰竭是独立于性别和年龄之外的不良预后预测指标。另外,有限供皮区和复苏延迟也会增加死亡率。孕妇及其胎儿的发病率和死亡率主要受烧伤面积影响,其次为吸入性损伤。怀孕并不单独对母体造成不利影响,母体幸存且不伴有脓毒症、低血压、低氧血症等严重并发症时,胎儿多可存活。其他对死亡率有影响的因素包括病态肥胖、酒精和药物滥用、神经精神性疾病、糖尿病以及其他相关创伤(表 25-1-1)。

表 25-1-1 烧伤患者死亡率的预测因素

主要预测因素	烧伤面积 >40% BSA
	年龄 >60 岁
	合并吸入性损伤
次要预测因素	30~59 岁女性
	发展为脓毒症和多器官功能衰竭
	有限的供皮区
	复苏延迟
	病态肥胖
	酒精和药物滥用
	糖尿病
	神经精神性疾病
	相关的其他创伤

第二节 烧伤患者的病理生理学改变

热损伤的局部和全身反应是相互关联的。局部组织凝固和微血管反应导致创伤组织范围扩大。当烧伤面积大于 20% BSA 时,组织的炎性反应和血管活性物质的释放引起系统性病理生理改变。烧伤后 48h 内,毛细血管通透性增加,血管内蛋白质损失,致血容量减少和血液浓缩。烧伤后应激导致儿茶酚胺释放增多,心肌收缩力降低和外周血管阻力增加。这些改变导致心排血量减少 40%~50%,引起低血压和器官低灌注,称之为"烧伤休克"。水肿是严重烧伤患者常见的病理改变,烧伤局部组织水肿,组织压力增高,发生骨-筋膜室综合征的风险增加。远端软组织和器官如肠、肌肉和肺组织也发生水肿,致组织缺氧。烧伤后 48~72h,心血管变化呈现高动力状态,心排血量增加,心动过速,外周血管阻力降低。与此同时,基础代谢率增加,耗氧量增高,严重的蛋白质丢失,免疫功能受损,伤口愈合延迟。如果患者幸存,烧伤后肢体功能锻炼、慢性疼痛管理以及患者创伤后精神康复均需要早期给予有益的管理和指导。

一、呼吸系统

上呼吸道吸入性损伤常由于过热空气/蒸汽和有毒混合气体吸入所致,包括:氨、二氧化氮、二氧化硫、氯气等。这些有毒物质刺激呼吸道,引起支气管痉挛、水肿和黏膜溃疡,气管和支气管上皮细胞坏死,导致气道部分或完全阻塞和抗感染屏障缺失,诱发患者继发性感染和肺炎发生。对肺的病理作用包括增加毛细血管通透性、增加肺水量、降低肺顺应性、降低肺活量、增加气道阻力、减少肺表面活性物质的产生。这些作用将进一步恶化肺通气血流比例和肺血管分流。其中,严重头颈部烧伤患者常伴有气道损伤。面部烧伤、气道灰尘、咳出物含炭粒、明显鼻毛烧伤,高度提示有烟雾吸入伤可能。呼吸频率加快、分泌物增加、呼吸困难、吞咽困难、声音嘶哑逐渐加重等气道濒临阻塞症状,以及烧伤面积大于 60% BSA、循环不稳定、中枢神经系统抑制者,均为紧急气管插管指征。

气道评估可通过伤者动脉血气、胸部 X 线片、支气管镜、纤维喉镜、纤维鼻咽镜结合呼吸流量-容积曲线进行。一氧化碳含量超过 15%,强烈提示存在吸入性损伤。胸部 X 线检查在损伤后 6~24h 才可能出现肺部阴影,有一定参考价值。84% 严重吸入性损伤患者,48h 后胸部 X 线片有异常发现。支气管镜结合肺组织学检查对吸入性损伤早期诊断具有很好的敏感性和特异性。支气管镜可以直接评估上呼吸道损伤程度和确定是否需要紧急气管插管。采用呼吸流量-容积曲线和纤维喉镜判断上呼吸道阻塞可通过吸入气流降低,而呼出气流正常来评估,若损伤加重则吸气和呼气流量均减少。

烧伤患者呼吸功能与是否存在吸入性损伤相关。烧伤住院患者吸入性损伤的发病率为 5%~35%。吸入性损伤的诊断指标包括密闭空间烧伤史、精神状态异常、意识丧失、使用了违禁药或饮酒、面部烧伤、气道烟尘、鼻毛烧伤、鼻咽镜和支气管镜检查发现气道水肿、气道中含有炭粒、流量-容积曲线提示有肺外阻塞、一氧化碳水平大于正常值 15% 等。

吸入性肺损伤第一阶段包括窒息和急性中毒。窒息继发于氧气减少。急性中毒是由于一氧化碳和氰化物的吸入。一氧化碳是有机化合物燃烧后的副产品,是火灾现场死亡的主要原因,占吸入烟雾后死亡的 80%。一氧化碳对血红蛋白的亲和力是氧气的 250 倍,一氧化碳易与血红蛋白结合,阻止氧气与血红蛋白结合,导致氧解离曲线左移,影响氧气解离和运输,从而引起组织缺氧和代谢性酸中毒。烧伤后 24~96h 为吸入性损伤第二阶段。由于吸入烟雾中化学刺激作用导致肺组织损害。第二阶段包括气道水肿、气管支气管炎、肺水肿、肺不张、气道阻力增加和肺静态顺应性降低。患者表现为呼吸困难、肺啰音、喘息、气管分泌物和渗出液增加等症状。分泌物往往黏性很大,并含有碳粒和黏膜等。临床症状与急性呼吸窘迫综合征几乎相同。吸入性损伤合并继发性肺炎与死亡率相关,单纯吸入性损伤死亡率为 20%,一旦合并肺炎,其死亡率则增至 60%。

二、循环系统

大面积烧伤患者循环系统变化可分为两个阶段。烧伤后 48h 内为休克期(一般为 48~72h),表现为患者血管通透性显著增高,体液大量外渗,血容量急剧降低,组织器官缺血,心脏、肝脏、肾脏功能受到显著抑制或损害,血浆白蛋白含量明显降低,部分组织器官发生缺血再灌注损伤。若休克期未得到有效复苏,则进入休克进展期,发生延迟性复苏及多器官功能障碍。休克后期即转为高代谢期,可持续数周至数月,机体代谢率显著升高,心排血量和组织器官灌注增加,体温升高,而血浆白蛋白因机体分解代谢增高及肝脏蛋白合成能力下降而进一步降低。因此,烧伤后患者的早期液体复苏至关重要。

三、血液系统

血液系统的变化取决于烧伤面积和烧伤时间。烧伤后,由于液体渗透到组织间隙,患者血细胞比容迅速升高,因此,不能作为患者复苏有效的参考指标。烧伤患者液体复苏期间,由于血液稀释和大量微血栓聚集在皮肤和烟雾损伤肺组织内,患者血小板计数通常是减少的。如果未发生脓毒症和多器官功能衰竭,血小板计数通常在一周内恢复正常。另外,烧伤直接激活患者体内凝血和纤溶机制,凝血因子大量消耗而减少。大面积烧伤患者可并发 DIC,是非常严重的并发症,应给予输注新鲜冰冻血浆及冷沉淀。烧伤后期由于抗凝血酶Ⅲ、蛋白 C 和蛋白 S 的减少,患者可出现高凝状态,从而增加静脉血栓形成和肺栓塞风险。

四、肝、肾功能

烧伤后,患者低血压和组织缺氧将损害肝脏功能。严重烧伤后,即使有足够的液体复苏,肝脏血流仍将明显减少,而烧伤后肝脏氧需求量超过正常水平。因此,轻微的组织缺氧都会损害肝脏功能。肝功能不全将导致凝血因子浓度降低、凝血功能障碍、毒素堆积和胆红素浓度升高。

烧伤患者急性肾功能衰竭的发生率为 0.5%~38%,取决于烧伤严重程度。相关死亡率高达 73%~100%。烧伤相关的急性肾功能衰竭包括两个阶段。第一阶段发生在烧伤早期,患者的低血容量使肾灌注减少,肾小球滤过率降低和肾小管功能障碍。儿茶酚胺、血管紧张素、醛固酮和血管加压素水平的升高引起全身血管收缩,进一步损害肾脏功能。上述变化导致烧伤后患者少尿,如果不及时治疗,可造成急性肾小管坏死和肾功能衰竭。第二阶段出现在烧伤第三周,是脓毒症、高肌红蛋白、肾毒性药物和多器官功能衰竭所致。该阶段的特点是尿量减少、液体超负荷、电解质紊乱、代谢性酸中毒、氮质血症、血清肌酐水平升高及高钾血症。烧伤引起的急性肾功能衰竭的治疗包括早期积极的救治措施,使尿量维持在 $1ml/(kg \cdot h)$ 以上,如果存在严重的容量超负荷及电解质紊乱,应行透析治疗,腹膜透析和血液透析通常有效。

五、消化系统与营养状况

烧伤患者的消化系统改变,包括胃肠黏膜萎缩、消化吸收功能下降、肠道血流量降低和肠道通透性增加。胃肠黏膜萎缩常发生在烧伤后 12h,主要是细胞凋亡导致上皮细胞死亡增加。患者应接受早期肠内营养,以满足身体需要,也可保护和维持肠黏膜完整性,改善肠道血流和蠕动,降低反应性。烧伤患者的营养补充成分很重要,每天 1~2g/kg 蛋白质,或急性期补充白蛋白,弥补肝脏合成蛋白降低所带来的损害。早期肠内营养对于改善胃肠组织灌注不足和预防多器官功能衰竭至关重要。

六、机体代谢与体温调节

烧伤后患者的应激反应致儿茶酚胺、胰高血糖素、糖皮质激素、抗利尿激素(ADH)、肾素及血管紧张素水平显著升高,基础代谢率明显增加。这种高代谢反应表现为高热、高血压、心动过速、心排血量增加、氧耗量增加、严重负氮平衡和高血糖。严重烧伤患者高代谢状态可持续数月,大面积烧伤患者发病率和死亡率多与持续高代谢状态相关。由于 ADH 分泌过多或水分过多,患者可出现低钠血症。当血钠浓度低于

120mg/L 时可出现头痛、嗜睡、恶心呕吐等症状。血钠水平下降,癫痫和昏迷风险亦增加,伴有低血钠的脓毒症和呼吸衰竭患者预后更差。

皮肤是调节体温的重要器官,烧伤创面失去正常皮肤功能。正常人体体温调节中枢能精确控制中心体温,使之波动保持在 0.2℃范围内,健康皮肤也因烧伤后全身水肿、调节体温功能降低,造成大量水分蒸发,体热散失显著,体温降低。因此,烧伤患者手术时,应高度重视体温保护,采取多种措施减少热量损失和能量消耗,为后续治疗创造条件。

七、免疫系统

烧伤后创面本身释放的旁分泌因子导致局部炎症和水肿。严重烧伤患者创面局部触发释放炎症介质引发全身反应。这种全身反应造成免疫抑制和 SIRS。细胞因子是免疫应答的初始介质。导致免疫功能障碍的另一个因素是烧伤后循环血液中淋巴细胞、中性粒细胞和巨噬细胞的减少。烧伤后第 3 天即使没有感染,仍可在烧伤患者血液中检测到内毒素。内毒素水平与烧伤面积相关,可用以预测多器官衰竭和预后。

八、麻醉药物的药代动力学和药效学

烧伤后患者病理生理学的改变会影响麻醉药物在体内的药代动力学,如:药物吸收率、生物利用度、蛋白结合率、分布容积和清除率等。上述参数变化的程度取决于烧伤的严重程度和伤后给药的时间。许多药物的药代动力学参数随烧伤的进展发生改变,而药效学的改变包括烧伤后药物-受体相互作用的变化,而出现麻醉药物临床特性的改变。

烧伤后高代谢的急性期内,组织血流量会因低血容量和低心排血量而减少,从而影响药物的用药剂量。尤其是肝肾血流量改变会影响药物的清除和排泄。除静脉给药外的其他给药途径均可使药物吸收延迟。血浆白蛋白浓度降低,α_1 酸性糖蛋白水平升高。与血浆白蛋白结合的药物(如苯二氮䓬类药物)其结合率下降,导致游离药物增加,因而分布容积加大。由于多数麻醉药蛋白结合率不高,且烧伤后血流动力学改变非常显著,因此,蛋白结合效应对麻醉药药效学影响很小。酸性和中性药物蛋白结合率降低,游离态药物数量增多;而基础药物则表现为蛋白结合率增加,可能需要增加给药剂量才能达到相应的药效。由于烧伤后不同患者肝肾功能差异很大,因此药物治疗需个体化。

（一）阿片类镇痛药

烧伤患者疼痛剧烈,应予以阿片类镇痛药管理疼痛。烧伤休克期,因药物代谢时间延长,阿片类镇痛药需求量应减少;而在高代谢期,阿片类镇痛药的需求随之增加。此外,阿片类镇痛药的长期应用可发生"阿片药物诱发的痛觉过敏",以及阿片药物的耐受,须引起注意。

（二）静脉麻醉药物

丙泊酚用于烧伤休克期,应减少诱导剂量,以避免血压进一步降低;而高代谢期则需要大剂量丙泊酚以获得所需的临床麻醉效果。与丙泊酚相比,依托咪酯用于麻醉诱导患者血流动力学更加稳定。然而,对于大面积烧伤患者,依托咪酯可导致一过性急性肾上腺功能不全,从而增加死亡率。氯胺酮或艾司氯胺酮用于烧伤患者,可提供有效镇痛,支气管扩张,维持血流动力学稳定等,还可在手术室为烧伤换药提供镇静和镇痛,是很好的管理烧伤后慢性疼痛的辅助用药。

（三）肌肉松弛药

烧伤引起组织去神经化,乙酰胆碱受体不再局限于运动终板,骨骼肌细胞膜上均有表达。给予琥珀胆碱后,大量受体去极化,导致钾离子外流至细胞外液,易引发高钾血症、心律失常,甚至可能危及生命。烧伤面积越大,发生高钾血症的危险越大。因此琥珀胆碱禁用于烧伤患者。

烧伤患者通常对非去极化肌松药不敏感甚至耐药,从烧伤后一周到创伤愈合后 18 个月仍可观察到。烧伤面积大于 30%~40% BSA 的患者可出现显著非去极化肌松药耐药性。其机制可能是烧伤后乙酰胆碱受体表达增加,且增多的位点远离烧伤部位。对非去极化肌松药耐药意味着烧伤患者需要更大的剂量才能达到良好的肌松效果,且肌松的持续时间比正常更短,其需求量可达正常的 250%~500%。若使用肌松药,则应监测神经肌肉功能。

第三节　烧伤患者的麻醉策略

一、术前管理

（一）烧伤患者早期液体复苏

烧伤患者必须立即复苏,任何延迟可显著提高死亡率。最大的液体损失发生在烧伤后第一个 24h。广泛用于计算烧伤患者早期补液量的公式是 Parkland 公式。24h 的补液量为每 1% 烧伤 BSA 需要 4ml/kg,伤后 8h 输入 50%,后 16h 输入另外 50%。例如,一个 100kg 的男性患者 80%TBSA 烧伤,根据公式计算补液量第一个 24h 为 $4 \times 100 \times 80 = 32\,000$ml。第一个 24h 以晶体液为主,常用乳酸林格液,第二个 24h,则联合应用晶体液和胶体液,以满足液体复苏目标,保证尿量在 0.5~1ml/（kg·h）。儿童烧伤早期补液量计算则更为复杂。烧伤患者的液体复苏常持续 24~36h。烧伤后 12h 内为预防毛细血管渗漏综合征的发生,患者的补液量根据 Parkland 公式估算出来,也是根据大量的烧伤患者回顾性分析得出的平均液体量,实际补液量必须根据每个患者对液体复苏的反应而定。积极的早期液体复苏仍是目前公认有效的策略,但过度的液体复苏也会增加并发症的发生。临床上,常依赖尿量判断补液量是否足够,成人尿量应达到 0.5ml/（kg·h）;体重低于 30kg 的儿童,尿量应达到 1ml/（kg·h）。有酒精中毒或应用利尿剂者,则不能单纯依赖尿量评估容量,连续监测中心静脉压可提供更多信息。在烧伤患者心率、血压、中心静脉压、尿量等传统监测指标的基础上,可选择应用更先进的血流动力学监测技术判断容量状态,如 PiCCO、FloTrac/Vigileo、LiDCO 等,为指导合理的液体治疗提供更为准确可靠的支持。

（二）静脉通路的建立

对于烧伤面积较小的患者,液体复苏应用外周静脉即可,但对于超过 20% BSA 的烧伤患者,建立中心静脉通路则更为适合。在进一步的手术治疗中,如切削痂植皮手术中,良好的血管通路尤为重要。烧伤患者建立外周静脉通路常有困难,中心静脉通路的建立常选择颈内静脉或锁骨下静脉,颈部有创面时可选择股静脉。传统上是通过解剖标志和动脉搏动来确定静脉穿刺入路,目前,超声引导下中心静脉置管更加精准,可减少并发症发生。手术室内输注的液体可使用加温仪预热液体,以防止患者术中热量过度丢失。因烧伤患者病程较长,中心静脉导管的更换也有一定的要求。研究表明:①中心静脉导管留置超过 10d 感染率增加;②每 1 000 例烧伤患者中有 5~6 例发生感染,是美国疾控中心统计数据的 2 倍;③美国大部分烧伤病房每 72h~7d 更换中心静脉导管。留置在烧伤创面的导管每 72h 更换一次,远高于烧伤创面导管每 7d 更换一次;④更换导管时不应采用导丝;⑤烧伤患者细菌感染主要来源于中心静脉导管,而非烧伤创面。

（三）血液制品的准备

烧伤手术常涉及输血的问题,因切削痂过程患者失血量较多,术前储备血液制品非常重要。当切削痂面积大于 10% BSA 时,平均失血量为 0.3ml/cm²。每 1% BSA 需要输血 20ml。有研究报道,仅一只手的切痂将失去 2~3 个单位的红细胞。由于患者血小板减少和凝血因子缺乏,患者术中实际失血量难以准确计算,常常超出预估出血量。术前务必行血型鉴定和交叉配血试验以备足合适的血液制品,术中根据患者情况,密切监测血红蛋白及凝血指标。及时补充红细胞和新鲜冰冻血浆。

二、术中麻醉管理

（一）监测

大面积烧伤患者切削痂植皮术须根据患者基本状况和手术范围确定监测策略。基本生命体征和尿量是烧伤患者复苏评估过程中最重要的指标。有创监测一般仅用于高风险患者和复苏失败者。

烧伤创面心电监护可用针式电极或将弹簧夹固定在外科 U 形钉上。大多数患者,标准电极片可置于身体下方,以提供良好的心电图信号。血压袖带可应用于非烧伤区域或新移植皮肤的四肢,但应格外小心,防止无创血压袖带损伤四肢皮肤组织。

脉搏氧探头在烧伤患者常难以寻找到适合的放置位置。手指、脚趾等标准位置可能被烧伤,可选择其他部位,如:耳、鼻、舌等。当皮肤不能放置探头时,食管脉搏氧探头比传统的脉搏氧仪更具优势,或可选择动脉血气分析。

有创动脉监测可连续实时监测有创动脉血压,采集动脉血。了解患者血流动力学瞬时变化,在术中大量失血救治中意义重大。其他血流动力学监测技术包括食管超声多普勒等亦可选用。对液体复苏效果不佳的严重烧伤患者推荐使用有创血流动力学监测。对既往有心肺疾患和肾脏疾病的患者,也可放置肺动脉导管,评估心排血量、每搏量、体循环阻力以及计算氧供、氧耗参数。中心静脉压和肺毛细血管楔压可作为前负荷指标指导容量治疗。烧伤面积大于 50% BSA 是有创血流动力学监测的指征。考虑感染的风险,肺动脉导管不常规放置,可用超声心动图评估心室功能、中心静脉压和肺动脉压。对于烧伤患者,其他血流动力学监测技术,如 PiCCO、FloTrac/Vigileo、LiDCO 等,可为临床指导合理补液提供更为准确可靠的指标。与肺动脉导管不同,上述监测技术可以提供连续的、更全面的血流动力学指标,包括胸内血容量指数、体循环阻力、心指数、心排血量、每搏变异度、血管外肺水指数等,通过对心脏前后负荷、心肌收缩功能、肺循环状态等参数的动态监测,直接反映液体复苏效果,以便及时调整补液方案。

尿量监测在烧伤患者围手术期的重要性不容忽视,即使会阴部被严重烧伤,也应放置导尿管。通过留置导尿管监测每小时尿量,含银导尿管可显著降低烧伤患者尿路感染。

温度监测在烧伤患者麻醉管理中至关重要。严重烧伤患者体核温度每 15min 降低 1℃以上,低体温将导致失血量增加,并发症和死亡率均增高。维持体温,减少术中热损失的措施包括手术室温度控制在 26~37℃,利用设备加温静脉输液,非手术部位覆盖并使用保温装置。另外还可用加热灯和循环热水垫等措施。

（二）气道管理

机械通气和气道保护是烧伤患者麻醉管理的基本要素。烟雾吸入所致的舌体水肿可影响面罩通气和气管插管。同样,颈部及下颌烧伤造成的组织水肿也会影响患者颈部活动度。广泛的胸部烧伤、环形焦痂的形成将严重限制胸壁顺应性,影响患者通气。术前气道评估有助于选择合适的气道管理技术和气管插管方法。

气道正常患者使用静脉诱导和短效肌肉松弛药即可完成快速气管插管。琥珀胆碱禁用于烧伤患者,应使用非去极化肌松药替代琥珀胆碱。气管插管后要妥善固定导管,由于存在面颈部创面肿胀及创面渗液等,固定导管要仔细。可使用特殊的气管导管固定装置,或由外科医师将导管固定在下颌和牙齿上。

气道异常患者常需清醒气管插管。清醒气管插管需要充分的局部表面麻醉、适当的体位和预充氧。安全的气管插管取决于麻醉科医师的操作,可选择可视支气管镜、喉罩及其他插管器械。如果患者昏迷或不能配合清醒插管,可行气管切开术,包括环甲膜穿刺或气管造口术等。近年来,越来越多的可视气管插管装置为困难气道的处理提供了更可靠的选择。

（三）液体管理

切削痂术通常伴有大量失血。单纯依靠切削痂面积,或烧伤后时间均不能准确预测术中失血量。伤后 24h 内手术通常比伤后 2~16d 手术出血量少。出血量最多的时间是在伤后 5~12d。失血量与Ⅲ度烧伤面积相关,还与烧伤后手术时间、麻醉时间,以及创面是否感染相关（表 25-3-1）。

表 25-3-1　烧伤患者手术失血量的预测

实施手术的时间	预估失血量
烧伤后 24h 内手术	0.45ml/cm² 烧伤面积
烧伤后 1~3d 手术	0.65ml/cm² 烧伤面积
烧伤后 4~16d 手术	0.75ml/cm² 烧伤面积
烧伤后 16d 以后手术	0.5~0.75ml/cm² 烧伤面积
烧伤后感染伤口的手术	1~1.25ml/cm² 烧伤面积

烧伤患者切削痂手术术中失血量难以估算。1% BSA 烧伤面积的出血量常超过 120ml,因此,多种止血技术用于控制术中出血,如止血带,局部或皮下注射血管收缩剂(肾上腺素、抗利尿激素或苯肾上腺素等)。麻醉科医师应判断高血压和心动过速是血管活性药物所致,抑或还有其他原因。

烧伤患者术中输血仍不可或缺,输血的选择应该根据患者病情而定。通常按每切痂 1% BSA 失血 100~200ml 计算,这一计算方法的缺陷是未计算循环血容量。亦可依据下列计算公式:切削痂面积比×丧失面积比×估计血容量(ml)/100,其中儿童和血供丰富区域的丧失面积比为 8,只是清创术和血供不丰富区域的丧失面积比为 4（表 25-3-2）。充分的液体复苏是降低死亡率的关键,尤其是在早期救治和切削痂植皮术中。通常以晶体液、胶体液、红细胞悬液及新鲜冰冻血浆补充失血。烧伤引起的血流动力学变化非常显著,务必使患者达到最佳的血容量、维持末梢灌注和组织氧供。切削痂植皮术中心液体复苏的初期目标为纠正和预防低血容量。补液量通常根据烧伤面积百分比结合临床评估、生命体征和尿量而计算。肾功能正常患者,应维持尿量为:成人 0.5ml/(kg·h),儿童 1ml/(kg·h)。液体通常选择乳酸林格液,2 岁以下儿童应选择 5% 葡萄糖乳酸林格液。复苏充分表现为生命体征平稳、尿量可达 1ml/(kg·h)。静脉输液应根据患者血流动力学反应不断调整,液体复苏的目的是补充体液丢失,维持充足的组织灌注和氧供,若不能达到这一目的将导致烧伤休克,表现为进行性氧债、无氧代谢和乳酸酸中毒。

液体复苏期间应连续监测动脉血气,观察 pH 和乳酸变化。这些实验室指标有助于判断复苏期间细胞灌注状况,若升高的乳酸水平恢复到正常说明细胞水平的组织灌注得到改善,氧债已得到纠正。

表25-3-2　切痂植皮术中失血量计算方法

方法一:估算失血量 =100~200ml × 1% 切削痂面积	
方法二:估算失血量 =(% 切削痂面积)× 丧失面积比 × 估算血容量(ml)/100	

丧失面积比:儿童及血供丰富区域为 8;清创术及血供不丰富区域为 4。

三、术后管理

(一)拔管标准及气管切开术

烧伤患者在复苏期间接受了大量的液体输注,软组织水肿非常明显,应在组织水肿消退后再行拔管。全身麻醉期间,患者使用阿片类镇痛药和肌松药,同样会导致拔管延迟。气管插管拔管标准包括:麻醉药物的消退,患者意识清楚,听从指令,不抵抗,镇痛良好,适当的咳嗽和张口,具备防止误吸的自我保护能力,无严重的气道水肿,足够的潮气量,肌力正常,肺活量大于 15ml/kg,吸气负压 >20cmH₂O,FiO₂ 低于 0.50 时 PaO₂>60mmHg,呼吸频率 <25/min,肺泡 - 动脉血氧分压 <200mmHg,体温正常,且无脓毒症征象(表 25-3-3)。

表 25-3-3　烧伤患者气管导管拔管标准

药物消退	肌力正常
听从指令	肺活量大于 15ml/kg
不抵抗	吸气负压 >20cmH₂O
镇痛良好	在 FiO₂ 低于 0.50 时 PaO₂>60mmHg
适当的咳嗽和张口	呼吸频率 <25/min
误吸自我保护能力	肺泡 - 动脉血氧分压 <200mmHg
无严重的气道水肿	体温正常
足够的潮气量	无脓毒症征象

烧伤患者长期插管可合并拔管后喘鸣。拔管前,务必在抽空气囊后明确有气体从导管旁逸出后才能拔管。依据其他标准判断可以拔管但无气体漏出时,直接喉镜检查有助于了解残留的气道水肿的程度。烧伤患者拔管过程中另一个有效的工具是 11#Cook 气道导管换管器(airway exchange catheter, AEC),将其放入气管内并保留到拔管后。AEC 不仅可供氧而降低缺氧风险,又可引导再次插管,尤其适用于潜在困难气道患者。因导管可能受阻于会厌或其他软组织,通过 AEC 引导再次插管时在某些患者可能会遇到困难,此时,可采用 Parker 支气管导管。若不能再次插管,应立即进行喷射通气,以降低误吸、气压伤或其他气道损伤风险。AEC 通常可在气管内保留 10h,且多数患者可耐受,也不影响患者发音。拔管后,应严密监护 24~48h,以防发生拔管后气道阻塞。

烧伤后是否应行气管切开术尚存争议,争议焦点为感染、肺源性脓毒症、气管狭窄、气管食管瘘和气管动脉瘘等问题。成功实施颈部植皮后再行气管切开术可避免在感染部位行气管切开,从而有效降低相关感染的风险。许多医疗机构制订了烧伤后救治和康复指南。以下情况需行早期气管切开术：①传统插管方法不能建立气道；②在气道极度水肿下进行了不适当拔管（几乎不可能重新插管）；③急性气道丧失；④长期呼吸衰竭。气管切开的益处包括：建立了可靠的呼吸通路，更易行口腔和气管内清洁、吸痰，防止肺部感染等。气管切开的最佳时机应根据不同患者临床表现而定。

对严重烧伤和预测延长插管期限的儿童推荐早期气管切开，尤其是有面部烧伤和吸入性烧伤的患者。现已证明，早期气管切开是保证气道安全和改善呼吸机管理安全有效的途径。儿童气管较短，发生移位和误入支气管风险较高。气管切开可降低死腔通气，增加层流，减少气道抵抗。

（二）疼痛管理

烧伤后剧烈疼痛不可避免，早期患者疼痛与烧伤深度成反比，全层皮肤深度烧伤破坏了感觉神经，感觉不到疼痛。而浅层烧伤患者则会剧痛难忍，镇痛需求常常被低估。烧伤患者经历多次切削痂、植皮、换药和理疗，这些治疗措施均可加重疼痛。烧伤导致患者焦虑和抑郁，痛阈降低，加重疼痛感受。疼痛的管理首先应了解疼痛类型（持续痛、急性痛、操作性疼痛），评估疼痛程度，方可选择合适的镇痛方法。

阿片类镇痛药仍然是当前烧伤镇痛使用最多的药物。由于多种因素影响，发达国家临床使用最多的仍然是吗啡和芬太尼。吗啡用于烧伤患者有两大药理学优势：①蛋白结合率低；②主要代谢产物被结合后经肾小球滤过排出。大剂量吗啡导致的呼吸抑制可用小剂量纳洛酮拮抗。静脉输注芬太尼及口服枸橼酸芬太尼均有效。口服芬太尼非常适用于儿童，尤其是换药时。术后使用哌替啶可预防寒战，显著增加患者舒适度，减少疼痛引起的躁动。由于哌替啶的毒性代谢产物去甲哌替啶可能会蓄积，因此，不推荐烧伤患者长期使用。建议在手术期间尽早静脉使用阿片类镇痛药，如果患者已行肠内营养，应口服给药。由于对阿片类镇痛药的耐受，剂量需求可能会超过正常人的4倍，考虑到可能出现阿片类镇痛药介导的痛觉过敏，瑞芬太尼这类超短效药物应避免使用。目前在国内烧伤患者中使用最多的阿片类镇痛药是舒芬太尼，由于舒芬太尼镇痛效能更强，心血管反应和呼吸抑制更小，因此更适用于治疗性操作。阿芬太尼、氢吗啡酮亦可选用。

非阿片类镇痛药亦可广泛用于烧伤患者。氯胺酮可兴奋交感神经，升高血压，但呼吸抑制弱，是理想的镇痛用药。近期研究表明，烧伤患者在诊断脓毒症后，应用氯胺酮可显著改善其生存率，可能与其抗炎症级联反应相关。α_2-受体激动剂右美托咪啶可用于镇静、抗焦虑，相对于其他镇静药几乎无呼吸抑制作用。右美托咪啶的镇静抗焦虑作用适用于长期插管患者。对轻度疼痛，推荐用对乙酰氨基酚，其剂量可达3~4g/d，但应避免用于肝肾功能障碍者。

如果疼痛得不到有效控制，患者会更加焦虑，反过来又会进一步加重疼痛。严重烧伤患者中有30%出现创伤后应激障碍，通常是由镇静镇痛不足引起。PCA是阿片类镇痛药用于锐痛和操作痛的理想给药方式。使用PCA出现药物过量的情况极其罕见。患者每天药物需求量可以计算出来，因此很容易从PCA过渡到口服给药。

对于小范围烧伤，脐平面以下，局限于单手或单足的烧伤，可应用区域阻滞镇痛。近年来，广泛应用的超声引导下神经阻滞技术可为烧伤患者提供多种镇痛手段。对下肢烧伤患者使用硬膜外或骶管麻醉可极好地缓解疼痛。硬膜外给药用于长期术后镇痛具有独特的优势。烧伤愈合后疼痛可能长期存在，阿片类镇痛药可能对神经病理性疼痛无效。理疗、行为治疗、美沙酮、抗抑郁药、抗惊厥药和静脉输注利多卡因对慢性疼痛均有一定作用。

（陶国才　朱丹　潘科）

参 考 文 献

［1］GRIGGS C,GOVERMAN J,BITTNER E A. et al. Sedation and pain management in burn patients ［J］. Clin Plast Surg,2017,44 （3）:535-540.

［2］BITTNER E A,SHANK E,WOODSON L,et al. Acute and perioperative care of the burn-injured patient ［J］. Anesthesiology, 2015,122（2）:448-464.

［3］STAPELBERG F. Challenges in anaesthesia and pain management for burn injuries ［J］. Anaesth Intensive Care,2020,48（2）: 101-113.

［4］BARRETT W,BUXHOEVEDEN M,DHILLON S. Ketamine:a versatile tool for anesthesia and analgesia ［J］. Curr Opin Anaesthesiol,2020,33（5）:633-638.

［5］HARBIN K R,NORRIS T E. Anesthetic management of patients with major burn injury ［J］. AANA J,2012,80（6）:430-439.

［6］TOWN C J,JOHNSON J,VAN ZUNDERT A,et al. Exploring the Role of Regional Anesthesia in the Treatment of the Burn-injured Patient:A Narrative Review of Current Literature ［J］. Clin J Pain. 2019,35（4）:368-374.

［7］UESHIMA H,OTAKE H. Continuous erector spinae plane block for pain management of an extensive burn ［J］. Am J Emerg Med,2018,36（11）:2130.e1-2130.e2.

［8］ABO-ZEID M A,ELMADDAWY A E A,EL-FAHAR M H,et al. Selective Scalp Nerve Block:A Useful Technique With Tissue Expansion in Postburn Pediatric Alopecia ［J］. Ann Plast Surg,2018,80（2）:113-120.

［9］SHANK E S,MARTYN J A,DONELAN M B,et al. Ultrasound-Guided Regional Anesthesia for Pediatric Burn Reconstructive Surgery:A Prospective Study ［J］. J Burn Care Res,2016,37（3）:e213-217.

［10］DORSEY D P,BOWMAN S M,KLEIN M B,et al. Perioperative use of cuffed endotracheal tubes is advantageous in young pediatric burn patients ［J］. Burns,2010,36（6）:856-860.

［11］SHICK V,LEBOVITZ EE,CONRAD E. The benefits of ultrasound-guided continuous sensory nerve blockade in the setting of burn injury:a case report of bilateral continuous superficial peroneal nerve blockade in a patient with severe sleep apnea ［J］. J Clin Anesth,2017,36:62-66.

［12］GUO Z,PANG L,JIA X,et al. Intraoperative target-controlled infusion anesthesia application using remifentanil hydrochloride with etomidate in patients with severe burn as monitored using Narcotrend ［J］. Burns,2015,41（1）:100-105.

第二十六章

核辐射损伤的救治与麻醉

核辐射损伤一般分为两类，即核武器伤和核与辐射突发事件损伤。核武器指利用核裂变或聚变反应，瞬时释放出巨大能量实现爆炸的大规模杀伤破坏性武器，如原子弹、氢弹和中子弹。核与辐射突发事件指突然发生的，由放射性物质或其他放射源造成或可能造成严重影响公众健康的事件。分为核与放射事故和核与辐射恐怖袭击两大类型。核反应堆事故、辐照装置事故（γ辐照、探伤、治疗机等）、丢失放射源事故、医疗照射事故（外、内）、临界事故、放射性废物储存事故、军用核设施事故、其他核辐射事故等均属核与放射事故。邮寄恐吓信并威胁使用放射性物质作武器，盗窃放射性物质，秘密散布放射性物质，使用放射源恶意照射某一个人或某一群人，用爆炸方式散布放射物质（通常说的"脏弹"），破坏密封源的密封性，破坏有大量放射性物质的核装置的安全系统（如核电站，反应堆），故意用放射性物质污染食物、水源、日用品、特定地点或环境，恶意转移核材料，特别是易裂变材料等则属于核与辐射恐怖袭击。

第一节　核武器与核辐射的损伤特点

一、核武器的损伤特点

核武器的杀伤因素主要有光辐射、冲击波、早期核辐射和放射性沾染。前三种因素在核爆炸后几秒至几十秒钟内起作用，称为瞬时杀伤破坏因素。瞬时杀伤破坏因素对人员和物体毁伤能力强。放射性沾染作用持续时间较长，一般不会使人员立即丧失战斗能力。

核爆炸产生的四种杀伤因素都能对人员造成伤害。万吨以上的核爆炸，在能见度较好的情况下，瞬时杀伤破坏因素对暴露人员的杀伤半径，以光辐射最大，冲击波次之，早期核辐射最小。万吨以下的核爆炸，早期核辐射的杀伤半径大于光辐射和冲击波。

人员受到一种杀伤因素的损伤，称为单一伤，例如光辐射烧伤、冲击伤、核辐射损伤等；受到两种或两种以上不同性质的杀伤因素的损伤，称为复合伤。

（一）冲击伤

核爆炸冲击伤(简称冲击伤)是核爆炸时产生的冲击波直接或间接作用于人体引起的损伤。①超压在 20~30kPa，引起轻度冲击伤；30~60kPa，可致中度冲击伤；60~100kPa，发生重度冲击伤；大于 100kPa 时，可造成极重度冲击伤。②动压 10~20kPa，可引起中度冲击伤；20~40kPa，可致重度冲击伤；大于 40kPa，可造成极重度冲击伤。

1. 冲击伤的特点

（1）伤情复杂：既有直接损伤，又有间接损伤；既有体表外伤，又有内脏器官损伤，以及听器和眼球损伤；轻者仅皮肤擦伤，重者可发生骨折、肝脾破裂或颅脑损伤，甚至肢体离断等极严重损伤。因此，冲击伤是多部位、多脏器、轻重不一的综合性损伤。

（2）外轻内重：所谓"外轻内重"，指体表外观损伤轻微或无伤，而体内损伤却较重。这是超压致伤的典型现象。动压和物体间接致伤作用较轻时，也常表现为体表外伤轻而内脏损伤重的"外轻内重"现象。有的伤病员于伤后早期并无明显临床征象，被误认为是轻伤病员，但仍可能存在内脏损伤，尤其是对距离爆心较近的人员，都应警惕有冲击伤的存在，特别要注意内脏的伤情，必须详细询问负伤史，细致检查、密切观察，防止"外轻内重"现象掩盖伤情而失去对需要抢救的伤病员的救治时机。

（3）伤情发展迅速：严重的冲击伤，伤后短时间内可能出现暂时的机体代偿现象，使生命体征变化不明显。随着代偿功能失调和伤情的加重，全身状况急剧恶化，尤其是有严重颅脑损伤、两肺广泛出血、水肿或内脏破裂的伤病员，伤情发展更快。因此，凡疑有严重内脏损伤者，必须严密观察，及时进行治疗。在抢救时，必须遵循"先重后轻，快抢快救"的原则。

2. 冲击伤的伤类和伤情 冲击伤可分为直接冲击伤和间接冲击伤两类。由冲击波直接作用于人体引起的损伤，称为直接冲击伤，常见有鼓膜破裂，肺出血、水肿，胃、肠、膀胱、肝、脾破裂和骨折等。受冲击波作用的其他物体对人体造成的损伤，称为间接冲击伤，如房屋、工事倒塌和飞石、砖瓦、玻璃碎片等可引起各种间接损伤。一般情况下，冲击伤是超压和动压共同作用的结果。冲击伤的伤情取决于损伤的程度、性质和部位。临床上，冲击伤分为轻、中、重和极重度四个伤情等级。

（1）轻度冲击伤：轻度脑震荡，听器损伤、内脏点状出血和擦皮伤等，一般无明显全身症状，不需特殊治疗。

（2）中度冲击伤：脑震荡，严重听器损伤，内脏多处斑点状出血，肺轻度水肿、出血，软组织挫伤和单纯脱臼等。部分伤病员可出现较明显的全身症状，但一般不危及生命，如不合并其他损伤，预后多良好。

（3）重度冲击伤：明显的肺水肿和出血，肝、脾、胃肠、膀胱破裂，股骨、肋骨、脊柱及颅底骨折等。有明显的全身和局部症状及不同程度休克或昏迷征象。此类伤病员是救治的主要对象，若不积极救治大多有生命危险。

（4）极重度冲击伤：严重肺水肿、出血，肝、脾破裂，颅脑严重损伤。可出现严重休克或昏迷状态。此类伤病员多处于距爆心较近地域，常常同时有数种严重损伤，是紧急抢救的对象，如不及时救治，数小时至 1d 内即可危及生命。

（二）光辐射烧伤

光辐射可以引起人体直接烧伤和间接烧伤。光辐射的致伤作用主要取决于人体所受光冲量的大小。$20J/cm^2$ 可引起皮肤浅Ⅱ度烧伤；$30J/cm^2$ 可引起皮肤深Ⅱ度烧伤；$45J/cm^2$ 可造成Ⅲ度烧伤。开阔地面暴露人员夏季着装情况下，不同烧伤程度所需光冲量的估计值为：$20~60J/cm^2$ 可引起轻度烧伤；$60~120J/cm^2$ 致中度烧伤；$120~200J/cm^2$ 可造成重度烧伤；大于 $200J/cm^2$ 可引起极重度烧伤。此外，核爆炸闪光对人员还会产生闪光盲。闪光盲虽然不属于致伤,但可引起视力下降,影响战斗力。

1. 光辐射烧伤的特点

(1)烧伤多呈朝向性:光辐射呈直线传播,因此在一定范围内,烧伤多发生在身体朝向爆炸方向的部位。烧伤创面轮廓比较清楚。

(2)烧伤深度较浅:光辐射持续时间短,烧伤深度较浅,即使是Ⅲ度烧伤,也很少烧至皮下深层组织。创面深浅程度比较均匀。

(3)暴露部位烧伤概率较高:着装可隔挡光辐射,防止或减轻烧伤,而身体的暴露部位则容易发生光辐射烧伤。

(4)可发生眼和呼吸道烧伤:核爆炸时,眼睑和角膜呈暴露状态可发生烧伤;闭眼动作缓慢及直视火球,可因晶体的聚光作用而发生视网膜烧伤。在极重度烧伤区内的地面暴露人员,可因吸入高热气体而引起呼吸道烧伤。

2. 光辐射烧伤的分类和伤情　核爆炸引起的烧伤分为直接烧伤和间接烧伤两类。光辐射直接作用于人体引起的烧伤,称为直接烧伤,也称光辐射烧伤。由光辐射引起可燃物燃烧导致的人体烧伤,称为间接烧伤。间接烧伤和普通火焰烧伤相同。烧伤伤情,不仅决定于烧伤深度,而且与烧伤面积和烧伤部位有关。

烧伤程度分为轻、中、重、极重四度。

(1)轻度烧伤:Ⅱ度烧伤面积在 10% BSA 以下。一般全身症状不明显。

(2)中度烧伤:Ⅱ度烧伤面积在 10%~30% BSA 或Ⅲ度烧伤面积在 10% BSA 以下。全身症状较明显,个别可发生休克。

(3)重度烧伤:Ⅱ度烧伤面积在 30%~50% BSA 或Ⅲ度烧伤面积在 10%~20% BSA 或烧伤面积虽不超过 20% BSA,但有呼吸道烧伤或颜面和会阴部的深Ⅱ度与Ⅲ度烧伤。全身症状严重,早期多发生休克。

(4)极重度烧伤:烧伤总面积在 50% BSA 以上或Ⅲ度烧伤面积在 20% BSA 以上。伤情严重,通常处于垂危之中。

(三)早期核辐射损伤

人员受到大剂量核辐射照射后,可引起急性放射病。急性放射病的轻重,主要取决于受照射量的大小。人员受到核辐射照射的剂量小于 1Gy,一般不会产生急性放射病;受照剂量达到 1~2Gy 可引起轻度骨髓型放射病;2~4Gy 可引起中度骨髓型放射病;4~6Gy 可发生重度骨髓型放射病;大于 6Gy 可致极重度骨髓型、肠型或脑型放射病。

早期核辐射的致伤特点包括:①核武器当量愈小,早期核辐射致伤的比例愈大:千吨级核爆炸,杀伤区内暴露人员几乎全部遭到早期核辐射的损伤。万吨级以上核爆炸时,则随爆炸当量的增大,早期核辐射致伤的比例减小。②严重伤情比例高:在早期核辐射杀伤区内,重度以上急性放射病伤情的比例可达60%~70%。③具有明显急性辐射损伤特征:受较大剂量核辐射照射后引起的急性放射病,是一种全身性损伤,通常有假愈期,一般不会立即丧失战斗力。

(四)复合伤

核爆炸复合伤(简称复合伤)的发生情况,与核武器当量、爆炸方式以及人员在核爆炸当时所处的位置和防护条件有关。

1. 复合伤的发生区域

(1)两万吨以下核武器爆炸时,三种瞬时杀伤因素的杀伤范围:早期核辐射>冲击波>光辐射。在发生光辐射烧伤的范围内,暴露人员可同时受到光辐射、冲击波和早期核辐射的共同作用,因而,可引起放射损伤、冲击伤和烧伤三种损伤的复合伤;在冲击波杀伤范围以内,可受到冲击波、早期核辐射的共同作用,造成冲击伤和放射损伤的复合伤。

(2)两万吨以上核武器爆炸的杀伤范围:早期核辐射<冲击波<光辐射,因此,在早期核辐射杀伤范围内的暴露人员,可发生放射损伤、冲击伤和烧伤三种损伤的复合伤;在冲击波杀伤范围内,可引起冲击伤和烧伤的复合伤。

2. 复合伤的类型

(1)放射复合伤:合并有放射损伤的复合伤,称为放射复合伤。根据放射损伤、烧伤和冲击伤的严重程度,又将放射复合伤分为以下三类:①以放射损伤为主的放射复合伤,它包括放烧冲、放烧和放冲复合伤;②以烧伤为主的放射复合伤,主要有烧放冲和烧放复合伤;③以冲击伤为主的放射复合伤,它包括冲放烧和冲放复合伤。

(2)非放射复合伤:无放射损伤的复合伤,称为非放射复合伤。这类复合伤根据烧伤和冲击伤的严重程度,又分为两类:①以烧伤为主的复合伤,即烧冲复合伤;②以冲击伤为主的复合伤,即冲烧复合伤。

3. 复合伤伤情划分　复合伤伤情划分原则是以单一伤伤情为基础,并考虑到各种损伤之间的相互影响和加重作用,通常分为轻度、中度、重度和极重度四个伤情等级。

4. 复合伤的特点　复合伤是两种以上损伤共存,在临床上各种损伤之间常表现为"相互加重"。下面以常见的两类复合伤为例加以说明。

一类是放射复合伤,按照主要损伤作用可以分为:

(1)以放射损伤为主的放射复合伤:①放射损伤是此类复合伤的主要矛盾,临床经过及转归主要取决于放射损伤的严重程度,具有明显的放射病特征。②烧伤、冲击伤加重放射损伤,表现为加重放射损伤的致死效应;病程发展快,临床经过重,症状出现早;休克、感染发生率高,出现早,程度重;造血组织破坏加速,损伤程度加重。③放射损伤使烧伤和创伤局部表现加重,愈合延缓,尤其是合并中度以上放射损伤者更明显。

(2)以烧伤为主的放射复合伤:①烧伤是主要矛盾;②受核辐射照射剂量较小;③冲击伤多为轻度或中度。临床上表现有放射损伤的特征。

(3)以冲击伤为主的放射复合伤:包括"冲放烧"、"冲放复合伤"。受照剂量一般不超过2Gy。临床经过和转归主要取决于冲击伤的严重程度。

另一类是非放射复合伤,基本特点如下:

(1)烧冲复合伤:烧伤是烧冲复合伤的主要损伤,冲击伤一般为轻度或中度。因此,这类复合伤的病程基本上是烧伤的病程,也经历休克期、感染期和恢复期。临床经过和转归、死亡率和存活时间、休克的发生率、全身感染轻重及外周血白细胞的变化等,主要取决于烧伤的严重程度。血便的发生率、开始时间与烧伤面积有密切关系。心肺功能障碍和肾功能损伤主要是由烧伤引起的。

(2)冲烧复合伤:冲击伤是主要损伤,复合的烧伤一般均较轻。因此,冲烧复合伤的临床经过和转归主要决定于冲击伤的轻重,临床表现特点与单纯冲击伤大致相同。

二、核事故的损伤特点

核事故对人体的危害是多因素、多途径的。①在伤害因素方面,既有电离辐射伤害,也有爆炸引起的冲击、烧伤、创伤等伤害;既有外照射伤害,也有内照射伤害;既有机体伤害,也有精神心理伤害。②在伤害途径方面,既有直接来自放射源的伤害,也有由于放射物质污染空气引起的吸入性伤害;既有由于放射物质沾染造成的接触性皮肤伤害,也有污染水、食物经口引起的食入性伤害等。在发生事故时,如未采取适当的防护措施,均可使人员受到不同程度的照射。

（一）急性辐射效应

人体受照射后数分钟至数月内出现的效应称为急性效应。产生辐射急性效应的主要途径有强放射性物质引起的照射和核反应释放的大量 γ 射线和中子辐射。症状主要包括呕吐、皮肤红斑、脱发、白内障、造血功能降低、暂时或永久不育等,其严重程度和发生概率与剂量的大小有关。照射剂量低于 0.35Gy 时,部分伤病员出现恶心、虚弱和食欲减退,但均能在数小时内消失。照射剂量在 0.70~1.25Gy 时,可使 5%~30% 受照人员出现暂时性恶心。若无其他并发症,一般不会造成死亡。照射剂量在 1.25~3Gy 时,可使大部分受照人员发生恶心、呕吐和虚弱,同时伴有感染、出血和发热等症状,如有创伤或烧伤,患者数和死亡人数将明显增加。照射剂量在 3Gy 左右时,如不及时救治,60d 内死亡率将达到 50%。在更高剂量情况下,上述症状和体征将持续并且后果更加严重。当照射剂量超过 5Gy,并未进行医学救治时,死亡率将会达到 100%。显著的非均匀照射或局部照射会使局部组织产生严重的损伤。上述损伤,临床主要诊断为急性放射病、放射性复合伤和放射性沾染。

（二）远期辐射效应

辐射的远期效应产生于受照后半年乃至数十年后,包括确定性效应和随机性效应。确定性效应如放射性白内障、慢性放射性皮炎、生殖力减弱和寿命缩短等。随机性效应是指受照者产生的躯体效应,主要表现为白血病和癌症(致癌效应),以及对受照射者后代诱发的遗传效应。随机性效应发生的概率随照射剂量增加而增大,而疾病严重程度与照射剂量无关,从辐射防护的观点来看,不存在照射剂量阈值的问题。

（三）心理效应

核事故所产生的社会心理效应十分突出。由于民众对于核辐射的性质、特点、危害及防护缺乏了解,使得人们对于核事故感到担心和恐惧。这种潜在对核辐射担心焦虑的思想会通过社会各种途径广为流传,当确实发生核事故时,会引发巨大的社会恐慌和混乱。

第二节　核辐射损伤的基本病变和特点

一、组织细胞的辐射敏感性

机体受到射线作用后,各类组织器官的损伤程度有很大不同,系因其辐射敏感性差异所致。辐射敏感性取决于细胞分化程度、细胞增殖能力、代谢状态及细胞周围环境等。细胞分化程度低、分裂活跃、代谢旺盛(即 DNA 合成旺盛)的组织辐射敏感性较高,反之则较低(表 26-2-1)。但是,同一组织器官中的各类细胞成分的辐射敏感性也有较大差异,如小肠黏膜组织中,腺窝上皮细胞对射线高度敏感,而其绒毛上皮细胞敏感性则较低;睾丸生精上皮细胞高度敏感,而其间质细胞和支持细胞则属低度敏感。概言之,淋巴细胞、造血细胞、肠腺窝上皮细胞(尤其是小肠)、生殖细胞(尤其是生精细胞、卵泡细胞)和胚胎细胞对射线最为敏感,其辐射损伤最为迅速和严重。

表 26-2-1　人体各种组织、器官对射线的敏感性

高度	中度	低度	不敏感
淋巴组织	感觉器官上皮（晶体、角膜）	中枢神经系统	肌肉组织
胸腺	内皮细胞（血管、血窦等）	内分泌系统	软骨组织
骨髓造血组织	皮肤（含毛囊）	心脏	骨组织
肠上皮	唾液腺		结缔组织
性腺	肾、肝、肺的上皮		
胚胎组织			

　　尚需指出，即使同属高度敏感组织细胞，其病变的发生时间也有较大差异，就照射后敏感细胞发生凋亡坏死和清除直到"空虚"出现的高峰时间比较，小肠上皮细胞发生在照后 3~5d，造血细胞发生在照后 7~14d，而睾丸生精上皮则发生在照后 2~4 周。显然，这与其细胞分裂周期的不同有关。

二、核辐射损伤的基本病变

　　早期核辐射主要由 γ 射线和中子流组成，虽然剂量率极高，但其损伤效应和基本病变与实验室 ^{60}Co 源 γ 射线、反应堆中子以及 X 射线照射结果基本一致，仅损伤程度具有某些差异。关于放射损伤病理变化，早在伦琴射线发现的第 2 年（1896 年），就已有辐射所致脑、皮肤及其他脏器组织损伤的研究报道。120 多年来，国内外开展了大量研究，其基本病变业已阐明，仅其分子病理机制和新的防治措施仍待深入。三型放射病的基本病变，早期表现为组织细胞的广泛变性坏死和凋亡、严重的血管反应和出血、致死性继发性感染，晚期则表现为多种远期损伤效应病变。

　　（一）组织细胞的广泛变性凋亡和坏死

　　受照射后，迅速发生变性、凋亡和坏死的细胞包括淋巴细胞、造血细胞、生精细胞（三型放射病中均可见到）、肠上皮细胞（见于肠型和脑型）、神经元细胞（见于脑型）。在形态上细胞肿大，胞核浓缩或肿胀，空泡化，终至核固缩、碎裂、溶解消失。电镜下可见线粒体、内质网一系列损伤，核糖体减少。近年研究发现，上述细胞均同时出现凋亡，并具有剂量-效应和时间-效应关系。辐射损伤后组织坏死的显著特点是组织细胞广泛受累，多种器官组织病变同时发生；坏死部位的细胞反应极弱或缺如；同时，其再生能力也较强，但完全性恢复却较缓慢，从而引起机体的造血、免疫和生育能力长期低下。

　　（二）严重的血管反应和出血

　　小血管（特别是毛细血管、细动脉、细静脉）也属对射线敏感组织之一。照射后数小时即可出现小血管的扩张充血、淤滞、微血栓、水肿和出血，管壁破裂或细胞连接增宽，通透性明显升高，同时内皮细胞变性以致坏死和凋亡。如在脑型放射病中，脑的上述病变发生率明显高于肠型和骨髓型，其特点是出血灶小、数量多、分布广，遍及大脑、小脑、脑干、脊髓和脑室、中央管，并导致或加重脑神经细胞的缺血性病变。在肠型放射病中小肠出现相似的上述病变，从而导致小肠黏膜广泛渗血，其出血量可达全血的 1/3~1/2。而在骨髓型放射病中，其骨髓腔血窦严重破坏，大量出血，骨髓腔似呈"血湖"状，并出现全身各脏器的广泛和严重出血，常成为直接的死亡原因之一。需要指出，全身性出血是急性放射病常见和严重并发症之一，但早期（如照射后 1~3d）出血可能是严重血管壁形态和功能异常（血管壁变性和通透性、脆性增高）所致，而极期的全身性出血则主要是血小板质和量的变化，包括数量锐减、结构损伤、黏着性减退、携带 5-羟色

胺的功能减退、对血管壁保护作用减弱;凝血因子严重缺少导致的凝血障碍;小血管损伤等综合因素所致。死亡动物中,脏器出血的发生率以骨髓型最多见,肠型和脑型因其存活时间较短,出血较少。

出血部位以血管丰富、代谢和功能活跃的脏器多见。出血多呈斑点状,于疏松组织脏器(肺、皮下、黏膜下层等)易发生广泛或弥漫性出血,胃肠道和膀胱常发生大量血性积液或血凝块形成,而心、肠、膀胱等空腔脏器易发生全层性出血。出血的危害较大,除大量失血,造成机体全身或局部脏器贫血外,重要脏器的出血可成为直接死亡原因,如心内膜下广泛出血压迫传导束、肺出血使呼吸面积减少致呼吸困难、肾上腺皮质弥漫性出血常伴坏死导致皮质功能衰竭、肠道大量失血、脑出血所致颅压增高及膀胱巨大血凝块所致尿闭等。当放射病治疗中有效地控制感染后,严重的出血往往成为主要死亡原因。

(三) 致死性继发性感染

感染是急性放射病(尤其骨髓型)最多见和严重的并发病变之一,由于白细胞数量和功能的下降、网状内皮系统功能的减退和免疫功能的抑制、皮肤和黏膜等正常屏障功能的削弱等,致使机体抗感染的能力显著下降,从而导致细菌的入侵而发生感染。感染的发生率以骨髓型放射病最多见,肠型和脑型因其存活时间较短而依次减少;因病原菌主要来源于上呼吸道和消化道,故感染以口腔、肠道和肺为多见,其中肠型以肠道多见,骨髓型以口腔(扁桃体、齿龈、咽颊部)多见;感染发生时间最早于照射后2d,以照射后1~2周最为多见;感染的菌种于病程早期以革兰氏阳性球菌为主,较晚期则主要是革兰氏阴性杆菌。多见全身感染,局部感染则以口咽部(尤其是扁桃体)和皮肤为多见。

急性放射病极期或后期,当大量使用抗生素,菌群失调且机体明显衰弱情况下,易遭受真菌感染,尤以重症骨髓型和肠型多见。前者发生率为61.4%,后者发生率为56.7%。肠型多发生于照射后1~2周,最早为5.6d,平均10.2±1.7d;骨髓型多发生在第3~4周,平均21.0±3.9d。真菌种类于肠型中以念珠菌最多见(约81%),而在骨髓型则以曲霉菌多见(占96%),此外偶有酵母菌、毛霉菌感染。累及的脏器以肺和消化道多见,也发生在鼻腔、扁桃体、脑、肝、肾、睾丸及胸腹壁。肠型中以消化道多见(85%),其中食管占82%,小肠占53%,而骨髓型中则以肺脏多见(约60%)。真菌感染常并发组织坏死,并可直接向周围传播,或血行传播到许多脏器,成为重要致死原因。因此,在重症放射病治疗中要特别注意防治真菌感染的发生。

(四) 远后期损伤效应病变

辐射损伤的远期效应是指受照射后数月、数年甚至数十年所发生的慢性损伤效应。可发生在大剂量照射所致急性损伤后已恢复者,也可发生在长期受小剂量照射者,外照射和内照射均可引起。辐射损伤远期效应的突出特点在于具有累及脏器组织的广泛性和病理变化的多样性,主要包括造血功能障碍如血象异常、贫血、白血病等、免疫功能低下和重建不良、恶性肿瘤、晶体混浊(白内障)、生育力下降、胚胎畸形、青少年发育障碍、老化加速、寿命缩短、遗传效应、顽固性皮肤溃疡及多种器官纤维化等。

三、急性放射病的死亡原因

三型放射病因所受照射剂量、主要累及的脏器组织(靶器官)、病变性质和程度及其并发症的不同,其各自的死亡原因有着明显差异。同时,各型死亡原因也与是否进行治疗、治疗措施优劣、存活时间长短有很大关系。

(一) 骨髓型放射病的死亡原因

未经治疗的骨髓型放射病,除轻度伤情者外,极重度伤情者死亡率为100%,重度伤情者约50%~80%,中度伤情者约20%以下。其主要死亡原因几乎全部为全身播散性感染,均为细菌性感染,以肺和口腔最严重;严重的出血并发症(肺、心、肾上腺、肠道尤为严重)。少数极重度伤情者水盐代谢紊乱可直接导致或促进死亡。

经多种措施治疗后,存活时间大多得以延长,短者延长数周或数月,长者数年。延长数周者的主要死因大多为重要脏器的致命性出血如心内膜弥漫性出血、右心房"全房全层性"出血、肾上腺弥漫性出血、两肺出血、胃肠道广泛出血等,细菌性感染,播散性全身性真菌感染。真菌感染多数为曲霉菌,少数为念珠菌或合并酵母菌;延长数月者的主要死因多为肺、肝纤维化、恶病质或并发真菌感染;延长数年者主要死因则多为恶病质、多脏器纤维化、肿瘤、造血和免疫功能低下等。

（二）肠型放射病的死亡原因

未经治疗的肠型放射病中,所有实验动物无例外地均于照射后 3~5d 死亡,平均存活 3.6±0.2d,而人员则于照射后 7~13d 死亡。虽然实验动物和患者的死亡时间不同,但其主要死因却几乎一致,主要死于极为严重的水电解质代谢紊乱、脱水,并伴严重的肾上腺皮质功能衰竭。病变特点为全小肠和大肠黏膜坏死剥脱及肾上腺皮质细胞坏死伴皮髓质弥漫性出血。也有学者认为部分死于菌血症。

经多种措施治疗后,存活时间得以延长,但迄今国内外无一例实验动物或患者能延长 3~4 周以上。主要死因大多为播散性霉菌感染,其中约 80% 为念珠菌,少数为酵母菌或曲霉菌;约 10%~15% 为嵌顿性肠套叠,其中空肠-空肠套叠和回肠-结肠套叠占 78%;约 5%~10% 为全身广泛出血、肾上腺皮质功能衰竭或水电解质代谢紊乱等。

（三）脑型放射病的死亡原因

迄今为止,国外文献报道仅有 5 例患者发生事故性脑型放射病,均于 2~4d 内死亡。实验犬死亡于 2d 内,主要死亡原因均是中枢神经系统损伤导致的昏迷及脏器功能衰竭,也有学者认为与呼吸抑制、"特殊类型"的休克、脑出血水肿所致脑疝、心力衰竭或肾上腺皮质出血坏死所致功能衰竭等有关。

第三节　核武器伤病员的救治

核武器伤病员救治分为杀伤区伤病员抢救、早期救治和后续治疗三级。

一、核杀伤区伤病员抢救

核爆炸杀伤区的特点:面积大,伤病员多,工事等各种建筑物、桥梁、道路以及各种物资、装备同时遭到破坏;可能发生火灾和放射性沾染。因此,伤病员的抢救工作常与灭火、洗消等工作同时进行。

（一）伤病员自救互救

自救互救的主要内容:挖掘出被掩埋伤病员;灭火并使伤病员脱离火灾区;简易止血、包扎和遮盖伤面;固定骨折;清除伤病员口鼻泥沙,对昏迷伤病员将舌拉出以防窒息;给服个人急救盒内的抗放药、止吐药和抗感染药;简易除沾染。

（二）抢救队救护

抢救队以卫生人员为骨干,由战前组织的抢救力量,或临时抽调战斗分队组成。每队分若干抢救组。抢救人员进入沾染区应佩戴个人剂量仪,口服碘化钾;进入严重沾染区者,应口服抗放药"523"片;到极严重沾染区应尽量乘车并配备防护器材和通信工具。

抢救区域通常由军政首长或卫勤领导划分。当杀伤区无地面敌人占领威胁时,可以爆心投影点为中心,将整个杀伤区划分为几个扇形抢救区,同时进入抢救;当有地面敌人威胁时,可将杀伤区分成几个纵行的带状抢救区或人字形抢救区,从一个方向进行抢救。根据任务,各抢救队分段分片由外向内同时进入核杀伤区。轻度和中度杀伤区留少量人力进行组织和必要的救护;重度和极重度杀伤区为抢救的重点,尽快寻找和救出倒塌工事以及建筑物内的人员。

抢救实行快抢、快救、快送原则,遵守沾染区防护规则,保障伤病员和抢救者安全。救护内容主要包括:寻找、挖出被埋伤病员;实施战救"五大技术";对窒息者作气管切开或穿刺造口;对气胸做填塞包扎,穿刺排气;抗休克;覆盖大面积烧伤创面,必要时创面喷涂药物;消除和防止放射性沾染;补用抗放药,必要时用止吐药和抗感染药。

伤病员经抢救后要及时后送。杀伤区内从负伤地点到伤病员集中地点的搬运工作,由抢救队的搬运人员负责;从伤病员集中地点运出,主要由上级派来的运输力量负责;当车辆不能直接到达伤病员集中点时,在杀伤区内或杀伤区边缘可设若干临时转运站,担架员从集中点接回伤病员,再用车辆后送。此外,要注意首先后送需要紧急救治的伤病员,如大出血、休克、胸腹部伤、严重骨折、大面积烧伤以及可能发生窒息的伤病员。

二、核武器伤病员的早期救治

(一)早期救治机构的展开

在战术后方,通常由师救护所承担早期治疗任务,必要时抽调一线野战医院支援。早期救治机构是核条件下伤病员急救和医疗后送的重要环节。在无地面敌人威胁时,可在杀伤区边缘或重度杀伤区边缘展开。要注意隐蔽、靠近水源、后送伤病员道路方便,避开放射性沾染的危害。主要任务是:早期分类、早期治疗、伤病员留治和医疗后送。

(二)早期分类

1. **检伤分类**　检伤分类在伤病员分类站进行,先把需要紧急救治的伤病员分检出来,送到手术室或有关科室救治;检查放射性沾染超过战时容许量者,送洗消组洗消,洗消后分送有关科室,伤情严重者先救治后洗消。同时分检出烧伤、创伤和放射损伤三类,复合伤按主要损伤并兼顾治疗需要分别划入三类中,分别送往有关科室。放射病和以放射为主的复合伤,送内科;烧伤和以烧伤为主的复合伤,送烧伤科;创伤和以创伤为主的复合伤,送外科。各类轻伤单独划一类,送轻伤处置室。

2. **治疗分类**　治疗分类由各科在治疗的同时进行,根据负伤史、临床症状、体征、化验结果以及个人剂量计检测数据判定伤势。凡疑有放射病和放射复合伤者,均应注意观察和记录放射损伤所特有的指征;疑有放射性物质进入体内者,应在病历上注明;冲击波引起的损伤多为闭合性,常表现为"外轻内重",有时被烧伤所掩盖,要仔细做全身检查。

3. **后送分类**　后送分类由后送组主动深入各科室了解伤类伤势和各科安排的后送次序,根据当时的运输工具统一安排后送。

(三)早期治疗

早期治疗对核武器伤病员具有特殊意义,不仅烧伤和创伤伤病员需要在早期进行急救治疗,放射病和放射复合伤也须尽早救治。对疑有放射性物质进入体内者,应尽早服碘化钾,必要时采用促排措施;对伴有创伤或烧伤的放射物质沾染,应尽早清除;各科都应注意观察和治疗闭合性冲击伤,及时防治肺水肿。

早期救治机构的主要救治内容:手术止血,血管结扎、修补、吻合;骨折固定;气胸封闭;气管切开;剖腹探查,脏器修补、吻合、切除;疑有颅内血肿危及生命时,应清除血肿,并防治脑水肿、肺水肿;大面积烧伤创面行初期外科处理,有放射性沾染时进行创面清洗、创面药物治疗及全身综合治疗;抗休克、抗感染、抗破伤风及对症处理;放射性沾染进行全身洗消和服装除沾染,口服碘化钾,必要时采取促排措施;放射损伤和放射复合伤尽早用抗放药,重度以上者,静脉输注低分子右旋糖酐;复合伤和极重度以上放射病应用抗生素。中度以上烧伤和以烧伤为主的复合伤,给予抗感染和清创处理。

以创伤为主的复合伤可分为:①不立即手术就有生命危险;②不及时手术可能出现严重并发症;③可推迟几小时手术而无重大危险等三种情况。战况稳定且伤病员不多时,这三类伤病员均应在早期救治机构进行手术;若情况紧急而伤病员过多时,可将第三类甚至第二类伤病员及时后送到一线医院。

为提高外科处理效率,可采用"流程作业"法,把整个救护过程分为多个部分或阶段,由不同人员完成。但要按统一治疗原则,避免重复手术。做沾染手术时,应指定专用手术台;若与无沾染者共用手术台时,应铺塑料布单进行隔离。沾染手术器械用后应以肥皂水及热水刷洗除沾染,必要时可先用 0.5%~1% 柠檬酸盐或盐酸溶液洗涤,再经流水冲洗。

（四）伤病员留治

两周内能治愈归队的轻伤病员,一般在康复队留治,留治的数量可按战况灵活掌握。对颅脑、腹部伤等手术后伤病员和不能耐受后送的极重度伤病员,留治观察。

（五）医疗后送

后送原则:除短期内可治愈归队的轻伤病员和不能耐受后送的极重度伤病员外,尽量按伤情后送到远离前线的后方医院。对指定后送的伤病员,一般在途中不需要特殊治疗,可直接送到后方医院。两周内不能治愈归队的轻伤病员,后送到一线医院。预计治愈后仍不能归队者,直接送后方医院。

三、后续治疗

在哪一级医院进行后续治疗,主要决定于伤类伤势、运输工具和治愈后能否归队等条件。通常在一线医院、二线医院、后方医院或地方医院开展后续治疗。

后续治疗是早期治疗的延续,要与早期治疗相衔接。烧伤和创伤可按一般战伤治疗原则进行。放射损伤和放射复合伤伤病员被后送到战役或战略后方医院后,需进行全面检查和综合治疗。对伤情严重者,可按指征输注新鲜全血、白细胞、血小板和细胞因子,有条件时进行骨髓移植。对放射复合伤的外科处理,应在初期和假愈期前进行,争取在极期到来之前使伤口愈合。因为在放射病极期时,机体防御功能和组织再生能力降低,伤口难以愈合,极易引起局部或全身严重感染和出血。在极期一般不做手术,如做紧急救命手术,术中必须输注新鲜全血,有条件最好输血小板。恢复期伤情好转时,再做深度烧伤、器官修复等手术。

第四节　外照射急性放射病的诊断

外照射急性放射病是指人体一次或短时间(数日)内分次受到大剂量外照射而引起的全身性疾病。特点是致伤时间短,病变范围广,病情变化复杂,病程可呈阶段性。病变严重程度与受照剂量、剂量率、射线种类及受照的均匀度有关。根据其临床特点和基本病理改变,可分为骨髓型、肠型和脑型急性放射病。骨髓型又可分为轻度、中度、重度和极重度急性放射病。其病程一般分为初期、假愈期、极期和恢复期四个阶段。

　　核与辐射突发事件发生时,对急性辐射损伤进行及时而准确的诊断是对伤病员进行分类、抢救、后送、确定治疗原则、选择治疗措施及判断预后的重要环节。

　　急性放射病的诊断可分为早期分类诊断和临床诊断。依据受照史、临床表现及实验室检查,结合受照剂量的估算结果综合分析,对受照个体是否出现放射损伤以及伤情的严重程度做出正确的诊断。

一、早期分类诊断

(一) 早期分类诊断的依据

　　1. 受照剂量的初步估计　首先要证实伤病员确实受到照射,再通过对受照经过及照射条件的了解,粗估照射剂量。佩戴剂量计者可读出或监测受照剂量。除物理剂量外,还可用淋巴细胞染色体畸变分析和淋巴细胞微核测定来估计照射剂量。受照剂量大小与病情密切相关。

　　2. 早期症状　急性放射病早期症状的多少、出现的早晚、严重程度等可以提示病情的轻重。一般规律是早期症状出现越多、出现越早、程度越重,预示病情越严重。早期发生的呕吐、腹泻、发热、出血、共济失调和抽搐等症状有较大的诊断意义。

　　3. 早期血液学变化　照后1~2d血液学指标的变化与照射剂量和病情关系密切,可作为早期病情分类诊断的依据之一。血液浓缩、白细胞数早期升高、照后24~48h外周血淋巴细胞绝对值具有较大的诊断意义。

　　4. 局部皮肤损伤表现　核辐射事故时多为全身不均匀照射,在受照剂量较高的部位多发生皮肤放射损伤,如皮肤潮红、皮肤黏膜肿胀、皮肤红斑、肢端水肿、皮肤水疱形成、腮腺肿痛等。这些皮肤放射损伤表现的严重程度与受照剂量密切相关,可以用来估计局部受照剂量,进而推算邻近部位及全身受照的剂量,有助于病情的预测。

(二) 早期分型诊断

　　1. 受照剂量　根据受照剂量估计结果,可初步进行早期分型诊断(表26-4-1)。受照剂量估计通常难以很快给出且有一定的误差。

表26-4-1　各型急性放射病的初期反应和受照剂量下限

分型		初期表现	照射后1~2d淋巴细胞绝对值($\times 10^9$/L)	剂量下限(Gy)
骨髓型	轻度	乏力,不适,食欲减退	1.2	1.0
	中度	头昏,乏力,食欲减退,恶心,呕吐,白细胞短暂上升后下降	0.9	2.0
	重度	多次呕吐,可有腹泻,白细胞数明显下降	0.6	4.0
	极重度	多次呕吐、腹泻,休克,白细胞数急剧下降	0.3	6.0
肠型		频繁呕吐、腹泻,休克,血红蛋白升高	<0.3	10.0
脑型		频繁呕吐、腹泻,休克,共济失调,肌张力增加,震颤,抽搐,昏睡,定向和判断力减退	<0.3	50.0

　　2. 早期症状　依据早期症状进行分型诊断的要点:①在照后1h内发生频繁呕吐、共济失调、定向力和判断力减退、肢体震颤等症状时,可初诊为脑型。在排除脑外伤和蛛网膜下腔出血的情况下,若发生抽搐可确诊为脑型。②照后1~2h内出现多次呕吐,3~5d内出现频繁腹泻,未见中枢神经系统症状者可能为肠型。若出现血水便,泻出物中含有肠黏膜脱落物,则可诊断为肠型。③照后2h前后出现呕吐,2~3d出

现食欲下降,大便稀但无水样便,全身状况尚可者,多半为骨髓型。

3. 早期血象变化　①照后 1~2d 内白细胞数明显升高(>15×10⁹/L)和血液浓缩(>150g/L),提示肠型可能性大。②照后 1~2d 外周血淋巴细胞绝对值高于 0.3×10⁹/L,则骨髓型可能性大;若低于此值,可能为肠型或脑型。

对照射剂量、早期临床症状、血液学变化进行综合分析,可提高早期分型诊断的可靠性。

（三）骨髓型急性放射病的早期分度诊断

1. 照射剂量　轻度、中度、重度和极重度的照射剂量范围分别为 100~200cGy、200~400cGy、400~600cGy 和大于 600cGy。

2. 早期症状　照射后 1d 内,若伤病员仅有恶心而无呕吐,多为轻度;若伤病员在照射后 1~2d 内出现腮腺肿痛或有 37~38.5℃的体温,提示为中度或更重。如伤病员在照射后初期出现大面积的皮肤红斑或潮红,提示病情可能为重度或更重。若在照射后 2h 内呕吐,呕吐次数较多,可能为重度或极重度。

3. 早期血象变化　照射后 1~2d 外周血淋巴细胞绝对值:①轻度骨髓型急性放射病 1.2×10⁹/L;②中度骨髓型急性放射病 0.9×10⁹/L;③重度骨髓型急性放射病 0.6×10⁹/L;④极重度骨髓型急性放射病 0.3×10⁹/L。

4. 急性放射病早期分类诊断图　本图根据照射后早期临床症状和外周血淋巴细胞绝对数的变化设计和研制(图 26-4-1),可用于骨髓型急性放射病早期分度诊断,准确性较好。

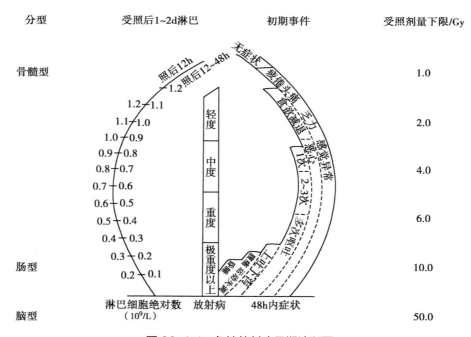

图 26-4-1　急性放射病早期诊断图

注:照射后 12h、照射后 12~48h 内淋巴细胞绝对值和该时间内伤病员出现过的最重症状(图右柱内侧实线下角)作一连线通过中央柱,柱内所标志的程度就是伤病员可能的诊断;如在照射后 6h 对伤病员进行诊断时,则仅根据伤病员出现过的最重症状(图右柱内侧实线的上缘)作一水平横线至中央柱,依柱内所标志的程度加以判断,但其误差较照射后 12~48h 判断时大。第一次淋巴细胞检查最好在使用肾上腺皮质激素或抗辐射药物前进行。

二、临床诊断

临床诊断是早期分类诊断的继续和完善,即在临床救治结束时,综合分析伤病员临床经过,临床症状、实验室检查等,参考受照剂量估计和治疗情况,对伤病员的病情做出确诊。临床诊断是对伤病员病情全面科学分析的过程,对探索急性放射病发病规律和总结诊治经验十分重要。

(一) 临床诊断的依据

1. **受照剂量表**　受照剂量表(表26-4-1)列出的急性放射病分型和分度的照射剂量值是一个群体估计值,对于具体的病例还应考虑个体差异、临床经过和临床症状、照射均匀度的影响。

2. **临床表现**　通过全面分析病程经过和临床表现,可以找出在急性放射病发病中起主导作用的基本损伤和病理基础,以此判定急性放射病的临床分型诊断。例如,受照射者在照后出现造血功能低下、感染、出血等主要症候,病程分期明显,无严重肠道和中枢神经症状,即可判定骨髓等造血组织损伤为基本损伤,则可确诊为骨髓型急性放射病。若肠道症状或中枢神经系统症状十分突出,则可分别诊断为肠型或脑型急性放射病。由于三型急性放射病的基本损伤、病程和临床表现有明显差别,临床分型诊断并不十分困难。

骨髓型的临床分度诊断,是在早期分度的基础上,依据照射剂量、临床经过和临床表现、造血损伤的程度进行综合分析和判定。在临床分度诊断时,外周血白细胞数降低的程度和病程分期的时间有重要的诊断意义(表26-4-2,表26-4-3)。

表 26-4-2　各度骨髓型急性放射伤病员白细胞变化的参考数据

分度	减少速度	照后 7d 值	照后 10d 值	低于 1×10^9/L 时间(照后天数)	最低值	最低值时间(照后天数)
轻度	—	4.5×10^9/L	4.0×10^9/L	—	$>3.0 \times 10^9$/L	—
中度	$<0.25 \times 10^9$/(L·d)	3.5×10^9/L	3.0×10^9/L	20~32d	$(1.0\text{~}3.0) \times 10^9$/L	35~45d
重度	$(0.25\text{~}0.60) \times 10^9$/(L·d)	2.5×10^9/L	2.0×10^9/L	8~20d	$<1.0 \times 10^9$/L	25~35d
极重度	$>0.6 \times 10^9$/(L·d)	1.5×10^9/L	1.0×10^9/L	<8d	$<0.5 \times 10^9$/L	<21d

表 26-4-3　各度骨髓型急性放射病的病情分期时间

分度	初期开始时间	持续时间	假愈期持续时间	极期开始时间(照后天数)
轻度	几小时或 1d 或不明显	<1d	4~5 周	>30d 或无
中度	3~5h	1~2d	>2 周	20~30d
重度	20min 至 2h	1~3d	1 周	15~25d
极重度	立即或 1h	2~3d	<1 周或不明显	<10d

(二) 临床诊断标准

1. **急性放射病临床分型诊断标准**　三种类型急性放射病的病程和临床表现明显不同,受照剂量差别较大,临床分型并不困难。表 26-4-4 可用于临床分型诊断。

2. **骨髓型急性放射病临床分度诊断标准**　按病情严重程度,骨髓型急性放射病又可分为轻度、中度、重度和极重度四度。表 26-4-5 列出的主要临床表现及受照剂量下限值等可用于临床分度诊断。

表 26-4-4　三型急性放射病的鉴别诊断要点

临床表现	极重度骨髓型	肠型	脑型
共济失调	–	–	+++
肌张力增强	–	–	+++
肢体震颤	–	–	++
抽搐	–	–	+++
眼球震颤	–	–	++
昏迷	–	+	++
呕吐胆汁	±	++	+~++
稀水便	±	+++	+
血水便	–	+++	+
柏油便	+++	–~++	±
腹痛	–	++	+
血红蛋白升高	–	++	++
最高体温/℃	>39	↑或↓	↓
脱发	+~++++	–~+++	–
出血	–~++++	–~++	–
受照剂量/Gy	6~10	10~50	>50
病程/d	<30	<15	<5

注:+++ 表示严重,++ 为中度,+ 为轻度,–为不发生。↑表示上升,↓表示下降。

表 26-4-5　骨髓型急性放射病的临床诊断标准

分期/分度		轻度	中度	重度	极重度
初期	呕吐	–	+	++	+++
	腹泻	–	–	–~+	+~++
极期	口咽炎	–	+	++	++~+++
	最高体温/℃	<38	38~39	>39	>39
	脱发	–	+~++	+++	+~+++
	出血	–	+~++	+++	–~+++
	柏油便	–	–	++	+++
	腹泻	–	–	++	+++
	拒食	–	–	±	+
	衰竭	–	–	++	+++
受照剂量下限/Gy		1.0	2.0	4.0	6.0

注:+、++、+++ 分别代表轻、中、重。

3. 局部放射损伤的诊断学意义　由于促进造血、抗感染和抗出血等临床治疗技术的进展,使急性放射病的某些临床表现发生较大的变化,失去了原有的剂量-效应关系,给临床诊断带来一定的困难。有些局部放射损伤的临床表现,如脱毛、皮肤损害、黏膜变化、眼部改变、性腺病变等受治疗措施的影响相对较少,可以反映受照剂量和效应的本来情况,有助于临床诊断。另外,有些放射损伤后期效应对临床诊断也有一定参考意义(表 26-4-6)。

表 26-4-6　引起某些局部症状的最小照射剂量或剂量范围

	局部症状	局部最小剂量或剂量范围/cGy
脱发	8~10d 开始	>600
	10~15d 开始	400~600
	16~20d 开始	100~400
	少量	300
	大量、全秃	600~700
	永久脱发	>700
皮肤改变	早期一过性轻度充血	200~400
	早期一过性中度充血	400~600
	早期明显充血	>600
	红斑	300~1 000
	干性表皮炎(脱屑)	1 000~1 500
	渗出性上皮炎(水疱)	1 200~2 500
	溃疡性坏死性皮炎	>2 500
口腔干燥症	唾液分泌停止	1 000
精子	中度减少	15~20
	明显减少	50
	严重减少	100
	消失	200~600
生育力	暂时不育(12~15 个月)	200~300
	暂时不育(18~24 个月)	400~500
	永久不育	>500~600

(三)注意事项

1. **细致临床观察**　首先,临床观察应在受照射后早期尽快进行,通过认真细致的检查可以获得对伤病员以后诊治极为重要的信息。病情较重者,每天应全面检查 4~5 次,以及时发现病情的变化,利于调整诊治措施。

2. **血样留置**　宜在治疗前采集诊断用血样,目的是防止治疗措施的影响,如常规血细胞计数、染色体畸变分析、HLA 配型等用血。病程中宜根据病情变化进行必要的实验室检查和其他诊断措施(X 线检查、CT、MRI、ECG 等)。

3. **主要症状记录**　对病程中出现的一些主要症状,如皮肤红斑、肢体肿胀、溃疡创面、皮肤出血、血性排泄物等要有详细的文字描述,必要时应拍彩色照片或录像,以便动态观察和比较。

4. **注意治疗措施影响**　临床治疗技术的不断进展,可降低急性放射病感染、出血等并发症的发生率和严重程度,失去原有的剂量-效应关系,给诊断带来困难,应注意综合分析。

三、鉴别诊断

（一）各型急性放射病的鉴别诊断

急性放射病分型诊断的重点是极重度骨髓型与肠型、脑型与肠型急性放射病的鉴别诊断。根据受照射后伤病员的临床症状、受照剂量及病程即可区别。

（二）骨髓型急性放射病与其他内科疾病的鉴别诊断

在核事故前提下，只要问清病史，根据骨髓型急性放射病特殊的阶段性病程、脱发和淋巴细胞染色体畸变可以和急性再生障碍性贫血及白细胞不增多性白血病相鉴别。

第五节 外照射急性放射病的治疗

急性放射病病程发展中，机体存在着损伤与修复两个方面。通过积极的治疗，目的是帮助伤病员减轻损伤，促进恢复，度过极期，达到治愈或延长生命的目的。

一、治疗原则

（一）骨髓型急性放射病救治原则

此型放射病的基本损伤是骨髓造血功能障碍，主要致死原因是造血功能低下而发生的感染、出血和代谢紊乱等并发症。其治疗原则是：早期应用有治疗作用的抗放药，减轻损伤，促进和改善造血功能，针对病程各期的发病特点，采用以抗感染、抗出血和纠正代谢紊乱为主的综合治疗措施。对极重度病例，如估计造血功能不能恢复，宜早期进行造血干细胞移植。概括地讲，就是狠抓早期、主攻造血、兼顾极期和积极对症治疗。

（二）肠型急性放射病救治原则

肠型急性放射病的基本损伤是肠道损害，主要致死原因是肠道损伤引起的机体脱水、电解质紊乱和中毒，经对症治疗后死亡原因多是造血衰竭和肠道并发症。救治原则是：早期应用可减轻肠道损伤的药物；纠正脱水和电解质紊乱，纠正酸碱平衡失调；加强抗感染和抗出血治疗；尽早实施造血干细胞移植（估计肠道损伤可恢复者），以重建造血功能；积极给予综合对症治疗。

（三）脑型急性放射病救治要点

脑型急性放射病是特大剂量射线照射后发生的以脑损伤为基本病变的极危重的急性放射病，致死原因较为复杂，常见的有休克、抽搐、全身衰竭等。由于受照剂量特大，机体中多脏器损伤达到不可修复或难以修复的程度，只能提出以下急救要点：早期镇静解痉、输液、抗休克、强心、改善循环等对症治疗，其中抗休克和控制抽搐尤为重要。

二、骨髓型急性放射病的治疗

不同程度骨髓型急性放射病的临床经过、临床表现和预后有明显差别，治疗上要区别对待。

（一）轻度骨髓型急性放射病治疗

患者的病情较轻，临床症状不多，仅有轻度的外周血血细胞减少。一般不需要住院治疗，可给予数月的医学随访观察。有精神紧张、失眠、乏力等症状者，亦可给予对症处理和心理治疗。注意休息和加强营养,必要时给予滋补类中药制剂。患者预后良好。

（二）中度和重度骨髓型急性放射病治疗

中度或重度伤病员需要住院治疗。最好由专科医院收治,以期得到规范的专业治疗。中度和重度伤病员的临床经过和治疗原则基本相同,只是程度上有差别。两者的临床经过具有典型的阶段性,即临床病程分期明显,治疗宜按临床分期实施。

1. 初期

（1）治疗重点:及早使用辐射损伤治疗药,积极地对症治疗,注意调节自主神经系统功能,防治胃肠道反应,改善微循环,刺激造血。

（2）治疗措施:①收治在有隔离区段的消毒隔离病房或无菌层流病房。对伤病员进行彻底的卫生清洁护理(口腔护理、洗药浴等);有放射性核素污染时,应进行彻底的去污处理。②尽早使用辐射损伤治疗药物,最好在照射后当天口服"523"片,1次30mg;照射后当天、4d、9d每天口服"408"片300mg。如呕吐较重,可不用"523"片,改用"500"针剂10mg肌内注射1次。③早期对症治疗,烦躁不安或失眠者可酌情给予镇静安眠药物;恶心呕吐者可选用舒必利、昂丹司琼等。④改善微循环,照射后1~2d宜给予低分子右旋糖酐(500mg/d)、复方丹参液、地塞米松(2~4mg/d)、维生素C等静脉滴注。⑤对呕吐重且进食少者,可酌情补给营养物质和维持体液平衡。⑥伴有皮肤红斑或潮红者,可使用抗过敏药物并避免刺激;合并外伤者,应注意局部卫生护理并酌情给予抗菌药物,必要时外科处理。⑦重度伤病员在照射后即开始口服不吸收的肠道灭菌或抑菌药物(黄连素、庆大霉素、制霉菌素等),以控制肠道细菌滋生。⑧刺激造血,在照射后1~3d开始使用粒细胞集落刺激因子(granulocyte colony-stimulating factor,G-CSF),成人用量为每天300~400μg[7μg/(kg·d)]静脉缓慢滴注或皮下注射,直至白细胞数升到$(4\sim5)\times10^9$/L时逐渐减少和停药;如出现发热等副作用,经用小剂量地塞米松或消炎痛多可缓解。⑨加强卫生护理,预防外伤,卧床休息,给予高蛋白、高热量、高维生素且易消化的饮食。

2. 假愈期

（1）治疗重点:利用症状缓解的时机,抓紧补充营养增强体力,清除潜在的感染灶,保护和促进造血功能,预防感染和出血。

（2）治疗措施:①给予高营养易消化饮食,口服多种维生素。②清除潜在感染灶。及时发现和处理口腔溃疡、龋齿、牙龈炎、足癣、中耳炎、小疖肿及小伤口,以防局部炎症扩展为全身感染;如合并放射性烧伤或口腔炎,应积极处理。③预防感染。继续加强口腔卫生护理,可用多种灭菌溶液交替含漱;口服肠道灭菌药物。当出现脱发、皮肤黏膜出血点、血沉加快、局部感染灶或外伤、白细胞数低于3×10^9/L等指征之一时,开始口服复方新诺明。④预防出血。改刷牙为灭菌药液轻拭和含漱;避免碰撞引起的出血;口服维生素C、P等增强毛细血管功能的药物;女伤病员月经前肌内注射丙酸睾丸酮50mg,以预防子宫出血。⑤加强心理辅导,为极期来临做好心理准备。⑥此期宜加强临床观察和血液学检查,以早期判定极期的到来,及时实施相应治疗。

3. 极期

（1）治疗重点:及时有力地采取抗感染措施,积极抗出血,维持水和电解质平衡,纠正酸中毒和代谢紊乱,保护和促进造血功能恢复,重度伤病员注意防治衰竭和感染性休克。

（2）治疗措施:①抗感染治疗:预防性使用复方新诺明可抑制呼吸道和肠道细菌,推迟发热和减少抗生素的用量。一旦出现发热感染,宜根据病原体预判和检验结果,及时有针对性地予以抗菌治疗。一般先选用窄谱抗生素,后用广谱抗生素。对重症感染者,可两种抗生素配伍应用。应用抗生素时,宜根据感染控制情况和细菌培养药敏试验结果及时更换有效抗生素,注意维持药物的有效抗菌浓度。对于重度病例宜几种抗生素交替配伍应用,用药量宜大,以静脉给药为主。加强口腔的卫生护理,如出现单纯疱疹病毒感染,可用 3% 无环鸟苷溶液含漱,每天数次。对重度伤病员,可给予人血丙种球蛋白溶液静脉滴注。每次 2g,必要时每 1~2d 一次。②抗出血治疗:当血小板数降至(30~50)×10^9/L 时,各种处置和操作宜轻柔、减少肌内注射和穿刺,防止诱发出血。对局部黏膜和皮肤表浅外伤出血,可用止血海绵压迫止血。如血小板数低于 20×10^9/L 或有出血倾向者,可用蛇毒血凝酶 1 克氏单位静脉滴注,必要时可每 2~3d 一次。当血小板数低于(20~30)×10^9/L 或皮肤黏膜有出血点时,宜开始输注新鲜血小板悬液,每 1~2d 一次(输注血小板数宜在 5×10^{10} 以上)。选择 HLA 相合或半相合的亲属作为供血者,可提高输注效果;如无亲属供血者,尽量选择同一供血者提供血小板,以减少免疫反应。血小板悬液输注前应体外照射 1 500~2 500cGy。③全血或粒细胞悬液输注:重度伤病员极期外周血白细胞数降至 <1.0×10^9/L 或合并严重感染时,可以酌情输注粒细胞悬液。选择 HLA 相合或半相合供血者可提高输注效果。一般每次输注 2~4 个单位,视病情轻重每 1~2d 输注 1 次。输前宜体外照射 1 500~2 500cGy。输注全血或粒细胞悬液时,应对供血者进行严格的病原体检查,防止传染病毒性疾病。④造血生长因子的应用:极期时继续应用造血生长因子(G-CSF 或 GM-CSF),以加快造血功能的恢复。⑤维持营养和水电解质平衡:在极期出现吐泻、拒食、发热时,应及时补给葡萄糖溶液、生理盐水、氨基酸注射液、脂肪乳剂等;根据血生化检查结果,输注电解质溶液和碱性注射液。⑥肾上腺皮质激素的应用:一般不提倡应用肾上腺皮质激素。对高热不退、衰竭或休克的重伤病员,在加强对症治疗的同时,可适当使用肾上腺皮质激素,多选用地塞米松(5~10mg/d)或氢化可的松(100~200mg/d),用药数天后逐渐停药,并注意感染扩散等副作用的防治。

极期是急性放射病损伤和多种临床表现全面展现的阶段,病情较重且发展变化快,故应加强临床观察和护理,适时进行血液学、细菌学和血生化指标的检查,以便及时发现病情变化和尽早采取和调整治疗措施。对于中度和重度骨髓型伤病员经过规范的专业治疗,绝大多数可度过极期而进入恢复期。

4. 恢复期

(1)治疗重点:注意稳妥地调整治疗措施,巩固治疗成果并防止病情恶化和反复;防治贫血;促进和巩固造血功能的恢复;调整胃肠功能;加强营养,促进机体的康复。

(2)治疗措施:当外周血白细胞数恢复至 3×10^9/L 以上,体温连续 3d 正常时方可停用抗感染药物,但需密切观察以防感染复发。在血小板数升至 50×10^9/L 以上及出血症状停止时,可停用抗出血药物。轻度贫血者可给予对胃刺激性小的铁剂、维生素 B$_{12}$ 和叶酸。严重贫血者可输红细胞悬液。此期伤病员处于恢复阶段,可适当给予调理脾胃、滋阴益气的中药制剂,扶持机体恢复。加强营养,适当活动,对康复是有益的。

(三)极重度骨髓型急性放射病的治疗

极重度骨髓型急性放射病的治疗,可参考重度的治疗重点和措施,但极重度伤病员病情更严重,并发症多且严重,病情变化快,造血功能恢复的可能性明显降低,故在以下几个方面应加强综合对症治疗的力度。

1. 加强早期治疗措施　极重度伤病员的早期症状多且严重,出现时间较早,宜加强镇静止吐治疗和改善微循环措施。及早开始静脉输液治疗,以静脉营养为主。及时给予辐射损伤治疗药物,强化肠道灭菌和无菌护理。

2. **造血生长因子和造血干细胞移植**　极重度伤病员造血功能损伤十分严重,大致分为两种情况,偏轻者造血功能尚能自行恢复,偏重者造血功能不能恢复。若估计造血功能可能恢复,应在综合对症治疗的基础上及早应用造血生长因子,如 G-CSF、IL-11 等。如估计造血功能已不能自行恢复,最好在受照射后头数天实施 HLA 相合的造血干细胞移植。造血干细胞移植后,应加强对症治疗,同时注意移植物抗宿主病和放射性间质性肺炎等并发症的防治。移植后伍用造血生长因子有助于造血功能的重建。

3. **加强抗感染治疗**　严格执行无菌隔离和卫生护理,抗菌药物的使用时间可提前到白细胞数降至（4~5）× 10^9/L 时,适当增用新的抗菌药物,用药剂量宜偏大,静脉给药为主。同时,应加强霉菌和病毒感染的防治。

4. **及早应用抗出血药物**　除应用维生素 C、P、K、止血敏等药物外,可加用抗纤溶药物,如 6-氨基己酸、止血环酸等。抗出血药物用量可酌情加大。当有出血倾向时,可给予蛇毒血凝酶 1 单位静脉注射,每天 1 次,连用数天。应用抗出血药物期间,宜密切观察出凝血指标的变化,以便及时调整止血药物的用量。

5. **放宽输血的指征**　极重度伤病员造血损伤重且发展快,外周血白细胞数和血小板数可降至接近 0;贫血发生较早,故应放宽输注全血或其有形成分的指征。一般于假愈期开始少量输注全血,适当增加血液有形成分的输注次数和输注量,必要时每 1~2d 输注粒细胞或血小板悬液 1 次。最好选择 HLA 相合者供血并进行严格的病原学检查,输前进行体外照射 1 500~2 500cGy。

6. **定期使用大剂量人血丙种球蛋白**　极重度伤病员机体免疫功能处于严重低下状态,定期输注人血丙种球蛋白对提高机体抗感染能力十分必要。一般在受照射后数天内就开始静脉输注人血丙种球蛋白制剂,每天或隔 1d 输注 2~4g,以维持血中丙种球蛋白（IgG）含量处于正常水平或稍高为宜。

7. **加强胃肠症状的对症处理**　早期进行肠道灭菌,及时控制呕吐和腹泻。适时补给液体和营养物质,以纠正脱水、电解质紊乱和酸中毒。输液时,应适当增加胶体溶液的比例,如复方氨基酸和血浆。

8. **加强局部感染灶的防治和卫生护理**　极重度伤病员常出现口腔溃疡、牙龈炎、扁桃体炎等局部炎症,控制不利多发展为全身性感染（脓毒症）。在加强全身支持治疗的基础上,应重视局部感染灶的处理。可用多种灭菌溶液多次交替含漱,严格口腔卫生护理。对原患有中耳炎、鼻窦炎、痔疮、足癣的伤病员,亦应及早处理。

9. **加强临床观察和化验检查**　此类伤病员病情重且变化快,宜加强临床观察和相应的化验检查,以便及时发现病情变化并给予相应的处理。其中血液学变化、病原体监测、血生化检查尤为重要。

10. **注意辐射远后期的观察和处理**　极重度伤病员因综合对症治疗及造血生长因子和造血干细胞移植后,存活时间可明显延长,有的可存活 3~4 个月。由于存活时间的延长,致使大剂量照射后的晚发效应得以出现,如放射性间质性肺炎和某些脏器的纤维化等,往往成为影响长期存活的重要因素。因此,对极重度伤病员的辐射远期损伤效应要注意临床观察和及时处理。

三、肠型急性放射病的救治

（一）救治要点

肠型急性放射病时,病情危重、进展更快、死亡发生早,目前尚缺乏有效治愈措施。在偏轻的肠型急性放射病（造血功能不能恢复而肠道损伤尚能恢复）的综合治疗措施中,有两点特别重要,一是通过强有力的对症支持治疗,尽量延长伤病员存活时间,渡过肠型死亡期,促进肠道损伤的恢复;二是尽早实施造血干细胞移植,重建造血功能,有助于肠道损伤的修复。对于偏重的肠型放射病,肠道损伤难以恢复,只能给予综合对症治疗,减少痛苦和延长生命。

（二）主要救治措施

1. 肠道损伤的对症治疗　①照射后尽快给予镇静止吐、改善微循环等治疗,可输注低分子右旋糖酐和复方丹参注射液,酌情给予少量地塞米松。口服肠道灭菌药物和保护胃肠黏膜的药物。禁食,以静脉输液维持营养。根据临床表现和化验结果,补给葡萄糖注射液、氨基酸注射液、白蛋白、脂肪乳剂等,酌情添加碳酸氢钠、氯化钾注射液。②尽早给予抗感染和抗出血治疗。从受照射后 2~3d 起,肌内注射或静脉给予抗菌药物,用量宜大,可选择两种抗生素并用或应用广谱抗生素。提早应用维生素 C、维生素 K、立止血等止血药物。从受照射后 3~5d 起,视病情需要小量多次输注全血。血液浓缩时,宜输注粒细胞或血小板悬液,全血或其有形成分输注前需体外照射。③注意维持和改善循环功能和抗休克治疗。注意输液速度,防止诱发肺水肿。通过上述治疗控制症状发展,改善机体状况,延长存活时间,以利于肠道损害的恢复,为进一步治疗奠定基础。

2. 尽早实施造血干细胞移植　肠型伤病员如估计肠道损伤可以恢复,应尽早实施骨髓等造血干细胞移植。最好有 HLA 相合的同胞供髓者,同时应注意移植物抗宿主病、间质性肺炎等并发症的防治。移植后使用造血生长因子（G-CSF 等）有助于加快造血功能的重建。

此外,注意肠套叠、肠麻痹、腹膜炎等的防治。迄今,肠型病例经治疗后只能延长存活时间,尚无长期存活者。

四、脑型急性放射病的急救要点

脑型急性放射病伤病员病情极为严重,进展快。病程仅 1~3d 即死亡,目前尚无有效治疗措施,只能提出急救要点供参考。

（一）早期镇静止吐和维持血容量

脑型伤病员在照射后数分钟就发生严重的呕吐和腹泻,体液丢失多而摄入量少,宜尽早给予镇静止吐,及时开始输液治疗,注意晶体溶液和胶体溶液的配伍使用。应用糖皮质激素类药物,有助于改善脑水肿和全身状况。

（二）抽搐治疗

脑型病例发生抽搐后全身状况很快恶化死亡。及时给予镇静解痉药物,如氯丙嗪、苯巴比妥等,对抽搐有一定控制作用,可延长存活时间。

（三）抗休克治疗

脑型伤病员照射后 1h 就可发生休克,很快转为全身衰竭和神志丧失。此时,给予抗休克治疗,在加强输液的同时使用强血管活性药物,如多巴胺、去甲肾上腺素等。有的伤病员出现剧痛,可用强效镇痛药,如哌替啶、吗啡及芬太尼等。

（四）其他对症治疗

在认真观察病情变化的同时,给予积极对症治疗,如适量输血、输液和纠正水电解质代谢紊乱和酸中毒等。

第六节　局部皮肤辐射损伤的诊断和治疗

皮肤辐射损伤系指人体受到较大剂量射线或电子束等外照射或体表受到放射性核素严重污染时所引

起的损伤。战时核爆炸,和平时期核与辐射突发事件发生时可造成人体皮肤的严重辐射损伤。放射性皮肤损伤病程发展缓慢,初期症状不明显,尤其是在假愈期,临床上一般无明显症状,因此,损伤程度和范围的真实性往往一时辨认不清,有可能发生误诊或漏诊而延误治疗。正确的诊断对临床治疗和预后有非常重要的意义。根据病史、结合射线损伤后的病变特点和辅助检查,一般是可以得到及时、正确的诊断。

放射性皮肤损伤严重程度的估计,是临床判断伤情、实施抢救治疗的重要依据。在战时和平时成批伤病员抢救时,也是进行检伤分类、组织抢救、及时后送等工作的重要指征。放射性皮肤损伤(烧伤)与热力烧(烫)伤造成组织细胞代谢、结构和功能的改变存在本质上的不同,病变发展过程也有明显的区别。

一、局部皮肤辐射损伤的诊断

正确的诊断对临床治疗和预后有非常重要的意义。要根据病史、结合射线损伤后的病变特点和辅助检查,做出及时、正确的诊断。

(一) 确切的射线接触史

接触史是诊断局部辐射损伤的可靠依据。要注意详细询问伤病员的职业史和病史,包括伤病员近期或以往接触放射性物质的情况、核素的种类、射线的种类和能量、受照射时间、放射源距离,以及个人防护用品使用情况等。在原子能反应堆、核电站事故、突发核辐射恐怖事件或核战争条件下,主要考虑放射性物质污染和辐照史,尤其要注意伤病员在当时所处的位置、风向、环境情况、在污染区停留的时间、洗消情况,以及是否合并有其他损伤等。

(二) 物理剂量的检测

物理剂量是诊断的主要依据之一。已往的研究大多是通过动物模型得出实验剂量,与临床有较大差异。通过近年来国内外辐射事故中人体急性放射性皮肤损伤物理剂量的检测,总结出了各类射线、不同剂量、不同损伤程度的剂量值。在事故条件下物理剂量的测定,主要根据事故现场、射线的种类和能量、受照射时间、放射源距离等综合测算出受照射量。

目前广泛采用的热释光法虽然是一种较普遍、简便、可靠的方法,但是也存在着佩戴机械表者逐渐减少、照射后拖延时间过长、信号有可能丢失等不足。电子自旋共振法是一种较灵敏、取材范围广、有前途的方法。此外,如晶溶发光、光激发光和频率变化等方法,也有一定的发展前途。未来将能确切测算、绘制出局部损伤三维立体剂量分布图,为临床提供重要依据。

(三) 典型的临床症状与体征

临床症状与体征是重要的诊断指标。可根据红斑、水疱等出现的时间和程度,对急性局部辐射损伤做出早期临床诊断。在接触射线后有以下情况应当考虑为辐射损伤:①接触放射性物质过程中或以后数天内,局部出现红斑、灼痛、麻木和肿胀等;②继首次红斑消退或症状减轻之后又再次出现红斑、肿胀、疼痛,并逐渐加重,或出现水疱,或出现糜烂、溃疡等;③长期从事放射工作人员,出现脱毛,皮肤干燥、脱屑、萎缩变薄、粗糙、弹性差,或出现经久不愈的溃疡;手部出现指甲变形、增厚、纵嵴和质脆易劈裂等。

根据红斑、水疱等出现的时间和程度,可对急性放射性皮肤损伤做出早期临床诊断。红斑是病变严重程度的早期特征,其出现早晚和程度与照射量呈正相关,照射量大,红斑出现早、颜色较深、假愈期短、二次红斑出现亦早。水疱和溃疡出现的早晚和程度也与照射量呈正相关。因此,在事故性外照射早期可用临床表现特征,尤其是红斑、水疱及湿性皮炎出现的时间、程度和范围作为估算照射量的指标,也是确定切除范围的参考依据,以便及早进行分类救治(表26-6-1)。

表 26-6-1　急性放射性皮肤损伤分期分度与临床表现

分期	分度			
	I	II	III	IV
初期反应期	一过性红斑	红斑、灼痛	红肿、灼痛、麻木	红肿明显、疼痛麻木、瘙痒
假愈期	3~8 周	2~6 周	1~3 周	数小时至 10d
临床症状明显期	毛囊丘疹、暂时脱毛	红斑、毛囊丘疹、脱毛、皮肤干燥	二次红斑或红斑加深，肿痛、水疱形成	水疱溃破、表皮松懈、坏死或溃疡
恢复期	皮肤无改变	皮肤脱屑、轻度色素沉着	新生上皮薄、弹性差、色素沉着与减退	反复溃破、溃疡经久不愈、瘢痕形成或功能障碍

（四）局部辐射损伤的辅助诊断

损伤范围和深度的判断以往主要依据物理剂量、射线种类和临床表现，或靠手术中肉眼观察，有一定盲目性。随着科技的不断发展，各种物理、化学检测技术的发展和应用，如红外线热成像技术、同位素标记、血流图、CT、磁共振、高频超声、皮肤温度测定等无创技术，以及组织学和免疫化学等检测方法，对局部辐射损伤程度和范围能作出较确切的诊断，提高了对局部辐射损伤的诊断水平。

1. 红外线温度测定　依据体表各部位红外线辐射量多少即表面皮肤温度的变化大小，以红外线摄像机准确地捕捉这些红外线，再通过计算机测温分析系统将其转换成图像显示出来。通过温度的变化，推断出局部损伤程度，从而做出正确诊断。

温度变化与照射剂量和损伤程度相关，早期的红斑水肿期温度升高明显，水疱坏死区温度降低，温度升高越早，提示损伤越重。后期的坏死、溃疡阶段温度降低，温度降低越明显，提示损伤越重。这些温度改变的区域与损伤范围基本一致。因此，红外线热成像温度变化在诊断中的意义在于它可以作为损伤程度与范围的指标和依据之一。

2. 放射性同位素检查　该方法是通过用静脉注射 ^{99m}Tc 300~800MBq 标记红细胞后，用荧光闪烁图像仪观察其血流变化，以其闪烁图像的缺失和密度降低情况来反映组织损伤程度，帮助判断损伤范围。

3. CT 检查和磁共振成像　深层组织受到一定剂量外照射损伤后，可以应用 CT 检查和磁共振成像来辅助诊断，如肌肉、大的血管或骨骼受到一定程度的损伤时，CT 或磁共振检查可以显示其密度减低，有助于临床诊断。

（五）放射性皮肤损伤诊断标准

急、慢性放射性皮肤损伤的临床诊断标准，见表 26-6-2 及表 26-6-3。

表 26-6-2　急性放射性皮肤损伤诊断标准

分度	初期反应期	假愈期	临床症状明显期	参考剂量/Gy
I			毛囊丘疹、暂时脱毛	≥3
II	红斑	2~6 周	脱毛、红斑	≥5
III	红斑、灼烧感	1~3 周	二次红斑、水疱	≥10
IV	红斑、麻木、瘙痒水肿、刺痛	数小时至 10d	二次红斑、水疱、坏死、溃疡	≥20

表 26-6-3　慢性放射性皮肤损伤诊断标准

分度	临床表现(必备条件)
Ⅰ	皮肤色素沉着或脱失、粗糙、指甲灰暗或纵嵴、色条甲
Ⅱ	皮肤角化过度,皲裂或萎缩变薄,毛细血管扩张,指甲增厚变形
Ⅲ	坏死溃疡,角质突起,指端角化融合,肌腱挛缩,关节变形,功能障碍(具备其中一项即可)

（六）放射性皮肤损伤的鉴别诊断

急性放射性皮肤损伤早期某些临床改变与一般热烧(烫)伤及某些皮肤疾病有相似之处,应注意鉴别。此外还应与日光性皮炎、过敏性皮炎、药物性皮炎、甲沟炎、丹毒等相区别。应注意慢性放射性皮肤损伤与神经性皮炎、慢性湿疹、皮疣、上皮角化症,以及其他非特异性溃疡相鉴别,必要时可考虑作组织学检查,以明确诊断。

二、放射性皮肤损伤的治疗

放射性皮肤损伤的临床治疗比较复杂,有时虽然损伤仅限于某一局部,损伤面积不太大,但是多数病例除皮肤损伤外,同时还伴有一定剂量的全身照射或者内脏损伤;有的伴有局部严重放射损伤后引起的全身反应。局部严重放射损伤除皮肤溃疡外,常波及肌肉、肌腱、神经干、大血管和骨骼,形成大而深的复合性溃疡,用一般传统的方法治疗难以奏效,若处理不当,可影响功能,造成伤残,甚至危及生命。因此,在治疗过程中,应当抓好全身治疗和局部处理两个环节。全身状况的改善有利于促进局部损伤创面的愈合,而局部损伤处理的成功与否,直接影响全身放射病的治疗。治疗时应注意:①消除放射性沾染:避免再受照射。应迅速组织各类人员撤离放射性物质污染区或辐射源,并及时进行体表局部除污染处理。②保护伤部:受损伤局部要注意保护,尤其进行除污染处理后,可以无菌敷料包裹,以防止遭受摩擦、搔抓等机械性刺激或其他损伤,防止各种理化因素的刺激。③加强全身治疗:尤其对于较大面积的皮肤辐射损伤,或除局部损伤外还伴有全身照射,以及伴有其他损伤的复合伤伤病员,更应重视全身治疗。④防治感染:消除炎症及促进组织愈合。

（一）全身综合治疗

大多数伤病员体表可能受到大面积损伤,部分伤病员受到全身不均匀外照射,伴发急性、亚急性或慢性放射病。因此,应当重视全身治疗。

全身治疗主要依据病情的轻重、病程的发展来综合考虑,其治疗措施是综合性的,除给予高蛋白饮食、多种维生素外,还应根据病情发展的不同阶段采取相应措施。

早期应用调整自主神经功能、防治胃肠道反应和改善微循环的药物,如叶酸、舒必利(消呕宁)、复方丹参、低分子右旋糖酐等;在假愈期则根据病情对症处理;进入极期后应积极采取措施控制感染、防止出血及水、电解质和酸碱平衡紊乱;此外,还应根据病情输注全血,必要时输注血小板等血液成分。骨髓移植和外周血造血干细胞移植已经成为救治骨髓型极重度急性放射病的重要措施。近年研究表明,全身应用造血生长因子可加速造血系统功能的恢复。同时还应针对大面积局部损伤反应期造成的体液渗出、坏死组织分解的毒性物质对机体的损害进行防治:早期注意维持水电解质平衡,注意输注液体的晶胶体比例,胶体以全血或血浆为主;注意补充碱性药物,以碱化尿液,有利于中和及排除毒素,减轻全身反应;注意防止多脏器功能损害。

对于伴有内脏损伤的治疗,注意根据损伤脏器和病情变化采取相应措施,早期应用糖皮质激素对心、肺、胃肠道损伤有减轻水肿和渗出作用。此外,对心、肺损伤早期应用改善微循环、营养心肌细胞的药物;对胃肠道损伤给予保护黏膜、解痉止痛、止血的药物均有一定的疗效。

局部肿胀、疼痛明显时,可适当应用糖皮质激素,以减轻血管的通透性,从而减轻局部肿胀和疼痛,必要时可合理使用镇静镇痛药。丙种球蛋白及胎盘组织制剂等可以增强机体免疫力、促进坏死组织分离和肉芽组织生长。

对慢性放射性皮肤损伤病例,尤其是肿瘤放疗后造成慢性放射性溃疡者,其病程较长、体质差、营养状况不良,有的伴有低蛋白血症。因此,应当注意改善营养状况,纠正低蛋白血症,提高机体抵抗力。对于放射性皮肤损伤创面的处理主要根据急、慢性放射性皮肤损伤程度和发展阶段而定。

(二) 急性放射性皮肤损伤处理

1. **Ⅰ度损伤**　一般无需特殊处理,注意防止局部皮肤遭受摩擦、搔抓等机械性刺激,避免紫外线、远红外线的照射,禁止使用对皮肤刺激性较强的药物。

2. **Ⅱ度损伤**　Ⅱ度损伤的初期处理原则与Ⅰ度损伤基本相同。红斑反应时,可以选用止痒清凉油、0.1% 曲安西龙(去炎松)软膏或 5% 苯海拉明霜等药物,以减轻皮肤红肿和灼痛等症状。

3. **Ⅲ度损伤**　Ⅲ度损伤的初期处理原则与Ⅱ度损伤基本相同。但是在反应期疼痛明显时,可应用 1:2 000 的呋喃西林、硼酸溶液及氯己定溶液冷敷;形成水疱、表皮松解脱落时应积极处理创面,以预防和减轻感染、促进创面愈合为主。对损伤面积小、完整、散在的小水疱,只要张力不大,可以保留疱皮,让其自行吸收、干瘪,但吸收较缓慢。对于较大的水疱或张力大的水疱应在无菌操作下行低位穿刺排液,或者用无菌剪刀剪开排液,然后加压包扎。如果疱液混浊,其周围有明显炎性反应,或水疱已破溃时,要剪除疱皮,以防加重感染。对糜烂性创面,可以选用维生素 B_2 溶液、放射烧伤膏、复生膏、溃疡油、沙棘油、复方紫草油等换药;有继发感染时,可应用庆大霉素、阿米卡星等有效抗生素溶液湿敷,必要时根据细菌培养和药物敏感试验选用有效抗生素或与上述药物交替应用。

4. **Ⅳ度损伤**　Ⅳ度损伤的治疗较为困难。损伤早期的处理基本上与Ⅱ、Ⅲ度损伤相同。在反应期主要根据病情发展过程采取相应措施,原则是镇静止痛、防治感染和促进创面愈合。有效地止痛是局部严重放射损伤早期处理的重要环节之一,除口服或注射止痛剂、局部冷敷外,位于四肢的严重损伤可使用 1% 普鲁卡因做套式封闭。活血化瘀的中药制剂对深度损伤创面也有较好的止痛作用。临床实践证明,早期封闭创面是解除疼痛的主要措施,以各种生物敷料(同种异体皮、辐照猪皮、人工皮等)暂时覆盖创面,可以收到良好的止痛效果;必要时,也可以刃厚自体皮片移植覆盖创面,术后疼痛即可缓解。

为减轻炎性反应和防治感染,损伤早期除给予口服或注射抗组胺类药物外,局部涂抹氟轻松、地塞米松/樟脑薄荷脑(皮炎平)等制剂,可以减轻炎性反应。"放射烧伤膏"既可改善局部血液循环、减轻疼痛,又可减轻炎性反应和抗感染。Ⅳ度损伤创面难以愈合,特别是 >3cm 的溃疡更难愈合,应采取早期切除,以各种组织移植的方法修复创面。放射性损伤创面或溃疡常伴有细菌感染。对大面积损伤者无论有无全身放射病,均应进行保护性隔离,必要时实行全环境保护。根据创面或体表细菌培养和药敏结果合理选用抗生素,同时注意加强创面换药。

(三) 慢性放射性皮肤损伤处理

慢性放射性皮肤损伤病变发展缓慢,临床常表现为慢性皮炎或经久不愈的溃疡。因此,应针对不同程度的损伤采取相应措施,对于慢性放射性皮炎,注意避免各种物理、化学因素的刺激,局部可选用止痒、滋润皮肤的中性油质药物,如止痒清凉油、蛋黄油、氢地油和溃疡油等。有过度角化、疣状增生时,可应用中草药泡洗;对于慢性放射性溃疡,应加强换药,控制感染。根据溃疡渗出物细菌培养和药物敏感试验结果,选用有效的抗生素溶液换药。对于较小较浅的溃疡,待感染基本控制后可选用活血生肌、促进愈合的药物;对于较深、经久不愈的溃疡,一旦感染基本控制,争取尽早采取手术治疗。

1. 药物保守治疗

(1)Ⅰ度损伤无需特殊治疗,可用润肤霜、膏,保护皮肤。

(2)Ⅱ度损伤引起角质增生、脱屑、皲裂,使用含有尿素类药物的霜或膏软化角化组织或使用刺激性小的霜膏保护皮肤。

(3)Ⅲ度损伤早期或伴有小面积溃疡,短期内局部可使用维斯克溶液或含有超氧化物歧化酶、上皮生长因子、含 Zn 的抗生素类霜、膏,并配合用 α_2-巨球蛋白制剂,能促使创面加速愈合。如创面出现时好时坏者,应及时手术治疗。

2. 手术治疗　对严重放射性皮肤损伤的创面,应适时施行彻底的局部扩大切除手术,再用皮片或皮瓣等组织移植,做创面修复。

(四)严重放射性损伤的手术处理

对于局部严重放射性损伤,近年来多主张采用修复与重建外科的原则进行治疗。局部扩大切除,组织移植修复的方法是治疗局部严重放射性损伤的重要手段。

1. 手术适应证

(1)各部位的急性Ⅳ度损伤、慢性Ⅲ度损伤,坏死、溃疡 >3cm 者;

(2)功能部位(如手、足、关节)的急性Ⅲ度损伤、慢性Ⅱ度损伤,早期手术,可以防止关节畸形,保护和促进功能恢复;

(3)大面积Ⅲ度急性损伤伴有全身放射病、内脏损伤或全身中毒反应明显时,早期切除坏死组织、封闭创面,有利于减轻复合伤,减少并发症发生;

(4)有恶性变者。

2. 手术时机　对于局部严重放射性损伤的手术时机,目前看法仍然不完全一致,尤其是对急性放射性皮肤损伤的手术时机看法更不一致。有的学者认为急性放射性皮肤损伤早期坏死组织界限不清,深度难以判断,唯恐植皮难以成活,故主张在损伤后 3~6 个月或更长时间,待创面开始有愈合倾向时方可考虑手术治疗。但是,临床实践证明,对于急性放射性皮肤损伤,可以根据局部所受照射剂量,结合临床表现及红外线热成像等特殊检查来判断损伤深度和范围,Ⅲ度、Ⅳ度损伤的反应期达高峰后,一般在受照射后约 1 个月施行手术较好。因为此阶段局部放射损伤的反应期开始进入稳定阶段,局部坏死、溃疡的界线和深度基本清楚;而且放射病的极期病情也开始趋于平稳,血象(白细胞、血小板等)开始回升,病情允许可以手术。对于大面积皮肤或四肢的严重放射性损伤,如受照射量确实非常大(>100Gy),可在极期(反应期)之前封闭创面或截肢处理,争取在放射病极期之前使创面或伤口痊愈或大部分愈合,为放射病的治疗创造良好的条件。同时,也是防止发生多脏器功能损害的重要措施之一。

对于慢性放射性溃疡,只要全身情况允许,应尽快手术切除、及时修复,否则溃疡长期不愈,容易继发细菌感染,产生严重并发症。

3. 切除范围　切除的范围要足够大,手术时尽量将所有的受照射区域内萎缩、变薄、有色素改变的损伤组织全部包括在内,并且应当超出损伤边缘 1~2cm。这是因为在一定受照射范围内,无论其中心还是其周围,组织受照射的剂量基本上是一致的,虽然创面周围有时有一些上皮生长,但新生上皮菲薄,稍遇刺激就会破溃,难以愈合。因此,以一次彻底切除为好,否则,损伤边缘组织供血不足,使移植的皮片或皮瓣与创缘愈合不良而发生术后裂开等并发症,影响愈合。

4. 切除深度　理想的切除深度应该包括所有受照射后的变性组织,这适合于由 β 射线损伤后的浅表性溃疡;但临床上往往难以做到彻底切除,而采用"生物切除法"。这是因为:①深部 X 射线、γ 射线所造成的损伤深且严重,其深层均为变性、纤维化的组织,重者可伴有肌肉、骨骼的变性、坏死,甚至与深部脏器贯通或黏连;②现代放疗技术和先进设备(如直线加速器等)虽然对皮肤损伤小,但由于其穿透力强,造成皮下及深层组织损伤大,当皮肤出现溃疡时,其深层组织损伤甚为严重。因此,对此类溃疡采用一般的外科手术方法切除和使用皮片移植的方法修复难以奏效。对于较深的放射性溃疡或伴有大血管、神经干及骨骼外露者,甚至波及深部脏器者,推荐采用"生物切除法"。其方法是:适当控制切除深度,仅将明显的坏死组织切除至略有出血的瘢痕组织层;若伴有骨损伤时,清除死骨,搔刮至活跃渗血为止;遇有大血管、神经干、胸膜或心包时,仅搔刮清除其表面的坏死组织即可,然后必须采用血液循环丰富的皮瓣、肌皮瓣等组织移植来修复。

5. 组织移植修复　放射损伤区及溃疡切除后,大多数创面都不能直接缝合,常常需要采用组织移植的方法来修复。可根据创面的大小、损伤的深浅及伤病员的全身状况等合理选择最佳方案来修复缺损区。目前常采用的组织移植主要有皮片、皮瓣(或皮管)、肌皮瓣或肌肉瓣等。

(五) 注意事项

放射性皮肤损伤的治疗的注意事项包括:①核损伤发生时,多种致伤因素可同时存在,皮肤辐射损伤临床症状出现相对较晚。因此,在诊断中不能放过任何一个疑点。注意各种鉴别诊断。②损伤深度的判定要根据临床表现,结合受照射剂量综合分析,得出较准确的诊断。③注意保护损伤创面,防止摩擦、搔抓等机械性刺激。在治疗中避免使用刺激性、腐蚀性药物,以免加重损伤。④Ⅱ、Ⅲ度损伤创面,要注意保护创面湿润、勤换药,一般 2~3 次/d,或换药时保留内层药纱布,仅在内层纱布上滴入药液,以维持药效,但内层纱布必须每天更换 1 次,否则去除内层纱布时易出血,且疼痛剧烈,易感染。

第七节　核辐射损伤伤病员的麻醉

一、术前准备

麻醉科医师在术前必须要详细了解伤病员的伤类与伤情、手术部位与手术方式、是否存在并发症及并存疾病,特别要重点关注伤病员的呼吸、循环、肝肾功能及骨髓造血功能的状态。根据伤病员的病情,制订相应的个体化的麻醉与术后镇痛方案,确保伤病员围手术期的安全,促进患者的康复。

(一) 术前访视及评估

术前必须详细了解病情,做好术前病情的评估。

1. 精神状态　此类伤病员大多比较悲观,因此,要给予更多的人文关怀和心理疏导。

2. 循环系统　①既往是否有心血管疾患、高血压、贫血及低蛋白血症;②测量血压、心率以及尿量;③目前循环功能状态。

3. 呼吸系统　严重核辐射伤病员的呼吸功能都有不同程度的损害,因此术前必须要对伤病员的呼吸功能的状态有所了解,这对麻醉方法的选择和围手术期呼吸系统的管理具有重要意义。①既往是否有肺部疾患;②此次辐射伤是否有呼吸道烧伤、是否有因吸入放射物质污染的空气所引起的呼吸道的辐射伤;③观察呼吸运动、呼吸频率和节律,判断是否有呼吸道梗阻,听诊肺部,阅读胸片,查看动脉血气分析,了解患者的肺功能情况;④是否存在困难气道。

4. 其他脏器功能　肾功能不全者,应注意有无高钾血症;肝功能不全者,应注意麻醉药物种类和剂量的选择。

（二）麻醉前准备

完善的麻醉前准备是减少麻醉并发症、防止麻醉意外的重要环节。例如,麻醉前检查伤病员的张口度,口咽是否肿胀以及颈部活动度,判断建立人工气道的难易度,并据此准备好合适的气管插管工具,包括硬支镜、纤支镜、喉罩以及紧急情况下的气管切开或环甲膜穿刺设备。根据术前对循环功能的评估,准备好术中可能需要的血管活性药物以及循环功能监测的设备。

二、麻醉方法的选择

核辐射伤伤病员麻醉方法和药物的选择由多种因素决定,如辐射损伤的部位、面积大小、严重程度、手术范围以及伤病员身体状况等,麻醉科医师根据术前对伤病员病情和手术方案的充分了解,结合自己的临床经验,制订出详细而精准的麻醉方案。

（一）局部麻醉和基础麻醉

如果辐射伤伤病员一般情况好,无呼吸道损伤,循环系统无明显障碍,且手术范围较小,可以选择局部麻醉或者局部麻醉复合基础麻醉。

（二）区域阻滞麻醉

如果伤病员的呼吸和循环系统功能无明显障碍,且穿刺部位及附近的皮肤无感染或其他禁忌,可以选择包括硬膜外、腰麻、腰-硬联合以及外周神经阻滞等区域麻醉。选择此类麻醉方式,尤其是椎管内麻醉要特别注意伤病员的凝血功能。

（三）全身麻醉

1. 静脉麻醉　对此类手术有一定优点,如诱导平稳、对呼吸道无刺激,方法简单,药物选择有较大余地。静脉麻醉包括建立人工气道管理和未建立人工气道管理两种静脉麻醉方式。保持呼吸道通畅,对呼吸功能无明显抑制,这是保障未建立人工气道的静脉麻醉安全的最关键因素之一。对于饱胃、呼吸道损伤、俯卧位手术以及困难气道的伤病员,应选择建立人工气道管理(喉罩、气管插管、气管切开等)的麻醉方式。对于病情严重、循环功能不稳定的伤病员,应该选用对血压和心功能影响较小的药物,并且要注意合理使用药物的剂量。为了避免较大剂量使用某种单一静脉麻醉药物而可能出现的药物副作用,目前通常采用复合用药的方法,具体的药物复合方式有多种,可根据手术需要和伤病员的要求合理选择。至于给药方式,可以采用间断静脉注射、连续静脉注射以及静脉靶控输注。近年来,随着一些作用时间短、可调控性好的麻醉药物,如丙泊酚、瑞芬太尼、米库氯铵以及右美托咪啶在临床上的广泛应用,以及静脉靶控输注技术的日益普及,静脉麻醉也日趋完善。由于静脉麻醉具有安全、舒适、迅速、平稳的特点,因而对于核辐射伤伤病员的手术是一个很好的麻醉方式选择。

2. 吸入麻醉　麻醉药经过呼吸道吸入,产生中枢神经系统抑制。与静脉麻醉相比,其麻醉深浅与药物在脑组织中的分压相关,可控性较强。常用的吸入麻醉药物有:异氟醚、氧化亚氮、七氟醚和地氟醚等。

七氟醚和地氟醚无刺激性气味,化学性质稳定,在体内几乎无代谢,对循环功能影响小,且具有麻醉诱导快、苏醒迅速的特点,在核辐射伤伤病员的植皮和晚期整形手术麻醉中有很好的应用前景。

3. 静吸复合麻醉　目前常用的吸入麻醉药物一般用于全身麻醉的维持,较少用于全身麻醉的诱导。将几种静脉麻醉药物和吸入麻醉药先后或同时使用,统称为复合麻醉。由于静脉麻醉起效快,诱导平稳,而吸入麻醉深浅易于控制,麻醉易于管理,此法是最常用的麻醉方法。

三、麻醉管理与监测

辐射剂量小、一般情况好的伤病员的麻醉管理并无特殊。严重核辐射伤的伤病员因并存全身多脏器损伤、手术范围大、出血多等情况给麻醉监测和管理带来很大的困难。严重核辐射伤的伤病员在整个治疗过程中往往需要多次手术和麻醉。辐射程度越大,手术次数可能越多,伤病员的身体状况越差。特别是对于一些严重核辐射伤伤病员,本身伴随多个重要脏器的功能异常,机体的代偿能力下降,对麻醉和手术的耐受力差,麻醉和手术风险明显上升,应该引起足够的重视,术前做好充分的准备,最大限度地改善患者的一般情况,合理选择手术时机,加强术中监测和完善麻醉管理,及时发现和处理术中伤病员病情的变化并注意对重要脏器功能的保护。

（一）建立有效的静脉输液通道

严重核辐射伤的伤病员多伴有营养不良、体液丢失过多、手术创面大、渗血多、止血困难等,应尽可能开放足够数量和流量的静脉通路。深静脉穿刺置管是常用的建立静脉输液的有效方法,既可满足术中输液的需要,同时也可用于监测容量负荷状态和患者的心脏泵血功能,并且还可以为手术后的肠外营养提供方便。

（二）建立有效的监测项目

监测的主要目的是保证伤病员麻醉和手术期间的安全,提供调整伤病员内稳态于生理代偿范围的依据。严重核辐射伤的伤病员因病情严重,常合并多器官功能衰竭,因此术中需要建立尽可能完善的监测项目,包括心电图、血压（无创和/或有创）、脉搏血氧饱和度、呼气末二氧化碳分压、中心静脉压、心排血量、动脉脉压变异、体温以及尿量等。根据以上监测指标,指导麻醉科医师术中调整麻醉深度、正确补液、及时合理用药,确保伤病员手术期间的生命安全。

（三）术中管理

1. 呼吸管理　对于未建立人工气道的全身麻醉伤病员,术中要确保呼吸道通畅,尽可能选用对呼吸抑制轻的药物,保证有足够的通气量,常规吸氧并备好口咽/鼻咽通气道、喉罩以及气管插管的工具。对于术前存在困难气道的核辐射伤伤病员,应该准备好包括可插管喉罩、可视喉镜、纤支镜等特殊工具,必要时可行经气管造口术。对于呼吸功能受损的伤病员,术中人工通气应该根据其呼吸功能受损的类型和程度,调节呼吸机参数,维持好通气和换气功能。

2. 循环管理　严重核辐射伤的伤病员,常伴随体液丢失过多、循环衰竭等情况,因此术中要注意输液的速度和总量。通常在有效循环功能监测的情况下指导输液,合理使用成分输血,必要时正确使用血管活性药物,确保伤病员围手术期循环功能的稳定。

3. 重要脏器功能的保护　严重核辐射伤的伤病员常并发多个器官的功能障碍,麻醉和手术可进一步损害器官的功能,因此脏器功能的保护是此类手术麻醉管理的重要内容。围手术期间要注意维持伤病员的循环功能稳定,纠正休克和酸碱电解质失衡,调整呼吸参数,保证有效肺气体交换,维持器官灌注和氧供,抑制过度的炎症反应。研究表明很多麻醉药物具有器官功能保护作用,如丙泊酚具有抗氧化和抑制炎症反应的作用,可减轻再灌注损害,同时还具有改善组织灌注的作用。七氟醚、地氟醚以及右美托咪啶也被认为有一定的器官功能保护作用。对于已知术前存在某些脏器功能损害的伤病员,术中应避免使用有可能进一步损害其功能的药物。

四、术后镇痛

核辐射伤的伤病员手术后创面不易愈合,常需要反复大换药,疼痛刺激强,因此需要完善的术后镇痛。另外,由于此类伤病员往往对核辐射存在极度的恐惧,对病情十分悲观,情绪十分低落,对疼痛也非常敏感,通常不仅要保证伤病员术中无痛苦,还要做好术后镇痛,在确保伤病员呼吸和循环功能稳定的前提下,尽量减轻伤病员的痛苦和恐惧。

(米卫东　陈肖华　许周旸　毛秉智)

参 考 文 献

[1] 郭力生,耿秀生.核辐射事故医学应急[M].北京:原子能出版社,2004.

[2] 苏旭.核和辐射突发事件处置[M].北京:人民卫生出版社,2013.

[3] 毛秉智.核辐射事故医学救援技术手册[M].北京:军事医学科学出版社,2004.

[4] 毛秉智,陈家佩.急性放射病基础与临床[M].北京:军事医学科学出版社,2002.

[5] 王德文,刘耀.反恐应急救援[M].北京:人民军医出版社,2011.

[6] 邢家骝,王桂林,罗卫东.辐射事故临床医学处理[M].北京:军事医学科学出版社,2006.

[7] 米卫东,张铁铮,孙立,等.核化生战创伤麻醉指南[J].解放军医学杂志,2019,44(11):901-905.

[8] CEREZO L. Radiation accidents and incidents. What do we know about the medical management of acute radiation syndrome?[J]. Rep Pract Oncol Radiother,2011,16(4):119-122.

[9] COLEMAN C N,HRDINA C,BADER J L,et al. Medical response to a radiologic/nuclear event:integrated plan from the Office of the Assistant Secretary for Preparedness and Response,Department of Health and Human Services[J]. Ann Emerg Med,2009,53(2):223-225.

[10] DICARLO A L,MAHER C,HICK J L,et al. Radiation Injury After a Nuclear Detonation:Medical Consequences and the Need for Scarce Resources Allocation[J]. Disaster Med Public Health Prep,2011,5 Suppl 1(S1):S32-44.

[11] DÖRR H,MEINEKE V. Acute radiation syndrome caused by accidental radiation exposure - therapeutic principles[J]. BMC Med,2011,9(1):1-6.

[12] LÓPEZ M,MARTÍN M. Medical Management of the Acute Radiation Syndrome[J]. Rep Pract Oncol Radiother,2011,16(4):138-146.

[13] WOLBARST A B, WILEY JR AL,NEMHAUSER J B,et al. Medical Response to a Major Radiologic Emergency:A Primer for Medical and Public Health Practitioners[J]. Radiology,2010,254(3):660-677.

第二十七章

生物与化学武器伤的救治与麻醉

生物与化学武器,也称生化武器,是指以生物战剂(细菌、病毒、真菌、毒素)与化学毒剂等使人、动物、植物致病或死亡的物质材料制成的武器,是生物战剂与化学毒剂与其投放装置的总称。生物与化学武器均属于大规模杀伤性武器。随着近年来世界局势的不稳定及恐怖主义势力的抬头,重新唤起了对生化武器的重视。一些国家不顾多种国际公约的限制,仍在继续研发大规模杀伤性生化武器。同时,某些非政府武装组织也完全有能力独自生产并使用这些生化武器。目前,在所谓的"NBCs"(nuclear,biological and chemical)大规模杀伤武器(包括核、生物、化学、放射及爆炸武器)中,非核炸药已成常见的恐怖武器,也给社会带来了巨大灾难。生物战剂和化学毒剂可以在短期内造成大量人员的伤亡,同时也带来长期后果,包括武器使用后很长时间内的迟滞效应、长期效应和环境污染对健康的影响。有些生物战剂和化学毒剂引发的身体和精神疾病可能在使用后数月或数年后依然存在或才显现出来。由此,平民对生物战剂或化学毒剂攻击的心理反应包括恐惧和惊慌,要比对常规武器的反应更严重。因此,如果在重大生化武器袭击过程中,伤病员若能得到及时的医疗救护,他们的生存状况将会得到明显改善。麻醉科医师拥有着丰富的生理学及药理学知识,与其他专业相比,他们更理解生化武器致伤原理。同时,麻醉科医师还具有丰富急抢救处理经验。因此,在灾难发生后的初级救治及重症病房后续治疗过程中,麻醉科医师将起到关键作用。

第一节 生物战剂与化学毒剂的分类

一、生物战剂概述与分类

生物战剂是指在战争中用来伤害人、畜或毁坏农作物的致病微生物及其所产生的毒素,旧称细菌战剂。将装有生物战剂的各种施放装置称为生物武器。生物武器由生物战剂、生物弹药及运载工具三部分组成;生物战剂是生物弹药的装料,运载工具是将生物弹药运载至目标区的工具,生物弹药是把生物战剂分散成为有杀伤作用的气溶胶发生器或昆虫洒布器,也是把生物战剂或毒素通过运载工具运送到目标区的容器。气溶胶生物弹是目前使用的主要弹药,根据作用原理生物弹药分为爆炸型、喷雾型和喷粉型三类。敌对双方应用生物武器完成军事目的的行动称为生物战,旧称为细菌战。到目前为止,世界上尚未发生真正意义上的生物战。

（一）根据军事效能分类法

根据军事效能,生物战剂可分为以下几种:

1. 致死性与失能性战剂　致死性战剂是指病死率较高的战剂。失能性战剂是指病死率不高,但临床症状较重,使其暂时失去劳动能力和战斗力的战剂。

2. 传染性与非传染性战剂　传染性战剂就是生物战剂进入机体后,不但能大量繁殖引起疾病,而且还能不断向体外排出,使周围人群感染,造成流行。非传染性生物战剂能使被袭击者发病,但病原体不能从患者体内排出,故对周围人群不构成威胁。

3. 长潜伏期战剂与短潜伏期战剂　有些生物战剂进入机体要经过较长时间(一般 1~4 周)才能发病,这些长潜伏期生物战剂主要用于攻击战略后方,从而达到秘密袭击的目的。短潜伏期生物战剂潜伏期只有 1~3d,可用来袭击即将对之发起攻击的敌人。有关生物战剂的一些生物学特性参见表 27-1-1。

（二）按照微生物学分类法

生物战剂可分为以下几种:

1. 细菌类战剂　最早的生物战剂都是细菌,故称为细菌武器。根据现代微生物学的分类,立克次体和衣原体也属于这一类。

2. 病毒类战剂　病毒类战剂只能在活细胞中寄生。但它在自然界分布很广,种类繁多,至今还不断有新的对人致病的病毒被发现。目前,病毒类生物战剂占现有生物战剂的半数以上。

3. 真菌类战剂　这是一群单细胞或多细胞的真核微生物。

4. 毒素　毒素是一类来自微生物、植物或动物的有毒物质。有些毒素也可以通过化学方法生产或改变而来。近年来,毒素研究十分活跃,军事应用前景广阔。

二、化学毒剂概述与分类

化学毒剂指以杀人、伤人或杀伤其他生命体为目的的化学物质,简称毒剂。化学毒剂与施放化学毒剂的器材总称为化学武器,战时用的这类化学毒剂又称军用毒剂。

虽然在很早的军事文献中,就有关于将有毒化学物质应用于战争的记载,但通常认为现代的化学武器战争是从第一次世界大战开始的。当时主要使用的化学毒剂为氯气、光气和芥子气。在第二次世界大战期间及战后,化学毒剂的种类得到不断的发展与更新。沙林、维埃克斯(VX)为主要代表的神经性毒剂和一些新类型毒剂陆续成为现代化毒剂的主要品种。它们的剧烈毒性与良好的使用性能显著提高了化学武器的作战性能和军事价值。化学毒剂往往在夜间、清晨、傍晚或阴天施放。施放手段有包括爆炸法(借助炮弹、炸弹、地雷或导弹头等发射爆炸),布撒法(多借飞机布撒器撒降),以及蒸发法(借毒烟罐、毒烟弹等缓慢点燃扩散)。化学毒剂在空间的持续时间受其本身形态影响,还受地形地貌、风吹、雨淋、落雪等气候变化的影响。

常见的化学毒剂按毒理机制不同进行分类,一般分为以下七类:①神经性毒剂,即有机磷胆碱酯酶抑制剂,以沙林、梭曼、VX 等为代表。②糜烂性毒剂,以硫芥、路易气等为代表。③全身中毒剂,以氰类化合

表 27-1-1　部分生物战剂特性

特性 种类	人与人传播	感染剂量（气溶胶）	潜伏期	病程	致死性	病原体的存在时间	疫苗效率（气溶胶暴露）
炭疽芽孢杆菌	否	8 000~50 000 个芽孢	1~6d	3~5d（如不治疗通常是致命的）	高	很稳定；芽孢在土壤中可以存活 40 年以上	在猴体内 2 个剂量的接种能保护 200~500 LD$_{50}$ 感染剂量
布鲁氏菌	否	10~100 个菌	5~60d（通常 1~2 个月）	数周至数月	不治疗的 <5%	很稳定	无疫苗
类鼻疽假单胞菌	低	低（假定的）	10~14d	脓毒症时，7~10d 死亡	>50%	很稳定	无疫苗
鼠疫耶尔森菌（肺型）	高	100~500 个菌	2~3d	1~6d（通常是致命的）	除非在 12~24h 内治疗，否则死亡率高	在土壤中可存活 1 年以上，在活组织中可存活 270d	在猴体内，3 个剂量的接种不能保护 118 LD$_{50}$ 的感染剂量
土拉弗朗西丝菌	否	10~50 个菌	2~10d（平均 3~5d）	>2 周	如果不治疗，死亡率中等	在潮湿的土壤中或其他介质中存活数月	对 1~10 LD$_{50}$ 的感染剂量有 80% 的保护率
伯氏考克斯体	很少见	1~10 个	10~40d	2~10d	很低	在木板和沙地中存活数月	在豚鼠体内，对 3 500 LD$_{50}$ 的感染剂量有 94% 的保护率
天花病毒	高	低（10~100 个）	7~17d（平均 12d）	4 周	高到中度	很稳定	在灵长类中大剂量接种有保护作用
委内瑞拉马脑炎病毒	低	10~100 个	2~6d	数天至数周	低	相对不稳定	在金黄地鼠中 TC83 疫苗能保护 30~500 LD$_{50}$ 的攻击
病毒性出血热病毒	中度	1~10 个	4~21d	在 7~16d 之间死亡	扎伊尔株致死率高，苏旦株致死率中度	相对不稳定	无疫苗
肉毒毒素	否	A 型 LD$_{50}$=0.001μg/kg	1~5d	在 24~72h 内死亡，如果不死亡则持续数月	若没有呼吸支持，致死率高	在不流动的水和食物中，可存活数周	在灵长类中接种 3 个剂量的疫苗，对 25~250 LD$_{50}$ 剂量的攻击有 100% 的保护效率
葡萄球菌肠毒素 B	否	0.03μg/人，失能	吸入后 3~12h	数小时	<1%	抗冻	无疫苗
蓖麻毒蛋白	否	在小鼠体内,LD$_{50}$=3~5μg/kg	18~24h	几天，如果食入在 10~12d 死亡	高	稳定	无疫苗
单端孢霉烯族毒素	否	在小鼠体内,LD$_{50}$=0.2~0.5mg/kg	2~4h	数天到数月	中度	在室温下，其活性保持数年	无疫苗

物如氢氰酸、氯化氰等为代表。④窒息性毒剂，以光气、双光气为代表。⑤刺激性毒剂，以CS、苯氯乙酮、亚当剂为代表。⑥失能性毒剂，以华兹为代表。⑦氨气。

第二节　影响生化武器袭击严重程度的因素

多种因素可以对生化武器袭击的严重程度产生影响。首先，生化战剂本身性质和投放装置是决定生化武器袭击严重程度的最主要因素。相对化学战剂而言，其挥发性、毒性、持久性及潜伏期是影响化学武器袭击严重程度的四个最主要因素。而在这四个因素当中，化学战剂的毒性是致伤的最重要因素。决定化学战剂毒性的最主要指标为时间浓度常数（concentration-time product，Ct），它是指个体暴露于化学战剂的浓度与时间的乘积。而半数致死量（Ct_{50}）是指挥发性毒剂致暴露个体50%死亡的Ct值。Ct_{50}可作为化学战剂毒性大小的一个重要指标，Ct_{50}越小则表示毒性越大。潜伏期是指从吸入化学战剂到出现临床症状的时间，有些毒剂吸入后临床症状出现相对较晚。生物战剂旧称细菌战剂，其效应面积、传染性、危害时间及生物的专一性是影响生物武器袭击后严重程度的最主要因素。

散播方式是决定生化武器袭击严重程度的另一重要因素。虽然生化武器通过水或食物散播的引起的灾难要比空气散播的要小，但是它们存在二次毒性。生化武器可以利用导弹进行攻击。不过，导弹爆炸会消耗大量的生化武器，使其含量下降；爆炸可以使生物制品的含量下降至最低，而导弹高温会使化学武器制品大量分解。另外，导弹爆炸本身也可带来致命性灾难。空气传播最常采用的方式是将生化武器雾化或粉末化使伤病员吸入。空气传播也受多方面因素影响，按其扩散方式不同可分为点扩散和线状扩散。点扩散为生化毒剂只从一个固定点释放；线状散播是指生化毒剂在一个移动的工具如车子或飞机上释放；当线状传播时遇上垂直风向的时候，就会变成大范围的播散。总之，当生化武器线性播散并遇到垂直风向的影响时受害人最多。

目前，生化制剂依据是否已经被用作生化武器、被恐怖分子获取的容易程度、其致死性及致伤性程度、引起公众恐慌和社会混乱的程度及公众是否需要针对公众卫生准备行专项行动等进行风险评定。随着恐怖分子势力的不断发展与扩张，包括生化制剂和常用的多种工业化学有毒气体均有可能被恐怖分子利用并制成生化战剂及毒剂。生化武器等大规模杀伤武器使用后伤病员的救治在各国日见重视。多国均从战略意义上加深对生化武器的认识及不断更新新技术知识，从而不断提高对大规模杀伤武器使用的防治能力。

第三节　生化武器的袭击途径

生物战剂与化学毒物一般通过呼吸系统、皮肤、口鼻黏膜和眼结膜以及消化系统四条途径侵入人体。

一、呼吸系统

化学毒剂主要的危害部位在呼吸系统。化学毒剂吸附在呼吸系统的部位即其吸收部位，其吸收效率取决于该毒剂的溶解性。水溶性化学毒剂的蒸汽主要吸附在鼻腔和上呼吸道。非水溶性的蒸汽能穿透更深，并吸附在呼吸系统的最末梢部分-肺泡。对于非挥发性化学毒剂的气溶胶或对于被非挥发性的承载材料所吸附的化学毒剂，沉积位点取决于气溶胶颗粒的大小与密度。对于有些化学毒剂如芥子气、光气和氯气等,在吸附部位即直接破坏肺组织;而其他的如神经毒剂,则会穿过呼吸系统组织并经血流作用于特殊的靶受体。

微生物气溶胶通过呼吸道途径使人、畜感染。这是当代生物战中广泛使用的一种生物战剂施放方法,具体过程是先将生物战剂分散成微生物气溶胶,造成大面积污染,人、畜吸入气溶胶后先在呼吸道沉积,进一步侵入血液在全身或身体的某一部位。短暂暴露于生物气溶胶云团后对人的主要危害部位还是呼吸系统。原因是沉积在呼吸系统的气溶胶数量高于沉积在身体其他部位数量。虽然呼吸系统具有很好的自然防御机制,但对于相关生物战剂的感染依然十分脆弱。

经肺吸入的生物战剂和化学毒剂的危害严重性取决于吸入的总量。如果吸入毒物在体内能自然去毒,那么其毒性取决于短时间内吸入毒物的总量。但是对于部分毒剂如芥子气和神经毒剂,除了可能会持续暴露数小时外,毒性具有明显的累积效应。

二、皮肤

生物战剂侵袭皮肤有两种方式,一种是直接穿透皮肤进入人体,这类侵入方式的武器是表面染有战剂的小弹丸、细针、弹片及各种特殊的注射器等,这样的皮肤侵袭只能造成个别人员的伤害。另一种是利用媒介昆虫的叮咬将战剂输入人体的方式。先使昆虫感染战剂,当人体被该昆虫叮咬吸血后而感染致病。

一些化学毒剂,如液体 VX,能够直接穿透皮肤引发全身效应。一般来说,皮肤越薄、血管越多、越潮湿,化学毒剂越容易攻击与穿透。除了毛发密集区域以外,气溶胶颗粒不倾向沉淀在皮肤表面,而且毒剂不会立刻穿透皮肤,因此,如果在暴露后数分钟内就进行洗消、擦拭或净化清除,能在很大程度上减轻生物战剂和化学毒剂造成的损害。

三、口鼻黏膜和眼结膜

眼结膜和鼻腔的黏膜组织对刺激性化学毒剂特别敏感,结膜对糜烂性化学毒剂尤其敏感。同时,一些生物战剂如天花、流感和其他一些病毒也会通过口鼻黏膜或眼结膜进入体内。

四、消化系统

生物战剂与化学毒剂可以通过污染的食物或饮用水进入消化系统。在所有暴露途径中,倘若污染源已知,此种途径是最容易控制的。消化道途径是人或动物通过食用战剂污染的水或食品而感染发病,只造成局部的点状或线状伤害区。

第四节　生化武器染毒后的初期处理原则

一、分诊

合理及时的院前分诊对伤病员救治及医疗资源的合理分配使用均具有十分重要的作用。因此,必须在适当的时间对所有受到生化武器伤害的伤病员依据病情进行分诊使伤病员能得到及时恰当的医学救治。同样,及时的伤病员分诊也有利于对医疗资源的合理分配使用。首次分诊应在灾难的现场。当伤病员到达医院后需再一次进行分诊归类。麻醉科医师应该参与伤病员的首次及再次分诊。在灾难现场的分诊过程中,除了提供及时的医疗救治以外,麻醉科医师还需对伤病员的生存状况进行一个客观的评估。伤病员可按病情严重程度分成如下四个等级:①放弃治疗(死亡或者一般认为死亡是不可避免的);②紧急医学治疗(一般认为通过及时且恰当的医疗处理至少可以挽救生命);③延迟处理(伤病员不会因为延迟治疗而发生继发性伤害);④免于处理(适用于轻微伤害,又称为"可以走开的伤病员",伤病员的病情可以不做医学处理)。由于不同毒剂的潜伏期不同以及伤病员病情的随时变化,首次分诊与再次分诊的结果可存在明显的差异(如化学吸入性肺炎等)。

二、洗消

洗消是指通过移除或中和生化武器的方法减少受害人员的暴露。洗消可以帮助生化武器伤病员免受进一步的伤害,同时也可避免让医护人员在救治伤病员过程中受伤。一般来说,生化武器暴露中央地区的洗消十分困难。但针对伤病员或小范围内的生化武器暴露却可以通过稀释的方法(如用水冲洗)或用化学物质中和的方法来帮助洗消。

洗消的最佳地点可以设置在一线抢救处救护车接待站。在那里,不仅可以让伤病员及时得到洗消,同时还可以将医护人员接触生化武器的可能性降到最低。麻醉科医师属于一级应急反应医疗队的成员之一,应当熟悉 C 级生化武器个人防护装备。这些装备包括全脸或半脸面罩、空气净化呼吸器、连帽化学防护服(防溅服)、化学防护手套(内层和外层)和靴子(拥有外层防护)。

先进的生化武器监测设备,可以迅速帮助明确受袭击生化武器种类及强度,在受到生化武器等大规模杀伤武器袭击后,有利于协助制订正确决策。可以帮助确定能拯救生命的洗消手段并对伤病员进行有效的洗消。洗消时,一般需将伤病员衣物彻底去除。在采用特殊化学药物进行中和洗消前,全身上下需用肥皂水及清水冲洗(避免损伤皮肤)。在洗消过程中,需妥善处理废弃物。

三、医护人员的防护

当生化武器等大规模杀伤事件发生后,参与事故现场抢救的医护人员应该注重穿戴防护套装或气体防护面罩。他们应该尽早执行严格规范的洗消程序。医护人员接触生化武器伤病员时所需的最基本的防护装备包括防化衣服及空气净化呼吸器。相关医护人员应在日常接受如何穿戴并了解防护服功能相关知识的培训,从而减少生化武器伤救治时医护人员本身的受害现象发生。总体来说,可以通过将伤病员隔离、自身全方位地防护及注意基础卫生、疫苗接种和暴露后预防等多种手段减少医护人员感染率。

第五节　生化武器伤病员的麻醉处理原则

一、伤情特点与救治原则

在受到生化武器袭击后,伤病员一般具有致伤的突发性、伤情复杂严重及致伤因素多样等特点。伤者受伤常为突发情况,现场救治条件不足,伤情的复杂性或严重程度也可能超过救护人员具备的处理能力,往往需要成批伤病员同时救治。由于生化武器常需特殊武器进行投放,因此,伤者在受到生化武器袭击的同时,还可能存在由投放武器所带来的伤害。伤情也因此而变得更复杂,往往表现为多发伤、冲击伤等,有时伤情严重。另外,同一伤者也可能受多种致伤因素影响。一方面,新型的生化毒剂具有很强的穿透力和腐蚀性,能破坏、穿透一般的三防装备,既能造成吸入性中毒,同时也能致大面积皮肤沾染中毒;另一方面,投放武器的爆炸还可能同时造成人员的冲击伤、弹片伤、挤压伤;同时生化武器等大规模杀伤武器如果投放在人口密集的地方,还同时会存在如踩踏等意外伤害。因此,在接受此类伤病员时,应当详细了解伤病员的伤情,防止漏诊与误诊、耽误最佳抢救时机。

为适应现代高新技术战争医疗救护的要求,我军颁发的《战伤救治规则》,对救治任务、救治范围和各类战伤的救治技术要点进行了规范。在卫勤组织原则方面要求做到:①立足于机动保障,但需定点保障与机动保障相结合;②分级救治、治送结合,以急救和紧急救治为重点;③救治与防护、防卫相结合,但优先预防;④军民结合,协同救治。在技术原则方面则需坚持:①先抢后救;②全面检伤、科学分类;③连续监护与医疗后送;④早期清创、延期缝合、先重后轻、防治结合以及整体治疗的原则。

二、现场救治及后送转运过程中麻醉科医师的作用

麻醉科医师不仅处理急危重症患者经验丰富,同时还精通相关病理生理学和药理学知识。这使得麻醉科医师在参与战时或恐怖主义生化武器袭击后的伤病员抢救工作时更具有优势。麻醉科医师可在正确判断生化武器伤病员伤情及稳定运输伤病员病情两个方面起到重要作用。在发生生化武器袭击等大规模杀伤性武器群体伤害事件时,由于伤病员众多,麻醉科医师往往无法按常规进行伤情询问和细致查体,伤情需依据伤病员生命体征和经验进行评估,并根据伤情来决定现场救治与后送方案。

在伤病员后送过程中,麻醉科医师需充分利用现有的条件,稳定伤者伤情。具体目标包括保持呼吸道通畅、适度镇痛、控制出血及补充血容量。对所有伤病员在后送过程中,应避免损伤进一步加重。多种原因引起的气道梗阻是生化武器等大规模杀伤武器袭击伤后导致伤病员死亡的常见原因。解除气道梗阻包括清理口腔,防止生化毒剂的持续吸入,必要时应紧急建立人工气道。建立人工气道的方法包括通过喉罩置入、气管内插管、环甲膜造口及气管切开等方法。由于生化武器特别是化学武器伤多会引起气道及肺部损伤,应重视呼吸困难及成人呼吸窘迫综合征的处理。如伤病员存在缺氧风险时应当积极采取吸氧治疗。适度的镇痛不仅可以减轻伤病员的疼痛感觉,同时还可以减轻由于疼痛引起的全身炎症反应。但由于此类伤者伤情复杂,需注意镇痛方案的个体化,积极纠正血容量不足。在抢救现场,麻醉科医师可以协助外科医师对开放性伤口进行简单处理,并注意排查是否存在内脏出血现象。血容量不足时可以先补充晶体液和人工胶体液,但当血红蛋白低于 70g/L 时需输注全血以提高循环血液的携氧能力。

三、外科处理注意事项

在生化武器袭击后的抢救过程中,我们需首先尽力保护伤病员及相关救助人员的生命安全。现场救助人员必须经历培训知道如何使用最基本的防护工具如穿戴防护衣及防毒面罩等,加强自身的安全防护,以提高医疗救助的效率与效能。伤病员进入医院之前必须经过严格的洗消以减少麻醉科医师暴露的机率。

全身洗消是针对化学武器袭击最有效的减毒方法,其效率高于针对生物武器袭击的疫苗注射。部分生物武器具有强传染性,入院后仍需坚持个人防护(包括隔离护理,预防性注射抗生素和注射疫苗等)。如果生化武器袭击及伴随的创伤需要进行抢救生命的医疗处理,则可在洗消之前进行。但此类伤病员的复苏是非常困难的。他们不仅可能不清楚是何种生化武器袭击,同时在抢救现场,药物(抗生素和抗病毒药物)及设备均可能缺乏。

总之，在对伤病员进行外科处理时，相关人员均应注意以下事项：①工作人员需穿着防护装备，并充分利用消毒剂等预防间接染毒；②染毒的伤口或创面在术前须再次冲洗。注意勿使洗液沾染周围组织，防止交叉染毒；③早期清创时，尽量彻底清除伤口坏死组织和异物，操作力求简捷安全；④较大的手术宜在中毒急性期后实施；⑤根据毒剂的特点，尽可能预防麻醉和手术的并发症。例如：麻醉时要避免加重中枢神经抑制或心肺功能障碍，切口要避开糜烂性毒剂染毒区、应重视染毒后的凝血机制，采取可靠的止血方法等。

四、麻醉前评估

1. **了解病史**　麻醉前应尽可能询问或了解生化武器袭击的种类，包括受袭击时伤病员的症状以及当时动植物所表现出的特征性变化等，充分了解伤病员其他合并伤的致伤史与既往健康状况。

2. **症状与体征**　麻醉科医师通过了解各种有效信息，尽可能明确当前伤病员受到生化武器袭击的毒剂种类以及受伤程度。应当对伤员的呼吸系统及全身中毒情况进行评估，明确是否存在肺水肿、呼吸窘迫甚至是呼吸功能衰竭。注意是否存在全身其他重要脏器功能减退或衰竭情况发生。其他合并伤如武器爆炸引起的开放伤或闭合性损伤可能是短期内影响伤病员生命的最重要因素。对可疑伤病员应进行相应的检查，明确是否存在骨折以及血气胸等。

3. **伤病员分诊**　按照分诊的原则，对目前伤病员进行分诊，并依据伤病员伤情合理选择麻醉方法及药物。伤病员的合理分诊是提高和保证成批伤病员救治效率的关键，应当结合当前医疗资源充分利用，使最需得到医疗救护且最具医疗效果的伤病员得到优先处理。

五、麻醉前处理

1. **早期处理**　在受到生化武器袭击后，医学救助者到达现场需全副武装，包括防护服、橡胶手套和靴子，以及呼吸器及保护面罩。所有伤病员在第一时间应尽可能地进行毒剂洗消，防止伤病员生化毒剂的持续暴露。同时对伤病员进行一般麻醉前处理，包括静脉置管输液、输血、供氧及生命体征监护等。

维持呼吸道通畅，注意清理口腔内血块与呕吐物，必要时放置口咽通气道，视病情进行置入喉罩、气管内插管甚至气管切开。创伤患者因惊恐、疼痛、休克等因素影响，胃排空延迟，部分患者甚至在受伤后胃排空完全停止。因此，创伤患者（尤其是中重度创伤时）在麻醉前均应视为饱胃，须采取相应的措施，如放置胃管或给予胃排空药物如甲氧氯普胺或昂丹司琼等。必要时可延缓手术。

2. **早期镇痛**　各种原因引起的疼痛不仅可以增加患者的痛苦，而且能导致机体发生强烈的应激反应，并导致全身炎症反应，从而影响患者的正常生理与心理功能。其结果不仅增加手术风险，同时还不利于患者术后恢复。因此，在明确诊断的前提下，对患者进行适当的镇痛处理，可以改善患者的精神状态，有利于患者病情稳定。

常用的镇痛药物有吗啡、哌替啶、舒芬太尼、芬太尼、双氢埃托啡等。对一些较轻的疼痛，也可以静脉注射氟比洛芬酯、帕瑞昔布钠、氯诺昔康、丙帕他莫等进行镇痛。一些疼痛也可以采用局部麻醉或神经阻滞的方法进行镇痛，常用药物包括罗哌卡因、布比卡因和利多卡因等。

六、麻醉方法的选择

生化武器伤患者的麻醉方法与药物的选择由多种因素决定，最主要的包括患者伤前基础疾病、伤情、手术部位与要求、麻醉医师技术与条件等。其中对患者的详细而准确的术前评估是选择麻醉方法最主要的依据。

（一）局部和区域麻醉

如果患者一般情况良好，血流动力学状态稳定，在满足手术需要的情况下，尽可能选择局部麻醉和区域阻滞麻醉。

（二）监护麻醉与静脉麻醉

监护麻醉过程中，患者接受局部麻醉并辅助应用镇静和/或镇痛药，麻醉科医师负责患者重要生命体征的平衡和患者所关心的问题，是一种特定的麻醉。

当局部麻醉技术不能满足手术需求，而又无需行其他麻醉方式，如全身麻醉时，可采用监测麻醉，通过正确地应用药物来控制镇静、镇痛和紧张焦虑，提高患者的满意度和手术安全性。在实施监测麻醉过程中，需对患者进行正确的监测，并备好心肺复苏的所有设备与药物；实施监护麻醉者必须是符合资质的麻醉科医师；同时在整个过程中，患者的氧合、通气、循环、体温必须得到连续监测。手术过程中，要对患者的镇静水平和意识状态进行正确的评估，并依据患者意识状态调整麻醉相关药物的用量（表 27-5-1）。

表 27-5-1 全身麻醉和镇静镇痛水平的定义

	最轻镇静	中度镇静/镇痛	深度镇静/镇痛	全身麻醉
反应能力	对语言指令反应正常	对语言指令或触觉刺激产生目的性反应	对反复刺激或痛刺激产生目的性反应	即使是痛刺激也不能唤醒
气道管理	无影响	不需要气道管理	有时需要气道管理措施	常常需要气道管理措施
自主通气	无影响	可保持合适通气	有时不能维持合适通气	常常不能维持合适通气
心血管功能	无影响	通常能维持正常	通常能维持正常	可抑制其功能

为了降低评分的主观性，监护麻醉期间有许多客观的评分可帮助麻醉科医师对患者镇静水平作出临床判断。通常会采用镇静警觉评分。根据该评分，3~4 分为中度镇静镇痛水平，而 1~2 分为无意识状态。监护麻醉时，患者评分需高于 3 分，当评分低于此点时，则被认为进入全身麻醉状态。

（三）神经阻滞麻醉或椎管内麻醉

随着超声科学的发展及神经刺激仪的使用，神经阻滞麻醉的效果及安全性较以往有明显提高，神经阻滞麻醉应用的手术范围也越来越广，尤其适合于危重及老年患者。对于一些具有传染性的生物战剂染毒患者，若全身状况允许，可行神经阻滞麻醉完成相应的手术。相对于神经阻滞不能完成，而又无需行全身麻醉的手术麻醉，如果条件允许，可以选择椎管内麻醉（包括硬膜外麻醉或脊髓麻醉）。

（四）全身麻醉

在遭受大规模杀伤武器攻击后，如果伤病员病情危重或存在气道梗阻风险时，应果断紧急建立人工气道（包括喉罩或气管插管）甚至是气管切开。同时如果患者手术时间长，监护麻醉或静脉麻醉存在一定风险时，也应选择全身麻醉。全身麻醉如无禁忌则可选择全凭静脉麻醉、全凭吸入麻醉或者是静吸复合麻醉，并按照手术需求给予适量的镇痛药物和肌肉松弛剂。由于化学武器伤多数存在气道及肺组织损伤，因此，全身麻醉时需注意困难气道的处理以及坏死组织脱落而导致单叶肺不张或多叶肺不张及肺水肿的情况。气道建立时需及时行气道吸引，必要时在纤支镜下行支气管内坏死物清除。如患者存在肺水肿、低氧血症或发生 ARDS，呼吸支持时建议设置最佳 PEEP 值。术后，危重、ARDS、吸入性肺损伤及自主呼吸难以维持有效通气的伤病员,应继续维持呼吸支持治疗。

第六节　不同生物战剂的毒理机制、临床表现及救治要点

一、生物战剂的致病机制、临床特征及救治要点

(一) 病毒类生物战剂

1. 克里米亚-刚果出血热病毒　克里米亚-刚果出血热是由克里米亚-刚果出血热病毒引起的急性烈性传染病,以发热、出血及休克为临床特征,病死率较高。该病是一种人畜共患病,呈世界性分布,包括前苏联南部的大部分、欧洲南部、中东和非洲的大部分,涉及 30 多个国家和地区,我国新疆、青海是克里米亚-刚果出血热的自然疫源地,称为新疆出血热,本病除可通过蜱叮咬传播以外,气溶胶也是重要的传播途径。本病毒不稳定,对脂溶剂和去垢剂以及一般化学消毒剂均很敏感,紫外线照射 1min 可丧失 99% 的感染性。它还对温度敏感,56℃加热 30min 可完全被灭活。

人被带毒蜱叮咬后约经 5~12d 的潜伏期后出现临床症状。出血前期为 1~7d,发病突然,发热呈稽留热、弛张热或双峰热型。患者有发冷、寒战、剧烈的头痛、怕光、全身肌痛、腰痛、关节和上腹痛,并有恶心、食欲不振、呕吐或腹泻等症状,面颈和上胸部出血,眼结膜和咽充血,软腭水肿和小出血点,口干,呼吸恶臭,心动过缓和低血压。

出血期短而发展迅速,常于病后 3~5d 开始,病情迅速恶化,持续 1~10d 或在最高峰时死亡。出血从鼻、齿龈到呕血、柏油样便、血尿。严重者可发展到大量呕血、便血、子宫和肺大出血。患者进入肝肾衰竭状态,会出现进行性嗜睡、木僵和昏迷,以及心动过缓,心音低沉和低血压等症状。

恢复期约在起病后 15~20d 开始,出血症状停止,病后 3~6 周血象和尿常规恢复正常,其特征有长期无力,脉搏不稳定、脱发、神经炎、视力减退、记忆力丧失等,伴有头痛、出汗、食欲不振等症状,可持续 1 年左右。

预防和治疗措施:本病的预防主要是减少媒介蜱和防蜱叮咬,控制医院内传播,免疫预防注射灭活鼠脑疫苗。尚无特效疗法,主要是采取以补液为主的综合性措施,有报道用利巴韦林治疗有效。

2. 东部马脑炎病毒　东部马脑炎简称东马脑炎,是东部马脑炎病毒引起的人畜共患病,是马属动物的蚊媒病毒性传染病。东马脑炎病毒主要侵犯马属动物,引起本病在马群中流行,也可侵犯人。病马的临床表现和委内瑞拉马脑炎相似,常不易区别。人类对东马脑炎病毒普遍易感,在疫区内,约 70% 患者为 10 岁以下儿童,人类患者的病死率约 50%,可高达 75%。东马脑炎主要流行于美国东海岸,但加拿大和某些拉丁美洲国家也有流行。

东马脑炎病毒感染马或人引起严重脑炎,人的感染率较低,潜伏期 5~15d。成人神经症状出现前可有长达 11d 的发热前期,而儿童发病比较突然。尽管感染后体液中能快速产生中和抗体,但却不能从中枢神经系统清除病毒,进行性神经细胞破坏和炎症会继续。

东马脑炎具有很高的死亡率和严重的神经后遗症。暴发期间,幼儿和老人感染率、发病率和死亡率最高,病死率估计 5%~50%。存在无症状感染和亚临床型病例。成人典型病例的特点是发病快,有高热、呕吐、颈僵直和嗜睡症状,儿童通常表现为面部或眼眶周围水肿。累及运动神经后出现麻痹,主要临床表现是自主性功能障碍,如呼吸调节减弱或唾液分泌过多。高达 30% 的存活者有神经系统后遗症,如癫痫、痉

挛性麻痹、严重痴呆等。

预防和治疗措施：东马脑炎减毒活疫苗对特定人群进行免疫接种预防。患者愈后可获得一定免疫力。本病无特效治疗方法，一般采用对症支持综合性疗法，特别对高热、惊厥、呼吸衰竭应进行必要的处理。

3. 埃博拉病毒　埃博拉病毒是引起埃博拉出血热的病原体，是在 1976 年几乎同时在发生于非洲的扎伊尔和苏丹的一次流行中发现的，该病毒自发现至今引起的疾病流行有 28 次报告，每次发生的病例并不多，但其感染力强，极易发生人与人之间传播，特别是医院及实验室工作人员中形成医源性传播，而且其毒力强，病死率高，目前尚缺乏特效治疗方法，有可能作为生物战剂使用。

人的潜伏期为 7~16d。常突然发病，表现为前额剧烈阵痛，发热 38~40℃，腹痛、水样腹泻、恶心、呕吐、脱水、痉挛等症状通常持续 7d 左右，后转变为血便或柏油便。50% 以上患者数天内出现特征性皮肤斑状丘疹，多数患者在 5~7d 后有咯血、胃肠道出血。有时粪便中夹杂有鲜血，鼻、齿龈、结膜和阴道出血。在 5~6d 时常因严重失血和休克而死。

预防和治疗措施：目前尚无有效疫苗。一旦发现可疑患者应立即采取隔离护理措施，无关人员避免与患者直接接触或接触其分泌物、排泄物和用具。采用隔离护理、健康教育、快速诊断新发生病例和及时处理死者等措施可有效控制疾病流行。无特效治疗方法，对患者的临床处理主要是支持疗法，包括维持体液和电解质平衡，以及治疗出血等。

4. 马尔堡病毒　马尔堡出血热是由马尔堡病毒引起的人兽共患急性传染病。最初临床症状为高热、全身不适、前额和太阳穴剧烈头痛、结膜炎、肌肉痛、关节痛，稍后出现恶心、呕吐和水样腹泻及嗜睡等中枢神经系统症状，消化道和肺出血，死亡者常发生进行性出血合并症、肾衰竭和休克。病死率较高，病后可获得一定免疫力。历史上本病只发生过三次流行，1967 年德国马尔堡、法兰克福和南斯拉夫的贝尔格莱德；1975 年南非约翰内斯堡，1980 年肯尼亚内罗毕。马尔堡病毒的传播途径目前已知的主要为接触传播和气溶胶传播。目前本病仅发生在非洲和欧洲地区，其他地区尚未发现。

马尔堡病毒感染后，潜伏期约 3~9d，平均 5~7d。发病急剧，初发症状为全身疲乏、高热、前额和太阳穴处剧烈疼痛及全身肌肉痛（尤以腰骶部为甚），另伴有眼结膜出血；2~3d 后，患者出现恶心、呕吐、水样腹泻和弥漫性腹痛，体温在 3~4d 时达到高峰，可持续 40℃ 以上，于第 2 周下降，但在 12~14d 时可能再次升高；许多患者在 5~7d 出现皮疹，初为皮疹，后转为斑丘疹，由面部向躯干及四肢扩展，逐渐融合为暗红色的斑疹，持续 3~4d 后消退；在皮疹出现的同时，大部分患者出现出血倾向，表现为鼻衄、齿龈出血、胃肠道出血，严重者可导致休克和 DIC；急性期一般持续 14~16d，病后 15~17d，多因进行性出血、肾衰和休克而死亡。

预防和治疗措施：本病尚无可供预防接种的疫苗。多采取综合措施预防，包括对来自疫区的人、动物进行口岸隔离检疫，一般为 14d。目前本病尚无特效的治疗方法，临床主要采取支持疗法，对症治疗，预防各种并发症，如 DIC、肾衰等。

5. 森林脑炎病毒　森林脑炎病毒是森林脑炎，又称蜱传脑炎的病原体，蜱是森林脑炎的主要传播媒介。典型临床症状为高热、意识障碍、脑膜刺激征及瘫痪等，后遗症较重，病死率较高，愈后有稳定的免疫力。森林脑炎分布相当广泛，横跨欧亚的广阔地带，东起北太平洋沿岸及附近岛屿，西至大西洋岸，向北延伸至斯堪的纳维亚及濒临北冰洋的北极圈，南接巴尔干及中亚南部地区。我国主要分布在东北的长白山和小兴安岭地区，云南及新疆也有自然疫源地存在的报道。森林脑炎的发生有严格的季节性，一般于四月中下旬开始出现，五月明显增加，五月下旬至六月上旬达最高峰，约占发病数的 80%，七月下降，八月以后流行终止，森林脑炎这种季节性主要与蜱的季节性消长相关。

森林脑炎潜伏期平均为 10~15d，最短者 3d，最长者为 3 周，大多突然起病，发热在 38.5~41.5℃之间，多为稽留热，热程一般在 5~12d。92.7% 的患者出现剧烈的头痛，以前额和两侧太阳穴为主，少数为枕部疼痛，并牵连至颈部，多呈炸裂性或针刺样剧烈的跳痛，大多数患者伴有恶心、呕吐，有的为喷射性呕吐。森林脑炎的神经症状为瘫痪，多为弛缓性，主要是颈肌瘫痪，其次为上肢瘫痪，少数病例出现吞咽困难和语言障碍，后遗症是颈部和上肢肌肉的萎缩性麻痹。

预防和治疗措施：在疫区防止蜱叮咬，目前国内有灭活组织培养疫苗可用于预防接种。目前本病尚无特效疗法，一般采用对症治疗。

6. 天花病毒　天花是由天花病毒引起的烈性传染病，具有强传染性，常年可发病，冬春季节多发。患者是唯一的传染源，主要通过呼吸道飞沫传播，也可接触传播。除患过天花及幼年时接种过疫苗者外，各种人群均为易感者。天花是人类历史上最古老的传染病之一，也是在 20 世纪被人类第一个消灭的传染病，WHO 消灭天花委员会在 1979 年 12 月正式宣布天花已在全世界灭绝。世界卫生组织用于研究的天花病毒储存在美国亚特兰大的疾病控制和预防中心以及前苏联国家病毒学和生物技术研究中心。天花病毒在自然界存活力强，毒力高，易于通过气溶胶传播，重型天花病例病死率很高，而且易于大量培养，因此，已被列入致死性生物战剂。

天花潜伏期 7~17d，平均 12d。出疹前 2~4d，急起畏寒、高热和肌肉疼痛，此时可从血中分离出病毒；发热以后可从咽喉、尿、眼结膜排出病毒。3~5d 后出现皮疹，全身症状加重。从颜面开始，向胸、背及四肢扩展，1~2d 遍及全身，损害的密度有离心倾向；手、颜面以及在骨骼突出部位、受过伤或受压力大的部位较高。皮疹出现后呈同期性演变，最初为斑疹，不久发展成为坚硬、清楚的丘疹，24~48h 后再演化为分散的水疱，疱液中含大量病毒；再过几天变为脓疱，白色、发亮。脓疱 2~3d 变干，形成痂。痘痂在 1 周或 10d 内脱落，留下凹陷的瘢痕。

天花有一个清楚的疾病谱，从轻到重，以至死亡。根据临床模式天花分为四型：普通型、变形型、扁平型及出血型。

（1）普通型天花：最为常见，具有本病的典型特征。无并发症，发热在出疹时下降，出脓疱时再度上升，结痂时下降。整个皮疹阶段，从斑疹到落痂持续 2~3 周。

（2）变形型天花：发生于接种过痘苗的和有部分免疫力的患者。其前驱期症状较普通型天花为轻，皮疹密度稍低，不那么深陷，但其演变模式相似。虽然在临床上有轻有重，但死亡较少见。由于皮肤损害浅，故这一类天花易和水痘相混淆。

（3）扁平型天花（恶性天花）：初期患者无力、背疼、腹痛、高热，持续到出疹阶段。患者面部呈暗红色。皮疹从发红演变为多形性，有时有出血点的斑丘疹，分布于身体各部。存在丘疹但不坚硬。发红变为弥散性水疱，最重的患者有水疱样晒斑。稍轻的病例，水疱可能比较分散。在存活的患者中，有的皮疹从未变成脓疱。患者常在发病第 7~15d 死于脑炎或全身广泛性出血，也可能死于细菌性继发感染。在恶性天花病例中，水疱的形成推迟到发病后 8d，而良性天花（普通型）的水疱在发病后 6d 已经形成。一般皮疹越融合预后越不好。

（4）出血型天花（暴发型天花）：患者几乎全部死亡。前驱期延长，体温极高、肌痛严重。患者有中毒症状，不安，面部和胸部上方呈弥散性暗红色。发热持续不退。患者可发生黏膜出血、皮肤出血点和鼻衄等。患者多在发病第 1 周内死亡，斑丘疹这时还没有出现。如果患者在发病第 10d 后死亡，可能已有少许斑丘疹或出血性融合水疱出现。

患者是唯一的传染源,主要是通过呼吸道飞沫传播。发疹前 1d 开始有传染性,第 1 周传染性最强。出血型、扁平型天花患者中病毒血症的滴度高,排毒时间长。从咽喉排病毒多在发热后 3~5d。虽然也可以从皮疹脓液和皮痂分离出病毒并持续很长时间,但这并不是传播病毒的主要来源。患者使用或接触的衣物、玩具、食品等也可传播。

预防和治疗措施:①对患者或疑似患者进行单独隔离,直到患者皮痂全部脱落以及疑似患者的初步诊断被否定为止。患者的衣服被褥进行加压蒸汽消毒,消毒处理之前禁止带出院外。②患者的口鼻分泌物应严格管制,留在专用痰盂内或纸袋内,随时消毒或焚毁。病房墙壁、地面和空气要经常清洗消毒。贵重物品用环氧乙烷气体消毒或福尔马林熏蒸。③确诊病例的所有接触者都应接种痘苗(其中包括医务人员)。对同时发生众多病例的地区,应当全区接种牛痘。

迄今为止,本病只有对症治疗,无特效药物。

7. 委内瑞拉马脑炎病毒 委内瑞拉马脑炎是由委内瑞拉马脑炎病毒所致的人畜共患蚊媒急性传染病。马、驴、骡等单蹄动物感染发病后出现全身热症型症状,25%~100% 的病畜可并发脑炎,出现脑炎症状的病畜病死率一般为 25%~50%,有时高达 90%。人类对委内瑞拉马脑炎病毒易感,不仅可以经媒介蚊虫叮咬而感染发病,而且极易通过气溶胶感染发病。此特征是委内瑞拉马脑炎病毒列为生物战剂的有力证据。人类发病的临床表现为发热、结膜充血、咽喉痛、肌痛、嗜睡等流感样症状,只有很少患者(儿童)出现中枢神经症状。本病流行于南美洲、中美洲和北美南部,在美洲以外地区尚未发现本病。

经蚊虫叮咬感染的患者,一般经 2~5d 的潜伏期后发病,多数为 1.5~3d。在病毒实验室中吸入委内瑞拉马脑炎病毒气溶胶的患者,其潜伏期在 1~4d 之间。

感染患者大部分仅有全身热症型体征和症状,主要为上呼吸道症状,类似流行性感冒,并伴有剧烈的头痛。发热期约 3~7d,完全恢复需 2~3 周,总病死率 <1%。大约 3.2%~5% 的患者可并发脑炎,多为 15 岁以下儿童,其病死率高达 15%,并可留有神经或精神方面的后遗症。

预防和治疗措施:委内瑞拉马脑炎的防疫措施,应采取对疫区病畜进行隔离、控制媒介蚊虫和预防接种(福尔马林灭活鸡胚疫苗或细胞培养减毒苗)。本病与其他病毒性脑炎一样无特殊疗法,一般采用对症支持综合疗法。

8. 西部马脑炎病毒 西部马脑炎是由西部马脑炎病毒引起的人马共患急性传染病,蚊虫是主要传播媒介。西部马脑炎病毒主要侵犯马属动物,可形成流行。人类患者数目不多,绝大部分属疫区内散发病例,主要临床特征为发热及中枢神经系统症状,但比东部马脑炎轻,成人病愈后一般不留后遗症,儿童病后常有智力低下、行为失常症状。轻型病例病死率约 3%,但其总病死率平均为 10%。西部马脑炎主要流行于美国密西西比河以西的广大地区,但在阿根廷和乌拉圭等南美诸国也有流行。

婴儿和老人对西部马脑炎病毒特别敏感,可以产生严重的临床症状和后遗症,潜伏期 0~5d。多数感染者无症状,发病者表现出非特异性发热或无菌性脑膜炎。脑膜炎发生率婴儿、儿童明显高于成人。症状的严重程度和隐性感染率与毒株、病毒量和感染途径相关。

最严重的感染者通常在临床发病后一周内死亡,其他患者在脑炎症状出现一周后逐渐恢复。大多数成年人恢复完全,但可能需要几个月到几年才能从易疲劳、反复头痛、情绪不稳定和注意力不集中等状态复原,有些患者留下永久性运动功能减弱、精神障碍症状。儿童的神经性后遗症发生率较高,1 岁以上的儿童低于 1%,2~3 个月的婴儿为 10%,而新生儿高于 50%。

预防和治疗措施:西部马脑炎减毒活疫苗对特定人群进行免疫接种。患者愈后可获得一定免疫力。

本病无特效治疗方法,一般采用对症支持综合性疗法,特别对高热、惊厥、呼吸衰竭应进行有效处理。

9. **黄热病毒**　黄热病是一种由蚊虫传播的病毒性出血热,流行于非洲和美洲的热带地区,亚洲和大洋洲目前尚不能确证本病存在,其病原体为黄热病毒。黄热病临床主要表现是发热、蛋白尿、出血及黄疸等为特征的肝、肾综合征。黄热病毒是重要的致死性生物战剂。

本病的潜伏期一般为 3~6d,临床表现差别很大,最轻的病例,其临床表现是突然发热及头痛,而无其他症状,一般持续不超过 48h。另一些轻型病例可突然发热达 39~40℃,头痛更为明显,伴有肌痛、轻度蛋白尿及相对缓脉,数日后体温逐渐下降恢复。

严重病例一开始就突然高热达 40℃,寒战怕冷,严重头痛、腰背及全身痛或四肢痛。患者表现为烦躁不安,颜面潮红,结膜充血,口唇浮肿,舌鲜红,呼吸恶臭,食欲不振,轻度牙龈出血等。这些症状约持续3d,即相当于感染期,此时血液中有病毒存在。随后可能是缓解期,退热及症状减轻,一般持续数小时至24h。最后是中毒期,发热及症状再现,并频繁呕吐。呕吐物为黑色或咖啡色,有时甚至有新鲜血液。上腹部持续疼痛,常见腹泻,可能有血或黑色粪便;此外,眼、鼻、口、膀胱、子宫及其他脏器出血,皮肤亦可见出血点或瘀斑。结膜可见黄染,数日后有加深倾向,同时皮肤出现黄疸。蛋白尿突然增加及尿量减少,肾功能衰竭,重症者死亡率约为 20%~50%。发生脑膜脑炎的病例表现为语言不清、眼球震颤、双手抖动、运动失调及腱反射亢进。非典型的暴发性病例,可在没有肝、肾症状的情况下于第 2~4d 死亡。

恢复期有时持续 1~2 周,患者极度衰弱,后期死亡者可发生在恢复末期,甚至在急性期完全恢复之后数星期,这种罕见的情况可能是由于心肌受损所致。

预防和治疗措施:控制媒介蚊虫和进行预防接种(17D 黄热病减毒活疫苗)。本病尚无特效药物,应采用对症治疗和支持疗法。

(二) 细菌类生物战剂

1. **炭疽芽孢杆菌**　炭疽是一种重要的人畜共患传染病,由炭疽杆菌感染所致。平时炭疽主要是处理皮革、羊毛和骨制品工人的职业病,在动物炭疽多发区也导致人类患病,洪水等原因可导致流行,因为土壤中的芽孢可上浮至表面而增加感染机会;炭疽病的分布几乎遍及全世界,但主要危害畜牧业,由于人间很少感染,因而以散发病例和小暴发为主。炭疽是典型的动物传染病,多种家畜能感染,以羊、牛、马、驴、骡、骆驼等食草动物最易感染。人通过接触、呼吸道、消化道等受感染。潜伏期一般为 1~3d,最长可达 12d,由于病原体侵入途径不同,可分为皮肤炭疽、肺炭疽和肠炭疽。当兼有脓毒症时,常并发炭疽性脑膜炎。

(1)皮肤炭疽:此型最多见,约占 95%。病变多见于面、颈、手、臂、足等裸露部位皮肤,初为红色丘疹或斑疹,几小时后变成浆液性棕黑色血疱,周围组织发硬、肿胀,呈深红色浸润,3~4d 后中心区出现血性坏死,四周有小水疱,水肿区扩大,坏死区形成溃疡,上面结黑色硬痂,故称炭疽痂。不痛,稍有痒感,以不化脓为其特点,周围淋巴结肿大。发病后 1~2d 患者常有不同程度的发热、头痛及全身不适等症状,但体温可很快下降,全身症状改善。如细菌侵入部位为眼睑、颈等结缔组织松弛处,可出现广泛性水肿,局部柔软,皮肤微红或苍白,扩展快,可形成大片坏死,全身症状严重,可发热到 40~41℃,以至出现中毒症状和脓毒症。

皮肤炭疽的预后与机体状态、侵入部位、细菌毒力、治疗方法与治疗时间有关。轻型可自愈,若发展为脓毒症可致死亡。

(2)肺炭疽:多为原发性,由吸入炭疽杆菌芽孢所致,也可继发于皮肤炭疽。发病初期即 1~4d 内的临床症状酷似感冒,有发热、头痛、发冷发热、食欲不振、全身酸痛等症状,但如出现喘息样呼吸、气短、多汗、发绀、咳嗽、血痰、心动过速、血压下降等症状,说明病情很快恶化,多在 24h 内死于中毒性休克和弥散性血管内凝血。

（3）肠炭疽:临床症状不一,可表现为急性胃肠炎或急腹症。肠炭疽因病例不同,体温在 37.2~40℃ 之间波动,初期症状有腹部不适,有时有呕吐、腹泻、腰腹部剧痛,肝、脾肿大。后期中毒症状严重,治疗不力,可于 3~4d 内死亡。

（4）炭疽性脑膜炎:多继发于伴有脓毒症的各型炭疽,偶有原发性患者。临床症状有剧烈头痛、呕吐、抽搐、明显脑膜刺激症状。脑脊液大多呈血性,压力增高。本型炭疽病情凶险,发展极为迅速,常因治疗不及时而在 2~3d 内死亡。

预防和治疗措施:患者应严格隔离,对其分泌物或排泄物用煮沸、高压蒸汽、1% 次氯酸钾或多聚甲醛蒸气熏蒸处理。对从事畜牧业和产品收购、加工、屠宰业等工作人员,兽医人员和疫区人群,可以给予炭疽杆菌减毒活菌苗接种。青霉素为治疗本病首选抗生素,对肺炭疽、肠炭疽和炭疽性脑膜炎或并发脓毒症者,可合并用庆大霉素。

2. 布鲁氏菌　布鲁氏菌病(简称布病)是由布鲁氏菌引起的一种人畜共患的传染病,是一种世界范围的重要疾病,欧洲的发病率最高,凡是有畜牧业的国家都不同程度地有本病存在。患布鲁氏菌病的羊是主要的传染源,其次是牛和猪。通过食入感染产品、与感染组织或体液接触或吸入感染气溶胶而感染人类,人群普遍易感。布鲁氏菌已列为失能性标准生物战剂之一。

布鲁氏菌具有高度的侵袭力和扩散力,可以通过受损皮肤、黏膜、呼吸道和消化道等进入人体。布鲁氏菌病的临床表现非常复杂,复发率高,容易转为慢性。

（1）分期:布病一般分为急性期、亚急性期和慢性期。从感染发病到 3 个月是急性期,3 个月到 6 个月为亚急性期,超过 6 个月者为慢性期。部分人只感染不发病,没有临床表现,形成隐性感染。某些患者虽经治疗而痊愈,但往往发生再感染,以致复发和再感染在临床上难以区别。

（2）潜伏期:潜伏期长短不一,与菌种、毒力、感染菌量及机体抵抗力等因素有关,长的可达 1 年之久,短的只有 3d,一般为 1~3 周,平均 2 周。

（3）发病:布病的发病可急可缓,但以逐渐发病者居多,并有数天至数周的前驱症状,急性发病者一般无前驱症状。

（4）临床主要症状:①发热:发热是布病最常见、也是最典型的临床表现之一,可分四个型:波浪热型、不规则的间歇热型、弛张热型和长期微热型。急性期患者发热体温平均可达 38.5~40℃,一般在午后或傍晚开始,至次日逐渐下降。发热的同时往往伴有寒战,大量出汗等症状。布病发热持续时间久,最长达 1~1.5 个月,平均 2~3 周,以后渐降至正常,经过一段无热期,体温再度上升,反复数次形成波浪起伏,故名波浪热。但多见的是长期不规则的发热。布病在高热时神志清醒,待体温下降后自觉症状加重。②出汗:出汗为布病主要症状之一,尤以急性期患者出汗程度甚剧。出汗多与发热相伴,当体温开始下降时尤甚。③关节肌肉疼痛:可见于各期患者,急性期患者的关节疼痛常呈游走性,慢性期则常为固定性关节疼痛。疼痛多呈锥刺样,程度剧烈,用一般镇痛剂常不能缓解,两侧臂部肌肉呈痉挛性疼痛,是患者最痛苦的症状。④生殖系统症状:男性患者常见睾丸炎和副睾丸炎,多为单侧。女性患者有时可发生特异性乳腺炎、输卵管炎、卵巢炎、子宫内膜炎等,也可引起流产。

预防和治疗措施:对布鲁氏菌污染材料和环境用 10% 漂白粉、20% 石灰乳、3% 来苏水消毒处理,对可疑发病患者和患畜进行隔离,对有可能感染本病的人群进行布鲁氏菌疫苗预防接种。

布鲁氏菌为细胞内寄生菌,因此病原治疗的抗菌药物应选择能进入细胞内的药物,如四环素、氨基糖甙类及利福平等效果较好。为提高疗效,减少复发和防止耐药菌株的产生,一般采取联合用药和多疗程疗法。

3. 土拉热弗朗西丝菌 土拉热弗朗西丝菌病是由土拉热弗朗西丝菌引起的一种自然疫源性人畜共患传染病,人通常在接触病畜的皮肤、黏膜、体液或是被感染的虻、蚊或蜱叮咬后感染,也可经呼吸道感染。在南美、欧洲大陆、俄罗斯、中国和日本为地方病,全年均有发病,在冬季和夏季发病率较高。土拉热弗朗西丝菌是标准的生物战剂。

人患土拉热弗朗西丝菌病的潜伏期为 1~10d,以 3~7d 最多,发病急剧,突然出现恶寒,体温可达38~39℃,全身倦怠,肌肉痉挛、食欲不振,盗汗,严重者出现呕吐,鼻出血,可持续 1~2 周,病程恢复较慢,有时需几个月,由于土拉热弗朗西丝菌感染途径多,临床表现多样化,一般可分为六型,各型的主要症状如下:

(1)淋巴腺型:病原体可能是从皮肤进入的,但没有局部损伤,主要是局部淋巴结发炎,淋巴结可从豌豆大到鸡蛋大,常见的是腋下或腹股沟淋巴结,开始时疼痛,以后渐轻,周围组织一般没有炎性浸润,原发性腺肿多数在 1~2 个月内逐渐被吸收,有的在 3~4 周内局部皮肤发红、皮下水肿、化脓以至破溃,脓液呈乳白色,无味,瘘管长期不愈,可从脓肿抽出液或脓液中分离出病原体。

(2)溃疡腺型:多见于由吸血节肢动物叮咬或处理感染的动物而发病的患者,病原体侵入机体后1~2d,在侵入部位发生疼痛、肿胀、继则出现丘疹,以后转为水疱、脓疱,破溃后形成溃疡,有时形成黑色痂皮,溃疡多呈圆形,也有椭圆形,边缘隆起而且发硬,周围红肿不明显,疼痛轻微。在溃疡形成前 1~2d,常可发现所属淋巴结肿大。

(3)眼腺型:污染的手触摸眼睛或污染的灰尘、水进入眼睛都可使土拉热弗朗西丝菌经结膜进入人体,结膜高度充血并呈现带有黄脓的坏死性小溃疡。个别病例角膜也可出现小溃疡,眼睑水肿严重,以致患者睁不开眼,所属淋巴结肿大,此型患者的全身症状较重,病程从 20d 至 3 个月或更长。

(4)咽腺型:土拉热弗朗西丝菌经口腔侵入人体,扁桃体及其周围组织水肿、发炎,有时上面有几个小溃疡,有时形成一层像白喉的假膜一样的灰白色坏死膜,喉部疼痛不很严重,颈部及颌下淋巴结肿大,并有压痛,常见于一侧,含漱液有时可分离出土拉热弗朗西丝菌。

(5)胃肠型:由污染的食物和水引起,病原体可经小肠黏膜侵入机体。经胃黏膜侵入较少见,突出的症状是腹部严重的阵发性钝痛。深部肠系膜淋巴结发炎、肿大,有时可从腹壁触及到,一般不发生肠功能障碍,有的患者恶心、呕吐。

(6)肺型:打谷和处理污染的食物、甜菜、谷草等都可使病原体经呼吸道黏膜侵入人体,患者有鼻卡他症状,咳嗽但无痰,胸骨后钝痛。X 线检查见肺门淋巴结肿大,有的有肺炎病变。

除上述各型以外,还有一部分患者没有局部反应,主要症状是高热、持续的剧烈头疼、肌肉疼,有时出现谵妄、神志不清,这种具有全身症状的患者称伤寒型或中毒型,可能是由于大量毒力强的土拉热弗朗西丝菌进入人体而引起。

预防和治疗措施:患者不需要隔离,但对溃疡、淋巴腺等分泌物要进行消毒。可选用减毒活菌苗进行预防接种。治疗的首选抗生素为链霉素,庆大霉素、四环素和氯霉素也同样有效,但不能完全避免复发。

4. 马鼻疽伯克霍尔德菌 马鼻疽是由鼻疽伯克霍尔德菌引起的马、骡、驴等单蹄类动物多发的一种传染病,人因接触病畜或有致病菌的物品而感染。马鼻疽通常呈慢性病程,但驴、骡多为急性,人感染以后,也多为急性。病变特征是在鼻腔、喉头、气管黏膜或皮肤形成特异鼻疽结节、溃疡或瘢痕,在肺脏、淋巴结或其他实质器官发生鼻疽性结节。20世纪以前,鼻疽在人和动物中广泛流行,遍及世界各国,近年来许多国家本病已基本消灭,但有些使用马从事生产的国家和地区(亚洲、非洲和南美洲),由于防治措施不力,马鼻疽感染率仍较高。我国于20世纪60~80年代,在内蒙古自治区、黑龙江省、吉林省、云南省、四川省等地,曾先后报道过人群和马群鼻疽流行。

马鼻疽可以急性局限类型出现,如脓毒症样快速致命的情况,或急性肺部感染,这些类型的综合征常出现在人类的病例中,也常发生伴淋巴管炎和局部淋巴腺病的慢性皮肤病变类型。脓毒症者发病典型,伴有发热、寒战、出汗、肌痛、胸膜炎性胸痛、畏光、流泪和腹泻。体检可见发热、心动过速、颈部淋巴腺病和轻度脾肿大。吸入后或血源性传播可引起肺型感染,全身症状与脓毒症类型相似,胸部X线检查可见粟粒状结节双侧的支气管肺炎,区段性或肺叶性肺炎。

口腔、鼻和结膜的急性感染可导致鼻部血性黏液分泌,如果由黏膜或皮肤创伤感染可出现全身性侵袭,之后会出现丘疹和/或脓疱。

慢性型的特征是发生上下肢的皮肤和肌肉脓肿,这些损伤伴有局部淋巴管和淋巴结增大或硬化,慢性马鼻疽可痊愈或可能突然发作为急性脓毒症病变,50%的慢性感染病例有鼻流出物和溃烂。

预防和治疗措施:开放性马鼻疽危害最大,经确诊后,应立即捕杀,尸体烧毁或深埋;发现患者时应在严格隔离条件下进行治疗。鼻疽尚无有效疫苗。本菌对抗生素和磺胺类药物比较敏感,可用土霉素、链霉素、复方新诺明治疗。

5. 鼠疫耶尔森菌　鼠疫是由鼠疫耶尔森菌引起的严重的动物源性传染病。鼠疫在人群中暴发,主要是与患此病的啮齿类动物接触,通过蚤的叮咬而染病的。啮齿动物是鼠疫耶尔森菌的自然宿主,目前在许多国家中还存在鼠疫的自然疫源地。在人类历史上曾有三次毁灭性的鼠疫大流行。第一次在6世纪,50年间估计死亡近1亿人;第二次发生于14世纪,欧洲死亡2 500万人,亚洲死亡4 000万人;第三次大流行发生于19世纪末20世纪初,波及32个国家,仅印度1896-1917年就有1140万人患病,死亡984万人。由于细菌菌株、侵入途径以及宿主健康状态的差异,人类鼠疫有许多不同的临床类型,如:腺鼠疫、肺鼠疫、败血型鼠疫、皮肤型鼠疫、肠型鼠疫、脑膜炎型鼠疫和眼型鼠疫等。最常见的是腺鼠疫和肺鼠疫。

鼠疫的潜伏期为1~5d,常见的是2~3d。接种过鼠疫菌苗或发病前注射过抗鼠疫血清的患者,潜伏期可能延迟到7~12d。

大多数鼠疫病例突然发病,无前驱症状。一开始就出现恶寒战栗,体温升至39℃以上,同时出现头痛头晕、呼吸急迫、脉搏加快、颜面潮红、眼结膜充血,有时出现中枢性呕吐、呕血、便血等症状。

(1)腺鼠疫:最为常见,多见于流行初期,好发部位为腹股沟淋巴结,其次为腋下和颈部淋巴结,但多位于单侧。表现为病初即出现的淋巴结肿胀且发展迅速,淋巴结及其周围组织显著红肿热痛,以病后2~3d最重,患者常取被动体位。若治疗及时,淋巴结肿胀可逐渐消退,如能度过1周,恢复机会增多,否则淋巴结很快化脓、破溃。可因毒血症或肺鼠疫而死亡。

(2)肺鼠疫:可为原发也可继发于腺鼠疫。原发性肺鼠疫指经呼吸道感染者,起病急,寒战高热、胸痛、呼吸促迫、发绀、咳嗽、咳痰,痰量逐渐增多,可为黏液性或血性泡沫痰。病情发展迅速,常发展为脓毒症,于2~3d内死亡。

预防和治疗措施:确诊患者立即隔离抢救,对肺鼠疫需单独隔离以免交叉感染。对污染严重的环境或物品用 5% 甲酚皂溶液进行空气和表面消毒,也可用 2% 过氧乙酸喷洒消毒,患者衣物用蒸汽和煮沸消毒,甲醛或过氧乙烷熏蒸消毒。对疫区及其周围人群以及参加防疫、进入疫区的医务人员可用鼠疫活菌苗预防接种。

患者早期应用抗生素治疗是降低病死率的关键。腺鼠疫在症状出现 15h 之内,用链霉素及时治疗有良好效果。可选用下列抗生素联合治疗:链霉素、庆大霉素、四环素、氯霉素等。

6. 鹦鹉热衣原体 鹦鹉热是由鹦鹉热衣原体引起的人、鸟均可受感染的自然疫源性传染病,因为这种疾病最早是在鹦鹉中发现,所以称为鹦鹉热,以后又在多种鸟类中发现,故称鸟热或鸟疫。人感染后临床表现为非典型肺炎,病程较长,反复发作或变为慢性型。鹦鹉热衣原体人群感染无年龄、性别差异,凡与带病原体的鸟类接触都有可能通过呼吸道感染。此病在全世界分布广泛,我国也存在此病。鹦鹉热衣原体被认为是理想的生物战剂之一,其特点是感染剂量小,传染性强,少量病原体就可使密集人群发病;病程发展快,重症可以致死,轻症恢复相当缓慢。

人感染鹦鹉热衣原体后表现差别很大,可以是亚临床的隐性感染,临床症状轻如感冒,有的则症状极重甚至可致死。潜伏期一般介于 7~15d,主要表现为急性发热、发冷、咽喉痛、头痛、全身乏力,1~3d 后可发热达 40℃,少数患者可出现神经系统症状,昏迷、谵妄等。多见肺炎,严重患者出现心内膜炎、心肌炎、脑膜炎、脑炎等,少数患者死亡。2~3 周后才退热,极易再感染。

预防和治疗措施:鹦鹉热肺炎患者应卧床休息并给予隔离,医务人员进入隔离室时要戴口罩,离开时要洗手消毒,要特别注意对患者呼吸道分泌物的处理。密切接触患者者可用四环素或多西环素口服预防。

特效治疗是采用光谱抗生素,常用的有四环素和土霉素,红霉素被建议作为四环素的替代品,但对重症作用较差。

7. Q 热立克次体 Q 热是由贝氏柯克斯体,俗称 Q 热立克次体引起的一种人畜共患病。自 1937 年在澳大利亚发现 Q 热并证明其病原体为贝氏柯克斯体后,60 余年来已报道的 Q 热疫区已遍及全球各大洲几乎所有国家,成为当前分布最广的人畜共患病之一。Q 热无特异的临床症状和体征,多以发热、头痛、肌肉酸痛为主要症状,并常伴有肺炎、肝炎等,病死率低。虽然蜱是 Q 热立克次体的贮存宿主,也是传播媒介,但蜱传人的机会不多,人的 Q 热主要是通过气溶胶感染。

在 10~40d 的潜伏期之后,Q 热常呈自限性热病,持续 2~14d。潜伏期随吸入的病原体数量不同而改变,吸入的病原体数量越少潜伏期越长。这种疾病常表现为一种难以鉴别的急性热病,主要症状是头痛、疲劳和肌痛。半数患者因胸部 X 线检查不正常而发现肺炎,Q 热肺炎中约 1/4 的患者出现胸膜炎性胸痛。

预防和治疗措施:目前有 I 相菌株全细胞灭活疫苗,从事高危职业的人可接种免疫;患者应隔离治疗。患者的痰、血以及用具要随时和终末消毒。四环素类的多西环素、土霉素以及氯霉素、利福平、甲氧苄氨嘧啶均有很强的抑制作用,另外,一些喹诺酮类药物如头孢菌素也具有明显的杀立克次体作用,可用于治疗。

8. 霍乱弧菌 霍乱是由霍乱弧菌引起的烈性肠道传染病,发病急,传播快,是亚洲、非洲大部分地区腹泻的重要原因。典型患者由于剧烈的腹泻和呕吐,可引起严重脱水而导致周围循环衰竭和急性肾衰竭,治疗不及时易死亡,所有的人群都是易感者。霍乱是一种古老的疾病,多在平时营养不良、卫生较差的人群中流行。

霍乱是一种急性腹泻病,潜伏期约在 1~3d,短者 3~6h,长者可达 7d。典型患者多为突然发病,特征是突然发作的恶心、呕吐、出现大量的"米汤"样腹泻、体液迅速丢失、毒血症及频繁的虚脱。少数患者在发病前 1~2d 有疲乏、头昏、腹胀、腹鸣等先驱症状。

（1）临床表现：典型临床患者病程可分为三期。①吐泻期。多数以剧烈腹泻开始，继以呕吐。多无腹痛，亦无里急后重，少数有腹部隐痛，个别可有阵发性绞痛。每日大便数次至 10 次或更多，大便性状初为稀便，后即为水样便，以黄水样或清水样多见，少数为米泔水样或洗肉水样，无粪臭，稍有鱼腥味，镜检无脓细胞。少数患者有恶心、呕吐，呈喷射状，呕吐物初为食物残渣，继为水样，与大便性质相仿。一般无发热，少数有低热。本期可持续数小时至 1~2d。②脱水虚脱期。由于严重泻吐引起水和电解质丧失，可出现脱水和周围循环衰竭。患者烦躁不安，口渴，眼窝深陷，声音嘶哑。皮肤皱缩、湿冷且弹性消失，指纹皱瘪。此时患者脱水已达体重 10% 以上，由于血容量显著下降而导致循环衰竭，患者极度无力，神志不清，血压下降，可使肾供血不足而出现少尿或无尿。此期一般为数小时至 2~3d。③反应期或恢复期。脱水纠正后，大多数患者症状消失，尿量增加，体温回升，逐渐恢复正常。约 1/3 患者出现发热性反应，约 38~39℃，以儿童多见。发热持续 1~3d 可自行消退。

（2）临床类型：霍乱病情表现轻重不一，受感染后可无任何症状，仅呈排菌状态，称为接触带菌者或健康带菌者，其排菌期一般为 5~10d。有临床症状者按脱水程度、血压、脉搏及尿量等可分为轻、中、重三型。①轻型：患者稍感不适，每日腹泻数次，一般不超过 10 次，大便稀薄，有粪质，无脱水表现，血压、脉搏正常，尿量无明显减少。②中型：有典型的腹泻和呕吐症状，腹泻每日 10~20 次，为水样或"米泔水"样，无粪质，脱水程度相当于体重 4%~8%，血压降低，脉搏细速，24h 尿量在 400ml 以下。③重型：患者有典型的腹泻和呕吐症状，患者极度虚弱，脱水严重，其程度相当于体重 8% 以上，处于休克状态，血压甚低或测不出，脉细速常无法触及，24h 尿量在 50ml 以下或无尿。

预防和治疗措施：患者吐、泄物及其污染物品、场所应进行随时和终末消毒，加强食品卫生管理，特别注意保护水源并行饮水消毒。相关人员可用霍乱菌苗预防接种。主要治疗措施是支持疗法，保持电解质平衡，四环素或其他抗生素可缩短病程。

二、化学毒剂伤的毒理机制、临床表现及救治要点

（一）神经毒剂

神经毒剂是非常重要的一组有机磷或有机磷酯类化合物。传统神经毒剂主要分为 G 毒剂（塔崩、沙林、梭曼和环沙林）和 V 毒剂（以 VX 为代表）两大类。新型神经毒剂 GV 则同时含有 G 毒剂和 V 毒剂的结构。

1. 毒理机制　主要是通过抑制脑、膈肌和血液中乙酰胆碱酯酶活性，致使体内相应部位乙酰胆碱过量蓄积，并最终导致中枢和外周胆碱能神经系统功能严重紊乱。

2. 临床表现　因神经毒剂的毒性强、作用快，可通过皮肤、黏膜、胃肠道及肺等多种途径吸收并引起全身中毒。

在室温下，G 毒剂是气体而 VX 是挥发性液体状态。神经毒剂经皮肤、眼睛和肺吸入后中毒的临床表现与有机磷农药中毒基本相同，但毒性更大、作用时间更长，如得不到及时治疗则死亡率更高。在所有神经毒剂中尤以 VX 毒性最为严重，也是最古老的一种神经毒剂，曾被多国大量的生产。另外由于神经毒剂比空气重，因此小孩、或者贴近地面或位于地下室者中毒更重。

3. 救治要点　要重视对染毒部位的洗消。VX 染毒时，皮肤可用 10% 二氯三聚异氰酸钠冲洗，装具用 5% 二氯胺酒精擦洗，眼睛用 2% 碳酸氢钠冲洗。伤口染毒后应立即扎上止血带，在充分清洗伤口后除去止血带；进一步处理时应再彻底洗消一遍；清创后暂不缝合伤口。积极对症治疗，如吸氧、注射呼吸中枢

兴奋药、输液、抗惊厥等。

及早使用抗胆碱药（阿托品、东莨菪碱、胃复康等）、酶复活剂氯磷定以及镇静剂安定类药物。成人阿托品用药初始剂量为2mg，15min后重复使用。阿托品有效的标准为黏液分泌干燥及呼吸通畅，心率及瞳孔大小不是判断停用阿托品使用的标准。伤病员达到阿托品化后，仍需维持效果至少24h。婴幼儿（0~2岁）可单次肌内注射阿托品0.5mg，或按体重0.02mg/kg静脉注射；2~10岁小孩可单次肌内注射阿托品1mg；10岁以上儿童可单次肌内注射阿托品2mg。阿托品或后马阿托品滴眼可以减轻神经毒剂引起的眼痛和头痛。但神经毒剂中毒后瞳孔的恢复可能需要2个月左右时间。

肟制剂可以促进神经毒剂与乙酰胆碱酯酶脱离，从而恢复酶活性达到降解乙酰胆碱的作用。肟制剂的作用位点在烟碱类神经肌肉位点，因此可以提高肌肉的收缩力以及改善呼吸。不同的神经毒剂与乙酰胆碱酯酶形成共价键的时间不同。一般梭曼为吸入后2min，沙林为5h，塔崩为13h而VX气体吸入后48h与乙酰胆碱酯酶结合形成不可逆的共价键。因此早期使用肟制剂可以预防部分神经毒剂吸入后引起的肌肉瘫痪症状。氯磷定的使用剂量为1g静脉注射（>15min），每小时重复1次，重症患者总量不超过3次。儿童剂量为15mg/kg静脉注射。在军事上常使用一种名称为MARK-1的急救盒对神经毒剂中毒者进行急救。这种急救盒包括2mg阿托品和600mg 2-PAM弹簧式自动注射器；现场根据染毒的严重程度可使用1~3个试剂盒。研究发现双吡啶肟（bispyridinium oximes，K456，K457）与阿托品联合应用可以减轻半数致死剂量的塔崩引起的神经毒性，效果优于传统的肟K 203及双解磷。目前，尚未有神经毒剂特效解救药物，对有机磷中毒的特效解救药研究工作仍在紧张进行中。

沙林中毒可因急性呼吸衰竭致死。它不可逆地抑制乙酰胆碱酯酶，导致突触间乙酰胆碱大量蓄积；之前的研究也表明沙林中毒可见标志性的通气功能下降包括缺乏足够的对低氧的反应。进一步研究发现吸入LD50剂量的沙林可导致严重的支气管痉挛，气道阻力增加，低氧诱导因子-1α表达增加以及严重的血管内皮损伤。提高氧浓度至60%可使大鼠的24h存活率从50%提高到75%左右。肾上腺素可将LD50沙林暴露动物的存活率提升到90%，同时减轻心血管系统的波动及抑制炎性因子的表达。严重的支气管痉挛可能是吸入沙林中毒的关键因素，肾上腺素可以改善沙林的通气障碍，减轻炎性反应及降低死亡率。

安定类药物的使用可以控制癫痫发作。其中地西泮的剂量为30d至5岁的患者0.2~0.5mg/kg，2~5min内注射完毕（最大剂量5mg）；5岁以上的患者每2~5min静脉注射1mg（最大剂量为10mg）。

（二）糜烂性毒剂

糜烂性毒剂，又称起疱剂，主要代表为芥子气（mustard gas）、路易斯气和氮芥气。其他与含砷的化学武器如Clark1（diphenylarsine chloride）和Clark2（diphenylarsine cyanide）。糜烂性毒剂可有大蒜或天竺葵的气味。它具有强烈的细胞毒性作用，是一种能直接损伤组织细胞、引起局部炎症、吸收后能导致全身中毒的化学战剂。

1. 毒理机制　主要为通过对DNA的烃化作用，引起DNA分子扭曲变形与DNA模板损伤，结果导致细胞有丝分裂抑制和细胞分裂抑制，严重者导致细胞死亡，并最终导致组织坏死。路易斯气还有血管毒性作用。另外，某些毒剂的毒理机制可能与抑制红细胞功能相关。

2. 临床表现　伤病员如果吸入糜烂性毒剂，也可造成呼吸道和肺组织损伤。在接触糜烂性毒剂的早期，可能没有明显临床症状，但也可能在数分钟后便可产生不可逆的组织损伤。皮肤染毒轻者可感觉刺痒、灼痛，重者则发生红斑、水疱、溃疡等。眼睛染毒轻者发生结膜炎，重者会出现角膜损害，同时呼吸道或胃肠道染毒后均有相应的受损害症状。全身中毒可呈现类似急性放射病的症状。伤口接触糜烂性毒剂后则会加快毒剂吸收,同时可致伤口愈合延迟。当人群接触糜烂性毒剂后,其发病速度及严重程度与染毒方式、毒剂浓度、环境及个体的敏感性密切相关。糜烂性毒剂一般无致死性,但中毒发病率高,染毒后1~2min 可发生化学损伤,也可在中毒早期没有临床症状(如芥子气,染毒 4~8h 后才感到疼痛。

3. 救治要点　用皮肤消毒剂、各种碱性液体、二氯胺酒精或漂白粉澄清液等,充分洗消染毒部位。路易斯气含有砷,故宜用二巯基类洗消。全身中毒时,对芥子气等可用硫代硫酸钠,对路易斯气可用二巯基丙醇或二巯基丁酸钠等洗消。皮肤损伤可按烧伤治疗。眼损害、呼吸道损害均对症治疗。芥子气引起的肺损伤治疗非常困难。但在急性期,可采用一些可能有效的预防性及姑息性处理措施进行处理,包括对症治疗、吸氧、喉痉挛时紧急气管切开、雾化吸入理疗、合理使用祛痰剂和支气管扩张剂等;在慢性期则需定期复查,通过以下手段可能改善患者的总体预后,其中包括长期单独或复合长效 β_2-受体激动剂、吸入糖皮质激素,使用抗氧化剂、镁离子、长期氧疗,激光治疗及利用呼吸道内支架解决气道狭窄等。有动物研究结果提示干预 Fas 介导的凋亡过程可能是芥子气中毒后成功治疗的重要环节。

(三) 氰类全身毒剂

氰类全身毒剂(cyanide),在这类化学毒剂的化合物分子中含氰根(CN–),主要是氰类化合物,如氢氰酸、氯化氰及氰化物盐。氰化物本身是非常重要的具有广泛工业用途的工业材料,包括印刷、农业、照相及纸和塑料的制造业。氰化物平时以液体或固体形态保存,施放后呈蒸汽态。仅 40% 的人口可以感觉到2~10ppm 氰化物的苦杏仁气味。

1. 氰化物经呼吸道吸入后产生的毒理机制　作用于细胞呼吸链末端细胞色素氧化酶,使细胞能量代谢受阻,供能失调,从而迅速导致机体功能障碍,是一类迅速起效的毒剂。中枢神经系统对氰离子十分敏感,急性氰化物中毒可引起某些脑区和髓磷脂的退行性变。一般小剂量氢氰酸即可引起皮层抑制、条件反射消失。严重中毒时,中枢神经系统呈现自上而下的进行性抑制。脑电监测显示脑电活动与中枢活动改变一致。

2. 临床表现　多数氰化物毒剂吸收迅速并可快速导致全身症状。小剂量氰化物中毒可引起呼吸兴奋,而大剂量中毒后患者呼吸可先兴奋后进入抑制状态。氰化物引起呼吸功能变化的因素包括对呼吸中枢的直接作用、兴奋颈动脉体和主动脉体化学感受器反射性兴奋呼吸中枢、缺氧及能量代谢障碍作用、呼吸肌痉挛和麻痹等。而最终对呼吸中枢的麻痹作用是氰化物中毒死亡的主要原因。小剂量的氰化物对心血管有兴奋作用,表现为心跳加快、心搏出量增大、血压升高,随后逐渐恢复正常。若中毒剂量较大,则继兴奋之后,可出现抑制,心跳缓慢甚至是心跳停止。另外,接触氰化物还可使患者皮肤和眼睛等部位产生刺激症状。

氢氰酸中毒的临床表现与其进入人体内的剂量和途径及个人对毒剂的耐受性相关。临床上可分为轻、中、重和闪电型四类。轻度中毒伤病员仅出现中枢和呼吸道刺激症状,离开染毒区或戴上防毒面具后,中毒症状很快减轻或消失。中度中毒伤病员可出现明显的组织缺氧表现,皮肤症状会持续到染毒后的30~60min,但疲倦、乏力、衰弱、头痛、步态不稳等症状会持续 1~3d。重度中毒伤病员中毒症状和体征发展迅速,典型临床表现可分为四期:刺激期、呼吸困难期、惊厥期和麻痹期。闪电型中毒是由于吸入高浓度的氢氰酸蒸汽,数分钟内即可呼吸心跳停止而死亡。氢氰酸进入体内后,可通过多种代谢途径使之解毒。正常体内的氰化物大部分(80% 以上)在硫氰酸生成酶的催化下在体内与供硫化合物(胱氨酸、半胱氨酸和 β-巯基丙酮酸)作用形成硫氰酸盐从肾脏排出。硫氰酸生成酶主要分布在细胞线粒体内,酶活性以肝、肾最高,脑次之,肺、脾最低。但此解毒作用因体内供硫物不足而受到限制。

一般低浓度氯化氰对眼和上呼吸道黏膜有刺激作用。高浓度中毒时,临床表现与氢氰酸中毒类似。一般来说,氯化氰中毒时局部刺激强烈,很快引起眼刺痛、流泪、咳嗽、胸闷和全身中毒症状;头晕、呼吸困难、惊厥、意识丧失、大小便失禁、呼吸衰竭,并在数分钟内死亡。正常人全血氰离子浓度为 1.5μmol/L 以下,一般如果全血氰离子浓度低于 7.4μmol/L 时,通常不出现症状;19~37μmol/L 时有面部潮红、脉快和头痛等轻微症状;浓度为 37~93μmol/L 时,出现刺激反应增强、心动过速和呼吸急促等中度中毒症状;浓度超过 93μmol/L 时,出现重度中毒症状,如昏迷、血压降低、呼吸缓慢甚至喘息、瞳孔扩大等,如救治不及时会有致命危险。

3. 救治要点　氰化物中毒急救要做到迅速、及时、准确。在毒区内,所有人员迅速戴好防毒面具,条件允许的情况下应及时离开染毒区。与此同时,应尽量避免患者衣物、皮肤及有毒的呕吐物致使医务人员二次染毒。患者在经过严格洗消后,应立即给予持续吸氧处理,同时尽早给予解毒剂防止氰化物中毒引起的脑损伤。氰化物的解毒安瓿可以用于氰化物中毒急救,解毒包成分包括亚硝酸异戊酯、亚硝酸钠和硫代硫酸钠三种药物。使用方法为,首先迅速吸入亚硝酸异戊酯。用纱布包好安瓿,捏破安瓿置鼻孔前吸入,一次吸入 30s。如果不能及时注射亚硝酸钠则每 3min 重复吸入 1 次,并依病情需要可反复吸入 3~5 支。吸入时注意血压变化。亚硝酸盐的作用是增加血高铁血红蛋白含量。如果患者对吸氧及亚硝酸异戊酯无效,则尽早静脉注射亚硝酸钠。其目标是使高铁血红蛋白水平在 20%~30% 之间。成人剂量是 300mg(10ml 3% 的溶液),小孩剂量依患者血红蛋白水平而定,为 0.12~0.33ml/kg。最后静脉注射硫代硫酸钠,成人剂量为 12.5g(25% 的溶液 50ml)10~20min 输完,小孩剂量为 25% 的溶液 1.65ml/kg。必要时可在半小时后重复初始剂量的一半。在抢救期间吸氧可以增加药物疗效。

氢氰酸及其盐类中毒的救治药物可按照作用机制的不同分成以下几类。主要包括:①高铁血红蛋白形成剂,高铁血红蛋白形成剂能使红细胞中的血红蛋白变成高铁血红蛋白。后者能络合血中的氰离子,从而破坏组织与血液之间的氢离子浓度平衡,进而使结合在细胞色素氧化酶上的氰离子解离,从而恢复细胞色素氧化酶的正常生理功能。但由于高铁血红蛋白与氰离子结合不甚牢固,氰离子还可逐渐解离进入组织,从而发生体内二次染毒。所以此类药物不能彻底解毒。此类药物除亚硝酸盐类药物外,还有 4-二甲氨基苯酚、亚甲蓝、对-氨基苯丙酮等。②供硫药物。供硫药物的硫烷硫原子在硫氰酸生成酶的催化下,与氰离子结合转变为毒性甚微的硫氢酸盐从肾排出。目前临床实际应用的供硫剂只有硫代硫酸钠,该药的优点是解毒彻底、毒性小、但作用慢、用药量大,与其他抗毒剂伍用,可提高抗毒效果。③钴化合物。钴离子能与氰迅速结合形成稳定的金属复合物并从尿中排出。此类化合物有羟钴胺、组氨酸钴、氯化钴以及乙二氨四乙酸二钴等。其中乙二氨四乙酸二钴曾用于临床治疗氰化物中毒。但因钴对心脏等存在毒性作用,使用时应该慎重。硫代硫酸钠能显著增强钴化合物的抗氰作用。另外,钴制剂的抗氰作用在钴与氰离子的克分子比为 1：2 时效果最佳。④醛、酮类化合物。氰化物与醛、酮化合物反应生成无毒的腈醇化合物。葡萄糖有一定的抗毒作用,但作用较慢。通常配成亚甲蓝葡萄糖溶液(亚甲蓝 1g,葡萄糖 25g 加水至 100ml)静脉注射。⑤氧疗。实验证明氧能改善中毒反应,减轻脑组织损伤。单独使用或与硫代硫酸钠、亚硝酸钠伍用均能改善脑和心脏功能。而且在 4 个大气压以内,作用效果随氧浓度增加而提高。氯化氢中毒与氢氰酸中毒治疗相同,但应同时治疗眼和呼吸道损伤。对眼和呼吸道刺激症状的治疗同刺激剂中毒的处理;对肺水肿的治疗同窒息性毒剂中毒的救治措施。

（四）窒息性毒剂

窒息性毒剂,如光气、双光气,有干稻草或生苹果味。

1. **毒理机制**　双光气即氯甲酸三氯甲酯，化学式为$ClCO_2CCl_3$，为无色透明液体，可作为其他毒剂的溶剂。双光气性质不稳定，加热变为两分子光气，有催泪作用。双光气在冷水可缓慢水解，完全水解时间需几个小时到一昼夜。加热煮沸可使双光气在几分钟内完全水解，水解产物为盐酸和二氧化碳。当双光气的浓度达$0.41mg/m^3$时，可闻到气味；达$40mg/m^3$时，暴露数秒钟即可感受到明显刺激反应；达$160mg/m^3$时暴露$1\sim2min$可引起严重损伤；超过$250mg/m^3$时，暴露$30min$可引起死亡；超过$1\,100mg/m^3$则暴露$5min$便可引起死亡。

2. **临床表现**　窒息性毒剂中毒的潜伏期依赖于染毒时毒剂的浓度、染毒时间及个体的身体状况，时间可为几分钟到数小时。主要损害肺及支气管。染毒前期，首先呈现咳嗽、胸闷、流泪等症状；呼吸在出现短暂的变慢后继之出现浅而快。由于窒息性毒剂引起的肺水肿可致肺泡呼吸表面积减少，肺泡壁增厚，从而影响肺泡内气体交换。加上水肿液充塞呼吸道易引起支气管痉挛及其黏膜肿胀引起支气管狭窄，最终可发展为肺通气型呼吸功能障碍，出现呼吸性缺氧。患者表现为血氧含量降低，二氧化碳浓度增高，皮肤黏膜呈青紫色。肺水肿晚期，由于①肺泡内含有大量渗出液，肺内压增加，患者右心室后负荷增加；②血浆大量渗入到肺组织内使循环内血容量减少，血液浓缩，外周阻力增加，从而左心负荷加重；③长时间严重的缺血缺氧使心肌营养不良，可导致心肌收缩力减弱、心律失常、血压下降等心功能衰竭的表现。后者又可加重组织缺氧，使体内代谢紊乱并最终导致急性循环衰竭，进入休克状态。随着肺水肿的发展，大量的血浆从肺毛细胞血管内进一步外渗，由于血液浓缩、血液黏滞度增加、血流减缓，加上组织的破坏，使血液凝固性增加，因此患者容易形成血栓及栓塞。在伤病员中毒后的缺氧初期，主要表现为大脑皮层兴奋症状，可表现为烦躁不安、头痛、头晕等症状；缺氧加重时，大脑皮层逐渐转向抑制，表现为患者表情淡漠，乏力。缺氧进一步发展，随着大脑皮层的进一步抑制，并向皮层下扩散，可表现为呼吸、循环中枢由兴奋转为抑制状态。患者呼吸、心跳减弱，并最终导致中枢性呼吸抑制、心跳停止直至死亡。

3. **救治要点**　窒息性毒剂中毒后，需注意保持伤病员呼吸道通畅，注意吸痰，纯氧雾化吸入（可加入碳酸氢钠、氨茶碱、地塞米松、普鲁卡因等药物）。由于双光气与碱作用失去毒性，因此，可用氢氧化钠、氢氧化钙和碳酸钠等碱性溶液或浸以碱性溶液的口罩进行消毒或防毒。双光气遇氨生成脲和氯化铵，故氨水也可用于此类毒剂中毒后的洗消。乌洛托品与光气作用生成无毒的复合物，因此可用其溶液浸湿口罩预防光气和双光气中毒，也可尽早静脉注射乌洛托品。病情重存在呼吸窘迫的患者可行气管内插管预防喉痉挛、方便气管内吸痰给氧及使用呼气末正压辅助呼吸。全身应用抗生素、肾上腺皮质激素、非甾体抗炎药等，限制入量。

（五）刺激性毒剂

刺激性毒剂又称防暴剂，可有辣椒味［如邻氯苯甲基丙二腈（CS）］或荷花香味（苯氯乙酮）或无特殊气味（亚当剂），主要代表有苯氯乙酮、亚当氏剂、氯化二苯胺胂、CS和二苯氧氮平（CR）。

1. **毒理机制**　其中以眼的刺激症状为主的称催泪性毒剂，如苯氯乙酮、CR；以鼻、喉刺激症为主的称喷嚏性毒剂，如亚当氏剂；对眼、鼻、喉及皮肤均有刺激作用的为复合型刺激剂，如CS。刺激性毒剂对眼、鼻、喉、皮肤和上呼吸道有强烈的刺激作用，可引起眼痛、流泪、喷嚏和胸痛等。刺激剂均为易挥发成气体的液体或晶状体，以气雾剂施放，作用时间持续约$10\sim30min$。外军常将刺激剂用以骚扰对方军事行动，并用作"抗暴"剂。此类毒剂的共同特点是起效快，作用时间短及安全性高。因此，此类毒剂的主要功能为使人的行为能力受损，而不是致人产生永久性伤害。其毒理作用是直接刺激黏膜和皮肤，尤其以黏膜为主。

2. **临床表现**　一般情况可引起局部的非特异性炎症，如睑痉挛、结膜充血、结膜炎、角膜炎或溃疡；接触上呼吸道可引起鼻、咽喉炎或气管炎。严重者可发生黏膜上皮坏死、黏膜下水肿。可发生接触性皮炎，严重者发生小水疱和溃疡，产生相当于Ⅰ~Ⅱ度的皮肤烧伤。低浓度产生眼、鼻、呼吸道和皮肤的剧烈刺激，几乎无潜伏期；严重者可发生肺水肿、烦躁、肌无力等。但一般无严重损伤和死亡，预后良好。

3. 救治要点　迅速佩戴防毒面具或简易防护器材。可用清水或2%碳酸氢钠溶液充分冲洗表面染毒部位。皮肤上的刺激性毒剂先用干布或棉药轻轻擦去，再用肥皂水或净水冲洗。有条件时可用6%碳酸氢钠或3%碳酸钠溶液冲洗。刺激性毒剂无特异拮抗剂，因此所有的治疗都是对症的。一般情况下，伤病员临床症状在接触到防暴剂1~2h后达到最高峰。上呼吸道有刺激症状时，可吸入抗烟剂（氯仿40ml、酒精40ml、乙醚20ml、氨水5~10滴，分装成100支安瓿，每支1ml），每次吸入1~2支，5~10min后可重复吸入，但不宜多用。由于接触刺激性毒剂引起的一般疼痛可服用止痛片，若疼痛难以忍受可皮下注射吗啡。出现肺水肿时，可按窒息性毒剂中毒处理。有结膜炎及角膜炎时，可按眼科治疗原则处理，如可用抗生素溶液、丁卡因眼膏治疗结膜炎。皮肤局部炎症用可的松冷霜涂抹。皮肤瘙痒，可口服苯海拉明20~50mg，每天3~4次。若存在刺激性毒剂误吸，可催吐、洗胃或口服活性炭粉吸附毒剂。皮损破损处也可涂抗烟剂。用支气管扩张剂及激素治疗支气管痉挛。误食后可催吐、洗胃、使用活性炭和导泻。胃肠道症状明显或腹痛剧烈者，可给颠茄浸膏片或阿托品。

（六）失能性毒剂

失能性毒剂，简称失能剂，是一类使人暂时丧失战斗能力的化学物质。

1. 毒理机制与临床表现　中毒后主要引起精神活动异常和躯体功能障碍，从而失去战斗力。按失能剂毒理效应不同，一般可分为精神失能剂和躯体失能剂。精神失能剂可以引起染毒者精神活动障碍，如知觉、情感、思维活动的异常和紊乱等。按作用不同又可分为中枢抑制剂和中枢兴奋剂。中枢抑制剂能降低或阻断中枢神经系统活动，干扰突触信息传递，主要代表有替代羟乙酸酯类的毕兹和四氢大麻醇类化合物；中枢兴奋剂可以使神经冲动传递加强，进入中枢的信号过多，引起过度的神经活动，主要代表有麦角酰二乙胺、蟾蜍色胺、西洛赛宾、麦司卡林等。

躯体失能剂主要是引起运动功能障碍、瘫痪、血压和体温失调、视觉和听觉障碍、持续呕吐腹泻，代表药物为苯咪胺、箭毒、震颤素等。失能剂的主要特点是致死剂量与失能剂量的比值（安全比）很大，一般不会造成永久性伤害或死亡。2002年10月，一种新型躯体失能剂被成功应用于莫斯科歌剧院的人质解救事件中。虽然具体成分尚不十分清楚，但可能与阿片类镇痛药及其他镇静类药物相关，也可能是几种药物组成的复合物。比较传统的失能剂，新型躯体失能剂具有起效快，毒性低及安全性高等优点。

传统失能剂为白色无嗅味固体。可装填于炮弹、航空炸弹等弹体内使用，通过造成气溶胶使空气染毒。主要症状为口干、瞳孔散大、眩晕、步态蹒跚，染毒者丧失定向能力并产生幻觉。

2. 救治要点　由于失能剂一般并无生命危险，因此伤病员进行洗消以后，最主要的医学处理是生命支持治疗，注意维持伤病员的呼吸道通畅及循环稳定。抗胆碱能药物染毒使伤病员存在高热风险，因此伤病员需进行体温监测，在去除厚衣物的同时可以采用静脉输液及其他物理方法进行降温。同时，由于伤病员精神和行为异常，因此需对伤病员进行镇静处理防止二次伤害。毒扁豆碱在抗胆碱能药物中毒解救的应用中逐渐减少，但有报道其可使用于毕兹中毒的抢救。急性期要对患者血常规、电解质、肝肾功能及凝血功能进行监测，如有异常需对症处理。另外，依色林、解毕灵可以拮抗毕兹的抗胆碱作用。

（七）氨气

氨气是一种无色、水溶性的碱性略带辛辣味的气体。

1. 毒理机制　一般家用氨 pH<12,工业用氨 pH 可超过 12 并具有极强的碱性腐蚀作用。氨气溶于水形成氢氧化铵,可以快速渗入组织并导致液性坏死。同时,氨气可以迅速被黏膜吸收并可导致眼睛、口腔、喉及呼吸道的损伤。

2. 临床表现　氨损伤眼睛后的初始症状为烧灼痛、流泪和严重的眼痛,后期可发展为角膜混浊、瘢痕形成和晶状体损害,并最终导致白内障形成。

3. 救治要点　将伤病员迅速移开染毒区并用肥皂水和清水洗消 15~20min。烧伤部位用无菌纱布覆盖,眼睛需用清水冲洗直到 pH 值正常。必要时推荐使用眼科抗生素和阿托品。如果发生了气道损伤,则需在喉水肿之前积极行气管插管。如果小孩出现喘鸣,可以使用 2.25% 的外消旋肾上腺素 0.25~0.75ml。由于外消旋肾上腺素可以导致心脏病,需慎用;如果患者之前存在心脏病则可能发生室颤。如果伤病员能平安度过染毒后 24h,则预后相对较好。

第七节　医护人员的自身防护

一、加强对染毒区的侦察检验

生化战剂侦检组织专门人员需与当地群众相结合,对染毒区进行有效侦察检验。在生化战剂的侦检过程中,需特别注意以下三个方面:

1. 注意敌方放毒迹象　例如:炸弹的爆炸声低沉,弹坑浅而小,其周围有气团、液滴或特殊气味。

2. 观察生物中毒现象　例如:昆虫、鱼类、飞禽等成批出现病态或死亡;植物叶片迅速变色或枯萎。

3. 留取可疑的样品或标本　如气体、水、弹片等,或伤口渗液、组织块等,并进行生化专科鉴定。

二、穿戴防护器材

防毒面具用以保护呼吸道、眼睛和面部,有过滤式和隔绝式两种、面具应适合头型(边缘不可漏气)。戴用前应先闭眼和屏气;戴上后先长呼一口气,将罩内气体驱出,再睁眼睛和恢复呼吸。防毒衣(或围裙、手套、靴套),用以隔绝人体与外界毒剂。但气温高时应注意防暑,气温低时则应防冻。

简易防护器材可就地取材制成滤毒器,内装碱性颗粒、碱性纤维层,可防护呼吸道。利用一般的眼镜制成防护眼镜。利用雨衣、塑料布等防护皮肤,尽可能减少对生化战剂的接触。

工事防毒设施、工事建筑有密室和供氧装置,或通气口设有滤毒装置,防止外界毒剂进入。

三、生化战剂的洗消

对于皮肤、服装、枪支、外科器械等,用各种消毒剂或各种碱性液冲洗和浸泡,毒剂液滴可用棉花、手巾等吸除(不可擦拭)。

染毒的水和食物应废弃。不得已时,可用过滤、煮沸、碱化(氰类用酸剂)等方法处理水。用去皮、通风、洗涤、煮熟等方法处理食物,经过检定证明无害后方能食用。

对于地面、车辆、担架等,应撒布消毒剂或碱性液等消毒,地面应填盖新土或铲去旧土。

(曹江北　米卫东)

参 考 文 献

［1］米卫东,张铁铮,孙立,等 . 核化生战创伤麻醉指南［J］. 解放军医学杂志,2019,44（11）:901-905.

［2］SHCHELKUNOV S N,SHCHELKUNOVA G A. We should be prepared to smallpox re-emergence［J］. Vopr Virusol,2019,64（5）:206-214.

［3］SHEARER JD,HENNING L,SANFORD DC,et al. Efficacy of the AV7909 anthrax vaccine candidate in guinea pigs and nonhuman primates following two immunizations two weeks apart［J］. Vaccine,2021,39（1）:1-5.

［4］KELLY SM,LARSEN KR,DARLING R,et al. Single-dose combination nanovaccine induces both rapid and durable humoral immunity and toxin neutralizing antibody responses against Bacillus anthracis［J］. Vaccine,2021,39（29）:3862-3870.

［5］WEILHAMMER DR,DUNKLE AD,BOONE T,et al. Characterization of Bacillus anthracis Spore Proteins Using a Nanoscaffold Vaccine Platform［J］. Front Immunol,2020,11:1264.

［6］SKOURA N,WANG-JAIRAJ J,DELLA PASQUA O,et al. Effect of raxibacumab on immunogenicity of Anthrax Vaccine Adsorbed:a phase 4,open-label,parallel-group,randomised non-inferiority study［J］. Lancet Infect Dis,2020,20（8）:983-991.

［7］CHAVAS TEJ,SU FY,SRINIVASAN S,et al. A macrophage-targeted platform for extending drug dosing with polymer prodrugs for pulmonary infection prophylaxis［J］. J Control Release,2021,330:284-292.

［8］PROCKOP LD. Weapons of mass destruction:Overview of the cbrnes（chemical,biological,radiological,nuclear,and explosives）［J］. J Neurol Sci,2006,249（1）:50-54.

［9］WHITE SM. Chemical and biological weapons. Implications for anaesthesia and intensive care［J］. Br J Anaesth,2002,89（2）:306-324.

［10］MOSHIRI M,DARCHINI-MARAGHEH E,BALALI-MOOD M. Advances in toxicology and medical treatment of chemical warfare nerve agents［J］. Daru,2012,20（1）:81.

［11］GUNDAVARAPU S,ZHUANG J,BARRETT EG,et al. A critical role of acute bronchoconstriction in the mortality associated with high-dose sarin inhalation:Effects of epinephrine and oxygen therapies［J］. Toxicol Appl Pharmacol,2014,274（2）:200-208.

［12］JOSEPH B,BROWN CV,DIVEN C,et al. Current concepts in the management of biologic and chemical warfare causalities［J］. J Trauma Acute Care Surg,2013,75（4）:582-589.

［13］WILLIS MP,GORDON W,LALAIN T,et al. Characterization of chemical agent transport in paints［J］. J Hazard Mater,2013,260:907-913.

第二十八章

战创伤救治特点与野战麻醉

战伤是指在战斗环境中,由武器直接或间接造成的损伤,或者战场环境因素直接造成的损伤。与创伤相比,战伤在致伤因素、致伤机制、伤情发展等方面均具有明显的特殊性。受战争环境条件、救治力量组织、抢救设施配备等诸多不利因素所限,战伤早期救治的困难性更大。认识和了解战伤及其救治特点,对参与战伤救治人员十分必要。

第一节 现代战争特点与战伤救治原则

现代战争主要表现为高科技条件下的局部战争,与以往战争相比较,其性质、目的、制胜因素等虽依然服从于一般战争的基本规律,但战争的规模、时间、空间,以及作战理念、作战方式或手段、武器使用等方面则发生了明显的变化,这些变化使战伤种类、严重性、复杂性都发生了相应的变化,给战伤救治提出了新的挑战。

一、现代战争新式武器及其致伤特点

除常规武器外,现代战伤中致伤武器正向着多样化方向发展。

（一）战术性核武器

与战略核武器相比较,战术核武器具有两个特点:①小型化,可用榴弹炮发射;②强化某一种杀伤因素（如辐射、冲击波或放射性沾染等）,造成伤病员不同程度的放射损伤、冲击伤或烧伤。

（二）爆炸性武器

大型爆炸性武器既可摧毁建筑物,又可造成大批人员伤亡。致伤类型主要是冲击伤、挤压伤、烧伤和其他机械性损伤;小型爆炸性武器（如布袋雷、子母弹、穿甲弹、地雷等）主要以高速小弹片和冲击波致伤,有些具有高热作用。这些武器常造成人体多处损伤,表现为致残多于致死的致伤特点,救治压力极大。

（三）燃料空气弹

以环氧乙烷、环丙乙烷或甲烷等为燃料,使用时将燃料喷洒成浮悬微滴状态置于目标上空,当与空气

中的氧混合到一定浓度后形成爆炸云雾,产生强大的冲击波,造成大面积工事、森林损毁和人员损伤,也被称为"面杀伤武器"。人员还可能因为燃爆期间短时间缺氧而发生窒息,或因高热、弹片投射等致伤。

(四) 高速轻武器

现代枪类等轻武器发展趋势是武器重量减轻、携带弹量增加、射击精度提高、弹头初速增强,双弹头或多弹头枪弹也有研发应用。这类武器造成伤病员伤道损伤更为严重,全身反应或远达效应显著,多处受伤概率明显增多。

(五) 激光武器

激光武器能量高度集中,定向发射能力强,可使一定距离内的目标受到破坏和损伤。战术激光武器可作用于眼视网膜而造成人员暂时或永久性失明。

(六) 次声武器

人耳听不到的声波称为次声波,其振动频率小于 15Hz。这类利用声波定向辐射作用于人体的次声武器通常分为两种类型:①精神摧毁型,专用于刺激大脑,使人产生神经系统损伤;②器官杀伤型,主要作用于内脏器官并造成其损伤。

(七) 微波武器

频率为 300MHz(波长 1mm)~300kHz(波长 1m)的电磁波称为微波,根据功率密度分为热效应伤和非热效应致伤。功率密度在 $1~10W/cm^2$ 以上时,作用于人体后可引起局部或全身的温度增高,发生内脏出血、水肿,体温持续达 43℃以上可致死。非热效应损伤的主要表现是人的神经系统或内脏受到一定影响,如记忆力减退、血压下降、胃液分泌减少等。高功率微波武器不仅是战时电子对抗和防空作战的理想武器,而且还可以直接杀伤暴露于能量界面人员或使其失能。

(八) 动能武器

如电磁炮、电热炮等,使弹丸具有更强的穿甲能力,造成舱内人员的机械损伤和热力损伤。

(九) 贫铀弹

指从金属铀中提炼出来的核材料铀-235 以后得到的副产品,其主要成分是不具放射性的铀-238,故称贫铀。贫铀并非绝对不含铀-235,仍有微弱的放射性。贫铀弹穿甲时发生热燃烧,对舱内人员可造成烧伤;气化的氧化铀和贫铀微粒可以被人体吸收或食入体内,形成严重的内照射而导致严重损伤。

二、现代战争的战伤特点

现代战争因常规武器与新式武器的应用,以及作战规模和形式的变化,使战伤呈现出以下特点:

1. 冲击伤增多。随着高爆炸武器和燃料空气炸弹的应用,冲击波在战伤中占有很大比例。伤病员更多,伤情更重。

2. 烧伤增多。现代战场燃烧性武器使用机会增加,烧伤在致伤因素中比重增加。

3. 爆炸伤增多。除固定埋设的地雷外,各类爆炸性能强的武器的应用,使得这类伤病员明显增多。地雷伤除严重伤及下肢外,还能造成全身震荡伤。

4. 复合伤增多。两种或两种以上的致伤因素同时或相继作用于人体造成的损伤称为复合伤。现代战争中因为不同致伤机制的武器同时使用,或者同一武器的多种杀伤机制,使伤病员中复合伤的比例明显增加,如烧伤、冲击伤、放射性损伤等致伤因素的叠加。

5. 多发(处)伤增多。一般认为,多发伤和多处伤是两个不同的概念。多发伤是指机体在单一机械致伤因素作用下,同时或相继遭受 2 个或 2 个以上解剖部位的损伤,并且强调其中至少有 1 处损伤可危及生命或肢体。多处伤则指同一致伤因素导致同一解剖部位 2 处以上脏器损伤。现代战争中,强大冲击波或高爆武器的作用,使得建筑物、工事被破坏,多发伤伤病员数量明显增加。

6. 精神创伤增多。由于战争的突发性和残酷性,长时间处于和平时期的人员或者精神和心理缺乏足够适应者容易发生因巨大精神压力造成的创伤后应激障碍(posttraumatic stress disorder,PTSD),已经成为现代战伤救治需重点关注问题。

7. 早期导致伤病员死亡的主要原因具有一定的规律性,其发生率为:①头颅穿通伤,31%;②手术难以修复的躯干创伤,25%;③手术可能修复的创伤,10%;④大出血(exsanguination),9%;⑤毁损性爆炸伤(mutilating blast trauma),7%;⑥张力性气胸(pneumothorax,PTX),3%~4%;⑦气道梗阻或损伤,2%;⑧创伤后感染和休克,5%。其中肢体大出血、气胸、呼吸道窒息所导致的死亡约占战伤早期死亡人数的 15%~20%,若能获得及时有效的救治是完全可以避免的,因此也称之为"可干预的死亡"(preventable combat death,PCD),是提升野战救治水平的研究热点。

三、现代战伤救治的基本原则

战伤救治与军队卫勤组织、装备保障、外科治疗技术水平密切相关。

(一)救治标准

战伤救治不得低于救治机构或人员平时临床实践所具备的技术水平和能力,不能因为战场救治所面临的困难而降低救治标准。救治机构和相关人员战前应制订充分和完善的应急预案,熟悉列装药品、器材和设备以及配套装备,了解简陋条件下应急措施或替代方案;定期参加业务技术培训、临床专科进修、继续医学教育和知识更新,保持应有的创伤救治能力和技术水平。

现代条件下卫勤保障能力已超越以往任何年代,医疗器械、设备、药品的更新使平时临床诊治条件和技术水平迅速改进和提高。战伤救治人员在熟练掌握现有列装物资的同时,对适用于战伤救治的新技术、新方法应当及时了解和掌握,创造条件及时更新和应用于卫勤保障和战伤救治实践。不应拘泥于所谓符合现状实则过时的预案,坚持持续改进理念,不断完善和更新战伤救治条件,真正使战伤救治能力始终处于"一切为打赢"的高度。

(二)分级救治

战伤救治因受战场变化等因素影响而机动性极强,救治人员既难以迅速实现现场早期急救,也难以完成对伤病员自始至终的全程治疗。为了提高救治效率,需要建立一定的救治阶梯使伤病员既能获得早期及时救助,稳定伤情,又能在更安全和更完善的条件下获得进一步的正确救治。我军现行卫勤保障体系将战伤救治分为"三区五级",即战(现)场急救也称自救互救、紧急救治、早期治疗、专科治疗、康复治疗五个救治阶梯。外军野战高级创伤生命支持(battlefield advanced trauma life support,BATLS)体系包括:火线下救治、战术区救治、野战复苏、高级复苏四个阶段(care under fire,tactical field care,field resuscitation,and advanced resuscitation)。现代战争无论是发生于边境或本土,还是海外战场,伤病员首次救护与快速后送始终是战伤救治的关键,治疗与后送相结合,使伤病员在按救治阶梯不断远离战场的同时,救治措施得以不断完善。

(三)军民结合

在伤病员寻找、后送、卫生防疫、血液供应、生活保障、物质支援等诸多方面的军民联合保障,协同救治是我军战伤救治的显著特点之一。平战结合,战前掌握保障区域内地方救治机构及其相关资源,相互交流和协同演练必要的军事医学知识、卫勤保障要点、战伤救治技术十分必要。军队医护人员借助地方医院平台进行创伤救治能力的培训并积极参与平时伤病员救治和灾害救援十分必要。

（四）损伤控制

战伤救治早期重点在于使伤病员迅速脱离火线或危险区域,避免伤病员再次受到伤害的同时务必确保救治人员不受伤害;救治力量尽可能前移,早期清创,早期稳定伤情;平时创伤救治中普及应用的损伤控制外科策略、损伤控制复苏与麻醉理念应该规范地引入战时伤病员救治中,根据伤病员出血的控制状况按照早期和后期两个阶段的治疗原则和措施正确治疗,提高伤病员生存率;成批伤病员需要救治时,务必科学分类与检伤,按照轻重缓急有序有效实施救治,减少漏诊和误诊。

（五）快速后送

在强调救治力量模块化、小型化、机动化等前移趋势的同时,充分利用各类现代交通工具,对严重伤病员(尤其是一些特殊伤情的伤病员)的快速后送,包括跨越常规救治阶梯直接送往指定性专科救治机构的理念,在战伤救治中越来越受到重视。

四、战创伤伤病员早期救治特点

（一）救治人员同样面临战伤威胁

战伤救治与平时创伤救治的最大区别在于救治人员同样会面临战争伤害的威胁,尤其是在火线下至医院前的战术区域内救治阶梯的人员。为了使伤病员得到及时、正确、有效的救治,要求具有专业医学知识和技术的救治人员尽可能前移并最大程度接近伤病员。不论是救治人员还是伤病员,虽然都应当受到日内瓦公约的保护,但在以往和当今的军事冲突实践中并不能得到充分的安全保障。因此,对作战人员的医学急救知识的普及与培训,与对救治人员的作战能力的培训,在战伤救治中具有同等重要的地位。

（二）救治重心在于战术区救治阶梯

不论是军队中心医院还是地方二级及以上医院的救治条件和技术力量,对于接受包括严重创伤伤病员在内的救治而言通常不存在任何困难,尤其是经过高级创伤生命支持体系培训和认证的救治机构。问题的关键在于,与平时创伤相比,战伤伤病员难以及时送达这些医院或救治机构,而且战伤伤病员早期死亡率高达90%以上。因此,人们对战伤救治的关注重点应当放在"火线之后、医院之前"的战术区域,这也是野战救护或野战麻醉的关注重点。我军对战伤救治的卫勤保障通常划分为"三区五级",即战术区、战役区、战略区;其中战术区救治(tactical field care)包括战(现)场急救(或称自救互救)、紧急救治、早期治疗三个救治阶梯,是战伤救治的重点范围。

1. 战(现)场急救或火线救治(care under fire) 即自救互救阶段,指火线下通过战地卫生员和作战人员的自救互救而完成的现场急救。救治人员必须在有效还击和控制敌方火力对自身和伤病员威胁的前提下对伤病员进行救助。主要干预措施多限于利用手法压迫、敷料包扎、止血带等有效措施迅速对严重出血进行控制,伤病员镇痛,置伤病员身体于安全体位(即侧卧位)以最大程度地减少气道梗阻,对胸部开放伤口实施封堵(如 Asherman 胸腔封堵器),帮助失去作战能力的伤病员安全撤离出火力威胁区域。该封堵器是一种循环的可黏附的封堵装置,用于覆盖穿通性胸壁伤口。它包括一个单向瓣使得空气能够从胸腔排出而不能通过伤口被吸入胸腔。

火线救治主要任务在于对危及伤病员生命的伤情(尤其是可干预死亡因素所致的战伤)的有效控制,

使伤病员有机会进入下一救治阶梯。完善的通信联络系统、安全快捷的后送条件、战斗状态等因素的影响极为重要，特别是交通不便区域执行任务的战斗分队或人员，后续救援力量可能难以及时抵达。

2. 紧急救治或野外复苏（field resuscitation）　指伤病员自撤离火线之后至到达战地医院之前在团（旅）救护所接受应急处置措施的救治阶段。伤病员通常处于即刻威胁得到控制、但周围环境依然不安全、伤情尚未完全稳定、高级救治条件尚不具备的状态。主要措施包括对前方救治措施的纠正和补充（如更换敷料、改用制式夹板、检查止血带和评估止血效果等）、止血药物的应用（如氨甲环酸等）、伤病员疼痛程度和药物治疗反应的再评估和加强治疗、徒手或借助器材进行气道管理（如托下颌、放置口咽或鼻咽通气道、喉罩、King 导管或气管-食管联合导管、气管插管或环甲膜穿刺置管等）、张力性气胸的穿刺减压、有限的液体复苏（limited fluid resuscitation）等。该救治阶梯由于作战保障的需求，机动性较强，所携带的诊断设备和配备的医疗资源有限，重点在于完善和补充伤病员的初期处理，稳定伤情，及时后送至更高的救治阶梯。

3. 早期治疗或高级复苏（advanced resuscitation）　指伤病员到达相对固定的野战医院或前沿手术医疗队（forward surgical team，FST）接受由医护人员开始实施的专业救治。该救治阶梯通常配备有外科、麻醉、内科、检验、影像等专科医护人员，具备包括 X 线和超声检查、实验室、血库、手术室、重症监护室（兼术后复苏室功能）等设施，具有实施手术、危重抢救和监护的条件。救治措施包括更为全面的检伤、伤情再评估、辅助检查和必要的侵入性操作（如胸腔或腹腔诊断性穿刺、引流，气管切开置管，留置导尿，中心静脉穿刺置管、动脉穿刺测压等），各类紧急手术（胸腹腔探查止血、大血管修补、吻合或结扎、开颅减压、清创手术、骨折固定等），以及输血输液等容量复苏治疗及抗感染药物应用。对化学武器伤病员应继续抗毒治疗并彻底洗消。该救治阶梯是战伤伤病员早期救治的重要环节，相当于平时伤病员的院内救治的开始阶段。

该救治阶梯对重伤病员或专科性治疗需求明显的伤病员（如眼外伤、烧伤、化学伤等）应采取"指定式后送治疗"方案，尽快直接转运至指定的专科医院或救治机构，相当于平时创伤救治"紧急救治绿色通道"。现代战伤救治中直升飞机运送伤病员的机会明显增加，参与救治的医护人员必须接受正确接近航空器、飞行途中监护与继续治疗等一系列规范流程的训练。

第二节　野战条件下战创伤伤病员的镇痛与麻醉

一、战伤镇痛

与平时临床实践中人们对疼痛治疗存在的认识不足一样，对战伤伤病员的早期镇痛治疗所给予的关注程度尚未达到应有的高度，尤其是在有效镇痛药的筛选、应用途径和器具、参战人员培训等方面与先进国家或具有丰富实战经验的外军相比还存在一定差距，亟需加强认识和积极改进。

（一）基本原则

所有伴有疼痛的伤病员均应给予镇痛治疗。各级战伤救治阶梯均应采用必要且有效的镇痛治疗措施缓解疼痛。平时临床实践中对急性疼痛常用的视觉模拟评分法（visual analogue scale/score，VAS）同样适用于无意识障碍的战伤伤病员疼痛程度和镇痛药物治疗效果的评估。

（二）治疗方法

根据伤病员意识是否清醒、有无战斗能力、是否建立静脉通路等因素选择疼痛治疗的药物种类和给药途径。①意识清醒并具有战斗力者：以口服或含服镇痛药物为主，或医院经皮肤吸收的药物贴剂，尽可能减少对伤病员意识水平的影响。常用药物包括：吗啡口服片、氨酚曲马多、美洛昔康、氯诺昔康、盐酸羟考酮等，外军常用芬太尼含服棒（lozenge on a stick），镇痛效果满意，使用方便，亦可用于平时院前救治；②对于失去战斗力或疼痛严重的伤病员：可通过静脉、肌肉或皮下注射或骨髓腔输注途径给予镇痛药物治疗。常用药物有：盐酸曲马多、吗啡、哌替啶、芬太尼等。

（三）注意事项

1. 使用镇痛药物后伴有恶心呕吐的伤病员，可使用昂丹司琼、格拉司琼等止吐药物，或每4h合用一次异丙嗪（25mg/次）以减缓不适。

2. 麻醉性镇痛药必须在受过培训的救治人员指导下使用。使用后应密切监测伤病员以避免过量和呼吸抑制，救治人员应掌握拮抗药纳洛酮的使用方法，并且在伤病员病历中醒目位置准确记录所有麻醉性镇痛药使用情况，以便后续救治阶梯医护人员对药物使用剂量和时间进行调控；

3. 在伤病员到达具有麻醉科医师的救治阶梯后，推荐应用患者自控镇痛（patient control analgesia，PCA）技术，通过连续置管式神经阻滞或椎管内阻滞，或者静脉输注方法实施手术后或转运后送途中的镇痛治疗。

战伤早期镇痛目的并非使伤病员处于镇静、嗜睡状态，而是期望避免过度疼痛刺激对机体造成的伤害，促使伤病员在疼痛有效缓解情况下接受并完成各项治疗措施，如伤口换药、肢体活动、排痰，以及伤病员的搬动或转运。

二、战伤麻醉

（一）基本原则

尽管野战条件下，伤病员的麻醉管理与平时创伤救治有所不同，但麻醉的基本目标是一致的，即镇静、镇痛、安全、有利于手术操作、苏醒迅速与平稳。战时麻醉涉及术前急救、术中麻醉监测与管理、术后复苏或重症监护完整的围手术期救治过程。麻醉科医师在对伤病员伤情评估、麻醉和手术耐受能力判断，麻醉前与伤病员必要的沟通和知情告知、麻醉方法选择、麻醉后复苏与监护等处理过程中，同样需要严格遵循规程，不得有任何松懈或简化。

（二）人员要求

通常按照每个手术台（即1个外科模块或单元）配备1~2名麻醉科医师，保障每昼夜内能平均完成20例手术。承担野战条件下麻醉任务的麻醉科医师应当具有独立工作能力和较丰富的临床麻醉经验，对所配备药品、麻醉设备及急救器材能熟练应用。除局部浸润、表面麻醉和轻度镇静治疗可由经治医师自行完成外，全身麻醉、椎管内麻醉（含硬膜外腔阻滞、蛛网膜下腔阻滞、腰-硬联合阻滞、骶管阻滞）、监护麻醉（monitored anesthesia care，MAC）、神经阻滞等必须由经过专业培训的麻醉科医师负责或在其直接指导下实施。

（三）设备器材

麻醉相关设备应符合携行便利、操作简单、满足功能的要求，包括麻醉机或呼吸机、简易呼吸器、多功能监护仪（含无创和有创动脉血压、脉搏血氧饱和度、呼气末二氧化碳浓度、体温等）、神经刺激定位仪、便携式生化测定仪（如血糖、血红蛋白、电解质、血气等）、麻醉深度监测仪、可视喉镜、微量注射泵、输血输液加压袋和加温器等；麻醉相关器材（如气管导管、神经阻滞套件、硬膜外穿刺包或腰-硬联合阻滞套件、静脉留置针、中心静脉导管、环甲膜穿刺置管套件、有创压力测定套件等）、常用麻醉药、急救药品和血浆代用品、复苏器材等麻醉所需物品均应按一定基数配齐。

（四）监测项目

野战麻醉期间伤病员的监测除麻醉科医师的直接观察（如皮肤、甲床或口唇黏膜颜色、呼吸动度、脉搏、尿量等）外，应尽可能采用无创血压、脉搏氧饱和度、心电图等基本监测设施；在中、重度伤病员救治时，应增加中心静脉压、血红蛋白浓度、有创动脉血压、体温、潮气量、$P_{ET}CO_2$、电解质浓度、血气分析、麻醉深度等项目的监测。

（五）麻醉前准备

1. **了解伤情**　包括受伤以后各救治阶梯已用镇静药、镇痛药的种类、剂量和时间，出血量，已输入液体或血液制品种类和总量，进食和进饮情况等。

2. **建立可靠静脉通路**　首选上肢较粗外周静脉（如肘静脉）穿刺，置入较大口径静脉留置针（14~18G）建立静脉通路，并确保通畅。对已经明确或考虑存在骨盆骨折、腹腔脏器或血管损伤的伤病员，应避免选择下肢建立静脉通路。危重伤病员应至少建立 2 条静脉通路，供快速容量治疗、麻醉药物输注之用。在外周静脉穿刺困难或条件允许的情况下，应尽早选择颈内静脉、锁骨下静脉或股静脉等深静脉穿刺置管。条件具备时，也可通过胫骨骨髓穿刺置管进行骨髓腔输液。

3. **根据手术部位、受伤程度制订麻醉计划**　按需准备相关药品、器材、设备等。

4. **与伤病员及其陪同人员进行必要的沟通**　手术和麻醉前知情告知、风险评估，签署相关医疗文书；给予伤病员必要的关爱和心理治疗。

（六）麻醉方法

力争做到操作规范，效果确实，安全可控，苏醒迅速。战时条件下麻醉方法的选择受多种因素影响，包括：①麻醉实施人员的受训情况和专业技术背景；②伤病员的准备、恢复室和术后治疗方面的基础设施与人员状况；③诊疗工作所处环境的安危状态，除战争威胁之外，还包括手术室内空气质量、室温调控、照明、实验室支持、水电供给、救治机构隐蔽或防空伪装等相关设施的正常工作，如有无发电机替代主电源、手动通气能否替代机械通气、光源不足时有无头戴电筒补充照明、库存血源不足时有无随行献血员（walking donor）备用等。医疗资源的缺乏将会严重限制麻醉和手术（尤其是一些特殊手术和麻醉技术）的应用。

平时临床实践中应用的局部麻醉、区域麻醉（即神经阻滞、椎管内麻醉等）、全身麻醉均可根据伤情和手术需要单独和/或联合用于战伤手术的麻醉（表 28-2-1）。全身麻醉可以是由单独药物（如氯胺酮），或多种药物组成的静脉或吸入复合麻醉。在确保充分镇痛和镇静、不增加伤病员痛苦的前提下，尽可能选择能保持伤病员意识清醒的麻醉方法。

1. **区域阻滞麻醉**　野外条件下区域阻滞麻醉技术（包括局部浸润麻醉、神经阻滞、椎管内阻滞）的优点在于伤病员免受全身麻醉药物作用的影响，能保持清醒状态，对自身气道能够进行有效保护。器材简单，携带方便，适用于肢体受伤伤病员中小手术的麻醉，以及伤后早期镇痛或术后（包括后送途中）镇痛。目前临床普及的超声引导技术或神经刺激定位穿刺置管技术实施区域阻滞麻醉已经被外军用于战伤救治。神经阻滞导管的置放应在手术室内通过无菌技术和隧道置管方法进行。区域阻滞麻醉技术也常用于复合或辅助氯胺酮静脉麻醉或全身麻醉，可以减少静脉麻醉药物用量。

区域阻滞麻醉技术一定程度上可减少战地救护人员工作量，避免可能的误吸和困难气道风险，减少全身麻醉插管后可能出现的咽痛、恶心等不适。

区域麻醉技术用于低血容量状态的伤病员时可引起或加重低血压，应当慎重。区域阻滞麻醉技术有

表 28-2-1　野战条件下适用麻醉方法的优缺点

技术	优点	缺点
（1）吸入麻醉	麻醉科医师熟悉 安全可靠 麻醉深度调控便利	长距离或大范围卫勤保障任务时装备携行需要占用一定重量与空间 部分麻醉科医师对挥发器使用经验不足 供氧量需求量较大（麻醉机驱动气源） 有引起恶性高热的危险
（2）全凭静脉麻醉	适用范围广 （镇痛,镇静,或术中麻醉） 使用方便快捷 可不依赖特殊装备或供电 （有条件时用注射泵更便利） 安全可靠	部分麻醉科医师对药物不熟悉 依赖静脉通路
（3）区域阻滞麻醉 ① 神经阻滞 ② 椎管内阻滞	不改变意识状态 有效疼痛控制 对供氧需求低 对术后治疗要求低 器材携带简便 有效减轻疼痛和应激反应 替代和补充其他麻醉技术	与麻醉科医师经验相关的失败可能 神经损伤的风险 低血压 若使用抗凝剂需防范椎管内血肿或穿刺和留置导管部位的出血 可能不能满足多发伤患者麻醉需求 操作比较费时
（4）氯胺酮单用	适用于战术区救治 可提供全身麻醉 （催眠,镇痛,遗忘） 对血流动力学影响轻微 对气道和呼吸维持优于其他全身麻醉药物 可用于其他技术的补充和辅助	未合用其他镇静药物时可出现幻觉 唾液分泌增多

时会因为穿刺困难需花费更多时间或失败而放弃,常见并发症多因为操作不熟练或失误引起神经损伤,或局部麻醉药毒性反应,但危及生命的并发症较为罕见。

对于肢体创伤伤病员,必须严密观察间隔室综合征（compartmental syndrome）的发生。在缺乏间隙腔压力监测的情况下,有些医师对外周神经阻滞导管镇痛有担心掩盖间室综合征疼痛而妨碍对其早期发现的顾虑。这类伤病员镇痛治疗时要密切观察肢体远端脉搏、色泽、感觉和运动状态、张力、疼痛程度等方面的变化。尤其是对那些超出创伤所致的或持续不缓解的肢体疼痛应予以重视,切勿为了镇痛而增加药物浓度,忽略发生间室综合征的风险。

2. 静脉麻醉　亦称全凭静脉麻醉。外军对丙泊酚、咪达唑仑、阿片类镇痛药、氯胺酮单独或联合应用于战伤救治研究较多,我军自卫反击战中氯胺酮在战伤救治中的应用也积累了一些经验。这些药物的联合应用如果掌握恰当,能够使伤病员处于镇静镇痛的舒适状态的同时维持自主呼吸或气道保护,通常不需要实施气管内插管,伤病员苏醒较快。有研究认为静脉滴注氯胺酮选用剂量为 0.1~0.25mg/kg 时既能发挥其阿片效应,又可避免其精神副作用的风险。

氯胺酮在战伤救治中的应用一直受到关注。该药既能用于静脉注射,也被用于肌内注射,近年来氯胺酮鼻喷剂也在临床开始出现。用药后伤病员的上呼吸道反射抑制虽然不如其他静脉麻醉药显著,但依然需要防范分泌物增多、气道梗阻、窒息、肺误吸等风险。辅助应用阿托品、盐酸戊乙奎醚(长托宁)等预防性止涎剂可以明显减少唾液和呼吸道分泌物。氯胺酮具有增加颅内压和眼内压的作用,对闭合性颅脑损伤、眼损伤的伤员,需慎用。氯胺酮具有拟交感神经作用,用药后可引起心率增快,血压增高,这也是该药在低血容量居多的战伤救治中应用受欢迎的特点之一。它的致幻等精神作用通过合用咪达唑仑或丙泊酚等药物,或化学结构构型变化后的新药能够明显减轻。表 28-2-2 和表 28-2-3 分别介绍了氯胺酮的主要特点和近年研究结果,期望在未来战伤救治实践中得到进一步验证。

表 28-2-2　氯胺酮的主要优点

分类	有益作用
(1)呼吸系统	① 保护性气道反射,较合用其他静脉麻醉药物时能更好地维持 ② 维持呼吸功能 ③ 支气管扩张,利于哮喘状态治疗和诱导药物应用 ④ 维持低氧肺血管收缩反射 ⑤ 降低患者补充氧需求
(2)循环系统	① 与容易引起低血压的诱导药物(例如丙泊酚、阿片类药物等)相比能更好维持血流动力学稳定 ② 对抗低体温引起的血液再分布
(3)神经系统	① 神经保护 ② 单独应用即能有效镇痛,联合用药时能加强阿片类药物的镇痛作用 ③ 减弱阿片类药物耐受性
(4)其他应用	① 抗炎症 ② 感染性休克时有用 ③ 心脏压塞、哮喘时有用 ④ 多途径给药:静脉、肌肉、骨髓腔、经鼻、直肠、口腔 ⑤ 没有恶性高热的风险

表 28-2-3　氯胺酮相关副作用的最新资料

氯胺酮的副作用	最近研究结果
(1)精神作用发生率高	① 与术前用药联合用药时,发生率约 0~2% ② 致幻作用与氯胺酮血浆浓度相关 ③ 药物改良(S-氯胺酮)以及 TIVA 和靶控输注技术的发展已降低
(2)增加 ICP	① 通过动脉血二氧化碳浓度可加以控制 ② 可能不会出现 ICP 的增加或降低
(3)心血管抑制和兴奋刺激	① 在心肌抑制方面缺乏临床依据 ② 心肌抑制仅见于氯胺酮非临床剂量的体外组织研究中 ③ 体外实验发现氯胺酮较其他静脉麻醉药心脏抑制作用更小 ④ 与苯二氮䓬类合用于术前用药时持续出现心脏兴奋刺激
(4)增加分泌物和心动过速	止涎药物(如格隆溴铵)对分泌物增加有明显作用

右旋氯胺酮（S-氯胺酮或称艾司氯胺酮）的镇痛作用较氯胺酮强，副作用更小。在缓解战创伤疼痛方面具有积极意义，特别适用于伴有失血性休克、呼吸窘迫的伤员。在预防中枢和外周敏化的形成、抗抑郁、抗焦虑方面也有重要作用，同时可减少阿片类镇痛药用量，有可能成为今后战创伤镇痛的主要药物之一。

静脉麻醉属于全身麻醉，临床上也称其为非插管全身麻醉。只是鉴于其使用药物起效快、维持时间短，在气道管理方面与典型的气管插管下全身麻醉有一定区别而单独介绍，主要限于手术时间较短、部位较表浅的战伤处理。

3. **全身麻醉**　包括吸入麻醉和全凭静脉麻醉。临床上以联合应用静脉-吸入复合麻醉或平衡麻醉为主。适用于所有战伤伤病员手术治疗，一般需行气管内插管以便术中控制呼吸、气道管理和使用挥发性麻醉药物或肌肉松弛药。国内外均研发有专供野战手术车使用的便携式麻醉机，配有临床常用吸入麻醉药挥发罐，能够方便使用吸入麻醉药物，更好地调控麻醉深度。这类麻醉机多采用电动电控或涡流式增压呼吸机，可以减少麻醉呼吸机对驱动气体的依赖和氧气源的消耗。

对确定实施手术和麻醉的伤病员，手术和麻醉前 4h 内严禁进食进饮，保持空腹对呕吐、反流和误吸、窒息等并发症的预防十分重要。4h 内必须实施的紧急手术，麻醉前应按照饱胃采取防范措施，包括大口径胃管留置和胃内容物引流、抑酸药应用；必须采用全身麻醉时，从镇静药注射开始直至完成气管内插管、导管套囊充气，始终由助手协助将喉结向下按压以尽可能使食管闭合，有助于防止胃内容物反流。联合应用肌肉松弛药时，必须行气管插管术，并且使用麻醉机或呼吸机或简易呼吸器进行控制或辅助通气。全身麻醉期间（包括苏醒期），药物对伤病员的呼吸、循环具有明显的抑制作用，需要给予密切观察和积极防范。全身麻醉后伤病员应转送至术后恢复室或监护病房由专人继续观察直至完全清醒。

（七）麻醉意外与并发症的防范

1. **确保呼吸道通畅**　麻醉期间要密切观察和及时清除口腔内分泌物，防止呕吐或胃内容物反流导致误吸或窒息。对口腔分泌物多、饱胃、颌面或口咽损伤、舌后坠或打鼾、昏迷的伤病员，应尽早采取托下颌、放置口咽或鼻咽通气道、喉罩、气管内插管等气道管理方法，必要时可应用环甲膜穿刺置管；伴有或怀疑合并血气胸的伤病员，麻醉诱导前应先做胸腔闭式引流，然后再做加压通气，避免麻醉诱导期间因加压给氧通气而加重气胸。

2. **严密监测生命体征**　手术和麻醉期间，麻醉科医师不得离开伤病员，随时关注和定期动态记录伤病员生命体征、静脉输血输液和麻醉药物应用情况、麻醉设备运行状态等。每 5~15min 记录 1 次。

3. **严格遵守操作常规**　神经阻滞和椎管内麻醉时，正确确定穿刺部位，避免损伤神经和脊髓；尽量采用局部麻醉药最低有效浓度，避免单位时间内注入剂量过大；药物注射前和注射过程中应常规回抽确认无回血，避免将局部麻醉药误入血管内；局部麻醉药注射后 30min 内严密观察伤病员意识状况和生命体征的变化。局部麻醉药中毒反应多因剂量过大、误注入血管或吸收过快所致，临床表现为烦躁、肢体抽搐、惊厥或意识丧失等，应立即静脉注射地西泮 5~10mg，或丙泊酚 2~5ml；有条件时，应立即静脉注射 20% 脂肪乳剂（100ml，2min），随后持续静脉滴注（150ml，15min），随时准备行气管内插管、人工通气和心肺复苏。

三、战时或野外麻醉特殊问题

（一）卫勤保障与资源利用

1. **环境与机动能力**　参与野战救治任务的人员自身所处的工作环境通常简陋甚至恶劣，当难以借助战地附近基础设施和医疗条件时，需要自行建立相应设施以展开救治。这种情况下，救治人员必须根据战斗状态、卫勤保障任务范围和持续时间、机动周期等因素进行规划。当作战保障需求要求救治机构机动转移时，必须迅速转移包括伤病员在内的所有人员、医疗设备和物质、食物、水和油料等，所有这些都需要有相应的运输空间（如车辆、轮船或飞机舱位等），因而必须提前制订可靠预案。救治机构前移的机动能力很大程度上取决于其伤病员的后送排空能力。

2. **供给受限**　医疗供给与卫勤保障范围半径相关，供应链越长，成本代价越高，贮存物资的需求量就越大，更需要精准配置和细心使用。有些物资（如血液制品和药物）需要"冷链"以保证其效能和安全转运。在平时创伤救治中，复苏液体种类（如晶体、胶体、血液或高渗溶液）可根据临床需求而选择，但战时则可能受包装、重量、运输、储存特性等因素所限，难以始终做到"按需选用"。当伤病员救治必需而且储备血源不足并且不能得到外来补充支持时，能否顺利启动"随行献血员"，对于处于不具备血液采集和成分分离条件，缺少储存设施和环境的救治机构，凝血因子则为唯一来源。

3. **伤病员密度**　救治机构必须具有接受批量伤病员预案。伤病员负荷可能是平稳增加，也可能是骤然增加。当伤病员数量超过救治机构所具有的救治资源和能力时，需要及时启动伤病员分类机制，以便按照轻重缓急有序有效地开展救治，避免延误对重伤员和可干预死亡情况的及时治疗。

4. **装备供电**　供电保障对于救治机构顺利完成伤病员手术和麻醉的重要性显而易见，尤其是现代战争卫勤装备对电力支持的需求更大。除手术相关设备外，麻醉机、呼吸机、监护仪、输注泵、血液回收等诸多麻醉相关设备都需要供电支持。因此，供电支持不足情况下这些设备的替代方案或措施也应列入应急预案。表28-2-4介绍了野战医院对基于输注泵的静脉麻醉在供电受限或蓄电池无电情况下，将微量注射泵控制维持麻醉改用传统静脉滴注维持麻醉的替代配方方案，简单实用，可供参考。野战条件下参与战伤救治人员对类似问题的解决预案都应在战前接受培训，并熟练掌握。

表 28-2-4　静脉滴注维持麻醉的药物配方举例

药物名称	用量
丙泊酚	40mg
芬太尼	250μg
氯胺酮	250mg
生理盐水稀释至	50ml
标准输液器	20 滴/ml

* 按伤病员体重 80kg 计算：
　　每秒 1 滴 = 丙泊酚输注速率 150μg/(kg·min) 或 9mg/(kg·h)
　　每 3 秒 1 滴 = 丙泊酚输注速率 50μg/(kg·min) 或 3mg/(kg·h)

该方案对于多数伤病员，能够提供一个良好的麻醉，输注速度也容易使麻醉科医师根据伤病员对手术刺激的反应按需调节。在术后 ICU 镇静或镇痛时，可以更低速度继续应用。

（二）气道管理与呼吸支持

战伤救治培训教材始终将气道管理和呼吸支持作为两部分分别说明，以强调各自的重要性和特点。气道管理着重声门上呼吸道通畅，除安全体位、徒手托下颌、口（鼻）咽通气道、喉罩、气管内导管等器具外，环甲膜切开或穿刺置管术是其终极应急措施；而呼吸支持则强调胸部创伤所致血气胸的紧急处理，如胸腔穿刺、排气、引流等。近二十年，外军战伤救治资料表明及时处理可有效干预和避免死亡因素，但仍有

5%的伤病员死于呼吸道梗阻和血气胸。因此,从现场救治开始直至院内治疗,气道管理和呼吸支持始终是最重要的问题之一。

1. 颈部创伤与颈圈(cervical collars) 战伤中高能武器所致的颈部伤伤病员大多数在被击中后会迅速死亡。伤病员能够存活且尚有救治机会应迅速进行伤情判断。若伤病员出现神经功能障碍,提示伴有不稳定损伤;若伤病员无神经功能障碍,颈椎应该是稳定的。此类伤病员到达救治机构之前或CT确定性诊断之前,最实用的方法就是应用颈圈现场实施颈椎固定。常用的颈圈分为可塑型一体式和前后型分离式两种。除避免和减少头和颈部移动外,颈圈还被用于存在颈部血管损伤时覆盖颈部伤口敷料固定。需要注意的是使用颈圈可能会掩盖血肿逐渐加重或气管偏移征象,若不能及时发现和处理,后果严重。此外,还可能影响穿透性枕部损伤的及时发现。

应用颈圈可造成一定程度的气管插管困难。战时野战条件下建议按照以下操作步骤和要点实施:①向所有参与手术和麻醉人员解释和说明气道管理计划和需要配合的任务;②第一助手确保颈椎轴向固定;③先去除颈圈前半环(若是一体化的,仅使颈圈放松和打开而不是完全去掉);④吸氧,充分氧合(不少于2~3min,或根据伤病员氧合状况延长时间);⑤另一助手负责环状软骨压迫(预防胃内容物反流);⑥按快速序贯诱导(rapid sequence induction,RSI)原则实施麻醉诱导;⑦置入气管内导管,确认气管内导管位置(直接查视,或听诊、二氧化碳图等方法);⑧恢复颈部固定装置。

在上述处理过程中,麻醉科医师必须对困难气道进行正确评估,备好必要的困难气道处理设备和器材,如可视喉镜、塑胶弹性探条、小口径气管导管等。

颈部穿通伤存活伤病员面临出血所致气管压迫的风险。如疑有此种可能,尤其是伤病员需要搬动或移送行CT或其他影像学检查期间,应适度镇静,并尽早进行气管插管,以便使气道管理处于可控状态,而不要当伤病员出现气道压迫、狭窄或移位等紧急情况下再行处理。部分离断的气管损伤并非罕见,也是可能导致严重后果的情况,应当及时尝试气管内插管(包括从断裂伤口处直接置入气管导管),或尽早在损伤部位以下建立外科气道。

2. 头颈部烧伤 头和颈部烧伤通常会造成气道管理危险,伤情变化突然,常导致措手不及。如果存在任何气道进行性受压可能,均应尽早实施气管内插管,尤其是需要转送的伤病员。

3. 环甲膜穿刺(或切开)置管术 各类伤病员面临气道管理风险时,若缺乏受过训练的救治人员、药物、设备和器材,或面临气管插管不可能或插管失败等情况时,需立即手术或应用制式器材套件行环甲膜切开或穿刺置管紧急建立外科气道。可利用带套囊的内径6.0mm或稍大的环甲膜导管建立人工气道,并接受人工机械通气支持。战时或院前救治中,此项急救技术对于气道梗阻伤病员具有关键作用,救治人员,尤其是参与野战救护的麻醉科医师务必掌握。

(三)血气胸与呼吸支持

战伤救治中对胸部创伤的准确诊断具有一定困难,尤其是在声音嘈杂的野外环境中或救护车、直升机转运期间更是如此。救治人员务必将胸部创伤及相关并发症的识别或排除作为早期创伤评估重点之一,及时恰当地处理即刻威胁生命的胸部创伤,尤其是对伴有呼吸急促、胸闷、进行性呼吸困难、发绀的伤病员。大约15%胸部低能量火器伤需紧急手术治疗,其余伤病员通过胸腔引流等措施可即刻得到改善。胸廓与肺的弹性特性使其对高能传递和空泡形成的致伤作用不像实质性腹腔脏器那样严重,但仍然可能造成严重出血。高能量创伤伤病员死亡率明显增加,对能够存活并送达战地医院的伤病员需紧急手术救治。穿透性胸部创伤常形成开放的或"吸吮性"胸部伤口,可能因胸腔负压消失导致肺叶塌陷或因胸腔积气增多而压迫肺叶和挤压纵隔,造成伤病员缺氧或血流动力学紊乱甚至心脏骤停致死。对这类伤病员只要能够及时发现和确诊,及时行胸腔穿刺排气或安置闭式引流导管,或应用前述 Asherman 胸部封堵敷料、包扎等措施及时恢复胸腔的密闭完整性,伤病员通常能够转危为安。火线和战地救护培训均把锁骨中线第二肋间隙胸腔穿刺技术列为战(现)场急救必会内容。

（四）控制出血与限制性容量复苏

在对创伤患者评估时必须对出血性休克的临床征象进行确定,包括可见的出血部位与失血量、心率加快、末梢灌注状况、意识状态等。对可见出血应通过徒手直接压迫、敷料包扎、制式旋压止血带(tourniquet)捆扎等措施给予控制。对非可见出血,应根据病史和临床征象进行分析和考虑,尽快后送至具有手术探查止血能力的救治机构进行抢救。战地医院在进行初期创伤评估时应尽可能采用轻型、便携、手提式超声仪对腹腔或胸腔内出血进行早期临床检查,比传统的胸腔、腹腔诊断性穿刺更为及时可靠。

当出血情况被明确后,通常按下列情况分类处理:①可压迫的出血:指通过直接压迫、敷料或肢体夹板等措施可被控制的出血。这类伤病员若不伴有体腔内出血则给予以接近正常血压为目标的液体复苏。②不可压迫的出血:指胸腔或腹腔的出血。这类伤病员需要紧急的手术干预,在出血被控制之前建议按照损伤控制复苏原则采取低压复苏措施(hypotensive resuscitation),不要以正常血压为目标而积极地补充容量,避免造成不必要的再出血和血液稀释,甚至因大量输血输液加重伤病员的低体温。

战伤伤病员的容量复苏和麻醉处理通常分为两个阶段进行。①战伤早期:麻醉科医师的任务是为控制出血或损伤控制外科治疗(包括清创、必要的骨折固定等)实施麻醉。此时伤病员多伴有休克、低体温、饱胃或肺误吸风险,安全成功的麻醉处理不仅取决于熟练的技术,更重要的是对伤病员评估和再评估,对风险的充分认识和防范措施的充分考量。表28-2-5列出的基本原则可供战地救治的麻醉科医师参考和遵循。低压复苏是将伤病员收缩压维持在大约80~90mmHg水平,但这种技术并不适用于所有伤病员。对于受伤时间较长或伴有颅脑损伤者,需维持更高的动脉收缩压以保证足够脑灌注压和改善预后。有研究认为,在出血控制之前如果能够触及桡动脉则不建议给伤病员输液;当不能触及桡动脉波动时,可给予250ml等渗晶体溶液。一旦脉搏恢复则应暂时停止补充容量。应密切监测伤病员,及时发现伤病员病情恶化。躯干贯通伤伤病员手术时机的确定比输液量的确定更为重要,应密切关注脉搏,以确定是否需要迅速手术控制出血。②战伤后期:出血得到有效控制或再次手术的伤病员,麻醉科医师应根据伤病员内环境状态按照损伤控制复苏目标(表28-2-6)实施麻醉和积极补充和完善相关治疗。

表28-2-5　战伤伤病员急诊麻醉的基本原则

1. 对伤病员进行术前评估或必要的简化评估
2. 进行适当的复苏,避免再出血、血液稀释、低体温
3. 向伤病员做必要解释和说明:告知其"发生了什么,计划做什么",并获得其同意
4. 检查麻醉设备和药品,包括吸引装置、手术台、照明灯的工作状态等
5. 有条件时尽可能给伤病员吸氧预氧合
6. 与助手确认麻醉计划,必要时应寻求同事的密切协助(如可能的困难气道、误吸风险)
7. 对气管内插管(或外科手术气道)的患者进行气道保护
8. 麻醉和手术期间对患者进行监测(包括生理体征观察、操作方法的熟练应用)
9. 敦促实现有限与适度的外科手术目标,避免不必要的长时间手术和麻醉
10. 使伤病员在手术室或重症监护室安全苏醒,恢复自主呼吸,正确判断后送指征

表 28-2-6　损伤控制复苏目标

	早期	后期
收缩压	90mmHg	>100mmHg
心率（次/min）	<120	<90
脉搏血氧饱和度（SaO$_2$）	>95%	>97%
尿量	有尿	>0.5ml/（kg·h）
PaCO$_2$	<50mmHg	<40mmHg
pH	>7.25	>7.35
血细胞比容	>20%	>25%
血乳酸	稳定或逐渐降低	正常
钙离子	>1.0mmol/L	>1.0mmol/L
国际标准化比值（INR）	<1.6	<2
血小板	>50×10^9/L	>50×10^9/L
体温	正常	正常

（五）止血复苏（hemostatic resuscitation）

外军将"损伤控制"理念引入战伤救治已经有多年的实践经验，与平时创伤救治相似，已经逐渐形成战伤早期救治系列措施，包括战时合理成分输血方案。如"O"型血的紧急应用、大量输血预案与启动机制、新鲜冰冻血浆与红细胞输注比例、rFⅦa 和氨甲环酸的应用时机等。新鲜全血（fresh whole blood，FWB）、"随行献血员"（walking donor）等概念已经在战伤救治中受到高度重视和实际应用。严重伤病员救治时，若遭遇血液采集、成分分离、储存设施缺乏，或血源供应中断等情况时，凝血因子便是其唯一选择。

研究证实，氨甲环酸可显著提高伤病员创伤救治与复苏生存率，降低输血需求。外军已将该药作为战伤早期救治常规治疗措施之一，主张在受伤后最初 3h 内给予初始剂量 1g，8h 后追加 1g，可减少伤病员出血。

致死三联征的危害及其防治也成为战伤早期救治关注重点，按比例血液成分治疗（血/新鲜冰冻血浆按 1∶1 比例给予），限制性晶体溶液复苏，血红蛋白浓度、血气、电解质、血糖、血栓弹力图等指标的床旁监测都已经在战地医院常规应用，在重伤员的救治中发挥了更加精准的指导作用。如战地医院中通过 i-STAT 分析仪可方便地进行血气分析、电解质分析，以及凝血功能测定，但需要注意手术室温度与其配套使用的测试片工作范围可能存在差异。

（六）体位变动与手术时间

现代武器预装碎片可能导致伤病员多个身体区域被击中，多发或多处贯通伤十分常见，有些弹片常常需要在手术期间再定位或多次变动体位查找，手术医师的操作可能需要从腹腔操作转换为胸腔操作或者反之，为麻醉管理增加了难度和挑战，麻醉科医师应能够预判并处理这些变化。此外，长时间手术操作需要长时间麻醉，可能给伤病员预后和机体恢复带来不利影响。伤病员早期救治中，尤其是在野战条件下展开的紧急救治手术，或者伤病员内环境不稳定状态下的手术，应力争将手术时间控制在最低限度，一般认为不宜超过 90min。严重伤病员早期手术治疗的根本目的在于控制活动性出血和防治污染加重或扩散，并非解剖功能精细重建。在生命体征稳定和内环境改善的前提下，采取简化流程、减少干扰，通过多次手术完成损伤的修复和重建。

（七）预防血栓

与平时创伤救治一样,深静脉血栓和肺栓塞的预防在战伤救治中同样需要给予重视。随着伤病员血液成分的补充、止血药物的应用,凝血功能改善,加上术后采取制动措施,或者经历长时间卧床转运等因素可能导致此类风险增加。在战伤救治中主张积极采用神经阻滞等区域麻醉技术和术后给予抗血栓治疗措施,同时加强对多发伤、后送途中、有神经阻滞穿刺部位或硬膜外腔留置导管、有深静脉留置导管、有出血并发症伤病员的监护,必要时可采用超声技术对肢体深静脉进行检查,早期发现或排除血栓形成的风险。一般认为,这些伤病员应用低分子量肝素进行抗血栓治疗更可靠。

综上所述,野战条件下,对多发伤或多处伤伤病员的麻醉处理较平时创伤救治更具挑战。承担野战麻醉者需要具备丰富的临床实践经验,理解和掌握战伤救治相关流程,根据伤病员情况与手术需求,以及当时当地的条件选择适当的技术为伤病员提供适当的镇痛治疗和麻醉。即便救治环境与条件与平时相比更为困难或简陋,但就技术而言并不意味着可以降低战伤伤病员救治标准。国内外军队建设与战伤救治的发展历程表明,对新理念、新技术、新方法的关注和及时转化应用始终是战伤救治的总趋势。

（葛衡江　毛庆祥）

参 考 文 献

［1］SALIBA C,D YEE. Essentials of Trauma Anesthesia,Second Edition［J］. Canadian Journal of Anaesthesia,2018,65（12）.

［2］WEDMORE I S,FRANK K,BUTLER J R,et al.Battlefield Analgesia in Tactical Combat Casualty Care［J］. Wilderness & Environmental Medicine,2017,28（2）:109-116.

［3］GASH K J,SURADKAR K,KIRAN R P,Rectal trauma injuries:outcomes from the U.S. National Trauma Data Bank［J］.Tech Coloproctol,2018,22:847-855.

［4］全军麻醉与复苏学专业委员会战创伤麻醉指南编写组,战创伤麻醉指南（2017）［J］.麻醉安全与质控,2017,1（6）: 283-294.

［5］RONALD D.Miller. 米勒麻醉学［M］.北京:北京大学医学出版社,2017:2194-2228.

［6］付小兵,王正国. 创伤基础［M］.湖北:科学技术出版社,2019:172-267.

［7］全军麻醉与复苏学专业委员会,战创伤麻醉与救治循环管理指南［J］.麻醉安全与质控,2020,4（1）:19-24.

［8］米卫东,张铁铮,葛衡江. 战创伤麻醉指南［J］.临床麻醉学杂志,2017,33（11）:1119-1128.

第二十九章

灾害救援与院前救治

自然灾害种类多、发生频度高、区域性和季节性强。据不完全统计,气象、洪涝、海洋、地质、地震、农业及林业等 7 类自然灾害造成的直接经济损失占我国财政总收入的 1%~2%,年均因灾死亡及失踪人数达 1 万~2 万。特别是现代化建设进入新的阶段,改革和发展处于关键时期,工业化、城市化加速发展,新情况、新问题层出不穷,重大自然灾害、重大事故灾害、重大公共卫生事件和社会安全事件时有发生。应对灾害、减少危险、降低损失是我们面临的共同挑战。

第一节 灾害救援医学

一、灾害救援医学与突发事故

(一) 灾害救援医学

灾害救援医学是研究在各种自然灾害和人为事故所造成的灾害性损伤条件下实施紧急医学救治、疾病防治和卫生保障的一门科学,是为受灾伤病员提供预防、救治、康复等卫生服务的科学,是介于灾害学与医学之间的学科。灾害救援医学涉及多个相关学科的融合与应用。灾害救援医学由灾害卫勤组织指挥学、灾害流行病学、灾害救治医学、灾害救援医学管理、灾害康复医学、灾害心理医学、灾害基础医学多部分组成。灾害救援医学的整体防御可分为预警、防范、检测、诊断、防护、除沾染、现场救治与后送、院内进一步救治、康复、心理、基础研究等方面。灾害救援医学正在成为医学领域中的一门独立的新兴学科并迅速崛起,越来越受到全世界各国的重视。

灾害现场的急救具有如下特点:

1. 组织机构的临时性 由于灾害的突发性,不可能有全员配置完整的救灾医疗机构坐等任务。通常是灾害发生时才集中各方力量,临时组织高效救援,并在最短时间内立即开展工作。一般要求在 12h 内到达指定地点展开救治工作。灾后 2~4d 是最紧张的急救阶段,10d 内应基本完成救援任务,后续开始恢复和重建工作。紧凑的救援节奏要求有严密的组织措施和良好的协作精神。

2. 工作条件艰苦　救灾医疗救护工作需要到现场进行。灾区生态环境往往遭到严重破坏,公共设施无法正常运行。常缺电、少水,食物、药品不足,生活条件十分艰苦,医务人员在这种情况下执行繁重任务需要有良好的体力素质和高度的人道主义精神。

3. 紧急赴救　灾后瞬间可能出现大批伤病员,拯救生命分秒必争。地震时伤病员救护工作表明,灾后 3h 内得到救护的伤病员生存率可达 90%;若>6h 则生存率降至 50%。救援工作迅速展开的基础是配备训练有素的医务人员,除掌握精湛的医疗救护技术外,还应懂得灾害医学知识,以便适应灾区的紧张工作。运输工具和专项医疗设备的准备同样也是救灾医疗保障的关键。

4. 伤情复杂　因灾害类型、起因和受灾地区条件的不同,受灾人群的伤情也复杂多变,通常以多发伤多见(地震伤病员平均每例有 3 处受伤部位)。受灾伤病员常因得不到及时救治而发生创伤后感染,使伤情变得更为复杂。在特殊情况下还可能出现一些特殊疾病(如挤压综合征、急性肾功能衰竭、化学性烧伤等)。尤其在发生化学和放射性事故时,进行救护的医护人员除需具备特殊技能外,还需注重自我防护。这就要求医务人员掌握多科知识,对危重伤病员进行及时有效的急救和复苏。

5. 大批量伤病员需要同时救治　灾害突发后,常同时出现大批量伤病员,且以需要急救和复苏的危重伤者居多,常规医疗办法无法完成救援任务。这时可依据军事医学原则,根据伤情对伤病员进行鉴别分类,实行分级救治、后送医疗,紧急转送灾区内的重伤伤病员。

(二) 突发事故

突发事故是指突然发生且已经或可能造成重大人员伤亡、财产损失、生态环境破坏和严重社会危害的公共安全紧急事故。近几十年,全世界各类突发事故频发,成为"世界第一公害",每年致数千万人死伤。鉴于灾害事故的危害性、复杂性、特殊性和不可预测性,一般处理难度大。

众所周知,在灾害、局部战争或意外发生时,总伴随着批量伤病员的产生,如地震、火灾、洪水、战争、恐怖事件、爆炸或建筑物倒塌等。因此,对于灾害事故现场急救,时间就等同于生命。传统的急救观念往往使得处于生死之际的伤病员丧失了最宝贵的几分钟、几十分钟的"救命黄金时间",这就要求救援工作人员须加强现场急救工作,广泛普及心肺复苏现场急救技术,提升全民自救、互救的知识和能力。而通信、运输、医疗是院前急救的三大要素,必须充分发挥各个因素的功能与作用。重视伤后 1h 内的"黄金抢救时间"和伤后 10min 内的"白金抢救时间",使伤病员在尽可能短的时间内获得最确切的救治,因此提倡和实施灾害事故现场急救新理念、新模式、新装备、新疗法势在必行。

二、国内灾害救援医学主流模式

(一) 应急医疗队人员组成

应急医疗队主要由省急救中心、省直各大医院以及各市地急救中心、市直综合性医院的医务人员所组成。基本构成应按照灾区情况决定,一般以男性青壮年为主,专业以外科医师为主,兼有麻醉科、内科、妇科、儿科等专业学科人员,强调要一人多岗,一专多能。选拔应急医疗人员要从业务技术、性别年龄、身体素质等多方面综合考虑。由于应急医疗多在外地展开,要考虑到大批业务骨干的暂时离开对原有医疗单位正常工作的影响。如果应急医疗持续时间较长,还要考虑人员的替补轮换。同时,应根据灾害的不同阶段调整医疗队成员的构成,如在早期应以骨伤科、脑外科、普外科专业人员为主,中后期应以皮肤专业、胃肠专业、呼吸专业及心理辅导、流行疾病防控专业为主。

（二）应急医疗队物资准备

灾区的医疗设备及物资大部分被破坏或埋压,此时急需大量救灾物资。医疗队应携带急救所需的药品、器材和其他后勤物资,进行医疗救援。物资准备要根据灾情特点及灾区情况有针对性地进行,携带医疗物资不足会影响医疗队救援工作,医疗物资过多和品种调配不当会造成医疗资源的浪费。

1. **医疗药品准备**　携带药品的品种和数量是需要注意的问题,正确了解灾害致伤特点和救治药品的需求结构及其分布十分重要,可以帮助医疗队有效提高工作效率。现场救治的药品主要包括镇痛药、抗感染药、止血药、水和电解质类药等。

2. **医疗装备准备**　应急医疗装备主要包括诊断设备和手术器械。诊断设备要具备便携性,主要有便携超声诊断仪、移动 X 线机、心电图机、自动生化仪等,它们为集中有效救治伤病员提供了有效的保障。其中,移动 X 线机对于骨折诊断非常重要,数字便携式超声诊断仪对于腹部及泌尿系损伤的诊断具有重要意义。医疗队最好能自带柴油发电机解决诊断设备用电问题,最理想的是采用车载专用诊断设备。手术器械可多准备一次性物品,如一次性换药包、一次性清创缝合包。重复使用的手术器械要能解决消毒问题,如果电源问题得到解决,可以采用电子消毒柜,以节约用水。

3. **医疗队后勤准备**　灾区水、电、住宿、食品来源和通信往往中断。如果医疗队准备不足,仓促上阵,很可能自身难保,无从进行医疗救援。因此,医疗队的后勤保障必须充分,原则上不要增加灾区居民和政府的负担。后勤准备主要包括食品和生活用品的准备,前者是加工方便的半成品食物,如方便面、方便饭、压缩饼干、脱水蔬菜等,后者有帐篷、手电筒、炊具、折叠床等。其他后勤准备还包括应急通信设施如步话机、海事卫星电话等。

（三）现场急救的主要内容

现场急救首要的是对伤病员给予及时有效的救护,并迅速脱离险情。它是灾区抢救工作的重要环节,也是人员脱险、伤病员获救的基本保证。其主要内容有:寻找伤病员、伤病员急救分类、早期现场急救和伤病员分流转运等。

1. **寻找伤病员**　在伤病员救治上,时间至关重要,伤病员被救时间越早,死亡率越低。因此,灾后必须尽可能快速进入灾区,争分夺秒寻找和救治伤病员。具体来说寻找伤病员包括确定伤者所在方位,接近伤者,把伤者从被困处解救出来。现代建筑物多为钢筋混凝土结构,给救援带来巨大困难。为此需要利用重型起吊机和混凝土切割工具,配合搜救犬、生命探测仪等,以快速有效营救伤病员。

2. **伤病员急救分类**　伤病员急救分类是根据伤情需要和医疗、后送条件的可能,将伤病员区分为不同处置类型的过程,是做好伤病员收容、治疗和后送工作的前提。灾害救治与战时救治有相似之处,其突出特点是伤病员多、伤情复杂、灾区破坏严重、医疗条件极为有限。必须充分利用有限的条件及时有效地抢救大批伤病员。做好伤病员急救分类工作是减少伤病员死亡率、残伤率和提高治愈率的关键措施。分类需要服从以下原则:①紧急救治需要的原则;②迅速而准确的原则;③生命第一的原则。目前国内还没有具体的分类方案,采用创伤评分是可行和有效的伤势分类方法。

3. **伤病员分流转运**　伤病员经过分类和现场急救后需要向后方医院分流。大量的伤病员亟需救治。灾区的医疗机构和外来的应急医疗组织都难以承受数量如此之多的伤病员,尤其是需要康复治疗的伤病员。所以伤病员往往通过现场急救和初步分流后要及时送往非受灾地区的医疗机构。伤病员分流转运需注意问题:①应根据伤病员伤情向就近或专科医院分流;②对于危重伤病员,转运时要配以相应的医务人员和医疗设备,以免伤病员在转运途中死亡;③沿途要做好综合保障工作,终点站要做好迎接工作的各种准备。

（四）早期现场急救要点

早期现场急救是挽救生命的关键，伤病员如果能得到正确的急救处理，将会大大降低其死亡率。掌握早期现场急救原则和技术要点，可提高医疗队急救水平及效率。

1. 维持伤病员生命　现场急救原则是先救命后治伤，先治重后治轻。维持伤病员生命的关键是"ABC"法，即：气道（airway）、呼吸（breathing）和循环（circulation）。具体来说，必须维持呼吸道通畅。把伤病员置于卧位或半卧位、解开衣领，便于口腔和呼吸道分泌物排出，若有舌后坠需用舌钳将舌拉出，必要时放入口咽腔通气管。对于呼吸和心跳已停止的伤病员，若救治条件允许且具备心肺脑复苏适应证者，应积极实施口对口人工呼吸和胸外心脏按压。

2. 防止病情恶化　对轻伤病员要对症处理，如伤口包扎、止血等；对重伤病员要及时处理，如静脉输液、抗休克、控制出血、固定骨折等。脊柱骨折搬运方法应得当，否则会加重伤情、造成瘫痪。要解除伤病员的心理紧张，树立信心；给予对症止痛，促进恢复。

3. 常见重要损伤的急救

（1）颅脑损伤：可分为开放伤和闭合伤，死亡率极高。现场急救要点：①保持呼吸道通畅。对于昏迷伤病员，根据病情采用侧位或平卧位，平卧位时头偏向一侧，及时清除口腔内分泌物及异物，有舌后坠者可用舌钳牵出舌头，必要时可行气管插管或气管切开。②静脉补液复苏。对于合并休克者可按失血性休克处理，早期进行积极的液体复苏。③包扎伤口，积极止血。对于开放性颅脑损伤，应立即包扎伤口，控制出血。对脑组织外溢者用无菌纱布包扎。④镇静。颅脑损伤伤病员躁动不安可给予苯二氮䓬类等镇静药物，但禁用吗啡类药物，以免抑制呼吸中枢和掩盖伤病员体征。⑤处理颅底骨折。对于颅底骨折引起的脑脊液耳漏和鼻漏，不可用棉球填塞。以免引起污物反流入颅内，造成颅内感染。但对于颅底骨折引起的口腔、鼻腔和外耳道严重出血，可暂时采取填塞法止血。⑥处理颅内压增高。颅内压增高者可使用脱水药，降低颅内压。

（2）胸部损伤：以闭合性损伤多见，严重者可合并胸内心脏大血管、肺及气管支气管损伤。现场急救要点：①保持呼吸道通畅。②镇痛。外伤疼痛可导致呼吸限制，必要的镇痛对改善通气有益。③连枷胸的处理。多发肋骨骨折导致连枷胸时，可出现反常呼吸。简单的现场处理可用棉垫压在反常呼吸的胸壁处，再以绷带绕胸部包扎，使呼气时局部胸壁不能向外膨出。④张力性气胸的处理。张力性气胸可导致一侧肺严重压迫和纵隔移位。简便有效的方法是把一乳胶指套头端剪一小口，将其系于粗针头上，在胸壁锁骨中线第二肋间穿刺排气。如有条件，当然建议使用专业排气引流装置。⑤开放性气胸的处理。因为肺压缩和纵隔摆动，严重影响呼吸和循环功能，需立即转化为闭合性气胸。可用油纱覆盖伤口，再以无菌敷料和棉垫加压包扎。情况允许时，可缝合伤口，再加压包扎。⑥血胸的处理。胸腔出血量大时可导致失血性休克，应急处理主要是快速补充血容量，及时纠正休克。

（3）脊柱损伤：脊柱损伤发生率高，常并发脊髓损伤，后果严重。现场急救要点：①建立和保持呼吸道通畅。②建立静脉通路，纠正休克。③对于合并脊髓损伤者，早期给予大剂量甲泼尼龙治疗。④合并尿潴留者需留置导尿管，或做耻骨上膀胱穿刺。⑤现场搬动伤病员必须注意防止脊柱弯曲与扭转，需要几个人合力托起肩、臀部和下肢，不使身体弯曲。转运伤病员一律用硬质担架或门板，颈部要用颈托固定。

（4）腹部损伤：最严重的是合并腹内脏器损伤。可分为实质脏器和空腔脏器损伤，前者可迅速导致失血性休克,危及伤病员生命。现场急救要点:①开放性损伤者及时包扎伤口;②积极防治休克;③如明确合并内脏损伤需尽早手术治疗,以降低伤病员死亡率。

（5）挤压综合征:挤压综合征是指肌肉丰富部位长时间受压,当解除压迫后出现以肢体肿胀、肌红蛋白尿及高钾血症为特点的急性肾功能障碍。现场急救要点:①及早去除压在伤病员身上的重物,解除挤压外力;②妥善固定伤肢,局部可用冷敷降温以降低伤肢分解代谢和有害物质的吸收;③尽快经静脉充分补液,维持充足有效的循环血量和保证肾灌注,防治急性肾功能衰竭;④给予利尿剂和碳酸氢钠,保护肾功能;⑤有效防治感染,现场急救中注意保护伤口,减轻污染,坏死组织需及早清除,早期足量应用有效抗生素;⑥并发骨筋膜室综合征时,应早期积极切开减压。

（五）目前我国灾害事故现场急救存在的问题

我国目前灾害救援医学存在的问题是多方面的。我国大城市现有的医疗系统(如120急救中心、红十字会、999急救中心)主要承担城市市民常规院前急救任务,目前是城市医疗急救和突发事件救援的重要力量。但是,我们应考虑到,一旦发生重大灾害、人民生命受到严重危害,甚至医疗急救系统本身也是受害对象时,现有医疗急救系统将难以胜任救援需要,此时只有完善的灾害救援医疗系统才能最大程度降低灾害所造成的危害。过去的历次重大灾害中,中央和各级地方政府以及人民解放军发挥了巨大的作用。但是,救援行动的组织和实施在时效性上与先进国家相比还有很大差距。近年来,为适应不断变化的国际、国内形势,国家层面上整合相关救治力量与资源、职能部门,制定应对不同灾害事件的预案及相关政策十分必要。

三、国际灾害救援医学主流模式

目前在全球范围内存在多种灾害救援模式,相对成熟的主流模式有英美模式和法德模式。

（一）英美模式或近似于英美模式

其主要救援方式是"把患者送到医院"。其主要观点是将伤病员送到以医院为基础的急诊科继而得到更好的医疗服务。在这种模式中,急诊医疗工作开始于伤病员来院之前,由专业人员(如急诊医师和护士)进行救护,到达医院急诊科后转由急诊医疗团队进行治疗。近些年来,一些西方发达国家的院外救援工作多由受过一定医学专业训练的消防救灾人员(如急救医助、急救技师等)来完成,他们既有医学知识又有救援本领,在意外伤害、灾害事故的现场救护中发挥着重要作用。星罗棋布的急救站多点急救网络组成该模式的急救通信指挥中心,能使呼救信号及时受理和下达,确保救援任务迅速有效地执行。此外,平时在社会上大力普及急救知识和技能,使更多的"第一目击者"在紧急情况下发挥作用。急救中起着重要作用的还有救护车、直升机,这些已不仅仅是运输伤病员的交通工具,更是重要的抢救场所,即所谓"流动的急诊室"。目前,采用美英灾害救援模式的国家和地区包括中国、澳大利亚、新西兰、加拿大、爱尔兰、以色列、日本、菲律宾及韩国等。

（二）法德模式或近似于法德模式

主要救援方式是"把医院带到患者位置"。其具体操作是医师及有关专业人员(如技术人员或护理人员)到某一个有关地点对伤病员实施急救治疗。医师多为麻醉科医师,他们所采取的急救手段多为抢救和止痛。这一模式的优势在于减少了患者的空间移动及转运过程中可能出现的病情恶化。其存在的主要问题:在医师没有受过很好培训和充分监管情况下,达不到英美模式的医疗质量保障;患者急诊待诊时间长,以及生存率低等。

英美模式与法德模式各具特色和优点,但与现代灾害现场急救与卫生应急处置最新的发展趋势尚有差距,需要在这些模式的基础上创建出更好的新模式。

四、现代灾害救援的发展趋势

现代灾害现场急救与卫生应急处置新模式要想把灾害带给民众生命财产的损失降到最低,需要将处于世界科技前沿领域的现代灾害救援医学各板块(如灾害救援医学地理研究、慢性灾害致伤病研究和创伤流行病学研究等)整合起来,还要将国际上有关灾害现场急救的大量基础与临床研究成果整合,提升为信息化、数字化的系统,使之更适合于各国灾害救援的临床推广与应用。新世纪现代灾害现场急救最新的发展趋势应是"急救社会化、结构网络化、抢救现场化、知识普及化"。如何将现代科技发展的新技术、新设备应用到院前及院内急救中来,是一个值得重视的课题。院前急救作为现代灾害现场急救网络中的一个重要组成部分,怎样合理使用其现有的装备、提高其诊疗工作效率、缩短院前院内无缝衔接的时间,是提高院前急救效能、充分发挥院内急救资源优势、为危重伤伤病员赢得抢救时间的关键。"信息化、网络化、整体化"救治新模式能满足广大民众对农村急诊救治及社区卫生服务日益增长的需求,为城乡居民健康水平的提高提供科技支撑。

公共卫生相关紧急突发事件的原因是多样的,具有隐蔽性和突然性,危害是直接的。这些实际上就是灾害救援医学需要研究的课题,其相关研究取得的进展必将进一步推动灾害救援医学事业的迅速发展。今后需要深入开展以下研究:

1. 深入探索各种灾害发生规律和损伤特点　从基础开始对各种灾害进行科学、系统的研究,制订各种中西医结合的卫生应急保障方案。做好各种灾害现场的卫生救护训练、优化卫生组织和完善各种灾害现场急救预案。

2. 研究、发展和引进减灾方案和措施　包括有关预防各种灾害、减少伤病员数量、减轻损伤严重程度、加快伤病员后送速度和提高医疗能力等中西医结合方面的技术。研究和改进预测各种灾害伤患者类型、数量和分布的模型,为制订卫生计划提供依据,预测伤病员治疗和后送需求、后勤保障需求、医疗救护队展开的范围、作业环境和地理位置等。

3. 研发小型和高机动性的后送设施　包括抢救工具和急救设备,建立和完善流动的便携式 ICU 病房等。这些设备应具备先进、重量轻、可在各种后送平台上展开、模块化及标准化等特点,以便于快速交换、快速补给、快速维修和共同训练等。可将救命性的处理前移到灾害事故现场,对降低重大灾害事故和局部战争中伤病员的伤残率和死亡率也具有重要的意义。

4. 开展各种灾害造成人体损伤与康复相关的基础研究　如机体创伤反应、各种灾害伤情严重度评估、多器官功能障碍综合征的机制和防治、创伤预防、创伤细胞分子生物学、创伤修复分子生物学机制及组织工程学研究、机体功能康复和心理创伤康复及灾害流行病学的研究,此类研究必将有力地推动灾害救援医学的不断创新、发展与完善。

5. 创建高效运行的信息化灾害救援医学网络体系　保证医疗救护网络、通信网络和交通网络的高效运行,提高在实际抗灾中医学科学新技术的含量。

6. 建立灾害事故救援组织指挥中心　灾害救援医学中的组织指挥是一个完整的系统工程,必须加强应急救援卫勤的组织指挥建设,由强有力的指挥机关来负责应急救援及抢救的总指挥,不断加强并完善临时医疗救护系统,这是保证救援成功的关键。

7. **建立批量灾害伤病员分类系统**　建立一支高素质的抢救队伍,训练一批自救互救骨干,加强现场救治、加快伤病员后送,尽可能缩短伤病员得到手术治疗的时间。强调提高基础治疗技术是批量灾害伤伤病员救治最重要的问题。医疗卫生部门及有关灾害救援医学部门日常应进行应急救援准备,包括救治理论准备、组织准备、人才准备、装备准备。随时准备展开各类突发事件应对和伤病员救治,圆满完成卫勤保障任务。

8. **制订和完善灾害事故现场救治原则**　灾害事故现场救援有别于一般院外急救和院内抢救,合理而科学的救治原则将指导救援工作顺利展开,并充分合理利用有限的医疗资源。如严重灾害伤患者往往需要及时手术治疗,在有条件的医院处理严重灾害伤患者时应在急诊科就地进行手术;事故现场救援处理要突出"快、准、及时、高效"等。

9. **加强公众的灾害防治宣教**　对公众心理危害的防治和对致伤患者造成远期效应的重视。突发灾害事件的强烈刺激可使人失去常态,表现出恐惧感和对谣言的轻信等,易给伤病员和公众造成更大的精神创伤。对灾害事件致伤患者可能出现的远期效应兼顾并治,在可能的条件下进行预防;对历次灾害事件及时、准确地总结分析,总结历次灾害事件中暴露出来的问题,针对性加以改革和改组。大力开展对灾害的防治研究,更进一步提高对各类灾害及突发事件的应急能力,保障在灾害条件下人民群众身体健康和生命安全,努力降低灾害伤的发生率、伤残率和病死率。

第二节　灾害发生后救治原则

一、灾害中患者的病理生理变化

危重特种伤中以爆炸伤和挤压伤最为常见。近年来国内由于矿井瓦斯爆炸、炸药爆炸、娱乐场所失火爆炸等意外事故所造成的爆炸伤也明显增多。这使得灾害中患者的病理生理机制复杂,具有新伤类、新伤型增多、救治难度大等特点。

1. **致伤因素多、伤情复杂**　特种伤致复合伤的致伤效应是2种或2种以上致伤因素作用相互加强或者扩增效应的结合,因此,病理生理紊乱常较多发伤和多部位伤更加严重而复杂,病理生理学变化更为复杂。

2. **伤势重、并发症多、病(伤)死率较高**　严重的复合伤者常死于致伤现场,即使部分伤病员能渡过早期休克等难关,也往往死于后期的严重并发症。

3. **容易漏诊、误诊**　内伤和外伤常同时存在,出现了没有伤口、伤道的损伤,而其损伤大多为致命性的,极易被忽视,往往成为该类伤病员最终致死的原因。

4. **治疗困难和矛盾**　复合伤治疗中最大的难题是难以处理好由于不同致伤因素带来的治疗困难和矛盾。如对烧伤复合伤而言,如何处理好治疗烧伤的迅速输液与治疗肺冲击伤慎重输液的矛盾是治疗的关键。

5. **内伤和外伤的同时存在**　过去对伤型的定义为伤口和伤道的类型,现在常出现没有伤口、伤道的损伤,从而对"伤"的概念提出了严重挑战。

6. **救治条件受限、难度增大**　现代战争时空的扩展与压缩使伤病员急救十分艰难,空投炸弹时间缩短,缺乏安全的救治场所,救治条件受限,且环境恶化,如断水、断电、断能源和交通瘫痪等。

二、院前创伤救治黄金法则

1. 确保院前救治人员和伤病员的安全　现场安全依然是所有医疗援助到达前最优先考虑的问题。院前救治人员必须形成和练习应对各种类型现场的安全意识,这不仅包括伤病员的安全也包括救护人员自己的安全。基于调度所提供的信息,往往可以在到达现场前就能预计到潜在的威胁。对于机动车辆撞车事故,威胁可能包括交通、危险材料、火灾、燃料溢出和低压电线;对于一名枪击受害者,救治者须注意到枪击者可能仍然在该地区。当涉及暴力犯罪时,执法人员应首先进入现场并确保现场安全。冒不必要风险的院前救治人员也可能成为受害者,这样救治者就不能帮助原来的创伤患者反而给现场管理者增加困难。同样也适用于自然灾害和人为引起的灾害。只有受过正式训练的人才能进行救助。

确保安全的另一个基本方面就是采用标准预防措施。血液和其他体液可能会传染,如艾滋病病毒和乙型肝炎病毒等。像手套等防护装备应常规佩戴,特别是在处理出血伤病员时。

此外,应确定伤病员的安全和可能的危险情况。即使在初次检查中,机动车辆撞车事故的伤病员没有出现危及生命的情况,还是应继续关注伤病员的安全是否存在着威胁,例如存在火灾风险或车辆位置不够稳定的情况,应迅速将伤病员移送至安全之处。

2. 评估现场情况以决定是否需要额外资源　迅速抵达现场,对现场做出回应期间,还应当做出快速的评估以确定是否需要额外或专门的资源。例如额外的急救医疗服务单位、灭火设备、专业救助队、电力公司人员、医疗直升机及医师来分流救治大批伤病员。应预期是否需要这些资源并尽快要求获得这些资源,并且应该保障一个有计划的通信渠道。

3. 认识产生损伤的运动学机制　到达现场并接触伤病员时,应注意到运动学的情况。对运动学原则的理解会对伤病员做出更好的评估。了解具体的损伤模式对预测损伤和检伤都很有帮助。

在确定将某一创伤患者送往怎样的医疗机构时,运动学也可能发挥关键作用。疾病控制和预防中心已经有将伤病员分流到创伤中心的损伤机制标准。在现场观察到的运动学特点,也应描述给接收伤病员的创伤医疗机构。

4. 运用初级评估以确定威胁生命的状况　院前创伤生命支持程序中的核心概念是强调采用一种初次检查的方法,这种方法来自于美国外科医师学会创伤委员会所教授的针对医师的高级创伤生命支持程序。这种简短的检查能够通过对基本体征,即:气道(airway)、呼吸(breathing)、循环(circulation)、残疾(disability)、暴露/环境(expose/environment)(英文简写为 ABCDE)进行系统地评估,从而迅速评估重要的机体功能和危及生命的情况。从最初到达现场到实施现场救治,院前救治者从几个感官方面(视觉、听觉、嗅觉、触觉)接收到了信息,必须加以整理分类,按照威胁生命或威胁肢体伤残的损伤程度进行优先计划排列,并由此来制订处理方案。

初级评估涉及一种"边走边治"的原则。确认危及生命的问题之后,必须尽可能地在最短时间内开始救治。虽然初步检查是一步一步教的,但在实践过程中许多方面的检查是可以同时进行的。在运输期间,应当在适当的时间间隔后重新对初步检查结果进行评估,以保证能够对干预的有效性进行评价以及解决新出现的问题。

对于儿童、孕妇、老人来说,应当假定他们的损伤:①比外表看起来要严重;②会产生更严重的系统损伤;③更有可能产生快速失代偿。对于怀孕的伤病员,至少需要照顾两位患者即母亲和胎儿,两人都可能受到了损伤,他们的代偿机制不同于较年轻的成年人,而且直到伤者恶化成严重的损害,才会显示出异常。

面临着众多的伤病员时,初步调查还为建立优先事项管理提供了一个框架。例如,在伤亡众多的事件中,相对于仅有精神状态变化的伤病员,要对气道、通气或灌注方面有严重问题的伤病员优先治疗并送往医疗机构。灾害管理人员应把伤病员验伤分类分成更多的细节。

5. 保持颈椎稳定的同时给予适当的气道管理 在治疗重度伤病员时,气道管理仍然是最优先的处理步骤。如果损伤机制有所显示,完成这项措施的同时要保持头部和颈部处于正中直线的位置,所有院前救治人员都必须能够轻松地执行气道管理的"基本技能":手法清理气道、利用手法开通气道(仰头举颌法和双手抬下颏法)、吸痰、使用口咽通气道和鼻咽通气道。

对高级或复杂气道管理的需求,对保护气道技术和策略的选择,都依赖于院前救治人员的判断性思维。施行高级气道管理必须权衡大量的因素,包括院前救治人员的培训水平和技术、转运途中伤病员能否耐受或能否稳妥固定、对伤病员解剖结构上的考虑,以及事发地与接收机构的距离。

许多年来,气管插管一直是院前环境下控制重度伤病员气道的"黄金标准"。随着更多院前气道管理数据的出现,这一基于 ATLS 标准的建议已经引起越来越多的争议。在某些情况下,例如合适的医疗机构距离较近,推荐的方案是:首先实施基本的气道管理技术,并同时迅速将伤病员送到接收医疗机构;强调正确使用面罩通气装置的重要性;选择合适的通气措施,直到实施气管插管。以下伤病员应考虑气管插管:①GCS≤8 分;②需要高浓度氧气来保持动脉血氧饱和度高于 95%;③因通气率下降或分钟通气量下降而需要辅助通气;④颈部有血肿且不断扩大;⑤有气道烧伤或肺烧伤;⑥意识不清影响舌位置。

虽然在事发现场进行气管插管似乎为正确选择,但没有确凿的证据证明气管插管会使伤病员的致残率或死亡率降低。有调查显示,气管插管后过度通气很常见,并与预后不良和生存率降低相关。究其原因,可能是由导管位置的维护不当和对通气设备使用错误导致的并发症所致。

施行气管插管后,应当运用临床评估及辅助设备来确定气管导管位置。而且在气管插管伤病员每次被动移动或活动后,均应重新确认导管位置。这些情况包括:从担架上抬上或抬下伤病员,转运车辆强烈震动或急速转弯,以及从急救中心向救护车内转运伤病员等。特别是呼气末二氧化碳波形突然出现变化,或脉搏血氧饱和度突然下降时,更应再次确认导管位置。

建立人工气道方面,还有气管插管以外的一些替代措施,包括:喉罩和食管气管联合导管。这些气道技术比气管插管更易培训掌握,在伤病员有气管插管指征又不具备实施条件时,可以选用。上述措施不能满足通气需求时,则需采用经皮环甲膜穿刺置管建立人工气道。

6. 提供通气和氧疗以维持血氧饱和度大于 95% 对通气进行评估和管理是救治重伤伤病员的另一个重要方面。成人伤病员的正常通气频率是每分钟 12~20 次。低于这一通气频率往往会严重干扰通过肺毛细血管的红细胞的携氧能力,以及将组织产生的二氧化碳排出的能力。这些呼吸过缓的伤病员需要将气囊面罩连接到补充供氧装置上来进行辅助呼吸或控制呼吸。

当伤病员呼吸急促时,需要估计他们的每分钟通气量(潮气量乘以其通气频率)。每分钟通气量显著降低(快速、浅层通气)的伤病员,应当运用气囊面罩连接到补充供氧装置上来进行辅助呼吸。

尽可能获得呼气末二氧化碳浓度监测,它对于确保足够的通气支持非常有用。呼气末二氧化碳浓度突然减少可能表明气管内的插管移动了或表明灌注突然减少(严重低血压或心搏骤停)。

对任何有明显或疑似危及生命情况的伤病员,都应进行补充供氧。如果有脉搏血氧饱和度测定仪,保持氧饱和度大于 95%。如果有因素干扰了仪器读数的准确度,或者没有这一装置,也可以通过密闭性面罩为有自主呼吸的伤病员进行给氧,或用气囊面罩连接到补充供氧装置(吸入氧浓度可达 85% 以上)上为伤病员进行辅助通气或控制通气。

如果提供辅助通气,必须避免过度换气。过度换气对有颅内压增加及脑疝形成的颅脑损伤者,可使脑血管收缩,引起脑缺血而导致死亡率增高。

7. 控制严重的外出血　对于创伤伤病员,严重的外出血需要立即引起注意。因为在院前环境中没有血液供应,为维持足够数量的循环红细胞,控制出血成为院前救治人员首要关注的问题;每个红细胞都很重要。四肢损伤和头皮损伤,如割伤和部分撕裂伤,可能会伴随着危及生命的失血。

对于大多数外出血,通过直接按压出血部位或者在资源有限的情况下通过使用 4cm×4cm 规格的纱布垫和弹性绷带加压包扎,都会很容易控制住。为了提供加压包扎,纱布必须紧紧地放在伤口上并直接接触在流血的表面,而不是仅仅覆盖在表面。包扎伤口的目的是给切断、扯裂的血管直接提供压力,纱布不仅仅是一个防止血液从伤病员身上流出的集水装置。纱布紧贴伤口后,必须提供压力保持紧贴去对抗流血的伤口。压迫上肢的敷料要达到压迫 5~6min 或更长时间以确保流血已经停止之后再穿衣服。不过,如果伤病员长期服用抗凝药物则需要更长时间。

如果直接按压或加压包扎不能控制肢体的外出血,那么下一步骤就是应用止血带。这种重要装备的军事用途在战争中已经证明行之有效而且并发症少。有时,应用单个止血带可能不能完全阻断动脉而止血。这种情况下,需要在第一个止血带附近另加止血带以达到止血效果。对于用止血带不能压迫到出血血管的外出血(躯干、颈部、高位肢体或腹股沟区),可以应用止血药。与包扎伤口类似,药物止血纱布必须填塞进伤口并加压压迫至少 3min。

对于因外出血而明显休克的伤病员,在外出血未止住的情况下进行复苏是绝对不会成功的。控制外出血,识别疑似内出血并且迅速将伤病员转运到最近的适当医疗机构,是院前救治人员产生巨大作用并拯救许多人生命的关键。

8. 提供基本的抗休克治疗　包括夹板固定肌肉骨骼损伤、恢复和维持正常体温。

在初步评估结束后,需要暴露伤病员身体,以便于院前救治人员快速检查其他危及生命的损伤。这项检查完成后,应重新覆盖伤病员,因为体温过低对严重创伤患者可能有致命的影响。由于组织灌注不足,休克伤病员的能量产生显著减少。如果救护车里的温度适合救治人员,那么对伤病员来说可能太冷了,需要给予保温。

如果不采取充分的保温措施,伤病员可能会出现重度低温。体温过低大大妨碍了体内凝血系统的止血能力。凝血系统需要一系列复杂的酶促反应,形成纤维蛋白,来实现血液凝固。这些酶只有在一个很窄的温度范围内才能起作用,体温下降到低于 35℃时,很有可能导致凝血功能障碍(凝血能力降低)。因此,使用毛毯和在救护车内保持温暖的环境,对于保持和恢复伤病员体内热量尤为重要。

发生长骨骨折时,其周围的肌肉和结缔组织经常会被撕裂。这种组织损伤及断骨末端出血可能会导致严重的内出血。不恰当处理骨折的肢体会使组织损伤恶化并加重出血。夹板固定能够帮助减少血液流失到周围组织,保持循环中的红细胞,从而保证氧气输送。出于这个原因,以及便于疼痛治疗,四肢骨折都需用夹板固定。

对于重伤的伤病员,如没有时间去对每个骨折进行夹板固定,可把伤病员固定到长靠背板上,这样几乎能固定所有骨折并减少内出血。但股骨中段骨折还是需额外处理,由于大腿肌肉的痉挛,骨骼末端相互叠压,会损伤其他组织。如果在运输过程中时间允许,处理这种骨折的最好方法是使用牵引夹板。对绝大多数的创伤救治,在初步调查中确认了没有危及生命的情况时,可以对每处肢体骨折进行适当的夹板固定。

9. 手法保持脊柱稳定性直至伤病员得到固定　处理伤病员时,应提供手法脊柱固定,并保持到伤病员被固定在长靠背板上或确认不再需要脊柱固定。满意的脊柱固定包括从头部到骨盆的固定。固定不应干扰伤病员张口度,也不应阻碍肺的通气功能。

对于遭受钝伤的伤病员,如果精神状态发生改变(GCS<15 分)或在体检时确认伤病员有神经性疾病、解剖学异常、运动或感官缺失,需要进行脊柱固定。在伤病员有酒精或药物中毒的迹象,或者由于年龄或语言障碍无法沟通的情况下,需要进行脊柱固定。

对于穿透伤伤病员,如果有与脊椎相关的神经性疾病或在体检时发现感觉缺失,需要进行脊柱固定。

10. 尽快将严重创伤伤病员转运至最近的合适医疗机构　研究表明,延迟伤病员送到适当接收医疗机构的时间,会增加死亡率。虽然院前救治人员可以很熟练地进行气管插管、换气支持和静脉内液体疗法,但大多数的严重创伤伤病员都处于失血性休克之中,急需两种处理——输血和控制内出血,而这些在院前环境下是无法提供的。因为人的血液很容易流失,大多数情况下在现场给药是不切实际的。晶体溶液能够暂时恢复血管内容量,但不能替代红细胞的携氧能力。一些急救组织现在携带可以支持长期运输的血浆。这些血浆不需要融化并且可以在冷藏条件下保存 30d。在欧洲,急救组织多携带可放置很长时间不需要冷藏的冻干血浆,用晶体液稀释后即可输入。

同样,控制内出血的外科干预多需在手术室内急诊进行。对内出血伤病员,只有在手术治疗的情况下进行复苏才能成功。因此,院前救治人员的目标就是在现场停留尽可能少的时间。

这种限制现场时间的考虑并不意味着“搬起来就走”,后者是指在没有尝试解决关键问题之前就进行运输的心态。相反,院前创伤生命支持项目提倡一种“有限现场干预”的策略,强调一种快速评估方式旨在确认对生命的威胁,并实施认为能够改善结果的干预。这样的例子包括气道和通气管理、控制外出血和脊柱固定。不应浪费宝贵时间去做那些本可以在运送途中进行的措施。在紧急医疗人员到达现场 10min 内应运走严重受伤的伤病员,时间越早越好。

对很多伤病员来说,最近的医院可能不是最适当的接收机构。符合特定的生理、解剖或损伤机制标准的伤病员应当送到创伤中心。在理想情况下,如果合理的距离内有一个创伤中心应当将那些满足生理、解剖或损伤机制标准的伤病员及那些处于特殊情况下的伤病员运输到创伤中心。也可以用空中医疗直升机将伤病员从现场直接运往创伤中心,但考虑到等待直升机到来的延迟,其运输时间不应超过地面运输到最近医院的时间。

因此,通过外科医师、急诊内科医师和院前救治人员的协商达成一致,决定每个社区必须应对哪些类型的创伤伤病员进行运输。这些决定应纳入协议,指定最佳目的医疗机构即最近的适当机构。在某些情况下,绕过非创伤中心而运往创伤中心是更合理的。即使这会一定程度上增加运输时间,但进行确定性治疗的总时间将会缩短。在城市环境中,理想情况下,严重创伤伤病员到达创伤中心的时间是在受伤后的 25~30min 之内。

医院也必须同样有效地继续进行复苏并且在必要情况下尽快将伤病员运送到手术室内控制出血(所有这些都应在黄金时期内完成)。

11. 转运途中启动加温静脉输液　绝不能仅仅为了建立静脉通路和进行液体治疗而推迟转运严重创伤患者。虽然补充晶体溶液能够恢复丢失的血量,改善灌注,却不能输送氧气。此外,恢复正常的血压可能会使最初凝结成血块的受损血管破裂,导致更多的出血。

在运送到接收机构的途中，院前救治人员可以开放两个较粗静脉通路，并开始加温输注晶体液，最好是醋酸林格液或乳酸林格液。注射加温溶液是为了防止体温过低。容量复苏因个体的临床情况而不同，还需权衡，既要满足重要器官的灌注需要，又要避免随着血压升高增加再出血的风险。

对于怀疑胸部、腹部或后腹膜有未控制出血的成年伤病员，排除中枢神经系统损伤（创伤性脑损伤或脊髓损伤）后，应施行滴定液体疗法使平均动脉压保持在 60~65mmHg（收缩压 80~90mmHg）。有中枢神经系统损伤时，目标收缩压应维持在 90mmHg 以上。开放静脉通路和液体治疗可以在转运期间或等待空中医疗直升机到来时开始进行，这样就不会因进行容量复苏而延迟转运时间。

如果转运时间很长，基本生命支持人员应考虑与提供高级生命支持的人员约好汇合点。

12. 解决危及生命的问题后执行二次评估 如果在初次评估中发现了危及生命的情况，应执行关键的干预措施，并且在白金 10min 内为伤病员转运准备妥当。相反，如果确定没有威胁生命的情况，要进行第二次评估。二次评估是系统而全面的体格检查，以辨识所有的伤害。这个时候，需要得到简单的病史（症状、过敏症、服药状况、既往史、伤前最后一餐、损伤前的事件）。

对于严重创伤伤病员，仅能在时间允许且危及生命的情况得到适当处理后，才能进行二次评估。在伤病员距离适当的接收机构很近的情况下，二次评估也可能不会完成。这一方法确保了院前救治人员集中注意力于最严重的问题上，而不是专注于优先级较低的伤害。

需要不断对伤病员气道、呼吸、循环状态及生命体征进行重新检查，因为有些伤病员开始并没有出现危及生命的伤害，但后来可能发展到这样的程度。

13. 充分镇痛 承受严重创伤的伤病员可能经历很大程度的疼痛，有必要提供充足的镇痛药减轻伤病员的疼痛。但需注意有无类似低血压等禁忌证，否则可能引起更坏的结果。

应该充分考虑到用药减轻伤病员疼痛可能掩饰伤病员的体征，从而影响到达医院后创伤团队对伤病员病情的充分评估。大量研究证明了这一点，而不是个案伤病员。因此，院前救治过程中对镇痛药物应用的详细记录并随行交接十分必要，院前救治人员应做好相应的管理。

14. 向接收医疗机构提供全面而准确的伤病员伤情及损伤环境信息 创伤伤病员的信息包括三个要素：①到达之前的预告；②抵达时的口头报告；③对伤病员救治中遇到问题的书面记录文件。

伤病员成功的救治取决于团队努力。对危重伤病员的救治开始于院前救治，并在医院里继续延续。因此，院前救治人员为接收医院提供充分信息，有助于医院重点关注并调动适当的医院资源来确保伤病员得到最佳治疗。抵达接收机构后，理想的情况是受伤最严重的伤病员得到创伤中心的救治，院前救治人员应向那些接管创伤伤病员的医师进行口头报告。这份报告应当简洁准确，应有助于接收人员了解伤病员所呈现的状态、运动学损伤、评估结果、干预措施及伤病员的反应效果。

因为伤病员的心理状态在转运过程中可能会出现恶化，而院前救治人员能够询问家庭成员和旁观者，他们可能了解那些评估和治疗伤病员所需的关键信息，而医院人员可能不能获得或确定这些信息。院前救治者与院内救治者的直接沟通能够确保救治的延续性。

完成救治伤病员的职责后，院前救治者要认真而准确地完成一份伤病员救治报告。像其他的医疗记录一样，此文件可以作为与这位伤病员接触过程的一次系统的记录。伤病员救治记录包括从伤病员、家人或旁观者那里得到的所有重要信息，以及体检中确定的发现。此外，也需要列出进行的干预措施，以及在评估过程中所注意到伤病员病情的任何变化。

虽然有几种不同的记录方式，但此记录应当为后续阅读人员"提供原貌"，使其他阅读人员能了解到伤病员的表现和采取的干预措施。伤病员救治记录应该准确，因为它既是一种医学法律文件，又可以提供重要信息，同时还会被应用于研究之中。

15. 避免造成进一步的损伤　这项最主要的医疗原则可以追溯到古希腊医师希波克拉底。这一原则适用于对创伤伤病员的院前救助，它可以有多种形式：在实施快速序列插管前为气道管理制订备份计划；在将伤病员从损坏的车辆中解救出来过程中，保护其免受散落玻璃碎片的损伤；或者在进行容量复苏前控制严重的外出血。新近的经验表明，院前救治人员可以安全地执行许多救生技能，这些技能原本只能在创伤中心进行。然而，院前环境下的问题不是"救治者能为严重创伤患者做什么"，而是"救治者应当为严重创伤患者做什么"。

当救治严重创伤患者时，院前救治者需要问问自己，他们在现场和转运过程中的行动是否合理，对伤病员是否有利。如果对这个问题的回答是"否"或者"不确定"，那么行动的重点应该放在将创伤伤病员运送到最近的适当医疗机构这件事上。干预措施应仅限于需预防或治疗伤情恶化中的伤病员。

为了挽救伤病员，创伤救治必须遵循一系列公认的优先原则，这些优先原则可使救治人员基于可用的时间和现场出现的任何危险，建立系统而高效的行动计划。合理的干预和保守治疗应结合起来，不论是在野外、急诊科或手术室，均应很好地协调二者。救治者在救治的每个层次和治疗的每个阶段，都必须与其他队员保持良好的配合。

最重要的是，"不要造成进一步的损伤"这一原则的另一个重要组成部分就涉及继发性损伤的问题。有一点很明确，损伤的发生不仅是源自初始的创伤性事件，也源于直接创伤造成的生理后果。具体来说，除了首要损伤，缺氧、低血压及体温过低都会造成更多的额外损伤。未能认识到这些问题的存在，会使得病情在治疗过程中恶化；未能及时改变这些状况，则可能会使并发症发生率和死亡率增加。

最后，不造成更多的伤害有时意味着减少不适当的治疗。通过紧急医疗服务车辆到达创伤中心的严重创伤伤病员，比通过私人车辆转运的伤病员结果可能会更好。可能造成死亡率高的一个重要因素，是好心人的院前救治行动，他们未能理解创伤是一种特殊临床疾病；大多数严重创伤伤病员需要立即进行手术以挽救生命，对手术干预的任何延迟都会导致更多的出血、更严重的休克并最终导致死亡。

即使进行了计划周到、执行顺利的复苏，也并不能挽救所有创伤伤病员。但是，明确早期创伤死亡的原因，并针对性地开展救治，被证实可显著降低死亡率和伤残率。

第三节　灾害医学中麻醉科医师的作用与培训

麻醉科医师在灾害医学中具有重要的作用，培训麻醉科医师在群体中的组织协调能力和独立工作能力至关重要。

一、麻醉科医师在灾害医学中的任务

现代麻醉学的范围已扩展到手术麻醉、重症监护、急救复苏和疼痛治疗等领域。麻醉科医师在完成手术麻醉的同时，还应参与急救工作。麻醉科医师不仅在手术麻醉中能保证手术的开展和伤病员的安全，而且在危重伤病员的抢救、复苏、镇痛方面有独到有效的处理方法。灾害医学救援中对麻醉科医师有更高的要求。

1. 检伤分类　检伤分类是根据伤情的严重程度，确定优先治疗顺序的过程。灾害时面对大量伤亡的

情况,用不同颜色的腕带或胸前佩戴伤标等方式有效地解决了处理大量伤病员时的"轻重缓急"问题,能大大提高医学救援效率,也符合灾害救援中以"群体利益最大化"的伦理原则。其中,以黑色表示死亡;红色表示危重,需要重点竭尽全力地救治;绿色表示轻伤,这部分伤病员可以遵医嘱回家;而黄色为介于红色和绿色两者之间,需留院观察其病情发展状况。

2. 紧急救治　对于标记有红色的危重伤病员,需给予紧急的现场救治,关键是心肺功能的支持。包括气管插管保持呼吸道通畅、深静脉穿刺置管快速补充血容量以及心肺脑复苏的实施等抢救措施。

3. 手术麻醉及监测　灾害发生时重伤、多发伤、复合伤、挤压伤多,休克发生率和手术率高,伤病员对麻醉的耐受能力明显降低。麻醉方法既取决于受伤的部位、程度、手术方式及全身情况,还要考虑所具备的麻醉设施和监护条件。在没有多参数监护仪的条件下,需采用观察呼吸频率、幅度、皮肤黏膜颜色、摸脉搏、听呼吸音、听心音以及放置尿管观测尿量等方法监测呼吸循环功能。根据监测结果的变化,及时处理,保障伤病员的生命安全。

4. 医疗后送　医疗后送是将伤病员运送至安全地带进一步救治的方法与过程。已获初级救治的重症伤病员,一旦病情稳定必须马上后送。后送时伤病员需由麻醉科医师护送,如病情加重,可随时采取各项抢救措施,必要时行气管插管及心肺脑复苏等。

二、灾害医学救援中麻醉科医师的培训

(一)心理素质培训

面对惨烈的灾害现场,麻醉科医师需要保持头脑的清醒,迅速果断地对伤病员检伤分类。由于灾害现场环境的客观要求,麻醉科医师只能依靠最基本的"视、触、叩、听"来判断伤病员的情况。因此本着"不耽误任何一个危重伤病员,也不忽视任何一个可能危及生命的因素"的原则,以"沉着冷静、敏捷果断"的心理去检伤分类。另外,很多伤病员目睹了灾害发生、亲人遇难、情绪激动、依从性差,这也要求麻醉科医师有良好的心理素质和心理承受能力,尽量去安抚伤病员,传递正能量。有研究表明在参与救灾的各行业人员中,很多产生了心理障碍或创伤后心理应激障碍,再次表明了增强心理素质、提高心理承受能力的重要性。

(二)灾害基本医学理论的培训

近年常见的灾害包括地震、煤矿井下瓦斯爆炸和火灾等,不同的灾害伤情的分布与救治的方法也有不同。地震灾害中常见的伤情包括挤压伤、四肢骨折、脊柱骨折、胸腹部脏器伤和颅脑损伤等,这些伤情往往伴有失血,再加上饥饿、脱水等因素,休克发生率高。尤其挤压综合征是地震灾区埋压伤病员常见病症,在解除压迫后,出现以肢体肿胀、肌红蛋白尿合并高钾血症为特点的急性肾功能衰竭,死亡率高。而对于煤矿井下瓦斯爆炸,因热力、冲击波及有害气体作用,多伴有面颈部烧伤、吸入性损伤、爆炸性湿肺和一氧化碳中毒等其他复合伤和并发症。因此,对于不同的灾害,常见伤情的病理生理改变、病情变化特点及处理原则等都应熟练掌握。

(三)紧急救治的操作培训

1. 心肺复苏技术　紧急救治中,心肺复苏是麻醉科医师必须熟练掌握的技能。在灾害现场,专业人员的徒手心肺复苏应按 DRABC 顺序进行:D 即检查现场是否安全(dangerous);R 即检查伤病员反应(response);A 即解除气道(airway)梗阻,保持气道通畅;B 即口对口人工呼吸(breathing);C 即胸外心脏(circulation)按压,建立有效的人工循环。但美国心脏协会出版的《2020 年美国心脏协会心肺复苏和心血

管急救指南》提出:非专业施救者应尽早启动对院外心搏骤停患者的心肺复苏,为避免因无法准确判断患者脉搏情况而延迟或不启动心肺复苏,非专业施救者可以根据患者意识水平及呼吸状况而启动心肺复苏,不再强调以有无脉搏作为判定心搏骤停的标准。此外,非专业施救者在实施心肺复苏时,可进行单纯胸外心脏按压。

2. **开放气道**　在灾害现场,对于有呼吸困难的伤病员,需第一时间开放气道,保持呼吸道通畅,为伤病员的救治争取时间。开放气道的方式包括清洁口腔、吸出血块或呕吐物、结扎口腔内活动性出血点、放置口咽通气道、气管内插管及气管切开等,每个麻醉科医师都应熟练掌握。在灾害中对于需要紧急气管内插管的伤病员,很多可能存在脊柱骨折,在不清楚伤病员病情的情况下,最佳的气管内插管方式为颈部固定式气管内插管,这就要求麻醉科医师在平时针对性加强训练,以备不时之需。另外,对于爆炸伤和烧伤患者,可能存在不同程度的吸入性损伤、面颈部肿胀、张口受限、颌颈粘连及头后仰受限等情况,目前文献显示,及时给予气管切开较气管内插管有更好的预后,因为插管有不宜过久放置、易被分泌物堵塞、难清洁、拔管后有喉头水肿和暂时性失语等弊端。因此,麻醉科医师还应掌握气管切开术。还有研究表明,与气管插管相比,喉罩对血流动力学影响小,应激反应弱,且喉罩易于操作,放置成功率高,可操作性强,亦可用于医学救援中。开放气道的方式有很多种,麻醉科医师应根据伤病员的具体情况,选择对伤者最安全、有效的方式开放气道。

3. **开放静脉通路**　灾害伤病员早期死亡的主要原因是创伤性休克、大出血、饥饿性脱水等,脏器衰竭的发生率占全部伤病员的 4% 左右。因此,及时建立有效的静脉通路以尽早进行补液尤为重要,尤其对于挤压综合征患者。开放深静脉通路可通过锁骨下静脉、颈内静脉及股静脉建立,其中股静脉因其对体位要求不高、定位固定及成功率高等特点在灾害救援中具有优势。

4. **超声技术**　研究发现超声技术在灾害医学救援中具有重要的地位。超声引导下行动静脉穿刺、神经阻滞等操作可大大提高救治效率。除此之外,还可以利用超声技术了解伤病员胸腹腔情况,如伤病员是否饱胃,是否有血气胸,是否有内脏的损伤等,为术前评估提供了良好的依据从而使麻醉科医师可以更好地选择最适宜的麻醉方式。

(四) 麻醉方式的选择

灾区救治以清创止血为主,且灾区自然环境恶劣,医疗设施简陋,医疗药械、氧气及血源匮乏,麻醉科医师应因地制宜,严格掌握麻醉适应证,合理选择麻醉方法,以简单有效、保证安全为原则。既往研究表明救援中全身麻醉手术的比例最大,可能由于灾害发生时伤病员以多发伤、血流动力学不稳定、休克多见,从伤病员安全角度考虑选择全身麻醉。对于手术范围较小或多处浅表部位、手术时间短、不需要肌肉松弛、呼吸道易于控制的手术,可选择非插管静脉麻醉或喉罩辅助下静脉麻醉,但要严密监测伤病员的呼吸情况。另外,因有时无法判断伤病员是否为饱胃,所有全身麻醉患者均按饱胃处理给予抑制胃液分泌的药物,行快速顺序诱导插管或进行清醒插管。全身麻醉药物选用可控性好、镇痛强、起效快及术后能在最短的时间内苏醒的药物。局部麻醉及神经阻滞常用于四肢手术,对于全身情况尚可的伤病员是不错的选择。而椎管内麻醉因灾区现场医疗环境简陋,很难满足真正意义上的无菌条件,存在感染风险,若麻醉平面过高可能会对呼吸、循环有抑制作用,而且椎管内麻醉作用时间长,伤病员肢体感觉、运动功能恢复较慢,不利于转移、后送,应谨慎使用。

(五) 围手术期的管理及监测

如前提及,灾区没有多参数监护仪的条件下,需采用观察呼吸频率、幅度、皮肤黏膜颜色、听呼吸音、摸脉搏、听心音、放置尿管观测尿量等方法监测循环功能。根据监测结果的变化，及时处理，保障伤病员的生命安全。创伤引起的疼痛，增加伤病员的痛苦，还能引起机体产生强烈的应激反应。术前应给予有效镇痛药物，如吗啡、曲马多、帕瑞昔布等；对手术患者，术前、术中及术后应施以充分镇痛及适度镇静，以减轻伤病员的紧张情绪，维持最佳的生命体征。原则是保证手术无痛、术中无记忆、生命体征平稳及术后较短时间内完全清醒，以便伤病员转移后送。术后管理应将重点放在伤病员的基本生命体征监测、并发症的处理和充分的术后镇痛上。

（六）独立处理问题的能力

在手术室中，麻醉科医师们都是一个团队，一遇到困难，大家会一起想办法解决。但在灾害现场，很多时候需要独自面对困难，独立解决问题。对于平时过于依赖团队作业的麻醉科医师，遇到这样的问题时可能会束手无策。因此，参加救援的麻醉科医师必须有丰富的临床经验，具有独立处理问题的能力。

综上所述，麻醉学在灾害救援医学中起着非常重要的作用，制订科学规范的灾害救援医学麻醉培训大纲，规范救援流程，提高救援效率，是亟需解决的重要问题。同时麻醉科医师平时应加强应对突发事件救治训练，不断提高救治水平和应急保障能力，以人为本，树立科学高效的救治理念，从而胜任灾害医学救援的任务。

（黎檀实　朱海燕）

参 考 文 献

［1］中国研究型医院学会卫生应急学专业委员会，中国中西医结合学会灾害医学专业委员会.灾害事故现场急救与卫生应急处置专家共识（2017）［J］.中国研究型医院，2017，4（6）：37-49.

［2］庞西磊，黄崇福，张英菊.自然灾害动态风险评估的一种基本模式［J］.灾害学，2016，31（1）：1-6.

［3］中华医学会灾难医学分会，中华预防医学会灾难预防医学分会，中华医学会科学普及分会等.中国灾难应急医疗救援队伍建设专家共识（2018）［J］.中华卫生应急电子杂志，2018，4（3）：129-131.

［4］陈鹤扬，孙贵新，赵中辛，等.灾难应急救援知识与技能的科学普及［J］.中华卫生应急电子杂志，2017，3（6）：325-326.

［5］谢明，张亮，郭新儒，等.地震医学救援装备建设的实践与思考［J］.中国急救复苏与灾害医学杂志，2018，13（6）：511-513.

［6］岳茂兴.灾害事故现场急救与卫生应急处置专家共识2017［J］.中国研究型医院，2017，4：37-49.

［7］PANCHAL A R，BARTOS J A，CABAÑAS J G，et al. Part 3：Adult Basic and Advanced Life Support：2020 American Heart Association Guidelines for Cardiopulmonary Resuscitation and Emergency Cardiovascular Care［J］. Circulation，2020，142：S366-S468.

第三十章

创伤患者的营养支持

　　创伤患者遭受组织损伤、失血的同时，还将发生一系列不同程度的物质与能量代谢变化。严重创伤后以高代谢反应和负氮平衡为特征，机体物质储备大量消耗、组织分解加剧，如果摄入、吸收和利用不能及时满足机体需求，患者可能迅速出现不同程度的营养不良，并导致机体免疫功能下降、感染增加、创伤愈合延迟，严重者可能引起多器官功能不全而危及生命。有效的营养支持能够维护机体器官的结构与功能，对避免和减少创伤后并发症、增强免疫功能、加速创伤组织修复和患者康复具有重要意义。

　　麻醉科医师有越来越多的机会参与创伤患者的救治，从院前急救到围手术期管理直至康复训练各个阶段。因此，了解和掌握有关营养支持的相关知识对于创伤患者的诊治很有必要。

第一节　创伤患者的代谢改变

一、创伤患者的高代谢状态

　　创伤后机体发生的一系列应激性反应的基本特征表现为高代谢状态。临床上一般分为两个阶段。

　　第一阶段，低落期（或称落潮期）：以低代谢、低合成为特征。往往与机体大量失血相关。此时机体表现为血压下降，心脏每搏量减少，外周血管收缩，周围组织灌注下降，体温下降，机体代谢率下降和血糖升高。

　　第二阶段，涨潮期（或称起涨期）：这一阶段以高代谢为特征。高代谢是指此时静息代谢率高于按患者年龄、体重、性别等生理情况所对应的正常静息代谢率。一般于创伤后 12~24h 进入该期，持续数天。涨潮期出现于液体复苏和氧气输送恢复后，以心排血量、氧耗量及能量消耗增加，全身蛋白质分解增加为主要特征。代谢表现为葡萄糖生成、游离脂肪酸释放及血液中的胰岛素、儿茶酚胺（肾上腺髓质释放的肾上腺素和去甲肾上腺素）、胰高血糖素和皮质醇水平显著增加。临床表现为体温升高、血糖升高、心率加快、白细胞升高、机体代谢率升高和体重下降。激素反应的强弱依然与创伤的严重程度相关。

（一）蛋白质代谢改变

机体在受到创伤后会从尿中排出大量的氮，这反映机体正在消耗肌肉组织。氮的丢失量除与创伤严重程度呈正相关外，也取决于原先的营养状况和患者年龄。创伤后机体蛋白质分解代谢亢进，而蛋白质合成代谢速度不变或减低，抑或增强但不及分解代谢速度，故机体处于负氮平衡状态。多发性创伤时，分解代谢显著，氮的更新加速，而合成率仅仅轻度增加，负氮平衡明显。单纯给予 5% 葡萄糖静脉输注不能改变这种趋势。但若是给予充足的外源性蛋白质并保证足够的能量摄入则可以改善负氮平衡状态。

创伤时氮的排出主要来源于肌肉组织，肌肉组织的来源并非特定部位的肌肉，而是全身肌群。虽然肌肉组织在机体受到创伤后会释放出大量的氨基酸，但并不影响肌肉组织蛋白质的氨基酸构成。在释放出的氨基酸中，尽管谷氨酰胺和丙氨酸占到 50%~60%，而它们本身只占肌肉蛋白质氨基酸的 6% 左右。支链氨基酸在肌肉蛋白质的氨基酸构成中占 15% 左右，比重较高，但释放的氨基酸含量不到 6%，所以肌肉组织的氨基酸组成成分并无大的改变。

（二）糖类代谢改变

机体创伤初期，应激等因素使得体内肾上腺素和胰高血糖素升高，激活腺苷酸环化酶，蛋白激酶等，促使体内糖原分解加速，血糖升高。创伤应激后，体内各种炎症因子如肿瘤坏死因子（tumor necrosis factor，TNF）、白介素（interleukin，IL）、前列腺素（prostaglandin，PG）、氧自由基、一氧化氮（nitric oxide，NO）等大量释放，这些因子通过多种方式刺激肝糖原分解。随着机体进入代谢的涨潮期，糖原逐渐消耗，糖原合成不足，而体内蛋白质分解加速，血中氨基酸和乳酸浓度增加，使得机体进入糖异生阶段。机体创伤后高代谢状态使得氧耗增加，久之器官相对缺氧，葡萄糖只能进行无氧代谢，最后出现高乳酸血症。胰高血糖素的增加和多种因子作用导致机体出现胰岛素抵抗现象，都使得血糖进一步升高。当对患者进行肠内或肠外营养时，给予的葡萄糖量需要密切注意，若给予大量葡萄糖可能使患者长时间处于高血糖水平，需要进行干预。

（三）脂肪代谢改变

脂肪组织是机体最大的能量库。创伤危重症患者机体能量消耗的 75%~95% 都来源于脂肪的氧化供能。在创伤应激时脂肪分解是体内能量供应的主要来源，而且不受外源性葡萄糖摄入的影响。创伤时，由于儿茶酚胺的作用，胰岛素/胰高血糖素比例下降导致体内脂肪动员，表现为脂肪分解和氧化率增加，而合成减少。此外，受 TNF-α 等细胞因子对脂酶的抑制作用，甘油三酯的合成也有所下降。由于交感神经系统受到持续刺激，此时，即使提供外源性脂肪，亦不能完全抑制内源性脂肪的分解，表现为血清脂肪酸和甘油三酯水平升高。创伤时持续的脂肪分解和代谢会引起酮症酸中毒，并且降低机体对饥饿的感知，若不及时补充营养素，会使机体过度消耗，不利于疾病恢复。

二、创伤患者的能量需求

临床上常用基础能量消耗（basal energy expenditure，BEE）或静息能量消耗（rest energy expenditure，REE）乘以活动系数、体温（发热）系数和应激系数的方法来计算外科患者的能量需求。

国际上通常使用 Harris-Benedict 公式计算基础能量消耗或静息能量消耗：

男性 BEE（或 REE）=66.473+13.751×体重（kg）+5.003 3×身高（cm）-6.755×年龄（岁）

女性 BEE（或 REE）=655.095 5+9.463×体重（kg）+1.849 6×身高（cm）-4.675 6×年龄（岁）

此公式包括了性别、年龄、体重和身高等 BEE（或 REE）影响因素，根据实际测算国人平均 BEE 要较此公式计算值低 10%~15%。在实际应用中按 25~30kcal/（kg·d）可满足大部分患者需要，一般成人为 1 500~1 800kcal/d。

活动系数：卧床 1.2；轻度活动 1.3；中度活动 1.5；恢复期 1.75 以上。

体温系数：38℃取值 1.1；39℃取值 1.2；40℃取值 1.3；41℃取值 1.4。

应激系数：无并发症 1.0；小手术 1.1；肿瘤 1.1~1.3；骨折 1.2；脓毒血症 1.3；腹膜炎 1.4；多发创伤 1.5~1.6；烧伤 1.7~2.0。

举例：因骨折卧床的男性患者，体重 60kg，无发热，无严重感染和多发创伤，其每日能量需求计算为 25 × 60 × 1.2 × 1.2=2 160kcal。

创伤和严重感染患者的能量代谢也可以进行实际测量，方法有直接测热法和间接测热法。①直接测热法：是在完全隔热的条件下将人体代谢过程中散发出来的所有能量收集起来后测定，这种方法费力、昂贵、不实用；②间接测热法：是测量机体单位时间内消耗的氧气和产生的二氧化碳（呼吸商）来估算能量消耗，此法相对简单方便，实际应用中使用代谢舱或能量代谢测定系统测定。通常这样的能量代谢测定系统可以用头罩或面罩测定患者的静息能量消耗，也可以用于重症患者，连接到呼吸机接口，测定重症患者的静息能量消耗。对于择期手术患者，患者能够耐受一定程度的营养素及能量供给不足。而创伤重症患者则不同，因为其分解代谢加速，蛋白质的丢失无法避免。虽然给予充足的营养支持并不能改变这种高代谢状态，但是能减轻骨骼肌的分解和机体的负氮平衡状态。

在创伤和严重感染情况下，机体同时具有严重炎症反应和葡萄糖代谢紊乱。应激早期，合并有全身炎症的创伤危重患者，能量供给在 20~25kcal/（kg·d）被认为是大多数危重患者能接受并可实现的能量供给目标，即所谓的"允许性"低能量供给，目的在于避免营养治疗相关的并发症。在应激和代谢状态稳定后，能量供给量适当增加至 25~30kcal/（kg·d）。对于危重患者，能量供给不是越多越好，尤其在创伤初期，机体处于高胰岛素抵抗、高血糖状态，给予适度的低能量摄入反而有利于病情好转。

三、创伤患者营养状况的评估

机体营养状态的评价主要通过临床检查、人体测量、生化检查、人体组成测定等综合指标进行，这些指标既可以判断营养状况，还可以确定营养不良的类型和程度及其对机体造成的危害，监测营养支持的疗效。

（一）临床检查

营养评估的临床检查包括受伤后病情变化、进食情况、基本体格检查等。伤口或创面渗出、水肿、胸腹腔引流、肌肉萎缩情况，以及营养素（包括维生素、微量元素）治疗等均应细致观察，综合分析。

（二）测量指标

1. 体重与体重指数（body mass index，BMI）　体重是机体脂肪组织、瘦组织群、水和矿物质的总和。人体理想体重（kg）= 身高（cm）-105（男）或 100（女）。当实际体重占理想体重的 80%~90% 时可判定为轻度营养不良，70%~79% 时为中度营养不良，小于 70% 则为重度营养不良；实际体重为理想体重的 110%~120% 时称为超重，大于 120% 则称为肥胖。实际上，体重的个体差异较大，临床上更多采用体重改变的程度和速度来作为营养状况的评价指标。一般而言，3 个月体重下降大于 5%，或 6 个月体重丢失大于 10%，即为营养不良。

体重指数（BMI）=体重（kg）/身高 ^{2}（m^2），被认为是反映机体蛋白质热量营养不良和肥胖的可靠指标。成年人比值在 17~19kg/m^2 为轻度营养不良，16~17kg/m^2 为中度营养不良，小于 16kg/m^2 为重度营养不良。

2. 皮褶厚度与臀围　三头肌皮褶厚度最常用，其次通过上臂中点周径，或臀围的动态测定可以反映机体脂肪和肌肉总量的变化，并间接反映热能的变化。

3. 握力与机体营养状况密切相关，能有效反映肌肉功能和手术后恢复程度。握力正常测定值：男性≥35kg，女性≥23kg。

（三）实验室检查

1. **血清白蛋白**　正常值为 35~55g/L。30~34g/L 为轻度营养不良，20~29g/L 为中度营养不良，小于 20g/L 为重度营养不良。

2. **尿液肌酐排出量**　成人 24h 肌酐排出量与瘦肉组织量呈正相关。通过连续 3d 收集并测定尿液肌酐排出量，取平均值与相同性别和身高的标准肌酐值比较所得百分比，即肌酐身高指数。该指数是机体蛋白质水平的灵敏指标，正常值>90%。严重创伤或烧伤等处于高代谢状态的患者因尿肌酐排出量明显增加而不适合用此指标评价。

3. **总淋巴细胞计数**　是评定细胞免疫功能的简易方法，正常值大于 1.5×10^9/L。1.2×10^9/L~1.49×10^9/L 为轻度营养不良，0.8×10^9/L~1.19×10^9/L 为中度营养不良，小于 0.8×10^9/L 为重度营养不良。

第二节　脓毒症患者的代谢改变

患者在受到创伤后由于伤口感染或体内留置导管感染等原因容易发生脓毒症。脓毒症的发展和预后都很难预测，严重者可造成多器官功能衰竭，明显增加死亡率。机体在受到病原微生物入侵后会产生各种反应，首先入侵部位会出现炎症反应而产生免疫应答；当感染持续进展，会激发各系统产生应答，如发热、代谢改变、循环调节和急性期蛋白合成等。

一、三大营养素代谢变化

机体对脓毒症的反应与受到创伤后的反应类似，表现为高代谢状态，蛋白质分解、脂肪分解和葡萄糖代谢均发生改变。由于患者常常存在长时间发热等情况，加上厌食状态，导致机体组织被大量消耗而引起营养不良。患者发生脓毒症后，机体代谢率会随着体温的上升而逐渐增加。体温每升高 1℃，代谢率可以增加 10%，最高可达正常代谢的 160%。当感染得到明显控制后，机体代谢才会逐渐下降。

（一）葡萄糖代谢改变

创伤患者一般有应激性血糖升高，当合并脓毒症后血糖也会升高，但是血浆胰岛素水平却不会太高，这主要是由创伤后体内糖异生作用明显加强导致。感染后的葡萄糖代谢比较复杂，也会发生低血糖现象。这可能是由于肝脏糖异生能力明显下降所致，常见于幼儿或体质衰弱的老年人。同时也可能与合并肾功能不全、呼吸衰竭、心功能不全有关。

（二）蛋白质代谢改变

机体受到创伤后体内蛋白质分解加速，尿中排出氮增加，脓毒症患者蛋白质代谢改变与其类似，不过时间更长，因此，机体长时间处于负氮平衡状态。此外，急性期机体还需要利用分解出来的氨基酸来合成蛋白，这也加速了肌肉组织的分解消耗。脓毒症患者常会发生谷氨酰胺代谢异常，这种代谢异常与细菌毒素有关,导致蛋白质分解和骨骼肌释放谷氨酰胺。同时肠道黏膜对谷氨酰胺运载能力下降,这进一步导致肠道黏膜屏障破坏,增加细菌感染入侵机会。

（三）脂肪代谢改变

脓毒症患者的能量供应主要来自脂肪氧化分解。当交感系统亢进时脂肪分解氧化进一步加速,甘油三酯水平增高可以反映这种动态过程。对于一般饥饿患者,肝脏吸收利用游离脂肪酸的过程会并发酮症,但脓毒症患者却较少出现这种情况,其原因可能与患者高蛋白分解代谢、高胰岛素水平及感染导致低酮症状态有关。

二、脓毒症患者的能量需求

脓毒症患者的能量需求根据具体情况而不尽相同。脓毒症患者视为严重感染,能量需求可在静息代谢基础上增加 20%~40%,应激系数为 1.2~1.4。如果有发热,体温高于 37℃ 以上,体温每升高 1℃,能量需求可再增加静息代谢的 10%。如果加上本身疾病状态,如手术、骨折、多器官功能衰竭等,能量可能需要进一步增加。理想状况是用能量代谢测定系统实际测定机体的能量消耗,综合多种因素及营养支持效果的监测指标,给予并及时调整能量及营养素。

患者合并不同脏器功能障碍时,对能量的需求具有不同的特点:①心功能不全:脓毒症发生时,体内细菌毒素能够引起心功能低下,心排血量降低,由于患者常合并呼吸功能不全,可导致心功能不全进一步加重。此时输入高张葡萄糖与氨基酸的混合液可以在提供足够能量支持的同时减少输入液体量,减轻心脏负担。②肺功能不全:脓毒症时细菌毒素及各种炎症因子作用于肺血管造成其通透性增加,从而造成呼吸功能降低。给予营养支持时应该减少糖类等碳水化合物摄入量,可以减少二氧化碳排出,减轻肺工作负担。可使用脂肪乳剂以增加能量供应。③肾功能不全:可能与心功能不全导致肾血流量减少有关,透析治疗期间营养支持应给予足够能量,较少非必需氨基酸供给,较少总蛋白摄入,以葡萄糖为主要能量供应来源。④肝功能不全:脓毒症可以造成肝功能不全,其原因是致病菌破坏了肝网状内皮,造成急性肝衰竭。肝脏局部感染造成肝脓肿或门静脉炎也可能造成肝功不全。一般碳水化合物供能不应超过总能量的50%;若有肝性脑病趋势应减少蛋白质供应;可以适当增加脂肪乳供能。

第三节　创伤和脓毒症患者的营养支持

临床营养支持治疗已经成为现代医学危重患者救治不可或缺的重要措施。合理的营养支持需要通过合理的途径提供合适的营养底物,尽可能减少治疗带来的不良反应。临床上常用的营养支持治疗途径分为肠内营养与肠外营养,各有优缺点。在相同适应证条件下未能证明哪种有更好的效果,只要选择得当都能改善患者营养状况,维持体重和减轻负氮平衡。患者胃肠功能正常,肠内营养更为安全方便、更符合生理和更高性价比;静脉营养优点在于能快速补充营养物质,恢复氮平衡状态,但长时间使用可能影响肠道生理功能。

一、肠内营养支持治疗

肠内营养（enteral nutrition,EN）是临床营养支持治疗的重要手段之一,是指不能正常进食或进食不足的患者,经胃肠道供给只需简单消化或不需消化的、由中小分子营养素组成的流质营养制剂的治疗方法。

（一）肠内营养的适应证与禁忌证

肠内营养按照给予途径（或称肠内营养支持的方式）可分为口服营养和管饲营养，其中管饲包括鼻饲和造瘘；肠内营养按照输注方式（指管饲肠内营养）可分为推注、重力滴注和泵注；按照输注时间性可分为一次性、间歇性和持续性输注。肠内营养是营养支持的首选途径。EN 的优点包括：实施简单，并发症较少，促进肠道功能修复并维持肠道功能，释放胃肠激素，改善门静脉循环，防止肠黏膜萎缩和细菌移位等。目前认为，自然进食不足而胃肠道有基本正常的消化吸收功能的创伤后患者，建议用 EN 支持，用以修复、保护与维持器官的结构功能，维持机体的代谢，参与机体的生理调控，促进患者的康复。

1. 肠内营养的适应证

（1）经口摄食不足：创伤后营养素需要增加而经口摄食不足，如机体大面积烧伤、多发创伤的恢复期、创伤合并脓毒症、甲亢、癌症及放疗、化疗时。

（2）经口摄食障碍：颌面部、颈胸部的严重创伤，未经有效控制的感染或炎症，导致口腔、咽喉、食管等摄食器官的结构功能异常。

（3）脑血管意外以及咽反射丧失而不能吞咽者。

（4）消化道手术患者，创伤后憩室炎患者。

（5）出现创伤后营养代谢失衡患者。

（6）所有创伤患者，包括实施手术的患者（术前及术后），经营养风险筛查及营养评估，有营养风险或营养不良（包括出现了恶病质）的患者，在消化道尚有功能时，均需进行肠内营养支持。

2. 肠内营养的禁忌证

（1）创伤致完全机械性肠梗阻、胃肠道活动性出血、严重腹腔感染。

（2）创伤致严重应激状态早期休克状态、持续性麻痹性肠梗阻。

（3）短肠综合征早期。

（4）持续性呕吐、顽固性腹泻、重度炎性肠病患者。

3. 下列情况应慎用肠内营养支持

（1）小肠缺乏足够吸收面积的肠瘘患者。

（2）严重代谢紊乱的患者。

（二）肠内营养制剂

肠内营养制剂是一组以人体所需要的各种营养素为基础，适应人体胃肠道消化吸收的人工合成制品。国家卫生和计划生育委员会于 2013 年 12 月 26 日颁布了《食品安全国家标准特殊医学用途配方食品通则》（GB 29922—2013），将具有该功能的肠内营养制剂统一命名为 "特殊医学用途配方食品（foods for special medical purposes, FSMP）"，将其定义为 "是为了满足进食受限、消化吸收障碍、代谢紊乱或特定疾病状态人群对营养素或膳食的特殊需要，专门加工配制而成的配方食品"。建议该产品必须在医师或临床营养师指导下，单独食用或者与其他食品配合食用。

1. 肠内营养制剂（特殊医学用途配方食品）有其共同特点：

（1）营养素种类齐全，营养素配比合理，以该肠内营养制剂全量供给时，其各种营养素含量符合推荐的膳食供给量标准。

（2）营养素制剂多样，营养素组成成分、含量、比例明确，方便使用者选择配比及计算营养素需要量。

（3）不含乳糖，适用于乳糖不耐受者。

（4）使用方法方便快捷，通常为粉剂、液体制剂。液体制剂直接给予患者口服或管饲，粉剂经温水冲调后给予患者。

2. 肠内营养制剂的分类　肠内营养制剂有多种分类方法。新颁布的《食品安全国家标准特殊医学用途配方食品通则》（GB/29922—2013）将肠内营养制剂（特殊医学用途配方食品）分为全营养配方食品、特定全营养配方食品，以及非全营养配方食品三大类。

（1）全营养配方食品：要素制剂，也称单体膳，属于完全制剂，是氨基酸或多肽类与葡萄糖、脂肪、矿物质、维生素的混合物。此类制剂不含或所含残渣极少，易吸收，显著减少粪便数量。主要适用于胃肠道消化和吸收功能部分受损的患者，如短肠综合征、胰腺炎等患者。其渗透压一般为 400~700mmol/L。但因其味道及口感不佳，较适宜于管饲患者使用，必要时也可口服。但对于 10 岁以下儿童，不宜应用要素型肠内营养制剂。

1）氨基酸制剂：多以左旋氨基酸为氮源，具有无需消化即可直接或近于直接吸收的特点，主要适用于肠功能严重障碍、不能耐受整蛋白或短肽类肠内营养制剂的患者。不能有效刺激肠功能的代偿作用，输注浓度过高或速度过快容易导致腹泻。需要注意的是，肝肾功能异常及疑似或确诊糖尿病患者应慎用该类制剂，必要时应更换营养支持方式。

2）短肽类制剂：多以乳清蛋白水解后形成的短肽为氮源，其特点是只需稍加消化即可完全吸收，主要适用于消化吸收部分障碍或有一定损害的患者，如胰腺炎、炎性肠道疾病、肠瘘及短肠综合征、化学性及放射性肠炎、胆囊纤维化、艾滋病、大面积烧伤、多发严重创伤、脓毒症、大手术后的恢复期、心脏病恶病质及营养不良患者的肠道准备或术前准备等。但输注浓度过高、输注过快或应用剂量不当容易引起腹胀、腹泻等不适。需要注意的是，短肽类制剂不宜与其他药品混合使用，需添加必需药品时要谨慎选择或更换营养支持方式。

（2）非要素制剂：非要素制剂也称多聚体膳，属于完全制剂，以整蛋白或蛋白游离物为氮源，其渗透压约为 300mmol/L，接近等渗；能量密度为 0.5~2kcal/ml，味道及口感较好，对肠功能代偿的刺激作用较强。此类制剂是临床上应用最广泛的肠内营养制剂，可用于有一定胃肠道功能或胃肠功能较好，但自主摄食不能或意识不清的患者，口服或管饲均可。

（3）组件制剂（module diet）：组件型肠内营养制剂仅含有某种或某类营养素，通常作为通用型肠内营养制剂的补充剂或强化剂，来弥补患者使用平衡型肠内营养制剂的不足或不平衡性，以及个体间的差异性。为适应患者的个体需要，可选择使用一种、两种或以上的组件型肠内营养制剂进行补充和强化。此类制剂主要包括蛋白质组件、脂肪组件、糖类组件、维生素组件、矿物质组件等。

1）蛋白质组件：适用于创伤、烧伤、大手术围手术期、感染、消耗性疾病等蛋白质需要量显著增加的患者。其氮源主要为氨基酸混合物、蛋白质水解物或高生物价整蛋白（酪蛋白、乳糖蛋白、大豆蛋白分离物等），不同氮源成分的渗透压、黏度以及味道口感都不相同。

2）脂肪组件：主要有中链三酰甘油（medium-chain triacylglycerols，MCT）和长链三酰甘油（long-chain triacylglycerols，LCT）。其中 LCT 适用于必需脂肪酸缺乏的患者。MCT 仅适用于脂肪消化或吸收障碍的患者，因其不含必需脂肪酸，不可长期单独使用；当病情需要使用大于 7d 且无法选择替代营养支持时，可经口补充亚油酸 4~7g/d，并使其供能比例达到 3%~4%。需要注意的是，由于 MCT 的生酮作用较强，处于糖尿病酮症酸中毒期的患者不宜应用。

3）碳水化合物组件：临床上主要用于能量不足、营养代谢失调、消化功能障碍的患者。主要包括单糖

（葡萄糖、果糖、半乳糖）、双糖（蔗糖、乳糖、麦芽糖）、低聚糖（葡萄糖低聚糖、糊精、麦芽三糖、麦芽糊精）、多糖（淀粉、糖原）等。不同碳水化合物组件的功能作用不同，临床上常用于能量不足，营养代谢失调和消化道功能障碍的患者，应用时应依据疾病状态进行选择。

4）维生素及矿物质组件：维生素通常为生物酶的辅酶，是机体代谢中必不可少的组成部分；微量元素和电解质也在维持机体正常代谢过程中占有重要地位。因此，创伤及消耗性疾病的低储能、高消耗状态容易出现维生素、微量元素和电解质的缺乏、失衡，需要着重补充、调整。

（4）特定全营养配方食品：即以往称为"特殊性肠内营养制剂"或"特殊型肠内营养液"。作为单一营养来源能够满足目标人群在特定疾病或医学状况下营养需求的特殊医学用途配方食品。《特殊医学用途配方食品通则》（GB 29922—2013）中规定了13种特定的肠内营养制剂，以满足不同疾病时的需求。

创伤、感染、手术及其他应激状态时的全营养配方食品，能量密度、蛋白质含量以及支链氨基酸比例均高于平衡型肠内营养制剂。适用于多发性创伤、大面积烧伤、大型手术围手术期以及脓毒症患者。

（三）肠内营养支持的时机和途径

1. 营养支持的时机　营养支持的时机可影响创伤患者的术后康复。有研究显示，包括创伤患者在内的危重病患者，如在入院24~48h内早期开始肠内营养，可减少感染性并发症的发生，并缩短住院天数。

早期给予危重患者肠内营养可以降低应激反应和分解代谢程度、减少炎症介质释放、促进合成代谢和机体恢复、维持和改善肠道及机体免疫功能。目前，所有的营养学指南和医疗机构的指南均推荐危重患者应首选肠内营养（enteral nutrition，EN），并建议早期EN。欧洲营养学会（European Society of Parenteral and Enteral Nutrition，ESPEN）指南建议摄入不足的严重创伤患者应在24~48h内开始营养支持。但是，临床上危重患者常存在肠道功能障碍、消化道不耐受、腹膜炎、机械通气、麻醉或镇静药物应用、休克或低血压、肠道缺血等原因，无法建立肠内营养途径，使得EN的使用受限制。2016年成人危重症患者营养治疗实施与评价指南推荐意见：对于血流动力学受影响或者不稳定的患者，暂停EN，直到患者充分复苏或血流动力学稳定；对于血管活性药物撤除过程中的危重患者启动或再次启动EN需慎重。美国营养学会和危重症学会指南推荐意见认为危重患者应尽早开始EN，对无营养不良的患者即使EN无法达到能量和蛋白质的目标需要量，第1周内也不适用肠外营养（parenteral nutrition，PN）补充能量，而是在1周后再补充PN。中华医学会重症医学分会2006年制订的《危重患者营养支持指导意见》指出，营养治疗应在充分复苏、获得稳定的血流动力学状况、纠正严重的代谢紊乱的前提下及早开始。国际营养学会指南在危重症患者添加PN的推荐意见并不一致。ESPEN等指南推荐，危重患者在实施EN 2~3d仍未达到目标喂养量时，应在24~48h添加PN。对于EN 3d仍不能达到目标喂养量60%的危重症患者，第4~8d按照间接测热法测得的危重症患者实际能量消耗值作为目标能量供应，增加给予PN是必要的。

2. 治疗途径　危重患者的营养治疗方式应根据具体情况而定，尽可能早期给予EN，当单纯EN不能满足机体所需时联合应用PN。根据EN耐受情况，逐渐增加EN，减少PN，直至达到目标需要量。

肠内营养支持一般分为口服营养和管饲营养。

（1）口服营养补充（oral nutritional supplements，ONS）：是指在非自然饮食条件下，口服由极易吸收的小分子营养素配制的营养液，多为全营养补充，也可只补充某种或某类营养素。能经口正常摄食的创伤重症患者口服营养补充是最重要的途径。

（2）管饲营养：是指对于上消化道通过障碍者，经鼻-胃、鼻-十二指肠、鼻-空肠置管或经颈食管、胃、空肠造瘘置管,输注肠内营养制剂的营养支持方法。肠内营养按供给的方式还可分为一次性推注、间歇重力滴注、连续性经泵输注。

3. 补充方法

(1)一次性推注:指将配好混匀的液体饮食用注射器通过喂养管缓慢地输入胃内,每次 250ml 左右,每日 6~8 次。部分患者初期可能出现腹胀、腹痛、腹泻、恶心与呕吐等不适,经过几天的适应一般可以逐步耐受。此种方式多适用于给鼻胃插管的患者注入匀浆饮食,对于肠插管及造口患者,不宜应用这种方式,因其会导致食管或肠管扩张产生明显症状或强烈不适感。

(2)间歇重力滴注:指将配好混匀的液体饮食置于输液器皿内,连接输液管与肠内营养管,缓慢滴注喂养,每次 250~500ml,每日 4~6 次。此种方式是临床上较为常用的肠内营养制剂投给方式。因为相较于一次性推注,对于胃肠道功能正常或病情不严重的患者,间歇重力滴注多数可以良好耐受;而相较于连续输注,应用间歇重力滴注有较多的活动时间,并且间隔近似于正常膳食的时间间隔。但这种方式有导致胃排空延迟的缺点,且由于依靠重力滴注,其速度较难控制,因此可能不适合胃动力不足、胃排空延缓的患者。

(3)连续性经泵输注:经喂养泵控制肠内营养的输注速度,连续输入,一般每天可持续输注 16~24h。此种方式比较适用于创伤危重患者及十二指肠或空肠近端喂养者。由于患者的耐受程度有限,输注的速率、浓度、体积必须由低向高逐渐调节。一般选择最低速率为 40~60ml/h 开始,3~5d 后逐渐增加到 100~120ml/h,同时逐渐增加浓度、体积,最终达到每日 30kcal/kg 的推荐剂量,或每日 1 500~2 000ml(提供 1 500~2 000kcal)的平均剂量。整个达到目标量的过程通常在 6~7d 内完成,个别患者达到目标量时间更长。若禁食超过 2 周,则达到目标量之前的适应期还应适当延长。连续性泵输入的优点是输注速度慢,可最大限度地减轻胃肠道负担,利于营养物质的充分吸收。

重症患者往往存在胃肠动力障碍,喂养时容易导致胃潴留、呕吐和误吸。建议对不耐受经胃喂养或有反流和误吸高风险的创伤重症患者选择经空肠喂养。同时,抬高患者的头位可以减少误吸及其相关肺部感染。经胃喂养患者应严密检查其胃腔残留量,避免误吸危险。通常床旁 B 超测定胃排空功能,能够动态、客观评价胃残余量(gastric residual volume,GRV)。另外 6h 抽吸 1 次也是一种经济、安全的评估 GRV 的方法。如 GRV≤200ml,可维持原速度;如 GRV≤100ml,应适当增加输注速度;如 GRV≥200ml,应暂时停止输注或降低输注速度。也有指南提出在一次性推注喂养时,如 GRV≥上次喂养量 1/2 量时,应暂时降低喂养量。

(四)肠内营养支持的并发症及其防治

1. 胃肠道并发症 胃肠道并发症是行肠内营养支持时最常见的并发症。包括恶心、呕吐、胃排空延迟、腹胀、腹泻、便秘、肠痉挛等。其中以恶心、呕吐、腹胀、腹泻最为常见。据统计,在管饲患者中,恶心、呕吐的发生率为 10%~20%,腹胀、腹泻的发生率为 5%~30%。

2. 代谢并发症 水代谢紊乱、非酮症高渗性高血糖、肝功能异常等情况都可能发生。

3. 机械并发症 此类并发症主要与肠内营养输注管路的大小、质量、位置和效能有关,也与置管医师的手法和经验有关。要防治此类并发症,主要在于加强监测、优化护理、积累临床管理经验,做到早发现、早诊断、早处理。主要有:鼻咽部不适、鼻内糜烂坏死、鼻中隔脓肿、慢性及急性鼻窦炎、喉部水肿引起声嘶声哑、发声困难等,以及由于所置管道的压迫、创伤和胃食管反流容易引起食管炎、食管溃疡、气管食管瘘等。

4. 感染并发症

（1）误吸及吸入性肺炎：肠内营养支持中，肠内营养管的存在导致食管开口的持续开放，会使胃肠液误入呼吸道，发生误吸，多发生在行鼻胃插管后。发生误吸后，患者突然出现呼吸道炎症或呼吸功能衰竭，称为吸入性肺炎。临床表现为呼吸急促、心率加快，X线表现肺部浸润影。老年人由于退行性变和全身组织结构的萎缩，常有吞咽困难、咳嗽反射减弱，加之胃肠功能减弱、吞咽能力下降、食管肌群松弛，较大程度上增加了误吸和吸入性肺炎的发生。同时，由于老年人感觉的减退，对气管异物耐受性增加，使误吸不易被发现，增加了误吸引起吸入性肺炎的风险。

为预防误吸及吸入性肺炎的发生，应及时检查胃潴留情况，一般在肠内营养支持的过程中应每2~4h检查一次胃潴留情况，对于消化道功能稳定的患者，如发现胃潴留物多于200ml（鼻胃管喂养）或100ml（胃造瘘喂养），应密切观察，适当调整肠内营养制剂的用量和输注速率，必要时可暂停喂养，对症处理。同时，滴注或推注肠内营养制剂时应将患者置于半卧位，将床头抬高30°~45°，防止胃潴留及反流。另外，还需要及时检查鼻饲管管端的位置是否合适，因为置管后有时会因咳嗽、呃逆等反应而卷曲，管端可返入食管，从而引起呕吐，容易引发误吸或吸入性肺炎。对于合并呼吸道基础疾病者，应考虑置管于空肠或者经空肠造瘘输注肠内营养制剂。

一旦发现患者误吸，应立即停止输注肠内营养制剂，并尽快吸尽胃内容物，及时清理呼吸道内液体或固体异物，鼓励或诱导咳嗽，咳出气管内异物。为防止可能发生或已经存在的肺内感染，可适当给予抗生素，同时应用皮质激素消除肺水肿。

（2）输注器具及营养液污染：配制、输注肠内营养制剂的容器和管道等器具的污染也可能造成患者感染，应注意配制中的无菌操作、定期更换输注器具。配制好的营养液应放入4℃的冰箱保存，并在24h内使用完毕。

5. 精神心理并发症　鼻胃置管为肠内营养支持的最常用方式，但部分患者不易接受，或一段时间后耐受力下降。首先，由于鼻胃管的存在，患者习惯经口呼吸，引起口干、流鼻涕，引起机体水分丢失较多。其次，由于营养液未经口服，或患者丧失味觉，引起对肠内营养支持的耐受力下降。另外，由于不能如常进食，患者失去咀嚼食物、吞咽食物的感觉，限制了咀嚼运动，由于条件反射的存在，见到食物后会有饥饿感。为了防止或延缓此类并发症的发生，应鼓励患者用鼻呼吸，尽可能地改进置管的方式和所用管路的质量，在肠内营养制剂中添加佐料，增加其味道和口感，并在病情允许时鼓励患者进行咀嚼运动，鼓励离床锻炼，满足心理需求，尽可能缩短置管和肠内营养支持的时间。

6. 再喂养综合征　长期或不适当的肠内营养支持出现的特殊并发症之一。

（1）定义：再喂养综合征（refeeding syndrome，RFS）是指机体经过长期饥饿或营养不良，重新摄入营养物质导致以低磷血症为特征的电解质代谢紊乱及由此产生的一系列症状。

（2）危险因素：由于再喂养综合征发生的基础源于患者处于饥饿、长时间摄入不足或严重营养不良，故营养不良是再喂养综合征发生的高危因素之一。主要的参考指标包括BMI、近期体重变化、营养素摄入量和血液电解质指标。除了这些营养相关指标，各种可能引起营养不良的疾病也是应该考虑的高危因素，包括：神经性厌食症、炎性肠病、恶性肿瘤、肺结核及严重创伤等可能导致体重丢失的疾病。其中，饥饿状态超过7~10d，即有可能发生RFS。

（3）临床表现：RFS的临床症状缺乏特异性。其较突出的生化改变表现为"四低一高"：即低钾血症、低镁血症、低磷血症、低维生素B_1和高血糖。其中，低钾血症导致的瘫痪、麻痹、呼吸抑制、肌无力和心脏骤停是 RFS 致死的主要原因,而低镁血症更加剧了低钾血症导致的血管收缩和组织缺血缺氧。此外,由于磷是细胞遗传物质和代谢中间产物的重要组成部分,血磷降低会引起肌膜崩解、横纹肌溶解和溶血性贫血。严重的血磷降低会诱发代谢性酸中毒,加剧 RFS 的发生。维生素 B_1 的缺乏会加剧乳酸的积聚和代谢性酸中毒,导致呼吸衰竭、充血性心力衰竭和内侧丘脑功能受损,而神经系统缺乏维生素 B_1 会导致神经传导受阻,典型表现为上升性对称性感觉、运动、反射障碍和记忆障碍。饥饿期的长期低血容量、细胞内 ATP 过度消耗导致心脏萎缩、心动过缓、心排血量降低。实施营养支持后,补液过度导致水钠潴留、机体内磷总量不足、心肌细胞 ATP 合成不足、心功能失代偿,引发体循环和肺循环衰竭。

（4）预防方法:①筛查和评估存在再喂养综合征发生危险因素的患者;②启动营养治疗前检查电解质水平,纠正电解质紊乱,必要时可延迟营养治疗 12~24h;③可以经验性补充磷、钾、镁、维生素 B_1、复合维生素 B;④检查 ECG。ESPEN 指南中建议,患者的启动能量应该从 10kcal/（kg·d）开始,缓慢地添加到 15kcal/（kg·d）,其中 50%~60% 的碳水化合物,30%~40% 的脂肪以及 15%~20% 的蛋白质。谨慎地补充钾 [2~4mmol/（kg·d）]、磷 [0.3~0.6mmol/（kg·d）]、钙和镁 [静脉 0.2mmol/（kg·d）,或者口服 0.4mmol/（kg·d）],治疗开始的 2 周后再根据电解质情况进行适时调整。再喂养综合征常常伴有维生素和微量元素的缺乏,故需要进行适当的补充,特别是维生素 B_1。当患者重新得到葡萄糖供能时,机体对维生素 B_1 的需求相应增加,必须予以适当补充。

7. 高碳酸血症　营养治疗期间血液中 $PaCO_2$>45mmHg 以上者称为高碳酸血症。单纯的过度喂养引起的高葡萄糖负荷或合并慢性阻塞性肺气肿、急性呼吸窘迫综合征、肺组织广泛纤维化、神经肌肉病变和中枢神经系统损伤、麻醉过深、镇静过度等情况下容易导致高碳酸血症。临床表现常伴有头痛和瞌睡,严重时可出现呼吸性酸中毒,转变为过度通气、抽搐、昏迷并最终死亡。在积极防治原发病的前提下,合理选择肠内营养、肠外营养的用量及营养比例,同时适当供氧,增加肺泡通气量,以利于二氧化碳经呼吸道排出。由于使用碱性药物治疗高碳酸血症有可能导致 $PaCO_2$ 进一步增高,加重高碳酸血症的危害,因此,应谨慎使用碱性药物。

二、创伤患者肠外营养支持

肠外营养（parenteral nutrition,PN）指无法经胃肠道摄取营养或摄取营养物不能满足自身营养代谢需要的患者,通过肠道外通路（即静脉途径）输注包括氨基酸、脂肪、碳水化合物、维生素及矿物质在内的营养素,提供能量,纠正或预防营养不良,改善营养状态,并使胃肠道得到充分休息的营养治疗方法。

（一）治疗分类

根据患者营养需要满足的程度,可将肠外营养分为完全肠外营养（total parent nutrition,TPN）和部分肠外营养（partial parent nutrition,PPN）。前者是指患者需要的所有营养物质都由静脉途径输入;后者则只是部分输入,其余部分营养物质可能通过经肠途径（口服或管饲）补充。

肠外营养是营养支持的重要途径。对于合并肠道运动、消化、吸收、分泌功能限制等明显肠功能障碍,或由疾病、严重创伤、腹部手术后等原因导致的消化道梗阻和分泌吸收障碍的危重患者而言,肠内营养难以实施或给予不足,肠外营养则成为营养支持的主要途径。近年来,在危重病的治疗中,肠外营养支持的作用日益明显,已成为某些疾病（如肠外瘘、重症胰腺炎、腹部大手术、腹部严重创伤等）的主要治疗手段之一。但是由于肠外营养治疗大多需要有创操作,容易引起感染等严重并发症的发生,因此,对于不得不采取肠外营养的患者,要尽量缩短肠外营养时间,一旦肠功能开始恢复,应立即给予肠内营养或尽早应用

EN-PN 联合营养支持。

（二）肠外营养支持的适应证和禁忌证

1. 肠外营养支持的适应证　胃肠道功能障碍或衰竭是选择肠外营养支持的基本适应证。胃肠功能障碍或者任何原因引起的严重营养不良，而肠内营养不能满足患者能量及营养素需要的患者，均建议进行肠外营养。

（1）胃肠道梗阻：食管癌、贲门癌、幽门梗阻、高位肠梗阻、新生儿胃肠道闭锁等。

（2）胃肠道吸收功能障碍：短肠综合征（广泛小肠切除后）、消化道瘘、放射性肠炎；严重腹泻、顽固呕吐。

（3）重症急性胰腺炎。

（4）严重的分解代谢状态：大面积烧伤、严重的复合伤、感染等。

（5）肠道炎性疾病：溃疡性结肠炎、肠结核等。

（6）接受大剂量放、化疗的严重营养不良的肿瘤患者。

（7）重要脏器的功能不全：心肺功能不全、肝功能不全、肾功能不全。

（8）大手术、创伤的围手术期：PN 可减少合并严重营养不良患者的术后并发症。严重营养不良患者需在术前进行 7~10d 的营养支持治疗，预计大手术后 5~7d，胃肠功能不能良好恢复者，应在术后 48h 内开始肠外营养支持。

2. 创伤患者（包括脓毒症患者）营养支持的推荐意见

（1）具有 A 类证据的适应证推荐：

1）营养风险筛查（nutritional risk screening 2002，NRS2002）评分大于等于 3 分，即有营养不良风险者，需要进行营养支持。

2）连续 5~10d 无法通过经口摄食以达到营养需要水平的危重症患者，应当实施营养支持。

3）有营养不良风险的腹部创伤、手术后、大手术围手术期患者应首先考虑肠内营养支持，确认无法实施，再选择行肠外营养支持。

4）头面部创伤的患者应尽早开始临床营养支持，首选肠内营养支持，其次为肠外营养支持和肠内营养-肠外营养联合支持。

（2）具有 B 类证据的适应证推荐：急性期肠瘘、无法一期恢复的腹部创伤及短肠综合征患者，在经口摄食或行肠内营养支持无法达到营养需要水平的患者，应尽快及早给予肠外营养支持。

3. 肠外营养支持的禁忌证　经过多年的临床实践和对肠外营养的应用范围及并发症的发生和处理的研究，目前认为应用肠外营养的禁忌证有：严重循环、呼吸衰竭，严重水、电解质平衡紊乱，肝、肾功能衰竭等。

4. 下列情况应慎用肠外营养支持

（1）对于治疗目的不明确，或已确定为不可治愈、无存活希望者，不应继续盲目延长肠外营养支持治疗。

（2）心血管功能或严重代谢紊乱需要控制者。预计实施肠外营养治疗可能引发并发症的危险性远大于其可能带来的获益者。

（3）原发病需要立即进行手术者。

（4）患者胃肠道功能基本正常或已可耐受肠内营养者。

（5）患者一般状况良好、病情稳定、预计只需短期肠外营养支持、需要的时间少于 5d 者。

（6）脑死亡或临终或不可逆昏迷。

（三）肠外营养制剂的成分和组成

将人体所需的营养素按一定比例、通过静脉滴注直接输入体内的营养制剂称为肠外营养制剂。通过合理输注肠外营养制剂，患者不需胃肠道的消化过程，即能获得足够的能量及组织合成与修复所必需的氨基酸、脂肪酸、维生素、电解质和微量元素，从而维持良好的营养状况，增强免疫功能，促进伤口愈合，加速机体修复、度过危重病程。

肠外营养制剂的成分包括机体所必需的六大营养物质：糖类、脂肪、氨基酸、维生素、电解质（包括微量元素）及水。肠外营养制剂的基本要求包括无菌、无毒、无热原；适宜的 pH 和渗透压；良好的相容性、稳定性、无菌无热原包装等。

1. **糖类**　葡萄糖是机体最主要的能量底物，是肠外营养液中添加的唯一糖类。能被机体的所有器官利用，并且是某些重要器官和组织（大脑和红细胞）的唯一能源物质，同时由于其来源方便、价廉、几乎无配伍禁忌、输入体内后还有明显的节氮效果，一直是配制肠外营养制剂的首选能源物质，在临床上应用广泛。

目前，常见肠外营养制剂的葡萄糖浓度有 5%、10%、25%、50% 等。机体利用葡萄糖的能力有一定限度，对于创伤患者而言，最大剂量最好不超过 300~400g/d，因为过量输入后会引发高血糖、尿糖，甚至高渗性非酮症性昏迷等糖代谢紊乱症状，或在体内转化为脂肪，沉积于器官组织内（如肝脏），影响其功能。高浓度的葡萄糖制剂渗透压较高，经外周静脉输注时容易引起周围静脉血栓性静脉炎，应选择经中心静脉导管缓慢输注。

糖类的代谢和利用必须依赖胰岛素，创伤患者机体处于应激状态下，葡萄糖的转换率显著提升（2~3 倍），胰岛素分泌受抑制，组织对胰岛素产生抵抗，胰高血糖素、儿茶酚胺、可的松及生长激素分泌增加，表现为对于输入的葡萄糖的耐受性和利用性下降，更容易发生糖代谢紊乱。因此，对于需要大量输注葡萄糖，特别是需要输注高浓度葡萄糖液的患者，应着重注意补充胰岛素，一般用量可从每 8~10g 糖加 1U 胰岛素开始，并且监测血糖、尿糖指标，作出相应调整。相对于单纯使用葡萄糖液，合用葡萄糖与脂肪乳剂作为能源，可以有效避免糖代谢紊乱的发生，因而通常肠外营养建议是由葡萄糖和脂肪以双能源的形式提供。

2. **脂肪**　脂肪的营养价值主要是提供必需脂肪酸和能量。肠外营养中的脂肪成分以脂肪乳形式存在。常见的脂肪乳剂浓度有 10%、20%、30% 等，一般提供总能量的 30%~50%。其中 20% 浓度的制剂中所含磷脂量与等容量 10% 浓度制剂相同，而所含能量加倍。因此，为避免摄入高磷脂可能引发的机体脂代谢异常，可使用 20% 浓度的脂肪乳剂提供能量。此外，此浓度的制剂更适用于液体量受限制患者，如心、肾功能不佳及肺、脑水肿等患者。

脂肪乳剂的单独输注速度不宜过快，10% 脂肪乳剂 500ml（含甘油，渗透压为 300mOsm/L，可供能 550kcal）或 20% 脂肪乳剂 250ml（含甘油，渗透压 350mOsm/L，可供能 500kcal/L）均需输注 6h 或以上。目前推荐通过全营养混合液（all in one）方式输注脂肪乳剂提供能量，不仅能预防必需脂肪酸缺乏，还能减少葡萄糖摄入。但是不同患者对不同脂肪乳的廓清能力存在差异，故其摄入量和输注速度需根据具体情况决定。不推荐高甘油三酯血症（TG>11.4mmol/L）患者使用脂肪乳，血甘油三酯轻度升高者慎用。输注脂肪乳时需注意调节输注速度，输入太快可能出现急性反应，如发热、畏寒、心悸、呕吐等。通常 10% 溶液在最初 15~30min 内的输入速度不要超过 1ml/min，30min 后可逐渐加快，并通过监测血甘油三酯水平调整。经过 30 余年的临床试验与观察总结，应用合理的脂肪乳剂安全性较高，无毒，无不良反应，可长期使用。但是需要注意的是，严禁在脂肪乳剂中直接加入高浓度的电解质和其他多种药物（如肝素等），否则可能影响脂肪微粒的稳定性。

目前临床上应用的脂肪乳剂多以 LCT 或 MCT 为主，但是单独使用 LCT 时，会因辅助因子左卡尼汀（肉碱）的内源性合成不足而产生利用障碍；而单独使用 MCT 时，会因其不含亚麻酸和亚油酸而引发神经毒性和不良反应。因此，为弥补 LCT 和 MCT 分别使用的缺陷，新一代脂肪乳剂多以 1∶1 LCT/MCT 混合而成。同时，为使 LCT 和 MCT 能被均匀使用，产生结构脂肪乳剂，在制作脂肪乳剂的过程中，多需添加不饱和脂肪酸。它可以直接渗入细胞膜和磷脂成分中，改变细胞间的相互作用与相关释放调节物质的能力。多不饱和脂肪酸主要分为 n-3 和 n-6 两类，而前文提到的亚麻酸即是 n-3 的一种，而亚油酸者属于 n-6。

3. 氨基酸　氨基酸是构成机体蛋白质的基本单位，也可以合成其他生物活性物质，或通过分解释放能量，是机体主要的氮源。正常构成人体蛋白质的氨基酸有 20 种，分为必需氨基酸（essential amino acid，EAA）和非必需氨基酸（non-essential amino acid，NEAA）。必需氨基酸是指体内不能合成或合成速度不能满足机体需求，必须由外界获得的氨基酸，共有 8 种；非必需氨基酸可以由必需氨基酸转化而来。而在疾病状态下，一些非必需氨基酸的体内合成速度不足以满足机体需要，而必需外源性供给，成为条件必需氨基酸，如精氨酸、组氨酸、谷氨酰胺、牛磺酸等。氨基酸的必需与非必需仅仅以人体能否合成而分，就营养价值和体内代谢需要而言，两者都是必不可少的。适当摄入非必需氨基酸，就可不必通过必需氨基酸转化获得，从而减少必需氨基酸的需要量，减轻机体代谢负担。因此，肠外营养制剂应合理搭配必需氨基酸、非必需氨基酸和条件必需氨基酸的含量。

临床还可以通过输注白蛋白、血浆或全血提供氮源，但是由于其在体内的半衰期长，利用缓慢而不充分，诱发疾病的风险高，且价格贵，因此，不作为危重患者长期补充氮源的首选。相比之下，平衡复方氨基酸配方较为合理，是最理想的氮源。肠外营养制剂中常用的氮源为结晶氨基酸，由 8 种 EAA、6~10 种 NEAA、组氨酸和精氨酸构成，其氨基酸之间的相互比例是以鸡蛋蛋白或人乳的氨基酸模式作为参照。其中所含 NEAA 种类丰富且足量，EAA 和 NEAA 的比率（E/N 比率）较佳，一般为 1∶（1~3）。浓度较高（11.4%）的复方氨基酸液可以较少的容量提供较多氮量。同时，复方氨基酸中含氨量极微，有效避免了输注后高血氨症的发生。

此外，对于应用肠外营养制剂的创伤患者，应注意补充精氨酸和谷氨酰胺。有证据显示，精氨酸强化的营养支持可改善肠外营养支持时肠黏膜形态和功能，预防肠黏膜废用性损伤，减少细菌移位。而在严重应激时，患者体内自身合成的精氨酸有限，必须外源强化补充。谷氨酰胺可以促进氮平衡，同样也具有保持肠黏膜完整，防止细菌移位和肠道毒素入血的作用。对于危重、需长期依赖肠外营养支持的患者，选择使用含有谷氨酰胺的复方氨基酸溶液较使用普通平衡型氨基酸混合液疗效更佳。但是由于谷氨酰胺的水溶液不稳定，目前肠外营养使用的商品氨基酸混合液均不含谷氨酰胺，而肠内营养制剂中一般均含有此成分。现已有用于肠外营养支持的谷氨酰胺浓缩液问世，且已逐渐应用于临床。

除了以上广泛的氨基酸液配方，对有些特殊疾病可选择特殊的氨基酸配方进行治疗。例如：①对于严重创伤、感染应激等患者，为应对机体的高代谢状态，可选择富含支链氨基酸（branched chain amino acid，BCAA）的氨基酸配方，更利于白蛋白的合成。标准的肠外营养氨基酸液中的 BCAA 含量通常为全部氨基酸的 20% 左右，在严重创伤、感染等应激患者的营养支持中，BCAA 的含量为总氨基酸的 30%~45% 较为适合；②对肝病患者，为预防和治疗肝性脑病，应选择含有高 BCAA，低芳香族氨基酸（aromatic amino acid，AAA）和蛋氨酸氨的氨基酸配方。此配方能快速纠正肝病患者血浆氨基酸谱的失调，使 BCAA/AAA 的比值接近正常，加速肝性脑病患者的苏醒。

4. 维生素　肠外营养使用维生素液多为复方制剂，每支（通常 10ml）制剂所含有的各种维生素为成年人每日需要量，使用方便。处于应激状态（手术、创伤、烧伤）的危重患者，维生素的需要量可显著增加。机体内无水溶性维生素储备，行肠外营养支持患者应每日常规给予；由于多种水溶性维生素受日光照射会变性降解，因此使用时应注意避光。对于机体内有一定储备的脂溶性维生素，短期禁食行肠外营养支持者可暂时不给，但较长时间的肠外营养建议给予脂溶性维生素。实际上，新的观念建议，只要给予肠外营养，就常规给予水溶性维生素及脂溶性维生素。最近研究发现，在营养不良的患者中，维生素 D 的缺乏十分普遍。

5. 微量元素　虽然机体对微量元素的需要量极少，但它们具有特殊的、不可替代的重要功能，在行肠外营养支持时应予以补充。对于接受全肠外营养支持 4 周以上的患者，必须供给微量元素。常用的复方微量元素制剂内含有成年人每日正常需要量，包括铁、锌、锰、铜、铬、硒、铂、氟、碘等。但对某些特殊患者（如烧伤患者，或伴有肠瘘的患者）须额外增加，给予的剂量必须适应患者的排泄量（如肾衰患者）。

6. 电解质与水　可用于肠外营养制剂的电解质溶液品种很多，如林格液、0.9% 氯化钠、10% 氯化钠、10% 氯化钾、10% 葡萄糖酸钙和 25% 硫酸镁等，必要时也可应用碳酸氢钠、乳酸钠、谷氨酸钾等。此外，磷元素与能量代谢和蛋白质的合成密切相关，也是多种酶的主要组成成分，而多种电解质溶液中均不含磷，单纯使用肠外营养支持时容易忽视补磷导致发生低磷血症。通常情况下，每供能 1 000kcal，需额外补充磷 10mmol。目前，市场上有专门用于肠外营养支持的磷制剂，其每支容量 10ml，含磷 10mmol，不同于普通磷制剂，不会溶出玻璃容器中的铝，在配制肠外营养全合一混合营养液时，也不会与钙发生反应产生沉淀。

成人每日电解质需要推荐量：钠 80~100mmol，钾 60~150mmol，镁 8~12mmol，钙 2.5~5mmol，磷 15~30mmol。需要注意的是，患者每日的电解质溶液补给量不应该是固定不变的，除了供足每日正常的需要量和额外丢失的估计量以外，应该按照病程不同、疾病状态、测定的血、尿等丢失液的统计量和定期的检查指标，随时调整电解质溶液的供给量，以防患者体内的元素水平失衡。

液体量应根据患者每日情况计算提供。需综合评估患者心脏、肾脏功能，密切关注体重变化、出入量平衡（包括经口或经静脉补充的液体和尿量、其他途径液体丢失等情况），监护患者是否存在脱水、水肿或腔内液体积聚。高热量摄入、发热、大量出汗、腹泻、烧伤、外科引流等情况下，机体对水的需要量增加；心、肾功能不全时，常需限制液体供给。

（四）肠外营养制剂的选择与配制

1. 选择营养物质的原则　随着营养学的发展和临床实践的总结，人们发现，对于外科危重患者而言，以往的"静脉高营养"并不是最科学的，认为静脉营养（胃肠外营养）是作为肠内营养不能实施或不足时采取的营养支持措施。因为过多的营养摄入与营养摄入不足对患者同样有害。因此，应根据病程长短、疾病状态、实验指标等合理选择营养素配比，并及时加以调整。

（1）能量平衡：肠外营养支持中给患者提供充足且适当的能量是关键问题。研究发现，能量平衡与危重患者的死亡率直接相关，能量摄入不足会导致机体衰竭，能量过剩会导致严重的代谢紊乱。对于危重患者的肠外营养支持,最初的目标不应是追求过高的能量和氮源,而是仅供给适当的能量和蛋白质,用来维持机体现有细胞总体的代谢消耗,尽量减少机体蛋白质的进一步丢失。目前认为,所供给的能量为机体实测的静息能量消耗值的 1.2~1.5 倍值即可有效维持创伤应激患者的能量平衡,改善营养不良者的营养状态。充足的非蛋白热量(non protein caloric,NPC)是指全营养混合液中葡萄糖与脂肪所提供的能量,这对蛋白质的有效利用十分重要。危重患者的最佳热氮比(非蛋白热量)率为 100:1。

（2）供能来源:供给的氮源主要用来维持机体的瘦体重以及合成功能蛋白,但是此过程中需要有能量的参与。能量的来源为糖类和脂肪,主要有葡萄糖和脂肪乳剂两种。其中葡萄糖来源丰富、廉价、节氮效应佳,是临床应用最广泛的供能物质。但是大量使用高渗葡萄糖作为单一供能物质会产生不良反应,包括:静息能量消耗增加、高血糖及高渗性并发症、机体代谢产生较多二氧化碳加重呼吸肌负荷、引发或加重肝功能损害等。

脂肪乳剂是目前认为较为理想的一种供能物质,它具有等渗、能量密度大,以及富含必需脂肪酸(essential fatty acid,EFA)等特点,但是,由于其没有良好的节氮效果,全部依靠大量脂肪乳剂作为能源也不是理想的选择。因此,最佳的能量配方应是脂肪乳与葡萄糖合用,这样可以以较少的容量提供更多的能量,并且改善氮平衡。创伤患者的理想能源物质配方为:肠外营养制剂中非蛋白能量来源,糖与脂肪乳剂的比例为 3:2。

2. 肠外营养制剂的配制　为了保证输入的多种营养素可以更好地被机体利用,应将各种营养素同时输入。"全合一"(all-in-one,AIO)的肠外营养或全营养混合液(total nutrients admixture,TNA),被各国相关学会强烈推荐。全合一是指在输入前,将各种营养物质混合一起(如混合于"三升袋"中)后静脉输注。

（1）TNA 液的优点

1）各种营养物质混合均匀,同时输入体内,可以更好地被机体利用。

2）各种营养物质混合后相互稀释,降低浓度,有效避免了与高浓度葡萄糖输注相关的并发症,减少了脂肪乳剂输注过快引起不良反应的风险,减少胰岛素用量,增加了经外周静脉行肠外营养治疗的机会。

3）简化了肠外营养支持的步骤,减少多瓶输注系统的污染风险,减少静脉输注管道、注射器和接头的消耗,方便监护管理。

4）输注使用的由高分子材料制作而成的大容器(无毒聚氯乙烯、醋酸乙酯为原料的 3L 输液袋),输液时无需空气进入产生压力,避免了营养制剂被污染,防止气栓的发生。

但是,TNA 唯一的缺点是无法从已经配制好的营养袋中去除已加入的物质。

（2）TNA 液的配制方法:TNA 的配制过程应遵循无菌操作规范,应在备有层流装置的超净工作台上进行,或在经紫外线空气消毒后的洁净专用小室内进行。

配制过程应按以下程序:

1）将备好的无磷酸盐的电解质、微量元素、需要额外添加的胰岛素逐次加入氨基酸溶液中,充分混匀;

2）将含磷酸盐的电解质加入葡萄糖溶液中,混匀;

3）将水溶性维生素和脂溶性维生素加入脂肪乳剂中;

4）将以上三瓶含有添加剂的氨基酸溶液、葡萄糖溶液和脂肪乳剂分别经专用 TNA 容器(3L 输液袋)

的三个输入口按照先葡萄糖溶液和氨基酸溶液、后脂肪乳剂的顺序混入；

5）需要特别注意的是,TNA 液的配制应不间断地一次性完成,并不断摇动容器使之混合均匀。

6）TNA 液的配制标准一般为:总容量>1.5L,其中氨基酸、葡萄糖、脂肪乳的容量比为 2∶1∶1 或 2∶1∶0.5,且混合液中葡萄糖的最终浓度应为 10%~20%。

（3）TNA 液使用的注意事项:配制好的 TNA 液应在 24h 内使用,暂不使用时应置于 4℃环境恒温保存。由于肠外营养制剂内营养成分较多,各营养素的保质条件不尽相同,营养素之间也可能存在潜在的配伍禁忌,长时间混合放置容易变质,失去营养效用。

以下几点需要特别注意:

1）脂肪乳剂的物理性质不稳定,易受溶液 pH 值、氨基酸浓度、葡萄糖浓度、电解质浓度、脂肪乳脂肪酸种类及影响脂肪乳脂质过氧化等因素影响。

2）糖类与某些氨基酸混合后可以分解。

3）空气中的氧气、包装材料的空气透过率、光照等多种因素都会加速维生素的降解,尤其是一些极不稳定或极易被氧化的维生素,如维生素 A、C、E 等。其中,维生素 C 是 TNA 中极不稳定的一个成分,极易氧化,一般在混合后几分钟内就损失 10%~30%,并随着时间推移含量持续下降。而微量元素与多种维生素的混合有潜在的较高的不相容性,会降低 TNA 混合液的稳定性。

4）不良的外界条件,如存放时间过久、温度过高、光线照射等也会导致营养素分解失效。

因此,肠外营养制剂均为现配现用。为简化配制操作,某些药厂设计制造双腔和三腔肠外营养支持专用输液袋,分别装有内含微量元素和维生素的糖类溶液、氨基酸溶液和脂肪乳剂,中间用薄膜隔开,不相接触。使用时只需稍加挤压,即可推开隔膜混为一体,配制方便,使用简单,保存时间较长。

（五）肠外营养支持的路径及使用

1. 肠外营养支持的路径

肠外营养支持的路径主要有经外周静脉导管（peripheral venous catheter,PVC）、中心静脉导管（central venous catheter,CVC）、经外周静脉的中心静脉置管（peripheral inserted venous catheter,PICC）和手术建立的动静脉内瘘（internal arteriovenous fistula,AVF）等实施。其中通过外周静脉实施的肠外营养称外周静脉营养（peripheral parenteral nutrition,PPN）,经 CVC 或 PICC 实施的肠外营养称中心静脉营养（central parenteral nutrition,CPN）。

（1）外周静脉营养:过去,由于高渗性营养液经外周静脉输注时,会在短期内诱发血栓性静脉炎,因此,CVC 一直是传统上实施肠外营养支持的必需途径。但是,随着 CVC 技术在临床上的推广应用,与置管技术相关的一系列高危并发症屡见不鲜,如气胸、血胸、臂丛神经损伤及空气栓塞、严重和不易控制的导管脓毒症等,大大增加了与疾病本身无关的并发症的发生率和死亡率。目前认为,如果患者病情只需 15d 或以下的肠外营养支持,应首选 PPN 作为静脉通路,但是当机体处于高分解代谢状态,如创伤、感染早期等,需要供给大量能量及蛋白质时,或是存在高输出肠外瘘时,PPN 则不适用,甚至是绝对的禁忌证。

外周静脉途径输液需 1~2d 更换一次输液部位。因此,当患者需要 2~3 周的输液治疗时,输液部位的选择可按手背、前臂、上臂的顺序进行;如果仅需要 3~5d 的输液治疗,并且有多条静脉选择时,可以直接选择前臂非主要的静脉进行穿刺。合适的导管材料和型号对于 PPN 而言也是必需的。目前,临床上较常用的有 23G 的硅橡胶（silicon rubber）导管和 22G 的聚亚胺酯（polyurethane,PUR）导管,而后者具有不易变形、柔韧度适中、对静脉刺激小、有抗血栓功能,并且在相同的外直径下,具有相对较大的内径等特点,能更好地满足 PPN 支持的需要。

（2）中心静脉营养：CPN 是指肠外营养经由中心静脉导管（CVC）输注。CVC 是指末端位于大静脉的任何静脉导管，由于腔内血流量比外周静脉大，即使以 2~3ml/min 的速度输注 500mOsm/L 的营养液，也可以被中心静脉内 2~5L/min 的血流快速稀释。因而，CVC 可用来输注高渗或刺激性溶液，而不会对血管壁造成伤害。CVC 适用于需要长期实施肠外营养支持的患者或处于严重高分解代谢状态（大面积烧伤、多发创伤、大范围手术、感染、大剂量放疗、化疗等）时期的患者，用于短期内输注大量高渗性营养制剂，纠正分解代谢，恢复正氮平衡。

CVC 多选用右锁骨下静脉穿刺或右侧颈内静脉穿刺，必要时可选择左侧锁骨下静脉穿刺。对于胃肠道衰竭的危重患者，CVC 营养支持无疑起到了挽救生命的作用。然而近年来，对于长期 CVC 支持而引发的相关并发症也逐渐受到重视。有相关数据显示，在每年接受 CVC 支持的患者中，有超过 15% 的患者发生了中心静脉插管相关并发症，如穿刺造成的肺与胸膜损伤、动脉及静脉损伤、神经损伤、胸导管损伤、纵隔损伤、心脏并发症、空气栓塞和导管相关性感染等。其中因穿刺技术及医疗器械使用不当引起的不良事件发生率为 5%~19%，感染相关发生率为 5%~26%，血栓性静脉炎发生率为 2%~26%。由此可见，CVC 支持的风险较高，应该权衡利弊，谨慎选择，并且在熟练掌握相关局部解剖及操作技术的基础上，进行无菌操作，有效避免插管相关并发症的发生，减轻患者经济与精神负担。

（3）经外周静脉的中心静脉置管营养：PICC 是指经外周浅静脉穿刺置管，将导管末端随体静脉走行送入上腔静脉内，形成经外周静脉穿刺而制剂由中心静脉进入循环的输液系统，常规选择右侧肘部的头静脉、贵要静脉或正中静脉作为穿刺点。

PICC 的导管直径较细，强度较高，机体排异性较差，可以在体内保存数周至数月不等，与 CVC 相比较，减轻了患者因长期输液或输注高渗性、刺激性制剂对血管造成损害；同时较 CVC 置管操作简易、插管过程舒适、容易固定，保存时间长且不需严格限制上臂及颈部运动，提高了患者的舒适度和满意率，很少发生气胸、血胸或空气栓塞等高危并发症，方便插管后的监护与管理，是一条安全、快捷、效果良好的静脉输液途径。但应注意的是，当预定的穿刺部位有感染、损伤等，穿刺侧有外伤史、血管外科手术史、放射治疗史、静脉血栓形成史、肘部血管条件差无法定位穿刺点，或同侧乳腺癌根治术后，以及出血性疾病或终末期肾脏疾病的患者，均应禁止使用 PICC 作为肠外营养支持的途径。

虽然 PICC 置管营养支持的并发症发生率很低，但是由于导管本身引起的血栓性静脉炎仍不可避免，特别是导管途经的静脉微血栓的形成、脱落往往会诱发一系列严重的并发症。1946 年，Virchow 提出血栓形成的主要因素有三方面，分别是：血液高凝状态、静脉内膜损伤和静脉血流迟缓。在 PICC 实施中，导管途经静脉血管内膜的损伤是血栓形成最常见和最重要的原因。目前，临床应用 PICC 导管的制造原材料主要有聚氯乙烯（Polyvinylchloride）、聚乙烯（Polyethylene）、聚四氟乙烯（Teflon）聚亚胺酯（Polyurethane）、硅橡胶（Silicon rubber）及凡纶（Vialon）等。其中，用于实施肠外营养支持治疗时，应用聚乙烯类导管，血栓性静脉炎的发生率可高达 70%，硅橡胶导管的发生率约为 20%，而应用细孔径的硅橡胶制导管，可将血栓性静脉炎的发生率控制在 5% 以下。

（4）手术建立的动静脉瘘：AVF 是动脉与静脉之间存在的异常通道，动脉血液未经外周毛细血管网进行周围组织灌注的过程而直接汇入静脉。此时，动静脉瘘下游的组织会因有效血流灌注不足而导致缺血坏死。动静脉瘘有先天性和获得性（刀枪伤、肢体压戳伤以及外科手术建立的动静脉瘘血管通道），此处所述仅以手术建立的 AVF 为限。

AVF 是目前肠外营养支持较安全的方式,适用于需要长期肿瘤化疗以及肠外营养支持治疗,或无法实施中心静脉置管的患者,也是家庭肠外营养(home parenteral nutrition,HPN)等需要长期或永久接受肠外营养支持患者的肠外营养实施途径。通常选用远离心脏的血管,以减轻心脏负担。最常选在前臂腕关节以上约 5cm 的桡动脉与头静脉之间,或肘窝以上约 5cm 的肱动脉与头静脉之间做侧-侧吻合,必要时也可以选用腹壁下动-静脉或股动脉-大隐静脉进行。吻合口控制在 3cm 左右,吻合完毕后,静脉应立即有随心跳的搏动,并可扪及猫喘,表示血流通畅。AVF 手术成功后 1 周即可使用。正常肱动脉的血流量为 85~110ml/min,成功建立 AVF 后,血流速度即可增加至 400~500ml/min,术后 1 个月内增加至 700~1 000ml/min,此时,动静脉血管均出现管腔膨胀和延展、管壁增厚,尤以静脉改变较为明显,使得外周静脉能良好耐受大流量的血液增流灌注,相应降低管壁所承受的血流剪应力。

AVF 建立后必须着重做好日常护理,从而有利于治疗的顺利进行,避免血栓、感染、脓毒症、感染性心内膜炎或扩张性心力衰竭等并发症的发生。以下几项措施有助于保护 AVF 的血管通道:注意长期保持瘘管周围皮肤的清洁;每日应检测瘘管侧血管的脉搏;避免瘘管被戳伤或割破;避免使用建立瘘管的前臂测量血压或抬举重物与受压;保证所建瘘管仅用于一种治疗;每次治疗前均应仔细检查血管是否通畅。除此之外,AVF 建立后虽然可以维持较长一段时间的肠外营养支持,但是长时间的动静脉分流,会导致肢体末端组织缺血缺氧,出现坏死和肌肉萎缩,建立瘘管的肢体出现明显肿胀增粗。

2. 肠外营养制剂的输注方法

(1)持续输注法:将 1d 内预计输入的肠外营养制剂在 24h 内匀速输注,最好选用输液泵。优点有:由于能量、氮源及其他营养素的供应状态持续且均衡,胰岛素的分泌较为稳定,控制输注速度的变动范围不超过 ±15%,以免患者血糖值出现较大波动。但由于血清胰岛素同样持续处于高分泌、高水平状态,促进了脂肪合成和糖原合成,阻止了脂肪分解供能,可能会出现肝大和脂肪肝,偶尔出现肝酶和胆红素水平升高。

(2)循环输注法:将 1d 内预计输入的肠外营养制剂在 12~18h 内输入,可以有效预防或治疗持续输注可能引起的肝毒性,并且通过减少输注时间,恢复患者白天正常活动,适当提高生活质量。此法适用于已稳定地接受持续肠外营养支持及预计需要长期给予肠外营养支持的患者,更适用于家庭肠外营养支持的实施。但前提条件是,患者有良好的心血管功能以适应输注期间大量增加的液体容量。对于创伤早期、感染或代谢亢进的患者,由于其分解代谢持续进行,为保证充足的营养供应,应尽量选用持续输注法。

(六)肠外营养支持的并发症

1. 导管相关性感染　常见于肠外营养支持长期置管患者,由于导管的放置不可避免不同程度地破坏了皮肤、黏膜屏障,不规范的导管放置操作、消毒措施不够完善、置管时间过长、护理操作不科学等综合因素的影响,导管相关性感染(catheter-related infections,CRI)的发生率不断增加,包括局部感染、导管相关血性感染也称导管相关性脓毒症(catheter-related bloodstream infections,CRBSI)、感染性血栓性静脉炎、心内膜炎以及其他迁徙性感染如肺脓肿、脑脓肿、骨髓炎、眼内炎等。其中 CRBSI 的发病率最高,后果也最为严重。

2. 肠外营养相关性肝病　随着肠外营养支持在临床中的广泛使用,相关并发症也日渐增多,其中肠外营养使用者的肝损害逐渐受到重视。有研究发现,肝损害的发生率随着肠外营养支持的时间延长而相应增高。肠外营养引起的肝损害成年人以肝脂肪变性为主,儿童(主要是婴儿)以胆汁淤积(parenteral nutrition associated cholestasis，PNAC）为主。

实施肠外营养支持时，肝细胞脂肪浸润可能在早期即可发生，但典型的 PNAC 和肝胆功能异常通常发生于数月甚至数年后。及时停用肠外营养支持，PNAC 的症状可以逆转，但是持续长期的肠外营养支持可能会导致不可逆的胆汁淤积性肝病，甚至肝功能衰竭死亡。因此，一旦应用肠外营养支持，应严密监测肝功能，发现异常者应及时改变制剂配方，或尽早改用肠内营养支持。

3. 代谢性并发症 除了以上两种肠外营养支持相关的并发症外，肠外营养支持与肠内营养支持同样会引起代谢性并发症，营养素（糖、水、蛋白质等）代谢紊乱、非酮症性高渗性高血糖、再喂养综合征、高碳酸血症等。

4. 脂肪超载综合征 由于脂肪乳输注速度和/或剂量超过机体的脂肪廓清能力，出现以甘油三酯（triglyceride，TG）升高为特征的综合征。有两种危险因素均会诱发脂肪超载综合征，其一，患者本身的脂肪廓清能力基本正常，而脂肪乳剂使用过量或完全制剂中脂肪含量过高；其二，脂肪乳剂用量或完全制剂中脂肪含量正常，而患者本身的脂肪廓清能力下降。临床上常发生于儿童、老年、消耗性疾病终末期以及由遗传、创伤等其他任何原因导致的脂肪代谢障碍患者。

脂肪超载综合征的临床表现有肝脾大、黄疸、急性消化道溃疡、骨骼肌疼痛、咳嗽或咳血、发热、ARDS、自发性溶血、出血、DIC 等。实验室检查可见血红蛋白水平下降、白细胞增多、血清甘油三酯水平升高、血小板和凝血功能异常、纤维蛋白降解产物增加、肝功能损害、网状内皮细胞系统功能受损等。这些症状、体征多为可逆性，在停用脂肪乳剂后，待患者体内脂肪乳剂基本廓清后，各项异常症状、体征以及实验室检查数据均可逐步恢复正常。

为了预防脂肪超载综合征的发生，应控制脂肪乳每日输注总量、输注速度及时限。成人脂肪乳日使用量应控制在 $0.7 \sim 1.3 g/(kg \cdot d)$，不得超过 $2.5 g/(kg \cdot d)$，儿童应控制在 $0.5 \sim 1 g/(kg \cdot d)$。脂肪乳的输注速度应控制在 $1.2 \sim 1.7 mg/(kg \cdot min)$ 以下，每日总输注时长应超过 12h。前 30min 内，输注速度应保持在 $0.05 g/(kg \cdot h)$ 以下，30min 后，可以缓慢加速，直到 $0.1 g/(kg \cdot h)$ 为止，并以此保持至输注结束。对于危重症患者，输注速率应更加缓慢，可以适当延长日输注时长至 24h。同时，应严密监测血清脂肪乳浓度，当血清 TG 浓度 >4.6mmol/L 时，应适当减少脂肪乳用量；当其值超过 11.4mmol/L 时，应立即停止输注脂肪乳。其次，应有意识地优化脂肪乳中不同成分的比例，使之发挥最佳效应而不增加机体负担。有研究人员提出了"理想的脂肪乳剂"配方，含有 30% 大豆油、30% 椰油、25% 橄榄油和 15% 鱼油。最后，避免过多脂质体堆积，造成高胆固醇血症。

小　结

严重创伤导致机体从局部蔓延至全身的一系列炎症反应带来的代谢改变，继而引起的病理生理改变，需要在容量复苏、抗感染、血管活性药物治疗的同时，通过对维持机体生命细胞的六大营养素的调整和平衡才能达到治疗效果。营养支持治疗不仅是量的补充，更重要的是质的完善，其最终目的在于促进创伤后正氮平衡的快速恢复，提供所需热量、微量元素和维生素，使细胞代谢及时恢复正常运转。对患者营养状况的评价、营养支持治疗的相关理论知识的了解，无疑有助于创伤患者的救治。

（许红霞　刘艳红　马　虹）

参 考 文 献

[1] PATEL KS1,NOEL P,SINGH VP. Potential Influence of Intravenous Lipids on the Outcomes of Acute Pancreatitis[J]. Nutr Clin Pract,2014,29(3):291-294.

[2] 焦广宇,李增宁,陈伟. 临床营养学[M]. 北京:人民卫生出版社,2017.

[3] 石汉平,刘学聪. 特殊医学用途配方食品[M]. 北京:人民卫生出版社,2017.

[4] STEPHEN A. MC CLAVE,BETH E,et al. Guidelines for the Provision and Assessment of Nutrition Support Therapy in the Adult Critically Ill Patient:Society of Critical Care Medicine(SCCM)and American Society for Parenteral and Enteral Nutrition(A. S. P. E. n.)[J]. JPEN J Parenter Enteral Nutr,2016,40(2):159-211.

[5] REINTAM BLASER A,STARKOPF J,et al. Early enteral nutrition in critically ill patients:ESICM clinical practice guidelines[J]. Intensive Care Med,2017 Mar,43(3):380-398.

第三十一章

创伤患者的机械通气

高能量损伤为现代创伤特点之一,由此所致的伤情往往更加严重及复杂。气道损伤、肺挫裂伤、血气胸等原发伤及失血性休克、中枢神经系统受损、肺部感染、ARDS、复苏后肺损伤及腹腔高压等均可继发呼吸功能衰竭,且与创伤严重程度密切相关,需要机械通气治疗。本章重点介绍创伤患者机械通气相关问题。

第一节 创伤患者机械通气概述

机械通气是利用机械装置来代替、控制或改变自主呼吸运动的一种通气方式。机械通气早期主要作为肺脏通气功能的重要支持治疗技术,达到维持气道通畅、改善通气和氧合、防止机体缺氧和二氧化碳蓄积的目的。

随着医学理论的发展及呼吸机技术的进步,机械通气已经成为涵盖气体交换、呼吸做功、肺损伤、胸腔内脏器压力及容积改变、循环功能等内容,可产生多方面影响的重要干预措施,并主要通过提高氧输送、肺保护、改善内环境等途径成为治疗多器官功能不全综合征的重要治疗手段。

严重创伤患者作为危重症患者之一,在机械通气的实施过程中与 ICU 其他患者有诸多共同点。但由于严重创伤患者自身的特点,尤其是存在明显肺部挫伤或挫裂伤、血气胸、纵隔气肿、大量输血输液等特殊情况下,在机械通气的实施过程中具有明显的特殊性,需要临床急诊、麻醉、ICU 等创伤救治团队从患者到达医院之时就必须高度重视(如肺开放与肺保护性通气),尽快达到相应治疗目的。尽可能避免呼吸情况恶化和并发症发生,或最大限度减少其发生率。

一、机械通气的基本模式

不同呼吸机制造商对同一种设计特征的专业术语描述不尽相同,或者以往的旧名称术语出现更新,使得机械通气模式名称众多,容易混淆,临床医师在使用不同呼吸机及阅读相关文献时需加以注意和理解。

（一）通气模式的分类与特点

总的来讲,通气模式可以概括为容量预置型通气和压力预置型通气。

1. 容量预置型通气　以预设潮气量/每分钟通气量等容量型参数为主,气道压力由呼吸机根据预设条件、患者自身呼吸系统顺应性、通气环路的机械特性、人机协调性以及呼吸机特殊软件程序等因素决定。

容量预置型通气的优点是潮气量通常可以得到保证,除非受到气道压力保护的限制或呼吸环路出现漏气。患者气道压力在容量预置型通气时由于受到多种因素尤其是气道阻力及肺顺应性的影响,可能导致气道压力过高,给患者带来风险,因此需要监测气道压力的变化。呼吸机则通过设置的压力限制或压力高限报警来确保通气安全,当气道压力达到预设安全警戒线时,呼吸机将提前终止送气,故此时实际潮气量将小于预设的潮气量。

2. 压力预置型通气　以预设气道压力为主,潮气量/每分钟通气量取决于预设的其他通气参数、患者自身呼吸系统顺应性、通气环路机械特性以及患者自主吸气动力等因素。通过预设的不同通气模式及参数,呼吸机可以实现从完全由患者做功过渡到完全由呼吸机做功,实现不同程度的控制与辅助通气比例,以匹配患者不同的呼吸功能状态。

压力预置型通气的优点则是气道压力是人为设置,故患者出现气压伤的风险明显降低,除非压力参数设置不当。压力预置型通气采用减速气流,较符合生理需要,可以降低吸气早期的呼吸功,同时吸气早期的流速较高,有助于使塌陷的肺泡复张。对于吸气流速要求较高的患者,或者容易发生气压伤、需要限制气道压力的患者(如 ARDS),以及存在持续漏气的患者(如支气管胸膜瘘),应使用压力预置型通气。但由于受到多种因素的影响,患者潮气量必然不恒定,当出现特殊情况如气道阻力增加或肺顺应性变差时,若未能及时调整参数,势必导致患者通气不足。故压力预置型通气需动态监测呼出潮气量的变化。

（二）通气模式的改进和整合

鉴于通气理念、传感器技术、智能化处理的进步,结合了容量预置型通气和压力预置型通气二者优点的多种改进型通气模式应运而生,这也是现代呼吸机不再简单用容量限制或压力限制等传统理念进行区分的主要因素。

1. 压力调节容量控制通气　呼吸机将根据预设的压力调节范围自动调节吸气压力,以最低的压力最终达到预设的潮气量或每分钟通气量水平,从而减少肺的压力伤。

2. 气道压力释放通气　常被誉为一种新的通气模式,但实际上它是压力型同步间歇指令通气(P-SIMV)模式下将吸气时间设置为大于呼气时间的一种简单改进,允许患者在预设的高水平压力期间自主吸气及呼气。由此患者在吸气相的动力可带来额外的非辅助或压力支持呼吸。气道压力释放通气的支持者们认为延长的吸呼比能够提高平均气道压而无需设置额外的呼气末正压或潮气量,并且吸气相的自主呼吸动力可以改善气体混合和心脏充盈。

3. 控制(指令)通气或辅助通气　则主要取决于患者吸气动作所触发的呼吸频率的可靠性及医师期望呼吸机做功的比例大小,这与患者伤情、病情、是否合并中枢神经系统损伤及其严重程度、意识情况、镇痛镇静深度、氧供与氧耗等多种因素相关,并据此设置合适的呼吸支持频率。

机械通气模式的选择通常并无绝对优劣,往往取决于临床目标和医师对机械通气模式特点的理解。仅在某些特殊情况下,需要使用某些特殊的通气模式,如持续漏气的气胸患者,只能使用压力预置型通气模式。

二、机械通气的基本参数

（一）潮气量

机械通气的潮气量（tidal volume，TV）是指每次吸入或呼出的气体容量。容量预置型通气需设置潮气量，其目标是保证足够的通气量，并使患者较为舒适。通常成人潮气量一般为 8~12ml/kg（标准体重）。如前述，应充分考虑胸廓及肺顺应性、气道阻力、氧合状态、通气功能（通过监测 PCO_2 反映）和发生气压伤的风险。设置潮气量一般要求气道平台压（plateau pressure，Pplat）不超过 $30cmH_2O$，气道峰压（peak airway pressure，Ppeak）不超过 $35cmH_2O$。

（二）气道阻力

气道阻力（airway resistance）是由气体的流动和呼吸周期两个时相内组织移位摩擦对抗产生的。在吸气相，吸气阻力由以下公式估计：RI=（Ppeak-Pplat）/Vi，而呼气阻力（expiratory resistance，RE）可以使用如下公式估计：RE=（Pplat-PEEP）/Ve，其中 Vi 和 Ve 分别指吸气流速和呼气流速。

影响气道阻力的主要因素是人工气道和患者气道的长度和管腔半径、呼吸机送气流速和流速模式（方波或减速波）以及混合气体的黏度和密度。按照泊肃叶定律，这些因素在数学上与气道阻力相关，并决定气流是否变成层流或湍流。虽然正常气道阻力的范围约为 $0.5~2.5cmH_2O/（L·s）$，但健康成人插入 8.0mm 的气管内导管后，其气道阻力波动于 $4~10cmH_2O/（L·s）$。引起气道阻力增加最常见的原因是气道分泌物积聚、支气管痉挛和气管内导管的阻塞。

（三）呼气末正压

呼气末正压（positive end-expiratory pressure，PEEP）的作用主要是防止肺泡塌陷，改善气体交换。PEEP 的产生源于两个基本途径：外源性和内源性。

1. 外源性 PEEP　由医师设置，通过呼气回路的阀门系统产生。现代呼吸机可以在管道漏气时通过调整呼气阶段呼吸回路中的气体流量来保证 PEEP 的维持。

2. 内源性 PEEP　它的产生源于每分钟通气量过高、呼气时间过短和气道阻力/肺单位顺应性的升高。与外源性 PEEP 均匀地分布于整个肺所不同，内源性 PEEP 存在明显的不一致性，表现为在高阻力/高顺应性肺单位中最高，而在低顺应性/低阻力肺单位中最低。

通常认为，PEEP 主要取决于设置的 PEEP，而需避免内源性 PEEP。然而，气道压力释放通气的支持者们则主张应用内源性 PEEP 使呼气流量增大化而呼气时间最小化。

选择最佳 PEEP，既可防止呼气末肺泡萎陷，又能避免肺泡过度膨胀。对于胸部或上腹部手术患者，术后采用 $3~5cmH_2O$ 的 PEEP，有助于防止肺不张和低氧血症。对于 ARDS 患者，静态压力容积曲线低位拐点法和最佳氧合法是 ARDS 选择最佳 PEEP 常用的临床方法，但实用性均较差。最近应用低流速法（<8L/min）测定动态肺压力-容积曲线，获得准静态压力容积曲线，与静态压力容积曲线高度相关，使床边选择最佳 PEEP 成为可能。一般以高于准静态压力容积曲线低位拐点压力 $2~3cmH_2O$ 作为最佳 PEEP。

（四）驱动压

驱动压（driving pressure，DP）越来越受到临床的关注，尤其是在 ARDS 患者中。驱动压是指达到给定的潮气量所需的压力，即平台压与 PEEP 之差。驱动压是潮气量与顺应性之比。潮气量可以根据患者的有效肺容积调节，从而满足有效的通气与合适的驱动压，而不仅仅是理想体重。否则可能导致过高的驱动压，尤其是在创伤性湿肺、ARDS 患者中。机械通气的回顾性分析建议目标跨肺压小于 $15~18cmH_2O$。

驱动压适用于肺损伤的危险分层,驱动压的下降与存活率显著相关,即便对于已经实施保护性肺通气策略(平台压<30cmH$_2$O)和小潮气量通气(TV 5~7ml/kg)的 ARDS 患者均如此。驱动压每升高一级(≈7cmH$_2$O),死亡率随之升高(OR,1.41;95%CI,1.31~1.51;$P<0.001$)。

第二节　创伤患者机械通气的应用

一、机械通气的适应证与禁忌证

(一)创伤患者机械通气的适应证

由于创伤人群的复杂性和胸部创伤的高发性,创伤患者机械通气的适应证较其他非创伤患者具有一定的特殊性。总的来说,各种原因引起的急性呼吸衰竭或慢性呼吸衰竭急性加重,经保守治疗后效果不佳而且持续进展者、呼吸停止及某些特殊治疗目的,均为机械通气的适应证,主要适应证有:

1. **心肺复苏**;

2. **通气功能异常**　呼吸肌疲劳、胸壁异常、神经肌肉病变、呼吸驱动力下降、气道阻力增加或气道阻塞等;

3. **弥散功能异常**　肺挫伤、肺间质病变、肺水肿、肺实变、肺不张;

4. **呼吸做功明显增加**;

5. **麻醉期间**　外科手术的全身麻醉中保证镇静药和肌松药的安全使用、减少全身和心肌的氧耗、紧急情况下暂时性过度通气降低颅内压等。

(二)创伤患者机械通气的禁忌证

为保障创伤患者的安全救治,维持患者循环、呼吸状态的稳定,创伤患者应用机械通气的绝对禁忌证是不存在的。当患者存在某些特殊基础疾病或特殊伤情时,因机械通气可能使某些损伤或病情加重,需要在机械通气前予以明确,并进行相应特殊处理,此为机械通气的相对禁忌证。

1. **气胸及纵隔气肿**　创伤患者易发生气胸及纵隔气肿,由此所致呼吸衰竭若未行引流而行机械通气,甚至因为低氧血症而盲目增加压力水平和 PEEP,则容易发生张力性气胸,或致使张力性气胸患者的胸腔压力进一步升高,导致严重呼吸及循环功能衰竭。因此创伤患者合并呼吸衰竭时需首先明确是否存在气胸及纵隔气肿。当患者合并气胸时应首先尽早进行胸腔闭式引流,如引流后呼吸衰竭仍不能缓解或进一步加重,再实施机械通气。这类患者通气期间应注意避免可能加重气胸的因素,包括通气压力、胸腔闭式引流的通畅度情况等,避免发生张力性气胸。

2. **明显肺大疱者**　肺大疱伴呼吸衰竭患者实施机械通气时,气道及肺泡内压力升高可能引起肺大疱破裂而导致气胸或纵隔气肿、皮下气肿等气压伤。合并肺大疱病史的创伤患者在使用机械通气时,应根据肺大疱程度、范围、有无气胸病史,严格掌握机械通气的应用时机、采用压力预置型模式及保护性通气策略,改善人机协调性,通气过程中严密监测肺部情况。一旦发生气胸,应立即进行胸腔闭式引流。

3. **低血容量休克未补足血容量者**　休克患者在机械通气期间,由于正压通气可增加胸腔内压,减少回心血量,减少心排血量,可能加重低血压及心力衰竭,因此血容量不足的患者进行机械通气时应注重血容量的补充。为减少机械通气对血流动力学的不良影响,可采用小潮气量、较快频率通气,避免使用较高 PEEP。

4. **心力衰竭者**　因心肌梗死等原因所致的急性左心衰及慢性充血性心力衰竭患者,机械通气可降低心脏前负荷,当患者存在血容量不足时,可能使患者低血压及心力衰竭加重。机械通气同时可降低心脏后负荷,当患者存在容量过负荷时,机械通气可同时降低心脏前、后负荷,从而能够改善患者心力衰竭及循环障碍。因此,急性或慢性心力衰竭患者也可实施机械通气,但需要选择恰当的机械通气模式,以适应患者的病理生理改变。

5. 严重肺出血 过去认为,咯血患者应用气管插管及机械通气可诱发剧烈咳嗽,导致咯血加重或大咯血。且正压通气可能将血凝块送至远端小气道及肺泡,引发肺不张。为避免气管插管加重咯血,通常在插管前给予患者咽喉部局部充分麻醉,使咳嗽反射消失或明显减弱,并由技术熟练者实施气管插管操作或经纤支镜引导插管,保证插管安全准确。创伤患者合并肺部明显损伤而出现咯血或出血时,进行机械通气前应先清除气道内血凝块,反复冲洗和引流气道,必要时可借助纤支镜检查进行局部止血治疗。只要吸入气体湿化恰当,正压通气并不影响气道黏膜纤毛上皮的廓清功能,反而可经气管导管引流吸引气道积血,保持气道通畅,可避免窒息,改善氧合状况。

6. 气管-食管瘘 存在气管-食管瘘的患者,正压通气时会有部分气体经瘘口进入消化道而导致胃肠道胀气、胃内容物反流,增加误吸风险,或造成通气不足等。必要时应采用加长型气管导管,使导管气囊位于瘘口远端以便能够有效密闭导管与气管间隙。有条件时可使用食管或气管带膜支架封堵瘘口。

机械通气是治疗呼吸衰竭最可靠的方法。尽管上述临床情况在实施机械通气时存在一定风险,但在创伤患者出现致命性通气和氧合障碍时,应在积极处理原发病(如尽快行胸腔闭式引流,积极补充血容量等)的同时,尽快应用机械通气,以维持基本通气及改善缺氧,避免患者因为严重 CO_2 潴留和低氧血症而加重病情,甚至死亡。因此,严格意义上讲,机械通气并无绝对禁忌证。

二、机械通气的应用时机

创伤后患者伤情常常是逐步加重,其机械通气的应用时机往往难以准确界定。要根据患者原发或继发性损伤的发生机制,尽可能全面地监测患者伤情变化,连续动态监测相关指标,及时做出准确评估和恰当干预。临床救治实践表明,若通气指征仅依赖于呼吸生理指标,将可能导致部分患者实施机械通气为时过晚,会错失早期治疗的有利时机。患者常常会因严重低氧血症和 CO_2 潴留而出现多脏器受损,机械通气的疗效显著降低。这在肺挫伤、脊髓损伤及 ARDS 的处理上表现得尤为突出。因此,临床医师应根据患者伤情及病理生理学变化及时做出恰当选择。

通常符合下述条件应实施机械通气:①经积极治疗后病情改善不明显或加重;②出现意识障碍;③呼吸状态异常,一般氧疗方法不能改善。如呼吸频率 >35~40 次/min 或 <6~8 次/min,或呼吸节律异常,或自主呼吸微弱或消失;④血气分析提示严重通气和/或氧合障碍: $PaO_2 < 50mmHg$,尤其是充分氧疗后仍 <50mmHg; $PaCO_2$ 进行性升高,pH 动态下降等。

三、机械通气的治疗目标

对创伤患者进行机械通气时,需充分了解并根据通气目的进行个体化的通气参数设定,使机械通气获得预期的疗效。机械通气的目标包括生理学目标及临床目标。了解这些目标,有利于理解机械通气的指征问题,同时也有利于机械通气的个体化。

(一) 机械通气的生理学目标

1. 维持动脉血氧合 改善低氧血症,提高氧输送是机械通气最重要的生理目标。吸入氧浓度适当条件下,动脉血氧饱和度≥90%或动脉氧分压≥60mmHg是保证组织和器官正常氧供的前提。由于组织氧输送是由动脉血氧饱和度(或动脉血氧分压)、血红蛋白浓度和心排血量共同决定的,过分强调动脉氧分压达到正常或更高水平对机体并无益处。

2. 改善肺泡通气 创伤患者常因为颅脑损伤、脊髓损伤、胸部创伤,导致通气功能障碍。维持足够的潮气量或每分钟通气量,将二氧化碳水平维持在正常范围显得尤为重要。对于合并颅内高压的创伤患者,早期可以通过快速提高肺泡通气量,使动脉血二氧化碳分压低于25mmHg,是早期有效地快速降低颅内压的临时措施。但颅脑损伤患者脑缺血发生率高,长期预防性过度通气可能导致脑缺血进一步加重,甚至导致脑梗死,故需保持正常通气状态以提高安全性。对于胸部创伤患者,当合并气胸、纵隔气肿时,在其不同类型(交通性气胸、单纯性气胸及张力性气胸)、不同病程阶段,机械通气的通气量设置及实现方式均应不同。对于ARDS患者,由于肺泡容积明显减少,为防止呼吸机相关性肺损伤,需采取小潮气量通气,允许动脉二氧化碳分压有所升高(当合并颅脑损伤时需避免)。

3. 维持和增加肺容积 机械通气时通过提供吸气末压(平台压)和呼气末正压以增加吸气末肺容积和呼气末肺容积。创伤患者维持或增加肺容积是机械通气中常常被忽视的生理目标。肺泡容积明显减少主要见于肺挫伤、肺不张、ARDS、肺部感染、肺水肿等,是患者出现呼吸窘迫、低氧血症和肺顺应性明显降低的主要原因。通过应用控制性肺膨胀、PEEP递增法、压力控制法、叹息通气法、俯卧位通气等肺复张手段,可明显增加呼气末肺泡容积(功能残气量),改善呼吸窘迫和低氧血症。

4. 降低呼吸做功和氧耗 对气道阻力较高和顺应性较低者,机械通气可降低呼吸功耗,缓解呼吸肌疲劳。机械通气替代创伤患者呼吸肌做功,降低呼吸肌氧耗,有助于改善其他重要器官或组织的氧供。正常情况下,呼吸肌氧需约占全身氧需的1%~3%。呼吸困难或呼吸窘迫时,氧需骤增,使得氧需增加到全身氧需的20%~50%。呼吸氧需的明显增加,势必造成其他器官的氧供下降,可能导致或加重多器官功能障碍综合征。及时的机械通气治疗,改善呼吸困难,能明显降低呼吸肌氧需,防止MODS。

(二)机械通气的临床目标

强调机械通气的生理目标无疑是很重要的,但机械通气的临床目标对机械通气的指导更直接、更具可操作性。

1. 纠正急性呼吸性酸中毒 通过改善肺泡通气使$PaCO_2$和pH得以改善。通常应使$PaCO_2$和pH维持在正常水平,但$PaCO_2$并非一定要降至正常水平。对于慢性呼吸衰竭急性加重者(如COPD)达到缓解期水平即可。对于具有发生气压伤较高风险的患者,可适当降低通气水平。

2. 纠正低氧血症 通过改善肺泡通气、提高吸氧浓度、增加肺容积和减少呼吸功耗等手段以纠正低氧血症。$PaO_2>60mmHg$或$SaO_2>90\%$为机械通气改善氧合的基本目标。由于动脉氧含量(arterial oxygen content,CaO_2)与PaO_2和血红蛋白有关,而氧输送量不但与CaO_2有关,还与心排血量有关,因此为确保不出现组织缺氧,应综合考虑上述因素对DO_2的影响。

3. 降低呼吸功耗,缓解呼吸肌疲劳 由于气道阻力增加、呼吸系统顺应性降低、缺氧和二氧化碳潴留引起呼吸窘迫和内源性呼气末正压的出现,呼吸功耗显著增加,严重者出现呼吸肌疲劳。对这类患者适时地使用机械通气可以减少呼吸肌做功,达到缓解呼吸窘迫及呼吸肌疲劳、减少全身和心肌氧耗的目的。

4. 防止肺不张 对于可能出现肺膨胀不全的患者(如术后胸腹活动受限、神经肌肉疾病等),机械通气可通气增加肺容积而预防和治疗肺不张。

5. 保障和支持镇静药和肌松药的应用 对于需要中深度镇静或需要抑制或完全消除自主呼吸的患

者(如接受手术或某些特殊操作),呼吸机可为使用镇静药和肌松药提供安全保障。

6. 稳定胸壁 在某些情况下(如肺叶切除、连枷胸等),由于胸壁完整性受到破坏,通气功能严重受损,此时机械通气可通过机械性的扩张作用使胸壁稳定,并保证充分的通气和肺膨胀。

7. 降低颅内压 通过控制性的过度通气,达到暂时性降低颅内压目的,但不作为主要推荐。

四、机械通气的实施步骤

机械通气的具体实施步骤及需要考虑的关键因素参阅表31-2-1。

表31-2-1 机械通气实施流程

1. 考虑和回答问题	• 是否具备机械通气的适应证?
	• 是否存在机械通气前需要处理的临床情况?
	• 选择无创通气还是有创通气?
	• 有创通气选择何种气道建立的方法及类型?
	或无创通气选择何种面罩连接方式?
	• 选择压力预置型通气还是容量预置型通气?
	• 选择部分通气支持还是完全通气支持?
2. 选择呼吸机类型、连接呼吸机各种管道、完成呼吸机自检	
3. 选择通气模式	• A/C(辅助/控制通气)模式
	• SIMV(同步间歇指令通气)模式
	• PCV(压力控制通气)或 IPPV(间歇正压通气)模式
	• BiPAP(双水平气道正压通气)模式
	• PSV(压力支持通气)
	• 其他新的通气模式及连接方式
4. 设置关键通气参数	• 潮气量或吸气压力
	• 呼吸频率
	• 吸入氧浓度
	• PEEP
	• 吸气及呼气触发方式及灵敏度
	• 吸气流速、吸气流速波形
	• 吸气时间、呼气时间、呼吸周期、吸呼比等
	• 吸气压力上升时间
	• 导管补偿
5. 设置相应报警限值及备用参数	• 高压限制和报警
	• 低压和低 PEEP 报警
	• 高/低潮气量报警
	• 高/低分钟通气量报警
	• 高/低呼吸频率报警
	• 窒息报警及窒息通气参数
	• 高/低吸入氧浓度报警
	• 高/低温度报警
6. 连接模拟肺,工作正常后连接患者	
7. 根据机械通气 30min~1h 后血气分析结果调整呼吸机参数	

第三节　创伤患者机械通气的特殊问题

一、特殊情况的处理

（一）气胸患者的机械通气

创伤性气胸在钝性伤中占 15%~50%，在穿透伤中占 30%~87.6%。在胸部损伤中，气胸的发生率仅次于肋骨骨折。

1. 创伤性气胸的发生原因　①胸部穿透伤；②肺实质或支气管、气管破裂；③食管破裂；④医源性损伤。在救治胸部创伤过程中胸腔穿刺、胸外心脏按压，或者颈部深静脉和锁骨下静脉穿刺等操作均可导致胸膜腔完整性破坏。

大多数气胸的空气来源于被肋骨骨折断端刺破的肺裂伤，也可源于暴力作用所致的支气管或肺组织挫裂伤，或创伤过程中气道内压力急剧升高引起的支气管或肺破裂。锐器伤或火器伤穿通胸或伤及肺、支气管、气管、食管等破坏了胸膜的完整性，极易引起气胸。

2. 创伤性气胸的临床特点　一旦发生气胸，对患者呼吸功能影响很大，可造成患侧肺不张或通气不足，健侧肺过度通气或通气不足，严重影响肺气体交换。若后期合并肺部及胸腔感染，也易导致感染的扩散。另外，气胸的发生，往往使患者机械通气时间延长，而机械正压通气常导致肺破口愈合困难。因此，当存在大量气体持续引流、考虑破口较大时，以及近期不能愈合或已形成交通性气胸的患者，则需要手术治疗，首选胸腔镜探查术。

另外，气胸与机械通气之间可能相互影响，甚至导致恶性循环。这是因为不仅机械通气可能加重气胸，使呼吸功能衰竭更加严重，达不到改善通气的目的；而且因为气胸的存在，尤其是张力性气胸与交通性气胸，使得机械通气的实施及通气效果也受到明显影响。因此存在胸部损伤的患者，在进行机械通气前，需明确患者是否存在气胸，一旦存在气胸，除了需要尽快实施胸腔闭式引流外，还需要调整和改变机械通气的参数设置，使得在满足通气及氧合较低需求的前提下，使用更低的通气压力参数，以促进破口愈合。因此，气胸患者接受机械通气，不仅要纠正气体交换功能障碍，还必须考虑到对气胸的影响。

3. 气胸患者接受机械通气期间的注意事项

（1）保证充分的气体交换：机械通气应当保证非受累区充分膨胀，维持充足的气体交换。通常认为，压力预置型通气是气胸患者较理想的通气模式，这类创伤患者不适合使用容量预置型通气模式。当存在持续漏气的情况下，压力预置型通气模式可以通过自动增加气体流速，尽量维持吸气期间气道压力，以补偿漏气容积。所设置的压力需满足监测的呼出潮气量达标。可以通过适当延长吸气时间的方式增加通气量，避免过高气道压力对气胸愈合造成不利影响及减少肺损伤。

（2）漏气量较大的交通性气胸的处理：当气胸漏气量较大时，要求呼吸机必须能够提供较高的吸气流速以补偿漏气，进而维持对应的吸气压力，满足相应的呼出潮气量。

（3）促进气胸破口愈合：在维持通气的前提下尽量采用较小的潮气量，调节通气模式和设置参数，使峰值气道压力、平台压力、呼气末正压水平保持较低水平；无禁忌时可考虑采用允许性高碳酸血症，以降低吸气压力和容积。

（4）采用特殊通气模式：在漏气量过大，机械通气不能维持健侧肺通气、无法维持最低氧合需求的情况下,可考虑采用分肺通气。若气胸无法短期愈合,考虑积极手术治疗。

（5）胸腔闭式引流:气胸及支气管胸膜瘘患者接受机械通气时,必须放置胸腔闭式引流以防止发生张力性气胸,对闭式引流的观察将有助于判断漏气量的变化。

（二）ARDS 患者的机械通气

创伤患者尤其是胸部创伤、严重多发伤、合并休克或感染等情况易导致急性呼吸窘迫综合征,是创伤患者常见的临床危重症。

1. 创伤患者合并 ARDS 的高危因素　休克、肺挫伤、大量输血、肺炎、损伤严重评分（injury severity score,ISS）>16、胃内容物误吸、溺水、吸入烟雾、脂肪栓塞、脓毒症、颅脑手术及弥散性血管内凝血均为创伤患者合并 ARDS 的高危因素。创伤后 ARDS 的发病率为 12%~39%,仅次于脓毒症导致的 ARDS 发病率。患者伤情及病情不同,ARDS 患病率也明显不同,大量输血可达 40%,多发性创伤达到 11%~25%,严重误吸时可达 9%~26%,严重感染时高达 25%~50%。若同时存在两个及以上危险因素时,ARDS 患病率进一步升高。另外,危险因素持续作用时间越长,ARDS 的患病率越高,危险因素持续 24、48 及 72h,ARDS 患病率分别为 76%、85% 和 93%。

2. ARDS 的病理生理改变　主要为肺泡上皮和肺毛细血管内皮通透性增加所致弥漫性肺间质及肺泡水肿。由于肺泡及间质水肿、肺泡表面活性物质减少及肺泡塌陷导致的肺容积减少、肺顺应性降低和严重的通气/血流（$\dot{V}/\dot{Q}$）比例失调,特别是肺内分流明显增加,是 ARDS 的病理生理特征。

3. 保护性通气策略　创伤后患者因为直接性损伤和/或间接性损伤均可能导致不同严重程度的 ARDS。ARDS 的处理在很大程度上仍以支持为主,机械通气为基础治疗。不恰当的机械通气可能加剧肺损伤并增加死亡率,故对于所有 ARDS 患者,均应实施保护性通气策略,以减少呼吸机相关性肺损伤。

（1）小潮气量通气:即 4~8ml/kg。因为肥胖不会使得肺部体积变大,应使用预测体重而非实际体重进行计算。

（2）较低的吸气压力:目标是平台压 <30cmH$_2$O。目前认为,ARDS 患者肺保护性通气策略的关键是将气道平台压限制在 30cmH$_2$O 以下,而不是单纯采用小潮气量。在一些 ARDS 患者中,将气道平台压限制在 30cmH$_2$O 以下并不需要降低潮气量,而有些患者可能需要更小的潮气量才能使平台压 <30cmH$_2$O,这类患者往往需要体外膜肺氧合技术才能维持有效通气及氧合。

（3）较高的 PEEP:以预防肺泡反复开放与塌陷,同时达到足够的氧合状态,但又不至于导致开放的肺泡过度膨胀。同时需注意增加的 PEEP 导致的右心负荷增加可能导致急性肺心病、急性右心功能衰竭的风险。

（4）应用肌松药:对于早期、重度 ARDS 患者（PaO$_2$/FiO$_2$<100）,适当应用肌松药可以改善预后。

（5）俯卧位机械通气:临床实践表明对严重 ARDS 患者实施俯卧位机械通气可使 28d 死亡率从 32.8% 降至 16.0%。一般认为,俯卧位机械通气应至少 12h/d。对合并多根肋骨骨折、骨盆骨折、脊柱不稳定、四肢长骨骨折、腹部外伤或术后使用外支架固定的创伤患者,俯卧位机械通气往往难以实施。俯卧位通气本身亦可带来额外的风险,包括气管导管问题、镇静药物需求增加、早期活动减少以及发生褥疮/压疮等。

（6）不常规使用高频振荡通气:OSCILLATE 试验证实,高频振荡通气组患者 28d 死亡率较高（RR,1.41;95%CI,1.12~1.79）,并无其他益处。

（7）动态通气参数设置:发生 ARDS 的创伤患者,病情越严重的越需要肺保护、肺休息、深镇静甚至短期使用肌松药等。可以通过肺部高分辨率 CT、肺部超声、对肺复张手法的反应等多种方法评估肺复张潜能,及时对初始呼吸机参数设置进行动态调整。

（三）肺不张与肺复张

1. 创伤后肺不张的原因　创伤患者普遍存在肺不张,其发生原因诸多,主要包括:①伤后患者较长时间卧床、胸部或腹部疼痛限制其呼吸及咳嗽、伤后使用镇痛镇静药物、自主呼吸抑制、机械通气使膈肌活动度下降等因素导致患者肺容积变小、重力依赖区肺组织不张;②肺挫伤后肺泡渗出增加、间质水肿、肺小血管出血等导致肺实变、肺不张;③肺出血导致阻塞性不张;④创伤后 ARDS,肺泡表面活性物质功能障碍及水肿肺的重量会导致局部肺不张;⑤手术和麻醉后。

2. 不张伤　膨胀不全但却能够复张的肺单位在通气过程中反复开闭可能导致损伤,并被称为不张伤。对于膨胀不全的肺泡,在复张过程中,气流与萎陷气道的交界处会产生较高的剪切应力,从而导致机械性损伤。而对于渗出明显的肺泡,肺泡内气液交界处气泡的形成和破坏会产生额外的局部界面应力,可能会破坏细胞膜与细胞骨架结构之间的黏附,从而导致肺损伤。

小潮气量通气可减少不张伤,但最佳 PEEP 调节策略仍有争议。合适的 PEEP 能减少小气道的陷闭,促进持续性的肺复张,能够改善肺均一性、增加可用于通气的充气肺容积。合适的 PEEP 也可使水肿液从充溢的肺泡再分布至肺泡间隙中,减少肺分流。重症 ARDS 患者通常需要使用较高的 PEEP。

3. 塌陷肺泡的复张　ARDS 和肺泡塌陷均可造成严重后果,机械通气期间应采取积极有效的措施,使塌陷肺泡复张并保持开放状态是至关重要的。塌陷肺泡的复张是压力依赖性和时间依赖性的,需要一定的开放压和维持时间。术后肺不张患者实施肺复张需 30~40cmH$_2$O 的压力。临床常用肺复张压力为 30~45cmH$_2$O,有的可达 60~70cmH$_2$O,持续时间为 20~60s,有的可达 2min。

塌陷肺泡范围越大,病理生理损害就越重,临床预后也越差。常规肺复张手法能否实现肺复张因患者而异,是否需要将所有的塌陷肺泡全部复张仍存争议。因此,实施肺复张前应考虑到肺复张的可能性。

4. 肺开放的常用方法　包括:控制性肺膨胀、PEEP 递增法、压力控制法等。

（1）控制性肺膨胀:推荐采用恒压通气方式,吸气压力 30~45cmH$_2$O、持续时间 30~50s。然后调整到常规通气模式。

（2）PEEP 递增法:将呼吸机调整到压力模式,首先设定气道压上限,一般为 35~40cmH$_2$O,然后将 PEEP 每 30s 递增 5cmH$_2$O,气道高压也随之上升 5cmH$_2$O,为保证气道压不大于 35cmH$_2$O,高压上升到 35cmH$_2$O 时,调整为每 30s 递增 PEEP 5cmH$_2$O,直至 PEEP 达到 35cmH$_2$O,维持 30s。随后每 30 秒递减 PEEP 和气道高压各 5cmH$_2$O,直到实施肺复张前水平。

（3）压力控制法:将呼吸机调整到压力模式,同时提高气道高压和 PEEP 水平,一般高压 40~45cmH$_2$O,PEEP15~20cmH$_2$O,维持 1~2min,然后调整到常规通气模式。由于该方法操作相对简便,且以呼吸机做功为主,患者舒适性相对较好,故临床较为常用。

不能尽早复张的萎陷肺泡,有可能导致肺泡完全塌陷而很难再次复张。因此,对于中度至重度 ARDS 患者,建议使用更高的 PEEP 和肺复张手法,可以使萎陷的肺复张,并增加呼气末肺容积,避免长时间肺不张。

Gattinoni 教授率先提出肺可复张性观点,并通过影像学技术评估肺的可复张性。将 PEEP 由 5cmH$_2$O 升至 45cmH$_2$O 后,通过 CT 评估,可复张的肺组织 >9% 的患者被认为是肺具有高可复张性。此类患者应积极采取肺复张手法促进塌陷的肺泡复张,并可能在复张后需要更高水平的 PEEP 维持肺泡处于开放状态。重症超声、肺复张容积的测定以及肺复张后患者氧合及呼吸力学的变化均可作为床旁评估肺可复张性的参考。床旁肺部超声在肺复张过程中监测到塌陷肺组织的复张情况,但操作需要相应的技术培训且评估的主观性较强,仍需要制订客观的评价标准。可以通过计算不同 PEEP 水平下的肺复张容积,间接评估肺的可复张性。采用电阻抗成像(electrical impedance tomography,EIT)床旁监测肺复张前后不同肺区域通气分布的变化可直接观察到重力依赖区塌陷肺泡恢复通气的情况,判断肺的可复张性。

5. 肺复张效果的评价　方法很多,其中:①CT 法测肺组织密度是较常用的方法,但临床上不可能将每例患者均在 CT 指导下实施肺复张。②临床上比较简单实用的方法是测动脉血氧合状况,当 FiO_2 为 100%,PaO_2 高于 350~400mmHg 或反复肺复张后氧合指数变化 <5% 时,则认为达到充分的肺泡复张。③胸部电阻抗法也可用于评价肺开放效果,但尚处于实验阶段。还可根据压力容积曲线和呼吸力学的变化判断肺复张效果,但尚缺乏标准。

肺复张的耐受性特别需要重视。大多数创伤患者能比较好地耐受肺复张。肺复张时,较高压力和较长时间可能导致气压伤和影响血流动力学。因此,实施肺复张时,应密切观察血流动力学变化和有无气压伤的表现,尤其是合并有胸部损伤的患者以及仍然存在低血容量性休克的患者,过度积极的肺复张可能加重肺损伤,如增加气胸、纵隔气肿的发生率及复发率等。

6. 肺复张困难的因素　值得注意的是,部分塌陷肺泡并不能实现肺复张。

(1)肺泡塌陷的原因:对于间接原因导致的肺泡塌陷,易于实现肺泡复张,复张所需的压力不高;而直接原因如肺炎、误吸、肺挫伤等导致肺部炎症性实变,肺顺应性降低更为明显,复张条件要求极高,若肺泡完全实变,则根本无法实现肺复张。对于麻醉和手术导致的去氮性肺不张或压缩性肺不张,实现肺复张仅需要 5~10s,而炎症性损伤导致的肺泡塌陷,实现肺复张至少需要 30s。完全肺泡实变,肺泡被炎症性物质完全填充时,则肺复张完全无效。

(2)肺泡塌陷持续的时间:对于 7d 内的塌陷肺泡易于实现复张,若病变后期肺水肿逐渐减轻,肺纤维化越来越严重,肺泡结构重构,肺泡复张困难。

(3)机械通气的压力和时间:肺复张效应受压力和时间的影响,临床研究发现以 40cmH$_2$O 平台压实施肺复张,只有不到 50% 的患者能够实现完全肺复张。而近 20% 的 ARDS 患者实现完全肺复张,需要的气道平台压高达 60cmH$_2$O。

对于全身麻醉术后的肺不张,并不一定需要肺复张。尽管全身麻醉术后肺不张的发生率较高,且发生不张的范围也不低,但绝大多数患者术后不需要机械通气及肺复张,这与患者肺储备功能较强、术后清醒后体位改变、咳嗽、深呼吸等生理性肺复张有关。但是,对于老年患者、既往存在肺部基础疾病的患者,其肺储备功能下降,术后肺不张对患者呼吸功能亦将产生明显影响。对于此类患者,需要给予恰当的肺复张手法或机械通气治疗,以改善呼吸功能,并尽快促进患者生理性肺复张训练及肺康复训练。

二、特殊场合下机械通气的应用

严重创伤患者往往合并呼吸及循环功能障碍,在伤后通常都需要经过自救互救、院前急救、急诊科诊治、手术室外科手术、ICU 诊治以及专科病房诊治等不同阶段。在各个不同阶段都可能需要机械通气治疗,但是不同救治阶段所处的特殊场合各种条件所限,机械通气的应用和管理存在明显的特殊性,包括创伤患者的主要临床问题、治疗重点、呼吸机性能、临床医师对呼吸机应用熟练程度等。

(一)院前救治期间的机械通气

低氧血症是威胁创伤患者生命安全的首要问题,尤其是在院前救治中,因低氧血症得不到及时、规范的纠正而导致创伤患者的死亡已成为院前可预防性死亡的主要原因之一。

创伤患者院前救治中,可以依靠气管插管和机械通气有效维持患者呼吸道畅通、提供足够的氧气、减少呼吸肌负担,恢复气体交换、缓解患者呼吸障碍,从而改善酸中毒和氧合状态,进而减少心脏负担,缓解心肌缺血症状。

创伤早期患者发生呼吸衰竭,若得不到及时有效的救治,常常导致患者迅速死亡。对气道及呼吸功能的评估,是创伤救治团队初次接触患者及救治过程中必须反复评估的重要内容。这也是创伤患者早期可以有效救治、明显改善患者预后的主要方面。

有学者不主张院前救治时行气管插管,其理由有三个方面:①采取气管插管将会推迟转送医院的时间,对于必须争取时间转送医院的患者不利;②紧急情况下或条件受限制的情况下采取的气管插管会明显增加并发症发生率;③由于医务人员的临床经验缺乏或技术水平不够,或无法应用肌松药或镇静药而导致气管插管失败。若能避免上述问题,气管插管仍不失为院前救治,特别是机械通气治疗的有效保证。

创伤患者院前急救时,由于患者伤情不完全清楚,病情往往处于进展期,病情变化可能明显且迅速,故机械通气的主要目的在于维持患者基本通气及氧合,减少机械通气相关性肺损伤及其对循环功能的影响。因此,对于机械通气参数调节要求简单、快捷、有效、安全。且院前转运呼吸机功能相对单一,这也是为了适应急救人员快速掌握。通气模式以容量预置型通气为主,常用辅助/控制(A/C)模式。由于就近急救的原则,车载氧气相对较充足,故吸入氧浓度通常设置为100%,潮气量8~10ml/kg,呼吸频率12~20次/min,吸呼比1:2,使患者脉搏氧饱和度维持在90%及以上。注意伤者脉搏氧饱和度监测的准确性,若受到污物、血迹等干扰或因末梢循环不良、指端冰凉导致监测不准确时,不能因为进一步氧合监测而消耗更多时间,应以监测通气量及观察患者胸廓起伏来评估通气效果。

（二）院内转运期间的机械通气

创伤患者入院后仍需要在院内及院间转运。创伤患者院内转运主要包括急诊至检查室、手术室或ICU,手术室至ICU或检查室,ICU至检查室或手术室等。

若患者情况紧急,如急诊科经创伤绿色通道直接入手术室行损伤控制性手术,此时患者机械通气与院前机械通气无异,应主要以简单、快捷、有效、安全为主,尽快将患者送入手术室。

危重患者转运,应确保安全。转运前需充分评估转运的获益与风险。若不能获得更好的救治,需慎重选择转运。危重症患者院内及院际转运可参考中华医学会重症医学分会《中国重症患者转运指南》。

对于需要机械通气的创伤患者,在转运前需要充分考虑:①转运时间;②便携式呼吸机备用电源使用时间;③备用氧气在纯氧吸入时的可供时间;④便携式呼吸机是否具备目前患者通气相关模式及参数功能;⑤携带吸引装置以备吸引气道分泌物。在转运前可以将便携式呼吸机与患者连接使用3~5min,尽量使用与之前通气条件相同的参数,若转运呼吸机达不到相应参数标准,则需设置恰当替代参数,并密切观察患者通气及呼吸相关情况,是否达到相应标准(与更换前比较氧合情况无明显降低,且要求动脉血氧分压≥60mmHg,动脉血氧饱和度≥90%)。转运前给予患者恰当镇痛、镇静,在不影响循环的情况下可以较前适当加深,以减少转运时刺激增加引起人机不协调、增加氧耗、意外拔管等。

转运过程中需携带便携式生命体征监护设备,并有专人负责密切观察呼吸机参数(如潮气量、气道压力等)、呼吸机有无报警、呼吸及氧合参数、患者胸廓起伏、患者反应等。转运过程中需携带简易人工呼吸器,当转运呼吸机出现故障或其他意外情况时,及时更换简易人工呼吸器辅助通气,并尽快转运至有呼吸机使用的场所。

（艾山木　蒋东坡）

参 考 文 献

［1］刘大为. 实用重症医学［M］.2 版 . 北京：人民卫生出版社,2017.

［2］RANIERI V M,RUBENFELD G D,THOMPSON B T,et al. Acuterespiratory distress syndrome：the Berlin Definition［J］. JAMA,2012,307（23）:2526-2533.

［3］GULDNER A,PELOSI P,GAMA D A M. Spontaneousbreathing in mild and moderate versus severe acute respiratory distress syndrome［J］. Curr Opin Crit Care,2014,20（1）:69-76.

［4］NEIL R M. Advances in mechanical ventilation［J］. Clinics in chest medicine,2016,37（4）:607-788.

第三十二章

放射成像技术与创伤救治

创伤救治过程中,放射成像技术的发展和应用愈来愈显得重要。从院前救治到院内救治,放射影像学检查及其引导下的介入性穿刺、导管检查和治疗在创伤的诊断、治疗中发挥着重要作用。

第一节　常用放射成像技术的简介

临床常用的放射成像技术包括:X线检查技术、数字X线成像检查技术、计算机体层成像(computed tomography,CT)检查技术、磁共振成像(magnetic resonance imaging,MRI)检查技术以及超声检查技术。

一、X线检查技术

X线检查技术可分为普通检查、特殊检查和造影检查。

(一)普通检查

1. **透视**　透视(fluoroscopy)是一种既简单又经济的常用检查方法,它是将所检查部位置于X线管和荧光屏之间,可以同时观察器官的形态和动态,立即得到检查结果;也可以在检查中转动患者体位,从不同方位观察器官的形态和动态。

透视可分为荧光屏透视和影像增强透视,目前多采用影像增强透视。透视具有简便、动态的特点,但也有影像细节显示不够清晰,不利于防护和不能留下永久记录的缺点。

2. **普通X线摄影**　普通X线摄影(plain film radiography)是一种常用的检查方法。所得照片称为平片(plain film)。它是将检查部位置于X线管和胶片之间,获得检查部位瞬间的影像。它的优点是照片空间分辨率较高,图像清晰,而且照片是永久记录,便于复查对比和会诊。缺点是每幅照片仅是一个方位组织结构的重叠影像,若要立体观察,一般需做互相垂直两个方位摄影或加照斜位,此外每张照片只是瞬间影像,不能了解器官的动态变化。

透视和平片的优缺点具有互补性,可根据具体情况选用或配合运用。

（二）特殊检查

特殊检查是指不同于普通 X 线摄影、能达到某种特殊诊断要求的摄影技术。现在常用的有体层摄影、高千伏摄影、软 X 线摄影、放大摄影等。

1. 体层摄影　体层摄影（tomography）有纵断体层和横断体层之分。CT 出现后横断体层摄影术已被淘汰。纵断体层摄影是使与人体纵轴相平行的某一层组织影像显示清楚，同时使其他组织影像模糊不清的检查技术。

2. 高千伏摄影　是用 120kV 以上管电压产生的穿透力较大的 X 线，获得在较小的密度值范围内能显示层次丰富的光密度影像照片的一种检查方法。

高千伏摄影常用于胸部，能较好地显示气管、主支气管、肺门区支气管和被骨骼和纵隔重叠的结构和病灶。

3. 软 X 线摄影　40kV 以下管电压所产生的 X 线，因其能量低穿透力较弱，故称"软 X 线"。通常软 X 线由钼靶 X 线机产生的，常用于乳腺、阴茎、咽喉侧位等部位的检查。

4. 放大摄影　利用 X 线几何投影原理使 X 线影像放大的一种方法。因放大影像能够显示器官的细微结构，故可提供比普通 X 线片更多的信息作为诊断依据。

（三）造影检查

造影检查（contrast examination）是将对比剂引入器官内或其周围，人为地使之产生密度差别而形成影像。造影检查明显地扩大了 X 线检查的范围。

对比剂有易被 X 线穿透和不易被 X 线穿透的两类，前一类为阴性对比剂，后一类为阳性对比剂。对比剂引入人体的方法有直接引入和生理积聚两种。使用对比剂时应注意其不良反应。

二、数字 X 线成像检查技术

数字 X 线成像包括计算机 X 线摄影（computed radiography，CR），数字 X 线摄影（digital radiography，DR），数字减影血管造影（digital subtraction angiography，DSA）等，各种检查技术均有其特点。

1. CR　是 X 线平片数字化的比较成熟的技术，目前已在国内外广泛应用。CR 系统是使用可记录并由激光读出 X 线成像信息的成像板（imaging plate，IP）作为载体，经 X 线曝光及信息读出处理，形成数字式平片影像。CR 系统具有以下优点：实现了常规 X 线摄影信息数字化；提高了图像的分辨、显示能力；可采用计算机技术，实施各种图像后处理（post-processing）功能，增加显示信息的层次；可降低 X 线摄影的辐射剂量，减少辐射损伤；最后 CR 系统获得的数字化信息可通过图像存档与传输系统，实现远程医学。但 CR 系统也存在不足之处，主要是时间分辨率较差，不能满足动态器官和结构的显示，同时在细微结构的显示上与常规的 X 线平片相比，空间分辨率稍有不足，需通过其他方式弥补。

2. DR　是在 X 线电视系统的基础上，利用计算机数字化处理，使模拟视频信号通过采样、模/数转换（analog to digit，A/D）后直接进入计算机中进行储存、分析和保存。与 CR 系统相比，DR 系统数字图像的空间分辨率高，动态范围大，其影像可以观察对比度低于 1%、直径大于 2mm 的物体。此外数字化的 X 线信息可用计算机后处理，改善图像的细节、减低图像噪声、灰阶、对比度调整、影像放大、数字减影等，显示出在未经处理的影像中所看不到的特征信息。借助于人工智能等技术对影像作定量分析和特征提取，可进行计算机辅助诊断。DR 系统获得的数字化信息也可通过图像存档与传输系统，实现远程医学。

3. DSA　是 20 世纪 80 年代继 CT 之后出现的一种医学影像学新技术，是影像增强技术、电视技术和计算机技术与常规的 X 线血管造影相结合的一种新的数字 X 线成像技术。DSA 目前已广泛应用于临床。

DSA 是基于顺序图像的数字减影,将未造影的图像和造影图像分别经图像增强器增强,摄像机扫描及矩阵化,经模/数转换成数字化,两者相减而获得数字化图像,最后经数/模转换成减影图像,其结果消除了整个骨骼和软组织结构,浓度很低的对比剂所充盈的血管在减影图中显示出来,具有很强的对比度。

三、CT 检查技术

CT 自 70 年代初开始在临床应用以来,经过多次的升级换代,其结构和性能不断完善和提高,由最初的普通头颅 CT 机发展到现在的高档滑环式螺旋 CT 和电子束 CT。目前,CT 可用于身体任何部位组织器官的检查,因其密度分辨率高,解剖结构显示清楚,对病变的定位和定性诊断较普通 X 线有明显提高,已成为临床最常用的影像检查方法。

（一）CT 图像特点和影响图像质量的因素

1. CT 图像特点　CT 图像是由一定数目、由黑到白不同灰度的像素按矩阵排列所构成。这些像素反映的是人体相应单位容积（即体素）的 X 线吸收系数,CT 机档次不同其图像的像素大小及数目不同,像素越小,构成的图像越细致,空间分辨率越高。

CT 图像由黑到白的不同灰度是人体组织器官对 X 线吸收程度的反映。密度高的组织器官对 X 线吸收较多,在 CT 图像上呈白的影像,如骨骼和钙化;相反密度低的组织器官对 X 线吸收较少,在 CT 图像上呈黑的图像,如肺和脂肪。虽然人体内大部分软组织的密度差别较小,对 X 线的吸收系数接近于水,如脑、纵隔、肺、肝、胆、胰、肾等,但由于 CT 具有较高的密度分辨率,能清楚地显示这些器官的解剖结构和器官内密度发生变化的病变组织。

CT 图像除了用不同的黑白灰度来表示组织器官的密度高低外,还可用 X 线的吸收系数来表示密度的高低,在临床工作中把吸收系数换算成 CT 值来直接表示组织器官的密度,单位为亨氏单位（Hounsfield unit,Hu）。把水的 CT 值定为 0Hu,人体内密度最高的骨皮质 CT 值定义为 1 000Hu,空气的 CT 值为 -1 000Hu,人体内密度不同的各种组织 CT 值位于 -1 000Hu~+1 000Hu 的 2 000 个分度之间。但人眼不能分辨这些细微的灰度差别,一般人眼只能区分 16 个灰阶,因此为了使 CT 值差别小的正常组织和病变组织能被分辨,应根据具体情况选择合适的窗宽和窗位,以更好显示病变。

CT 的图像质量与普通 X 线图像比较,其空间分辨率较 X 线照片低,但密度分辨率较 X 线照片高得多。因此,CT 能分辨普通 X 线无法分辨的密度差异较小的组织,这是 CT 图像的特点之一。另外 CT 图像可以是横断层面,亦可以重建出立体的三维图像,还可以多角度观察,因而解决了普通 X 线照片组织器官重叠的问题,使正常组织与病变组织的解剖结构显示较清楚,病变定位更准确。在三维重建图像中,不同密度的组织可以用不同的伪彩色显示,使图像的显示更生动。

2. 影响 CT 图像质量的因素　除与 CT 机的性能等固定因素有关外,还有许多变量因素影响 CT 图像的质量。

（1）CT 检查前的准备:向患者说明 CT 检查的注意事项,去除体表的高密度物体,争取患者在检查时配合。了解患者近期有无消化道钡餐检查或吞食高密度药物史,以消除这些物质对检查部位的影响。患者的摆位一定要准确,被检查部位应位于扫描野的中央,同时根据患者的检查部位正确选择扫描野。

（2）噪声:噪声有扫描噪声和组织噪声。扫描噪声主要与球管电流和扫描时间有关,须根据患者检查部位的组织厚度和密度来选择毫安量。组织噪声是由各种组织平均 CT 值差异所造成,亦即为同一组织的 CT 值常在一定范围内变化,而不同组织也可具有同一 CT 值。

（3）伪影:伪影是指在扫描过程中由于设备或患者的原因而产生的一些与被扫描的组织结构无关的异常影像。伪影产生的常见原因包括:①设备原因:主要由于探测器、数据转换器损坏或传输电缆工作状态不稳定,以及电缆接口的某一部分松脱等。②患者原因:主要有运动伪影和组织间密度差异较大引起的伪影两种。③扫描条件不当:CT 检查时,选用的扫描参数不当。

（4）部分容积效应和周围间隙现象:①部分容积效应:CT 图像上各个像素的数值代表相应单位体素的整体 CT 值,因此,在同一扫描层面内含有两种以上不同密度的组织相互重叠时,所测得的 CT 值不能如实反映该单位体素内任何一种组织真实的 CT 值,而是这些组织的平均 CT 值,这种现象即为部分容积效应。显然,部分容积效应与 CT 扫描厚度和被检组织周围的密度有明显关系。因此小于扫描厚度的病变,评价其 CT 值时要考虑到有部分容积效应的因素。通过减薄扫描厚度可减少部分容积效应。②周围间隙现象:在同一扫描层面内,与层面垂直的两种相邻且密度不同的组织,其边缘部的 CT 值不能准确测得,因而在 CT 图像上,其交界部的影像不能清楚分辨,这种现象即为周围间隙现象。这是扫描 X 线束在这两种组织的衔接处测量值相互重叠造成的物理现象。周围间隙现象实质上也是一种部分容积效应。

（5）CT 分辨率:CT 的分辨率分为空间分辨率和密度分辨率,是判断 CT 机性能和说明图像质量的两个指标。空间分辨率与像素的大小密切相关,像素越大,数目越少,其空间分辨率越低;相反,像素越小,数目越多,其空间分辨率越高。密度分辨率是指能分辨两种组织之间的最小密度差异,同时提高空间分辨率和密度分辨率,可明显提高图像质量,但两者相互制约。

（6）窗宽和窗位:由于身体各种组织结构和病变的 CT 值不相同,因此,为了获得满足诊断要求的较清晰 CT 图像,以观察不同组织结构和病变,提高组织结构细节的显示,分辨差别小的两种组织,应选择合适的窗宽和窗位。

（7）图像重建的数学演算方式:CT 机内一般都有不同的图像重建数学演算方式,常用的有标准演算法、软组织演算法和骨演算法等。应根据检查部位的组织成分和密度差异,选择合适的演算方式。

（二）常用的 CT 检查方法

CT 检查常规采用轴位即横断层面扫描,颅面部尚可作冠状层面扫描,患者摆好位置后先扫描定位图以确定扫描范围,然后按设定好的扫描程序开始扫描。CT 常用的检查技术有普通扫描、特殊扫描、增强扫描、造影 CT 以及 CT 容积扫描和三维重建等,根据不同的检查部位和检查目的采用不同的检查方法。

（三）临床应用及限度

1. **颅脑**　对颅内肿瘤、脑出血、脑梗死、颅脑外伤、颅内感染及寄生虫病、脑先天性畸形、脑萎缩、脑积水和脱髓鞘疾病等具有较大的诊断价值。CT 的应用已取代了颅脑 X 线造影检查,如气脑造影、脑室造影等。螺旋 CT 的脑血管三维重建可以获得比较精细的血管三维图像,但对于脑血管畸形的诊断,CT 则不如 DSA;对于颅底及后颅窝病变的显示则不如磁共振成像。

2. **头面颈部**　对眼眶及眼球良恶性肿瘤、眼肌病变、乳突及内耳病变、耳的先天发育异常、鼻窦和鼻腔的炎症及肿瘤、鼻咽部肿瘤尤其是鼻咽癌、喉部肿瘤、甲状腺肿瘤以及颈部肿瘤等有较好的定位、定量和定性能力,已成为常规的检查方法。

3. **胸部**　可用于诊断气道、肺、纵隔、胸膜、胸壁、膈肌、心脏、心包以及主动脉疾病等。CT 对于支气管肺癌的早期诊断和显示肺癌的内部结构,观察肺门和纵隔有无淋巴结转移、淋巴结结核,以及纵隔肿瘤的准确定位等较普通 X 线具有显著的优越性;亦可较好地显示肺间质和实质性病变。CT 对于观察心包疾患、显示主动脉瘤和主动脉夹层的真假腔等亦有较大的优势,同时还可较好地显示冠状动脉和心瓣膜的钙化、大血管壁的钙化。电子束 CT 可较好地显示心肌、心腔及冠状动脉的病变。

4. 腹部和盆腔 可用于肝、胆、胰腺、脾、肾脏、肾上腺、膀胱、前列腺、子宫及附件、腹腔及腹膜后病变的诊断,对于明确的占位性病变的部位、大小及邻近组织结构的关系、淋巴结有无转移等具有重要的作用。对于炎症性及外伤性病变亦能较好地显示。对于胃肠道病变,CT 可较好地显示肿瘤向胃肠腔外侵犯的情况,以及向邻近和远处转移的情况。但显示胃肠腔内病变应以胃肠道钡剂检查为首选。

5. 脊柱和骨关节 可用于脊柱退行性病变,如椎管狭窄、椎间盘病变,脊柱外伤和脊椎肿瘤的诊断,但显示脊髓病变不如 MRI 敏感。对于骨关节病变,CT 可显示骨肿瘤内部结构和肿瘤对软组织的侵犯范围,补充普通 X 线照片的不足。

(四) CT 检查时的注意事项

1. CT 的射线源是 X 线,必须注意放射线的保护,其防护方法与普通 X 线相同。

2. 增强扫描使用的对比剂剂量较大,注射速度快,有引起对比剂不良反应甚至过敏反应的可能,使用前必须做碘过敏试验,试验阳性者忌做增强扫描。过敏体质的患者可选用非离子型对比剂以减少不良反应,使用过程中严密观察。对比剂反应一般出现在注射时或注射后不久,一旦出现过敏反应需及时抢救,否则会危及生命。CT 室应常备必需的急救药品以防不测。

3. 病情较重的患者,过多搬动有生命危险,临床应先控制病情,待患者情况较为稳定后再做 CT 检查。

四、MRI 检查技术

MRI 检查技术是在物理学领域发现磁共振现象的基础上,于 20 世纪 70 年代末继 CT 以后,借助电子计算机技术和图像重建数学的进展和成果而发展起来的一种新型医学影像技术。

(一) MRI 技术的基本原理和特点

MRI 是通过对静磁场中的人体施加某种特定频率的射频脉冲,使人体中的氢离子受到激励而发生磁共振现象,当中止射频脉冲后,氢质子在弛豫过程中发射出射频信号而成像的。与其他影像技术相比,MRI 具有以下特点:①以射频脉冲作为成像的能量源,而不是使用电离辐射,因此对人体安全、无创;②图像对脑组织等软组织分辨率极佳,能清楚显示脑灰质、脑白质、肌肉、肌腱、脂肪等软组织以及软骨结构,解剖结构和病变形态显示清楚、逼真;③多方位成像,能对被检查部位进行轴、冠、矢状位以及任何倾斜方位的层面成像且不必变动患者体位;④多参数成像,可采集多种加权像,通过不同加权像对比,更好地显示解剖结构及病变;⑤除了能进行形态学研究外,还能进行功能、生物化学和组织化学方面的研究。

(二) 常用的 MRI 检查技术

MRI 检查技术内容十分丰富,分为影像显示和生化代谢分析两个方面。其中影像显示技术主要由脉冲序列、流动现象的补偿技术、伪影补偿技术和一系列特殊成像技术所组成。主要的特殊成像技术包括磁共振血管成像、磁共振水成像、磁共振脑功能成像和化学位移成像。在检查方法上还分为普通扫描和静脉内注入对比剂的增强扫描。此外,MRI 检查技术还涉及心电门控、呼吸门控以及各种线圈的应用等。生化代谢分析技术是指磁共振波谱分析,用于提供组织的化学成分的数据信息。

（三）主要用途

MRI 的特点决定了它特别适合于中枢神经系统、头颈部、肌肉关节系统以及心脏大血管系统的检查，也适合纵隔、腹腔、盆腔实质脏器及乳腺的检查。

1. 颅脑及脊髓　MRI 已成为颅颈交界区、颅底、颅后窝及椎管内病变的最佳检查方法。MRI 对于脑肿瘤、血管病、感染性疾病、变性疾病及脑白质病、颅脑先天性发育异常等具有较高的敏感性，在发现病变方面优于 CT；而对脊髓病变如肿瘤、脱髓鞘疾病、脊髓空洞症、外伤、先天畸形等，则为首选方法。

2. 头颈部　MRI 可明显改善眼、鼻窦、鼻咽腔以及颈部软组织病变的检出、定位、定量及定性。磁共振血管成像对显示头颈部血管狭窄、闭塞、畸形以及颅内动脉瘤具有重要价值。

3. 心脏及大血管　使用心电门控和呼吸门控技术可对大血管病变如主动脉瘤、主动脉夹层、大动脉炎、肺动脉栓塞以及大血管发育异常等进行诊断。也用于诊断心肌、心包、心腔等部位的病变。

4. 纵隔、腹腔及盆腔　MRI 的流动效应，使之能在静脉不注射对比剂的情况下，直接对纵隔内、肺门区以及大血管周围实质性肿块与血管做出鉴别。MRI 技术对纵隔肿块、腹腔及盆腔器官如肝、胰、肾、脾、肾上腺、前列腺病变的发现、诊断与鉴别诊断也具有价值。

5. 肌肉关节　MRI 已成为肌肉、肌腱、韧带、软骨病变影像检查的主要手段之一。对关节周围病变、股骨头无菌性坏死、松质骨细微结构的破坏、骨小梁骨折以及骨髓腔内病变均具有重要的诊断价值。

（四）MRI 应用的限制

随着 MRI 设备硬件、软件的迅速发展，MRI 检查技术日趋完善。在该项技术发展初期存在的一些不足，有些已开始被克服，如随着快速扫描序列和开放式磁体的出现，使成像时间长和少数患者产生幽闭恐惧症的问题开始得到解决。但目前 MRI 的应用仍存在一定的限制，主要表现在对带有心脏起搏器或体内带有铁磁性物质的患者不能进行检查；危重患者不能进行检查；对钙化的显示远不如 CT，难以对病理性钙化为特征的病变作诊断；常规扫描信号采集时间较长，使胸腹检查受到限制；对质子密度低的结构如肺、骨皮质显示不佳；设备昂贵也是限制因素之一。

第二节　放射成像技术用于创伤患者的评估

创伤患者来院后，经过初检后，应根据病情采取不同的处理措施。对于严重创伤的患者，必须争分夺秒组织抢救，对主要损伤应抓紧时间进行治疗，待病情初步稳定后再做全面检查。对于生命体征较平稳的患者，可根据创伤部位，选择适合的检查和检验手段，来评估患者的创伤情况以及严重程度，以确定后续的治疗方案。放射成像技术是判断创伤患者的伤情及伤势的重要手段。

一、放射成像技术评估创伤患者的伤情

（一）颅脑损伤

1. 数字 X 线成像　对于颅脑外伤的患者，CR 和 DR 成像一般均可清晰地显示颅、面部的骨折，但对颅内病变两者都不能显示，一般需 CT 检查。

2. CT 检查　CT 检查最早是用于颅脑检查，目前已积累了丰富的经验。颅脑外伤一般只需做横断平扫，不需增强扫描。怀疑颅底损伤的，应采用图像堆积扫描法，以减少颅底骨质引起的伪影。涉及垂体的损伤，可以不做平扫而直接行冠状薄层靶增强扫描，亦可横断薄层螺旋扫描后行矢状面和冠状面重建；如

需观察按鞍上池、桥小脑角和脑脊液的情况,可做脑池造影 CT 检查,必要时在注入对比剂后 2h、6h、12h 和 24h 后再进行扫描,以了解脑脊液的动力变化。怀疑涉及颅底血管的损伤时,可做颅底动脉环的 CT 血管造影,以了解损伤与颅底动脉环的关系。

3. MRI 检查　MRI 检查分辨颅内病变的效果优于 CT 检查,但 MRI 检查时间较长,而且磁场环境,不能带入普通的监护设备,因此只有在颅脑损伤患者病情稳定,需进一步判断颅内损伤情况,确定后续治疗方案时,再考虑 MRI 检查。

（二）头颈部损伤

CT 检查　对于颈部的损伤,在控制出血,确定气道安全后,可做薄层横断扫描加增强扫描,判断损伤的范围;对于眼部、鼻窦、鼻腔损伤时,还可做冠状位扫描。

（三）胸部损伤

1. X 线检查　对于病情较稳定的胸部损伤,可行胸部透视观察肺野、肋膈角、横膈、纵隔、肺门及心脏大血管,但透视不能留下永久记录,只能初步观察。普通 X 线摄像,方法简单,可根据需要,获得胸部后前位、侧位,心脏大血管的后前位、侧位和左右前斜位图像。

2. 数字 X 线成像　与普通 X 线摄像相比,CR 和 DR 技术改善了胸部成像的方式,并明显提高了胸部影像的显示方式。对于创伤患者,一般情况下只要求做常规检查以判断可能的损伤。对于危重的伤者,可行床边摄影,CR 有宽的曝光剂量宽容度和后处理功能,在适当的曝光条件范围内通过层次处理和空间频率处理,使胸部影像较清晰地显示,减少了复检,对危重患者的及时诊断和治疗起到重要作用。

3. CT 检查　胸部常规用横断面增强扫描,可较好地显示肺、纵隔和胸壁的损伤,例如:气胸、血气胸、肺部挫伤、肺部炎症、纵隔血肿和气肿、胸主动脉瘤和夹层动脉瘤等。由于肺部受呼吸运动影像较明显,有条件的单位,肺部 CT 最好采用螺旋扫描方式,在一次屏气内完成肺部扫描,以减少病变的漏诊。怀疑气管及支气管损伤,可应用三维重建技术显示气管和支气管的全貌。心脏和胸部大血管的损伤,常规 CT 扫描和螺旋 CT 扫描时因受心脏搏动的影像易产生运动性伪影,而电子束 CT 因其扫描时间较快,不受心脏搏动的影响,可更好地显示心脏及胸部大血管病变。

（四）腹部损伤

1. X 线检查　腹部透视可以观察胃肠道有无穿孔,发现和确定腹部金属异物的大致部位。但透视不能留下永久记录,只能初步观察,可行普通 X 线摄像,常用的摄像位置有仰卧前后位、仰卧水平侧位、仰卧水平正位、站立位、侧位、倒立正侧位等。

2. 数字 X 线成像　与普通 X 线摄像相比,CR 和 DR 系统高的检测效率,使腹部检查中 X 线的曝光剂量大大减少。但 CR 和 DR 的影像与普通 X 线都是腹部脏器的二维影像,都不能清晰地显示腹腔脏器的损伤,只能观察胃肠道有无穿孔,发现和确定腹部金属异物的大致部位。

3. CT 检查　腹腔脏器多为软组织密度影,为提高损伤的检出率,应常规平扫和增强扫描。对于胰腺、肾上腺和前列腺应采用薄层扫描。肝脏因其具有肝动脉和门静脉的双重血供,为更好地显示肝脏损伤,有条件的医院应常规行肝脏螺旋 CT 的扫描和双期增强扫描。为了提高胆囊和胆道损伤的检出率,可先平扫再行胆系造影 CT 检查。腹部的大血管损伤,如腹主动脉瘤、夹层动脉瘤等可做 CT 血管造影检查。

（五）脊柱及四肢损伤

1. X 线检查　四肢透视多用于观察四肢骨有无骨折、脱位及异物。还可在透视下进行骨折复位、异物摘除等。骨骼含有大量钙盐,密度高,与周围软组织有鲜明对比,而且骨骼本身的结构中骨皮质密度高,骨松质和骨髓密度低,也有鲜明对比,普通 X 线摄像就能够很好地显示出这些结构。四肢骨及脊柱骨摄像位置多,可根据损伤的情况,选择合适的位置,以清晰地显示损伤。

2. 数字 X 线成像 与普通 X 线摄像相比,CR、DR 系统在较低的 X 线曝光剂量下,可获得更好的肌腱、韧带、关节囊、皮下脂肪及皮肤的影像,对骨皮质、骨小梁和关节间隙的显示两者相当。对于创伤患者,CR 的床旁摄影在体外、固定器材及摄影条件不能完全规范的情况下,仍可提供满足诊断要求的照片。

3. CT 检查 对于四肢及脊柱外伤,因骨质结构与周围软组织的密度差异较大,一般只需行普通平扫。对于椎管内病变,为了使病变的定位和定性更加准确,应行脊髓造影 CT 检查。对于复杂部位的骨折,可应用三维重建技术,清晰显示组织结构之间的关系。

4. MRI 检查 与 CT 相比,MRI 可以更好地显示软组织结构。因此对怀疑脊柱和脊髓损伤的患者,在病情稳定的前提下,可行脊柱和脊髓的 MRI 检查。检查时常规扫描方位均为矢状位、轴位,必要时加扫冠状位,以便观察椎体、椎间孔、神经根病变等。此外 MRI 还可清晰地显示四肢关节的内部结构,对于关节外伤的患者,可考虑 MRI 检查以明确损伤部位,确定治疗方案。

(六) 多发伤

多发伤患者一般伤情严重,在经过通畅气道、控制出血、抗休克等初步处理后,待患者生命体征较平稳时,可考虑影像学检查,以明确伤情,确定后续治疗方案。在进行影像学检查时,应密切监护患者,如发现生命体征严重不稳,应立即停止检查,采取必要的抢救措施。有条件的医院可行全身螺旋 CT 平扫,必要时增强扫描,可提供伤情的丰富信息。

(七) 烧伤及其他特殊损伤

对于严重烧伤的患者,早期床旁胸部 X 线平片或者 CR 成像,可确保复苏管道的合适位置和有无胸部创伤。吸入性肺损伤早期很少引起 X 线片改变,根据损伤的历史决定是否需要拍摄其他 X 线片。其他特殊损伤如化学烧伤、冷伤等伤者,可结合伤史、临床表现、体征以及实验室检查结果,选择合适的影像学检查方法,判断伤情,以制订全面的治疗方案。

二、放射成像技术在创伤患者评估时的特殊应用

(一) CT 三维重建技术显示呼吸道

三维重建技术是指在特定工作站上应用计算机软件将螺旋扫描所获得的容积数据进行后处理,重建出直观的立体图像。目前较为成熟和常用的后处理重建技术有四种,即多层面重建、多层面容积重建、表面遮盖显示和 CT 仿真内镜。其中多层面重建属于二维其余均属于三维重建。其中 CT 仿真内镜技术,可将螺旋 CT 容积扫描获得的图像数据进行后处理,重建出空腔器官内表面的立体图像,类似纤维内镜所见。该技术可用于观察鼻腔、鼻咽、鼻窦、喉、气管、支气管等的立体形态。

1. 鼻腔、鼻咽和鼻窦 可清楚显示其正常解剖结构,如鼻咽侧壁的咽鼓管开口、咽鼓管咽皱襞、咽鼓管圆枕和咽隐窝等,获得类似纤维内镜的观察效果,观察到的内容比间接喉镜丰富。此外尚能观察到纤维内镜无法进入的部位,如额窦和筛窦等。

2. 喉部 可清楚显示喉内的正常解剖结构,如会厌、会厌前间隙、梨状窝、喉室和真假声带。对于喉部黏膜的占位性病变,CT 仿真内镜成像技术所见病变的位置、范围和大小均与纤维喉镜相同,还可从远端入路观察真声带下表面和气道狭窄远端的情况。

3. 气管、支气管 能获得类似纤维支气管镜所见。可清楚显示损伤所致的气道阻塞、气管扭曲和扩

张,以及气管解剖的变异。能准确测量阻塞段的长度和观察阻塞远端的情况,通过调整气管壁的透明度,可透过气管壁观察气管腔外病变的情况。

(二)CT血管造影三维重建显示大血管

CT血管造影是经外周静脉快速注入水溶性碘对比剂,在靶血管对比剂充盈的高峰期,用螺旋CT对其进行快速容积数据采集,由此获得的图像再经过计算机图像后处理技术,重建成三维血管图像。CT血管造影是一种新的创伤小的血管造影技术,可清楚显示较大动脉的主干和分支,从不同的角度观察动脉瘤的形态、大小、位置、蒂部和血栓等情况。

胸腹部大血管因其管径较大,最适合做CT血管造影检查。CT血管造影能清楚地显示血管的大体解剖形态,准确地显示主动脉的2~4级分支,对血管畸形、血管狭窄、血管闭塞和动脉瘤可得到与DSA类似的图像,能够精确测量动脉的大小以及与肾动脉开口间的距离,有利于制订外科手术计划。CT血管造影扫描时间短,即使急性破裂或接近破裂的不稳定动脉瘤和急性动脉夹层的患者也能检查。

第三节 创伤患者放射成像技术检查时的麻醉管理

放射成像检查时需要患者的配合才能获得满意的图像,做出正确的诊断。但创伤患者可能存在意识障碍、剧烈疼痛、低温导致的寒战等因素,导致患者不能达到检查的要求,此时就需要麻醉科医师到远离手术室的环境,为创伤患者的影像学检查提供麻醉支持。在这些平时不熟悉的场所、不同的环境中能为麻醉科医师提供的后勤支持经常发生变化,而环境所带来的限制、医辅人员缺乏长期合作和经常缺少全套的监护手段都使麻醉管理工作变得较为困难。无论在手术室内或影像学检查室,麻醉的基本原则都是一样的,在这种情况下,麻醉的目的仍是确保患者生命安全、舒适、便于进行各种操作。

一、创伤患者放射成像技术检查时的一般麻醉管理

(一)麻醉指征

虽然大多数影像学检查的操作都不痛,但可能相当不舒服,多数成人不用镇静药均可耐受影像检查,而治疗性操作则需要适当的镇静,特别是在操作中需要患者能够被唤醒并对指令有反应的操作,在血管内插入导管时可用短时间的镇静。幼儿常难以达到有效镇静,且镇静药的作用时间较难预料,副作用发生的概率也相对多一些。全身麻醉不仅可以使患者舒适地耐受操作,而且可以保证足够的检查时间。全身麻醉多用于儿童、成人幽闭恐惧症、智力低下、难以交流和合作的患者;还可用于有不自主运动的患者以防止干扰扫描,或因疼痛不适不能耐受长时间静卧的患者;病情危重或严重损伤难以维持气道通畅的患者操作时需要严密监护;对造影剂有严重过敏反应的患者也需要麻醉科医师参与处理。

(二)麻醉前准备

麻醉前评估与一般手术患者相同,这些患者的评估和术前准备可与主管医师讨论,以合理安排麻醉前评估、麻醉同意书签字,制订麻醉计划和麻醉后恢复计划。防止因不必要的延迟而影响患者检查的安排。对可能发生的意外要有充分的准备。

麻醉前还必须对相应的检查操作过程和可能出现的问题有清楚的了解,包括:患者体位、是否需用造影剂、麻醉机的位置如何摆放、操作期间麻醉科医师可否留在操作间、诊断或治疗仪器对麻醉监护仪的影响等。必须要求有适当的灯光便于观察患者、麻醉机和监护仪,间断开灯是不够的,万一发生气道梗阻、环

路脱开、钢瓶内气体用完等情况常难以及时发现。

监护仪已成为麻醉管理的必要部分,在手术室外的麻醉过程中,经常要把患者和医师分开,监护仪就起到相当重大的作用,当监测的空间受限时,麻醉期间监护信号的重要性明显增加,麻醉操作前讨论确立一个可行的麻醉监测方案也很重要。手术室外麻醉的监测项目和麻醉仪器应该与手术室相同。仪器设备有助于提高安全性,需经常维护保养,确保能正常使用;必须有充分的术前或操作前准备,以确保仪器设备功能正常。仪器可以长期放置于这些地方,也可以在需要时再准备,一般根据使用频率安排决定。由于使用频率不高,通常习惯于在这些地方放置老型号的麻醉和监测仪器,所以在麻醉开始前,必须熟悉这些麻醉设备,确认麻醉机工作状态正常,其中吸入氧浓度监测较为重要,因为这些地方通常无中心供氧设施,氧气通常是临时接通的,发生误接或出现故障的情况更多,没有中心供气系统则应有备用氧气钢瓶。远离中心手术室,在紧急情况下最能提供有效帮助的可能是仪器设备,所以应常规准备吸引器、简易复苏器、除颤器、急救药品等。操作完毕患者复苏应与在手术室一样密切监护,必要时送麻醉后恢复室(post-anesthesia care unit,PACU),转运前必须确保有充分有效的监护、氧气与能量供应、药物和复苏设备。

（三）麻醉处理原则

1. 清醒镇静　在影像学检查室,患者局部麻醉操作时常用镇静和镇痛药,以提高患者的舒适度、缓解焦虑、使检查能在患者不动的状态下完成。镇静可分为清醒镇静和深度镇静,"清醒镇静"是患者轻度的意识抑制,对外界刺激能产生反应,维持气道通畅和保护性反射。"深度镇静"是可控性较深程度地抑制患者的神志,患者可能失去气道保护性反射,有时难以维持气道通畅,另外患者可能难以唤醒,也可能发生呼吸抑制或呼吸停止等变化,深度镇静更类似于全身麻醉。一般认为静脉、肌肉内注射或吸入镇静镇痛药引起患者保护性反射消失即为麻醉。专科医师可能在检查操作时给患者应用一定量的镇静药,需注意安全使用镇静药并监测镇静水平,需深度镇静则需麻醉科医师完成。手术室内麻醉的基本监测标准适用于所有在手术室外用麻醉药或镇静药的患者。

麻醉前应了解病史和体格检查,镇静或镇痛方法的选择根据患者需要、医疗条件、特殊操作及医师的经验,没有一种药物或剂量适用于所有患者,单纯镇静可能只适用于一部分患者,而其他的患者则需加用阿片类镇痛药。对成人进行镇静的一线药物是苯二氮䓬类药物,或辅以芬太尼。有些药物特别是苯二氮䓬类(如咪达唑仑)患者的个体反应差异极大。丙泊酚在镇静治疗中应用,偶尔会发生呼吸道梗阻,导致动脉血氧饱和度下降,熟悉相关操作步骤有助于最佳用药时间和药物的选择。

2. 全身麻醉　常用麻醉性镇痛药、巴比妥类、抗胆碱能药、强安定药和苯二氮䓬类等药物联合应用。这些药物有许多副作用,并可产生深度的镇静。据报道,肌内联合注射阿托品、哌替啶、异丙嗪和司可巴比妥,平均镇静时间53min,10%以上的小儿需要辅助镇静药,有12%患者不能满足扫描需要。有研究表明联合应用氯丙嗪、异丙嗪和哌替啶的小儿,扫描时有14%镇静不满意,而这些小儿镇静时间超过7h。Vaner等报道肌内注射甲己炔巴比妥10mg/kg睡眠时间3.3min,虽然在50例中有4例需要辅助用药,但没有并发症和严重疼痛,平均86min完全清醒。

除肌内注射或静脉注射、直肠应用镇静药外,可用静脉或吸入麻醉药进行全身麻醉,可有效保证患者操作期间不动。静脉给药或吸入麻醉药较直肠或肌注容易控制,诱导时间短、成功率高、副作用少且恢复迅速,麻醉维持可以用静脉丙泊酚或吸入药物,气道管理可选用面罩、喉罩或气管内插管。全身麻醉并发症低于多数镇静方法,对扫描的人为干扰也少。

（四）监护仪器与监测项目

放射成像检查时，麻醉中和麻醉后的监测项目应以能保证患者安全为标准，一般应满足两个条件：①在麻醉的全过程中，始终有一位合格的麻醉科医师在场；②在所有形式的麻醉过程中，对患者的氧合、通气、循环进行持续地监测和评估。无论全身麻醉或镇静，是否用镇痛药，监测应与手术室相同。

麻醉仪器应与手术室一样方便使用。在某些情况下，如 MRI 检查时一些基本的监测可能不能应用，但应努力保证患者在操作期间能得到适当的监护，包括对氧供、呼吸、循环的监测。患者氧合情况的监测需要适当的照明和接近患者，便于根据患者皮肤颜色进行判断，暗室对识别发绀有困难；通气是否适当可以根据胸廓运动、观察储气囊及听呼吸音进行判断；气管内插管控制呼吸时应确认导管的位置，呼吸环路内应连接压力、流量等报警装置。

连续心电监护和 SpO_2 监测，每隔 5 分钟测血压、心率，全身麻醉时应连续监测 $P_{ET}CO_2$，必要时行直接动脉压监测。CT 和 MRI 操作室为了保护其设备而室内温度通常较低，患者会提前出现体温改变，小儿和危重患者应监测体温。

DSA 摄像时，应该通过玻璃窗或闭路电视在操作室外连续观察患者和监测仪，也可以用麦克风或电子听诊器监测镇静或麻醉患者的呼吸音。

（五）麻醉后恢复与转运

麻醉或镇静后患者的管理与其他手术患者一样，患者应在 PACU 复苏，不能在走廊进行简单的观察。转送时患者的情况必须是稳定的。有时使患者在转送时处于镇静或麻醉状态更加合适，然后让这些患者在 PACU 或其他恢复室内恢复。若距离 PACU 路程较长，转运中应有适当的连续监护，转运床等应配备监测仪、供氧设备、气道管理、静脉输液、复苏药物和设备。麻醉后或镇静后常出现低氧血症，而且难以识别，因此无论成人或小儿转运中及术后吸氧是必要的。相对健康患者的监测用无创血压、心电图和 SpO_2，对危重患者则应有连续动脉压监测，心电监护可发现心率变化和心律失常，但缺血和 ST-T 改变难以发现。在手术后将患者转送到 PACU 的过程中，应该继续进行与麻醉或用药有关的适当监测。出 PACU 的标准与一般手术相同。

二、放射成像技术辅助下的创伤患者救治麻醉管理要点

随着影像学技术的发展以及介入手术能力的提高，现在的影像学技术不仅用于创伤的诊断，对于某些特殊的伤情，放射成像技术辅助下的介入手术治疗已成为创伤治疗的重要手段。本节以主动脉夹层动脉瘤为例，介绍 DSA 技术辅助的介入手术治疗时麻醉管理的要点。

DSA 辅助下的主动脉内膜支架覆盖术，因其创伤小，出血少，患者恢复快，成为目前治疗Ⅲ型主动脉夹层动脉瘤的常用方法。该手术麻醉管理应注意以下要点。

（一）术前准备

1. **适度镇静**　使患者安静，卧床休息，预防瘤体破裂出血。

2. **治疗高血压**　应用降压药，既往长期用药或高血压较明显，则手术前不必停药。如果有心功能不全，应强心利尿，调整电解质，改善心脏功能。

3. **预防心绞痛**　药物控制发作，必要时应用硝酸酯类药、β-受体阻滞剂或钙通道阻滞剂。

4. **保护肾功能**　胸腹部动脉瘤的患者，术前肾功能不全可高达 14%，手术前应适当补充液体，维持心排血量和尿量，不用或少用对肾脏有毒性的药物。

5. 麻醉前用药　手术前晚应用镇静催眠药,减轻精神紧张,保证睡眠和休息。手术当日,尤其对合并有高血压和冠心病的患者,除常规用吗啡和东莨菪碱类药物外,可加用速可眠、安定类药,使患者处于嗜睡状态,对周围环境淡漠减少应激反应。如有严重主动脉瓣关闭不全和心功能受损者,心率不能太慢,心动过缓和血管扩张可引起血动力学波动并影响血压的维持。

6. 气管插管　除常规准备单腔管外,在胸降主动脉手术时需准备双腔支气管插管以及特制接头。

7. 静脉通路　包括中心静脉及外周静脉,中心静脉用双腔、三腔管。

(二) 术中监测

1. 动脉血压　一般心血管手术常规经左桡动脉穿刺测动脉血压,但在大血管手术时,需根据手术部位决定,如胸主动脉手术时,术中内膜支架可能会阻断左锁骨下动脉,此时不能从左桡动脉测压而必须经右桡动脉穿刺测压。

2. 中心静脉压　常规经右颈内静脉或右锁骨下静脉穿刺置管监测中心静脉压。但涉及升主动脉或主动脉弓部的动脉瘤时,扩张的动脉或瘤体可能会改变颈部解剖关系,从颈部穿刺十分危险,一旦穿刺出血,后果不堪设想。因此,中心静脉测压管可通过以下两个途径:①肘部静脉穿刺,用特制60cm长导管和配套导丝,经肘静脉穿刺,沿导丝将导管放入中心静脉;②股静脉穿刺,置入长30cm以上导管,前端达脐水平,监测中心静脉压。

3. 漂浮导管　在特殊病情,如降主动脉瘤,胸腹主动脉瘤手术时,放置漂浮导管监测心脏功能的变化。

(三) 麻醉方法及术中管理要点

该手术采用全身麻醉为宜。优点是全身麻醉下,患者没有精神紧张,较舒适,易于接受,麻醉操作较简单,循环功能易维持稳定。麻醉诱导采用静脉注射,可用咪唑安定、依托咪酯、硫喷妥钠、丙泊酚及芬太尼等。单腔气管插管机械通气。麻醉维持根据手术大小、时间长短、患者状况,选用单纯吸入或静吸复合方法。麻醉中应根据失血及时补充血容量。此外,血管内膜支架植入后,开始扩张时,支架远端血流阻力迅速增加,可能出现明显的高血压,需注意控制血压。内膜支架的覆盖,可能影响脊髓血供导致脊髓损伤,成人术中可给予甲泼尼龙(15mg/kg)及甘露醇(0.5g/kg),预防和减轻脊髓损伤,术后应根据大血管病变部位和采用的手术方法,仔细观察并及时检查,早期发现异常,尽快治疗。

(李伟彦)

参 考 文 献

[1] 于兹喜,郑可国. 医学影像检查技术学 [M]. 4 版. 北京:人民卫生出版社,2016.

[2] 邓小明,姚尚龙,于布为,等. 现代麻醉学 [M]. 5 版. 北京:人民卫生出版社,2020.

[3] 陈孝平,汪建平. 外科学 [M]. 9 版. 北京:人民卫生出版社,2017.

[4] STENGEL D,LEISTERER J,FERRADA P,et al. Point-of-care ultrasonography for diagnosing thoracoabdominal injuries in patients with blunt trauma [J]. Cochrane Database Syst Rev,2018,12:CD012669.

[5] LAU BERNARD P H,HEY HWEE W D,LAU E T,et al. The utility of magnetic resonance imaging in addition to computed tomography scans in the evaluation of cervical spine injuries:a study of obtunded blunt trauma patients [J]. Eur Spine J,2018,27:1028-1033.

[6] RAMSINGH D,MANGUNTA V R.T he Use of Point-of-Care Ultrasonography in Trauma Anesthesia [J]. Anesthesiol Clin,2019,37:93-106.

［7］SIMARD R. Ultrasound Imaging of Orthopedic Injuries［J］. Emerg Med Clin North Am,2020,38:243-265.

［8］COTTE J,COURJON F,BEAUME S,et al. Vittel criteria for severe trauma triage:Characteristics of over-triage［J］. Anaesth Crit Care Pain Med,2016,35:87-92.

［9］王俊科,马虹,张铁铮主译. 美国麻省总医院临床麻醉手册［M］. 9 版 . 北京:科学出版社,2018.

第三十三章

超声技术在创伤患者中的应用

超声是指频率高于 20 000Hz 的声波,因为超出人的听力范围,所以称之为"超声"。它具有频率高、波长短的特性。能够在一定距离内沿直线传播,具有良好的束射性和方向性。超声在遇到不同介质形成的界面时会发生反射,反射强弱与界面组织声特性及入射角度有关。由于不同介质产生差异性的界面反射是超声诊断的基础原理。

医学超声检查就是运用超声的物理特性,根据人体器官组织声学特性差异,通过超声探头发射并接收反射回来的脉冲波,经过计算机放大和处理形成可视图像,借此进行疾病诊断的检查方法。超声进入人体器官或组织,经过的结构密度不同从而产生不同的反射与衰减,并将接收到的不同强弱回声显示为明暗不同的影像。软组织、脂肪、含液脏器都是超声传播的良好介质。界面反射特性差异大的含气的肺脏以及骨骼等部位,超声会在界面处发生全反射,其后方的结构往往不能显示。因此,对于这些器官或组织的超声检查就很困难。超声成像技术通过高级电子工程技术对超声波发射、接收、转换及电子计算机的快速分析处理和成像,从而对人体组织的形态结构与功能状态做出影像学的诊断。近年来,随着可视化技术的发展,超声在临床麻醉中的应用愈来愈广泛,同样,在创伤患者中的应用也越来越受到重视。

第一节　超声诊断技术的基本知识

一、医学超声的发展

超声于 20 世纪 30 年代应用于医学,并逐渐发展应用到临床医学非创伤性诊断领域。1942 年奥地利 K.T Dussik 使用 A 型超声装置来穿透性探测颅脑组织,并于 1949 年成功地获得了头部(包括脑室)的超声图像。1951 年 Wild 和 Reid 首先应用 A 型超声对人体检测并报道了乳腺癌的超声图像。1954 年 Donald 应用超声做妇产科检查,随后开始用于腹部脏器的超声检查。1965 年 Lallagen 首先应用多普勒法检测胎心及某些血管疾病。1973 年荷兰 Bon 首次使用超声显像仪实时显示心脏切面,用于心脏疾病检查诊断。这期间脉冲多普勒与二维超声结合,双功能超声显像出现,能选择性获得取样部位的血流频谱。到了 80

年代,彩色多普勒新技术的兴起,能实时地获取异常血流的直观图像,不仅在诊断心脏瓣膜疾病与先天性心脏疾病方面显示了独特的优越性,而且可以用于检测大血管、周围血管与脏器血管的病理改变,在临床上具有重要的意义。1992 年 McDicken 等人率先提出多普勒组织成像技术,随后此技术被广泛应用于分析心肌运动,为临床心脏疾病的诊断与治疗提供了一种安全简便、无创的检测手段。90 年代后期逐步出现了三维超声成像,并逐步用于临床,表现出优于传统二维超声的优势。近年来,造影成像、谐波成像、心内超声成像以及超声内镜技术等都在临床上得到了发展和应用。超声随着计算机、电子技术、信息技术的发展,已经从单一器官到全身,从静态到动态,从二维到三维,从模拟信号到全数字化采集显像,大大扩充了超声诊断的应用范围并提高了诊断的特异性和准确度。

二、超声诊断设备

超声成像设备大致可分为通用型、心脏专科以及小器官或血管等三类。超声设备的基本结构主要由超声探头、发射与接收部件、数字扫描转换器、显示记录系统、控制面板和其他附件等组成。

（一）探头

是超声设备中最重要的部件。探头的核心结构是由多个压电晶片排列构成的压电换能器。它既能将电信号转换为超声信号,又能将超声信号转换为电信号,既能够发射也能接收超声。在发射状态下,利用交流电激发压电晶片的负压电效应产生机械振动形成超声,全部透射入介质并在介质中传播;而在接收状态下,利用正压电效应把反射回探头表面的机械波通过换能器转换成为电信号。根据发射频率和接收方式不同可以分成线阵探头、凸阵探头、相控阵探头等。探头中的其他元件还可能包括缓减震动的背衬块和绝缘体、聚焦声能的声透镜以及传输电缆等基本结构。

（二）信号发射与接收部件

超声的收发单元,主要是在电子扫描时传送发射控制信号到探头,并对来自超声探头的接收信号由放大系统进行高频放大、对数压缩及有关预处理,然后传送到数字扫描变换器同步控制相关信号,通过电子聚焦或动态聚焦方式使超声聚焦,以提高侧向（横向）分辨力。电子聚焦采用电子延迟控制技术使各阵元的波形合成聚焦,各通道的信号为同一深度,这样形成电子聚焦和多点聚焦,从而提高超声诊断仪的空间分辨率。

（三）数字扫描变换器

数字扫描变换器（digital scan converter,DSC）是带有图像存贮器的计算机系统。主要的功能是对来自发射与接收单元的超声视频信号进行转换处理并将转换后的数字信息存储,构成数字化的图像,再经过转换,将数字信号转换为混合视频信号传送到观察监视器和摄影监视器进行图像和文字显示。其中包括视频模拟信号的转换,图像前后处理,如图像差补处理,增加信息密度,提高图像清晰度;除此之外,还有存储,包括通过改变图像存储器的读写方式使图像的显示方式多样化等。

（四）控制面板

超声仪器面板上的各种控制旋钮、开关和操作杆等可以对超声的状态实施编码,并将编码信号发送至发射接收部件和数字扫描变换器,其中包括深度增益控制和距离时间控制（调节信号到发射接收部件距离）,以控制放大器的放大倍数,从而补偿超声能量在传播过程中随距离的衰减。

三、超声诊断设备的进展

近年来,计算机和信息技术的发展,以及电子科技、压电陶瓷等工业技术的迅速发展使图像采集、图像质量和图像处理均得以迅猛发展,不仅扩展了超声诊断治疗范围,而且也提高了诊断的特异性和准确度。

（一）数字成像技术的发展

数字成像技术由计算机控制并与高采集率的模数变换器及高速数字信号处理技术相结合,使成像系统可靠性和稳定性大为提高,从而获得高质量的超声图像。主要包括:①数字化声束形成技术,实现像素聚焦,使超声图像不失真;②前端数字化或射频信号模数变换技术,改善图像分辨率和动态范围;③宽频探头和宽频技术。超高密度阵元探头的应用同时改善侧向分辨力和横向分辨力,解决分辨力和穿透力的矛盾,而且能够获取完整的组织结构反射的宽频信号。

（二）换能器技术的发展

超声波的频率越高越可以分辨更细微的病灶,换能器是保证超声诊断图像分辨率和高清晰度的关键技术。微电子工艺使换能器的阵元数高度密集,声束扫描线密度高,图像更加细腻,同时改善了侧向和轴向分辨力。

（三）便携式设备的发展

便携超声的出现大大提高了超声移动的便利性,并逐步发展成为床旁检查（point of care）。目前很多品牌的超声设备均设计了便携式机型,而且在图像质量和分辨率上均具备大型机的特性。因此,便携超声在麻醉、急诊和重症医学等领域的应用越来越广泛。

综上所述,超声技术发展迅速,已从传统的形态学检查进阶为临床诊断和介入治疗的必备工具。从静态到动态,从定性到定量,从模拟到全数字化,从单参数到多参数,从二维到三维显示,全面提高了临床诊断和应用的范围。

第二节　超声检查种类及基本程序

根据显示的波形可以将超声检查分为四类:A 型超声（amplitude）、B 型超声（brightness）、M 型超声（motion）以及用于心脏血流动力学检查的多普勒超声技术（Doppler）。

一、A 型超声诊断技术

A 型超声是出现最早的一维超声诊断技术。它利用超声探头发射单束超声,将组织器官反射回来的超声信息按距离分布显示在显示屏上,以横轴表示回波时间,纵轴表示回波强度,呈现为一条信息线。这是最简单的脉冲回波技术,目前已经很少以 A 型超声作为诊断手段。

二、B 型超声诊断技术

B 型超声是目前临床上最常用的超声诊断技术,它是基于 A 型超声技术发展起来的二维超声,也采用超声回波原理,但对 A 型超声的调制技术以及显像原理进行了大幅度改革,从而使组织器官切面上的超声信息能以二维分布的形式显示出来。B 型超声所得到的是沿声束传播方向上的二维组织器官切面图像。

三、M 型超声诊断技术

M 型超声属于运动型超声,采用与 B 型超声相同的调制技术。M 型超声是在辉度调制型中加入慢扫描锯齿波,使光点自左向右缓慢扫描,形成心脏各层组织收缩及舒张的活动曲线。这种诊断技术常用于心脏等运动器官疾病的观察诊断,也称为 M 型超声心动图。

四、多普勒超声诊断技术

将超声发射入运动的物体,发射信号与反射信号的频率会发生改变,称为频移。通过检测频移,依据多普勒方程可计算出两者之间相对运动的速度,此为多普勒超声的原理。多普勒超声检查可观察心脏和血管内血流状态、方向、速度和流量等,进而诊断心血管系统疾病。

彩色多普勒血流显像是多普勒技术原理的一种应用。在二维切面显像和 M 型超声心动图基础上,用彩色实时显示血流的方向和相对速度,提供心脏和血管内血流的时间和空间信息的诊断技术。人体组织器官和心脏血管血流的反射信号经结构分析和血流分析处理后,可在荧光屏上显现黑白的实时二维超声切面声像图上叠加彩色实时血流显像。它以红蓝两种颜色表示朝向或背离探头的不同血流方向,色彩深浅及亮度表示血流速度的大小,可添加绿色表示平均血流速度差值,用于显示湍流。

近年来又出现了高敏感度彩色血流显像和超声造影等技术,对快速检测和评价心肌灌注,心肌收缩和舒张功能,以及对血流速度和容积等的测量均能提供重要信息。

三维超声技术的出现给超声领域带来革命性的变化,目前使用特制的超声探头和计算机软件处理可实现直接的三维显像。

第三节　超声引导下创伤患者的血管识别与置管

一、超声在创伤患者血管识别与置管中的优势

创伤患者的救治要求快速和准确,超声检查在创伤处理和麻醉中发挥着越来越重要的作用。对血管的超声检查有助于评估创伤严重程度,多普勒超声检查已被证明是与动脉造影具有同样特异性和敏感性的检查动脉损伤的方法。血管穿刺置管是创伤患者有创血流动力学监测、液体复苏的必要准备,迅速建立血管通路至关重要。在肥胖、失血、小儿、脱水、水肿、血管解剖异常、创伤等患者中,由于体表解剖标志难以触及或者血管条件差、操作者经验不足等原因,中心静脉穿刺置管难度大大增加,而使用血管超声引导可有效提高穿刺成功率和效率。

超声引导下血管穿刺最早应用于儿科患者,近年来已被广泛应用于颈内静脉、锁骨下静脉、股静脉放置中心静脉导管,经外周置入中心静脉导管,动脉置管等。英国国家临床规范研究院 2002 年的指南就已经推荐使用超声进行成人和小儿经颈内静脉放置中心静脉导管。美国医疗保健研究与质量管理局在 2001 年也推荐使用实时超声引导中心导管的置入。

相对于传统的盲穿技术,超声引导穿刺置管技术的优点包括:①超声引导下血管穿刺置管可在直视下进行,直观观察血管状态,判断血管深度、走行及与周围组织关系,有效区分动静脉,准确定位血管避免误穿动脉;②及时发现血管位置变异及血管内的血栓,避免穿刺引起的血栓脱落引发严重并发症;③实时指导穿刺,提高了置管成功率及置管的安全性,减少置管所用时间,避免反复穿刺引起血管及周围组织的损伤,提高患者舒适度与满意度;④ 降低气胸、血肿、感染等并发症的发生率;⑤尤其适用于穿刺有困难或盲穿失败的患者;⑥操作简便易学,对于初学者是很好的选择。

二、超声引导下血管置管的基本技巧

虽然超声引导下血管穿刺置管技术同传统盲穿置管技术相比有很大的优势,但也需要操作者对穿刺血管及周围组织解剖结构有清晰的了解,并且掌握一定的超声技术,以便在超声下准确识别目标血管,选择合适的穿刺部位。

超声图像中的血管结构可以分辨动脉和静脉。在声像图上,动脉无回声(黑色),管壁较厚,呈搏动性改变,按压探头血管无压缩,做咽鼓管鼓气法(valsalva maneuver)不会显著增粗;静脉无回声(黑色),管壁较薄,按压探头血管被压缩或完全塌陷,做咽鼓管鼓气法显著增粗。血流频谱图上,动脉呈收缩、舒张脉冲式的波峰波谷频谱,静脉为较低平的连续频谱并随呼吸变化。

超声引导下血管穿刺置管,分为短轴和长轴技术,可依据个人习惯选择。使用短轴法,超声图像显示的是血管横截面,使用长轴法,显示的是血管纵切面。在穿刺过程中,需要调节探头使图像中血管能够清晰显示,同时调节针尖位置使之与血管共面,显示针尖压迫血管前壁造成的切迹。准确识别针尖是安全操作的关键。短轴平面外技术一般是首选的建立血管通路的技术,英国国家临床规范研究院和美国医疗保健研究与质量局的指南都是基于这种方式。

超声引导下血管穿刺置管还可以采用静态引导穿刺法或动态引导穿刺法。静态引导穿刺法,将患者摆放于穿刺体位,使用探头探查目标穿刺血管并标记穿刺点后,常规消毒铺巾,在标记处依照传统方法进行穿刺。动态引导穿刺法,则在静态引导穿刺法的基础上,用无菌探头保护套包裹探头,无菌超声耦合剂或溶液实现探头与皮肤的声学耦合后,在超声实时引导下进行穿刺。两种方法各有优缺点,静态引导操作简单,方便快捷,对于超声知识的掌握要求稍低,但是穿刺时角度不易把握,成功率稍低。动态引导穿刺成功率较高,可以直视针尖情况,但是对超声知识掌握要求较高,存在屏幕不易看见穿刺针的问题。此外,无菌超声耦合剂的挥发可能使接触面存在空气,影响识别。两种方法可根据操作者的情况自行选择。

三、超声引导下血管置管技术

(一)颈内静脉穿刺置管

以右侧颈内静脉穿刺置管为例。患者取仰卧位,肩下垫一薄枕,头偏向左侧,充分暴露颈部。消毒铺巾,用包裹无菌护套的探头扫查颈部。将探头垂直于血管走行方向,显示颈内静脉和颈动脉的横截面。首先,确定静脉的尺寸和其相对于颈动脉的位置。与颈动脉不同,进行探头加压时,颈内静脉血管能够被完全压闭。颈内静脉粗细存在个体差异,如果发现颈内静脉很细,应该检查其他静脉。可通过采取Trendlenburg体位或增加腹压的动作(类似valsalva动作,可以不用屏气)使静脉扩张,可借此区分动静脉。颈内静脉通常位于皮下1.5~2cm,颈动脉的前外侧。穿刺针应该避开颈动脉,因此,穿刺点经常是在颈动脉前外侧。多采用短轴平面外法,探头与血管走行方向垂直,调整探头位置及扫描深度,以使颈内静脉和颈动脉在屏幕上居中。进针点距探头边缘0.5~1.0cm,应靠近胸锁乳突肌三角的顶点,与甲状软骨的近似水平和颌骨与锁骨角的近似中点相对应。根据进针点与探头距离调整进针角度以捕捉针尖位置,在超声实时引导下刺入颈内静脉。穿刺针刺入皮下后,将探头滑向针尖,识别为明亮的点状高回声,慢慢推进针尖,用超声跟随针尖,直到针尖进入血管。单独的颈内静脉前壁移动不足以确认针尖,因为在进针过程中,针尖距离血管壁较远的距离时偶尔也可观察到血管壁的位移。穿刺过程中,超声探头应该采用小角度调整,以确保针尖在超声声束下可被识别。用注射器顺利抽出暗红色血液为穿刺成功,将导丝放入,退出穿刺针,沿着导丝置入中心静脉导管,退出导丝。固定中心静脉导管,超声检查中心静脉导管位置,操作完成。

（二）锁骨下静脉穿刺置管

以右侧锁骨下静脉穿刺置管为例。麻醉诱导（或 2% 利多卡因局部麻醉）后,患者取仰卧位,头偏向左侧,常规消毒铺巾。超声探头包裹无菌探头护套后,涂无菌耦合剂,置于锁骨下缘,扫查锁骨下静脉。锁骨下静脉为腋静脉向上的延续,起于第一肋的外侧缘,在超声中较难成像,可借助腋静脉来识别。腋静脉走行于第一肋外侧,可以在短轴或长轴上沿其走行路线成像,但要注意区分腋动脉和腋静脉。应用长轴技术,腋动脉较易与腋静脉混淆,而腋静脉内侧紧邻第一肋和胸膜。穿刺针从探头下方侧面进到静脉穿刺部位的内侧端。使用短轴法,腋动脉和腋静脉很容易区分,穿刺针可以直接准确地对准锁骨下静脉。无论哪种方法都需要在有超声经验的基础上,调整探头位置仔细追踪辨别针尖以防止穿破胸膜。穿刺针进入静脉后,回吸有深红色静脉血且回流通畅后,按照标准的改良塞丁格技术插入导丝,退出穿刺针,置入中心静脉导管,调整深度后固定导管,操作完成。

（三）股静脉穿刺置管

以右侧股静脉穿刺置管为例。患者取仰卧位,屈膝,髋关节外旋外展 45°,消毒铺巾,利多卡因局部麻醉。超声探头套无菌保护套之后,涂无菌耦合剂,用探头探查股动脉、股静脉及其周围组织结构。超声可见股静脉位于腹股沟韧带下方,区别股静脉和股动脉。在超声引导下选择合适穿刺点,小心避开股动脉,调整探头位置及进针角度以追踪针尖,当超声图像显示针尖进入股静脉且回吸有深红色静脉血后,送入导丝,按照标准的改良塞丁格技术插入导丝并置入中心静脉导管,调整深度固定导管,操作完成。

（四）PICC 置管

PICC 导管是一种经肘前的外周静脉穿刺置入中心静脉的导管。该导管适用范围广泛,留置时间长,操作简便安全,可长期经中心静脉给药,尤其适用于应用刺激性药物,如肿瘤化疗药物的患者。进行 PICC 置管时,成人通常选择贵要静脉、肘正中静脉或头静脉,儿童则依据个体差异选择合适的静脉穿刺,如贵要静脉、头静脉、头皮静脉或隐静脉。贵要静脉是上臂最粗的静脉,走行较直,故常为首选,但其位置偏离中线,置管和护理较困难。肘正中静脉是肘窝处最突出的静脉,但患者间个体差异较大,且存在静脉瓣,增加了置管难度,是次要选择。其他静脉可以酌情选用,然而有些虽然位置表浅,但分支多、静脉瓣较多,也会限制其选用。

患者取平卧位,手臂呈直角外展,穿刺前可先利用超声仪器对血管进行评估,探查每条血管的走行、内径、内膜及有无血栓等情况,以便选择最合适的静脉进行穿刺置管。避免选择内径较小、内膜粗糙或有血栓形成的静脉血管。在肘关节上约两横指的位置涂抹耦合剂后,用超声探头在横切面探查血管的大致解剖部位。识别肱动脉、肱静脉,用探头压迫呈搏动性改变的是肱动脉,与之伴行呈闭塞性改变的是肱静脉。探头上移可发现较粗的贵要静脉。旋转探头于纵切面下探查血管内血流情况,并判断血管内径、血管管壁、血管内膜等情况。探查确定穿刺点后做体表标记,常规消毒铺巾,用无菌探头保护套包裹超声探头,涂无菌耦合剂。再次探查所要穿刺的血管,使靶血管横断面位于超声显示屏幕中央,在探头上安装导针器。以 2% 利多卡因局部麻醉后,穿刺针从导针器上插入,术者目视超声显示屏,左手固定探头,右手持针进行操作。当显示屏上的血管内出现针尖显影的白色亮点,血液自针尾流出,表示穿刺针已进入目标血管。此时停针,观察回血是否通畅。确定穿刺成功后,稳定穿刺针,小心移除探头,按照改良塞丁格方法置管。将导丝小心送入血管,固定导丝后拔出穿刺针,再次给予局部麻醉后,将扩张器和穿刺鞘沿导丝插入静脉,左手固定穿刺鞘后,右手将导丝及内鞘一同拔出,然后将 PICC 导管沿外鞘置入血管,可再次用超声探头探查置管情况及周围血管情况,探查无误后固定导管,操作完成。

超声引导下 PICC 置管能很好地解决困难血管置管问题,降低置管并发症,但需要注意的是置管过程中,导管有置入颈静脉的概率,置管结束后应探查颈部,谨慎排除。此外,穿刺点位置选择应适当,进针位置偏远端时血管过细,容易产生血液回流受阻等情况;如果进针位置偏近心端,则有损伤淋巴系统或神经系统的风险。

除上述中心静脉穿刺置管外,超声还可应用于其他困难血管穿刺或置管,如临床常见的桡动脉穿刺、外周浅静脉穿刺等,其操作技术与前述操作大体相似,可在临床探索使用。

超声引导血管穿刺仍存在一定的失败率,主要原因多为操作者技术不熟练。超声引导特别强调手眼的协调,需要操作者有相关的超声知识和足够的实践经验,必须经过专业模拟培训。此外,选择不合适的超声探头也是失败的重要原因。应根据不同的穿刺目标选择不同频率和阵元数的探头,以清晰显示组织结构和穿刺针的位置,提高穿刺准确性。

第四节　超声引导下神经影像识别与区域神经阻滞

神经阻滞定位有解剖定位法、异感定位法、神经刺激器定位法、放射学定位法及超声定位法等。目前麻醉科医师实施区域神经阻滞已经从解剖定位盲探寻找异感逐步发展到神经刺激器辅助和超声辅助定位的方法进行神经定位。随着超声成像技术的发展,超声引导下区域神经阻滞得到快速发展,其可视化、直观化,对于改善麻醉操作、提高麻醉质量、增加麻醉安全性起到了极大的推动作用,将麻醉学带入了一个崭新的时代。

自 1978 年第一例采用多普勒超声行锁骨上臂丛神经阻滞报道之后,超声辅助神经阻滞已被用于臂丛、腰丛、坐骨神经和股神经的定位。研究结果显示,超声引导技术比传统技术具有更高的准确率,起效快,并发症少。传统的技术依赖于识别体表解剖标志来定位神经的可能位置,但是在创伤患者中,这些解剖标志可能会失真,甚至根本无法从绷带和夹板固定中触摸到。成功的区域麻醉需要准确认识神经的解剖结构及其走行以及它们与血管及周围组织之间的关系。利用超声可以识别单根神经的结构,可在直视下对靶神经进行定向经皮注射阻滞。

神经刺激器引导的神经阻滞需要穿刺针尖端靠近神经以引起运动或感觉反应。与传统技术相同,神经刺激器引导神经阻滞本质上仍然是盲穿技术。这种可引起体动的技术会增加患者,尤其是创伤患者的痛苦。穿刺针误入血管和其他神经结构的风险仍然存在,并且在一些患者中,尽管引发了运动反应,也可能出现不明原因的麻醉失败。研究表明,即使穿刺针直接与神经接触,也可能无法引出神经刺激。与神经的机械性接触、神经内注射或局部麻醉药中毒都可能导致神经损伤。而超声引导神经阻滞则可避免这些不利因素,对于有经验的医师,采用超声引导下的区域麻醉可以减少接触神经和误穿血管的风险,提高穿刺成功率。

一、超声引导区域神经阻滞基础

(一) 超声探头的选择

超声成像涉及两个重要概念,即穿透性和分辨率。超声有特定的波长与频率。波长以相邻两个压缩区中心之间的距离(两个浪峰或波谷间的距离)表示,决定了超声的组织穿透性。频率以 MHz 表示,决定了图像分辨率。短的波长穿透深度较浅,图像分辨率较高。随着频率的降低,组织的穿透性增加,但图像的分辨率也降低了。高频率超声(>10MHz)可较好地显示神经结构,但要求神经解剖位置较表浅,才能获得良好的超声图像。因此,应根据神经类型和患者体型选择适当频率的探头。现代超声探头集成发射和接收超声的压电元件的阵列,当声波穿过组织时,在不同声阻抗的界面发生反射,形成神经解剖结构的实时超声图像。线阵探头有多重渠道可发出平行声束增强分辨率,而发散声束的凸阵探头分辨率较低。当检查不同解剖区域内的神经结构时,使用5MHz~15MHz频率范围内的探头可实现更大的灵活性。对于位置表浅的神经丛,探头的分辨率需要在10MHz以上,线阵探头较易获得良好的超声成像。而对于深部神经阻滞,则宜选用凸阵探头,频率在4MHz~7MHz之间,有助于精确定位神经。

（二）神经的超声影像图表现

按照超声传播时的回声特征将人体组织分成三类:①实质性组织,超声图像特征为均质的回声;②含液体的组织器官,其图像为无回声或低回声的液性区;③含气组织,表现为强回声。不同人体组织的超声特点见表33-4-1。

表33-4-1　不同人体组织的超声特点

组织	变形性	特点	各向异性
脂肪	可变形	低回声的细实线	无
肌肉	可变形,筋膜平面滑动	低回声粗糙结构	无
骨骼	不可变形	细亮线,后有阴影	无
近端神经	滑动	中间低回声,周围明亮	有,只是外面边缘
远端神经	滑动	束状,在长轴上显示平行线	有
肌腱	滑动	结构良好的束状,较神经更清晰	有
静脉	极易被压,大静脉可能有搏动	无回声	无
动脉	强大压力下通常为不完全变形,有搏动	无回声	无

周围神经的外观取决于其本身的粗细和声波作用的角度。神经束周围结缔组织常反射强烈,横向扫描产生一个明亮的(强回声)圆形或椭圆形边缘。神经的内部经常出现暗区(低回声),并且由于其束状结构,具有粒状外形。各个分束由神经束膜所包围,较大的神经及几个分支可被外膜包裹。外周神经常与血管、肌腱等软组织伴行。周围血管结构反射较差而出现无回声,动脉血管经常出现搏动,静脉无搏动性,容易受表面压力收缩。此外,许多超声仪具有血流色彩指示功能,可帮助操作者区分动脉和静脉。而肌腱和韧带在二维声像图上易与外周神经混淆。在长轴平面,神经表现为强反射带中断的平行线,而肌腱表现为连续的线性外观。然而这种线性束状图像是较粗神经的特点,在小神经中不存在。

如果声束作用的角度发生倾斜,则反射将沿切线方向返回到探头,在这种情况下,神经结构的超声表现可能会被改变,表现为神经边缘低回声,而不是周围组织的高回声。这种由于不同入射角度引起的显像差异称为各向异性,其表现依赖于检查技术。各向异性有助于识别远端神经,在垂直声束下远端神经在超声图像的典型表现为高回声。

超声通过人体不同组织时会产生伪像,不是组织的真实图像。有时可利用伪像识别组织。常用的两种伪像是声影和回声增强。声影指声波遇到强反射或强衰减的组织(如骨骼、钙化组织、穿刺针等)时,在这些组织后方产生回声衰减或丢失;回声增强指超声波穿过衰减低的组织(囊肿、血管)后产生的回声增强。

现代超声诊断系统通过使用适当的软件,提高组织的对比度来确保高分辨率的神经成像。高水平的灰度对比产生精细的超声图像。一般情况下,使用高频率、线阵探头进行神经、肌肉骨骼或血管成像。

(三)超声定位神经的基本操作

1. 探头扫描手法 线阵探头最常见的手法是成角。在成角时,声束从一个固定的线性表面上倾斜,声束内的深层组织结构将比浅表组织结构移动得更远。旋转探头可以实现在短轴或长轴上调整结构。探头还可以在声束平面移动或者横向沿着皮肤滑动,如果探头保持在相同的取向,所有的结构都在声束里平行移动。

2. 检查技术 操作前要设定适当的频率和增益。调整图像的增益,可以获得从顶部到底部均匀的亮度。彩色多普勒的参数设置,应该有一个速度下限(约15cm/s),并调整增益到使固体组织无颜色的最大值。实施超声引导进行外周神经阻滞主要有两种方式:体表标记技术和实时引导技术。前者是操作者用超声探头先在常规神经解剖区域扫描,识别神经及其周围结构,选择穿刺点并在体表做标记。对于技术熟练的临床医师,进行神经阻滞的最佳方式是超声实时引导技术。超声实时引导操作要求严格的无菌操作,使用无菌护套、无菌耦合剂。消毒凝胶、生理盐水或者消毒剂可代替超声耦合剂。注射器、管道以及局部麻醉针必须排净空气,注入空气会严重掩盖超声下的解剖结构。超声检查要求用力均匀,在皮肤上使用温和的压力以避免解剖失真,通过调整探头的精细动作来观察靶神经及其周围的解剖结构。首先使用探头的扫查模式确定解剖结构。从短轴到长轴旋转探头的方法可用于确定神经与周围组织的解剖关系。彩色多普勒有助于识别血管结构,探头加压可使静脉塌陷,以此将其与动脉区别。确认靶神经后,将其放大于显示图像中央,确定进针路线。

保持探头相对于目标神经呈横向或纵向角度,常规消毒铺巾,对预定穿刺点进行局部麻醉。区域阻滞针穿过皮肤几毫米即可在屏幕上看见针尖的位置,如果针尖不能清晰可见,可以通过适当震动针体引起周围组织共同震动来识别。探头相对于穿刺针横向定位(平面外)时,只能看见针尖,看不到针体;探头相对于穿刺针纵向(平面内)的定位时,可以看到整个针尖和针体。因此,后者对某些操作者是首选路线。从横向到纵向轴线的旋转通过探针压迹的大小和所研究的解剖区域来决定。

3. 穿刺针的可视化 决定穿刺针在超声下可见性的主要因素有针与超声波声束的夹角、针的反射特性、周围组织的超声纹理。当声束与阻滞针呈锐角时,很难观察到较细小的尤其是位于组织深部的穿刺针。而当穿刺针与超声波声束接近垂直时反射超声最好,显影最清晰。一般较粗的穿刺针比较容易看到,有些穿刺针针尖涂上特殊涂料以提高超声显影,针尖部有机械加工的切削刃,亦会产生比针体更清晰明亮的反射。通过针头注射液体在超声图像上可见一个扩展的低回声(黑色)区域,可用来帮助定位针尖。

直视下避开血管和神经结构,推进针尖。除了注意进针方向之外,须不间断地小幅度调整探头位置及扫描方向,以确保尖端可见。针尖邻近靶神经时,注射局部麻醉药物并观察药液是否在神经周围扩散,这可作为阻滞成功的标志之一。如果局部麻醉药扩散的层面不理想,应在注射少量局部麻醉药物之后停止推药并重新定位穿刺针。如果未观察到注射后的药液扩散,药物则很可能误入了血管内,需重新调整穿刺针位置。局部麻醉药入血可导致严重后果,因此注药前需仔细地回抽确保无血。精确注射麻醉药可显著减少所需药物剂量,因此,注药过程中可调整针尖使药物分别定位于不同的靶神经。

(四)超声辅助检查周围神经损伤

超声引导下神经成像需要具备良好的解剖知识并且掌握一定的超声技术。检查周围神经的损伤,需要准确识别神经近端或起源以及其向远端肢体的走行路径，需要识别神经血管和肌肉的关系，区别损伤神经与正常神经的超声表现；例如，通过超声可观察到坐骨神经从坐骨大孔穿出，经过臀大肌下方进入大腿后侧，向远端延伸成为腘窝后神经；同样，应用超声可检查到臂丛神经分布在锁骨上下，在腋窝处分支为沿着手臂下行的尺神经、正中神经和肌皮神经。

外伤性神经损伤的机制涉及神经的裂伤、挫伤、压缩或拉伸。这可能与周围软组织损伤、血肿形成或骨折时两断端产生的位移相关。肱骨骨折引起的桡神经损伤是创伤性长骨骨折中最常见的一类神经损伤。骨折易发生在肱骨的中下三分之二处。由于其与肱骨的关系密切，且穿过手臂外侧肌间隔的位置相对固定，桡神经在肱骨骨折时很容易受到伤害。神经直接接触骨碎片可导致神经裂伤，同时也可发生血肿导致的神经卡压。超声检查可鉴别神经大小和形状的改变，以及和正常分支数量相比，分支数量的增加或减少，这是弥漫性神经肿胀的诊断特征。在其他情况下可见神经连续性的完全断裂、部分裂伤、创伤性神经瘤形成或血肿，以及组织的压迫。掌握超声检查技术，就可以鉴别与临床诊断相关的神经损伤的部位和严重程度。

二、超声引导区域麻醉技术

超声在指导患者的后续治疗中具有重要作用。在战争及创伤环境下，超声引导可用于多发伤患者的区域麻醉及镇痛，为后续外科干预治疗提供必要条件。

（一）臂丛神经阻滞

臂丛神经由颈椎（C_{5-8}）神经前支和第一胸神经（T_1）前支大部分组成，臂丛五个根的纤维合成上、中、下三干。臂丛神经走行至颈部后三角底端，在平行于第一肋处分为前支和后支，在进入腋窝前走行于第一肋骨外侧缘，于锁骨中间三分之一处形成前股和后股。在臂丛神经的近端和远端，神经结构和周围脂肪组织存在显著差异，这或许是不同入路神经阻滞在起效时间、阻滞效果、神经外膜内注射的神经损伤风险方面存在差异的原因。

1. 肌间沟阻滞法　超声检查时首先将超声探头放在颈部，邻近环状软骨，然后横向移动跨过胸锁乳突肌。可通过识别颈动脉、颈内静脉和邻近的甲状腺组织来识别臂丛神经。随着探头的进一步移动，可见神经干位于由前、中斜角肌形成的肌间沟内。在神经干的深部和内侧，可见 C_6 横突的声影区。看到这一骨性标志之前，可通过椎血管后方的近端神经根来识别椎动脉和椎静脉。在这一水平，有些患者存在重要解剖变异，即肌肉的变异将肌间沟一分为二，呈现出位于肌内的神经和横跨肌间沟的颈横动脉。

2. 锁骨上阻滞法　锁骨上区的超声成像与锁骨中点上方的探头的位置紧密相关。另外，成像的臂丛神经可向下并横向到达锁骨上区。用于定位的关键结构是位于斜角肌之间的锁骨下动脉。彩色多普勒下可以很容易识别该血管，并区分神经与动静脉分支（特别是肩胛上支和横向颈支）。

3. 锁骨下阻滞法　锁骨下阻滞检查要求把探头放于锁骨中点下面。神经及腋血管位于胸大肌、胸小肌以及胸锁筋膜深面。为获得足够的穿透性，通常选择较低的超声频率。深入到这些结构中，肋骨表现为高反射，胸膜很容易识别。

彩色多普勒在识别腋动脉及其胸肩峰分支方面有所帮助。腋动脉的远端分支包括胸长动脉、肩胛下动脉及旋肱动脉。腋静脉位于腋动脉的内下方，并在胸锁三角处接收头静脉血流。神经丛分支起初位于腋动脉上方，随后跨过第一肋骨，围绕动脉聚集形成内侧束、外侧束和后束，内侧束往往位于腋动脉和腋静脉之间。只有个别患者因特殊解剖结构，才有需要使用超声识别单个神经条索。这种阻滞可以通过局部麻醉药在动脉周围注射成功施行，应将局部麻醉药注于动脉深处。

（二）腋窝阻滞

腋动脉来自锁骨下动脉，行入腋下，位于由肱三头肌、喙肱肌上缘、肱三头肌下缘组成的肱二头肌内侧沟内。将探头垂直于这条沟，紧邻着胸褶，可以得到腋动脉的横向视图。动脉周围是神经，一般情况下，正中神经位于动脉前方，尺神经次之，桡神经位于动脉后方。肌皮神经在腋下起始点很高，走行在腱膜表面或喙肱肌内。这是腋路臂丛阻滞的麻醉不完全现象的解剖学基础。神经周围常常有多个静脉结构存在，这增加了盲穿技术导致血管内注射的风险。

前臂远端神经为臂丛神经的终末支，从腋下沿手臂向下走行，可单独映射成像。在肘部阻滞这些神经分支可产生各自支配区有效的镇痛和麻醉。

桡神经起自腋下肱三头肌内侧和外侧头之间，沿着肱骨的桡神经沟斜行，穿过肌间隔进入上臂后侧，在肘关节上方，行于肱肌和肱桡肌之间。该神经进入肘窝的外侧部分，分为桡神经浅支和骨间背侧分支。在肘窝部，超声下在短轴上清楚可见桡神经位于肱桡肌下方肌筋膜平面上，经常伴行动脉。在横截面上神经通常是扁平的。从神经周围注射到神经所在平面的局部麻醉药扩散迅速，阻滞效果好。

正中神经紧邻肱动脉沿手臂下行，在两个旋前圆肌肌头之间（旋前圆隧道）的肘窝处进入前臂，走行于尺动脉上方。它在屈指浅肌和屈指深肌之间沿前臂下行，进入屈肌韧带和屈指肌腱之间的手腕部。在肘窝处主要通过其与肱动脉的关系鉴别并能很好地阻滞正中神经。在行至远处时，正中神经离开动脉深入到屈指浅肌内部走行。在这一水平，从短轴上看，正中神经经常是扁平的，随着向远端的走行会变成圆形。

尺神经沿手臂下行，走行于肱动脉内侧，并在肱骨中段向后走行穿过内侧肌间隔，到肘部在肱三头肌内侧头的前面走行，然后绕到肱骨内侧髁后方，跨过肘关节囊，进入尺侧腕屈肌的肱骨和尺骨头之间的前臂。在前臂，尺神经降落在指深屈肌上，上覆尺侧腕屈肌，其肌腱位于腕部神经内侧，跨过豌豆骨旁边的屈肌韧带。尺神经阻滞在近肘端和远肘端都很容易进行。靠近肱骨尺神经沟，可见其位于手臂内侧肱三头肌远端肌腹上。在这一水平，肱三头肌实质内的肌腱可能会与神经混淆，神经可能在近端，而肌腱较短，可借此加以区分。

尺神经也可以走行到肘部以下。在尺侧腕屈肌肌腹下面，神经走行固定呈 Y 形。神经在前臂内侧的这一部位很容易识别并阻滞。在更远端，神经与尺动脉伴行，有助于神经的识别。

（三）骶腰丛神经阻滞

腰丛（T_{12}，L_{1-4}）由第12胸神经前支的一部分、第1至第3腰神经前支和第4腰神经前支的一部分组成，位于腰大肌深部，走行在各腰椎横突前面。第4腰神经前支其余部分与第5腰神经前支合成腰骶干。骶丛（L_{4-5}，S_{1-4}）由腰骶干以及全部骶神经和尾神经的前支组成。腰骶丛主要凭借前面的股神经和后面的坐骨神经，支配腿部的感觉和运动。

1. 股神经　股神经（L_{2-4}）是腰丛走行于腰大肌与髂肌肌间沟内腹股沟韧带下方的最大神经分支。它既是感觉神经，又是运动神经，阻滞股神经，可产生大腿部前方及小腿内侧感觉神经的麻痹，无法伸展小腿。股神经位于股动脉旁边（一个手指宽度）紧邻髂腰肌，外覆阔筋膜和髂筋膜。股神经发出前支和后支，其中一个皮支延续到小腿，成为隐神经。

由于股神经比较表浅，将高频探头置于腹股沟韧带远端即可观察到股动脉外侧的神经。股血管和淋巴管位于神经内侧一个独立的筋膜平面内，但是超声下很难识别这个筋膜平面。股神经可能会被单独阻滞，或者像许多人认为的那样，当较大量注射液沿血管周围蔓延到达近侧腰丛时，实现股神经、闭孔神经和外侧皮神经共同阻滞（三合一阻滞）。这种方法的有效性受到一些学者的质疑。然而已有研究证实超声引导下行股神经的三合一阻滞能增加神经阻滞的准确性，减少并发症。

2. 坐骨神经　坐骨神经（L_{4-5}，S_{1-3}）由腰神经和骶神经组成。该神经经坐骨大孔出骨盆，在大转子和坐骨结节之间进入下肢。它是一个扁平的粗大神经，宽度超过 1cm，走行在梨状肌下方和臀大肌、臀中肌的深面。在此处，臀上动脉位于坐骨神经的上内侧，在一小部分患者中，由于起源于坐骨孔，该神经可能有很高的分叉，分成胫神经和腓总神经分支。在这个层面上，股后皮神经也会出现。超声检查需要使用较低频率的探头以使声波穿透深度达到 3~5cm。坐骨神经向下经股骨小转子后，向远处沿股二头肌下大收肌的后缘走行。腘动脉和腘静脉延续自股血管，通过收肌管进入腘窝，走行在坐骨神经前内侧。坐骨神经分为胫神经和腓总神经。胫神经传到脚踝，经过屈肌韧带下方，分支为内外侧足底神经。腓总神经横向离开腘窝，跨过腓肠肌头盘旋在腓骨头周围皮下。它产生进入足部的腓深神经位于踇长伸肌和胫骨前肌之间，足背动脉外侧。另一分支即腓浅神经，沿腿外侧向下行进支配小腿和足。

阻滞坐骨神经可以产生足部和下肢膝关节远端的麻醉。许多经典方法允许患者仰卧、侧卧或者半俯卧位。大转子与坐骨结节之间中点、髂后上嵴、骶管裂孔、臀肌和大腿中点都均被用于在区域麻醉中作为引导穿刺针的定位标志。该处神经阻滞的并发症包括穿刺失败、血肿和神经内注射。

超声探头扫描臀部及大腿后方，找出向下走行至腘窝的坐骨神经。参照坐骨棘、坐骨结节和小粗隆，可以精确显示坐骨神经大小、深度和位置的超声图像。此处是臀下区最表浅的区域，适合进行神经阻滞。如果声束角度不垂直于神经，成像可能会很困难，肌肉穿透性会很差。在短轴上，臀下坐骨神经形状多样，从圆形到带状外观均有。坐骨神经在腘窝分支发出胫神经和腓总神经，腘窝处位置表浅，结缔组织含量高，有利于神经识别，通过腘窝成像追踪可确定臀下坐骨神经。另外，腘窝处也可实施坐骨神经阻滞，但是在其上方区域由于神经增厚阻滞起效可能会很慢。

3. 膝盖以下的阻滞（腓总神经）　绕过腓骨即可见，由于有神经损伤的风险，不推荐在此处进行神经阻滞。在此远端，腓总神经深支伴行胫前动脉，可在此处阻滞。虽然腓浅神经走行在腓骨长肌近腿端的深处，但它没有类似方便的血管标志。胫后神经走行于小腿深处，最后出现在踝上小腿远端的内侧。在这一水平，它因与胫后动脉的关系很容易被识别可进行阻滞。

（四）腰大肌间沟阻滞

腰丛支配从大腿下部到内踝、前上腿和下腹部的感觉。腰大肌间沟神经阻滞目的在于阻滞从椎间孔出来的腰丛的神经根。腰丛存在于腰方肌和腰大肌之间的筋膜间隙内，位置较深，操作难度大，且解剖变异多，常导致操作困难。通过超声定位可视化技术，可在穿刺前先明确椎体上下横突间隙，观察穿刺进针深度，选择穿刺针路径，预见穿刺阻滞效果。2002 年 Kirchmair 等描述了腰丛的超声影像学特点，提示超声能很好地探测脊柱旁的结构，在纵向超声图像中可以探及腰椎横突及邻近神经组织。超声引导的腰丛神经阻滞已开始广泛应用于临床并显示出良好的治疗效果和安全性。

（五）硬膜外麻醉

成人硬膜外腔位置较深，被脊柱包围，即使采用低频探头，硬膜外腔的超声成像也很差。但超声已被用来识别肥胖妊娠患者的椎体标志，减少硬膜外置管的穿刺次数。然而在婴儿和儿童中，由于椎体的不完全骨化，超声能精确地观察到硬膜外腔，有利于穿刺黄韧带，并放置导管。

（六）肋间和椎旁阻滞

在短轴超声扫描纵向平面可见与神经血管束相邻的肋骨、肋间肌和壁层胸膜。穿刺针可以在直视下放置,在下肋缘或者椎旁区前方进行阻滞。它有一个优点是可及时发现阻滞后气胸,并且能在广泛组织肿胀的情况下识别肋骨。如果存在皮下气肿,可增加超声成像的困难。

（七）腹壁阻滞

利用超声定位,通过单次注射或者置管连续给药的技术可以阻断前腹壁的躯体神经支配,以减少腹部创伤后阿片类镇痛药的使用。髂腹股沟/髂腹下阻滞和腹直肌鞘阻滞可以使用超声引导提高注射的准确性。腹壁更广泛的阻滞可以通过将局部麻醉药物注射于腹横肌和腹内斜肌之间的神经血管平面内行腹横肌平面（transversus abdominis plane,TAP）阻滞来实现。TAP阻滞可以避免很多硬膜外镇痛的并发症,如过度交感神经阻滞和相关硬膜外血肿和感染。当超声探头垂直于腹壁时,腹横肌平面在2~6cm的深度之间可见。脐下镇痛可以通过在患者侧面,第十二肋与髂嵴之间的腋中线行腹横肌平面阻滞实现（TAP后阻滞）。如果局部麻醉药沿着肋缘注射于同一个平面内,阻滞会扩散到脐上（斜肋下TAP阻滞）。目前超声引导TAP阻滞的临床研究显示效果良好,值得进一步研究。

三、超声引导区域神经阻滞的优点

超声引导区域神经阻滞与传统的方法,如寻找异感和使用神经刺激器相比,似乎有更多的优点。

1. **应用广泛**　目前研究显示超声可用于辅助全身几乎所有的外周神经的阻滞。传统的神经阻滞是一种盲探式操作,要求患者清醒、合作,高度依赖患者主诉的异感。对于解剖变异、意识不清、不能合作等相对禁忌证的患者,超声可辅助施行区域神经阻滞,扩大了神经阻滞的应用范围。对于临床应用较多的臂丛神经、肋间神经等区域阻滞,超声技术的引入,可通过置入导管,开展"靶神经阻滞"等新技术。

2. **操作便利**　超声引导区域神经阻滞技术,可直观看到神经及其相邻结构,有助于识别神经,注射药物时可直接或间接看到局部麻醉药扩散,保证局部麻醉药准确注射于神经周围。

3. **安全性高**　对于外伤患者而言,超声引导区域神经阻滞技术的应用,可避免使用神经刺激器,进而减少肌肉收缩引起的疼痛、痉挛等不良刺激对患者的影响,以及减少患者神经损伤的风险;可避免神经内注射、误入血管等不良事件的发生,减少并发症和不良反应,减少局部麻醉药的用量。

4. **效果完善**　注射部位可控,可更接近于靶神经周围,从而使神经阻滞起效快、作用时间长,可显著改善阻滞效果。

5. **利于教学**　超声引导技术的引入,有利于教学和培训,可使学员更直观地学习掌握区域神经阻滞技术。

四、超声引导区域神经阻滞的局限性

超声引导神经区域阻滞技术也有其一定的局限性。

1. **操作步骤复杂**　操作步骤较盲穿或神经刺激器引导下的神经阻滞更加复杂,增加了准备时间,操作时可能需要助手配合,操作过程要求严格无菌操作,对条件要求更高。

2. **深部神经受限**　该技术建立在超声影像学的基础之上,在位置较浅的神经应用较广泛,而对于位置较深且毗邻复杂的神经应用受限。

3. **超声技术要求**　对操作者技术要求较高,需要操作者具有一定的超声知识,学习新技术,接受规范化培训。超声引导下有创操作过程中须遵循医疗常规,如果操作者盲目依赖新技术,过于自信,可能导致严重后果。

4. 个体差异　个体间存在差异性,有时针尖不能清晰可见,当针尖与超声声束呈锐角时难以观察到针尖。

关于超声引导下区域神经阻滞的安全性,目前研究多集中在对神经损伤发生率的影响方面。传统观点认为,神经损伤由穿刺针直接损伤神经和神经内注药损伤神经两方面引起。近年的一些动物实验和临床研究表明,穿刺针直接刺伤神经并不一定会引起神经损伤,而药物在大多情况下仅引起神经组织性损伤而非功能性损伤。有观点认为,神经束膜比神经外膜对神经保护作用更大。神经束膜更坚韧,并且由于束膜与外膜间大量的结缔组织使得神经干有一定的活动度,故而可避免穿刺针误入外膜后造成的神经损伤。尽管如此,由于神经损伤后果严重,仍应高度重视神经阻滞操作过程,避免穿刺针误入神经。超声技术作为一种新兴技术应用于神经阻滞,得到了极大认可,但是将其看作周围神经阻滞的一项标准技术还为时过早,尚需更多的研究使其完善提高。

综上所述,超声引导区域神经阻滞将超声技术与传统的定位技术结合起来,起效迅速,用药量小,减少了神经阻滞的并发症,扩大了神经阻滞技术的应用范围。这一新技术,有望克服传统盲穿技术的弱点,将临床麻醉带入到一个新的研究领域,具有广阔的应用前景。但是值得强调的是,超声引导神经定位不能完全取代解剖学标志定位及神经刺激器定位。关于如何进一步提高其安全性有待于更加深入的研究。

第五节　心脏超声检查在创伤患者中的应用

近年来床旁超声的发展使超声检查具有移动灵活、检查简便、诊断迅速等优点,它们不仅拥有了大型超声高像素高分辨率的特点,而且具有便携移动的优势,特别适合于急诊手术和创伤患者的检查诊断,为临床早期评估伤情、及时采取合理治疗方案提供了重要证据。

本节主要就心脏超声在创伤患者中的应用作一简介。

一、心脏超声检查的基本知识

心脏超声是专用于对心脏结构和功能的实时成像检查,常称为超声心动图。如检查二尖瓣和主动脉瓣的狭窄和功能不全,确定心肌梗死中心肌损伤的程度,诊断先天性心脏疾病、大血管疾病以及评估患者心脏功能等。

(一)心脏超声诊断的用途

1. 解剖结构　心脏的形态、大小、位置、与周围组织结构的邻接关系。

2. 运动状态　心脏房室壁在心脏收缩与舒张时的运动、大血管壁的搏动、心脏瓣膜在心动周期中的开放、关闭运动等。

3. 血流　血流在心动周期各时相的方向,流经的心腔及大血管及其速度,并可通过血流速度数据进一步计算血流动力学各项参数。

以上的超声检测图像及参数可用于诊断心血管疾病,或提供有关心血管的解剖与运动功能的信息,作出对疾病的诊断或提供辅助诊断依据。

(二)心血管超声诊断的常用技术

1. 二维超声心动图　二维图像可显示心脏和大血管不同方位的断层结构、与毗邻结构的关系和动态变化,包括常规的经胸心脏超声(transthoracic echocardiography,TTE)与经食管心脏超声(transesophageal echocardiography,TEE)。图像以扇形显示,扇尖为近场表示靠近探头的心脏结构,扇弧为远场表示远离探头的心脏结构。超声图像的方位和探头的位置与声束扫描的方向有关,因此可以获得不同断面的心脏与大血管图像。

常用 TTE 切面如下:

(1)胸骨旁长轴切面:探头置于胸骨左缘第三、四肋间,探头标志对准患者右肩、探测平面与右胸锁关节至左乳头连线基本平行。此时观察到的依次是右室前壁、右室流出道、室间隔、左室腔、左室下侧壁、主动脉根部及主动脉瓣、二尖瓣、左心房及降主动脉横断面。

(2)胸骨旁短轴切面:探头于左室长轴切面顺时针转 90°,扫描平面与左心长轴相垂直,探头标志指向患者左肩。可以显示右室流入流出道、位于显示屏右侧的肺动脉瓣及左侧的三尖瓣。主动脉呈圆形位于图像中央,其下方为左心房。

(3)心尖四腔心切面:探头置于心尖搏动处,探头标志指向患者左后侧。在图像上见室间隔、房间隔、与二尖瓣、三尖瓣连线呈十字交叉,将心脏划分成左右心室和左右心房四个腔室。将探头扫查稍向上倾斜,可获得包括主动脉根部的五腔心切面。

(4)剑突下四腔心切面:探头置于剑突下,声束向上倾斜,获得冠状面的扫描图像,即为剑突下四腔切面。此切面房间隔与声束近于垂直,回声失落现象很少,房间隔假性连续中断出现率很低,多用于观察房间隔缺损。另外对了解心房位置、心脏压塞、心脏畸形等有较大帮助。

(5)胸骨上窝主动脉长轴与短轴切面:探头置于胸骨上窝,指向心脏,旋转探头直至扫查平面处于身体的矢状切面与冠状切面之间。此时成像平面应正好通过主动脉弓长轴,可显示主动脉弓部、头臂支、升主动脉远端和降主动脉近端,弓部下方为右肺动脉的短轴;继续旋转探头 90°,此时接近冠状切面,扫查平面横切主动脉弓,可显示主动脉横断面、肺动脉干分支及右肺动脉长轴。此两切面互相对照,可确定主动脉弓的走向、宽度、分支情况、肺动脉及上腔静脉有无异常,并可了解降主动脉与肺动脉之间有无未闭的动脉导管。

2. M 型超声心动图　在进行 M 型超声心动图检查时,常与心电图同步描记,可以观察心电活动与结构的相互关系。随着探头取样线位置与方向的改变,可获得几组重要的运动波群。

(1)心底波群:在胸骨旁长轴切面上,使 M 型取样线通过主动脉瓣根部可获得此波群,其显示的结构自前至后为胸壁、右室流出道、主动脉根部及左房。此波群包括以下曲线:①主动脉根部曲线:心底波群中有两条明亮且前后同步活动的曲线,上线代表右室流出道后壁与主动脉前壁,下线代表主动脉后壁与左房前壁;②主动脉瓣曲线:主动脉根部内,可见呈六边形样结构的主动脉瓣活动曲线,收缩期两线分开,分别靠近主动脉前后壁,舒张期则迅速闭合成一条直线;③左房后壁曲线:此线位于心底波群后部,较平直,有时可见小的凹陷。

(2)二尖瓣波群:在胸骨旁长轴切面上,取样线通过二尖瓣前后瓣尖,可获得二尖瓣波群。

(3)心室波群:取样线通过左室中部腱索水平获得心室波群,各层结构依次为右室前壁、右室腔、室间隔、左室及左室下侧壁。此波群可测量室间隔、左室下侧壁厚度与增厚率、左室腔大小,计算左心功能,观察室壁运动。

(4)肺动脉瓣曲线:在大动脉短轴切面引导下获得。

3. 彩色多普勒及频谱多普勒超声心动图　多普勒超声可以在不同切面探测血流速度和方向,对有分流和反流的心血管疾病诊断有意义,并可进行定量分析,较为准确地提供左室舒张和收缩功能的定量数据。

(1)心尖四腔心切面:最重要的标准切面之一。二尖瓣口、三尖瓣口、主动脉瓣口及左室流出道均与声束方向平行,最适合记录瓣口或流出道的血流速度,可测量肺静脉、腔静脉的回流流速。

（2）心尖五腔心切面:观察左室流出道的血流情况,有无主动脉瓣口狭窄及反流。测量主动脉瓣前向血流峰值流速、峰值压差、反流血流峰值速度。

（3）胸骨旁短轴切面:观察右室流出道的血流情况,有无右室流出道狭窄及肺动脉瓣口狭窄或反流。测量肺动脉瓣前向血流峰值流速,峰值压差。肺动脉反流峰值流速,右室流出道峰值流速。

（4）胸骨旁长轴切面:彩色多普勒检查时,舒张期见左房血流呈红色信号经二尖瓣口流入左室;收缩期呈现红或蓝色信号经主动脉瓣口流向主动脉。

（5）剑突下四腔切面:多用于观察房间隔缺损及有无房水平分流。

（6）胸骨上窝主动脉弓长轴切面:观察弓部、头臂干、升主动脉远端和降主动脉近端内的血流情况。

总之,二维超声是最主要的心脏超声检查方法,它可反映心脏的形态、毗邻关系、运动特点等。在二维引导下,对特殊区域使用 M 型超声进行定位测量。多普勒超声检查则适用于血流的定性定量分析。心脏超声根据不同的需要选择不同的检查方式和方法,为临床提供丰富准确的诊断信息。

二、心脏超声在创伤中的应用

在创伤麻醉中,心脏超声(包括 TTE 和 TEE)的应用正在快速增长。利用超声心动图可对创伤患者的血流动力学进行评估,并对潜在的血流动力学异常进行分类。目前,TEE 在麻醉科医师中得到了较为普遍的应用,但是 TTE 由于具有快速实施且无创的优点也应该被鼓励使用。

（一）血流动力学水平评估

通常我们会初步判断患者的血流动力学或循环血流参数是否正常。当患者出现血压或/和心率的变化,或者组织低灌注的表现时(如周围末梢组织变冷、变紫、尿量减少或代谢性酸中毒),需进一步分析识别。仅依靠监护仪提供的压力相关监测数据,有时很难辨别引起血流动力学异常的原因是容量问题还是心脏的问题。即使使用漂浮导管进行血流动力学监测,在判断潜在的血流动力学异常中仍有很大的不确定性。血压低的血流动力学状况可以分为几种情况:①正常;②低血容量;③原发性舒张功能受损;④原发性收缩功能受损;⑤收缩和舒张功能衰竭;⑥血管扩张;⑦右室衰竭。当以压力为基础评估心肌功能时,不能对心室容积提供准确的判断,这时可以通过超声心动图直接评定心脏的容积和功能,并通过评估心室的充盈压进而评估心室顺应性。

心脏超声评估的四个步骤:

1. 评估左室舒张末期容积(前负荷)　超声心动图可直接评估心室容积。TEE 常采用经胃左室短轴切面,而 TTE 常采用胸骨旁长轴切面。检查过程中设置相同的图像深度,更方便鉴别心室相对大小,此时只需要按照血容量是否减少、正常或增多对心室进行分类。

2. 评估收缩功能　一般常用心脏射血分数评估心脏收缩功能。射血分数可以通过测量容积间接计算得出。TEE 经胃短轴切面测量的面积变化分数(fractional area change,FAC)和 TTE 测量的缩短分数(fraction shortening,FS)也可用于收缩功能的评估。

可以应用以下公式进行计算

$$FAC=(EDA-ESA)/EDA$$
$$FS=(LVEDD-LVESD)/LVEDD$$

EDA,舒张末期面积;ESA,收缩末期面积;LVEDD,左心室舒张末期内径;LVESD,左心室收缩末期内径。

3. **左房压评估**　将左房压简单分类为高或正常,有助于识别低血容量状态。高左房压水平的定义尚缺少规范,多基于肺动脉导管等有创血压监测的经验得出。目前常以超过15mmHg定义为左房压升高。

4. **综合因素**　超声心动图和无创血压监测诊断血流动力学异常改变的关键区别是超声心动图能直接评估容积、收缩功能和充盈压力。综合上述信息可对前负荷和血管顺应性进行评估。鉴别舒张性心力衰竭与其他血流动力学异常时,必须同时评估顺应性和容积。原发性舒张性心力衰竭时,超声影像表现为左室排空,但仍具有正常的收缩功能,与低血容量的表现难以区别。此时,须进一步评估左房压水平,因为低血容量下左房压水平偏低,而原发性舒张衰竭左房压偏高。由此可见综合评估压力和容积对判断顺应性的意义。

5. **根据血流动力学状况实施管理**　传统上使用CVP或PCWP估计容量状态或指导液体复苏,但研究已证实,某些情况下这些参数与左室舒张末容积无明确相关性,也不能预测容量复苏的效果。目前认为,在剑突下切面测量下腔静脉(inferior vena cava,IVC)直径及其随呼吸的改变对于容量的判断可靠性更高,对容量复苏更具有指导意义。自主呼吸时,IVC直径<15mm,吸气时塌陷大于50%,认为CVP<5mmHg,如IVC直径>20mm,吸气时无塌陷,则CVP>20mmHg。机械通气时,IVC吸气时扩张,呼气时塌陷,如吸气时扩张超过18%,预示患者心排血量随容量治疗可有明显改善。另外一个可靠性较高的指标是房间隔的活动情况,可反映左右心房的压力差及PCWP。正常情况下房间隔在收缩中期轻微地、一过性地右向左移动,PCWP为12~14mmHg;如移动加剧,PCWP<11mmHg;反之左向右移动,PCWP>15mmHg。

(二) 超声在心肺复苏及肺栓塞诊治中的应用

超声心动图能快速判断是否有心搏骤停,并帮助判断心脏骤停的原因,如低血容量、心脏压塞、张力性气胸、大面积心肌梗死等。目前美国心血管麻醉协会以及超声协会共同推荐TEE应用于术中威胁生命的急性循环衰竭的诊断和处理。TEE对巨大肺栓塞导致循环衰竭的快速诊断和治疗具有重要价值,超声图像主要表现为右室扩大、运动减弱、运动不协调、右室壁中段活动异常、室间隔抖动及反常运动、三尖瓣反流(最高反流速度可达2.8~3.8m/s)、肺动脉增宽、下腔静脉吸气相塌陷消失及肺动脉高压等。

(三) 围手术期超声心动图监测

围手术期超声心动图可以提供心脏、大血管形态和功能异常的定性、定位、定时、定量评价,包括:各腔室和血管的大小,血管壁、心房壁、心室壁的厚度和完整性,瓣膜结构及功能,跨瓣的射流和反流,大血管、心房、心室水平的分流等。记录上述指标随时间的变化规律,可反映循环系统的压力、容量负荷状态及心血管的舒缩功能。围手术期超声心动图,尤其是TEE在心脏手术患者的应用有较长的历史。

(四) TEE在外伤麻醉的应用

如果患者已经行气管插管,且无TEE探头置入禁忌,可使用TEE为心室收缩和充盈提供最可靠和快速的评估,并对麻醉管理给予全程指导。TEE可提供高质量的清晰图像,有助于对心脏和大血管的潜在损伤进行鉴别,开展全面的诊断研究。TEE有助于诊断心包积液、严重瓣膜功能失调(尤其是三尖瓣功能失调)或大血管损伤。右心扩张或收缩减弱提示心肌挫伤,或者可能是长骨骨折产生脂肪栓子引起的肺栓塞。大动脉横断较难诊断。左侧锁骨下动脉开口以下是发生主动脉横断最常见的位置,诊断的关键在于正常降主动脉的图像是非常清晰的,当受损或发生血肿时,会出现超声心动图"脱离",图像变得模糊。此外,主动脉直径由近端向远端逐渐变小。如果血管内径从主动脉弓到降主动脉大小增加,应怀疑横断。最后,在年龄低于50岁的人群中严重的动脉瘤很少见。对于遭受减速伤的年轻患者,出现与严重的动脉粥样硬化表现相似的内膜损坏时,应考虑动脉横断伤。与此同时应探查是否存在其他相关体征,如存在胸腔积液则提示血胸。

心脏贯通伤不总局限于心脏游离壁和大动脉,也可累及室间隔、房间隔、瓣膜、冠状动脉和传导系统。这些病例死亡率高,多数心脏贯通伤患者在治疗前已死亡,得到治疗的部分患者能够存活的关键是迅速诊断和治疗。大部分患者需紧急开胸手术,缓解心内压。一些患者因持续的血流动力学不稳定或心脏杂音怀疑心内损伤而得到诊断,大多数患者是在后期周围水肿消退,堵塞的凝块栓子溶解,伤口边缘纤维收缩或心室扩大,导致损伤变大时,才被发现。TTE 和 TEE 检查是目前较理想的非介入性方法。TEE 对心脏结构的分辨力可提供高质量的图像,便于迅速准确做出诊断。较之于 TTE 诊断,TEE 可避免患者体位、伤口敷料、皮下气肿、带胸腔引流管的血气胸等因素对检查的影响。

TEE 作为一项安全有效的血流动力学监测手段和高清晰度的成像技术,在鉴别高危患者、辅助手术策略制订、提供术后即刻效果评估等方面作用显著且医疗费用合理。规范地应用围手术期超声心动图监测可以改善患者的预后,提升对疾病的诊治能力,提高医疗质量,保证医疗安全,还可以让麻醉科医师更多地参与围手术期的诊疗决策。发达国家的麻醉与危重症医学科都把围手术期 TEE 监测作为学科建设的重要内容,欧洲和美国也建立了自己的临床规范和培训体系。近 10 年来,围手术期食管超声监测在中国麻醉界也受到关注和重视,相关的医院积极进行国际交流,陆续开展术中 TEE 监测。但是,目前总体水平和规模与国外相比尚有较大的差距,因此开展围手术期超声的技能培训和组织全面的临床科研合作是当前麻醉学和其他相关学科的重要任务。

第六节 超声用于创伤患者的探伤诊断

对于创伤患者须及时进行复苏,并对明显的和潜在的伤口进行细致系统的外伤评估。损伤严重程度的评估具有极大的复杂性,尤其当伤情隐蔽时,如腹部闭合性外伤或存在肢体骨折导致神经血管损伤的情况下,增加了评估的难度。近年来,随着便携超声设备的发展,超声检查已成为外伤患者评估的重要组成部分,包括对胸部和腹部的重点超声检查等,可以识别内部器官损伤和出血,达到快速诊断和治疗的目的。

一、超声对创伤患者的重点评估

超声用于创伤患者的检查始于 20 世纪 70 年代的欧洲,90 年代之后才开始在北美和英国采用。超声的无创、快速、安全、准确及可重复且可以床旁评估的优势已经越来越受到急诊和创伤医师的欢迎。

创伤超声重点评估(focused assessment with sonography for trauma,FAST)是一种床旁快速的超声检查,重点评估四个区域是否存在液体,包括肝周或肝肾区域、脾周、盆腔及心包等有无出血征象。如果患者有腹部创伤史,或不明原因的低血压或者意识丧失的患者不能明确提供创伤病史时,FAST 检查可以快速提供相应的鉴别诊断。e-FAST(extended FAST)即在 FAST 的基础上增加对血气胸的检查。一个熟练的医师在 2~5min 之内即可完成 FAST 及 e-FAST 检查。

(一) FAST 检查的基础

FAST 检查的主要目的是辨别腹膜内是否有提示器官破裂和内出血而产生的游离液体,是外伤早期管理中决策制订的重要工具。FAST 具有快速简单的优点,而且更重要的是可以床旁检查。FAST 的主要目的是对腹部伤情进行评估,同时也可以在肋下观察评估心室充盈情况。研究证实对于腹部外伤的患者用

FAST 检查内出血的特异性达 94%~98%，敏感性为 73%~99%，准确性为 90%~98%。

FAST 检查所用超声设备应配备动态二维模式（快 B 模式），传感器频率在 3~6MHz，探测深度在 8~15cm。应使用足量凝胶以确保超声探头与腹部接触良好。患者取仰卧位。肝周部位扫描时，将探头置于右侧腋中线到腋后线，第 11 和 12 肋水平。辨别肝肾的区域并探查是否存在游离液体（常表现为肝脏和肾脏间的一个黑色暗带）。脾周扫描的操作方式相似，只是在患者的左侧，在脾脏和肾脏之间寻找游离液体。骨盆检查时，将传感器置于中线耻骨联合上，调整角度以识别膀胱并寻找在膀胱与子宫或直肠间的游离液体。心包扫描取心脏的肋下观，探头须牢固地放在胸骨剑突以下位置并调整角度对准心脏，可获得长轴或短轴的图像。它的主要目的是识别心包空间里的游离液体，在外伤急救复苏中也是判断心脏左室充盈和功能的非常实用的检查手段。

（二）气胸的检查

对于气胸的诊断超声优于传统的平卧位胸片，甚至具有与 CT 相同的特异性（>98%）。而对于胸膜渗出、肺实变及肺间质综合征，超声也表现出较听诊及胸片更高的准确性。因此，对一个呼吸困难的患者行实时持续动态监测，可及时掌握肺部的创伤及肺水情况。通过超声实时图像观察壁层胸膜与脏层胸膜的相对运动，较易对气胸做出诊断。超声图像上，胸膜与肺的界面具有强大的回声反射，伴随呼吸运动肺脏表面看上去像一条明亮的白线移动（称作"滑动迹象"）。正常情况下也可看到一条白色垂直快速移动到胸膜的线，犹如"彗星扫尾"样。当发生气胸时，这些标志消失，并在肋下缘出现固定不动的中性灰色反射。因为肺脏位置距离胸壁相对表浅，包括高频探头在内，有多种型号的探头可以用于这项诊断。

（三）胸腔积液的检查

使用超声诊断胸腔积液的关键是清楚积液聚集的部位。对于仰卧位的患者，积液常在主动脉旁的低洼处聚集，可能很难从患者侧方或前方检查发现。如果患者处于坐位，将超声探头置于较低位置肋间隙则容易发现一个黑色或灰色区域。不同液体成分表现出不同的回声密度，例如清亮液体几乎呈黑色，而血肿常表现为灰色或近似于肝脏的图像，且常在流动的液体上看到漂浮着凝块。TEE 对检查胸腔积液非常敏感，仅仅 100ml 的积液就可以被检查到。将探头转向主动脉，可以观察到左侧胸腔；如果有积液存在，将探头长轴转到右侧，就可观察右侧是否有胸腔积液存在。

（四）创伤性血胸

主要检查胸腔内有无异常回声区。新鲜出血呈无回声区或无回声区内有均匀的点状高回声。有血块形成时，可见无回声区内有不规则团块，呈中低回声或高回声。超声检查对胸腔内液体的诊断十分敏感，即使少量积血（测量范围 1cm），也可在肋膈角处被检出；根据透声情况判断液体黏稠度或有无血凝块形成，以及是否存在凝固性血胸；根据液性暗区分布范围，可了解积血量、肺组织受压程度并选定穿刺部位等。另外，还可动态观察胸腔积液量的变化，以判断出血是否停止或有无进行性出血等。

（五）心脏损伤

穿透性心脏损伤最早表现为心脏压塞及严重出血，心脏超声检查可发现心包积液，确定积液分布范围、判断积液量，并可在超声引导下进行心包穿刺术；闭合性心脏损伤包括心肌挫伤、心脏破裂，以及心瓣膜及腱索、乳头肌的裂伤和心包挫裂伤等，超声检查可通过观察心脏结构的改变及彩色多普勒血流显像的变化做出判断。创伤性主动脉破裂形成假性动脉瘤时，超声检查可发现其破裂部位、范围大小，以及由此而引起的血流动力学变化等。由于假性动脉瘤有发生继发性破裂的潜在危险，彩色多普勒超声检查显得尤为重要。

（六）心脏压塞

在外伤背景下,心脏压塞提示升心脏或主动脉损伤,血流进入心包腔,或心肌顿挫伤或心肌渗透性损伤,可作为 FAST 扫描的一部分被发现,或使用 TTE 或 TEE 行血流动力学评估时早期发现。使用 TEE 时经食管切面效果最佳,而采用 TTE 时肋下扫描则是发现心脏压塞的第一视角。超声检查中须判断两件事:第一,渗出物是否会对心脏产生压迫;第二,压迫是否会影响血流动力学平衡,须综合考虑临床表现,如颈静脉压升高、低血容量和低组织灌注迹象等。因心脏压塞是病理性的"急性严重舒张功能障碍",在动脉血流压力波形上可能会出现突出的反向搏动和标志性的随呼吸变化。

因右心房和右心室之间的房室间隔很薄,所以二者之间的相互影响最为常见,导致舒张衰竭。心室看上去像"黑色海洋"里的一个小建筑,证明存在渗出物,并对心脏产生物理压迫引发填塞。渗出物根据大小规模进行分级(少量 <0.5cm;中度 0.5~2.0cm;和大量 >2.0cm)。对于仰卧位患者,少量渗出物倾向于分布在左室壁后部,随着渗出物增加,可向顶端、向前端扩散。大量渗出物经常呈圆周形分布。然而,单独从大小的角度,不能决定渗出物是否会引起压迫。在外伤背景下,二维超声心动图有助于对大量渗出物做出诊断,此外,三尖瓣或二尖瓣血流多普勒分析可以帮助对填塞进行量化。大量渗出时,呼吸变化可使三尖瓣最大血流速度超过 40%,或二尖瓣血流超过 25%。

心脏受到物理性压迫时发生心脏压塞。虽然心脏压塞多数情况下是由于血液进入心包膜引起的,但是也可以由大量胸膜积液或者气体积聚导致。低血容量环境下,影响会更明显。如果血液在心包凝结,超声下可能显示出与肝脏相似的影像特征,并可能因此误诊。

二、超声的其他探伤诊断

（一）腹主动脉钝挫伤

由钝性暴力造成腹主动脉挫伤,可有动脉内膜、中膜断裂,形成动脉管壁的广泛血肿,断裂的内膜可脱卷入管腔形成堵塞或继发血栓形成。减速伤是胸主动脉钝挫伤的常见原因。急性主动脉断裂快速死亡率高,而幸存者则多为不完全断裂或腹膜后间隙血肿。胸主动脉与腹主动脉损伤的超声诊断相似。青壮年患者主动脉内径多≤2cm,并随着血管向远端延伸而逐渐减小,血管内膜可有一定程度的增厚,在主动脉与后方椎体之间一般无明显的空隙。如果发生血肿,主动脉的超声信号会减弱而变得模糊不清,这可作为存在病理改变的一个间接征象。老年患者常合并动脉瘤或动脉粥样硬化等病理改变,这些组织改变可显著影响超声图像质量,导致无法看到腹主动脉。另外,判断大动脉病理改变是急性还是慢性时,须考虑创伤发生的相关因素。

（二）心肌挫伤和心脏钝挫伤

心脏钝挫伤可能来源于直接冲撞,也可为方向盘或安全带所致第二次减速伤。因为右心室紧贴胸骨,因此最有可能受到挫伤。心脏钝挫伤中,瓣膜断裂也较常发生,以三尖瓣受累最为多见。心肌挫伤的超声心动图特征是剧烈受伤部位的功能失调并且可能出现心室扩张。判断心脏损伤是急性还是慢性,同样应对患者受伤情况及发病前健康状况进行综合考虑。心室壁挫伤和功能失调或者严重三尖瓣断裂导致血液反流,可导致右心室扩张。这些患者在心肌功能恢复之前可能需要血管活性药物或其他循环支持,瓣膜断裂通常需要手术修复。

（三）创伤性膈疝

超声检查可在胸部探测到肝或脾回声,破裂部位可见局限性无回声区或胃肠征象。

（四）超声胃内容物探查

反流误吸是创伤患者十分严重的并发症,对患者胃内容物状况的评估与判断可影响临床手术时机及气道管理的决策。借助于床旁超声,有效评估患者胃内容物的性质和容量,对进食情况不明的创伤患者的麻醉管理有极大帮助。

超声探查胃内容物时常选择右侧卧位或半卧位,病情危重或外伤导致无法改变体位时,也可采取仰卧位。选择频率范围 2~5MHz 的凸阵探头,儿科患者可选择 5~12MHz 的高频线性探头。检查平面首选上腹部腹中线稍偏右侧的矢状面。水平面有利于观察胃窦、幽门和十二指肠的延续交接部位,有助于及时辨别是否存在幽门梗阻。胃窦部是超声检查最容易获取影像学资料的部位并且在超声下能够持续显像。在矢状面或矢状旁面的上腹部超声影像上,胃窦位于肝左叶右后方,胰腺前方。重要的血管标志包括腹主动脉或下腔静脉、肠系膜上动脉/静脉等。

空腹时胃呈扁平状并且前后壁彼此贴近,呈现"靶征",在水平面上表现为"指套征"。右侧卧位下为空腹影像学表现者可除外饱胃。清水、茶、苹果汁、黑咖啡及胃液等无渣清亮液体影像学表现为均匀一致的低回声;随着胃内容物容量的增加,胃壁逐渐变薄,胃窦逐渐膨胀,形状近似卵圆形。液体经吞咽进入充满液体的胃窦内时可产生多发的空气气泡,在超声图像上表现为低回声的胃腔内出现点状的高回声,犹如"繁星之夜",并逐渐从胃窦部向幽门及十二指肠方向移动。牛奶等浓稠液体或悬浮液胃窦形状与吞咽清亮液体相似,但其影像学多为均匀一致的高回声表现。固体食物总体表现为强回声,质地不均匀,呈磨玻璃样,是由于在食物的咀嚼和吞咽过程中混入大量空气所致。吞咽食物后,胃窦前壁内膜出现高回声线性区域,含气的固体食物使胃窦前壁呈现多发"环晕伪像",呈现磨玻璃样外观,使得胃窦后壁难以显像。经过一段时间的消化后,固体食物中的气体被排出,胃窦内逐渐呈现混合性强回声表现。

运用床旁超声可以通过测量胃窦部横截面积(antral cross-sectional area,CSA)进而估算胃内容物的容量。和其他体位相比,右侧卧位时 CSA 的测量值最大,最接近真实胃内总量值。此外,计算 CSA 时需在胃窦收缩的间歇期进行,以防低估胃内容物总量。采用垂直双径线法测量计算胃窦部横截面积以估算胃内容物的总量,其估算公式为 $CSA = (AP \times CC \times \pi)/4$(AP 为胃窦部前后径;CC 为胃窦部头骶径)。此方法可重复性较高。采用超声的自由追踪描记技术,通过描记 CSA 轮廓范围计算 CSA 面积,和双径线法相比,此方法准确性更高,运用更便捷。

（五）超声引导下环甲膜穿刺

传统触诊法成功确认环甲膜位置的概率仅为 46%,女性及肥胖患者更低,借助于超声技术可有效提高环甲膜定位成功率。对于颈部结构难以辨别的患者,超声引导下环甲膜穿刺成功率较传统触诊法增加5~6 倍,并且可降低多种并发症,如气道黏膜的划伤、出血、气胸、皮下气肿甚至纵隔气肿等的发生率。对于急症气道患者,用超声定位环甲膜穿刺有助于快速准确建立通气。

（易　杰　刘艳红　黄文起）

参 考 文 献

[1] OREBAUGH S L,KENTOR M L,WILLIAMS B A. Adverse outcomes associated withnerve stimulator-guided and ultrasound-guided peripheral nerve blocks by supervised trainees:update of a single-site database [J]. Reg Anesth PainMed, 2012,37:57782.

［2］MEISSNER M,PAUN M,JOHANSEN K. Duplex scanning for arterial trauma ［J］. AmJ Surg,1991,l61:552-555.

［3］FRANCO C D. Connective tissues associated with peripheral nerves ［J］. Reg Anesth Pain Med,2012,37:363- 365.

［4］ABDALLAH F W,CHAN V W,BRULL R. Transversus abdominis plane block:asystematic review ［J］. Reg Anesth Pain Med,2012,37:193- 209.

［5］BORGLUM J,JENSEN K,CHRISTENSEN A F,et al. Distribution patterns,dermatomal anesthesia,and ropivacaine serum concentrations after bilateral dual transversus abdominis plane block ［J］. Reg Anesth Pain Med,2012;37:294- 301.

［6］VOLPICELLI G,ELBARBARY M,BLAIVAS,et al. International Liaison Committee on Lung Ultrasound（ILC-LUS）for International Consensus Conference on Lung Ultrasound（ICC-LUS）. International evidence-based recommendations for point-of-care lung ultrasound ［J］. Intensive Care Med,2012,38:577-591.

［7］PERLAS A,MITSAKAKIS N,LIU L,et al. Validation of a mathematical model for ultrasound assessment of gastric volume by gastroscopic examination ［J］. Anesth Analg,2013,116:35763.

第三十四章

创伤患者的心肺脑复苏

创伤是由于外力作用于人体,引起人体组织或器官的破坏。创伤仍然是院前急救排名第一位的病种,而交通伤又是其主要原因。良好的创伤急救处理系统是有效应对大规模人员伤亡事故的保障。美国每年约 15 万人死于创伤;在中国,交通意外伤害导致的死亡人数占所有创伤患者的 80%。现代创伤的主要特点表现为:突发性高、伤势凶猛、群发群伤、以高能量伤为主,且严重多发伤所占比例越来越高。基于这些特点,现场救援对患者生存十分重要。创伤死亡病例中相当一部分患者死于等待救援的时间段,除创伤本身的不可逆外,受伤多发生在深夜、地点多在交通不便的偏远地区,使得急救反应时间延长。因严重创伤导致的死亡约 50% 死于创伤现场,30% 死于创伤后早期。因此,及时合理的现场急救尤为重要,研究数据也表明,救援人员到达的时间及救援水平对死亡率有很大影响。随着我国社会、经济水平的快速发展和医疗水平不断提高,创伤的现场急救水平有了很大改进,但进一步提高现场救治的效率仍是我们今后努力的方向。本章重点讨论创伤患者的心肺脑复苏及相关问题。

第一节　创伤性心肺复苏概述

一、创伤性心搏骤停

创伤患者表现为濒死、没有自主呼吸或大动脉搏动消失,临床上即诊断为创伤性心搏骤停(traumatic cardiac arrest,TCA)。濒临 TCA 状态的特征是循环不稳定,表现为低血压、非创伤区域外周脉搏消失和无明显中枢神经系统原因的意识障碍。如果未及时处理,这种状态会很快发展为心搏骤停。严重创伤快速评估有助于诊断和处理,但不应干扰复苏的实施。

创伤引起心搏骤停的根本原因是缺氧,这可继发于呼吸骤停、气道阻塞、严重开放性气胸、气管支气管损伤或胸腹联合伤。此外,重要结构如心脏、主动脉或肺动脉等损伤,继发于多发性脑损伤的呼吸循环功能衰竭,张力性气胸或心脏压塞导致的心排血量减少或无脉性电活动(pulseless electrical activity,PEA),大量失血引起的低血容量休克和氧输送降低,以及其他情况如电击等也会引起心搏骤停。

TCA 死亡率非常高,但在自主循环恢复后,存活者的神经系统功能预后好于其他原因所致心搏骤停。时间是 TCA 处理的关键,抢救成功有赖于成熟的生存链,包括院前急救和创伤中心综合救治。在实施 TCA 迅速复苏时,强调同时处理可逆转的病因。

二、创伤后心肺脑复苏

严重创伤患者有三个死亡高峰。第一个死亡高峰在伤后即刻到数分钟内,约占死亡人数的 50%,死亡原因主要为脑、脑干、高位脊髓的严重损伤或心脏、主动脉等大血管撕裂,往往失去急救机会。第二个死亡高峰出现在伤后 6~8h 以内,约占 30%,主要死因为颅内血肿、血气胸、肝脾破裂及严重胸外伤引起的急性循环、呼吸衰竭。London 等提出"白金 10min、黄金 1h",对严重创伤患者伤后 30min 内给予恰当急救,可挽救很多患者的生命。第三个死亡高峰出现在伤后数天至数周,原因多为休克、多器官功能障碍及感染等严重并发症。此三阶段是紧密相连、交叉存在的。因此,"以患者为中心",在短时间内实施确定性治疗与系统性病因治疗及康复治疗方案,是降低死亡率和伤残率的关键,遵循"先救命后治伤,先抢后救,抢中有救"的急救原则尤为重要。

（一）白金 10min

"白金 10min"是指伤后立即脱离危险的现场和紧急救命措施,如高速路或雨雪天气发生交通事故,要想办法快速脱离危险的环境,避免第二次伤害,同时需要采取自救或者互救措施。

（二）黄金 1h

"黄金 1h"是指发生意外事故以后,从呼救到医护人员到达现场采取措施,到转运至医院得到及时救治的时间,这 1h 主要是因为出血休克、张力性气胸或严重的脑损伤导致的死亡,需要采取紧急确定性的救命治疗,随着时间的延迟,救治的效果会越来越差。

（三）生存链

《2020 版美国心脏协会心肺复苏与心血管急救指南》对生存链作了修改,在原有院外心搏骤停（out-of-hospital cardiac arrest,OHCA）与院内心搏骤停（in-hospital cardiac arrest,IHCA）两条"五环"生存链基础上增加复苏后康复环节,形成院外院内"双六环"生命链。

1. 院内心搏骤停生存链的六环

（1）早期识别与预防（early recognition and prevention）;

（2）启动应急反应系统（activation of emergency response）;

（3）高质量心肺复苏（high-quality CPR）;

（4）早除颤（defibrillation）;

（5）心脏骤停后救治（post-cardiac arrest care）;

（6）复苏后康复（recovery）。

2. 院外心搏骤停生存链的六环

（1）启动应急反应系统（activation of emergency response）;

（2）高质量心肺复苏（high-quality CPR）;

（3）早除颤（defibrillation）;

（4）高级院前急救（advanced resuscitation）;

（5）心脏骤停后救治（post-cardiac arrest care）;

（6）复苏后康复（recovery）。

这样的更新更符合实际,患者尽快进入急救流程得到恰当的救护。

对创伤患者的复苏,强调抢救人员首先实施初步检查,快速评估并稳定气道、呼吸和循环。随后进行更详细有助于发现潜在致命伤的进一步检查。有关高级生命支持（advanced cardiovascular life support,ACLS）团队是否应该在现场对严重创伤患者展开全面救治的问题尚存在争论。大量研究对现场进行气管插管高级气道管理和快速静脉给药循环支持的临床有效性提出了质疑。另外,院前ACLS措施因延长现场救治时间而延误了转运至医院或创伤中心的时机,进而延迟了必要的介入干预措施的实施,如外科控制致命性出血。因此,院前复苏的重点应是安全、快速地解救和尽力稳定患者,减少现场救治时间,快速转运。怀疑有严重创伤的患者应送到有创伤救治能力的医疗机构。

即使有快速有效的院前和创伤中心反应系统,院前创伤性心搏骤停患者的存活率仍然极低。预后良好的创伤性心搏骤停患者通常是年轻、可治疗的非穿透性损伤、接受早期（院前）气管插管、迅速转运（通常10min内）到创伤治疗机构的患者。

三、心肺复苏设备

（一）急救和转运呼吸机（自动呼吸机）

自动呼吸机的缺点是需要氧气源和电源,因此施救者应该配备带储氧袋的面罩作为备用。有研究表明,气管插管并使用自动呼吸机与使用带储氧袋的面罩相比,绝大多数患者的血气分析指标并没有差别;年龄小于5岁的小儿可能不适合使用自动呼吸机。

无论是院内或院外条件下,自动呼吸机均可被用于已建立人工气道（包括气管插管或喉罩）的成年患者。对于还没有建立人工气道的成年心搏骤停患者,可使用不具备呼气末正压功能的容量控制自动呼吸机;如果自动呼吸机的潮气量可调,潮气量设置应使胸部有明显的起伏（大约是6~7ml/kg或500~600ml）,并且送气时间大于1s。如果没有建立人工气道,施救者应精细调控压力以避免胃胀气的发生;一旦建立人工气道,CPR期间呼吸频率应该是8~10次/min。

（二）主动按压-减压心肺复苏设备

主动按压-减压CPR是使用一个装配有负压吸引装置的设备,能在减压阶段主动吸抬前胸以增加静脉血回流至心脏。在一些研究中,无论是院内还是院外条件下,由训练有素的施救者对心搏骤停者进行主动按压-减压CPR改善了患者的血流动力学指标,也改善了患者的长期存活率。但也有研究显示,院外条件下实施主动按压-减压CPR,可增加轻微神经损害及胸骨骨折的发生率。

（三）阻阈设备

阻阈设备是在胸外心脏按压期间胸部回缩时限制气流入肺的一个活瓣,它被用以减少胸内压和增加静脉血回流入心脏。最初的研究中阻阈设备被放置于气管导管内。阻阈设备和主动按压-减压设备被用来在主动减压过程中协同增加静脉血回流。最近的研究中,阻阈设备结合于气管插管或面罩中被用于传统CPR过程。研究显示只要施救者能够保持面罩和面部的密封,阻阈设备用于面罩与用于气管插管一样,能产生气管内负压。

（四）机械泵设备

机械泵设备通过安装在机器上的气动活塞来按压胸骨部分,以达到胸外心脏按压的目的。有研究证实,由医学专业人士施行的机械泵CPR能够改善院内和院外条件下心搏骤停患者的呼气末二氧化碳水平和平均动脉压。在周围环境难以开展徒手 CPR 的情况下，可以考虑使用机械泵 CPR。这种设备应该设定和标准 CPR 一样的参数，应有足够按压深度，按压频率为 100 次/min，按压-呼吸比为 30∶2（直到建立人工气道为止），按压时间应为整个按压-释放周期的 50%，按压结束应允许胸壁有足够时间回弹。

四、创伤急救

（一）国内外创伤急救现状

创伤性心搏骤停是引起青壮年死亡的主要原因。无论创伤机制、心搏骤停地点和复苏时心律如何，其复苏后存活率均非常低；尽管在急诊科进行开胸心肺复苏及其他的高级救治技术，其生存率仍然不足 10%，其中部分患者即使存活也遗留永久性神经功能损害。导致创伤性心搏骤停的病因有呼吸衰竭、严重出血和缺氧，或重要生命器官严重不可逆损伤。有资料显示，56.8% 的创伤性心搏骤停发生在受伤后 1h 内，尽管进行了积极心肺复苏，多数患者在到达医院之前已死亡。此类患者的心脏骤停与严重的脑外伤、心脏或大血管破裂等有关，由于呼吸循环衰竭进展迅速，没有机会进行病因纠正，因此复苏效果差。43.2% 的创伤性心搏骤停发生在创伤后 1~4h，由于这类患者逐渐出现呼吸循环功能衰竭，应在明确诊断后，立即纠正病因。另外，心搏骤停发生越晚，存活机会越大，同时提示病因处理的重要性。

创伤性心搏骤停复苏时的心律与存活率有一定相关性，心室颤动（ventricular fibrillation，VF）存活率最高，其次是电机械分离，心电静止预后最差。创伤引起 VF 多见于电击伤，此类患者心电紊乱是主要矛盾，及时心肺复苏及除颤成功率高。电机械分离是创伤性心搏骤停常见心律，是严重休克、酸中毒或缺氧的结果，创伤患者院前出现电机械分离提示预后较差；对这类患者进行积极的病因治疗，可望改善生存。创伤患者心电静止见于严重脑外伤或心脏停止时间较长患者，这类患者预后极差。

创伤性心搏骤停的预后和其他类型心搏骤停一样与复苏时间密切相关，立即复苏者存活率明显高于没有机会接受及时复苏的患者。创伤性心搏骤停复苏包括基础生命支持、ACLS 及病因处理，与其他类型心搏骤停复苏有所区别。因此，创伤性心搏骤停或有创伤性心搏骤停可能的患者，应尽早转运到有能力处理病因的创伤中心进行复苏。

（二）创伤急救的组织与管理

多发伤救治涉及多专业、多学科的协作与配合，这与现代医学的专科化、专病化趋势有明显的矛盾。国内大多数医院采用分诊分科式救治，即遇多发伤涉及其他学科损伤时，请相关学科会诊解决，专科救治水平较高，但存在救治时效性差、对非本科损伤重视不够、相互推诿患者等弊端，不能满足患者的快速救治要求。应构建良好的院内救治平台，有一支由多专业和多学科组成的专业创伤急救队伍，制订相应的操作流程和规范，达到科学、规范救治的目标。近二十年来多发伤患者的院内救治发生了根本性变化，由多学科外科医师组成的团队负责救治全过程逐渐成为共识。各医院应从自身实际情况出发，组织多专业团队，以有效降低复杂创伤患者的死亡率。

第二节　创伤相关性心搏骤停的基础生命支持

基础生命支持包括识别突发心搏骤停（sudden cardiac arrest，SCA）、心脏事件、卒中和气道异物梗阻的表现，实施心肺复苏及利用体外自动除颤仪除颤。创伤性患者心搏骤停时，现场实施高质量 CPR 极为重要，用药其次。有足够循证医学证据支持的对心搏骤停有效的药物寥寥无几。CPR 启动后，应迅速建立静脉通路,决策药物选择,并进行气管插管。

我国的救护步骤(心肺复苏步骤)包括:①安全评估;②意识判断;③快速呼救;④摆放体位;⑤胸外按压;⑥清除异物、开放气道;⑦人工呼吸。

对于多发伤患者,在现场施救时还要增加安全评估环节,待判断环境安全后对患者进行快速有序的伤情评估,以防在施救过程中对患者造成二次损伤。

一、安全评估

进行急救时,救援人员需查看现场环境是否安全,做好自我防护,这一点非常重要。如果环境不安全(如伤者位于正在燃烧的建筑物中),应遵循"先抢后救"原则,需要先将伤者从危险场所转运出来,此时救援人员必须加以防护,避免出现新的伤员。一旦转移到安全地带马上开始基础生命支持。

二、伤情判断、意识判断及快速呼救

为确定伤者损伤程度,首先褪去衣物,一旦评估结束,应立即覆盖保温以防低体温发生。按"CRASHPLAN"(cardiac 心脏,respiratory 呼吸,abdomen 腹部,spine 脊柱,head 头颅,pelvis 骨盆,limb 四肢,arteries 动脉,nerves 神经)顺序,短时间内对患者进行伤情评估,明确急救重点。医务人员在查看患者时应首先评估患者意识反应是否存在,以明确其是否存在呼吸及呼吸活动度是否正常。心搏骤停的患者可能出现癫痫样症状或濒死喘息,导致施救者无法分辨。如果患者自主呼吸消失或仅是濒死喘息,则应怀疑已发生心搏骤停。呼吸心搏骤停的表现包括意识丧失、面色苍白及呼吸停止。如果没有呼吸或不能正常呼吸,应启动急救系统。

《2020 版美国心脏协会心肺复苏与心血管急救指南》鼓励经过培训的施救者同时进行几个步骤(即同时检查呼吸和脉搏),以缩短开始首次胸部按压的时间。医务人员检查脉搏的时间不应超过 10s,如果 10s 内没有明确触摸到脉搏,应立即实施心肺复苏,并尽可能同时进行按压和通气。

未经训练的非专业施救者应在调度员指导下或者自行对心搏骤停的成人患者进行单纯胸外按压式心肺复苏。施救者应持续实施 CPR,直到自动体外除颤器或有参加过训练的施救者到位。

三、心肺复苏体位

在进行 CPR 之前,首先将伤者仰卧位放到硬质的平面,如地面或床板。翻转无反应的俯卧位患者至仰卧位过程中应注意整体转动、保护颈部及脊柱,防止翻转过程中发生体位扭曲。当患者无法被放置为仰卧位时,救助者应该考虑进行俯卧位 CPR,尤其是已存在人工气道(如气管插管,喉罩或食管气管联合导管)时。有研究表明,气管插管住院患者在俯卧位进行 CPR 的血压高于仰卧位 CPR。

四、胸外按压

《2015 年美国心脏协会心肺复苏及心血管急救指南》建议如怀疑患者心搏骤停应立即开始胸外按压,《2020 版美国心脏协会心肺复苏与心血管急救指南》对如何实施高质量的 CPR 进行了进一步的更新。作为经过培训的医务人员,应尽量同时进行胸外按压与通气,如果有两名以上的医务人员,第一名医务人员开始胸外按压,第二名则开放气道并准备好在第一名施救者完成第一轮 30 次胸外按压后立即进行人工呼吸。

胸外按压是 CPR 的基础,按压可以使胸腔内压力升高和直接按压心脏而引起血液流动,通过提供心脏和大脑的循环来增加患者的存活率。尽管胸外按压所产生的血流很少(正确地实施胸外按压能使收缩压峰值达到 60~80mmHg,舒张压略低,但颈动脉的平均动脉压很少超过 40mmHg),但是对于脑和心肌供氧和营养来说却至关重要。

《2020 版美国心脏协会心肺复苏与心血管急救指南》对高质量 CPR 的部分细节进行了更新。①胸外按压频率:原指南仅仅规定了每分钟按压频率不少于 100 次/min。但一项大样本的注册研究发现,如果按压频率过快(超过 140 次/min),则按压幅度不足。因此《2020 版美国心脏协会心肺复苏与心血管急救指南》指出在心肺复苏过程中,施救者应该以适当的频率(100~120 次/min)和深度进行有效按压,同时尽可能减少胸部按压中断的次数和持续时间。②胸外按压的深度:旧指南仅仅规定了按压深度不低于 5cm,2015 年版更新指南首次规定按压深度的上限,即在胸外按压时按压深度至少 5cm,但应避免超过 6cm,超过此深度可能会出现并发症。但指南也指出,大多数胸外按压不是过深,而是过浅。对于儿童[包括婴儿(小于 1 岁)至青春期开始的儿童],按压深度应为胸部前后径的三分之一,大约相当于婴儿 4cm,儿童 5cm。对于青少年即应采用成人的按压深度,即 5~6cm。

胸外按压位置应在胸部正中,胸骨的下半部、双乳头之间,即取两乳头连线中点。按压姿势应为上半身前倾,双肩、两手臂伸直(肩、肘、腕垂直于患者胸骨),把手掌放在胸部正中双乳头之间的胸骨上,另一只手平行重叠压在其手背上,用上半身身体重量垂直向下挤压,按压后使胸廓恢复原来位置。人体模型研究建议手掌可以稍微地、而不是完全地抬高离开胸壁,这可改善胸壁回弹。胸廓完全恢复原来位置可以使血流返回心脏,这对有效的 CPR 是必须的。按压要平稳、有规律地进行,下压时间等于回缩时间,放松时手不离位,按压频率 100~120 次/min,按压人员应数分钟更换,以减少疲劳对胸外按压的幅度和频率的影响。

按压-通气比值为 30∶2。一旦 CPR 进行到高级气道建立后,两个抢救人员不再因通气停止按压。实施人工呼吸者应提供 8~10 次/min 的呼吸或通气,并应注意不要过度通气。两位抢救人员应在大约每 2min 交换一次按压者和通气者的角色,以免产生按压疲劳,影响按压质量和频率。多人进行抢救时,也应每 2min 交换一位按压者。

每次按压后胸廓彻底恢复,在人类和动物的 CPR 研究中都发现胸廓恢复不彻底很常见,其中部分是在救助者疲劳时发生。胸廓不完全恢复可导致胸内压升高,减少冠状动脉和脑灌注。人体模型和动物研究表明胸外按压有效周期(按压周期中下压部分)从 20% 增加至 50% 时,冠状动脉与脑灌注会增加。

救助者的疲劳可能会导致按压的频率和幅度不够,在 CPR 开始后 1min 就可以观察到明显疲劳和按压减弱,但复苏者可能在开始后 5min 还否认疲劳。如果有两名或更多的救助者,有理由每 2min(或在 5 个为 30∶2 的按压与人工呼吸周期后)更换按压者,每次更换尽量在 5s 内完成。胸外按压的中断非常普遍,在两项观察性研究中 CPR 复苏人员在整个心搏骤停期间没有进行胸外按压的时间达 24% 到 49%。动物研究已经证明,胸外按压的中断和冠状动脉灌注压降低相关,与自主循环恢复负相关,能够降低生存率、削弱复苏后心肌功能。所以在胸外按压中除检查脉搏、分析心律或进行其他操作外尽量减少按压中断,且中断时间不超过 10s,除非进行一些特殊操作,如建立人工气道。

按压频率是指按压的速度,而不是实际每分钟按压的数量。实际的每分钟按压数量受按压频率、开放气道、人工呼吸与体外除颤引起中断次数和时间的共同影响。救助者必须竭尽全力减少胸外按压的中断。在一项院外研究中,救助实施的按压频率为 100~120 次/min,但是由于频繁的间断,实际每分钟按压次数仅为 60 次。

另外,在 CPR 过程中不应该搬动患者,除非患者处于危险环境或者其创伤需要外科处理。复苏开始后,CPR 应在患者被发现的地点进行,尽量减少中断。

五、开放气道

开放气道及人工呼吸可以改善患者氧合,从而避免创伤患者因低氧血症而死亡。

1. 体位 是开放气道的基础,临床可根据具体情况将伤者置于适宜体位。现场急救时如伤者有大量分泌物或呕吐物影响通气时,应将其置于卧位;搬运时则需改为平卧头侧位,以防止气道误吸;肥胖颈短患者宜半卧位,以减轻喉咽部软组织对气道的压迫;伴有血气胸伤者应患侧卧位;高月龄孕妇在用三角垫置于左侧卧位同时要注意调高头肩部位置。

2. 徒手开放气道 对于伴有意识障碍且除外颈椎损伤的患者,应常规使用仰头提颏法开放气道。0.12%~3.7% 的钝性损伤患者都会合并脊柱损伤;如果伴发颜面损伤或 GCS≤8 分,脊柱损伤的危险性就会大大增加。如果有可能,在做心肺复苏时,第二位抢救人员应手法固定患者的头和颈部;对怀疑有脊柱损伤的患者,使用手法限制脊柱活动比用夹板固定更好。手法限制脊柱活动比较安全,而用脊柱固定装置固定可能会妨碍气道通畅。颈托可能会使 CPR 中气道管理更加麻烦,并可能会使颅内压升高而导致颅脑损伤。但脊椎夹板固定装置在转运过程中使用的必要性不可忽视。

怀疑脊柱损伤者应使用:①推举下颌法开放气道。由于推举下颌法操作困难,如确实不能有效通气,仍应改用仰头提颏法进行通气。因为在 CPR 过程中,保持气道开放及提供通气是优先的。②仰头提颏法开放气道。抢救者站或跪于患者一侧,一手示、中指放在患者颏部骨性部分,向上提起;同时一手小鱼际放在患者前额,并向下压。

第一次打开气道,要检查气道有无异物;如有异物须迅速将其掏出口外,可用手将舌头及下巴固定并抬高然后用另一侧手指将异物取出。清除口腔异物(不可盲目掏挖)时应注意不要将其推入气道更深处,或被患者反射性闭嘴咬伤救治者手指。

六、人工呼吸

建立通畅气道后,应立即开始给予 8~10 次/min 的人工呼吸,每次人工呼吸时间超过 1 秒且潮气量足够(口对口呼吸或球囊-面罩人工呼吸,无论是否有氧气)以使胸廓起伏可见;避免迅速而强力的人工呼吸;胸外按压与人工呼吸比值为 30∶2;如果已经有人工气道(如气管插管、食管气管联合导管或喉罩)并且有两人进行 CPR,则每分钟通气 8 至 10 次,不用呼吸与胸外按压同步,在进行人工呼吸时不需暂停胸外按压。

在 CPR 中人工呼吸的目的是维持有效的氧合。在 VF 引起心搏骤停患者的最初几分钟内,人工呼吸可能没有胸外按压重要,因为在心搏骤停初始的几分钟内血液氧含量仍在较高的水平。心搏骤停的早期,心肌和脑供氧主要因血流受限(心排血量低),而不是血液中的氧含量降低。CPR 的胸外按压可以提供血流,救助者必须保证按压有效并尽可能减少间断。心搏骤停时间较长的患者,当血液中的氧气耗竭以后,人工呼吸与胸外按压对 VF 引起的心搏骤停同样重要。在 CPR 中,肺血流有很大幅度的减少,所以较正常低的潮气量和呼吸频率也能维持恰当的通气血流比。救助者不必进行过度通气(频率过快、潮气量过大),过度通气增加胸内压、减少心脏的静脉回流,同时减少心排血量、降低生存率,还可能引起胃膨胀和其他并发症。有研究表明,CPR 中如果通气频率超过 12 次/min,会导致胸内压升高、减少回心血量,从而降低冠状动脉和脑的灌注。

麻醉后血流灌注正常的成人潮气量 8~10ml/kg 可以维持正常的氧合和 CO_2 排出。在 CPR 中，心排血量为正常情况的 25%~30%，所以来自肺的氧摄取和经肺的 CO_2 排出均减少。故而进行 CPR 时，低通气（潮气量和呼吸频率低于正常）也可以维持有效的氧合与通气。在成人 CPR 中，500~600ml（6~7ml/kg）的潮气量应该是足够的。如果使用球囊和面罩进行人工通气，须了解成人球囊容量为 1~2L，儿童球囊不适合成人的潮气量。

对于有人工气道（如气管插管、食管气管联合式导气管或喉罩）的患者，进行人工呼吸时可以看见胸廓起伏的潮气量大约为 400ml。但在无人工气道患者，产生胸廓起伏则需要较大的潮气量，大约 500~600ml 潮气量下会有胸廓起伏。在没有人工气道时进行人工呼吸经常会出现胃膨胀，这会引起胃内容反流和误吸，同时使膈肌抬高、限制肺运动、降低呼吸顺应性。如果救助者在实施人工呼吸时气道压力超过了食管下段括约肌压力，气体就能够进入胃内。胃膨胀的危险因素包括气道压力增高、食管下段括约肌开放压力降低。气道压增高的因素包括吸气时间短、潮气量过大、高吸气峰压、气道开放不完全和肺顺应性降低。为了降低胃膨胀及其并发症，无论有没有人工气道，每次呼吸时间都应超过 1s，并且保证足够潮气量可见胸廓起伏。但是不要为了胸廓起伏而使用过大的潮气量或压力。

（一）口对口人工呼吸

口对口呼吸可以提供氧和通气。为了进行口对口呼吸，需要开放气道、捏住患者的鼻孔，正常吸气后、包严口形成口对口密封状，吹气。潮气量大约 500~600ml，能看到胸廓起伏。每次呼吸超过 1s，然后正常吸气而不是深吸气，这样能够防止救助者出现头晕的症状，并且被救助者不会出现过度通气。人工呼吸最常见的困难是开放气道，所以如果患者的胸廓在第一次人工呼吸时没发生起伏，应该重新以仰头抬颏手法再进行第二次呼吸。

（二）口对通气防护装置呼吸

考虑到安全问题，可以通过口对通气防护装置进行人工呼吸。相比较而言，防护装置可能不会减少传染的风险，但有可能增加气流阻力。如果使用防护装置，不要因此延误人工呼吸。

防护装置一般有两种类型：面部防护板和口对呼吸面罩。面部防护板为透明塑料或硅树脂片，以防止救助者和患者直接接触，但是不能防止救助者一侧的污染。口对呼吸面罩有单向阀门，使得救助者可以向患者呼气，而患者呼气不会被救助者吸入。某些面罩可以通过接口使用氧气，最小的氧流量应为 12L/min。

（三）口对鼻呼吸及口对气管导管呼吸

如果不能通过受害者口进行通气（如口严重外伤、口不能打开，或形成口对口封闭困难），则推荐使用口对鼻呼吸。

口对气管导管呼吸用于已有气管导管的创伤患者进行人工呼吸。但尚未有证据表明口对气管导管呼吸是安全、有效和可行的。

（四）球囊-面罩人工呼吸

球囊-面罩人工呼吸是一种需要相应培训才能完成的技术。单独的救助者可以使用球囊面罩通气装置同时完成提下颌、将面罩在患者面部扣紧和挤压球囊。救助者必须同时观察每次呼吸的胸廓起伏情况。由两个经过培训并有经验的救助者来实施球囊面罩人工呼吸是最有效的。救助者应该使用一个成人球囊（1~2L）给予足够的潮气量使得胸廓起伏。如果气道开放并且没有漏气（如面罩和面部密闭良好），每次挤压的容量：使用 1L 的球囊挤压球囊容量的 1/2 到 2/3，使用 2L 的球囊挤压球囊容量的 1/3。如果可能，医务人员应该使用氧气（浓度为 40%，最小流量为 10~12L/min），理想的球囊应该连接一个储氧袋，可以提供

100% 的氧气。

（五）自动呼吸机和手动触发流量限制复苏机

自动呼吸机于有脉搏和人工气道的成人患者是有益的,无论院内还是院外患者。对没有人工气道的心脏骤停患者,自动呼吸机可以通过流量控制潮气量而不受呼气末正压的影响。手动触发、氧气驱动、流量限制复苏机可通过面罩通气而用于没有人工气道的 CPR 患者。

七、除颤

对于创伤后心搏骤停的患者,VF 可能是创伤的原因（如机动车驾驶员发生 VF,进而引起心搏骤停,意识丧失后产生撞车事故）。如果有自动体外除颤器,在胸外按压时,应接上电极并开启除颤器,自动体外除颤器可评估患者的心律,并会在有除颤指征时提示除颤。

在上述情况下,可以考虑进行 1.5~3min 的心肺复苏,然后再尝试除颤。如果有两名或三名施救者在场,应进行心肺复苏,同时拿到除颤器。对于有心电监测的患者,从 VF 到给予电击的时间不应超过 3min,并应在等待除颤器就绪时进行心肺复苏。如果发生 VF 已有数分钟,心肌将耗尽氧气和能量。进行短时间的胸外按压可为心脏输送氧气和能量,提高通过电击消除 VF（除颤）并恢复自主循环的可能性。在一项回顾性研究中,发生院外 VF 的患者立即进行心肺复苏和立即除颤相比,30 天和 1 年后的神经系统状态有所改善。院外和院内研究的数据表明,如果双相波形电击的能量设定相当于 200J 或更低的单相波电击,则终止 VF 的成功率相当或更高。如果没有双相波除颤器,可以使用单相波除颤器。不同制造商采用不同的双相波形电击配置,一般应使用制造商建议的能量（120~200J）。如果制造商的建议能量未知,可以考虑使用最大能量进行除颤。现有证据表明,如果首次双相波电击没有成功消除 VF,则后续电击至少应使用相当的能量级别,也可以考虑使用更高能量级别。对于无脉性室性心动过速（ventricular tachycardia, VT）或多形性心动过速（不规则 VT）的患者,需要给予高能量的非同步电击（即除颤能量）。

关于电极片的位置,前-侧电极位置是合适的默认电极片位置。可以根据个别患者的特征,考虑使用任意三个替代电极片位置（前-后、前-左肩胛以及前-右肩胛）。将除颤仪电极片贴到患者裸露的胸部上任意四个电极片位置中的一个都可以进行除颤。新的数据证明,四个电极片位置（前-侧、前-后、前-左肩胛以及前-右肩胛）对于治疗心房或心室心律失常的效果相同。

八、复苏效果评估

心肺复苏有效的指征包括面色和口唇由苍白、发绀变红润;恢复脉搏搏动、自主呼吸;瞳孔由大变小,对光反射恢复;患者眼球能活动,手脚抽动,呻吟。

心肺复苏终止条件包括患者自主呼吸与脉搏恢复;有人或专业急救人员接替;医师已确认患者死亡;救护人员精疲力竭,无法继续进行心肺复苏。

提高抢救成功率的主要因素包括:①高质量的 CPR 为基础;②按压频率至少 100 次/min（区别于大约 100 次/min）;③胸骨下陷深度至少 5cm;④按压后保证胸骨完全回弹;⑤胸外按压时最大限度地减少中断;⑥避免过度通气。

九、其他类型的心肺复苏

为了改善心搏骤停患者的通气和灌注并最终提高该类患者的存活率,人们发明了各种不同的 CPR 技术和设备以取代标准 CPR。与标准 CPR 相比较,这些新的技术和方法对操作者的要求更高,需要更多的专业设备。

（一）仅人工呼吸无胸外按压的心肺复苏术

对尚有自主循环(如可触及脉搏)的成人患者仅需要人工呼吸时,频率在 10~12 次/min,或每 5~6s 一次。无论有没有人工气道,每次呼吸都应超过 1s,并且可见胸廓起伏。在进行人工呼吸中,每 2 分钟重复检查脉搏,但是检查时间不要超过 10s。

（二）仅胸外按压的心肺复苏术

在成人心搏骤停的 CPR 中,仅有胸外按压而没有人工呼吸的转归也明显优于没有 CPR。如果气道开放,偶尔的喘息和胸廓被动活动也可能提供气体交换。此外,在 CPR 中低水平的每分钟通气量可能对维持通气-灌注比是必要的。尽管最佳的 CPR 是按压和人工呼吸均有,但如果医务人员不能或不便进行人工呼吸,那么也可以进行只有胸外按压的 CPR。

对心跳呼吸停止患者实施徒手胸外按压产生的通气,可谓"人工高频胸壁按压通气方式"。《2020 版美国心脏协会心肺复苏与心血管急救指南》建议,在特定条件下尤其是在原发性心源性心搏骤停的病例中,仅施行胸外按压进行 CPR 即是有效的,其供氧机制主要是刚刚发生心搏骤停患者血液中含有部分氧,只胸外按压建立循环可暂时维持大脑和重要器官的氧供;另一种机制认为胸外按压时只能产生相当于 25% 的正常心排血量,从而减少了对通气的需求量。而单独胸外按压的方法通过人工徒手连续按压和放松胸廓,每分钟通气量可达平均 10L,亦完成了一定的气体交换功能。单独胸外按压进行初级 CPR 时,同时兼顾了心搏骤停患者心肺两方面的复苏要求,既能维持循环,又有一定的高频通气作用。

（三）胸外提-压心肺复苏术

王立祥等学者应用自行研制的杠杆吸盘式心肺复苏器,采用吸盘吸附固定于患者胸骨中下 1/3 处,提-压幅度 4~5cm,提拉和按压时间比为 1：1.5,频率 20 次/min,即胸外提-压方法。有实验表明,单次胸外提-压方法产生的潮气量数值,基本达到或接近人体需要的基础量,平均每分钟通气量近 6~7L/min。但这一方法能否有效改善复苏成功率还有待更多的研究证实。

（四）开胸心肺复苏术

开胸 CPR 的优点在于改善冠脉灌注压和增加了自主循环的恢复,可考虑应用于胸腹已被打开的情况下发生的心搏骤停(创伤外科等)。对创伤性心搏骤停患者进行开胸复苏目前还存在争议,对特殊患者或特殊情况下,开胸复苏有一定作用(表 34-2-1)。

表 34-2-1　创伤性心搏骤停患者开胸心脏按压指征

损伤类型	评估
钝性创伤	患者到达急诊科或创伤中心时有脉搏、血压和自主呼吸,然后就诊中出现的心搏骤停
穿透性心脏创伤	患者在急诊科或创伤中心就诊中出现心搏骤停;或患者到达急诊科或创伤中心时,院前 CPR 时间 <5min 且有继发性阳性生命征象(如瞳孔反射、自主运动、有规则 ECG 活动)
穿透性胸(非心脏)创伤	患者在急诊科或创伤中心就诊中出现心搏骤停;或患者到达急诊科或创伤中心有继发阳性生命征象(如瞳孔反射、自主运动、有规则 ECG 活动)
腹部血管创伤出血	患者在急诊科或创伤中心就诊中出现心搏骤停;或患者到达急诊科或创伤中心有继发阳性生命征象(如瞳孔反射、自主运动、有规则 ECG 活动),加上确定有能力行腹部血管修复

表 34-2-1 中描述了需要考虑开胸复苏的一些状况。开胸复苏并不能改善院前钝性创伤心搏骤停患者的预后；但对穿透性创伤患者，如果在到达急救中心前很短时间内出现心搏骤停或是在急救中心出现心搏骤停，此措施是有效的；在穿透性创伤患者行容量复苏的同时，迅速开胸复苏允许直接心脏按摩、缓解心脏压塞、控制胸腔和胸外出血、大动脉交替钳夹，这种操作只有有经验的医师才能施行；在严重钝性胸部创伤患者中，10%~20% 有心脏挫伤并引起严重心律失常或心功能损害。如果创伤患者出现极快的心动过速、心律失常和 ST-T 改变，应怀疑心肌挫伤。

（五）插入性腹部按压心肺复苏术

插入性腹部按压 CPR 技术需要另一个医护人员提供在胸外心脏按压放松阶段在腹部提供一个人工按压（按压位置位于剑突下至脐中部），目的在于在 CPR 期间增加静脉回流。对于院内条件下的心搏骤停，与标准 CPR 相比，插入性腹部按压 CPR 技术可能增加自主循环的恢复和短期成活率，且损伤小。在院内复苏条件并且有足够多的经过训练人员参与的情况下，插入性腹部按压 CPR 可以考虑使用，还没有足够的证据来评价插入性腹部按压 CPR 在院外条件下的效果。

（六）腹部提压心肺复苏术

对于合并有胸部外伤肋骨骨折的心搏骤停患者，传统 CPR 的胸外按压因可能导致骨折断端伤及肺脏和胸膜而被禁忌；且此时胸廓复张受限，难以保证标准的按压力度和幅度，使心泵和胸泵机制不能得到理想发挥，影响 CPR 效果。王立祥等提出了腹部提压 CPR，对外伤合并肋骨骨折的心搏骤停患者，较传统标准 CPR 方法成功率高。

腹部提压装置由提压板、负压装置和提压手柄三部分组成，通过对腹部进行按压和提拉实施 CPR。施救者用双手紧握提压手柄将提压板平放在被救者的中上腹部，提压板上方的三角形顶角放在肋缘和剑突下方，负压装置的开口与被救者的皮肤紧密接触，快速转动活塞 3~5 圈形成负压，使腹部和提压板紧密结合。施救者于患者侧方通过提压手柄以 100 次/min 的频率交替向下按压与向上提拉，向下按压时垂直用力，勿左右摆动，使腹部下移 3~5cm，提拉时垂直向上均衡用力，最大限度使腹部扩张，通常于回归按压前腹部状态后再上移 3~5cm。按压腹部可使膈肌上升，抬挤心脏，发挥"心泵"作用，增加胸腔压，提高心排血量，并促使腹部器官的血液回流心脏。提拉腹部时腹腔压力迅速减低，膈肌最大限度下移，胸腔容积扩大，负压增大，可充分发挥胸泵作用，促进血液回流。腹部按压和提拉过程中可增加腹主动脉阻力和冠脉灌注压，可运送更多含氧丰富的新鲜血液回流心脏，并促使下腔静脉血液回流右心房；同时，使膈肌上下移动，导致胸腔压力变化。膈肌下移时胸腔负压增大，有利于空气进入肺部，膈肌上移时利于肺部气体排出，发挥肺泵作用，实现吸气与呼气，发挥人工呼吸的作用，采用腹部提压能最大限度地增加膈肌移动，主动提拉，加速膈肌的下移，确保有效的循环和呼吸。

腹部提压 CPR 方法尤其适用于存在胸廓畸形、胸部外伤、血气胸、呼吸肌麻痹等心跳呼吸骤停者，但对有腹部外伤、膈肌破裂、腹腔脏器出血、腹主动脉瘤及腹腔巨大肿物等患者禁用。另外，采用腹部提压方法进行 CPR 时，可省去传统 CPR 时一人负责按压，另一人负责人工呼吸的模式；尤其在现场救援，急救人员和抢救器材不足的情形下，采用腹部提压方法优势更明显。对于需要呼吸支持者，腹部提压类似于腹式呼吸，每次提压测得的潮气量达 500ml，接近于健康人的生理呼吸值。

（七）经膈肌下抬挤心肺复苏术

对于创伤心搏骤停的患者，大多合并胸肋骨骨折。经膈肌下抬挤心脏的 CPR 方法，能够利用腹部开放的切口，顺势迅速建立有效的血液循环。

1. **方法**　术者位于患者右侧,采用上腹部正中切口进入腹腔,利用腹腔撑开器撑开切口,右手从手术切口处伸入膈肌下方,二至五指并拢置于心脏后下方膈肌贴附面处,术者左手掌置于胸骨中下 1/3 处固定后,双手配合以右肘腕关节协调带动右手二至五掌指有节律地冲击、抬挤胸骨处,使膈肌上移 4~5cm,然后迅速放松使膈肌回至原位,如此交替进行,抬挤频率 100 次/min。

2. **原理**　心脏前为胸骨,下抵膈肌,后靠脊柱,心包限制心脏左右移动。膈肌具有一定弹性,当操作者用二至五掌指托起膈肌上移抬挤胸骨后方的心脏时,通过心泵机制达到泵血效果。同时,膈肌上移,胸腔容积相对变小致胸内压升高,发挥胸泵机制,也可提高心脏排血量。当操作者二至五掌指放松,膈肌回位时,胸腔容积相对变大,胸内压降低,使静脉血回流心脏。如此有节奏地经膈肌下抬挤心脏,代替心脏自然搏动,以达到维持血液循环的目的;膈肌上下移动导致胸腔压力的变化,也可发挥了肺泵作用,使肺部通气。

对于各种原因引发的心搏骤停,最重要的抢救措施是进行心脏挤压,以维持重要器官的灌注和促进心脏复跳。无论何种方法,只有贴近心脏的挤压才能保证较有效的心排血量,以满足心脑等重要脏器的血液灌注。开腹经膈肌下抬挤心脏 CPR 比开胸心肺复苏术入路损伤小、耗时短、便于实施,不受人工呼吸条件的限制,且可避免开胸心肺复苏术压迫心房冠状动脉支的缺陷,有利于心肺复苏。开腹经膈肌下抬挤心脏 CPR 方法,适用于各种开腹手术时出现心搏骤停的患者。

第三节　创伤相关心搏骤停的高级生命支持

ACLS 包括对气道、氧供、通气(呼吸)及循环进行持续和评估和支持,其中有些措施只有在患者送到医院以后才进行。

一、心搏骤停的处理

四种心律引起无脉心搏骤停:①VF;②VT;③PEA;④心脏停搏。创伤患者最常见的终末心搏骤停心律是 PEA、缓慢停止的心律、偶然见到 VF/VT。VF 和无脉 VT 应行 CPR 和迅速除颤,尽管肾上腺素是这些心律失常中最常用的 ACLS 药物,但在未纠正的严重低血容量患者中效果不佳。

（一）无脉电活动的处理

PEA 包括不同类型的几种无脉电活动,如假性电机械分离、室性自主心律、室性逸搏心律、除颤后室性自主心律和过缓无效收缩心律。心脏超声和留置的心导管证实,有心电活动的无脉患者与机械收缩相关,但这种收缩太弱,以致触诊摸不到脉搏或无创法测不到血压。PEA 通常具有可逆性,如果能发现并及时正确地处理,救治成功率较高。处理 PEA 要求行 CPR 以及确认并处理可逆性原因,如严重低血容量、低体温、心脏填塞或张力性气胸等。

缓慢停止心律通常提示有严重低血容量、严重低氧血症及呼吸循环衰竭等。心脏停搏的患者存活率极低。复苏过程中,监护可见短暂的规则性 QRS 波群,但极少恢复自主循环。与 PEA 一样,复苏成功的希望在于发现并处理可逆性的病因。

无论是心脏停搏还是 PEA,用电除颤均无益。复苏的重点在于进行高质量的 CPR、最少的按压中断,并及时发现可逆性病因和其他并发因素。施救者应实施高级气道支持(即气管插管、食管气管导管或喉罩)。如果检查确认为心脏停搏或 PEA,立即进行 CPR,这时应使用血管活性药物(肾上腺素或血管加压素）。心搏骤停时，肾上腺素可每3~5min用一次，在两次使用肾上腺素期间可加用一次血管加压素。对于心脏停搏或慢节律PEA患者，还可考虑用阿托品。用任何药时均不要中断CPR，每次尽可能在检查脉搏后给药。

用药并行5周期（约2min）的CPR后检查脉搏一次，如果有可除颤心律，应行除颤。如果有规律的心律，立即检查脉搏情况，如果没有脉搏（或者不能肯定脉搏存在与否），应继续CPR。如脉搏存在，施救者应识别是何种心律并作相应处理。若患者有规则的心律，脉搏恢复，则开始复苏后处理。

如上所述，无脉性心搏骤停预后较差，除非可逆性原因能立即得到确认并进行处理，成功的创伤复苏通常需依靠充分的循环血容量恢复。

（二）室颤/室速的处理

发生VF/VT时，应给予电除颤/复律，除颤/复律后立即重新行CPR（不必行脉搏、心律检查，开始胸外按压），并连续2min直到下次检查心律前。如果心电监测仍显示为VF或VT，1个抢救人员继续CPR，而第2个给予除颤器充电。一旦除颤仪充电完毕，暂停CPR并立即停止接触患者准备电击。停止接触患者后，第2个抢救人员尽快给予1次电击以尽量减少胸外按压中断的时间，电击后立即重新行CPR（不必行脉搏、心律检查，开始胸外按压），并持续2min直到下次检查心律前。2min后，按顺序重复进行，从检查心律开始。

如果是双向波除颤器，施救者应选择用该除颤器推荐的有效除颤能量（一般选择120~200J）。如果施救者不知道多大安全除颤能量，则首次除颤选用200J，其后选择200J或更高能量。如果是单向波除颤器，施救者首次选用360J除颤，以后也以此能量除颤。如果首次除颤成功，以后再发VF，那么应选择首次成功除颤的能量。

静脉通路的建立对复苏至关重要，但建立静脉通路时不应影响CPR和除颤的实施。如果1~2次除颤加CPR后仍然VF/VT，给予血管活性药物（心搏骤停期间，肾上腺素每3~5min一次，在两次肾上腺素之间代之以血管加压素），但给药时不要停止CPR。可在除颤前或后给药。如果药物在检查心律（除颤之前或之后）后给予，药物将会因除颤前或除颤后的CPR很快进入血液循环。5个周期（约2min）的CPR之后，再次进行心律分析，并准备好必要时立即再除颤。假如给予2~3次除颤加CPR及血管活性药物之后仍然是VF/无脉VT，考虑给予抗心律失常药如胺碘酮；如果没有胺碘酮，可考虑选择利多卡因。如果是长QT间期的尖端扭转型室速应首选硫酸镁。如果没有可除颤的心律而且心律规则（QRS看起来规则或是窄的），则应触诊脉搏。如果几次除颤期间心律只是暂时恢复，而非完全成功维持（复发性VF/VT），则此患者适合抗心律失常药物治疗。

在VF/无脉VT抢救过程中，施救者应灵活使用CPR和除颤。当VF持续几分钟后，心肌氧气已耗尽，并有代谢物积蓄。短暂的胸外按压能够提供心脏一定氧和能量，增加再次除颤恢复的可能性。VF波形特征分析表明，从停止按压至除颤的时间越短，除颤成功的可能性越大。哪怕缩短暂停按压时间只有几秒，除颤成功的可能性也会明显增加。

二、气道管理

（一）非侵入性气道设备

1. 口咽通气道　口咽通气道最大的优点是可以解决舌根下坠问题，其导管内径较粗，便于引流和吸引，也可以辅助球囊-面罩通气。但其对喉咽部刺激较大，适用于那些无知觉（无反应）并缺乏咳嗽或者咽反射的患者。置入口咽通气道手法不正确会将舌头压至下咽部,导致气道梗阻。置入时动作切忌粗暴,以免损伤黏膜。常用的置入方法有反向插入法和舌拉钩或压舌板置入法。

2. 鼻咽通气道　适用于牙关紧闭或经口气道置入有困难的患者,昏迷程度不深有一定咳嗽及呕吐反射的患者亦可耐受。为防止将鼻咽通气道误插入颅底骨折患者颅内,伴有严重颌面部损伤的患者应慎用。插入鼻咽导管后约有30%患者并发鼻腔出血风险,为保障有效通气并减少出血,正确的测量与置入手法至关重要。插入前认真检查患者的鼻腔,确定其大小和形状、是否有鼻息肉或明显的鼻中隔偏曲等。选择合适型号的鼻咽通气道,长度估计方法为从耳垂至鼻尖的距离或从鼻尖至外耳道口的距离,将鼻咽通气道的弯曲面对着硬腭放入鼻腔,随腭骨平面向下推送至硬腭部,直至在鼻咽部后壁遇到阻力。在鼻咽部,鼻咽通气道必须弯曲60°~90°,才能向下到达口咽部,将鼻咽通气道插入至足够深度后,如果患者咳嗽或抗拒,应将其后退1~2cm。

（二）侵入性气道设备

救助者在实施心肺复苏时必须衡量置入高级通气装置给患者带来的危险和利益。危险因素包括患者当时的情况以及施救者对气道管理技术的熟练程度。因为置入高级通气道需要停止胸外按压数秒甚至更长时间,救助者必须要权衡胸外按压和置入高级通气道的需求哪个更为重要,再予取舍。可以将置入高级通气道这一程序推迟,当急救人员不能够建立首选的人工气道时,他们应该应用其他的策略进行气道管理和控制,面罩-球囊通气就是次选方案。

气管内插管出现误插或转送过程中发生移位而未被识别的发生率达6%~14%。为了减少误插或者气管插管移位的发生率,急救人员必须应用诸如呼气末二氧化碳监测装置或者食管探查装置来确定气管插管的位置。无论是在救援现场、转送患者的车辆上还是到达医院后,每次搬动患者之后均需重新确认。非常重要的一点是并没有证据表明在院前心搏骤停的急救过程中使用高级气道装置可以提高生存率。

1. 食管气管联合导管　食管气管联合导管简称联合导管,适用于气管插管困难或禁忌采用气管插管如有寰枢关节半脱位患者,尤其是解剖学异常所致困难气道的患者。其具备与气管插管类似的优点:包括隔离气道、减少误吸的风险以及确切可靠的通气。与气管导管相比,食管气管联合导管的优势主要在于操作简单,而通气和氧合的功能与气管导管相接近。

2. 喉罩　喉罩即带套囊的喉周封闭器,可分为无定向封闭套囊和有定向封闭套囊两种。与传统面罩相比,喉罩气道发生反流的较少,误吸发生率较低。与气管导管相比较,喉罩具有相同的通气效能,通气成功率可达71.5%~97%。因为置入喉罩不需喉镜暴露,所以操作相对简单。喉罩气道可应用于部分不适于气管插管患者、插管多次失败的患者以及不具备气管插管技术能力时。

3. 气管导管　气管导管可以保持气道开放,便于吸痰,输送高浓度氧,提供备选的给药途径,输送稳定的潮气量,避免误吸。当救助者没有充足的经验时实施气管插管可能会造成并发症,比如口咽损伤。在院外,困难气道是最主要问题。较长时间的中断胸外按压和通气、持续实施插管会造成低氧血症以及不能识别的误插或者气管插管移位。目前,便携式可视喉镜以及插管探条的应用有助于解决这一问题。

（1）创伤患者立即行气管插管的指征:①GCS≤8分;②需要高浓度氧气来保持动脉血氧饱和度高于95%;③因通气率下降或分钟通气量下降而需要辅助通气;④颈部有血肿且不断扩大;⑤有气道烧伤或肺烧伤;⑥意识不清影响舌位置。

颈椎损伤的患者通常经口气管插管;避免给有严重上颌面部损伤的患者行经鼻气管插管。对有大面积面部损伤和水肿的患者,如果插管不成功,应行环甲膜穿刺。

在心肺复苏过程中,中断胸外按压的时间和次数应尽量做到最小化(10s以内),故而插管所造成的中断时间必须尽可能缩短,最好只在插管者暴露声门和置入导管的这段时间内停止胸外按压。如果需要不止一次的插管尝试,复苏者必须在两次插管尝试中间提供一段时间的完全通气,并给氧,同时实施胸外按压。

(2)气管导管正确位置的确定:插管后,急救人员应该对气管导管的位置进行全面的评价,但胸外按压不能因为评价工作而中断。临床评价主要观察双侧胸廓运动情况,听诊上腹部(不应该听到呼吸音)以及听诊双侧肺野(呼吸音应该正常对称)。此外,也可应用辅助装置确定气管插管的位置。

监测呼气末二氧化碳浓度是目前用于确认气管导管位置的手段之一。在CPR过程中,探测到呼气末二氧化碳浓度(二氧化碳阳性读数)是确认导管在气管内的可靠指标。心搏骤停前胃内有大量含CO_2的液体可能会导致假阳性读数(CO_2被探测到但是导管被插入食管内)。假阴性读数(尽管导管正确置入气管内,但是未探测到CO_2)也可能会出现在心脏骤停的患者中,原因可能包括以下方面:由于血流缓慢,CO_2输送到肺也相应减慢;或者由于肺动脉栓塞导致肺血流减少,因而导致输送到肺的CO_2减少。如果二氧化碳监测仪被胃内容物或者是酸性药物污染(如气管内吸入肾上腺素),以比色法测定CO_2的装置会显示恒定的颜色,而不是颜色随呼吸而变化。此外,静脉注射肾上腺素、严重的气道阻塞(如哮喘持续状态),以及肺水肿都可以引起CO_2产生骤减。由于这些原因,当无法探测到CO_2时,可以尝试用其他方法来证实气管导管的位置,比如直视或应用食管探察装置。

食管探查装置(esophageal detector device,EDD)包括一个被压扁的球囊并附着在气管导管之上。如果导管插入食管,EDD产生吸引力可以使食管管腔塌陷、食管组织顶住导管的尖端,球囊无法再度膨胀(EDD显示阳性结果)。EDD还包括一个注射器,注射器也附着在气管导管之上,如果导管此时插入食管,则注射器的活塞无法被拉开(吸入空气)。

确认气管导管位置正确之后,应该以切牙为标记记录导管的深度,并用胶布、布带或气管插管固定器固定气管导管,因为在头伸屈时气管导管很有可能移位。面部创伤或烧伤的患者可能需要特殊的固定方法,如在上颌牙槽弓上用0.4mm的不锈钢丝做一个颌面骨骼固定支撑装置来固定气管导管。有条件应进行胸部X线检查,以确保导管末端恰恰位于隆突之上。在转运患者的过程中,特别是将患者从一个体位转换成另一个体位时,应再次确认气管导管的位置。

(三)吸引装置

在紧急心肺复苏时要备有便携式或固定可调节的负压吸引器。便携式负压吸引器要能够提供足够的负压和气流用于咽部吸引。吸引装置应配备大口径吸引管和硬质咽部吸引末端,还应备有多种型号的无菌吸引管用于吸引高级通气道的管腔,以及不易碎的收集瓶和无菌注射用水来清洗导管和吸引管。固定的吸引装置应该可以在吸引管的末端提供大于40L/min的气流,当吸引管被夹闭时可以产生大于300mmHg的负压。

三、通气管理

心肺复苏期间通气的目的在于保持足够的氧合,并使CO_2得以充分排出体外。心肺复苏期间氧向组织、心脏和大脑的输送主要受血流的限制。因此,在心搏骤停的最初几分钟内,单人复苏者应减少因人工通气而造成的胸外按压的中断,医务人员在尝试置入辅助气道或检查心脏节律时,也须谨慎以减少胸外按压的中断。

创伤性心搏骤停患者一般伴有大量失血,这可引起组织灌注减少,加重因心排血量减少等原因引起的组织缺氧和代谢性酸中毒。因此当心排血量受到限制时,在应用液体复苏改善组织灌注的同时,可加大氧的供应(如在基础生命支持和 ACLS 过程中给予 100% 的吸入氧浓度)可能更有利于氧的输送(心排血量 × 动脉血氧含量),从而达到最佳的动脉血氧含量,这种短期的氧疗方案不会造成氧中毒。

对于创伤性心搏骤停的患者,机械通气时需兼顾脑保护策略。高通气量可引起低碳酸血症,从而减少脑血流,加重脑缺氧;同时气道压和内源性呼气末正压增高可使脑静脉压和颅内压增高,进一步加重脑缺血;另一方面,低通气策略引起的高碳酸血症同样可加重脑水肿,升高颅内压,进一步加重脑缺血。故心脏呼吸骤停患者行肺保护通气时不可顾此失彼,设置小潮气量时要辅以较快的通气频率,以维持正常动脉二氧化碳浓度为宜。

通气和按压同时进行可能会导致原本肺损伤的患者产生张力性气胸,特别是有肋骨或胸骨骨折者。应评估呼吸音和胸廓扩张度。如果通气时胸廓扩张度和呼吸音降低、人工送气阻力增大(气管导管)或患者的氧饱和度下降,正压通气时一侧呼吸音降低伴有胸廓扩张不完全,应考虑可能出现张力性气胸或血胸,需采取检查措施排除这些并发症。

四、循环管理

(一)建立静脉通路

大多数情况下复苏时不必建立中心静脉通路。如果静脉通路尚未建立,施救者应插入大口径的外周静脉导管。尽管外周静脉给药比中心静脉给药的药物峰浓度更低、循环时间更长,但其建立过程不能中断 CPR。骨内中空未塌陷的静脉丛能起到与中心静脉给药相似的作用。《2020 版美国心脏协会心肺复苏与心血管急救指南》认为:6 岁以上的患者如在 90s 内无法建立静脉通路,应立即建立骨髓腔输液通路。向骨髓腔穿刺注射药物后经静脉丛吸收,效果与经锁骨下静脉给药相似,可以快速、安全、有效地给予复苏药物。不论对于婴幼儿还是成人,经骨髓腔给药的药代动力学和药效动力学与静脉用药等同,是可靠的静脉替代输液途径。骨髓腔在外周静脉塌陷时仍能保持开放,使复苏药物通过人体长骨骨髓内大量的静脉窦网,汇入全身静脉而到达心脏。国际复苏联络委员会总结了多个前瞻随机研究结果证实,不论是对于成人还是儿童,经骨髓腔通路都能进行安全有效的液体复苏、药物输注以及血样本抽取(用于实验室化验),并推荐在不能快速建立静脉通路时立即建立骨髓腔通路给药。如果外周静脉给药、骨髓腔内静脉给药均不能恢复自主循环,抢救者应考虑中心静脉穿刺给药(如果没有禁忌证)。

如果静脉或骨髓腔穿刺无法完成,某些复苏药物可经气管给予。利多卡因、肾上腺素、纳洛酮和血管加压素经气管给药后能吸收;但同样剂量的复苏药物,气管给药的血浓度低于静脉给药。此外有研究表明,气管给药吸收后的低浓度肾上腺素可能通过 β-肾上腺素受体作用,产生低血压、低冠脉灌注压和血流,降低自主循环恢复可能。因此,尽管气管内给药在复苏期间是可行的,但最好还是采用静脉给药或骨髓内给药,因为这样可产生更大的药物浓度和药理学效应。

(二)止血

如果气道稳定,氧合和通气充分,应评估出血并支持循环。抢救人员应使用敷料直接压迫止住任何可见的出血。对于需要紧急外科手术止血的患者,应尽量缩短受伤至手术的时间;对于开放性四肢损伤存在致命性大出血的患者,在外科手术前推荐使用止血带。

(三)容量复苏

容量复苏是创伤复苏中很重要但有争议的部分。传统的抗休克抢救方法是大量输入平衡盐溶液,迅速恢复患者的有效循环血量。该方法虽能在很短时间内迅速恢复血容量,但是大量动物实验和临床研究表明,在未有效控制大出血前就进行大容量液体复苏并不利于远期预后。复苏液体选用等张晶体液,因为没有研究证实哪种类型的液体更优越。如果住院患者需要输血,输注红细胞悬液及等张晶体液。

早期限制性液体复苏(亦称低血压性液体复苏或延迟液体复苏)是指当患者处于活动性出血所致的创伤失血性休克时,抢救早期通过控制平衡盐溶液输入的速度和总量,使机体血压维持在一个较低水平的范围内,直至出血完全被控制。该复苏方法目的是找到一个机体调节的平衡点,通过液体复苏适当恢复组织器官的血液灌注,而又不至于过度稀释血液浓度、打破机体的代偿机制和扰乱机体内环境的相对稳定性。有研究表明,失血性休克在活动性出血未控制前,早期实施控制性低血压可减少出血量,同时能保证心、脑、肾等重要脏器的基本血液供应,可降低急性创伤失血性休克患者的死亡率、提高其存活率。但对于颅脑损伤的患者,无论钝伤还是穿透伤者,推荐快速输液达到目标收缩压≥100mmHg。在城市,不推荐对穿透性创伤患者行积极的院前液体复苏,因为这会提高血压并随之加快血液丢失,延误送达创伤中心的时间,并延误修复或结扎血管等外科干预的实施。在农村,转运到创伤中心的时间会比较长,对钝性或穿透性创伤患者应行容量复苏,以维持转运时收缩压达到90mmHg。

《2019版欧洲严重创伤出血和凝血病处理指南》提出:对于没有颅脑损伤的患者,在严重出血控制之前应将收缩压维持在80~90mmHg;对于合并严重颅脑损伤(GCS≤8)的失血性休克患者,应维持收缩压≥100mmHg;对于低血压的创伤出血患者应进行液体复苏,首选晶体液;对于合并严重颅脑损伤的患者,应避免使用低渗溶液如乳酸林格液;如果选用胶体液,输注量应控制在相应制剂规定的剂量范围之内;对于钝性伤和颅脑损伤的患者,早期可使用高渗溶液,但与晶体液和胶体液相比并无明显优势;对于血流动力学不稳定的躯干穿透伤患者,推荐使用高渗液体;对液体复苏无效的患者,推荐使用缩血管药物来维持目标血压;对于心功能不全的患者,推荐使用正性肌力药物;早期应采取措施减少热量丢失,对低体温患者应进行复温,以达到并维持正常的体温;对于合并颅脑损伤的患者,一旦其他部位的出血得到控制,建议使用33~35℃的治疗性低温并维持≥48h;推荐将血红蛋白值维持到7~9g/dL。

(四)心肺复苏相关药物的应用

血管活性药物可应用于心搏骤停抢救的全过程,以增加心排血量,特别是脑血流量。主要包括增加心率、提高心肌收缩力和血压以及降低后负荷等。由于创伤患者药代学和药效血均发生变化,难以确定药物初始输注剂量,但起始剂量应在正常之内,血管活性药物必须在院内使用,以确保最大的治疗效果和最小的副作用。同时,医护人员也应该清楚所给药物与之前或正在服用药物的兼容性。

1. 血管活性药 对于因PEA或心搏骤停者而接受心肺复苏的患者,迄今尚无证据显示使用任何一种血管活性药可增加患者的无神经功能障碍存活率。但有证据表明,使用血管活性药有助于自主循环恢复。

(1)肾上腺素:肾上腺素在抢救心搏骤停患者时能产生有益的作用,可用于以下情况患者:需要强心、升压的非心搏骤停患者;阿托品无效、经皮起搏失败、无起搏器可用的窦性心动过缓的患者;过敏反应所致血流动力学不稳定和呼吸窘迫的患者。主要依赖其α-肾上腺素能兴奋(即缩血管)作用,该作用在CPR时能增加冠脉和脑的灌注压;而其β-肾上腺素能兴奋的效应尚存争议,因为该作用可能增加心肌做功和减少心内膜灌注。在心搏骤停复苏中,可每3~5min给予一次肾上腺素1mg,静脉/骨髓内注射。更高剂量可用于特殊情况,如β-受体阻滞剂或钙离子阻滞剂过量时。如果静脉/骨髓内注射通道建立延误或无法建立,可用肾上腺素2~2.5mg气管内给药。肾上腺素类药物不能和碳酸氢钠及其他碱性药物混合,否则会失活。

（2）去甲肾上腺素：去甲肾上腺素是自然生成的血管收缩和心肌收缩力增加的药物，通常可引起肾或肠系膜血管收缩，但在脓毒症中可提高肾血流量和尿量。可应用于对多巴胺、苯肾上腺素或甲氧胺无效的严重低血压和低外周血管阻力。去甲肾上腺素在低血容量时应用不当可增加心肌氧需求量，在缺血性心肌病的患者中应谨慎使用。对心搏骤停患者，早期复苏时去甲肾上腺素的效应与肾上腺素相当。有研究对比了标准剂量肾上腺素、高剂量肾上腺素和高剂量去甲肾上腺素的效果，发现去甲肾上腺素并无更多益处，且有更差的神经预后。静脉输注起始剂量 $0.5\sim1\mu g/min$，随效果调节。不可与碱性溶液混合。

（3）血管加压素：血管加压素是非肾上腺素能血管收缩药，能引起冠脉和肾血管收缩。可用于心搏骤停之前或之后。多个研究对比了血管加压素与肾上腺素作为心搏骤停初始用药的效果，发现其并未增加存活率。其他研究表明，单用肾上腺素与肾上腺素加血管加压素相比，PEA 患者两组存活率无差异，但心脏停搏患者肾上腺素加血管加压素组自主循环恢复率更高。因为血管加压素与肾上腺素效应没有差异，单剂量的血管加压素 40U 静脉/骨髓内注射可作为第 1 或第 2 次用药替代肾上腺素治疗无脉心搏骤停。

（4）多巴胺：多巴胺是去甲肾上腺素前体，可激动 α、β 受体和多巴胺受体。通过刺激 α 和 β 受体影响心脏，通过刺激外周多巴胺受体影响肾脏和内脏血流，这些作用呈剂量依赖性。复苏中多巴胺常用于治疗低血压，尤其是恢复自主循环后合并心动过缓的低血压。联合其他的药物如多巴酚丁胺也可作为复苏后低血压的治疗选择。如果在补足血容量之后血压仍低，可联合肾上腺素或去甲肾上腺素。尽管小剂量多巴胺常被用于维持肾血流量或改善肾功能，但许多研究提示无益。常用剂量在 $2\sim20\mu g/(kg\cdot min)$，大于 $10\sim20\mu g/(kg\cdot min)$ 可以增加全身和内脏血管阻力，更大剂量则和其他肾上腺素能药物一样减少内脏器官血流灌注。

（5）多巴酚丁胺：多巴酚丁胺是一种合成的儿茶酚胺类药物，具有强大的正性肌力作用，可降低左室充盈压，用于治疗严重收缩性心力衰竭。由于其外周血管扩张作用，可引起容量的进一步欠缺并降低后负荷，所以尽管心排血量增加，但是血压不变或轻度下降。常用剂量在 $2\sim20\mu g/(kg\cdot min)$，但在创伤患者中个体差异较大，老年患者对多巴酚丁胺的反应显著下降。剂量大于 $20\mu g/(kg\cdot min)$，心率增快大于 10% 可导致或加重心肌缺血；高达 $40\mu g/(kg\cdot min)$ 也有应用但副作用明显增加，尤其是心动过速和低血压。

2. 抗心律失常药物　没有证据证明心搏骤停患者常规使用抗心律失常药能增加存活出院率。但是，胺碘酮与安慰剂或利多卡因相比能增加短期存活出院率。

室性心律失常应用利多卡因缘自早期动物实验所见，以及药物使用过程中发现它能够抑制室性期前收缩和预防急性心肌梗死的室速，是长期使用的两种抗心律失常药之一，与其他抗心律失常药相比具有更少的副作用。虽然有研究发现利多卡因可以改善院前心搏骤停患者的存活率；但其他的研究发现与胺碘酮相比，利多卡因组心脏停搏的发生率更高，而胺碘酮可改善患者的存活出院率，利多卡因与胺碘酮可以作为二中选一的药物。起始剂量 $1\sim1.5mg/kg$ 静脉注射，如果 VF/无脉室速持续，$5\sim10min$ 后可再给 $0.5\sim0.75mg/kg$ 静脉注射，最大量为 $3mg/kg$。普鲁卡因治疗 VF 和无脉室速仅限于慢灌注和不能确定效果的紧急情况。

3. 心搏骤停的电解质疗法

（1）钙：尽管钙离子在心肌收缩和心脏搏动形成中十分重要，但在心搏骤停患者的前瞻性和回顾性研究中均未发现钙离子应用的益处。相反高钙可能有害。因此高钙不常规用于心搏骤停患者的循环支持。当存在碱血症、钙通道阻滞剂中毒时可能有益。危重患者应检测离子钙，因总钙浓度不能很好地反映离子钙浓度。

（2）镁剂：当 VF/无脉室速心搏骤停与尖端扭转性室速（QT 延长间期相关的不规则/多型室速）相关时，可给予 1~2g/10ml 的硫酸镁，静脉/骨髓内缓慢推注（5~20min）。如果为尖端扭转型室速，同样给予 1~2g/50~100ml 硫酸镁，缓慢静脉滴注（5~60min）。镁似乎对正常 QT 间期的不规则/多形性室速无效。其他情况下，使用镁剂并不增加自主循环恢复率。

（3）碳酸氢钠：在心搏骤停和心肺复苏中，由于无血流或较少血流，可产生代谢性酸中毒和酸血症。CPR 时维持有效的胸部按压以保持心排血量和组织灌注，快速恢复自主循环为酸碱平衡的关键。CPR 时应用碳酸氢钠可能导致脑灌注压降低、氧解离曲线右移致氧释放减少，以及高钠血症和高渗血症；同时产生的大量 CO_2 可弥散到心肌细胞和脑细胞内，引起反常性酸中毒。但已存在代谢性酸中毒合并高钾血症时，碳酸氢钠有益。在 CPR 中，碳酸氢钠并非一线药物。应用时首次剂量为 1mEq/kg，不必完全纠正酸中毒。同时必须严密监测碳酸氢根和碱缺失水平，防止产生碱血症。

理想的 ACLS 能在心脏停搏前防止无脉心搏骤停。如果已发生心搏骤停，良好的 ACLS 是在高质量的基本生命支持基础上实施的。在复苏期间，施救者应提供良好的胸外按压，按压后允许胸廓回复，尽量减少中断按压时间；施救者应避免过度通气，特别是高级气道建立以后更应注意。复苏药物并没有显示出增加存活出院率，没有措施能够取代早期有效的 CPR 和及时的除颤。

（五）病因处理

对多发伤患者，应尽快根据医疗条件、患者的生理参数、创伤类型、创伤部位和手术条件等因素综合考虑是否采取损伤控制策略。多数严重创伤患者可按常规手术完成处理，并不需要采取损害控制；只有在重伤患者生理潜能邻近或达到极限时，才需要采用损害控制处理模式。损害控制策略是包括多发伤在内的严重创伤救治中一个极有实用价值的外科处理原则，在创伤后立即有效地处理各种原发损伤、维持机体的内环境稳定，使患者安全度过创伤的急性反应期，然后再逐一对多发伤患者进行阶段性修复，避免由于体温不升、凝血功能障碍、酸中毒等互相促进而引起的不可逆的生理损伤，可以有效降低复杂创伤患者的死亡率。

如果创伤患者送达一个只有有限救治能力的机构，医院工作人员应处理他们有能力处理和可复性的创伤，然后快速转运患者到有能力救治的医疗机构接受治疗。

第四节 创伤性心肺复苏后的管理

自主循环恢复后系统的心搏骤停后管理能改善患者的生存质量。为提高创伤性心搏骤停患者存活率，应当通过统一的方式实施综合、结构化、完整、多学科的心脏骤停后治疗体系。治疗应包括亚低温治疗、氧浓度调节、血糖控制和神经系统支持。

一、自主循环恢复

复苏后治疗的主要目标是重建有效的器官和组织灌注。包括：恢复自主循环后优化心肺功能和重要器官灌注；转移/运输到拥有综合心搏骤停后治疗系统的合适医院或重症监护病房；识别并治疗原发性疾病，给予创伤处理或急诊手术；控制体温以促进神经功能恢复；预测、治疗和防止多器官功能障碍，这包括避免过度通气和氧过多。自主循环恢复后，大多数酸中毒相关的心搏骤停可能会减少。但血压的恢复和气体交换的改善并不能确保存活和功能恢复，大多数复苏后死亡发生在 24h 内。因心肌损伤和血流动力学不稳定,部分患者需要使用血管活性药。最好的结果是患者苏醒、有反应和有自主呼吸。刚开始患者可能有意识障碍,但经过有效的复苏后治疗完全有可能恢复。实际上,刚开始昏迷的心搏骤停患者,大约有20%一年后神经功能恢复。

二、低温对预后的影响

心搏骤停心肺复苏后自发性低体温(允许轻度低体温≥32℃)和主动诱导的治疗性低体温对复苏后治疗均有作用。有研究表明,临床治疗性低体温(恢复自主循环后几分钟到数小时降温,将患者体温降到32~36℃,维持12~24h),能改善复苏后昏迷的院外心搏骤停患者的预后。另一项研究中,院外心搏骤停、复苏后自主循环恢复的昏迷患者,低体温能改善代谢终点(乳酸和氧摄取)。

低温相关的并发症包括:凝血障碍和心律失常,特别是当体温降到目标温度以下时。在治疗性低温患者中易出现肺炎和脓毒症,此外降温可能增加高血糖发生。多数关于低体温的临床研究采用体外低体温技术(如降温毯和反复使用冰袋),这需要几个小时达到目标体温。最近的研究表明,体内降温技术(如冰生理盐水输注、血管内降温导管),也可用于诱导低温。降温过程中,需连续监测体温。总之,医务人员应谨慎恢复那些血流动力学稳定的、心搏骤停复苏后自发性低体温(>33℃)患者的体温。轻度低体温对患者的神经功能恢复有益,并可以很好耐受,没有严重的并发症。

三、吸入气氧浓度

自主循环恢复后,应监测动脉血氧饱和度。如果有适当的装置,应该逐步调整给氧浓度以保证血氧饱和度≥94%;应将吸氧浓度调整到满足需要的最低浓度,目的是避免组织内氧过多和氧中毒。

四、血糖控制

复苏后患者可能出现糖代谢异常,这不利于恢复。尽管许多研究发现,心搏骤停复苏后高血糖与神经功能恢复有明显的相关性,但并未显示控制血糖改变了预后。在昏迷患者,出现低血糖时症状不明显,因此临床医师应密切注意监测防止出现低血糖。将患者的血糖水平控制在正常偏高水平能改善预后。

五、复苏后脑保护

自主循环后,患者可能持续时间长短不一的昏迷或对外界反应降低,如果没有自主呼吸或自主呼吸很差,需要通过气管插管或其他高级气道进行机械通气。如果心率不稳、异常心律、血压异常及器官灌注异常时,血流动力学可能不稳定。临床医师应该预防、监测、处理低氧血症和低血压,因为这些情况可能引起脑功能恶化。

心肺脑复苏的主要目标是使患者有健康的大脑和完好的功能。自主循环后,由于心肌功能障碍,在短暂的脑充血之后会出现脑血流减少(无复流现象),这种减少即使在脑血流灌注正常时也会发生。对无反应患者的神经功能支持,应包括维持合适的脑灌注压(维持患者平均动脉压于正常或略高水平),如果有颅内高压应给予降低颅内压。

高热和抽搐会使患者的脑需氧增加。医师应及时干预高热状态,迅速给予降温措施;并兼顾控制抽搐,可应用抗惊厥药维持治疗。对于心搏骤停后经心肺复苏恢复自主循环的患者,大脑缺血性损伤是导致其死亡和致残的主要原因。心肺复苏成功自主循环重新恢复后,继发性脑血流分布紊乱会导致脑再灌注损伤和易损神经元的死亡,进而使大脑功能预后进一步恶化。成功的心肺复苏不仅仅是成功地恢复自主循环,其最终目的是保护或尽可能恢复完整的脑功能,治疗性低体温对神经元有多种保护作用,可能的机制包括抑制有害神经递质的合成、释放和摄取,降低血-脑屏障损伤,加强 ATP 的储备,减少氧自由基,降低氧耗、对低血流区域产生保护作用,抑制脂质过氧化反应,减少脑水肿和细胞内酸中毒,及改善缺血后脑部微循环。大量研究证据显示,亚低温可以增强神经组织对缺氧的耐受性,有助于神经系统的恢复,而不增加严重并发症的发生。研究发现心搏骤停后心肺复苏的患者接受亚低温治疗越早,效果越好,超过 6h 后再实施降温将明显降低低温的脑保护作用,其神经功能的转归则不理想。

(宋　青　杨贵荣)

参 考 文 献

[1] 冯东侠.美国的创伤急救和创伤系统[J].中华神经创伤外科电子杂志,2016,2(1):57-60.

[2] JIANG B. Transport and public health in China:the road to a healthy future [J]. Lancet,2017,10(14):1781-1791.

[3] MERCHANT R M. Executive Summary:2020 American Heart Association Guidelines for Cardiopulmonary Resuscitation and Emergency Cardiovascular Care [J]. Circulation,2020,142:S337-S357.

[4] SPAHN D R,BOUILLON B,CERNY V,et al. The European guideline on management of major bleeding and coagulopathy following trauma:fifth edition [J]. Crit Care,2019,23(1):98.

[5] 都定元.欧洲复苏委员会复苏指南-2015:创伤性心搏骤停[J].中华卫生应急电子杂志,2016,2(1):6-9.

[6] NOLAN J P,SOAR J,CARIOU A,et al. European Resuscitation Council and European Society of Intensive Care Medicine 2015 guidelines for post-resuscitation care [J]. Intensive Care Med,2015,41(12):2039-2056.

[7] BHANJI F,DONOGHUE A J,WOLFF M S,et al. Part 14:Education:2015 American Heart Association Guidelines Update for Cardiopulmonary Resuscitation and Emergency Cardiovascular Care [J]. Circulation,2015,132:S561-S573.

[8] 徐彦立,张思森,张存庆,等.腹部心肺复苏创新技术临床应用效果研究[J].河南医学研究,2018,27(5):773-775.

[9] SPAHN DR,BOUILLON B,CERNY V,et al. Management of bleeding and coagulopathy following major trauma:an updated European guideline [J]. Crit Care,2013,17(2):R76.

[10] LIN S,CALLAWAY CW,SHAH PS,et al. Adrenaline for out-of-hospital cardiac arrest resuscitation:a systematic review and meta-analysis of randomized controlled trials [J]. Resuscitation,2014,85(6):732-740.

第三十五章

创伤救治体系的建立与团队培训

随着我国城市化建设加快和机动车保有量激增,各种意外伤害,如交通事故伤、坠落伤等创伤的发生率明显增加。创伤尤其是严重创伤常涉及多器官、多系统,需要多学科联合进行科学、规范的综合性救治。我国综合医院分科过细,缺乏专业创伤救治团队,导致我国创伤总体救治水平低于发达国家,亟待建立并形成高效、规范的创伤救治体系。

第一节　创伤救治体系建立

一、创伤系统、分类和转送

（一）创伤系统

预防创伤性伤害和对急性创伤患者进行治疗是公共卫生机构提供的核心公共服务。创伤系统和创伤中心对提供这些公共服务至关重要。创伤系统是一个预先计划、全面和协调的全国和地方伤害应对网络,包括所有施救设施。它是一个有组织的系统,在急性创伤患者中按照确定的地理系统为患者提供全面救治,并与区域急救医疗服务体系充分结合,可降低社会和个人创伤性疾病的风险和负担。这一系统通过公共卫生评估、政策制定和多重保障来促进社会公众健康(图35-1-1)。

急性创伤的预防方案和紧急救治的实施均是创伤系统的组成部分。因为一半以上的创伤死亡发生在受伤几分钟内,所以创伤预防尤为重要。美国大多数创伤中心都开展伤害预防活动。无论在哪受伤,在何处接受救治,创伤救治的基本需求均应得到保障。由于创伤的原因、规模以及伤害本身的多样性和复杂性,单个机构难以提供创伤患者所需的全部资源。因此,建设重点应放在发展创伤系统,而不是只发展个别的创伤中心。

所有特定地区的创伤中心都必须参与区域创伤系统的规划、开发和运作。有研究表明,在创伤中心或创伤系统内治疗可能与可预防的死亡减少及重伤员生存率提高有关。系统包容性、创伤中心和非创伤中心资源分配范围的预先计划,可为伤害救治提供一个高性价比的规划。具有良好包容性的创伤系统,囊括

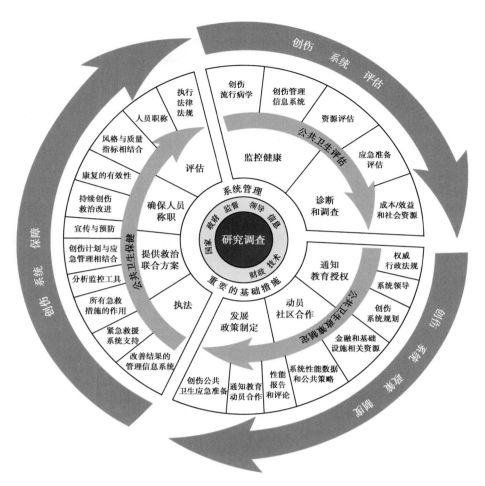

图 35-1-1　创伤系统的建立

了优化创伤管理所需的全部内容,包括预防、路径、院内急救、康复和研究活动,而排他性的创伤系统则只关注主要创伤中心。在包容性创伤系统中,患者需求与救治中心的能力相匹配。该方法提供了最佳的资源利用,并将患者需求与所提供的救治水平相匹配。重伤患者在包容性创伤系统中可能拥有更大的生存机会。

最初将民用创伤系统及时准确地用于治疗重伤患者,并将军事创伤系统用于救治急性伤员。有人认为,只有确保将重伤员及时转移到具有施救人员和资源的中心,伤员预后才能得到改善;实施创伤系统后,城市地区创伤死亡率显著降低。

创伤中心是拥有一定治疗水平和可用资源的医疗机构,而创伤系统则是为所有伤病员提供系列救治的各级医疗机构形成的网络。创伤中心需在创伤系统内进行评估和验证,以验证其是否达到一定标准。每个有效的创伤系统必须有一个主导医院,其应该是系统中救治水平最高的机构。各级别创伤中心联合体与其他紧急救治机构共同组成了创伤系统。

理想的创伤系统包括与伤病员最佳救治有关的所有组成部分,包括损伤预防与控制、早期救治、院前救治、院内紧急救治、康复和研究(表 35-1-1)。拥有一个资源丰富的大型创伤中心是该系统的核心。创伤中心应配备相应资质的急诊科医师、麻醉科医师、普通外科医师、整形外科医师和神经外科医师,可随时参与救治,其他具有资格认证的专家在需要时应能在短时间内就位。

表 35-1-1 理想创伤系统的组成部分

理想创伤系统的组成部分	理想创伤系统的组成部分
损伤预防	紧急院内救治
损伤控制	康复
早期救治	研究
院前救治	

创伤中心每年应有一定数量的创伤患者入院,包括受伤最严重的患者,以此获得并保持足够的经验和专业知识。罕见伤害应集中在中心救治,以确保妥善处理和研究。中心不仅要评估自己救治的创伤项目,还要评估整个系统的救治项目。创伤中心与其他创伤中心共享资源。创伤中心配备的专职主任,应是外科医师,而该中心的其他医师积极参与伤员救治的各个方面,包括演练项目。美国创伤外科委员会将创伤中心分类,旨在协助一个中心的发展(表 35-1-2)。

表 35-1-2 Ⅰ~Ⅳ级创伤中心之间的差异

级别	差异
Ⅰ	该系统的主要医院,三级医疗中心的核心
	处于创伤救治从预防到康复各个方面的领先地位
	每年至少要接纳 1 200 名创伤患者,或 240 名损伤严重程度评分大于 15 分的患者,或所有普通外科医师
	平均每救治 35 个患者就有 1 个 ISS 大于 15 分的创伤患者
	外科主治医师或第 4、5 年住院医师每天 24h 在医院待命
	住院医师可以进行复苏,但不能代替主治医师
	外科主治医师在患者送达后 15min 能够到达急诊室
	主治医师在位时间不得少于 80%
	在随时待命情况下,外科医师只对该中心负责,不能在另一中心兼职
	必须有备班人员
Ⅱ	外科主治医师或第 4、5 年住院医师每天 24h 在医院待命
	第 4 年或第 5 年住院医师是创伤团队成员,可以进行复苏,但不能代替主治医师
	外科主治医师在患者送达后 15min 内能够到达急诊室
	外科主治医师在位时间不得少于 80%
	在随时待命情况下,外科医师只对该中心负责,不能在另一中心兼职
	必须有备班人员
Ⅲ	外科主治医师在患者送达后 30min 内能够到达急诊室
	承担创伤预防、当地社区外延活动,以及初级创伤救治培训
Ⅳ	位于边远地区
	对受伤患者进行初步评估
	由内科医师提供 24h 紧急救治
非创伤中心	接送伤势较轻患者,并为其提供救治
	存在于创伤系统内

Ⅰ级创伤中心是该系统的主要医院,是该系统三级医疗中心的核心。大城市可能需要一个以上的Ⅰ级创伤中心。Ⅰ级创伤中心必须具备创伤救治从预防到康复各个方面的领先地位。这些中心还负责引领教

育、研究和系统规划。中心必须有一个以手术为导向的重症监护室,并参与公众培训。具有相应资质的普通外科医师参与急症创伤患者的决策、复苏和手术。在Ⅰ级创伤中心,每年至少要接纳1 200名创伤患者,或240名"损伤严重程度评分(injury severity score,ISS)"大于15的患者,或所有普通外科医师平均每救治35个患者就有1个ISS大于15的严重创伤患者。ISS评分是为多重损伤患者提供评分的一个系统。每处损伤都是创伤严重程度的衡量标准,将身体分为6个区域(头颈部、面部、胸部、腹部、四肢和体表),从中选出3个受伤最严重的区域,再选出3个区域中简明损伤定级(abbreviated injury scale,AIS)评分(0~6分)分数的最高值,3个AIS最高值的平方和就是ISS得分。ISS等于或大于15定义为严重创伤。

Ⅱ级创伤中心可以在两种不同的情况下提供治疗。第一种情况是在城市环境中,该中心是附近Ⅰ级中心的补充中心。两个中心共同努力以优化可用于治疗受伤患者的资源。第二种情况是在偏远地区,当附近不存在Ⅰ级中心时,Ⅱ级创伤中心可以作为该地理区域的主导中心。该医院有一个外展计划,具有能够覆盖该地区的小型医院。有资质的普通外科医师参与重大治疗决策、复苏与手术,并积极参与危重患者管理。

Ⅲ级创伤中心具有对大多数创伤患者进行初级救治的能力,并与Ⅰ级和Ⅱ级创伤中心达成转运协议。创伤小组的负责人,仍是普通外科医师。无论就地治疗,还是将患者转送到更高层次的救治中心,应由该负责人在充分了解伤情的前提下作出判断。Ⅲ级创伤中心还承担伤害预防和初级救治知识普及的责任。

Ⅳ级创伤中心位于偏远地区,为创伤系统提供辅助治疗。中心为受伤患者提供初步评估,其中大部分患者可能需要转送到更高级别的救治中心。医师能够提供24h急救报告,创伤中心拥有组织良好的复苏小组。该中心与高级别救治中心预先制订转送协议。

许多"非创伤中心"也应具备为系统内轻伤患者提供治疗的能力。如果重伤患者被误转到这些医院,则应按照已有的转运协议,将患者转送到适当的中心。

康复同院前和院内救治同样重要。康复是创伤患者经历时间最长,也是最困难的阶段。康复中心是创伤系统的重要组成部分。必须随时监测创伤系统的性能,并确定需要改进的地方。全系统创伤监测对实现质量控制与改善至关重要。通过监测从受伤、出院到康复期间的救治质量,发现问题并提出全系统的质量改进计划。

(二)创伤分类

分类是通过对患者进行初步评估,确定其所需医疗救治先后顺序和级别。分类目的是使患者获得最佳的必需资源,以充分有效地救治患者。急性创伤患者的现代院前救治原则源自军事背景下的概念。救治这些患者需要鉴别导致严重创伤的损伤类型和创伤机制,以将其正确分类到恰当的救治机构。应用分类方案将患者转送到最合适的创伤机构(图35-1-2)。院前救治目标是防止造成进一步伤害,开始复苏,并为伤者提供安全和快速转送。通过分类将患者转送到系统中的创伤中心,以最恰当的资源处理患者可能存在的特定伤情。

紧急医疗服务系统对伤病员进行初步救治,其实施者决定患者是否需要运送至创伤中心,这可能会绕过较近的非创伤医院。如果院前创伤救治由医师通过语音通信进行指导,被称为在线医疗指导。如果院前创伤救治通过现有方案完成,被称为离线医疗指导。对伤病员的院前救治包括评估、救治、复苏和稳定,以及快速运送到最近的合适机构。现场复苏的基本内容应限于建立气道、提供通气、控制出血、稳定骨折以及固定脊柱;应避免额外耗时的干预措施,例如,可以在去医院的途中开放静脉通路。

创伤系统应监测过度后送和后送不足的比率。过度后送是指,将不需后送的轻伤患者运送到较高级

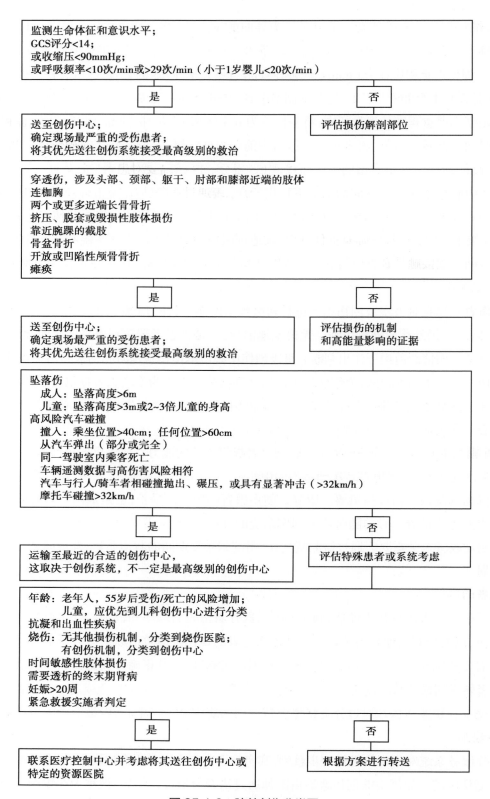

图 35-1-2　院前创伤分类图

别创伤中心;而后送不足是指将严重创伤患者转运到比实际需要级别低的创伤中心。创伤系统的有效运行取决于准确的创伤分类,后送不足会因确定性治疗延迟而增加死亡率和发病率;而过度后送对单一患者造成的副作用很少,但可能会增加高级创伤中心负担,从而影响重伤员救治。在大规模伤亡和灾难情况下,过度后送和后送不足均能导致不良结果,应尽量减少。

（三）转送

居住在偏远社区的许多患者不能立即到达大的创伤中心或区域创伤系统。这些患者被送到当地的社区医院,可能需要从该社区医院转送到区域创伤中心。因此,制订患者在机构之间的转送协议是创伤系统的一个重要组成部分。这些协议应该在需要之前就草拟好,并且详细说明患者转送的过程和手段。重要的是,一旦作出转送决定,就不需要在复苏或转送过程中进行没有意义的测试或操作。例如,如果在最初的中心没有神经外科医师能对怀疑有脑损伤患者进行处置,就不需要对患者进行脑部 CT 扫描进行确诊。通过缩短从受伤到确诊的时间来改善预后。区域创伤系统通过在急症患者需转运之前就将转移协议完善来提高患者转送效率。

一旦作出转送决定,转诊医师有责任在转送医院的能力范围内采取复苏措施。应根据 ATLS 原则进行复苏。医师间直接接触是必不可少的。接诊的创伤外科医师应检查患者生理状态并讨论转送的最佳时机。例如,如果该中心具备合格外科医师和手术室资源,那么对急性腹腔内出血患者应在转院之前进行剖腹手术以使患者稳定。

转送医师有责任确定需要转送的患者,通过与创伤外科医师直接接触启动转院过程;在机构能力范围内启动复苏措施;与接诊外科医师协商确定合适的运输方式,并将所有记录、检测结果和放射性评估转送到接收机构。接诊医师确保接收机构能够提供资源,在转运之前提供转送细节、额外评估或复苏,一旦患者转送开始就明确医疗程序,确定转送安全流程,并收集各类反馈信息。

妥善安排创伤患者的转送,将转送过程中患者风险降至最低。在转运过程中,应有合格的人员和设备,以应对可能发生的意外情况。在转运过程中,应随患者携带足够的物资,如静脉液体、血制品和药物等。应经常监测生命体征和重要功能,如通气、血流动力学、中枢神经系统和脊柱保护情况。在转运过程中应进行记录,并保持与在线医疗指导的联系。一旦作出决定,创伤系统应确保迅速转送,检查所有转送相关事项和患者安全,并确保转送条件与患者伤情相符。

与创伤患者转送相关的要素包括:在开始转送之前,需要确定接收机构的床位和具有资质的人员;当地医疗机构应在自身能力范围内提供充分救治,避免转送患者出现血流动力学不稳定的情况,以最大限度降低转运患者的风险;在不延迟转送的条件下,将所有记录、检测结果、影像报告和其他相关数据与患者一起送到转诊机构,便于转诊后快速提供信息;提供适当的交通工具,增加生命支持设备和人员,以应对运输过程中可能出现的突发事件;签发医师转诊证明并同意陪同转送患者。

二、国内外创伤救治体系现状

国际上院前急救有两种模式:英美模式强调创伤患者快速转运,德法模式强调创伤患者现场救治。在院前急救转运方面,受益于装备先进、功能各异的急救车和空中救援,德国出诊反应时间为 5min,英国为 6min,美国为 4min。在院内急救方面,两种模式均建立了完善的分级救治体系。美国将区域内创伤救治医院按照救治能力和水平分为 Ⅰ~Ⅳ 级,提供不同层次创伤急救服务,其中 Ⅰ 级创伤中心是创伤体系的核心,其工作内容涵盖从创伤预防至康复各个环节,具备处理所有创伤患者的资源和能力。德国按照区域设置若干个创伤中心,多发伤患者主要在附属大学创伤中心或教学医院进行救治,创伤中心拥有专业的创伤急救小组,成员包括 1 名高级创伤外科医师,2~3 名初级创伤医师及数名护士,负责患者从入院到出院所有部位创伤治疗及康复。

目前国内城市创伤院前急救任务主要由当地急救中心或各级医院急诊科承担,院内救治主要由属地各级医院分专科负责。北京大学创伤医学中心对全国多个城市和地区创伤救治现状进行调研发现,我国创伤救治过程存在诸多问题,主要为:缺乏综合救治能力强的区域创伤救治中心;院前急救反应时间过长,创伤救治能力有待提高;院内急救缺乏专业创伤救治团队;院前急救与院内急救之间,以及院内急救与各专科之间缺乏科学的信息联动机制,各自为战,在一定程度上影响了最终救治效果。

三、建立以综合医院为核心的闭环式城市区域性创伤救治体系

在设置区域创伤救治中心时应参照如下标准:创伤住院例数应>1 200/年,其中损伤严重程度评分≥16分的患者比例>20%。区域创伤救治中心主要职责为,对创伤伤情评估为红色预警的严重创伤患者进行一期或终末急救处理和确定性治疗;对评估为绿色和橙色预警的创伤患者进行终末急救处理或确定性治疗;定期对辖区内的严重创伤救治流程、效果进行评估和回顾,并向卫生行政主管部门反馈;对区域严重创伤发生的原因及救治中存在的问题提出建议和意见。创伤救治点医院的主要职责为:对收治的创伤伤情评估为红色预警的创伤患者进行一期救治,待患者生命体征平稳后协助转运至区域救治中心进行终末或确定性治疗;对评估为绿色和橙色预警的创伤患者进行一期救治,待患者生命体征平稳后如有条件可实施终末治疗,如无能力救治则协助转运至区域救治中心进行救治。

区域性创伤救治体系形成是创伤救治的硬件建设,而院前急救能力、院前与院内信息沟通机制、院内严重创伤救治团队等“软件”建设对提升我国城市创伤救治能力更为关键。

(一)加强院前创伤急救能力建设

院前急救是城市急救医疗服务体系的启动阶段,其作用是给予严重创伤患者早期、及时、有效的现场急救,维持患者生命,防止再损伤,减轻患者痛苦,并快速安全地将患者护送至医院进行进一步救治,为抢救赢得时间和条件,降低急危重患者病死率和伤残率。我国院前急救整体救治能力和水平尚存不足,包括院前急救队伍不稳定,人员严重短缺,院前创伤救治不标准、不规范,急救反应时间过长等。因此,在建立城市创伤救治体系过程中,首先要加强城市院前急救能力,地方政府应加大对院前急救的投入,提高急救队伍待遇,加大培训和继续教育力度,切实提高城市院前创伤救治能力和水平。

(二)建立院前与院内创伤急救信息沟通机制

院前急救与院内急救之间、院内急救和院内专科之间如果缺乏必要的信息沟通,势必延误患者救治,影响严重创伤患者的最终救治效果。因此,应加强“两个链接”,即院前救治与院内急救之间信息交换和院内急救与创伤救治团队之间信息交换,使院前和院内抢救形成无缝衔接。院前急救人员在现场接到创伤患者尤其是严重创伤患者后,通过车载信息联动系统将掌握的患者伤情通知接诊医院急诊科,并协助其做好相应的救治准备工作;院内急救接到院前预警后,根据患者伤情程度启动相应级别的院内预警,并按照预警级别通知相关专科救治团队人员到急诊科待命,并准备好相应的抢救设备及药品物资。患者到达医院后,创伤救治团队可立即展开一体化诊治,提高创伤救治成功率。

(三)组建综合医院院内严重创伤救治团队,建立严重创伤多学科诊疗模式

目前国内各大综合医院对创伤患者的抢救,多是在患者到达急诊科后由急诊科医师先接诊、再救治,复杂情况下再呼叫专科医师会诊处理。这种机制势必造成抢救时间延长、救治过程衔接不畅而延误治疗。另外,严重创伤患者往往伤情复杂、救治过程涉及数个学科,专科医师受限于整体救治观念缺乏,接诊过程中无法对其他专科情况进行识别和判断;不同科室的专科医师在处理时也会在救治顺序、手术安排和用药

选择等方面发生分歧,这些因素都会影响救治效率,甚至丧失最佳手术抢救时机,影响救治效果。创伤尤其是严重创伤常常涉及全身多个部位,病情危重,临床诊疗较为棘手。为确保严重创伤患者得到科学有效的救治,应采用多学科诊疗模式,组建"严重创伤救治团队",并以此开展规范化创伤救治。在创伤救治中心尚未建立的情况下,有必要对综合性医院急诊科的现有功能进行改造,在合理配置创伤救治专业人员的基础上,在医院层面组建严重创伤专业救治团队,并对救治技术、救治流程和规范等开展专业培训。创伤救治团队应包括急诊科、骨科、泌尿外科、心胸外科、神经外科、普通外科、麻醉科、ICU 等专业相关人员。团队成员必须在严重创伤患者到达医院之前到达急诊室,伤者送达医院后,团队成员按照"评估-决策-处理-再评估-再决策"的原则,迅速判断病情并立即进行生命支持、损伤控制、准备确定性手术,实现由"环节型"向"全程闭环式"创伤救治流程的转变。

按照上述标准,北京、天津等国内 15 个主要城市及地区推动建立了区域性创伤救治体系示范区,形成了以 23 个三级医院为核心,涉及 124 家三级或二级医院的闭环式区域性创伤规范化救治体系。多中心前瞻性研究结果证实,项目实施 3 年后,救治体系各阶段救治时间明显缩短,严重创伤患者急救反应时间缩短 58.3%,院前转运时间缩短 51.0%,急救施救时间缩短 48.9%。呼叫会诊时间由项目实施前的平均 17.53min,转变成院内创伤救治团队已了解病情并在急诊室等待患者,为创伤患者争取了宝贵的生命救治时间。试点区域内以综合医院创伤救治团队替代独立的创伤救治中心的新模式使严重创伤患者(损伤严重程度评分≥16 分)的院内平均病死率从项目开展前的 33.8% 降至 20.5%,创伤救治效果达到国际先进水平。该体系的建立可避免在国内大中型城市新建创伤救治中心的重复投入,充分利用了我国现有优质三级综合医院的资源,形成了适合我国现阶段国情的区域性创伤救治体系。

（四）制订适合中国国情的创伤救治规范

为整体提高我国创伤救治水平,实现中国创伤救治的规范化,应在大样本创伤患者临床诊疗数据的基础上,借鉴国内外先进的救治规范、理念、技术并结合我国国情,组织创伤领域相关专家制订创伤尤其是严重创伤救治流程、救治技术等系列规范,并以此为教材开展培训和推广,以解决目前创伤现场救治过程中存在的检伤不规范、救治技术水平低、技术落后、救治人员缺乏系统的专业培训等问题。中华医学会创伤学分会、中华医学会急诊医学分会已制订了严重创伤系列救治规范及流程,包括《严重创伤院前救治流程》《严重创伤院内救治流程》《严重创伤院前救治培训教材》《严重创伤院内急救团队管理实施办法》《院内呼叫系统管理实施办法》,以及颅脑损伤、胸部创伤、关节周围骨折等创伤专科救治规范,并建立了创伤后器官功能不全早期预警与防治技术体系。

第二节　团队、团队培训和模拟在培训及管理中的作用

在完成复杂任务时,有效的团队合作在很多领域被广泛接受。同样,创伤救治结果取决于有效的创伤团队合作。创伤救治期间团队合作可能存在多种缺陷(表 35-2-1),这些缺陷可能会相互作用,从而影响团队成功和患者预后。本节着重于了解、评估和改善创伤团队的配合。培训和评估创伤小组的合作是过去 10 年中的一个重要课题。普遍认为,为确保高质量创伤救治,应建立并持续评估以团队为基础的急性创伤复苏流程,包括详细划分团队结构,全面和持续的团队培训,有效的支持结构以及持续质量改进。

表 35-2-1 创伤团队合作中的问题和缺陷

1	行动间出现冲突时协调困难
2	团队成员之间沟通不佳
3	成员未能作为团队的一部分发挥作用
4	不愿质疑领导或更高级团队成员
5	未能优先考虑任务需求
6	相互冲突的职业文化
7	未能建立和维持明确的角色和目标
8	缺乏经验丰富的团队成员
9	创伤组专职成员人数不足
10	未能建立和维持获得一致支持的有组织的内部结构
11	领导者不具有"正能量"

团队培训在航空和军事方面有着悠久的历史,最近这些经验已经应用于医疗救治。对航空团队的研究显示,协调与沟通不良、群体警惕意识缺乏以及无法使用现有资源等问题,是不良后果的内在因素。在全面调查的不良事件中,无论是与患者还是与航空有关的不良事件,失败原因均是多元而且复杂的。

大部分医疗救治都是由拥有不同专业技能的跨学科团队在指定的时间和空间内共同进行的,他们一起灵活应对突发事件和分担责任。创伤救治亦是如此。大量证据表明,在当今信息、智慧和资源分布广泛、科学技术日益复杂、工作量越来越大的复杂工作场所中要获得成功,团队比个人更为重要。我们在现实生活中,特别是在有限时间和危机情况下,医疗团队的协作仍然不够全面。

一、团队和团队合作

(一)什么是团队

团队是共同承担任务的一组人。一个团队是"具有互补技能的人员,其致力于共同目标、方向,且彼此负责"。有学者将医疗团队定义为"一个相互影响、相互依存的人员和技术的联合系统,其共同的目标是救治患者"。确保团队表现良好应符合以下三个标准:①集体工作必须由两个或更多人实时交付;②领导角色必须在成员之间轮换;③相互问责和个人问责均是必要的。团队必须有一个特定的目标(与个人目标不同)、共同的业绩目标、达成一致的工作方法以及经常通过团队的集体工作产品来评估团队的能力。有人认为,较小的团队(5~10 名成员)比较大的团队更有效,其可能原因是熟悉、更多的交叉和对团队成员角色的高度相互依存。

有效的团队有五个主题:使命、共同目标、能力、一致性和沟通。有效的团队致力于实现特定目标。通过多个角度衡量团队能力,包括技术、决策和人际交往能力。具有互补技能的团队成员的多样性是有效团队的一个标志,尤其是当团队需要适应复杂多变的环境时。包括创伤团队在内的急救医疗团队应更明确共同目标,且积极地争取多种能力,但在任何时候保持最佳的实践能力和团队成员之间沟通的有效性方面可能会存在不足。最优秀的创伤团队保持对事件不断演变过程的直观了解、评估和期待未知事件,成员之间拥有高度的信任和尊重。

（二）冲突的重要性

每个团队成员之间的冲突是不可避免的,许多专家认为,冲突及其成功解决是实现团队业绩最大化的关键。团队合作中有四个主要的冲突。首先,个人和团队在目标、议程和需要建立身份方面存在矛盾;其次,为了达到最佳团队协作,需要同时培养团队成员之间的支持和对抗,如果团队成员不愿意或不能以相互尊重的方式作出挑战对方的决定,那么团队就存在结果不佳的风险———一个缺乏冲突的团队会出现"群体思维"和接受次优的团队决策;再次,日常团队活动应评估成员时时刻刻的执行力,不断加强团队学习和个人发展;最后,团队领导者应在管理权威与团队成员独立自主之间找到平衡点。

二、医学领域的团队合作培训

创伤复苏系统是医疗救治中最复杂的系统之一,它包含危重患者、大量医护工作者、精密设备以及严格的时间限制。创伤小组须在不可预测的时间内迅速集结,设法处理突如其来的涉及一名或多名患者的独特而混乱情况。

成功的创伤救治需要有效协调院前处理和信息管理,然后转移到一个组织良好、准备充分的急诊室或专门创伤救治机构。在创伤复苏过程中,团队遵循基于高级创伤生命支持(advanced trauma life support,ATLS)原则的医院方案。在大多数现代创伤小组中,多个小组成员具有专门的角色,同时执行单一患者救治任务。这种横向结构需要团队协调、领导和组织,才能进行高效复苏。高级创伤联合组织的研究突出了获得有效团队合作的困难,注意到在动态和分散条件下团队存在的问题。

创伤小组由来自多个临床学科的 5~10 人组成。担任团队领导、急救人员和其他团队成员的创伤专家,通常是普通外科医师或急诊科医师。气道管理由麻醉科医师或在呼吸治疗师支持下的急诊科医师进行。创伤专科护士、药剂师、放射技师和其他辅助人员(如实验室技术员、秩序员等)与培训中的住院医师及医学院学生一起组成小组。一般不进行预先角色确定(特定的任务分配),也不建议在创伤病房周围进行物理位置标记。

由多学科成员组成的医疗小组可以执行单个临床事件(例如,特定的外科手术)或在短期限内(一个月左右)一起执行任务。一般情况下,一些团队成员保持一致并且分工明确(例如重症监护室团队),而另一些成员则是临时或根据需要加入(例如呼吸治疗师、护士、药剂师、麻醉科医师)。因此,团队成员没有机会长时间作为一个固定集体一起工作。学术医疗中心创伤团队中大部分的受训人员定期轮换。航空研究表明,非固定人员比稳定的团队效率低下。

（一）创伤团队组长

组长职能包括执行特定任务,例如进行初级和中级检查(表 35-2-2)。然而,在人员充沛时,组长应尽快承担监督角色,确定工作的优先顺序和委派任务,并在整个复苏过程中检查和监督小组(和患者)的进展情况。研究表明,当团队领导花费大量时间执行流程时,创伤团队的效率比将任务委派给其他团队成员的效率低。然而,团队领导应具有公认的救治创伤患者的专业知识,并且在其他团队成员的技能没有达到可接受的标准或患者病情恶化时,能够及时加入到治疗中。

组长还负责制订(或至少是批准)明确的治疗计划。因此,组长应通过他/她自己的观察迅速获得小组其他成员的大量不同信息。这需要整体评估,其中包括治疗和诊断干预的决策,与团队成员沟通,协调磋商,作出分类策略,并确保所有团队成员都意识到不断变化的情况。

技能和经验对每个组员都是有价值的,但对创伤组长尤其重要。研究表明,相对固定的创伤复苏组长,可使反馈优化机制更为完善,能更好地遵守ATLS指南,并能更好地进行团队协调。当一个经验丰富的创伤专家作为团队领导者时,只有在以最终优化治疗方案为目标时,才能获得更好的团队协作。

表35-2-2　创伤组长职责

创伤组长职责
1	了解职责(如了解ATLS指南)
2	清晰有效的沟通,主要是加强团队内部沟通
3	通过具体的行动培养团队精神
4	保持目标与方法的相关性和针对性
5	提升团队知识和共同期望
6	建立承诺、信心和信任
7	维持正能量和相互间的支持,特别是在不利条件下
8	承认并逐渐改正自身以及团队存在的不足
9	加强每个团队成员以及整个团队在多方面的技能,包括:技术、专业、问题解决能力、决策制定能力、人际关系和团队合作
10	协调与外界的关系并排除障碍
11	为其他人创造机会,让其发展成为领导
12	以事实为依据
13	对团队业绩给予奖励,并有力控制降低团队业绩的个人主义言行
14	为实践提供建设性的反馈和机会

（二）获取创伤专业知识

专业知识不仅仅是具有广泛的临床知识,还应包括互补的技能和态度。专业知识包括一定的心理素质(如自信、良好的沟通能力、适应能力及风险承受能力)和认知技能(如:高度关注、相关意识、识别能力、适应不断变化的情况、在压力下的良好表现以及根据不完整的数据迅速作出决定和采取行动的能力)。临床专家使用高度精细的决策策略,如动态反馈、分解和分析复杂问题,以及对困难情景预先思考以寻找解决方案。

创伤救治专业知识的一个关键特征是能够预见或预测患者在受伤和可用资源情况下可能发生的情况。模拟演练,是指个人或团队在事件发生之前设想(模拟)未来可能发生的临床事件或临床行为,对于获得在不断发展或未来真实事件中进行诊断和应用其专业知识至关重要。临床专家在实际救治前情景模拟和操作演练,可以使他们在关键情况下节省时间并改善结果。

（三）模拟演练

在数据超载和患者状态不断变化的创伤救治中,最重要的决策技能之一是能够迅速而完整地识别临床提示、检测模式,并搁置分散注意力或不重要的数据。模拟演练是对患者当前状态综合和一致的再现,其基于重复评估且不断更新,是任何复杂动态系统安全运行的基本先决条件。成功的团队模拟演练使所有成员能够共同分享情景和行动过程的感受。有效的团队能够适应任务的需求变化,预测彼此的行动和需求,监控团队的执行能力,并向团队其他成员提供建设性反馈。救治时团队成员共享心理感受时,每个成员都会推测出其他人的下一步行动以及原因,并且经常以非语言形式表达他们的意图和需求。

（四）团队合作训练评价的系统方法

评估团队执行能力是了解与提升团队能力和增加患者安全的关键（表 35-2-3）。研究表明，评估时应区分团队过程和结果。过程是指任务完成期间团队的活动、策略、反应和行为，而结果则是指患者的临床转归。当业绩考核目的是评估团队执行任务时存在的问题、并向学员提供反馈意见时，过程测评对于培训是重要的。近来，医学界开始更注重结果而不仅仅是流程。医学教育工作者逐渐认识到，确定有效团队能力的关键是识别和评估与患者预后紧密相关的过程（例如成功的复苏），而最为重要的是，评估结果只有转化成具体的反馈意见，才能提高团队协作能力。

表 35-2-3　评估创伤小组工作能力时关注的问题

1	团队的规模和组成是否正确？
2	是否有足够的互补技能？
3	团队有共同的目标吗？
4	每个人都清楚团队目标吗？
5	是否确定了一套业绩目标？
6	团队成员之间是否对团队结果负责？
7	是否有共享的协议和工作基本规则？
8	团队成员之间是否相互尊重和信任？
9	团队成员之间是否进行有效沟通？
10	团队成员之间是否了解并欣赏对方的角色和责任？
11	当一个团队成员缺席或无法执行分配任务时，是否有其他团队成员能够适当地加入或帮助？

有多种评估团队协作能力的方法，包括使用或不使用视频录像的情况介绍，有或无标准化患者的模拟，以及使用受过培训的观察员。虽然可采用非医疗领域指标，但很少有定义明确的验证指标可用来评估复杂的临床团队活动（如创伤复苏）能力。迄今为止，尚没有将培训经验与实际临床结果相联系的评估体系用于评估团队协作能力。

使用预先编写的以受训者为中心的情景模拟，不仅可以确保相关能力得到评估，而且还可以简化评估过程。模拟评估中，不仅要注重评估结果，更应注重评估团队的瞬间行动和反应能力，以帮助更好地实施有效救治。

（五）创伤救治的录像分析

摄录团队的工作可能是非常有价值的培训工具，因为它可以消除诸多疑惑，帮助学员清楚地观察事件，并且可以作为永久记录或作为未来教育活动档案。从 20 世纪 80 年代后期开始，复苏过程的视频回顾已成为许多创伤中心质量提升手段。随后的工作也证实了这一方法的有效性，包括团队教育和培训的改进、诊疗救治流程的效率和质量提升、通过视频学习，救治流程中干预措施的改善以及更高的患者存活率等。有研究表明，基于视频的创伤复苏学习，可使救治治疗时间和后续工作量明显减少。

然而，患者救治视频分析需要克服重重障碍，包括法律、保密、后勤和资源问题，以及分析局限。在一个基于模拟的研究中，研究人员使用视频来开发临床指标评分系统，从而评估救治行为的全面性，以建立有效的团队培训和评估程序。

三、创伤救治的模拟与评估

应用患者进行个人和团队的临床培训具有很大的道德和教育局限性。即使在繁忙的创伤中心,学习和练习针对罕见事件或伤害类型预期反应的机会也是有限的。事实上,实际的创伤复苏并不是最佳训练机会,因为患者的救治优先于教学。此外,在时间压力限制下,创伤复苏可能发生在不受控制的环境中。社会和监管压力将越来越多地限制在真正患者,特别是危重患者救治中进行临床实践训练。模拟已被广泛认为是通过加强培训和评估来改善临床救治的工具。模拟包括患者扮演者(例如标准化患者),基于计算机的任务培训师或全真患者模拟。模拟几乎是所有其他高风险领域中必不可少的训练工具,包括航空、太空飞行、军事行动、核能和水力发电、地面和海上运输以及化学程控。

医疗模拟和人力资源管理有许多独到之处(表 35-2-4)。模拟可以让临床医师经济安全地学习新技术或改进旧技术,而不会对患者或受训人员造成伤害。可以根据团队的需要进行控制和调整模拟。可将决策技巧嵌入到情景中,以训练推理、风险评估技能和对不良事件的反应能力。以视频为基础的反馈指导实践,结合业绩评估标准,被认为是管理经验。在真实模拟环境中讲授的课程使参与者记忆深刻,因为需要主动学习和集中注意力,有更强烈的情感体验。因此,创伤小组应培训、评估和认证,然后才准许他们参加临床活动。

表 35-2-4　创伤团队资源管理课程培训的基本技能

1	适应性
2	任务的优先次序
3	分担情况的认识和工作量的分配
4	患者到达前后的团队沟通
5	动员和使用创伤团队的所有资源,包括手术室、重症监护病房和诊断设施
6	数据和团队执行能力的监视和交叉检查
7	指挥、沟通及反馈的协调
8	领导和管理团队成员接受领导的能力
9	相互挑战和解决冲突的意愿

最近的文献已经开始提供证据,证明真实患者模拟(real patient simulation,RPS)在训练和评估创伤团队方面的价值。一项前瞻性随机对照试验研究,在使用 RPS 或模拟练习训练后,对外科实习生的创伤救治和管理技能进行了评估,结果表明受过 RPS 训练的实习生在创伤救治技能和急性神经事件的处理方面得分更高。

(一)真实患者模拟

真实患者模拟是完全交互式的物理模拟,在这种模拟中,设备对临床干预的反应是真实的。在高保真模拟器中,人体模型的反应是基于详细的生理和药理学计算机模型数据产生的。目标是让模拟器对临床干预作出反应,类似于患者产生的反应。因此,参与者与现实模拟器的认知互动,从而体验到类似于真正患者救治情况下经历的感受和生理反应。真实患者模拟器由一个计算机控制系统和一个可生成生理信号(例如心电图、有创和无创血压、呼吸音和可触知的脉搏)的塑料患者模型组成,其允许进行真实气道管理。

人体模型的头部包含一个扬声器,这样参与者就可以在适当的情况下与患者交谈。参与者可以根据需要向操作员询问人体模型未复制的物理标志,例如肤色和出汗。有许多技术、财务和方法问题影响着基于真实患者模拟培训计划的设计和实施。尽管如此,患者模拟器已经促进了严重突发事件应急演练、医疗差错发生、团队合作以及其他因素对临床疗效影响的研究。

(二)情景设计

为激发团队行为而开发模拟场景需要如下三个具体步骤。首先,回顾技能清单和历史数据,以确定需要衡量的内容。确定核心衡量指标,将内容有效性纳入到方案中。其次,创建情景事件,再现特定情景。最后,制订评估标准,准确可靠地对目标进行评估。标准包括描述发生了什么事情(结果标准),并说明为什么某些结果已经达到或未达到(过程标准)。

(三)模拟训练

一个典型模拟培训课程包括预先测试,预备教学(讲座、网络或动手演示),一个或多个标准化脚本录制场景表演,视频后期剪辑,以及培训后评估。汇报是最重要的环节,尤其是进行多学科团队训练时。每个模拟场景培训后应该立即进行简短的总结报告。参与者作为一个团队与同行一起汇报,并给予反馈。

(四)组织环境-微系统的作用

团队存在系统背景下发挥作用。系统是一组相互作用、相互关联或独立的元素,它们在特定环境中协同工作,以执行实现特定目标的功能。临床微系统是临床医师和工作人员的协作小组,成员共同努力,为患者提供医疗服务。临床目的确定了微系统的基本组成部分,包括临床医师、患者和辅助人员;信息和技术;以及明确的救治方案(表35-2-5)。随着时间推移,良好的微系统会随患者和救治者的需求、监管要求等外部压力而发展。它们与医院内的其他微系统共存。

表35-2-5 临床微系统的十个方面

1	领导
2	临床医师的组织
3	工作人员关注点
4	教育与培训
5	团队成员相互依存
6	患者关注点
7	社会关注点
8	业绩结果
9	过程改进
10	信息和信息技术

在医院环境中,小型团队,例如手术小组,与参加患者救治的围手术期微系统环境中的其他团队进行协调,这些团队被直接和间接整合至参与患者救治的较大团队中。当评估团队合作培训救治的有效性时,应知道培训是如何组织和加强的。需要解决的因素包括:①组织氛围:组织文化是否支持保证患者安全,以及是否对问题以及错失进行非惩罚性报告;②组织支持:是否有时间提供培训,让学员暂时脱离正常工作,团队合作培训在整个组织中是否普遍存在并得到奖励;③培训范围:该组织是否只培训特定团队,围手术期团队培训是否包括"更广泛"的围手术期团队(例如输血科、放射科)。

与个人相比,团队犯错误更少,尤其是当每个成员都知道自己和其他团队成员责任时。然而,简单地将个人集合在一起执行指定的任务并不等同他们将作为一个团队发挥作用。创伤团队合作取决于来自不同背景的临床医师是否愿意为共同目标合作沟通,一起高效工作和提高。

每个小组成员能够:①预见他人的需要;②适应彼此的行动和环境变化;③关注彼此的活动,动态分配工作量;④有一个互相理解接受的过程。

团队合作优于个人,尤其是在需要多种不同技能、存在时间限制、需要判断和经验时。尽管如此,大多数医疗保健人员忽视了团队改进机会,因为培训和基础设施是围绕个人设计的,而激励措施都是以个人为基础的。具有明确目标和有效沟通策略的团队可以快速有效地适应新信息,提高解决实际问题能力。在团队中个人行为更容易发生变化,因为与个人相比,团队身份受到变化的威胁更小。有效团队合作的行为属性,包括创伤团队学到的增强人际交往能力,可以延伸到其他临床领域。

将创伤救治专家变成创伤专家团队需要充分的设计和实践。可以通过以下几点促进团队协作:①通过与其他团队进行交叉培训的方式,培养每个成员对任务和角色的共同意识;②在特定的团队合作中培养成员,如沟通和适应能力;③在模拟场景中进行团队训练,专注于团队行为和技术技能;④培训创伤团队领导使其具有必要的领导能力,以建立和维护有效的团队;⑤建立并持续使用可靠的团队表现评估方法,并给予快速反馈。

未来研究包括如何构建、实现和评估团队协作,以提高患者围手术期安全。要评估和认证团队合作能力,团队业绩评估必须以团队理论为基础,考虑个人和团队能力,追踪团队合作过程和结果,遵循可靠性和有效性标准,以及评估解决实际或主观困难的能力。围手术期环境中工作的跨学科性质和团队成员之间合作的必要性,对保障患者安全和避免错误发挥着重要作用。

第三节 初级创伤的救治

初级创伤救治(primary trauma care,PTC)体系包括:创伤预防、检伤分类、初级评估、次级评估、稳定病情、转运、进一步治疗。

一、检伤分类

根据伤员需要优先救治的顺序作出分类,依次用红、黄、绿、黑4类颜色标示,危重患者为红标,为急需抢救者,也称"第一优先";重症患者为黄标,也称"第二优先",应尽早救治;轻症患者为绿标,也称"第三优先",可稍缓救治;死亡患者为黑标,不做抢救。在处理群体事件和自然灾害引发的群体性创伤时,此分类救治原则尤为重要,它能对急救资源作出统一合理的调配。

二、初级评估

要求医护人员在2min内对创伤患者做快速、有序的检查,按检查的先后顺序分为"A(气道)、B(呼吸)、C(循环)、D(神经功能障碍)、E(显露)"五个步骤。

气道(A):①检查:视、听、触;颜色;意识状态;使用辅助呼吸肌。②警惕:气道梗阻、伴呼吸困难的胸部创伤、颈椎损伤。③措施:清理口腔、提下颌/托下颌、放置口咽或鼻咽通气道、气管插管、颈椎的保护。

呼吸(B):①评估:气流运动、呼吸频率。②警惕:张力性气胸、大量血胸、开放性气胸、连枷胸、肺挫伤。③呼吸管理:给氧(有条件时)、人工通气、气胸排气减压、血胸引流。

循环(C):①评估:心排血量、血容量、外出血。②警惕:腹腔内创伤、胸腔内创伤、长骨骨折、骨盆骨折、穿透伤、头皮伤。③管理:止血、开放 2 条粗的静脉通路、抽血检查交叉配血和血红蛋白水平、静脉输液。

神经功能障碍(D):瞳孔;检查意识状态:清醒(A),对语言指令有反应(V),对疼痛刺激有反应(P),无反应(U)。

显露(E):①检查:去掉全身衣服,全面检查、防止低体温。②X射线(如有条件时):颈椎(正侧位)、胸部、盆腔。检查过程中发现问题及时处理,若患者病情不稳定或由稳定转为不稳定,要重复 ABCD 顺序复检。

三、次级评估

在初级评估完成后,应对患者进行的全身检查,目的是发现一切可能危及生命或肢体存活的创伤。检查顺序依次为头、颈、胸、腹、四肢,对怀疑有问题的部位要借助便携式仪器(如 X 线、B 超)进行检查。无论是初级评估还是次级评估,要求查体遵循视、触、听顺序。

四、稳定病情

包括再次评估、优化、记录病历、免疫接种几个部分。转运这个步骤重点强调对脊柱和已损伤肢体的保护,防止再次损伤。最后一个组成部分是进一步治疗,一般是在条件较好的院内进行。

PTC 模式强调整体观念,重视基础生命支持。依照评估—治疗—再评估各环节,始终将 ABC 情况置于最重要地位。PTC 指出,在创伤现场参与抢救的医护人员能够在最短的时间内(2~5min)对伤者的全身状况作出迅速、准确的判断,发现并及时处理危及生命的严重创伤,使伤者的病情得以稳定,为转送和进一步的后续救治赢得时间。当同时面对多数创伤患者时,医护人员应按严重程度决定其接受治疗的顺序,优先处理有生命危险的危重患者。救治人员只有相互密切配合,团队合作,形成一个急救系统才能有序、高效地完成创伤患者的救治,这在初级创伤救治中显得尤为重要。医师重在诊断,护士重在治疗,两者互相协助,院前急救司机要进行相应的培训,这样医、护、司就组成了一个救治团体,保证救护的高效和有序。

PTC 培训项目自 1996 年开始在全球范围内运行,目前已经被翻译成 14 种语言并在 60 多个国家和地区开展,得到世界卫生组织的高度认可。此培训模式的特点是通过模拟灾难处理、模拟现场练习等形式逐一动手操作,其针对性强,情景模拟、互动交流、现场反馈等环节真实生动,培训时间安排紧凑、培训内容丰富,从而充分调动学员的学习积极性。中国初级创伤救治国际培训项目是在世界卫生组织的倡议下,由我国原卫生部委托医院管理研究所与国际初级创伤救治委员会合作开办,主要针对近年来我国地震、洪涝等灾害事故多发,交通事故死亡人数也居世界前列,急需提高我国医务人员的初级创伤救治技能的现状,实现第一时间对灾害事故中伤员进行及时、规范、有效的医治。我国于 2010 年 9 月 5 日在湖北省武汉市启动该培训项目,随后在湖北省、辽宁省、河南省、广西壮族自治区建成 4 个国家级培训中心,用 3 年时间采用阶梯培训的方式内对我国麻醉、急诊、院前急救医师进行初级创伤救治的规范化、标准化、实用化培训,旨在提高临床医师应对严重创伤患者的紧急处置能力,解决在第一时间内对创伤病例进行及时、规范、有效医治问题的一项国际继续教育项目。中国 PTC 培训工作已在全国 27 个省、自治区、直辖市开展培训班 1 000 余期,培训了全国近 5 300 家医院的学员 2 万余名。中国 PTC 培训最终实现项目覆盖全国所有地市,是我国规模最大的创伤救治培训项目。通过培训提高创伤救治水平及创伤救治活动中的成功率,降低重大灾害和意外事故中的病死率、伤残率。研究表明,PTC 培训不仅可以提高创伤救治培训的教学效果,进一步提高学生的实际操作能力和临床思维能力,还能够极大提高我国急诊科医师对创伤患者的救治水平,值得临床广泛推广应用。

(曹惠鹍　张铁铮)

参 考 文 献

[1] SHAHRAM P,ZAHRA G,SHAHRAM B,et al. Exclusive versus inclusive trauma system model in high volume trauma regions [J]. Bull Emerg Trauma,2018,6(4):269-270.

[2] COLE E,LECKY F,WEST A,et al. The impact of a pan-regional inclusive trauma system on quality of care [J]. Ann Surg, 2016,264(1):188-194.

[3] MORAN C G,LECKY F,BOUAMRA O,et al. Changing the system-major trauma patients and their outcomes in the NHS (England)2008-17 [J]. E Clinical Medicine,2018;2-3:13-21.

[4] KHAN T,QUINTANA L,AGUILERA S,et al. Global health,global surgery and mass casualties. I. Rationale for integrated mass casualty centres [J]. BMJ Glob Health,2019;4(6):e001943.

[5] DAVIES G,CHESTERS A. Transport of the trauma patient [J]. Br J Anaesth,2015,115(1):33-37.

[6] MACRAE C. Governing the safety of artificial intelligence in healthcare [J]. BMJ Qual Saf,2019,28(6):495-498.

[7] YANG LY,YANG YY,HUANG CC,et al. Simulation-based inter-professional education to improve attitudes towards collaborative practice:a prospective comparative pilot study in a Chinese medical centre [J]. BMJ Open,2017,7(11):e015105.